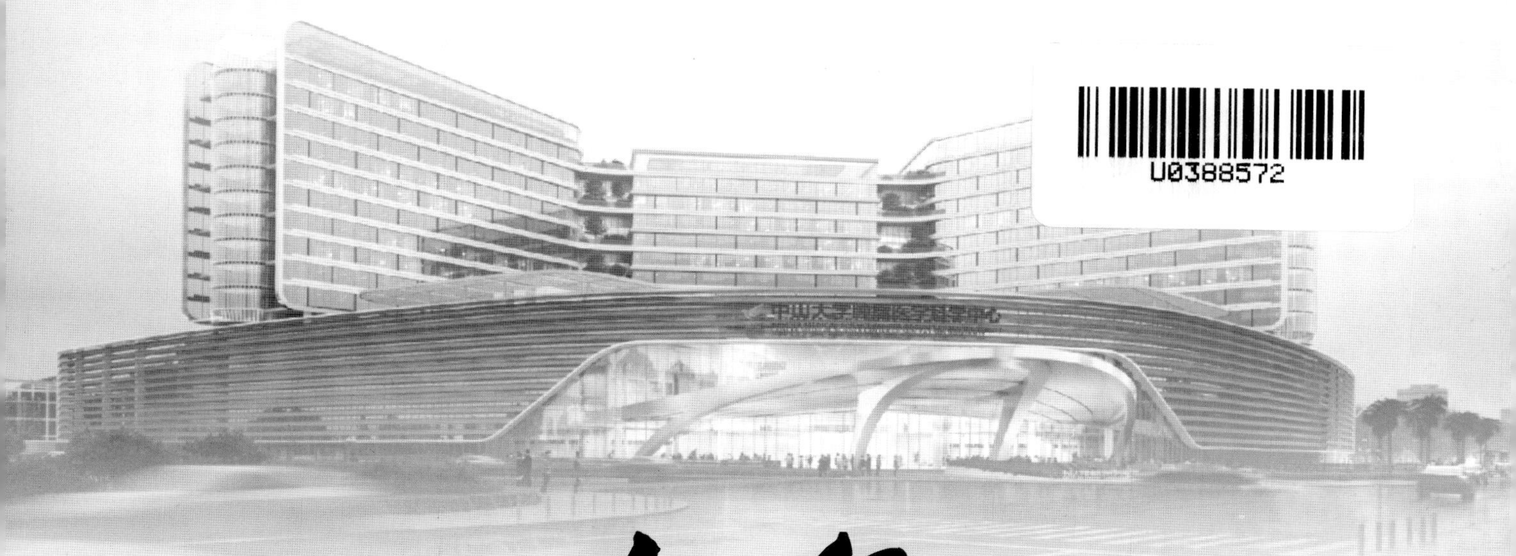

征程

中山大学肿瘤防治中心志

（1964—2023）

中山大学肿瘤防治中心　　主编

Sixty Years of Endeavor
Sun Yat-sen University Cancer Center

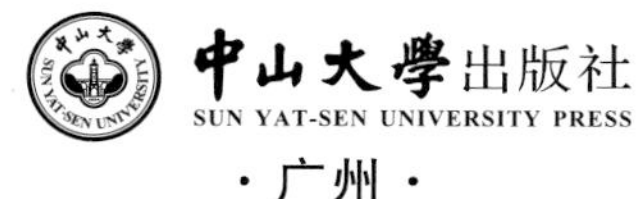

中山大学出版社
SUN YAT-SEN UNIVERSITY PRESS
·广州·

图书在版编目（CIP）数据

征程：中山大学肿瘤防治中心志：1964—2023/中山大学肿瘤防治中心主编．-- 广州：中山大学出版社，2024. 11. -- ISBN 978 - 7 - 306 - 08255 - 8

Ⅰ. R197. 5

中国国家版本馆 CIP 数据核字第 2024HX270 号

ZHENGCHENG：ZHONGSHAN DAXUE ZHONGLIU FANGZHI ZHONGXIN ZHI（1964—2023）

出 版 人：王天琪

策划编辑：曾育林

责任编辑：曾育林

封面设计：曾　斌

责任校对：刘亦宏　孙碧涵

责任技编：靳晓虹

出版发行：中山大学出版社

电　　话：编辑部 020 - 84113349，84110776，84111997，84110779，84110283

　　　　　发行部 020 - 84111998，84111981，84111160

地　　址：广州市新港西路 135 号

邮　　编：510275　　传　　真：020 - 84036565

网　　址：http：//www. zsup. com. cn　E-mail：zdcbs@ mail. sysu. edu. cn

印 刷 者：佛山市浩文彩色印刷有限公司

规　　格：787mm × 1092mm　1/16　　43. 5 印张　　1050 千字

版次印次：2024 年 11 月第 1 版　2024 年 11 月第 1 次印刷

定　　价：238. 00 元

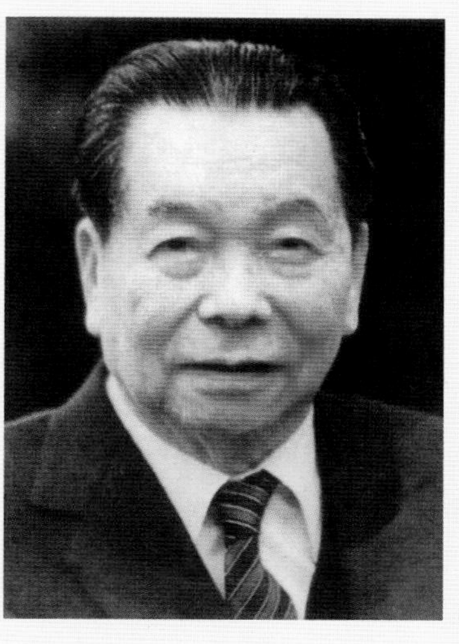

柯麟院长

（1901—1991）

著名医学教育家、原中山医学院院长

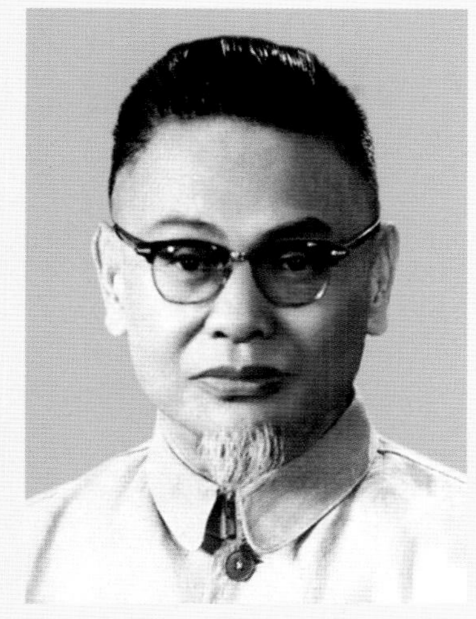

谢志光教授

（1899—1967）

我国临床放射学奠基人之一

一级教授

华南肿瘤医院首任院长

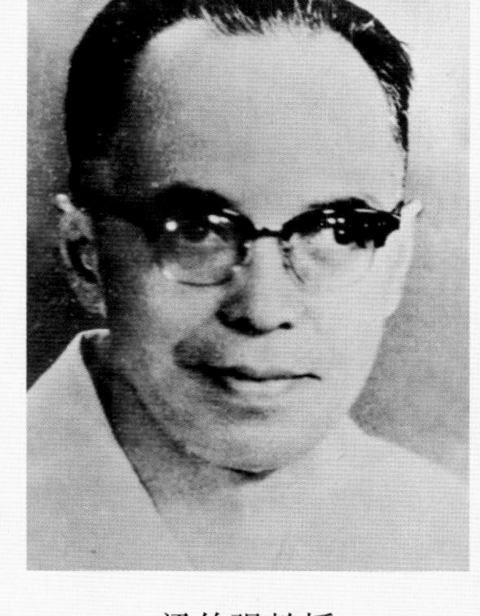

梁伯强教授

（1899—1968）

我国现代病理学创始人之一

一级教授

中国科学院院士（学部委员）

中山医学院肿瘤研究所首任所长

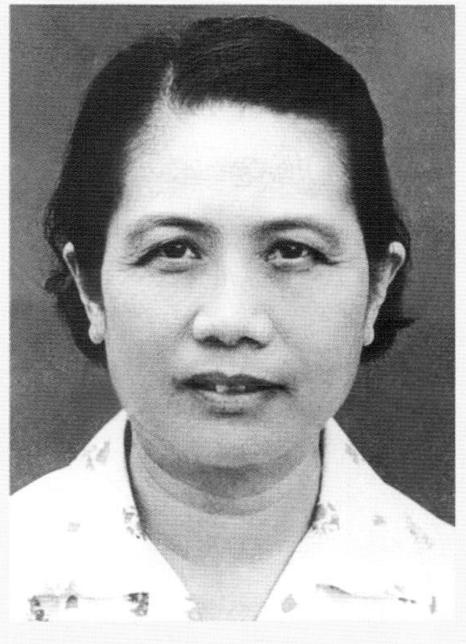

廖月琴副院长

（1910—1966）

我国现代护理事业先驱之一

华南肿瘤医院首任副院长

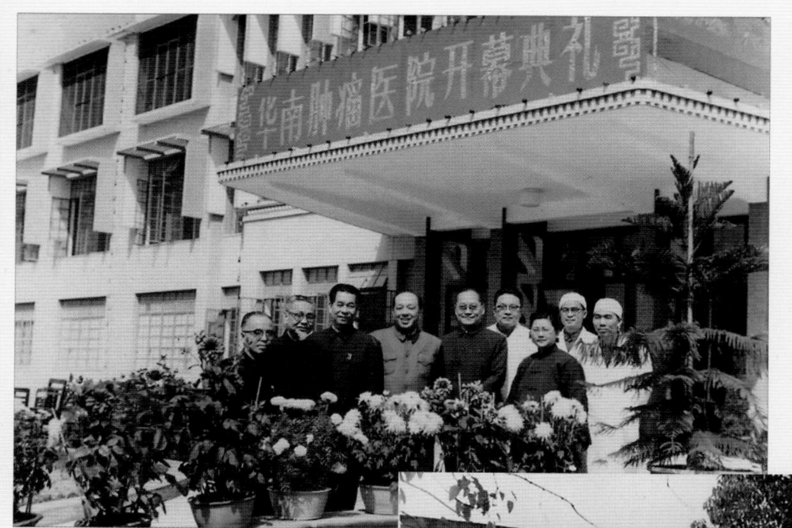

1964 年 3 月 1 日，柯麟院长（左三）、医院领导与中国医科院肿瘤研究所所长吴桓兴（左四）、天津市人民医院肿瘤科主任金显宅（左五）、上海第一医学院附属肿瘤医院肿瘤外科主任李月云（右三）等合影

1964 年 3 月 1 日，中共广东省委书记、副省长林李明（左五）与柯麟院长、谢志光院长等国内肿瘤界专家合影

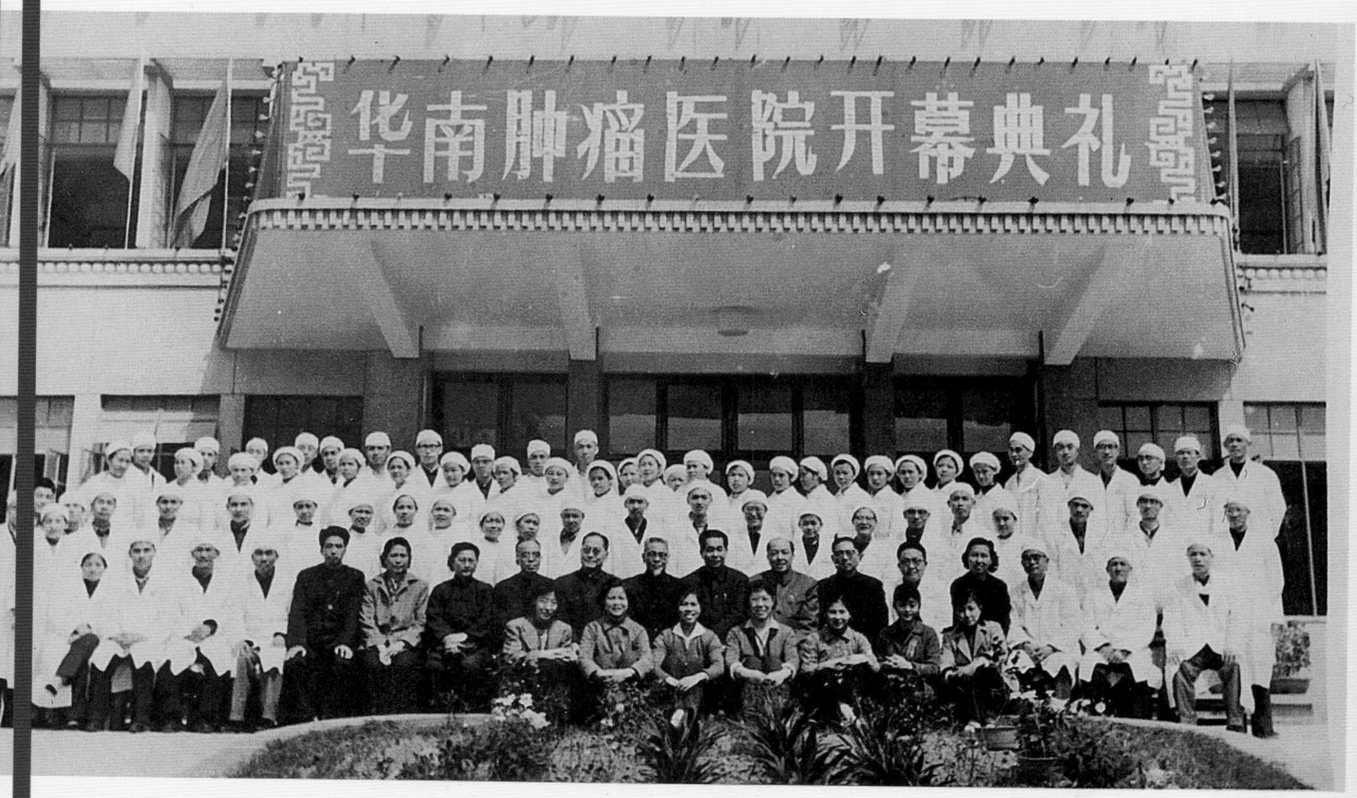

1964 年 3 月 1 日，华南肿瘤医院开院典礼

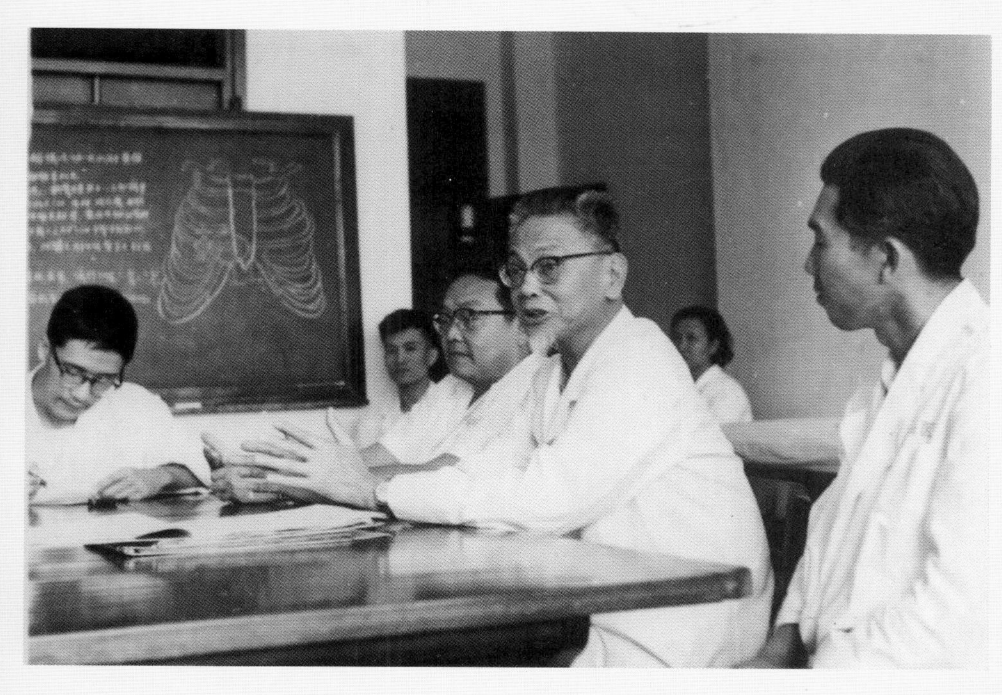

谢志光院长与林剑鹏、李国材等商议医院工作

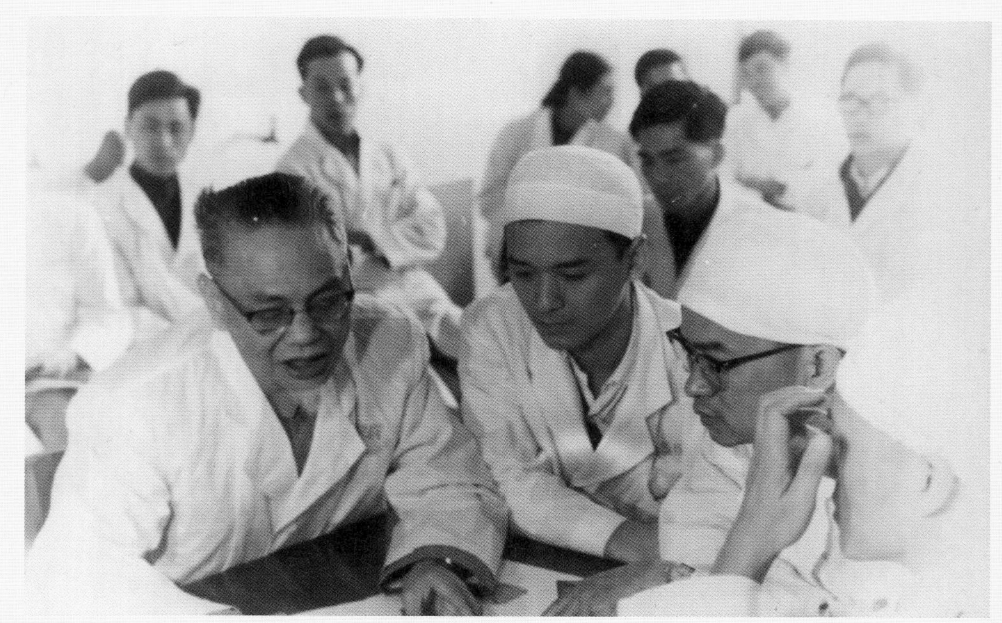

谢志光院长与李振权、闵华庆等讨论鼻咽癌治疗方案

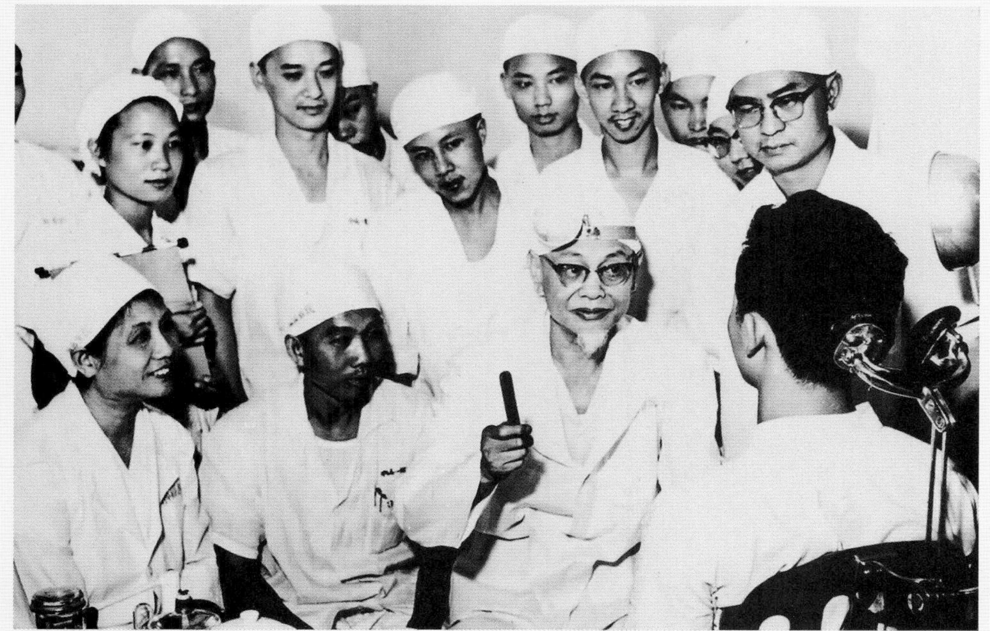

谢志光院长组织会诊

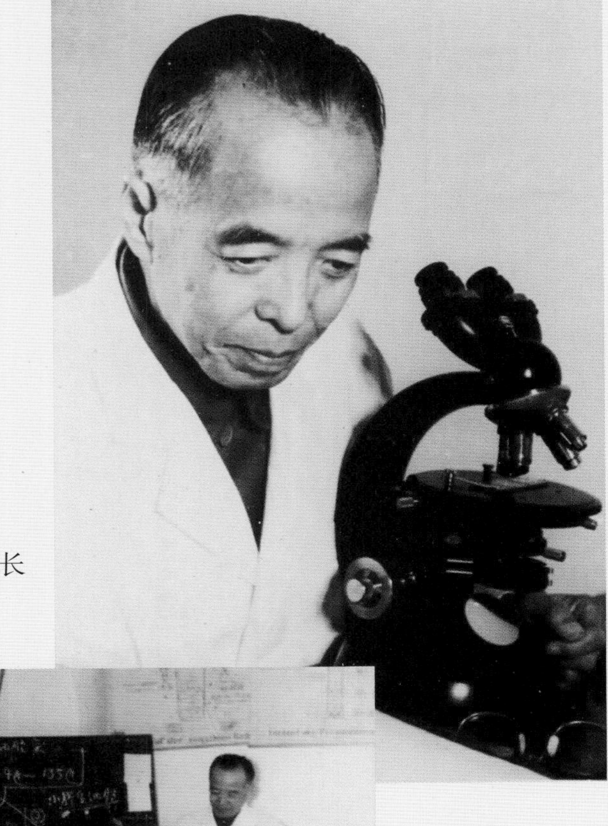

梁伯强所长

梁伯强所长指导师资班学员
观察病理玻片

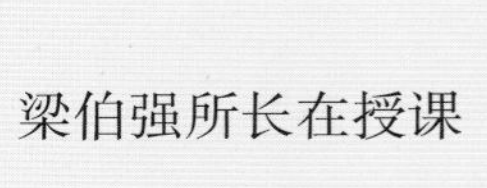

梁伯强所长在授课

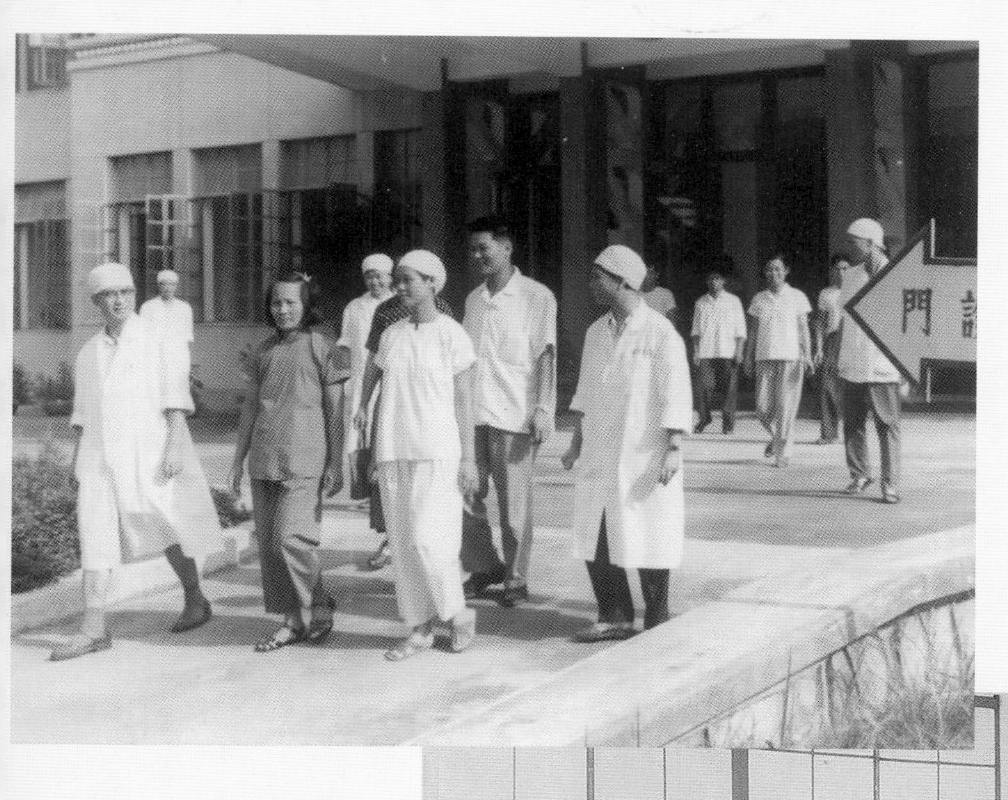

廖月琴副院长（右一）与李振权等送康复的患者出院

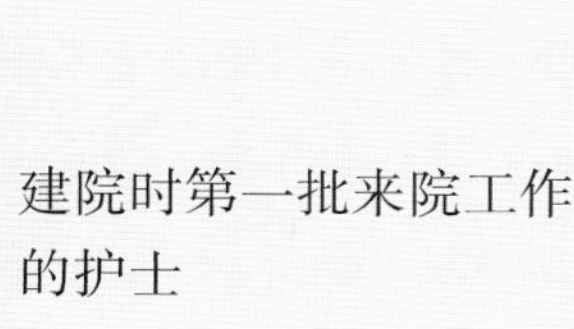

建院时第一批来院工作的护士

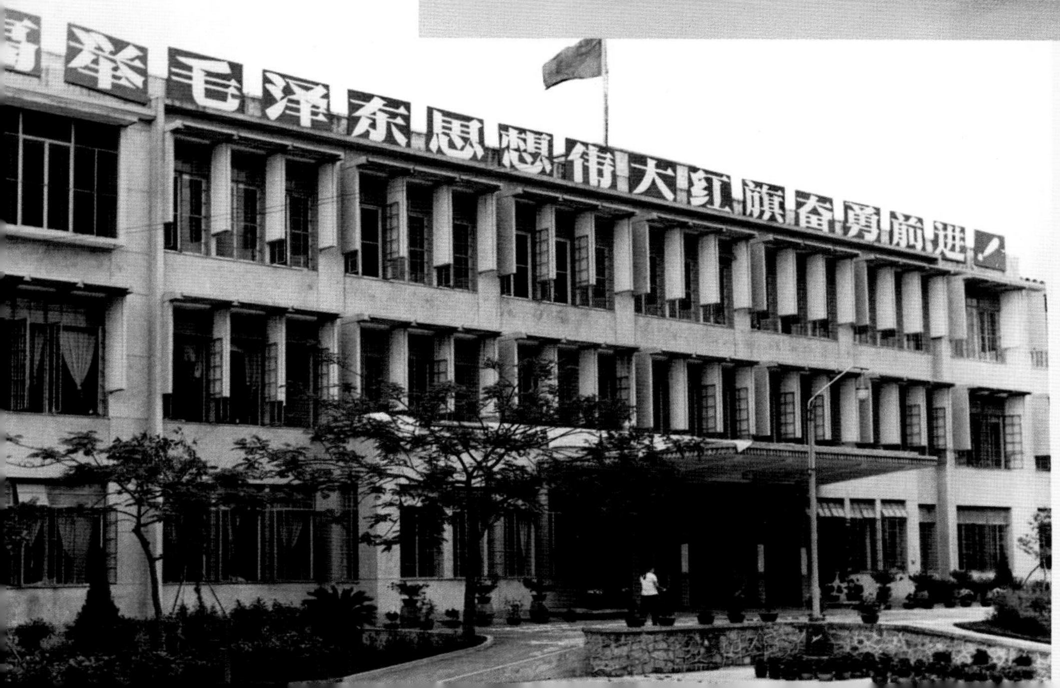

20 世纪 60 年代的住院楼

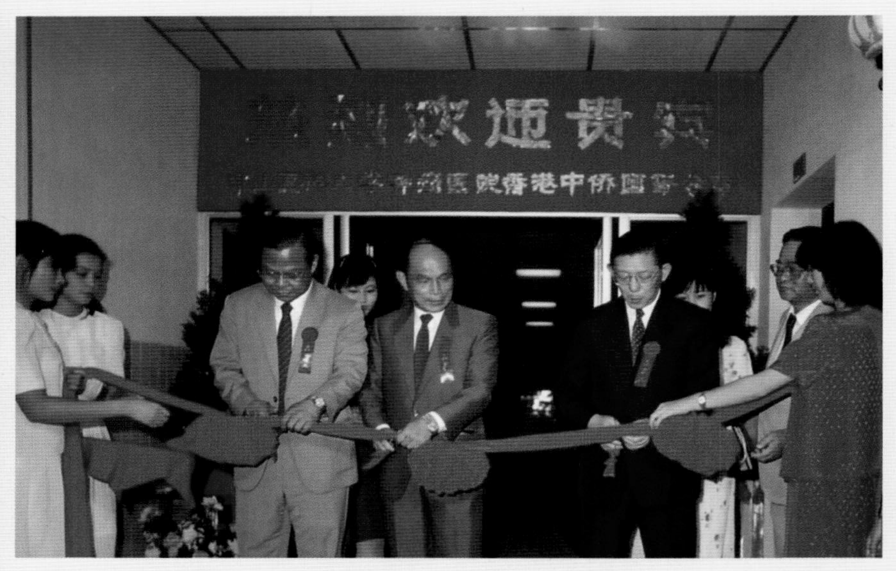

1982 年 11 月，港澳华侨病区成立，霍英东（中）、曾宪梓（左）、卢道和（右）为港澳华侨病区剪彩

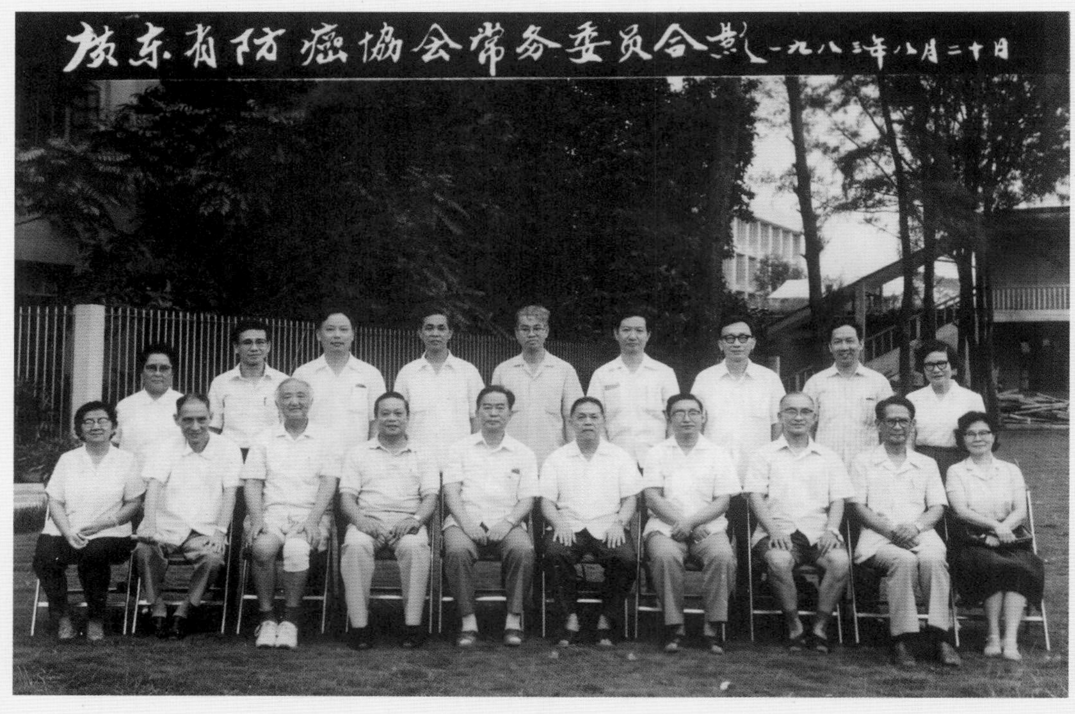

1983 年 8 月，广东省防癌协会、防癌基金会、《防癌报》编委会成立

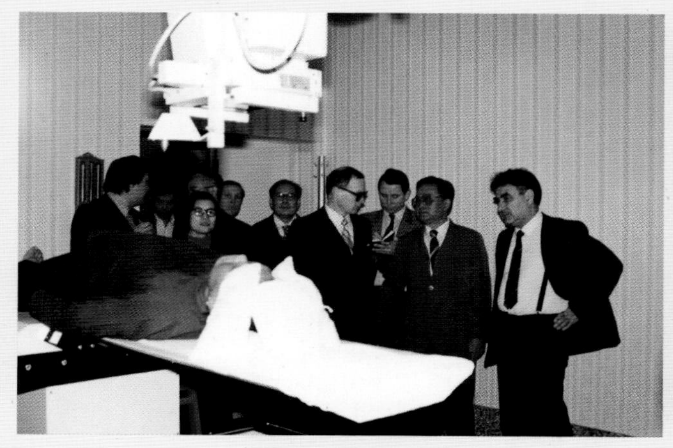

1983 年，李振权院长接待来访的苏联医学代表团

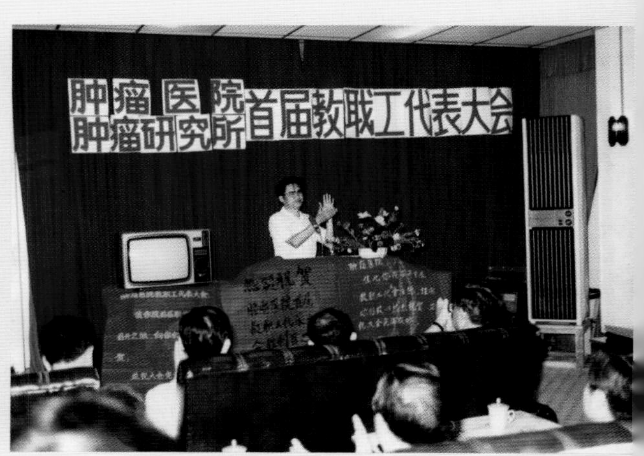

1985 年，院所首届教职工代表大会成立，党委书记叶复代表医院感谢兄弟医院的祝贺

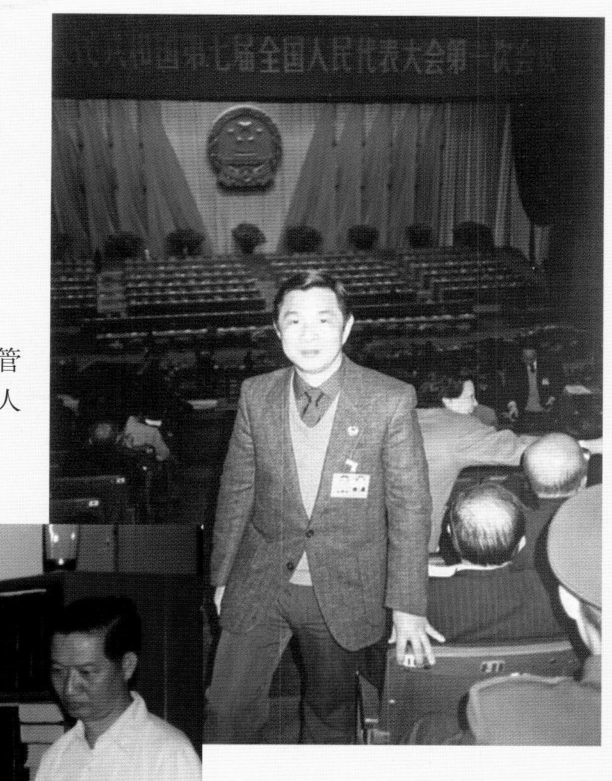

1988 年，全国政协委员管忠震院长参加第七届全国人大第一次会议

1987 年，中心主任朱家恺、院长管忠震、所长祝家镇接待来访的 WHO 官员

肿瘤研究所所长严瑞琪在指导研究生

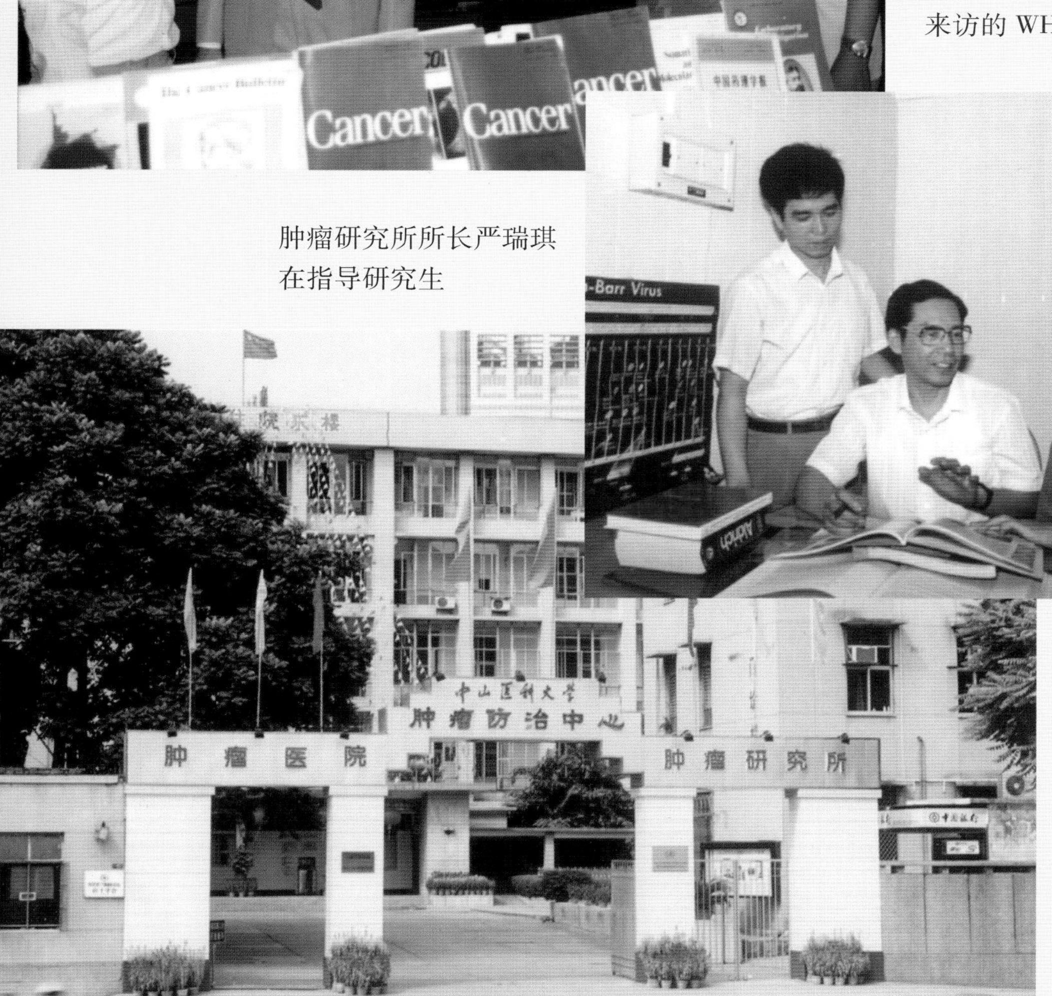

20 世纪 90 年代的医院正门

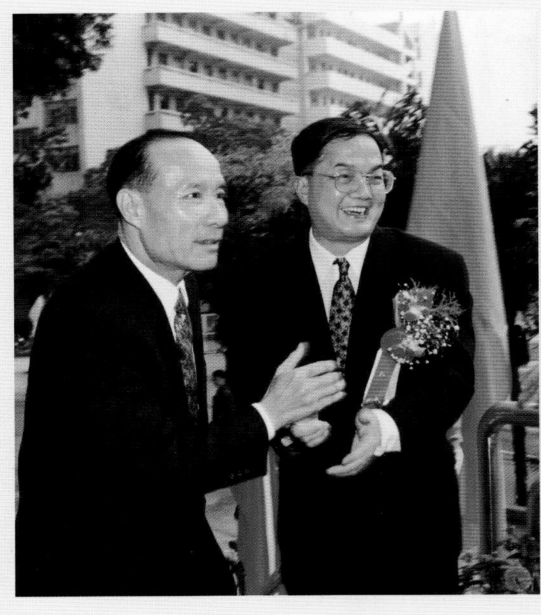

1994 年 4 月，万德森院长迎接前来参加 30 周年院庆的时任广州市市长黎子流

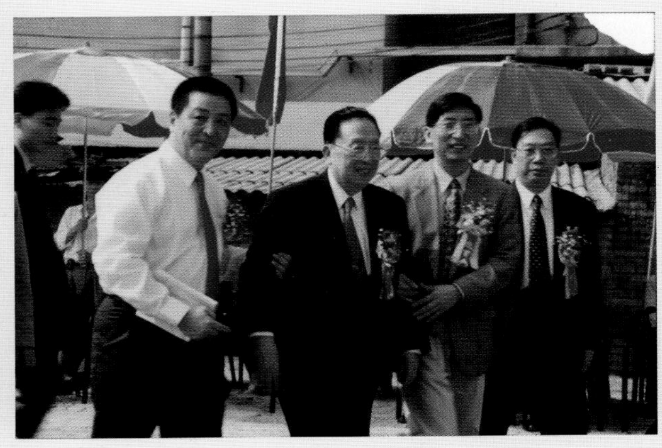

1997 年 11 月，全国人大常委会副委员长吴阶平院士参加我院医疗科研大楼奠基仪式

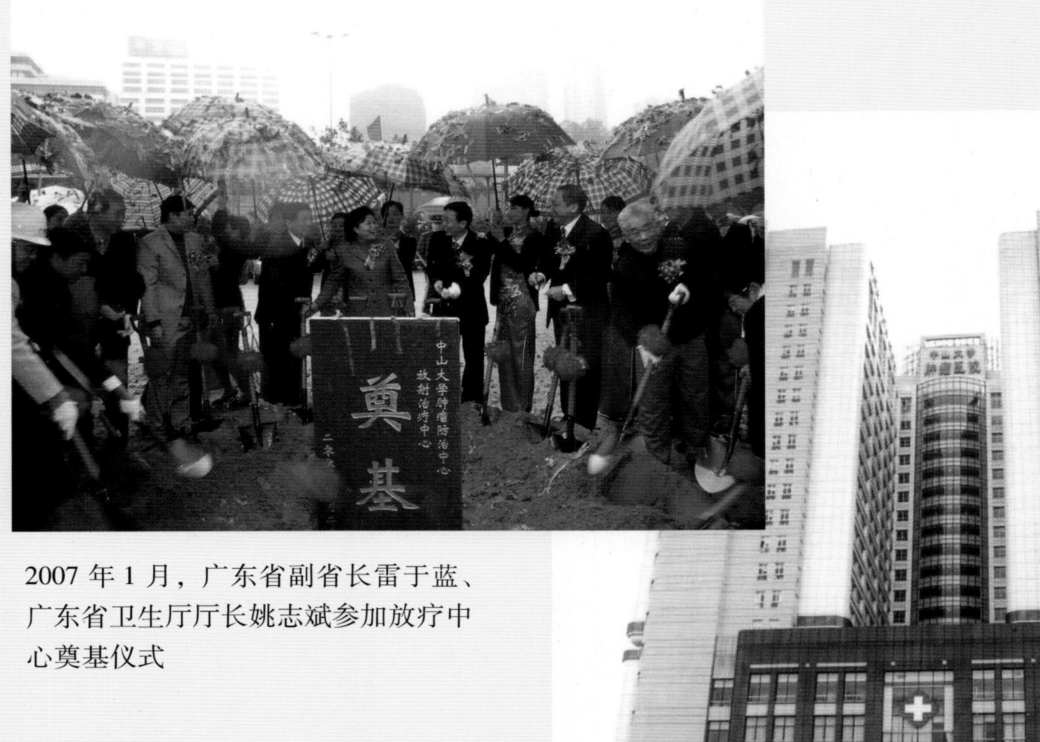

2007 年 1 月，广东省副省长雷于蓝、广东省卫生厅厅长姚志斌参加放疗中心奠基仪式

2002 年 4 月，医疗科研大楼落成

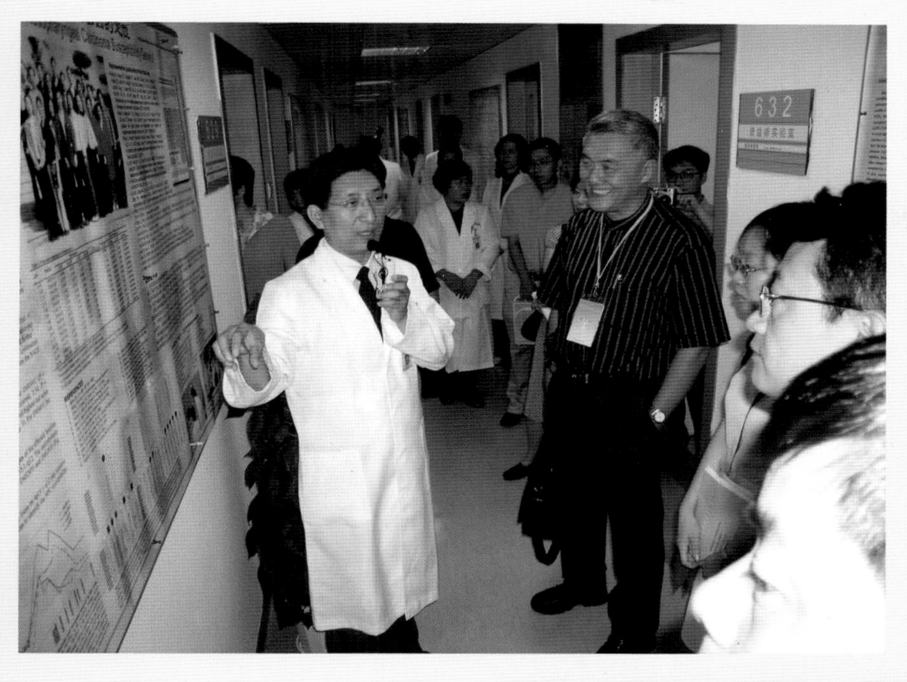

2004 年 9 月 16 日，中心筹建的国家重点实验室接受科技部专家现场评审

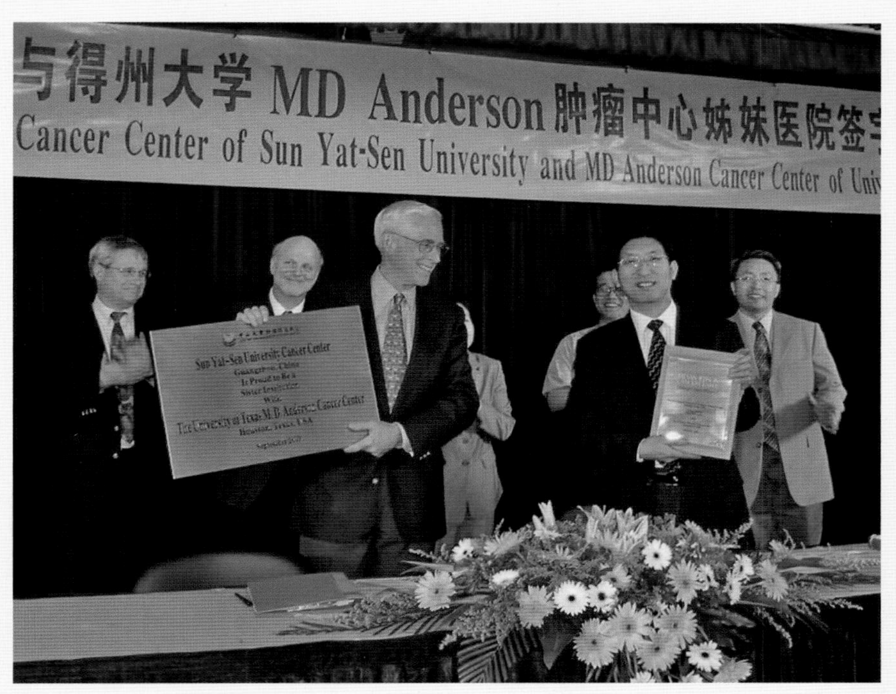

2003 年，我院与美国 MD. Anderson 癌症中心结为姊妹医院

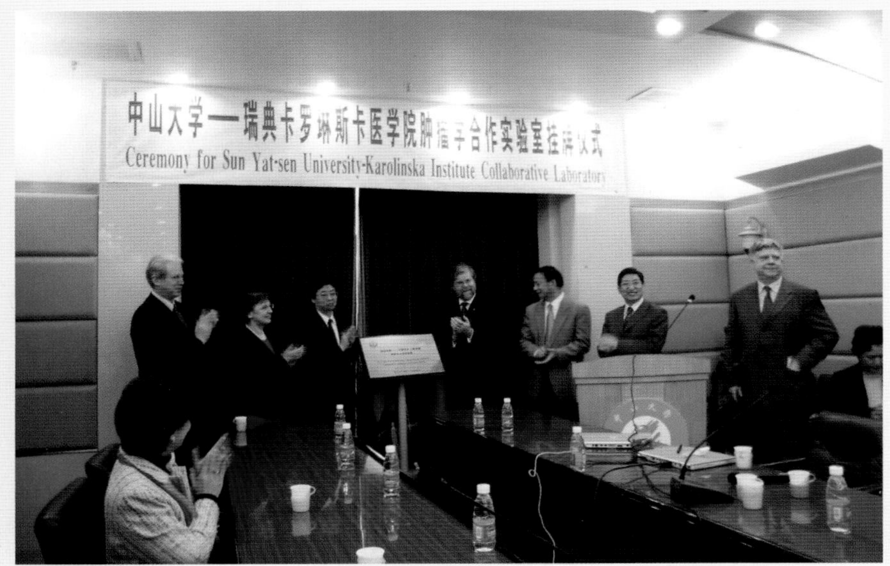

2004 年 3 月，设立在实验研究部的中山大学—瑞典卡罗林斯卡医学院肿瘤学合作实验室挂牌仪式

2002 年 4 月，黄达人校长与曾益新院长、戎铁华书记接待来访的诺贝尔医学奖获得者、美国 Baruch S. Blumberg 博士

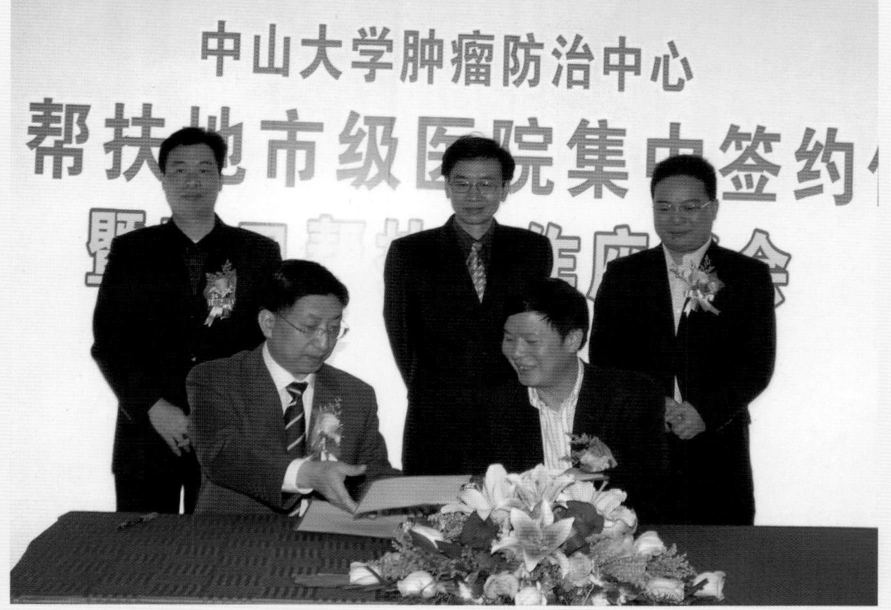

2009 年，中心启动“四省八家”医院对口帮扶工作，曾益新院长（左一）代表医院与帮扶单位签约

2010 年，中心主任与科室主任第一次签订科室综合目标管理责任书

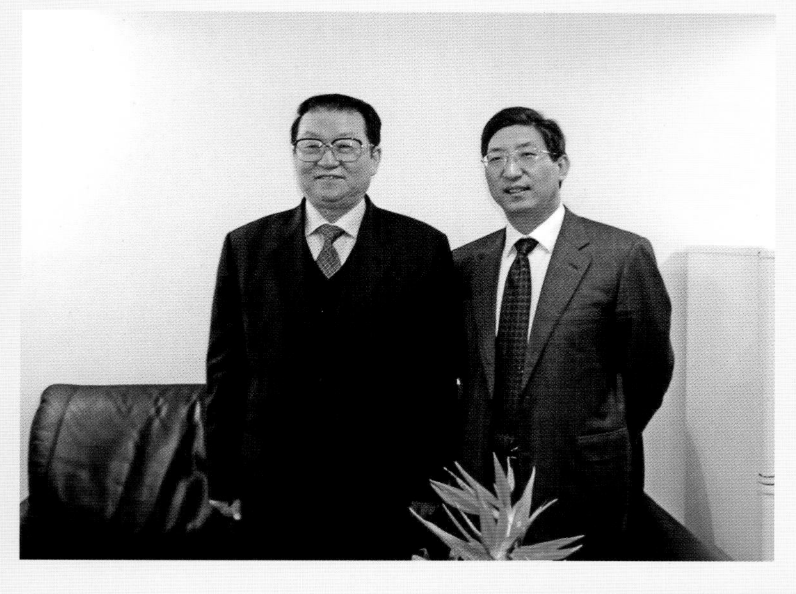

2004 年 1 月，时任中央政治局常委李长春来院视察并与曾益新院长合影

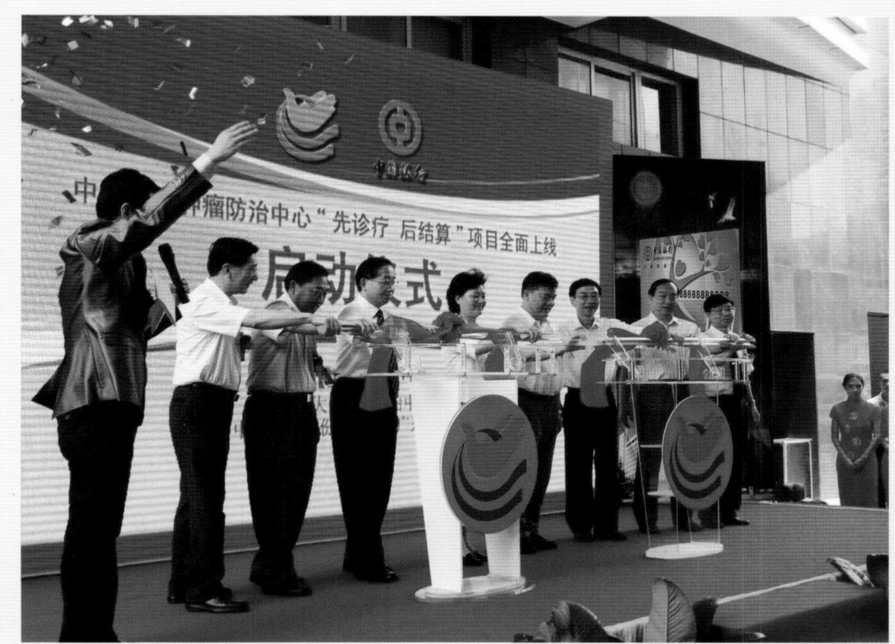

2011 年 7 月，“先诊疗、后付费”项目上线，时任卫生部部长陈竺（右四）出席启动仪式

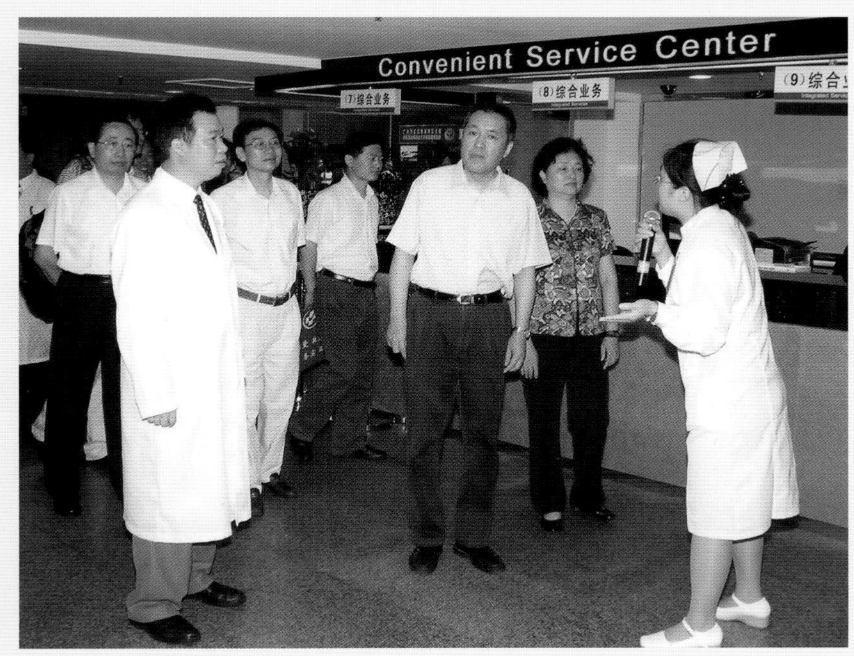

2010 年 7 月，时任卫生部党组书记张茅来院视察，中心党委书记廖振尔等陪同

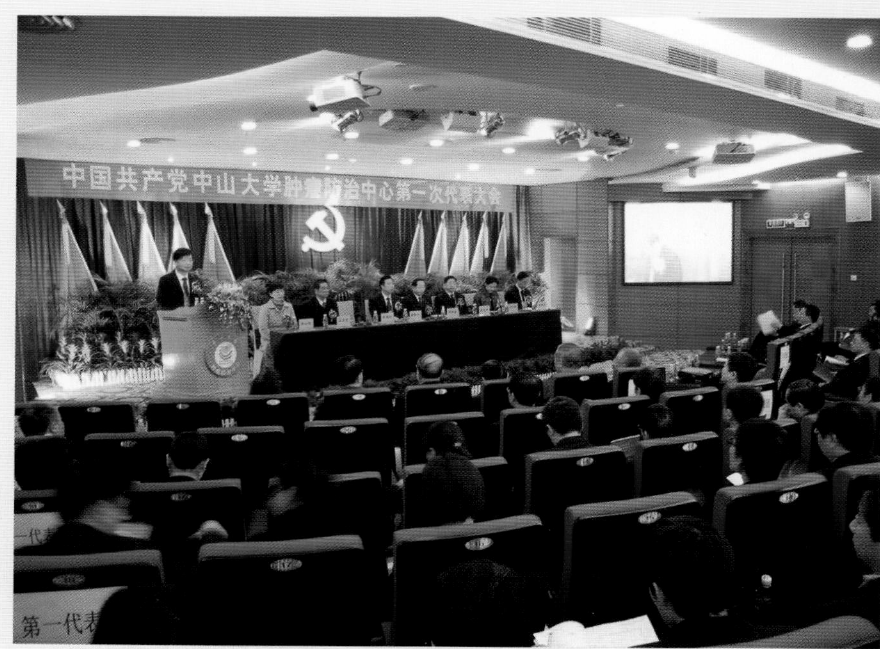

2011 年 2 月，中心第一次党代会胜利召开，李建超书记主持会议

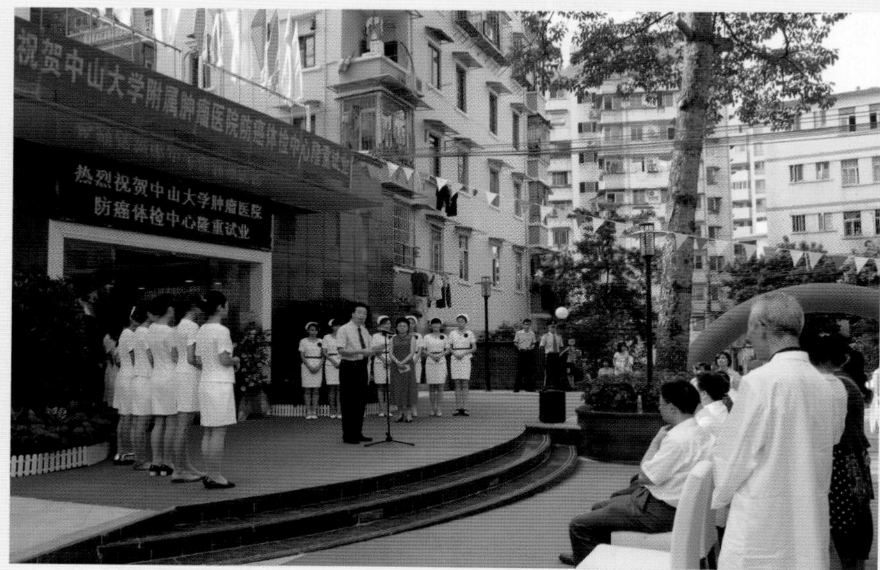

2012 年 8 月，防癌体检中心开业

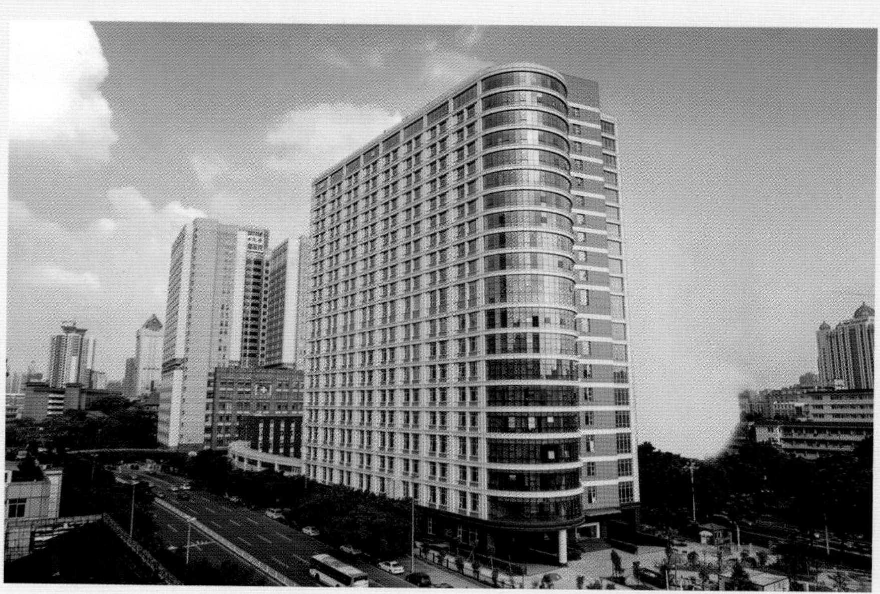

2013 年 8 月，2 号楼建成使用

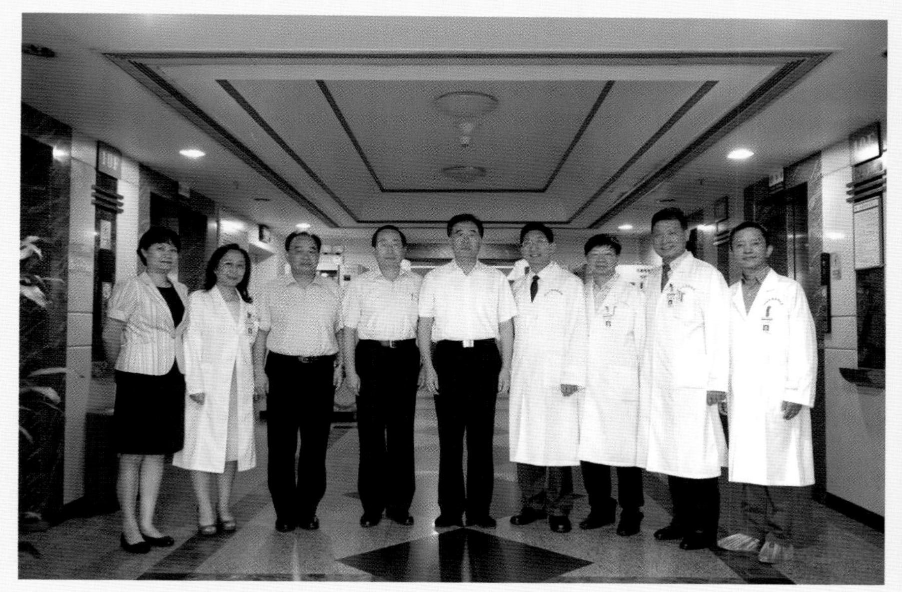

2012 年 10 月，时任中央政治局委员、广东省委书记汪洋（中）来中心视察

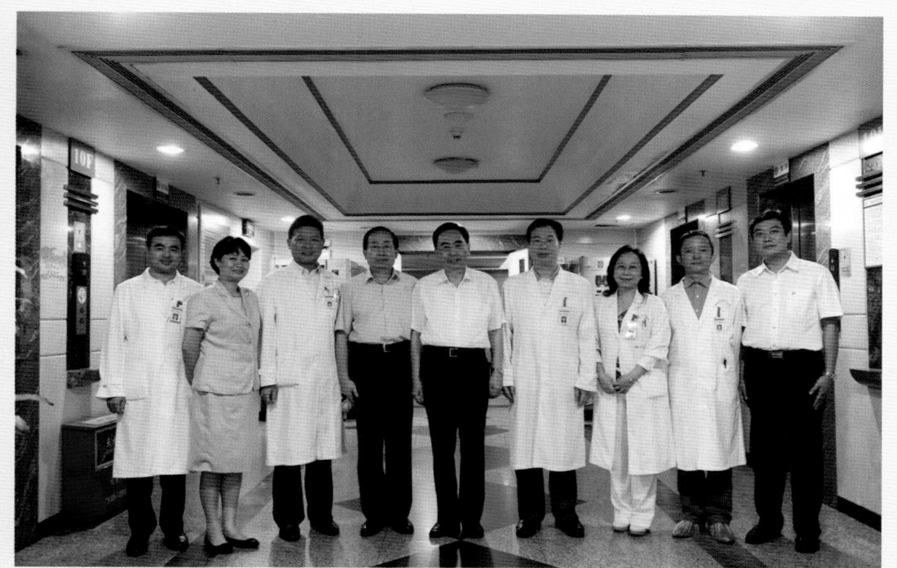

2012 年 10 月，时任广东省省长朱小丹（中）来中心视察

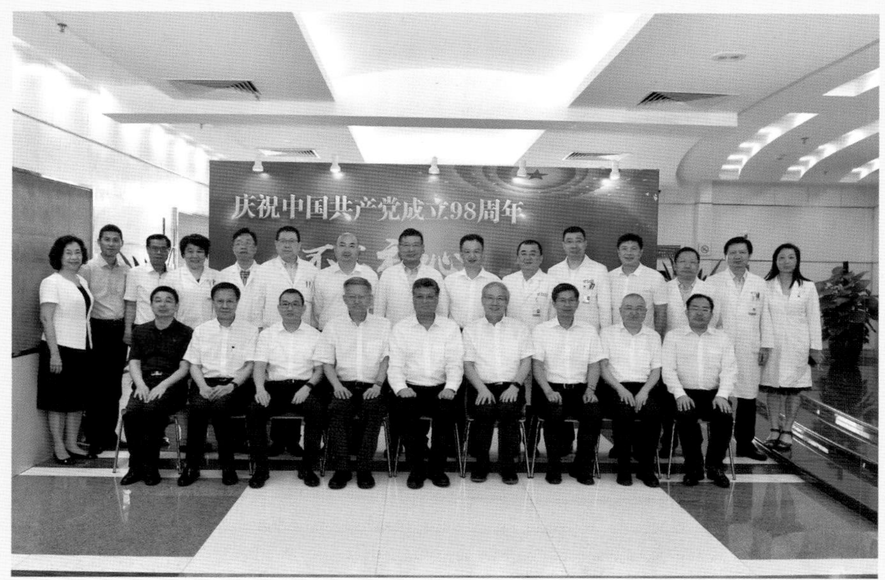

2019 年 7 月，时任广东省省长马兴瑞（前排中）来中心视察

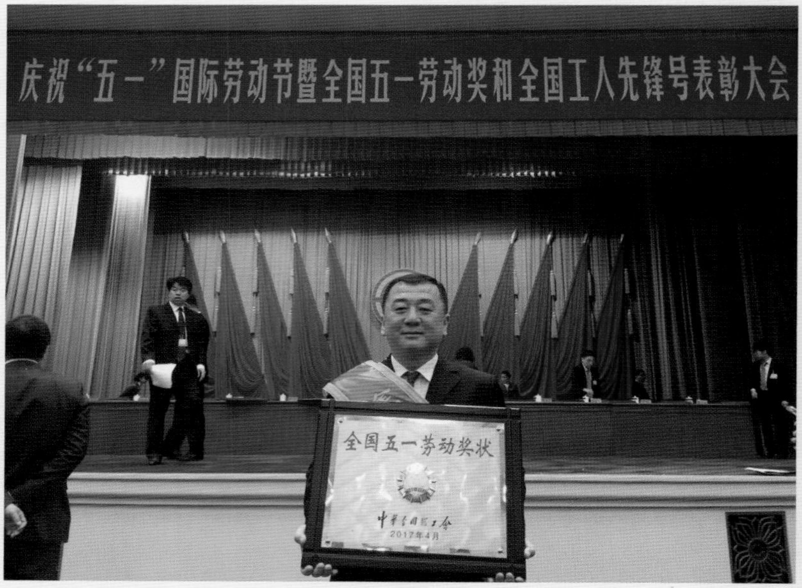

2017 年，中心喜获“全国五一劳动奖状”，武少新书记代表中心在北京人民大会堂领奖

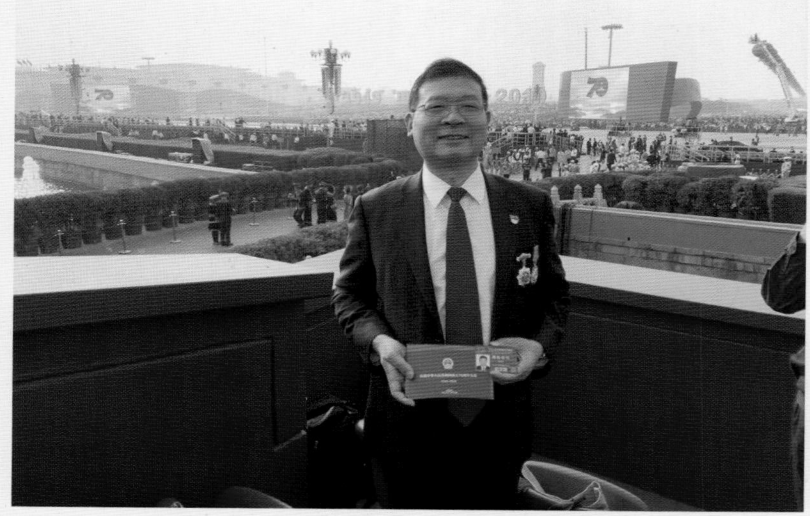

2019 年，徐瑞华院长荣获“全国五一劳动奖章”，并作为观礼嘉宾参加新中国成立 70 周年大会

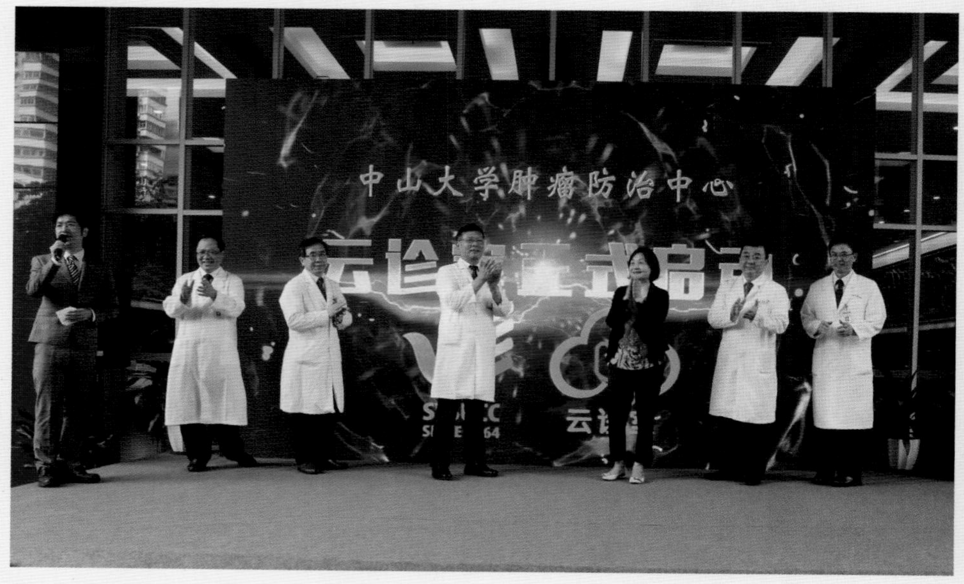

2018 年 5 月，国内首家肿瘤专科医院云诊室在中心诞生

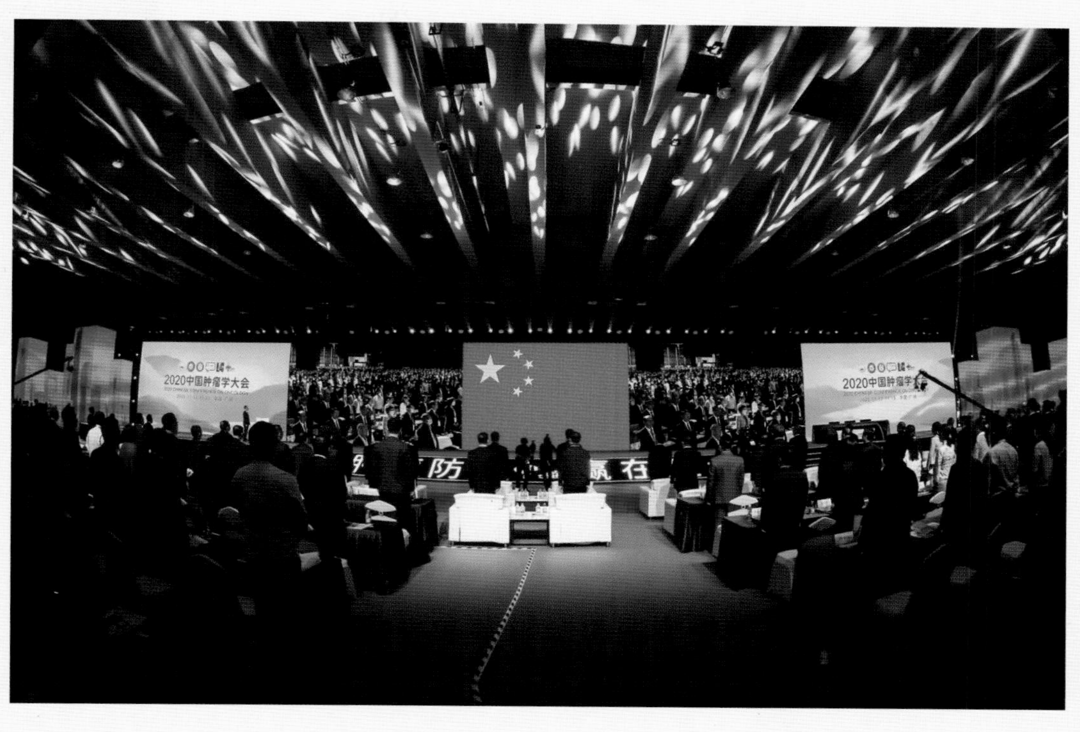

2020 年 11 月，由中国抗癌协会主办，中心承办的中国肿瘤学大会顺利举行

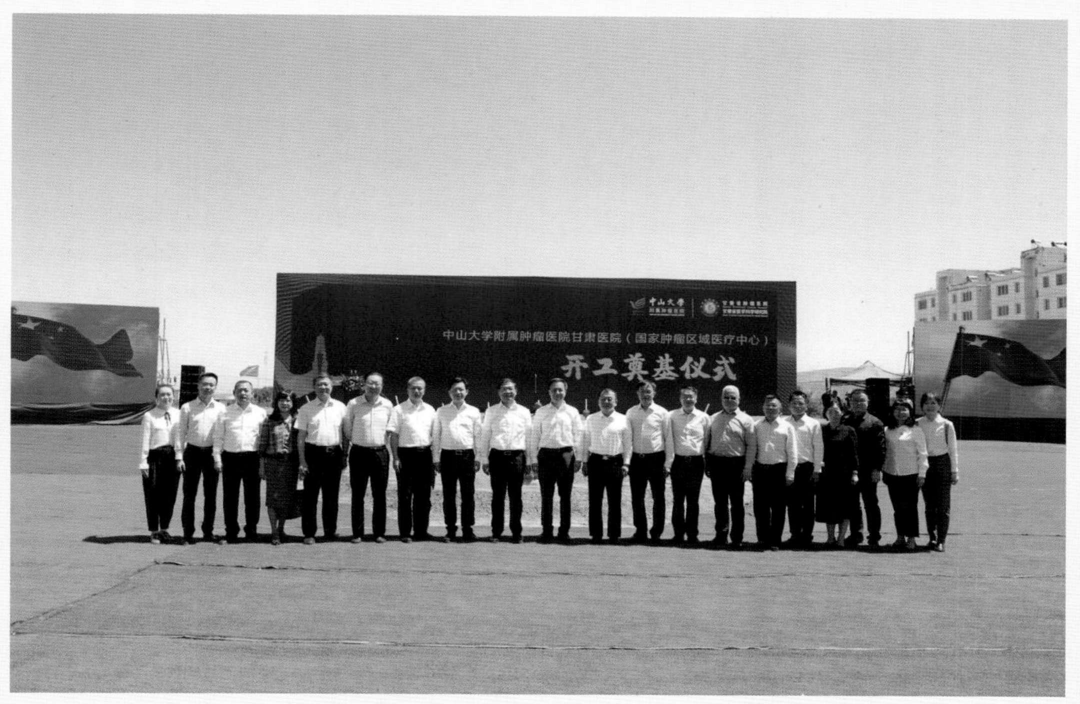

2022 年 5 月，中山大学附属肿瘤医院甘肃医院获批成为第三批国家区域医疗中心建设项目

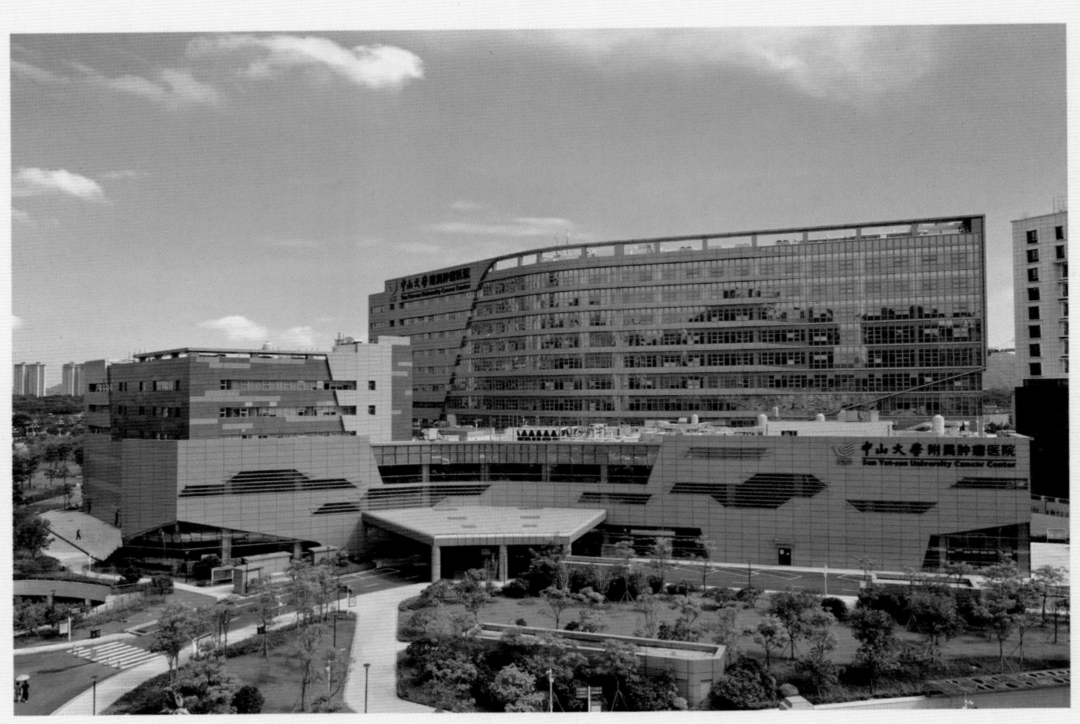

2021 年 3 月，中心黄埔院区正式启用，从此迈向多院区发展的新格局

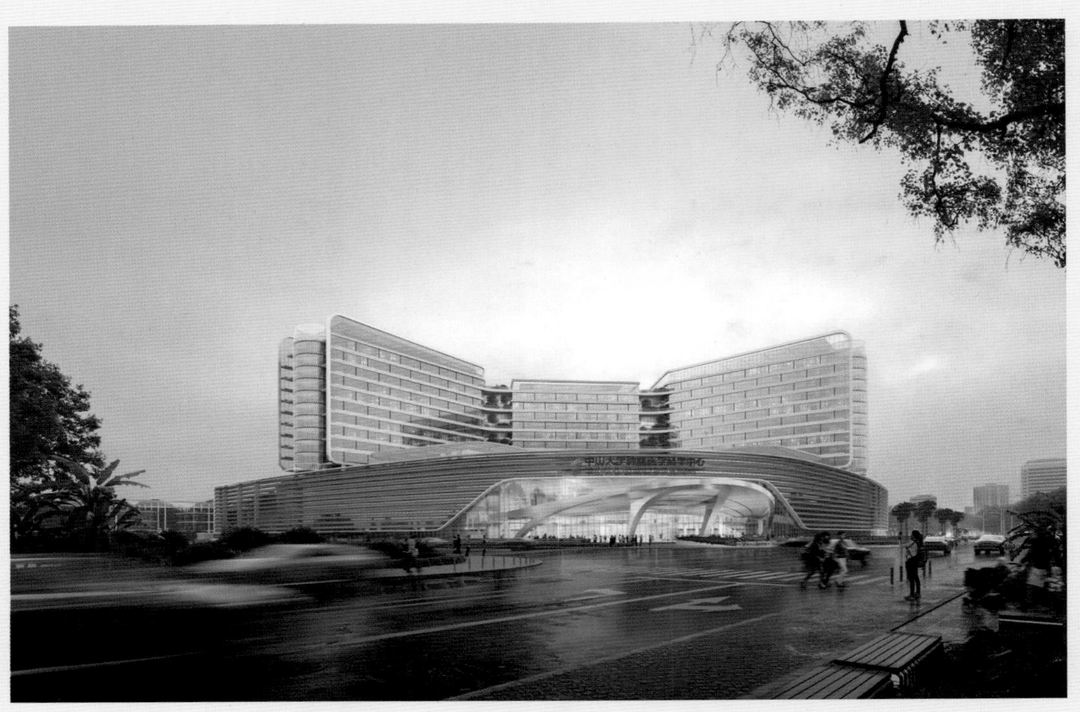

2023 年 12 月，中山大学肿瘤医学科学中心（天河院区）奠基（效果图）

序　　一

欢迎您翻开这本沉甸甸的著作——《征程：中山大学肿瘤防治中心志（1964—2023）》。这不仅是一部记录新中国成立后首批创建的肿瘤防治机构——中山大学肿瘤防治中心（附属肿瘤医院、肿瘤研究所）60 年发展历程的文献，更是一次穿越时空的深情回望，讲述着一代代中山大学肿瘤防治中心人对生命的尊重、对科学的追求，以及在肿瘤防治征途上的不懈奋斗与卓越贡献。相信后来者会在重温院所奠立、启航以及发展壮大的历程中汲取力量，带着百倍的壮志与热情去书写属于自己这个时代的历史！

1964 年 3 月 1 日与 4 日，在那个充满希望的春天里，在时任中南局第一书记陶铸与中山医学院院长柯麟的热切关怀与支持下，华南肿瘤医院与中山医学院肿瘤研究所，应新时代的召唤、背负着肿瘤防治的神圣使命相继诞生。

院、所均由中国医学史上的大师级人物手创，征服癌症、造福人类是他们共同的梦想与追求。谢志光和梁伯强教授，一位是我国临床放射学奠基人，一位是现代病理学开山鼻祖；而首任副院长廖月琴女士，是新中国现代护理事业的先驱。他们心怀大爱、严谨治学的学术人格，以其无穷的魅力引领、激励着一代代的后来者，也使得院所的发展一开始就站立在巨人的肩膀上，在创立初期就尽显峥嵘，从此成为南中国肿瘤防治的中坚力量，也成为新中国肿瘤防治事业发展的缩影。

重温历史，令人感慨万千。半个世纪以来，院、所也曾经历时代的沧桑，甚至饱受创痛，但坚韧的院、所职工，从未忘记自己肩负的重任，依然尽职尽责：他（她）们奔波医院上下，为病患解除疾苦日夜辛劳，为攻克医学难题废寝忘食；他（她）们奔赴边远农村，开展肿瘤防治宣教与肿瘤普查，寻求民间中医药救治患者的方法，造福百姓。而当发展的春天来临，他（她）们更是以时不我待的热情、敢为人先的勇气毫不迟疑地推进院、所的发展。

1987 年，同气连枝的肿瘤医院和研究所“联姻”——合并成立中山医科大学肿瘤防治中心。当时光行进至 1998 年，院、所合一的梦想终于发生了质的飞跃——同一法人，员工同一待遇，临床与研究携手并进，共同向癌症发起了新的冲锋。2001 年 11 月，中山医科大学与中山大学合并，中心更名为中山大学肿瘤防治中心。

新的机遇迎来新的发展。新世纪的肿瘤防治中心，拥有国内首家国家新药（抗肿瘤药物）临床试验研究中心、肿瘤学国家级重点学科、华南肿瘤学国家重点实验室（现为华南恶性肿瘤防治全国重点实验室），综合实力稳居国内肿瘤专科医院前三甲。中心犹如一艘扬帆起航的大船，矗立在东风东与先烈南两条道路交汇的三角地带，两栋双星子座式的现代化医疗科研大楼以空中连廊相接，软硬件条件堪称亚洲一流的放疗中心红色小楼，掩映于花草绿树之间，成为东风路上一道亮丽的风景。

时光流转一甲子，中心从仅有职工 163 人、床位 80 张的小型院、所逐步发展成为“国内三最”（服务规模最大、专科布局最全、诊疗水平最高）、世界一流的肿瘤中心，并确立了迈入世界顶尖肿瘤中心的奋斗目标。中心现拥有三个院区、一个国家区域医疗中心（中山大学附属肿瘤医院甘肃医院）。坐落于中新广州知识城的黄埔院区于 2021 年 3 月正式启用，快速踏上高质量发展的轨道；坐落于凤凰山脚下的中山大学肿瘤医学科学中心（天河院区），将致力于打造湾区最大研究转化型医院，成为生命科学产业的高质量发展引擎，建设国家创新药物、技术、装备研发与转化基地。

中心实施科技强院、创新驱动发展战略，科技影响力稳居全球癌症中心和国内医疗机构前列。在 Nature Index 自然指数榜单上位列全球癌症中心第四位，在中国医院科技量值（肿瘤学）排行榜上位列第一。中心已建设形成高层次人才聚集、后备人才厚实的发展新格局，国家高层次人才数量在国内医院中位居前列。中心医疗服务能力稳步提升，年度机器人微创手术量位列全国肿瘤专科医院第一；拥有 17 台放疗加速器，年度放疗量位居世界前列。中心近五年发布的临床研究成果被国际权威 NCCN 指南采用 48 次，为全球肿瘤治疗提供新标准，是我国肿瘤领域贡献最多的单位；中心每年入选（American Society of Clinical，ASCO）口头报告数量，居全球癌症中心第四位；鼻咽癌、肠癌、食管癌、肝癌等综合诊治能力达到与美国顶尖癌症中心相同水平，居世界领先地位。中心主办的肿瘤学国际期刊（*Cancer Communications*）在亚洲综合肿瘤学领域学术期刊中排名第一。诚实、友爱、敬业、创新的中山大学肿瘤防治中心人（以下简称“中肿人”）同心奋斗，奔向世界顶尖肿瘤中心这一梦想的脚步从未停歇。

百万字志书的上下卷，纵横勾勒出中心 60 年岁月沧桑而又绚丽的画卷，也让我们感受到来自院、所历史深处的强劲脉动，探寻到中山大学肿瘤防治中心生生不息的精神之源。一代代中肿人正是以悬壶济世、励志笃学、勇于创新、奋斗不息的精神，不畏艰险地一次次向新的高峰登攀。这些在历史长河中沉淀下来的宝贵精神财富，像永不熄灭的火种一样代代相传，激励与引领中肿人书写更加明媚的未来。

在此衷心感谢为中心志编写提供史料素材和付出心血的各位前辈和同仁们，忆往昔，几多感慨；看今朝，豪情满怀。明天，更是梦想与责任的新起点，让我们汲取来自历史深处的精神养料与智慧，肩负健康中国战略的重任，向着更高远的目标迈进。在让癌症成为历史的伟大征程中，我们永远在路上，矢志不渝，砥砺前行！

中心主任：徐瑞华
党委书记：武少新
2024 年 7 月

序　二

中山大学肿瘤防治中心（附属肿瘤医院、肿瘤研究所）创建于 1964 年，是新中国成立后创办的第一批肿瘤医院和研究所，而院、所发展壮大的历程也是新中国肿瘤防治事业发展的缩影。2024 年适逢院、所 60 周年华诞，中心决定修订再版记录院所发展历程的志书《征程：中山大学肿瘤防治中心志（1964—2023）（以下简称《中心志》）》。

中心志的第一版编撰工作可以追溯到 2006 年，在时任党委书记廖振尔的带领下，历时三年余，2010 年初，第一本完整记录我中心发展历程的志书——《征程》艰辛面世。全书力求梳理出院所发展的历史脉络，勾勒出在不同发展时期院所呈现的历史面貌，纵、横双向呈现中心整体及各个专科的发展历程。该书面世以后，陆续收到多位老教授以及资深员工提出的宝贵意见。2014 年，适逢中心 50 年华诞，中心决定借此机会，在尊崇第一版基本风格与框架的基础上，重新修订与完善志书。2024 年，中心转眼一甲子，再次续写新十年（2014—2023 年）的历史，即为中心志第三版。

“以史为鉴，可以知兴衰”。为更好地传承院、所 60 年来积淀的精神与文化，避免志书写作陷入堆砌材料的藩篱，让读者觉得枯燥乏味，中心领导一直坚持，中心志的编撰一定要有所创新，要勾画出院、所各个发展时期的历史面貌，从历史深处去发掘中心的学术追求、文化底蕴，去继承创新；行文要增强阅读吸引力，要写出文采，写出文字背后的精神，让读者看后有共鸣、有收获、有感悟。

根据这样的指导精神，确定了中心志的写作框架：分上、下两卷，上卷以时间为轴，着力勾画院、所初创时期、新时期及新世纪的历史面貌，细述重要的历史事件，发掘其中的精髓；上卷的材料主要来自档案资料、访谈与一些新闻报道。下卷则以党政、医疗、教学、科研、文化及各个学科的发展历史为纬，力图多角度、多侧面绘制出中心历史的画卷。各个专科的发展历程构成了下卷的主要内容。除此之外，还特别设置了人物志和附录部分，纪念院所元勋及历任院、所领导对中心发展做出的贡献，简明、集中地展示医教研各方面取得的成果。

感谢院、所初创时期的老专家、教授、护士长和各位前辈们，是他们以高度的责任心、神圣的使命感，不辞劳苦、费尽心血，提供、收集、整理出大量的信息史料。也正是这些倾尽毕生精力推动院、所发展的专家、教授、前辈，对中心志编写工作的孜孜以求，对中心深厚的情感、对中心未来寄予的期许与祝愿，深深地激励着我们继续着艰难的“历史面貌复原工作”。

历史原本是生动鲜活的，是真实立体的，但当岁月流逝，人事如云烟散尽，试图用文字去描摹、去还原，又谈何容易？由于前期的历史很大一部分要依靠回忆复原，我们则尽可能去甄别、推理、综合，也一直存有错讹与遗漏的隐忧，这次正式出版时，我们根据收集的各方意见以及前辈们增补的具体资料，进行了纠正与完善。

在此，衷心感谢中山大学北校区张振弘、杨德华两位老师在编撰第一版时给予的指导意见；感谢《医师》杂志记者童少波合作完成了上卷的主要内容；感谢先后参与《中心志》编写、修订工作的同仁们，正是在你们的鼎力支持下，使这部比较完整记述中心发展历程的志书得以面世、出版。

最后，感谢所有的参与者与支持者，是你们的参与、信任与期待激励着我们编写与修订此书；衷心希望中心的每一位读者，都能够在这趟寻根之旅中汲取来自历史深处的精神营养与强劲力量，一起踏向世界顶尖的梦想征程！我们也真诚地期待着所有关心中山大学肿瘤防治中心发展的读者诸君提出宝贵意见。由于编写时间有限，书中难免存在疏漏之处，敬请读者斧正。

《中心志》编委会

2024年7月

上卷

下 卷

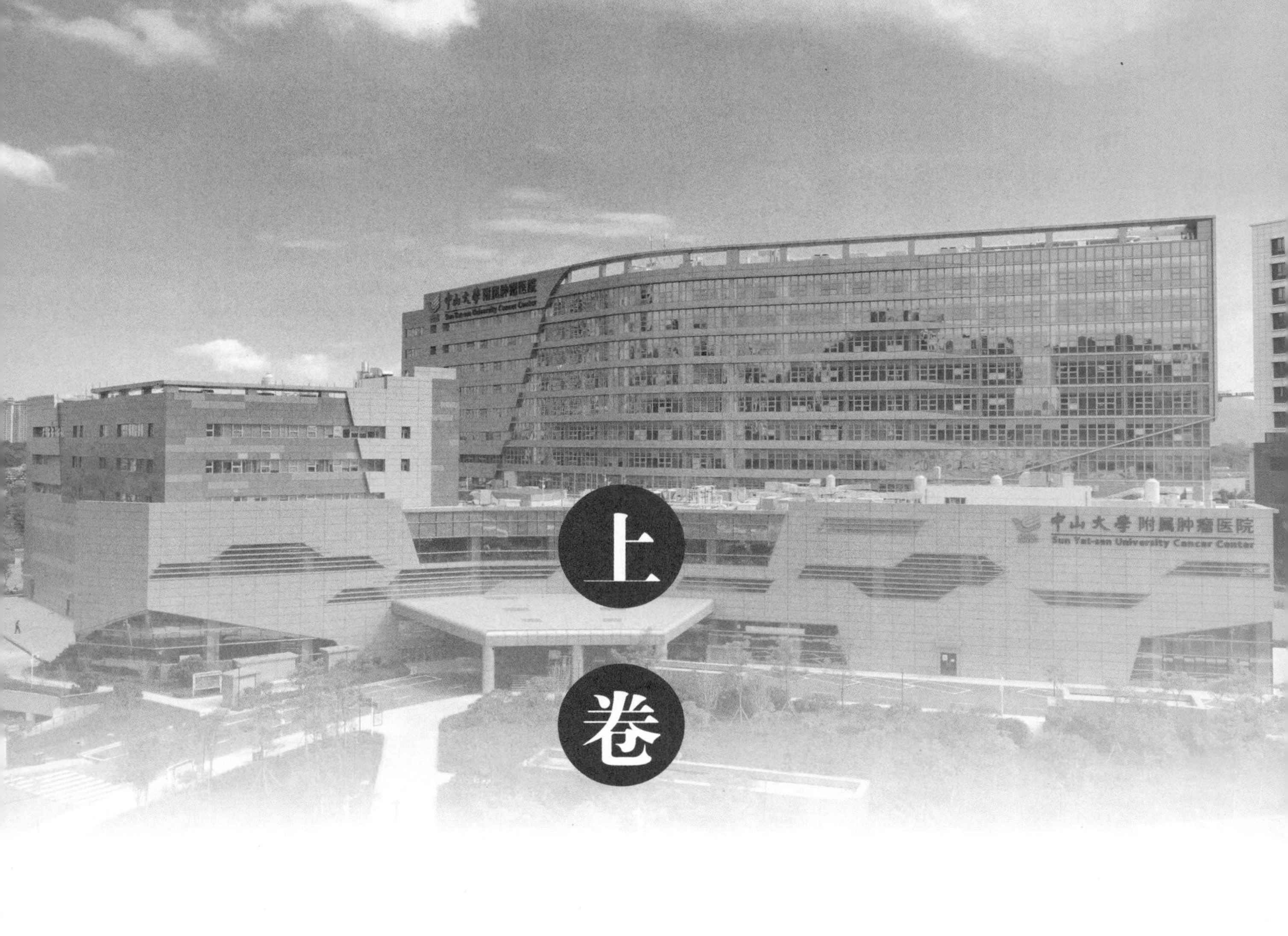

上卷

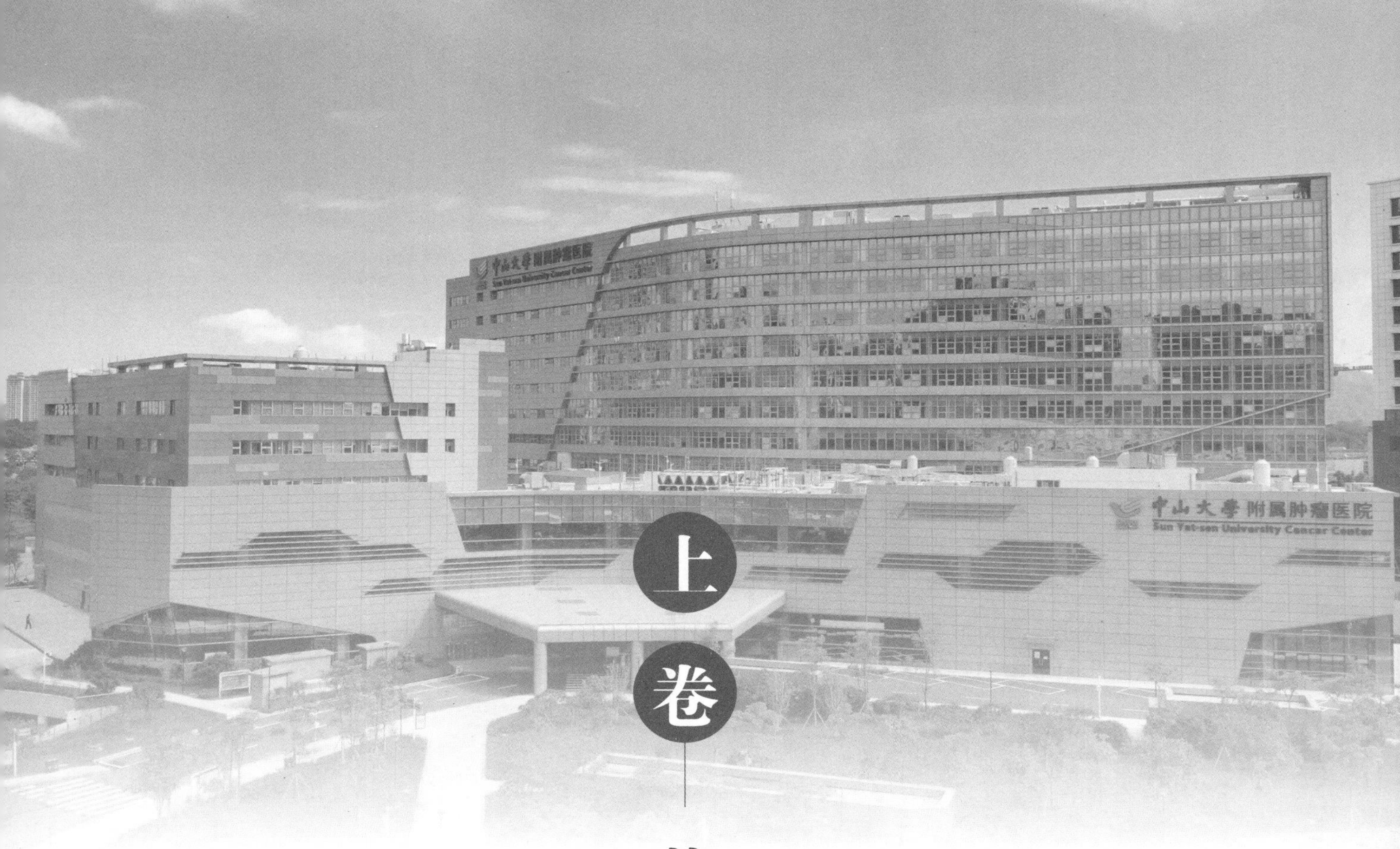

上卷

第一编

奠立

第一章　院所先驱

20 世纪，癌症的嚣张跋扈，对人类致命的摧残，成为医疗界的最大心病之一。

早期从事现代医学研究探索的中国医学先驱们，已经和国外同道一样意识到癌症的危害和医治癌症的紧迫性。

如后来在中国病理界影响深远的大师级人物梁伯强，在 20 世纪 20 年代就从尸体解剖研究中，发现不少原发性肝癌患者伴有肝吸虫感染。1928 年他首先在中国详细地描述了这种现象，并提出肝吸虫的感染可能是导致原发性肝癌的原因之一。

在 20 世纪 30 年代初的《三三计划》中，回到故土广东的梁伯强即已发出这样的声音："广东要与肺结核、麻风和肿瘤，特别是恶性肿瘤做斗争。"

新生的中国，果敢地对癌症吹响了进军的号角。20 世纪 50 年代后，中国肿瘤医治机构从无到有，逐一发轫、建立，成为中国抗癌的主战场。

第一节　首任所长梁伯强①

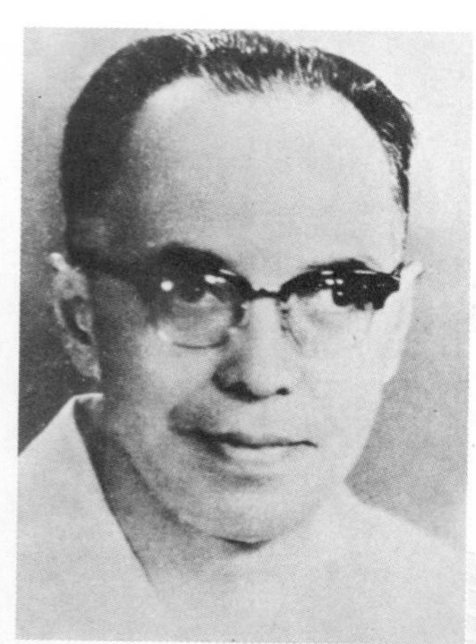

图 1－1－1－1　首任所长、我国现代病理学创始人之一、中国科学院学部委员梁伯强教授

20 世纪 50 年代，全国已有一批投身于抗癌一线的业界专家，但声名显赫、具有代表性的还是屈指可数，在广州，该专业领域有两位教授蜚声中外、影响深远，他们是梁伯强和谢志光。

梁伯强（图 1－1－1－1），1899 年 2 月 15 日出生于广东省梅县一个知识分子家庭。其父梁邵勤曾先后在小学和梅县女子中学任教，他对子女要求严格，常勉励子女努力读书。生母梁萧氏是位贤惠、俭朴的家庭妇女。萧氏生有三子，梁伯强居长。在他六岁那年，母亲染病（源于鼠疫流行）去世。

据称，母亲的早逝对梁伯强影响很大，这使得他后来选择了从医的道路。

梁伯强的继母陈招云，性格温柔，自己生有五子二女，也很疼爱萧氏三子，深得梁伯强兄弟的尊敬。

梁伯强自幼天资聪颖。1912 年，他考入梅县巴色会教会中学（即梅县乐育中学前身）。他非常勤奋，每天早上，他都

① 本节主要材料来源于梁伯强：《妙术仁心 杏林漫山》，载《南方日报》，2013 年 4 月 10 日。

要背诵德文字典。仅用四年时间，梁伯强就完成了中学的全部课程。

1916 年，他考进上海同济大学医学院，并选择了病理学专业；从第三学年开始，梁伯强协助犹太籍病理学教授欧本海姆教学与尸解。

1922 年大学毕业后，梁伯强留校任助教，在欧本海姆的指导下，专修病理学。因教学水平优异，1923 年，他被同济大学推荐到德国慕尼黑大学研修病理学，师从 Brost 教授。利用该校的实验室，梁伯强进行了中国人血型的研究。1924 年，他将研究成果写成论文在《慕尼黑卫生学报》上发表，如《中国人的血型与地理关系的研究》等。同年，他以最优等的成绩获慕尼黑大学医学博士学位。

梁伯强留德期间，除了精心钻研西方医学，还继续着祖国医学的研究，他曾著文阐述中国医学的成就，将《黄帝内经》中有关胃肠道解剖的研究介绍给西方。

1925 年梁伯强回到祖国，受聘为同济大学病理学副教授。当时，国内的医疗技术大都从德国、日本或英国、美国等地引进，故医学界有“德日派”和“英美派”之说。梁伯强毕业于德国学者占统治地位的上海同济医学院，之后又远赴德国进修深造，故被划归“德日派”。但在同济大学医学院任教期间，因为学术观点相左，人们经常看到他与德国教授争论的情景。

1932 年，上海爆发“一·二八”事变，时年三十三岁的梁伯强，回到了广州，受聘为国立中山大学医学院教授兼病理学研究所所长（新中国成立以后，医院体制向苏联看齐，才改称病理教研室主任）。当时，该院的各个科基本都是由德国人担任所长，只有病理学这一科的所长是由他这位中国学者担任的。

当时病理学研究所所内仅有一名助教和一名技术员，教学用具也严重不足。梁伯强立即提笔申请经费，购置教学所需的投影机、显微镜和教学图片，同时安排装配课室和建造尸体解剖室，并向德国母校征集人体标本。

在病理学研究上，梁伯强尤其重视病理解剖（即尸解）工作。他以德国医学的发展为例，指出该国主要就是靠尸解工作去找出死因，从而提高临床的诊断率和治愈率的。为了改变旧的传统观念，他耐心进行宣传教育工作，向社会、死者家属，向掩埋队和慈善医院反复宣传尸体解剖的科学价值和对人类的贡献，鼓励人们捐献死后之躯体用于医学解剖。

“谁愿把遗体贡献给科学，功德无量。”

这是梁伯强在国立中山大学医学院的解剖室门口挂的一块牌子。他还带头签名，志愿在死后为医学事业捐献自己的遗体。

几年之后，中山大学医学院病理研究所面貌焕然一新，教学、临床检验和科研工作均得以有效开展，并一跃成为当时在国内有一定影响、学术气氛浓厚的学术机构，为中国现代病理学的发展奠定了基础。

梁伯强也表示：“本所虽无伟大可言，而简朴实用，颇适合我国教学及研究之需。”

1936 年，德国著名病理学家 H. 贝廷格（H. Bttinger）教授参观该所时，称赞该所是“一个很完善的、极有发展前途的研究所。学术气氛浓郁，设备达到德国一流水平。有些项目，如尸解记录，我们还没有要求得这样详细。如果不是亲眼看见，实在难以相信。”

此时，风华正茂的梁伯强已经是当时的教育部部聘教授，享受国内最高的学术荣誉。

梁伯强在中山大学医学院任职期间，曾于 1937—1938 年和 1948—1949 年两度出任医学院院长。1937 年 7 月，全面抗战爆发。学校搬迁之际，梁伯强组织大家把病理研究所的主要先进仪器，如组织切片机、温箱等，藏到了沙面英租界，这使得很多仪器得到保存。学校搬迁时，整个学院人数不算太多，学生都跟着老师走。梁伯强一家也随学校往内地迁移。

随学校绕道路经越南时，梁伯强等在河内滞留了两个月。尽管颠沛流离，处境艰难，但他仍以学术研究为重，坚持做尸体解剖。在越南，他主动取得河内印度支那医学院的支持，每天到该院的所属医院太平间做尸解。仅两个月的时间就解剖了 30 多具尸体，制作了 9 箱标本；后几经周折，所制标本辗转运回国内，保证了教学和研究之需。

后来学院进入粤北山区——广东韶关乐昌县后，他把研究所设在一间土房里。并带领学生到几里路外的一个破庙里做解剖。没有工具，他便请铁匠打制土刀、土剪、土秤；没有手套，他便用凡士林涂在手上以减轻福尔马林对皮肤的刺激。在制作标本时，他设计出新的固定液来固定标本，节省了大量当时难以得到的甘油；他改变配方，用松节油代替二甲苯；用云母片取代需要进口的盖玻片。

条件艰苦，经费短缺，物资供应异常匮乏，都没有难倒梁伯强和他的同事。在重重困难面前，他们令人难以想象地、痴迷地坚持着病理学的研究。

新中国成立后，1949 年初赴美国霍普金斯等大学考察医学教育的梁伯强，毅然回国，继续在中山大学医学院任教授和病理学研究所主任。

1953 年，他代表新生的中国医学界参加维也纳世界医学大会；会后赴苏联考察医学教育。

1953 年 8 月，中山大学医学院、岭南大学医学院和光华医学院合并成立华南医学院（为中山医学院前身），梁伯强任该院病理学教授、病理学教研室主任。1954 年，他出任华南医学院第一副院长，主管全院科学研究工作。

此时柯麟担任华南医学院院长。梁伯强积极协助柯麟院长的工作，作为分管科研的副院长，他全力推动全院科学研究。学院在血吸虫病防治、肝病、麻风病、鼻咽癌、防盲治盲以及神经生物学等方面的科研，开展得卓有成效。

梁伯强十分重视科研协作，发扬学术民主。审批科研计划时，注重调查研究，听取各方面的意见，在统一计划下，尽可能照顾到专家的专长发挥，并允许进行一些探索性的研究。他善于创造条件，克服困难，开创局面。在柯麟、梁伯强的倡导下，中山医学院逐步形成了比较浓厚的学术气氛。

1963 年，在梁伯强的统筹规划下，经卫生部批准，中山医学院建成了“一所五室”的科研机构。“一所五室”即肿瘤研究所，眼科学、寄生虫学、病理学、药理学、神经系统实验形态学等实验室，从而为该院发展成医学教育和医学研究中心打下了基础。1964 年 3 月 4 日，卫生部正式批准成立中山医学院肿瘤研究所，梁伯强担任所长。

梁伯强还非常注意病理解剖规范化与制度化建设，甚至有评价说其“科学性和规范性已超越德国”。1953 年，他编写了《病理学实验室手册》，并鼓励和支持编写了《病理组织学标本制作技术》等工具书的出版，使各种制度更切合实际和更为规范化。由他指导编写的《病理尸检手册》一书，对推动我国的尸体解剖工作规范化起了积极的作用。

现今全国众多医学院校病理学的管理制度等方面，都不同程度地演绎着“梁伯强模式”，由此可见其贡献及影响力。

病理解剖研究工作条件的不断改善，也不断激励着梁伯强忘我工作的激情。尽管行政事务繁忙，但他仍经常抽出时间参加尸体解剖操作。

解剖的尸体从哪儿来呢？

作为病理科主任的梁伯强想了很多办法，后来解决方式主要有二：一是广州有一个“方便医院”（新中国成立后在原址扩大建成广州市第一人民医院），梁伯强等人通过当时的掩埋队，将无家属认领的尸体，在埋葬前对其进行解剖研究；二是当年寒流侵袭广州，一夜之间，就会有人冻死在路边，他们同样通过掩埋队帮忙，在埋葬前将这些尸体运来进行尸解。

由梁伯强创建的中山大学医学院病理解剖研究室，到 1985 年末已做尸体解剖近万例，数量之多，在全国名列前茅。

20 世纪 50 年代初，全国各高等院校师资缺乏，于是哪个院校的哪个科室强，教育部就指定该院校该专科办师资学习班。病理班就指定了中山大学医学院等几家办，后来在 80 年代担任过中山医学院肿瘤研究所所长的宗永生教授就是梁伯强主持下的第一届病理师资训练班的学员。

第一届病理师资训练班学员共有 12 个（卫生部只有 3 个名额，后来又招了 9 个来进修），第一届进行了为期一年半的培训，后来是一年一届。

梁伯强是中国现代病理学奠基人之一，影响深远。据宗永生介绍，病理学界过去有所谓“北胡（正祥）南梁（伯强）”的说法。五六十年代，中国主要城市的病理科学术带头人几乎都是梁伯强的学生。

1950 年，梁伯强担任卫生部全国卫生科学研究委员会委员、中南军区后勤部卫生部顾问和地方病防治委员会委员；1955 年被选为中国科学院学部委员——他是新中国成立后第一批中国科学院学部委员（即现在的院士）；当时中山大学医学界只有他一位。他还曾任卫生部医学科学委员会常委、国家科委医学组成员，中华医学会理事，中华医学会病理学会副理事长，中华医学会广东分会副理事长，中华医学会广东分会病理学会理事长及《中华病理学》杂志副总编辑等。

1956 年梁伯强加入中国共产党。他还曾当选为第一、第二、第三届全国人大代表。

梁伯强治学态度严谨、极富创见性，其学术成就是多方面的，而主要成就在于肝疾病和鼻咽癌上的开拓性研究。

在科研方面，他极重视从中国国情出发，研究地理环境和生活习性等对人体疾病的影响，重视探索研究中国常见病、多发病的病理学规律。

他早年从事血型与地理环境关系的研究。在《中国人正常白血球血象的研究》一文中，梁伯强发现中国人正常血的淋巴细胞比欧美人高；而居住在上海的德国人，其正常血的淋巴细胞比居住在德国本土的德国人高，这充分说明了环境因素对人体的影响。在上海同济大学工作期间，梁伯强从事的是肝吸虫和日本血吸虫病的研究。他南来广东后，通过多年尸解实践发现南方肝硬化发病率高，便着手从事肝病研究。

在癌症研究方面，早在 20 世纪 20 年代，梁伯强就从尸体解剖研究实践中发现不少原发性肝癌患者伴有肝吸虫感染。1928 年他与 E. G. 诺克（E. G. Nauck）在《中华肝吸虫传染和原发性肝癌发生》一文中，详细描述了这种相关现象，并提出肝吸虫的感染可能是原发性肝癌的原因之一。但不少西欧学者对此提出反对意见，认为这是并存现象，没有因果关系。经过二十多年的争论，直到 1956 年他们才取得共识，确认一部分原发性肝癌是肝吸虫感染所致。

30 年代初，梁伯强在他的《三三计划》中留下这样的话语：“广东要与肺结核、麻风和肿瘤，特别是恶性肿瘤做斗争。”

新中国成立后，梁伯强更是把广东地区多发的鼻咽癌当作研究重点，并在此领域取得了突出成就。

进入 50 年代后，围绕着鼻咽癌研究，梁伯强运筹帷幄，紧锣密鼓地开始了肿瘤研究所的筹备工作。

第二节 首任院长谢志光①

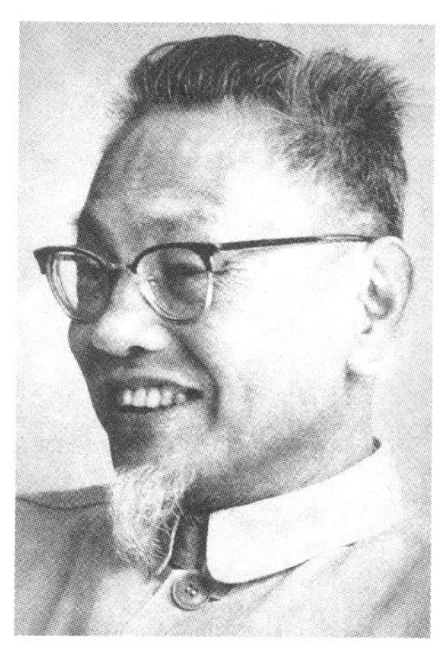

图1－1－1－2 我国临床放射学奠基人之一、华南肿瘤医院首任院长谢志光教授

谢志光（图1－1－1－2），1899年2月20日出生于广东东莞县（现东莞市）东坑镇一户贫苦人家，青少年时期，他就读于广州岭南大学附属小学和附属中学。

由于家境贫困，中学时代，他白天是学生，晚上变成夜校兼职教师，以所得的微薄收入补贴学杂费用。由于勤奋好学，成绩优异，他屡次跳级。1917年，谢志光中学毕业后考入位于湖南长沙的湘雅医学院并获得医学博士学位。他是班里年龄最小而成绩最好的学生。

1923年，谢志光经其美籍老师推荐，到北平协和医学院随美籍教授 Paul C. Hodges 学习放射学。当时，西方国家已普遍采用放射线诊断和治疗疾病，但这方面中国还是一片空白，只有外国人开办的几家教会医院才设有放射科。

1925年，谢志光远渡重洋，到美国密歇根大学附属医院放射科随 Hickey 教授进修。一年后获美国医学科学硕士学位，成为第一个取得美国放射学会会员资格的中国人。

1928年，谢志光接任北平协和医院放射科主任之职。当时协和医学院各科的主任都是外国人，他成为协和历史上第一个担任科主任的中国人。

1930年和1937年谢志光又两次出国，先后到英、美、德、法、奥、瑞典、丹麦等国，参观、学习有关放射学的诊疗、教学和有关实验室研究的操作技巧、流程。

谢志光是位爱国者。他的首任妻子是美国人，在"九·一八"事变后，他的美国妻子要他随之一同到美国去。国难当头，谢志光选择继续留在中国。太平洋战争爆发后，北平沦陷，北平协和医学院被日本侵略军占领。两个月后，医院被改为日本军医医院。当时谢志光40多岁，身患高血压，经济很困难，但他宁可失业，也不为日本人服务。

1942年到1948年4月，北平协和医学院停办，谢志光会同钟惠澜、林巧稚等教授带领部分原协和医院的中青年医生护士来到中和医院（现北京人民医院的前身）继续坚持医务工作，任北平中和医院放射科主任，他还兼任了北平大学医学院放射科主任、教授。直到抗战胜利后的1948年5月，北平协和医学院复办，他才带领几个学生回到该院放射科，与大家一起着手医院的恢复整顿。

在人民解放军解放北平、挥师南下之时，不少名教授和学者因对共产党、解放军存在疑虑而南下，准备取道香港转往台湾或国外。就在这时，1948年8月1日出任岭南大学校长后曾在1956年任中山大学副校长的著名学者陈序经，把一批来自北方的名教授转到岭南大学，说服他们留下来，使他们成为广州解放后的学科带头人。

在陈序经担任岭南大学校长刚两个月时，他就利用到天津办事的机会，数次赶赴北平拜

① 本节材料主要来源于2008年11月12日《南方都市报》[东莞读本 东莞人文]，《肇迹京华兴于岭南 大医烛燃生命之光》。

访谢志光，恳切相邀，几次相谈后，谢志光欣然应允。

“不要把眼光只盯在北平的放射学界，这里已有一定的基础。南方的情况就差得多，那里更需要X线诊断和放射治疗技术，更需要这方面的人才。”谢志光对学生说。

1948年，谢志光离开北平，回到了他阔别30多年的家乡广东。同时南下广东的还有胡国进、周寿恺、秦光煜、司徒展等知名学者。谢志光到岭南大学，当时许多人有误解，以为他不过是将广州作为出国的中转站。但当在香港工作的学生以高薪聘请他赴港工作时，却遭到谢志光的拒绝，他说：“如果是为了赚钱，我早就到外国去了。”

由于谢志光的到来，中国的放射医学事业，在当时无论硬件、软件方面都近乎空白的广州开展起来了。

在广州，谢志光先后担任岭南大学医学院院长、放射科主任、广州市第一人民医院放射科兼职主任、中山医学院放射科主任、华南肿瘤医院院长等职，为开拓华南的临床放射学和肿瘤学付出了他后半生的全部精力。

1948年，谢志光到广州后，很长时间在广州岭南大学医学院任教，且以岭南大学附属博济医院（中山大学孙逸仙纪念医院前身）为基地，从事放射诊断工作，同时关注着放射治疗。在那里，谢志光已开始创建放射学科，购置了X光机等仪器，做一些小规模的放射治疗工作，但并没有正式的癌症防治机构。

1951年，中国协和医学院放射科在卫生部的领导下开办了第一期专业医师训练班和师资训练班，谢志光教授曾多次专程赴京进行指导。

1952年，谢志光与上海荣独山教授以及北京汪绍训教授等创办了中华放射学会和《中华放射学杂志》，谢志光分别担任学会的主任委员和杂志的主编。

这些工作和举措都为医学界培育了众多人才，也为日后中国建立肿瘤医院和研究所在技术与人力方面打下了坚实的基础。

1955年，谢志光提出，早期治疗是恶性肿瘤患者得以恢复健康的唯一希望，应开展癌瘤的统计和普查工作，从而制订出有效的防治计划，建立癌瘤防治机构网。这是建立癌瘤防治机构及其网络的重要记录，也为当时、现在以至将来的肿瘤防治工作给出了方向。

在50年代和60年代初期，谢志光已誉满学界，闻名全国。他曾先后被选为第三届全国人民代表大会代表，广东省第一、第二、第三届人民代表大会代表，广州市第一、第二、第三届政协副主席，并担任了中华医学会理事、中华放射学会名誉会长、全国肿瘤学会副主任委员、全国临床放射学专题委员会主任委员等职。

谢志光是中国放射学及肿瘤放射学的开拓者和奠基者之一①，对放射学，对肿瘤学，他付出了全部心血和精力。他在X线诊断学、放射治疗学、放射物理机械学、放射生物学、X线检查技术等方面，都取得了卓越成就，是第一个对中国人患肠结核、长骨骨干结核的X线征象提出全面系统描述的专家；他首先提出一种髋关节特殊投照位置，被国内外采用，称之为“谢氏位”。

他是我国首批报告原发性肺癌和肺与骨的寄生虫病的X线表现的学者之一；他根据晚期鼻咽癌表现提出了临床病变的发展规律，将其分为上行、下行、上下行三型，为该病防治工

① 谢志光、荣独山、汪绍训为我国放射学的奠基人，从协和出来的谢、荣、汪三人又分别开拓了中山医、上医及北医的放射事业，其他高校的大部分放射奠基人又都是出自此三所高校。

作的进一步开展提供了重要依据。

他首创在对白内障及角膜混浊病患者进行手术前，把 X 线用于测定视网膜有无萎缩的检查以及对中心盲点实施的检查；早在 30 年代，他就对心脏面积测量提出了独特的方法，并提出了中国人正常值范围，实践证明该法是符合我国国情的。

在我国尚未使用抗生素时，他已于 1936 年成功地应用了 X 线治疗疖和痈，是中国将放射生物学、放射物理学与临床医学密切结合的创始人。

第二章　呼之欲出

第一节　肿瘤医院的创建

（一）成立肿瘤科

1956 年的春天，一直积极倡导在广州建立肿瘤医治机构的谢志光教授，迈出了其建立防治机构构想的第一步：在他的主持筹划下，中山医学院附属第二医院（以下简称“中山二院”）开设了广东省第一个肿瘤门诊和会诊门诊。

中山二院肿瘤门诊的设立以及随之而来的中山医学院附属一院（以下简称“中山一院”）肿瘤科的建立，中山医学院党委第一书记、院长柯麟功不可没。

自柯麟主持中山医学院工作以来，医学院的教学、科研、医疗等方面都取得了显著成绩，成就这些的因素众多，其中有一条是：柯麟尊重知识，尊重人才，重视和善于团结、依靠、培养、使用大批知识分子。

柯麟十分注重为知识分子创造必要的工作乃至生活条件（譬如为照顾知识分子生活，自 1953 年开始，柯麟亲自领导征地和建造教授、讲师宿舍的工作。1956 年专供教授们居住的竹丝村落成）。在他和梁伯强教授出访苏联及其他东欧国家回国之后，柯麟即大力推荐并安排梁伯强领导医学院的科研工作，并支持梁伯强、谢志光等大力开展对肿瘤的综合研究。

在中山二院设立肿瘤专科门诊后，1958 年 3 月，柯麟、谢志光等乘胜追击，在中山一院外科、放射科、妇科及五官科的共同协作下，在中山一院正式成立肿瘤科。

谢志光亲自担任新生的肿瘤科科主任，担任副主任的是来自原中山二院的黄盈，科室成员有李振权等讲师及多位住院医生。

1958 年，在极“左”思潮的环境中，中山医学院和谢志光通过扎扎实实的工作，成立了一个有里程碑意义的新学科。

因为肿瘤被认为是不治之症，当年肿瘤防治在国内并没有特别受重视，当时全国设立肿瘤科的医院也不多。中国第一个肿瘤科，是由后来有“中国肿瘤医学之父”之誉的著名肿瘤专家金显宅教授于 1952 年在天津市人民医院建立的，该科后来从医院独立出来，发展成为肿瘤专科医院。

中山一院则是继天津市人民医院之后国内建立肿瘤科最早的医院之一。

（二）志在建院

谢志光认为，有肿瘤科还远远不够，广东有必要建立专门的肿瘤医院，设立专门的、系统的肿瘤研究基地，以解决医患供求关系不平衡等问题，开展肿瘤早期防治。

1958 年，与谢志光、梁伯强等心有灵犀的柯麟，即已开始谋划筹建肿瘤医院。他多次召开党委常委会议商讨筹备之事，并组织谢志光教授等有关专家研究制定规划。

在《肿瘤科 1959 年工作计划草案》中有这样的文字记载：以“中西医合流”“预防普查”为纲，……全科工作人员都要政治挂帅，解放思想，红专并举，并发动群众把科（室）的工作做好，为成立肿瘤医院而创造条件。

可见，肿瘤医院的筹建在 50 年代末已正式提到刚刚建立的肿瘤科的议事日程中。

当时，来肿瘤科就医的患者不少。谢志光、李振权及后来的潘国英在中山一院最高的楼房——“工字楼”五楼建了一个肿瘤病房。

科室建立有严格的查房制度，即每周一次定期到病房查房。病理研究所的宗永生、外科等科室的住院医师、主治医师，都跟随谢志光一同前往肿瘤病房。谢志光经常组织各有关专科坐在一起，共同讨论肿瘤疑难病例，推行癌瘤的综合疗法，以提高治疗的效果。这种会诊制度在中山医附属二院开设肿瘤门诊和会诊门诊时，即已施行。

肿瘤科医师除科主任谢志光外，有主治大夫一人、住院医师二人。他们除了负担全部住院病床的工作外，还须负担门诊、会诊等工作。当时科内病房工作人员不足，病床少，远远不能满足患者的需求。随着肿瘤科影响的扩大、业务的扩展，更多的患者需要住院治疗。

肿瘤科向医院提出增加病床，提议院方考虑将病案室从“工字楼”迁出，以增加病床。肿瘤科病床后来增至 53 张。1959 年肿瘤科申请院方增添住院医师四人，并申请院方将耳鼻喉等相关科室的一些医生分派到肿瘤科，为成立肿瘤医院做必要的准备工作。

由于此时国家正遭受三年自然灾害（1959—1961 年），经济困难，肿瘤医院筹建工作不得不因之停步。

（三）众志成城

建立肿瘤医院是形势发展的必然，而执着的中山医人，更是始终把争取在最快的时间里建立肿瘤医院当作自己的历史使命。

1961 年，在柯麟的支持下，谢志光积极向广东省委、省政府建议、申请成立肿瘤医院。同年，中山医学院下发《关于组织机构调整和干部任免的通知》，并成立了肿瘤医院“筹建领导小组”，负责筹建的领导工作。

组长：柯麟；副组长：刘志明、谢志光；组员：梁伯强、王季甫、姚崇仁；秘书：姚崇仁（兼）。领导小组下设“筹建工作小组”，由姚崇仁担任小组长，负责具体工作。

1962 年春节前夕，谢志光教授捕捉到一个重要机会。

这天，中共中央中南局在从化温泉宾馆召集省市知名专家、教授举办除夕团拜会，时任中南局第一书记的陶铸见到谢志光教授，关切地询问肿瘤医院筹建情况，早有准备的谢志光便如实向陶铸汇报了筹建中遇到的经费、用地等方方面面的困难，希望省委予以支持。

陶铸对此十分重视，他当即找来到会的卫生厅厅长等人商议，要求卫生厅领导给予积极支持，以最快的速度把肿瘤医院办起来；并当场决定将省卫生干部进修学院（曾为“伍汉持纪念医院”，后建“干部疗养院”）改建为肿瘤医院，同时决定拨给100万元人民币作为筹建资金。办院的用地和资金问题就这样“闪电式”地解决了。[①]

1963年，在广州市先烈路原省卫生干部进修学院三层楼内，新一届肿瘤医院筹建工作小组成立。筹建小组负责医院人员组建、各项规章制度的订立和各类设备购置的计划。

该小组主要成员有：黄瑛（筹建办公室主任、党支部书记）、司徒宏、陈德芳、王尚德等。廖月琴副院长负责总体筹备指导工作。

在人员组建方面，医院所集结的医护人员既有来自附属一院和附属二院的外科、妇科、耳鼻喉科和放射科的医师和护士，还召集了来自日坛医院（现中国医学科学院肿瘤医院）和省外其他医疗单位的“外援”。

学院还派送部分医生、护士长到日坛医院、天津市人民医院、上海市肿瘤医院进修学习。医院筹备工作完成后，谢志光教授专门向陶铸做了汇报，并请他为当时已拟定的“广东肿瘤医院”题名。

陶铸欣然应允。但接着他提议，整个华南地区还没有肿瘤专科医院，而现在建立的医院有这么多著名的专家、教授，应该扩大肿瘤医院的防治范围，让它为更多的民众服务。他建议取名“华南肿瘤医院”。

陶铸手书的“华南肿瘤医院”六个大字，做成了醒目的桃木底的匾额，端端正正地挂在了医院门诊部的大门口。见图1－2－1－1。

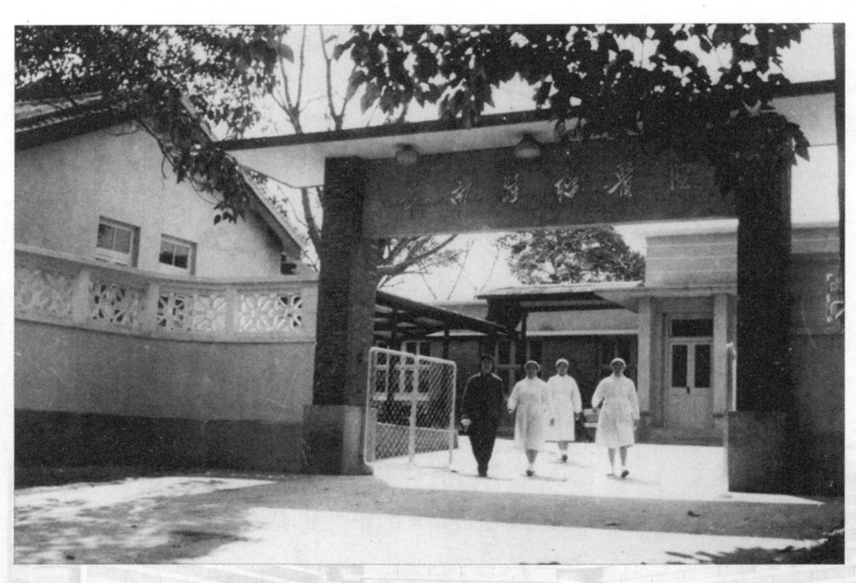

图1－2－1－1　建院初期的门诊部，门上方有陶铸题名：华南肿瘤医院

从此，华南肿瘤医院与中山医一院、二院一样，成为中山医学院领导下的附属教学医院。

① 摘自叶复书记的来函。

第二节 研究所的创建

虽然中山医学院肿瘤研究所的正式筹建始于 1962 年，但建立研究所的设想由来已久。肿瘤研究所的筹办和创办，并非偶然，而是在广东省鼻咽癌高发的迫切情形下应运而生的。

（一）直面鼻咽癌的挑战

鼻咽癌是我国南方及东南亚各国高发的恶性肿瘤之一，世界卫生组织的资料显示，全世界大约 80% 的鼻咽癌发生在中国，其中绝大部分病例集中在广东省。

在病魔面前，以中国病理学奠基人之一、中国科学院学部委员、时任中山医学院副院长和病理研究所所长的梁伯强教授为代表的中国医务工作者，50 年代初已经开始了对鼻咽癌的研究。

1952 年，在 30 年代初就表示“广东要与肺结核、麻风和肿瘤，特别是恶性肿瘤做斗争”的梁伯强教授，带领杨简以及学生谷伯起、宗永生和陈光华等数人开展了鼻咽癌的初步研究工作，开创了中国鼻咽癌研究的先河。

中山医学院对鼻咽癌的正式研究始于 1958 年。1958 年，中山医学院向科研科发了一份“中山医学院 1959 年重要研究及国庆献礼项目（草案）的通知”，通知中宣布医学院正式成立 8 个综合性研究小组，其中第四小组担负的是防治恶性肿瘤的综合研究，由梁伯强和谢志光召集。同年 8 月，中山医学院正式成立了“中山医学院防治恶性肿瘤综合研究小组肿瘤普查试点工作组”，在医学院的直接领导下，工作组组织师生分赴粤西和四邑等地进行以鼻咽癌为重点的恶性肿瘤普查。见图 1 -2 -2 -1。

普查首先通过症状询问和颈部触诊等方法进行初筛，对可疑者再进行鼻咽镜检查。这次普查范围包括广东西部 5 个县 20 岁以上居民，总普查人数达到 44 万多人，普查发现鼻咽癌的发病率在各地区有所不同，有的相差达 4 ～5 倍。

工作组还对广州市和电白县水东镇的 3600 多位居民做了较详细的检查，发现鼻咽癌的患病率为 1. 2%。工作组又将普查数字与广西方面进行了比对。

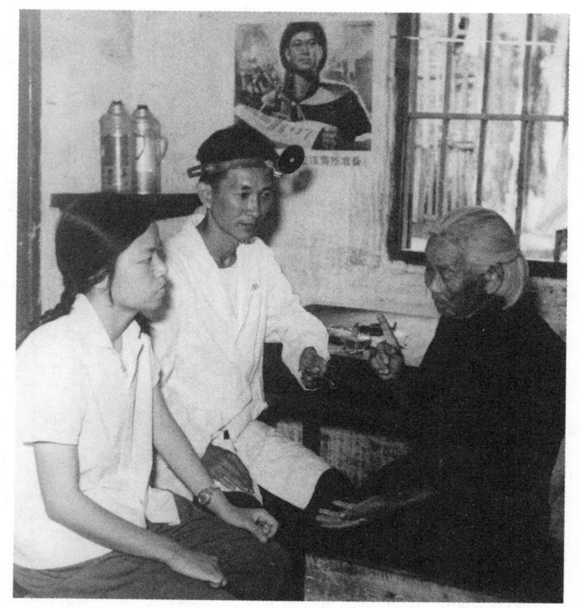

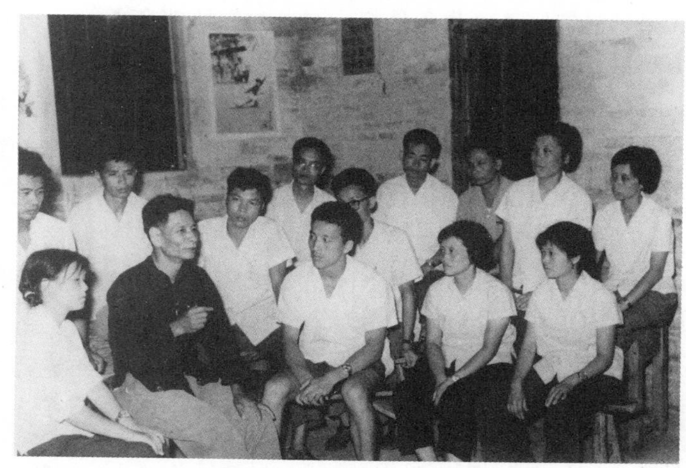

图 1-2-2-1　研究小组深入农家普查

普查后，中山医形成了“广州中山医学院研究组鼻咽癌小组：广东西部 5 个县 109 多万人口地区鼻咽癌普查结果”的书面报告，通过这次普查，中山医学院初步摸索了解到鼻咽癌在广东的发病流行及其分布情况，并指出了鼻咽癌高发区在珠江三角洲与西江沿岸。

看完报告后，梁伯强决定重点研究鼻咽癌。从此，鼻咽癌研究从临床分析转入流行病学的调查研究。

（二）以鼻咽癌为科研重心

1959 年，在学院主抓科研工作的梁伯强明确提出把鼻咽癌研究作为中山医学院的科研重心。同时他将自己的研究重点从已经初步打开局面的肝癌研究中剥离出来，将其转交一位助手负责，而他则率领其他助手一起转而开辟鼻咽癌研究这片处女地。

1960 年，卫生部行文确认中山医学院为全国鼻咽癌研究中心，北京、上海、四川、湖南和广西为参加单位。

1961 年 4 月，在谢志光、梁伯强两位教授的倡导组织下，广州中山医学院召开了全国鼻咽癌会议，与会者有各地从事鼻咽癌临床、放射与病理的专家 33 人。天津市人民医院肿瘤科主任、肿瘤外科专家金显宅，中国医学科学院肿瘤医院院长、放射学专家吴桓兴，上海第一医学院肿瘤医院院长、病理学专家顾绥岳，放射学专家张去病等教授均出席了会议。会议对正常鼻咽的解剖学、组织学和组织发生学，鼻咽癌的组织学类型，鼻咽癌的临床病理分析，鼻咽癌的临床分析，鼻咽癌免疫、生物化学和组织化学，鼻咽癌模型和建立鼻咽癌瘤株，鼻咽癌的诊断及治疗等有关基础与治疗做了较全面的讨论。

鼻咽癌会议上，梁伯强等根据对 50 例鼻咽癌尸检、500 例活检和对 100 例放射治疗患者追查的结果，提出一个较全面、按组织分化程度去划分的分类法，把鼻咽癌分为三大类、6 个型，这个分类法为中国鼻咽癌病理分类奠定了基础。谢志光教授等则根据 100 例晚期鼻咽癌的临床观察，将晚期鼻咽癌分为颅神经型（N 型）、颈淋巴结广泛转移型（L 型）和颈淋巴结局限性转移合并颅神经型（LN 型）。他们还根据临床观察所得到的资料，阐明鼻咽癌的生物学特性，为鼻咽癌的临床分型提出了依据。

经过几年的深入研究，以梁伯强为首的中山医学院鼻咽癌防治工作取得了初步的成绩：

1962 年，医学院病理研究所建立了鼻咽钡胶浆造影术，它能较客观地反映出鼻咽病变的位置；通过工具改进，鼻咽脱落细胞的检出率达到 89%；1963 年，成功用 DMBA 在小鼠身上试验成功了异位诱发的鼻咽癌；通过中山县居民的主食大米、水的微量元素测定，发现 Ni 与微量亚硝胺诱发鼻咽癌；建立 AMES 法，对咸鱼等食物一级霉菌毒素进行检测。

梁伯强教授是鼻咽癌研究的中坚力量。这位无私无畏、常年“以尸体为伴”的人，在 1960—1961 年间，集中精力研究广州地区所见的鼻咽癌解剖和活检病例，从病理学的角度研究鼻咽癌。

1957 年和 1962 年，梁伯强分别主持召开了全国第一届、第二届鼻咽癌研究专题研讨会，参加会议的有北京、上海、湖北、湖南、福建、广西、四川等省市从事鼻咽癌研究的科研机构和高等医学院校。他与与会人员共同交流研究成果，统一部署研究计划。

1962 年梁伯强率领研究人员依据癌细胞的分化程度与生物学特性，正式将鼻咽癌分为三类六型：①较高分化型，鳞状细胞癌Ⅰ、Ⅱ级；②较低分化类，大圆形细胞癌、梭形细胞癌和鳞癌Ⅲ级；③未分化类，多形细胞癌。该分型是国际上首次提出的鼻咽癌病例分型，当即成为全国标准，直到世界卫生组织定下新的标准后才被取代，对鼻咽癌组织学分型产生了深远的影响。

同年，他将自己总结的研究成果《鼻咽癌的组织学类型、生物学特性和组织发生学的研究》，在莫斯科第八届国际肿瘤大会上宣读。这篇文章在国际上首次提出了鼻咽癌的组织学分类；并详细描述各类型的病理组织学特点和组织发生；阐明不同的组织学类型具有不同的生物学特性；并辩证地论述了肿瘤实质和间质互相关系，肿瘤间质对瘤组织发生、发展和分化的影响。这些成果受到国际肿瘤学家的赞同，至今仍与他的《鼻咽癌发生学的研究》[①] 一同被视为鼻咽癌病理组织学研究的经典文献。

与此同时，作为领军人物，梁伯强还参与和领导了“全国鼻咽癌防治研究协作小组”的

① 该文发表于 1960 年《中华病理学杂志》。

工作，先后在广州等地召开和主持了多次学术研讨会。

1962 年 11 月，第二届全国鼻咽癌会议再次在广州召开，出席会议者 50 人，提交论文 55 篇。梁伯强介绍了第八届国际肿瘤会议（莫斯科）的情况。代表们对鼻咽癌解剖学和组织发生学、病理类型、动物模型、临床分型以及放疗和化疗等问题进行了讨论。肿瘤放射学家谢志光教授等则根据 100 例晚期鼻咽癌的临床检查，与大家分享了研究所得，提出鼻咽癌在其自然发展过程中可出现不同的生物学特征，因而，其临床上也呈现了不同的类型。谢志光的这一持续性研究得出的结论，为以后生物学行为指标的检测、早诊以及个体化治疗打下了基础。

随着鼻咽癌科研工作在中山医学院初见成果，1962 年前后，梁伯强觉得建所时机已成熟，即开始着手全面规划鼻咽癌的防治研究工作。他一方面派送人员出国学习，培养科研骨干；另一方面发起医学院内外协作攻关，建立从基础到临床的研究机构。

1962 年，梁伯强向学院提呈了建所计划报告，经党委书记兼院长柯麟批示后，呈报给中华人民共和国卫生部。

第三节　血脉同根

中山大学肿瘤防治中心（即当年的华南肿瘤医院与中山医学院肿瘤研究所）与中山大学附属第一医院、附属第二医院（即当年的中山医学院附属第一医院、中山医学院附属第二医院）有着唇齿相依、血脉同根的关系。

矗立在广州沿江路上 180 多年的孙逸仙纪念医院（中山大学附属第二医院）堪称南国医学系统的“人才摇篮”。

1837 年，美国人伯驾在中山二院的前身博济医院招收 3 名青年传授医术，开启了中国西医学教育。后来，它成为中国最早的西医学堂博济医学堂的附属医院，其后移交岭南大学，成立岭南医学院。

新中国成立后尤其是 20 世纪 50 年代，一批全国声名卓著的医学家、医学教育家不约而同地纷纷投身该院，使得后来的广东乃至全国的现代医学事业借助这块宝地，得到迅速发展。

20 世纪五六十年代全国医学界 33 位国家一级教授中，有 8 位都曾在该院工作。他们就是蜚声中外的梁伯强、谢志光、陈心陶、陈耀真、秦光煜、林树模、周寿恺、钟世藩八大名师。

今日中山大学系统内已有 10 所附属医院，其中不少就是由这 8 位一级教授及他们的弟子直接开院及开科的。

中山一院建院之初，外科、内科、神经内科、妇产科的创始人都由中山二院走出的；中山大学附属眼科医院由“八大教授”中的中国现代眼科学奠基人陈耀真及毛文书所创建；中山大学附属肿瘤医院及肿瘤研究所，则分别由中国临床放射学奠基人之一谢志光、中国病理学宗师梁伯强开创。

说中山大学附属肿瘤医院与中山一院、二院唇齿相依、血脉同根，理由有三：首先，华南肿瘤医院与中山医学院肿瘤研究所创始人谢志光、梁伯强与中山一院、二院有着极密切的关系。

当年谢志光一回到广州，就来到岭南大学附属博济医院，将其作为从事放射诊断工作的基地，并进行放射治疗的实践；1956 年，在谢志光的主持筹划下，中山二院开设了广东省第一个肿瘤门诊；1958 年他又在中山一院筹建成立肿瘤科。

其次，中山一院的肿瘤科，正是肿瘤医院的前身（1964 年从一院独立出来）。图 1 -2 -3 -1 为 20 世纪 70 年代中山医学院附属第一医院正门

最后，肿瘤医院的创始成员大都来自中山一院和中山二院。

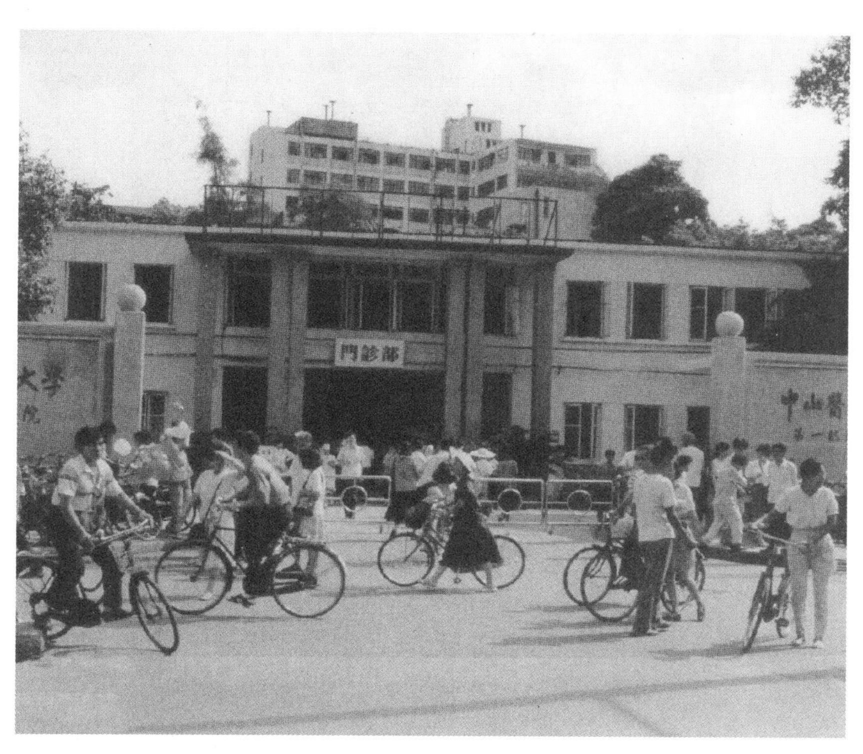

图 1 -2 -3 -1　20 世纪 70 年代中山医学院附属第一医院正门

如 1963 年成立的肿瘤医院筹建小组主要成员中：总务科长司徒宏、护士长陈德芳就来自中山二院，王尚德则是来自中山一院肿瘤科的护士长。新生的肿瘤医院工作人员除来自中山一院肿瘤科外，大多都是从一院其他科室及二院抽调而来的。

1965 年，谢志光又将二院内科助教管忠震医生调到肿瘤医院，从事抗癌化学药物的治疗。如此种种，不一而足。见图 1 -2 -3 -2。

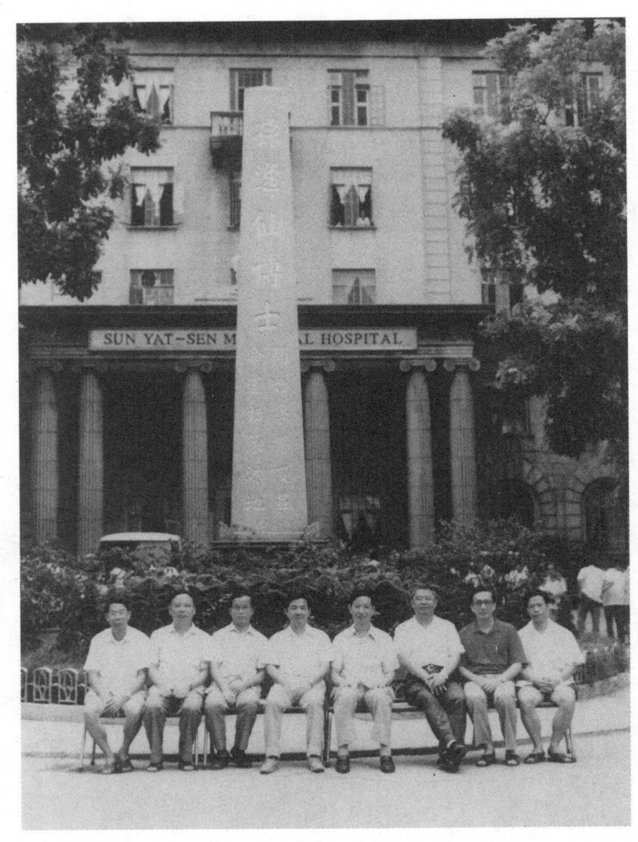

图1-2-3-2　当年在中山医学院附属第二医院工作的管忠震（左四）等人在医院门口留影

第三章 永志难忘

在广东省委、省政府和省卫生厅的全力支持下，在社会各界的帮助下，经过以柯麟、梁伯强、谢志光等为代表的众多医学先贤不懈的努力，1964 年成为中山肿瘤防治人永志难忘的年份。

这年的 3 月 1 日与 3 月 4 日，相隔不过 3 天，中山大学肿瘤防治中心的前身华南肿瘤医院与中山医学院肿瘤研究所，相继在广州成立。

院、所的建立，圆了中山肿瘤防治人的梦，也实现了血脉相连的中山医学院全体医务工作者的一个共同愿望。

第一节 华南肿瘤医院成立

1964 年 2 月 20 日，在中山医学院院长柯麟的主持下，学院通过了任命谢志光教授为华南肿瘤医院院长、廖月琴为副院长的决定。

肿瘤医院党支部书记，由办公室主任黄瑛兼任。医务部主任为林剑鹏，副主任是李国材、陈宝珍。医务部下设医疗、教学、科研、护理秘书，分别由谭道彩、钟国华、李振权、王尚德担任，医院要求建立秘书工作日志制，秘书必须每周书面向医务部主任汇报工作。总务科长司徒宏则负责后勤、财务工作。陈宝珍兼肿瘤医院药房主任。

早在 1963 年，谢志光就多次与党支委讨论医院临床科室设置问题。筹建领导小组从现实需要和医院组建人员构成状况出发，并综合大家意见，决定医院首先设立头颈科、胸腹科、妇科、放射科（放射治疗组、放射诊断组）4 个临床科室，同时设立病理室、检验科（血库）、药房、手术室、供应室。头颈科、胸腹科在当时为华南肿瘤医院所独有。李振权任头颈科主任，李国材任胸腹科主任，林剑鹏任妇科主任，放疗科由谢志光兼任主任。后来陆续增加化疗组、综合科等科室。

往事如烟，但在中山大学肿瘤防治中心的史册上会永志不忘这一天：1964 年 3 月 1 日，上午九时，在华南肿瘤医院病房大楼前，举行了一场规格颇高但却极其简朴的仪式——华南肿瘤医院的开院典礼。见图 1 -3 -1 -1。

出席当天开院典礼的来宾共 116 人。其中有：中共广东省委书记处书记林李明，广东省副省长许崇清，中南局宣传部副部长魏伯、曾洪达，广东省人民委员会副秘书长任泊生，广东省政协副主席张醁村、肖隽英，广州市副市长林西、陈秋安，广东省总工会主席果广，中山医学院院长柯麟和广州市各医院院长、专家等。中国医学科学院肿瘤研究所所长吴桓兴、天津市人民医院肿瘤科主任金显宅、上海第一医学院附属医院肿瘤外科主任李月云等也千里迢迢地前来参加成立大会。①

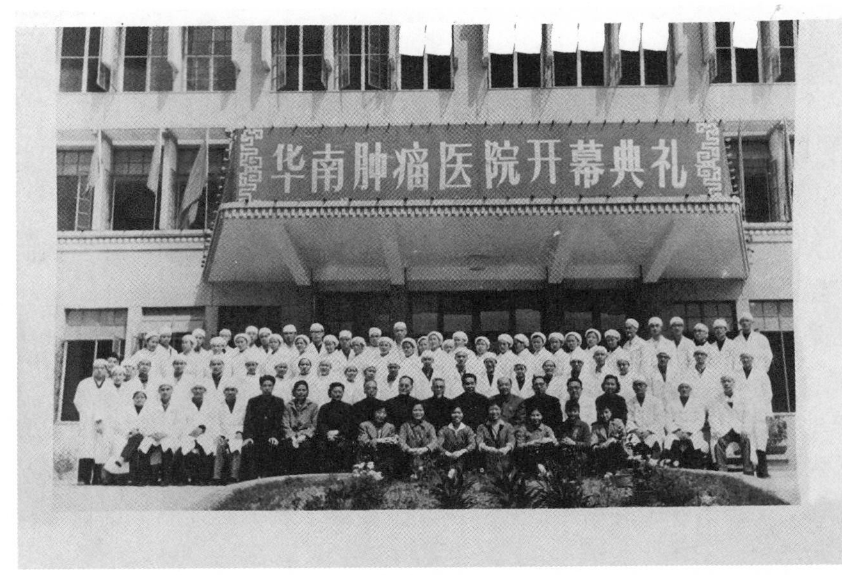

图1-3-1-1 二排左五起分别为中山医学院院办主任许文博、肿瘤医院副院长廖月琴、上海第一医学院附属医院肿瘤外科主任李月云、肿瘤研究所所长梁伯强、天津人民医院肿瘤科主任金显宅、肿瘤医院院长谢志光、中山医学院院长柯麟、中国医学科学院肿瘤研究所所长吴桓兴、中山医学院副院长周寿恺

没有锣鼓，没有舞狮，没有鞭炮，没有大排场，会堂的周边都是黄泥路，人们因此几乎也没见到庆典现场有什么机动车辆。整个典礼朴素简约。

会上，中山医学院院长柯麟致开幕词；肿瘤医院院长谢志光报告了建院经过；林李明代表省委省政府做了讲话；吴桓兴则代表兄弟院所致辞，对华南肿瘤医院的成立致贺。

华南肿瘤医院，虽不是新中国的第一所肿瘤专科医院，但她是最早的一批之一。

20世纪50年代至60年代初，除了上海第一医学院附属肿瘤医院前身镭锭医院（始建于1931年3月），全国正式建立的肿瘤医院只有两所——中国医学科学院肿瘤医院（始建于1958年，原名日坛医院，1963年增设肿瘤研究所）和浙江省肿瘤医院（始建于1963年10月）。

华南肿瘤医院是继上海、北京、浙江后成立的全国第四家肿瘤专科医院，她的成立，填补了华南地区肿瘤防治事业的空白，构筑了中国抗癌历史长河中新的里程碑。

医院成立当日，最高兴的还是华南肿瘤医院全体员工们。开院之初，华南肿瘤医院全院职工共115人，其中医生24人、药师4人、护士41人、行政人员11人、技术员13人、工人22人。病床80张。

那天，医院100多名职工，一早个个穿着新制的白大褂，高高兴兴地站在科室门口，等待着省委书记处书记林李明等领导和专家的视察；晚上，在庆祝会上，他们还以科室为单位，

① 摘自《华南肿瘤医院日常事务记录》，中心档案室存。

演出了各自编排准备的文娱节目。大家或唱或跳，或连唱带跳，如妇科主任林剑鹏跳起了阿拉伯肚皮舞，黄伙文表演了自编自唱的节目……整个庆祝会舞台不大，人不太多，形式简朴，但大家个个开心，场面欢腾。①

第二节　中山医学院肿瘤研究所成立

三天过后，即 1964 年 3 月 4 日，中华人民共和国卫生部下达“（64）科卫科研钱字第 31 号”文件，文件由卫生部部长钱信忠批示，正式批准中山医学院肿瘤研究所成立。

肿瘤研究所的正式挂牌，正值国家科委下达《1963—1972 年十年科学技术规划》之时，也正值《关于高等医药院校、大医院和专业防治机构建立附设科学研究机构的办法（草案）》的文件下达不久，可谓天时、地利。

中山医学院肿瘤研究所是全国医学院校中第一个拥有科研编制的肿瘤所（是继中国医科院肿瘤研究所、上海市肿瘤研究所之后的第三个肿瘤研究所），人员编制共计 48 人，其中研究人员 20 名，技术员 28 人。首任所长为中国科学院学部委员梁伯强教授（1964—1968 年，“文革”后期由宗永生、陈华燮兼任）。

当时，柯麟院长十分重视研究所的选址工作，亲自带领区宝祥、陈剑经等到原广东省供销合作社所在地的医院大楼西翼踩点，并决定在此设立肿瘤研究所。

1964 年，研究所的设置确定为一所四室，研究所下设 4 个研究室：肿瘤形态研究室、肿瘤病因研究室、肿瘤药物研究室、临床流行病学室，各室首任主任分别是梁伯强、区宝祥、潘启超以及谢志光。

创建独立的肿瘤研究所，是中山医学院的创举，既体现了中国华南地区肿瘤防治先驱们的高瞻远瞩，同时也反映了当时人们攻克肿瘤顽症的急切心情和迫切愿望。

① 源自管忠震、张锋、李国辉等教授的回忆。

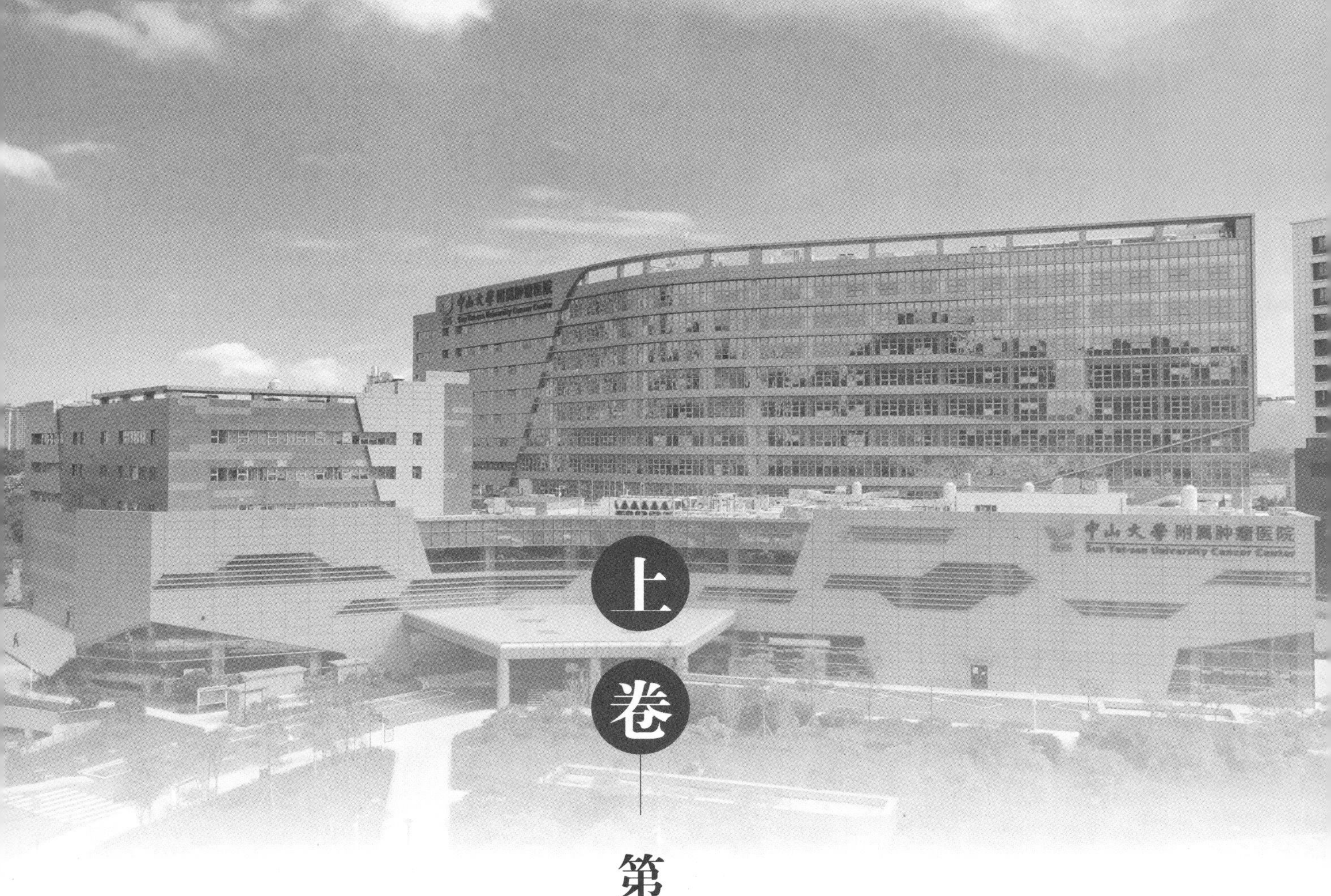

上卷

第二编

启航

（1964—1966）

第一章　院　之　初

对治疗癌症，人民群众以及社会各界都报以强烈的热望，新生的华南肿瘤医院和中山医学院肿瘤研究所，深知重托在肩且任重道远。

第一节　欣欣向荣

华南肿瘤医院成立在一个政治挂帅的年代，在固有的历史背景下，医教研各方面条件都非常有限。

如在病理室尚未成立之时，手术中的冰冻切片、标本都由专人送请中山医学院病理教研组检验。医院最初也没有血库，用血都由中山一院供应。故一台大手术要往返两院四五次。暑天为了避免血液变质，只能用水桶加盖放上冰块的土办法解决。新生的院所可谓百事待兴，所幸的是，由于党和政府对医疗事业的重视，医院起步之初，步履持重中却不乏迅捷、轻盈，各项工作都得以顺利推进，总体上呈现出一片欣欣向荣的景象。

肿瘤医院建院后，成立了第一个党支部。党支部成员共 11 人，黄瑛任支部书记；支部委员有谭道彩和钟国华两位；党员有周晖楠、林浩皋、曾宗渊、吴方华、吕一康、蔡伟亨等。

院长谢志光是民主人士，但很多事情他都会主动与党支部共同商议。在柯麟等人的领导和支持下，在副院长廖月琴的协助下，他全力抓医院及科室建设，全力抓临床、教育和科研工作，主持制定并不断调整医院规章制度，不断完善学科构架，致力于构筑全院管理体系。

1964 年 3 月，以中山医学院附属一院、二院放射工作人员为班底组成的肿瘤医院放射科成立，谢志光兼任科主任。科室分放射诊断组和放射治疗组两部分，放射诊断组由顾之岳负责、放射治疗组由梁培根负责；1964 年 7 月，综合病区开放；同年 10 月，医院行政会议决定成立化疗小组；1965 年，化疗专业组正式成立，组长由管忠震担任，80 年代，化疗小组发展成为现在的内科。

医院当时还在医务部设立了科研秘书、医务秘书、护理秘书等职务；制定了医疗值班负责人制，“总值班”由谭道彩、周晖楠、闵华庆 3 人轮流担任。总值班 24 小时在院负责，每晚必到各病区查房一次，急症亦必到现场。值班无补休。如此连续 3 年多，未曾间断。

肿瘤医院成长的步伐，从院区规模的不断扩展、医护队伍及职工人数的递增、业务量的迅猛增长中，能很清晰地感受到。

立院初期，肿瘤医院门诊和住院患者不算太多，医院病床共 80 张，但到 7 月，开放使用的病床达到 104 张，住院部分 4 个区，设普通病区两个，病床 82 张；镭疗区 1 个，病床 10 张；综合区（即高干区）1 个，病床 12 张。

恶性肿瘤最关键的是进行早诊断治疗，随着患者的递增，医院病床严重不足，许多患者虽已达到入院要求，却只能先登记入院，然后在院外等待病床，如此往往延误了治疗时机。据医院成立4个月之后的一份工作小结上的统计数据显示：头颈科、胸腹科和妇科共登记入院的患者710人，能够入院者369人，占需入院总人数的52%，占同期门诊人数的3%，即100个门诊患者只有3人能够入院接受治疗，这远远无法满足患者的需求。

医院刚成立时医生也很少，在饭堂吃饭时，两米长的台子，20多人差不多刚好围成一桌。

医院档案材料记载：1964年3—7月，门诊就诊（只限上午进行）共计11189人，平均每日诊疗115.51人；住院患者累计达395人；施行手术118例，镭区共检查93人次，院外会诊达26次。总收入182029.91元（包括上级拨款90000.00元），支出164801.44元，净收入有17228.47元。

1964年12月15日，应时务之需，医院开设3个新病区，增设放射科病床38张。医院一区、二区、三区共有病床119床，另有档案材料记录，当时计划分配给头颈科的病床有32张、胸腹科36张、妇科26张、放射科15张（已落实的有10张），化疗10张（当时尚未开设）。医院4个主要医疗科室的病床配置逐渐得到了完善。

相关档案资料统计：1964年12月末，参加门诊工作的医生共有1907人次，门诊就诊（只限上午进行）达到31670人次；头颈科、胸腹科、妇科共收入院病例累计达1113例，出院1007例，治愈403例，好转464例，未愈37例，死亡27例；施行手术868例次，其中大型手术311例次，中型手术156例。医院尚存在人力不足，人员编制未落实，用房、用地不够，棉布、药物等材料短缺，无独立支配的救护车辆等问题亟待解决。至1965年上半年，门诊有25335人次，入院病例累计达1121例，施行手术607例，其中大型手术193例。

1965年9月，医院工作人员有了165名（包括非医院编制），其中各级医生42名、护士64名、行政人员14名、其他技术人员20名。共有病床150张，这时除4个科室外，一些医疗辅助部门也已设立，对患者的治疗也采取了手术、放射和化学药物等有机结合的综合疗法。

院长谢志光虽然长年从事放射治疗工作，但他同样预见到肿瘤的化学药物治疗的重要性。一开院，他就抓紧网罗人才，着手研究肿瘤化学药物治疗之法和引进此方面的人才。

不久，1954年毕业后一直在中山二院工作的内科主治医师管忠震，进入了谢志光的视线。谢志光不拘一格，他找到二院内科主任陈国桢教授，要求调管忠震到肿瘤医院从事肿瘤药物治疗工作。

接着，谢志光找到当时在外进修的管忠震谈话，讲解肿瘤药物治疗的重要性，谈了自己对这项工作的设想。1965年，医院组建化疗专业组，管忠震从中山二院调入肿瘤医院任化疗组组长，他和两位1961年毕业的年轻医生关令娴、李宝光一起，担负起了组建化疗组的重任。

同时，谢志光又邀请了研究所药理学专家潘启超担任顾问，为化疗组提供理论、学术上的指导；谢志光要求化疗组每周举行化疗汇报会，听取各科室的化疗情况汇报，对需化疗的疑难病例进行讨论。见图2-1-1-1。

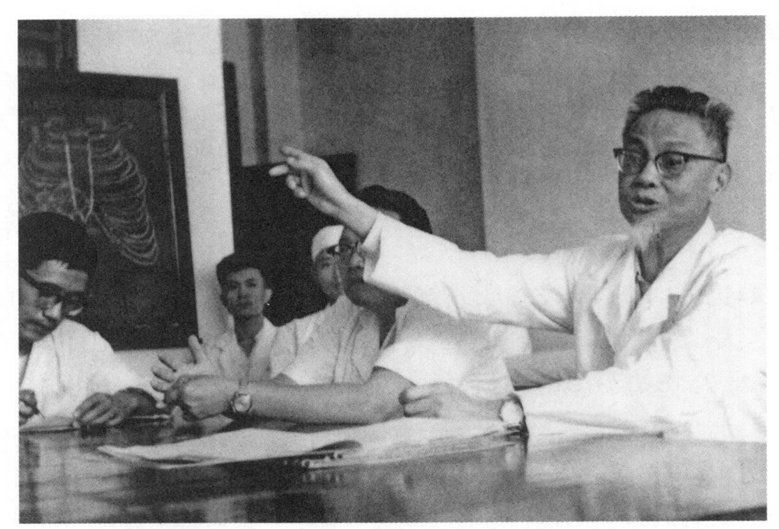

图 2-1-1-1　谢志光教授在主持全院病例讨论

之后，钟国华、何友兼、刘宗潮等人也陆续加入化疗组中。这一时期的中山医学院毕业生，整个肿瘤医院共分配了七八个，这在一定程度上增强了新医院的医疗力量。“文革”初期，从宁夏医学院又调来了女医生喻丽华——后来她担任了内科的副主任。

正是谢志光的远见和用人的不拘一格，使肿瘤医院的化学药物治疗走在了国内同行的前列。

在临床上，医院还特别强调早期诊断、早期治疗，以及第一次治疗的正确性和彻底性，治疗效果得以不断提高。

医院在筹建之时就设立了随访组，专管患者的通讯和随访工作。建院初期，随诊门诊建立，在全体工作人员的努力下，随诊工作渐上轨道。1964 年住院患者出院后的随诊率高达 90%，同时医院还对肿瘤科治疗的罹患重要病种（如鼻咽癌、子宫颈癌、乳腺癌等）的患者进行了全面随诊，随诊率也达到 85% 以上，有些医生还亲自到市内或郊区进行随诊，加强与患者的联系。

“麻雀虽小，五脏俱全”。开院后，医院的医疗工作如门诊就诊、患者手术、住院、放射治疗、放射诊断、检验室、细胞室、镭区、院外会诊等工作都得以全方位铺开；同时，医院党务、共青团、工会、妇联等工作也如火如荼地开展着。

由于华南肿瘤医院是中山医学院临床实习基地之一，除了医疗工作，它同时还承担着医学院、护校、医生进修等方面的教学及科研任务。

从 1964 年 3 月起，医院负责接收了近 100 名中山医学院毕业的实习生来院实习，实习生每半月一批，平均每批 5 ～ 7 位，一般分配在头颈科与胸腹科。实习的目的是使学生掌握常见肿瘤诊断与治疗原则、方法，并见习一些不常见的肿瘤病例。谢志光为此还亲自组织修改“肿瘤学概论”等教学大纲和教案。

关于青年学子的培养，关于教学问题，谢志光也多次发表过自己的见解。如在学院召开的从化会议上，他说：“医学生在校学习的过程，基本上是一个打基础的过程，（我们）要交给学生两把钥匙，一把是政治钥匙，一把是业务钥匙，让学生能够用钥匙打开知识宝库。”

谢志光对青年学子循循善诱。一次，谢志光给学生肖官惠①看一篇文章，内容是说某人在某个黑暗的角落掉了一个硬币，但他不在黑暗的角落里寻觅，反而在另一处光亮的地方找，有人问为什么，那人回答“因为这里光亮”。肖官惠一时不明白谢志光的意图。谢志光就说：“无论工作还是做人，都不能像文章中的那个人一样，明知不可为，却避难就易，我们工作的态度应该是，哪里有难关就要往哪里去攻破，医学道路上没有捷径可走。”

谢志光经常对学生们说的一句话：“X 光片是不会骗人的，骗人的只能是医生。”他经常告诫学生，“任何一个错误的诊断都会给患者带来无法估量的损失”，督促学生养成严谨的学习态度和工作作风。②

对于师资培养，他认为：“要培养青年教师自己发现问题、自己提出问题、自己解决问题的能力。”他领导的放射学教研室由于对教师培养有方，人才辈出，1963 年曾被评为全学院师资培养成绩优异的五大教研室之一。③

作为南中国第一所肿瘤专科医院，年轻的华南肿瘤医院也已开始接收培训来自全国各地的进修生，为新中国肿瘤医学界培育了众多优秀人才。见图 2－1－1－2。

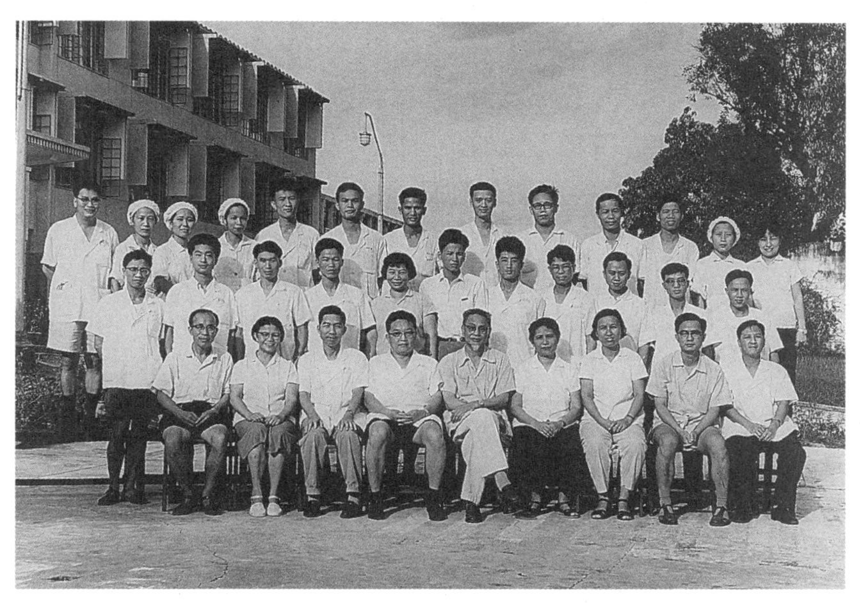

图 2－1－1－2　1965 年华南肿瘤医院开始培训肿瘤进修医生

肿瘤医院还相当重视自身人才的培养，重视医院师资的培养，重视干部的培养，不断加强医院临床队伍、师资队伍、管理队伍的水平。

医院也经常接待前来参观交流的国内外同行及其他外宾，医疗服务也逐渐面向整个华南地区和部分海外侨胞。

---

① 肖官惠：著名放射学专家，曾任中山医科大学附属第一医院院长。20 世纪 50—60 年代，肖官惠师从谢志光，在谢志光左右工作十余年。

② 此段描述源自梁茜：《肇迹京华兴于岭南 大医烛燃生命之光》，载《南方都市报》2008 年 11 月 12 日 DA12 版。

③ 卓大宏：《良师风范永存——回忆梁伯强、陈耀真、谢志光、罗潜教授》，广东省柯麟医学教育基金会网站，2005 年 9 月。

1965 年，肿瘤医院为响应当年 6 月 26 日毛泽东主席“要把医疗卫生工作的重点放到农村去”的号召，根据医学院党委的部署，发动和组织全院医护人员开赴农村劳动、工作，为贫下中农服务；另外，医院还有规划地分批安排医护人员参加“四清”运动，并组织巡边医疗队等，面向农村，进行除害灭病——特别是扑灭流脑等运动。见图 2 –1 –1 –3。

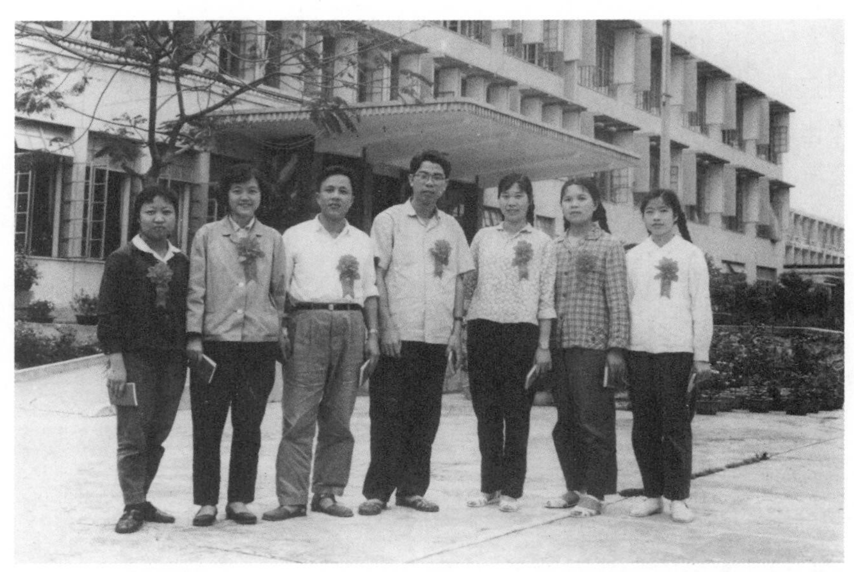

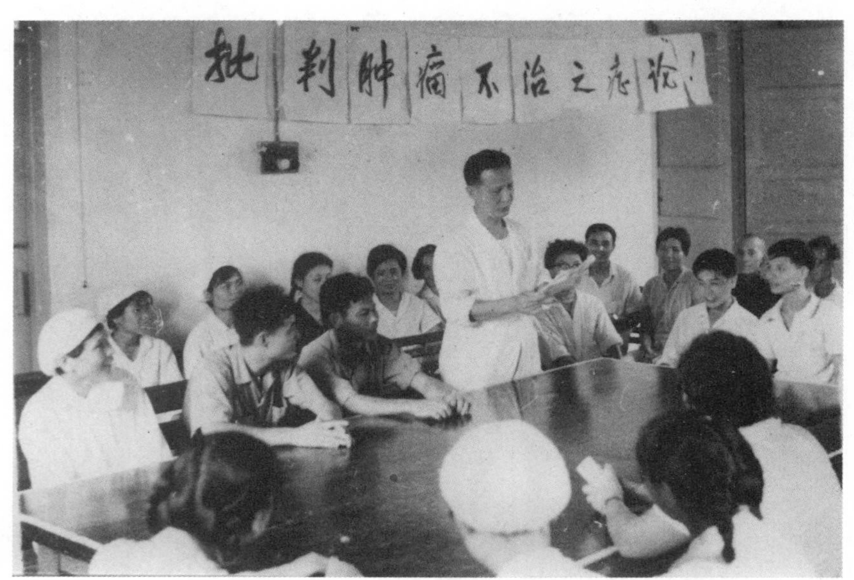

图 2 –1 –1 –3　响应“六 · 二六”指示，医疗队赴农村宣教筛查

第二节　建章立制

肿瘤医院开院以来，患者多、医生少、病床不足、医疗服务跟不上需求、管理制度落后于形势的问题一直存在。为此，在 1964—1965 年的两年时间里，医院从自身实际出发，打

破旧框框，破除旧管理，制定新制度，在医疗制度管理上大下功夫。

在门诊医疗方面，医院实行了“病房门诊一贯工作制”和主任、高年资医生在病房门诊等各个流程中的“带班制度”，采取必要措施，促使各科医师按时出门诊，并在门诊固定3位专科医生就诊，强化门诊工作，解决了门诊病历登记上积压的问题，大大减少了患者隔夜候诊和排长龙现象，大体做到了随到随诊；保证各科主任和资深医生出门诊，为了解决门诊诊疗上的难题，使患疑难杂症的患者得到及时的诊断和治疗。

谢志光特别看重全院会诊制度。医院每周都会组织一次全院会诊，各科医生一起讨论疑难病例，这既是一个诊断病情的过程，也是全院医生们一个学习交流、共同提高的过程。谢志光也时常参加。遇到重病号或典型患者，他也会紧急召集各科室的医生和护士代表共同来分析研究病例。见图2－1－2－1至图2－1－2－3。

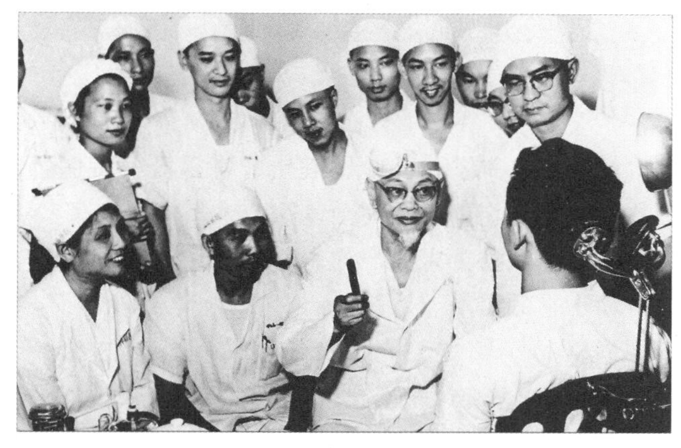

图2－1－2－1　谢志光、廖月琴带领医护人员查房

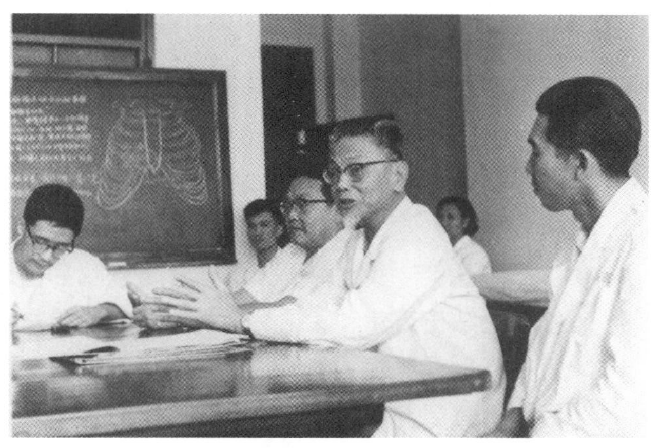

图2－1－2－2　谢志光与林剑鹏、李国材等商议医院工作

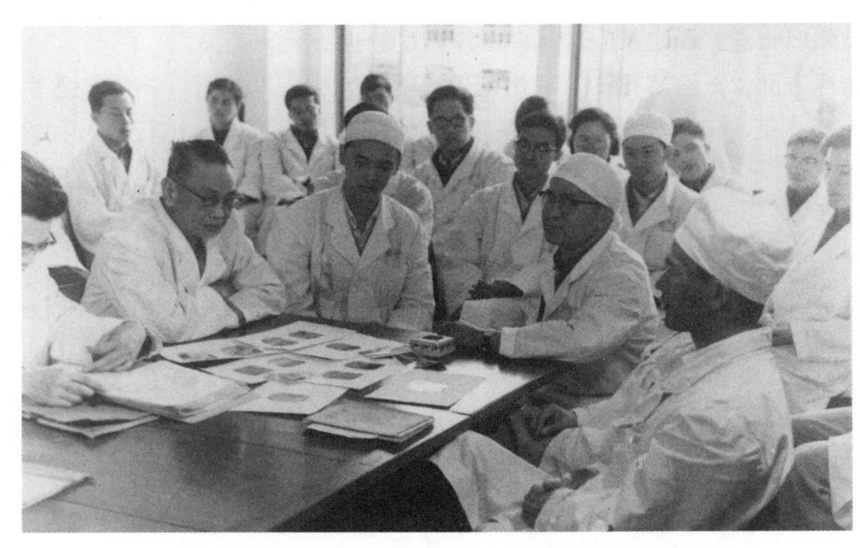

图2-1-2-3　遇到特殊病例时谢志光即组织全院会诊

由于医院初建，年轻的医师特别多，因此医院也非常重视住院医师的培训，另外针对手术、查房等各项具体工作，谢志光特别要求在全体医务人员中贯彻落实“三基三严”①（即基础理论、基本知识、基本技能，严格要求、严肃态度、严密方法）这一办学治院理念，以促进医疗和医师培训等各方面水平的提高。

在护理方面，肿瘤医院实行了“护士岗位责任制”，制定了护士包干管理患者的制度。这种下放责任到护士个人的举措，一方面，方便了院方的监督管理；另一方面，更有利于护理质量的提高，有助于患者与医护人员之间的默契和情感的培养，从整体来看，对医务工作的开展非常有好处。

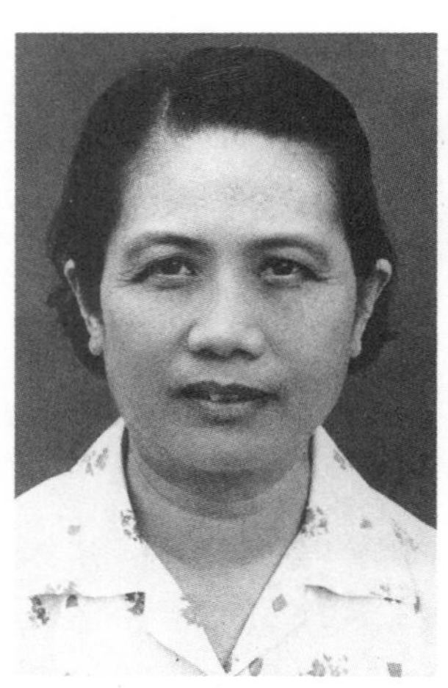

图2-1-2-4　首任副院长廖月琴女士

医院创始人之一——副院长廖月琴女士，民国时毕业于协和医学院高级护理专业，毕业后任协和医院护士长，曾在美国芝加哥大学进修高级护理一年。1948年学成归国担任广州中央医院护士学校校长，1960年担任中山医学院护士学校校长，1963年她受命参与肿瘤医院的筹建工作，并在1964年建院时出任医院副院长。见图2-1-2-4。

肿瘤医院成立前夕，廖月琴负责指导医院筹建工作，同时主抓护理队伍组建和医院护理规划工作。她亲自登门邀请中山医学院第一附属医院肿瘤科护士长王尚德、第二附属医院护士长陈德芳二人参与筹备工作，协助其着手组建护理队伍、护理规章制度的起草。廖月琴办院的方针是非常鲜明的，她转述谢志光的话：“我们办院的方针是为患者提供精湛的医术和良好的医疗环境。用一条通俗的公式来表达，即‘医院＝先进的医疗技术＋宾馆式的环境’。”

① “三基三严”的教学思想，由中山医学院院长柯麟教授提出。

开院后，廖月琴协助院长谢志光狠抓医院管理，更主持推出了医院一整套护理制度，使得医院的护理工作开展得井井有条，且不断走向规范。廖月琴在医院管理上一丝不苟，她强调医院要整洁、美观，医务人员应当注重自身行为规范。作为医院护理部门的负责人，她对护理工作、对护士更是高标准、严要求。

凡有护士进医院工作，廖月琴都会亲自把关。除了笔试，她还会亲自对新人进行面试。她认为医护人员单单笔试不行，应当通过面试考察护士的素养、修为；要求新入院的护士必须经过3个月培训，才能上岗。她强调医院护理环境的重要性，强调护士的仪表、言谈举止、个人卫生的重要性。因此，细到护士的着装（白衣、白鞋、白袜）、礼仪，说话、走路、放物的声响，她都制定了严格的规定；护士上班涂脂抹粉、走路动静太大，她都会予以指正。

注重干部职工仪表的廖月琴不放过任何细节。有一次，她对护理秘书王尚德说："你买双皮鞋吧，没钱的话，我可以借你。"当时护士的工资每个月只有几十元，王尚德听了还是遵从她的意见，咬咬牙买了一双皮鞋。

廖月琴给员工的感觉是严格而又和蔼的，她对员工要求高，但很少批评，她总是用自己的言行启发员工应该怎么做，温婉却不乏力量。有一次，医院一位工人往地上吐了口痰，廖月琴看到后，弯下腰，用手帕将其擦掉，并未用言语指责批评这位工人。此事让这位工人触动很深，几十年后依然印象深刻。生活上，廖月琴对大家也很关心，还不时请护士们到家里聚餐、聊天。

医院还在全院开展整顿医疗作风与改善服务态度运动（当时称"运动"），并初步形成"积极、严肃、认真、科学和不计较个人得失"的新院风。

此外，院周会制度和医务部医疗工作会议制度的建立，使医院各项工作能及时讨论，从而得到制度上的不断修正，同时也加强了医务部和各科室之间的联系。这些规章制度的建立和实施，使医院医疗工作做到了有章可循，提高了全体医务人员的积极性，改善了服务态度，医疗质量也得以提高，医院面貌有了较大变化。

第三节　科苑新花

肿瘤医院在完成繁重的医疗、教学任务的同时，也正式开始了科研方面的探索，并取得了一定的成绩。

全院各科的科研工作均以主要癌瘤为主攻方向，即头颈科、胸腹科、妇科分别以鼻咽癌、乳腺癌、子宫颈癌为重点，放射科则除上述重点外，还兼顾了食管癌、胸部肿瘤等研究项目。

谢志光教授是中国放射学科的第一人。他以诊断研究为主，尤为偏重于X光的研究，在放射治疗方面也颇有建树。他技术经验独到，可以利用X光片准确判断患者基本情况，在肿瘤放射治疗即通过放射线来治疗肿瘤方面，也是做得最早的代表人物之一。见图2－1－3－1。

中山医学院是全国鼻咽癌研究的负责单位，当年，院长谢志光以及李振权、梁培根等参加了鼻咽癌两年科研规划的拟订工作。

林剑鹏、李国材二人则分别赴北京、天津参加全国性的子宫颈癌、乳腺癌两年研究规划的制定，后全国专业学术界确定华南肿瘤医院为中南地区宫颈癌、乳腺癌的召集单位。

1964 年第三季度，医院建立乳腺癌、子宫颈癌的化学药物治疗以及胸部肿瘤的专业研究协作小组，加强院内外大协作。谢志光亲自领导组织成立乳腺癌、胸科肿瘤与化学药物治疗 3 个小组，并分别制订了研究计划。特别是成立胸科肿瘤小组后，医院每周都定期进行胸腔肿瘤病例会诊。

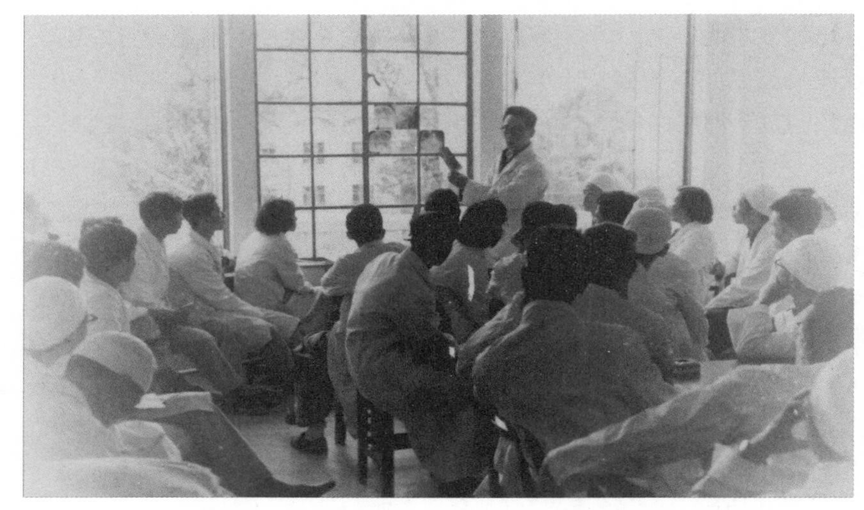

图 2－1－3－1　医务人员举行学术活动，因陋就简，利用玻璃窗代替 X 光观片箱

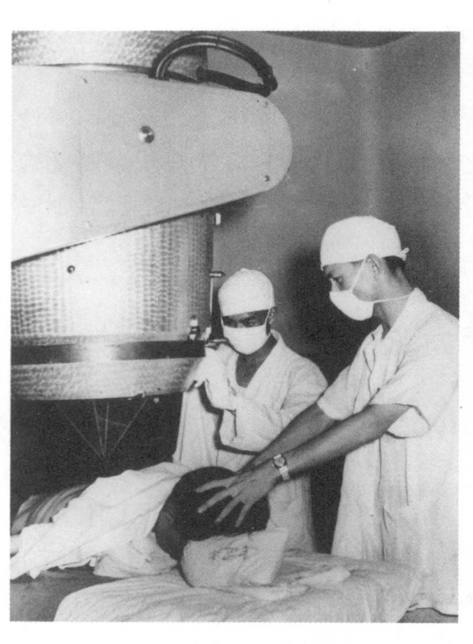

图 2－1－3－2　当时利用钴－60 治疗患者

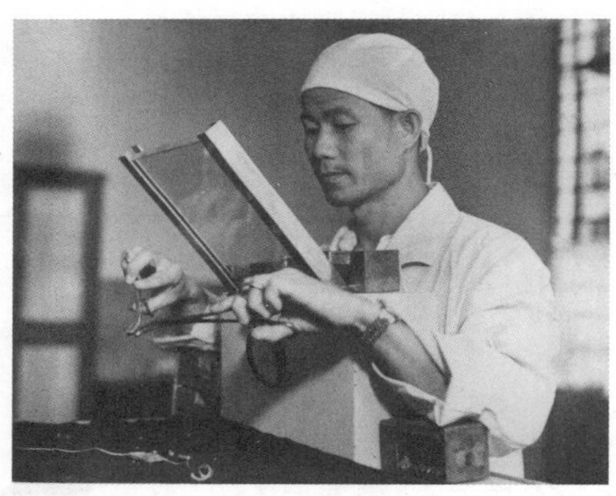

图 2－1－3－3　技术员正在做镭疗前的准备工作

60 年代初期，医院在国内率先开展了经颞浅动脉插管化疗治疗鼻咽癌及头颈部其他癌症的工作，继之，又开展肝动脉插管化学治疗肝癌以及闭孔动脉、脐动脉、盆腔动脉插管（盆腔动脉插管系化疗加腔内镭疗）治疗妇科癌等技术，在断肢再植和股动脉插管、切除再移植

上也均取得了成功。在不能手术的肝癌、宫颈癌配合放射治疗等方面，也取得了一定的疗效。见图2－1－3－2、图2－1－3－3。

此外，肿瘤化学药物治疗小组与上海中国科学院药物研究所签订了国产抗癌新药临床试用协议书，开启了医院开展国产新抗癌药物临床试用研究的先例。

1964年，肿瘤医院在全国性杂志上发表的论文共3篇：《颈淋巴结清除术的合并症》《人工肛门的改良手术》和《女阴癌》。

同年，医院发动各科医师为参加全国第二届肿瘤会议做好准备工作，全院共完成会议论文23篇。1965年2月，谢志光、林剑鹏、李国材、李振权、梁培根5人前往上海参加全国第二届肿瘤会议。会上，医院有10篇论文获宣读。

1965年，致力于探索治疗晚期鼻咽癌患者有效治疗方法的谢志光、李振权、闵华庆、钟国华等人，采用梁伯强参加1962年莫斯科召开的第八届国际肿瘤会议所带回的“压腹阻断腹主动脉循环，腔静脉注入氮芥疗法”（简称“半身化疗”）技术，经消化、吸收、改进后，取得显著效果，有效概率达80%～90%。

1966年，卫生部科教司为推广这种疗法，在肿瘤医院主持召开全国性的鼻咽癌“半身化疗现场会议”，国内知名的肿瘤专家吴桓兴、金显宅等均出席了此次会议。

第四节　幸福家园

关于办医院，谢志光有一句名言：“办医院无他，不过就是技术加旅店。”①

其意指办好一所医院，既要有好的诊疗技术，也要有旅馆一样良好的住院条件，即强调医院软件、硬件的建设。

华南肿瘤医院成立之前，广东省卫生厅为了创建肿瘤医院，将位于先烈南路、原属广东省供销合作社的19号大院划归中山医学院，作为医院和员工宿舍用地。医院在此新建了一栋三层的家属宿舍、一栋四层的单身宿舍楼，改建了一座大礼堂。大礼堂后来改为医院家属宿舍，又称串联饭堂宿舍。

建院初，医院的住院楼，是一栋年代很久的三层建筑，住院楼西侧，是一栋两层的建筑。开院之初的肿瘤医院，因为还只是刚刚脱胎于一个肿瘤科的基本构架，医院组织结构比较简单，整个医院规模小，占地面积也小。见图2－1－4－1。

① 来源于卓大宏：《良师风范永存——回忆梁伯强、陈耀真、谢志光、罗潜教授》，广东省柯麟医学教育基金会网站。

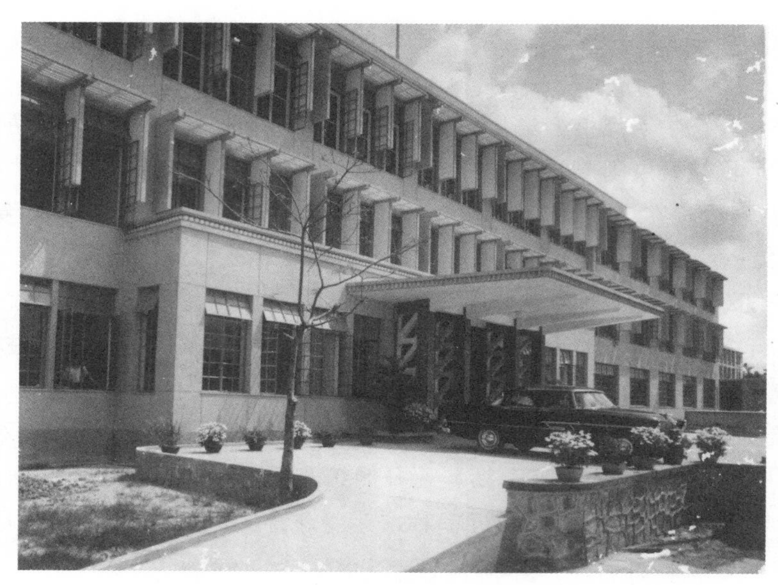

图2－1－4－1　建院时的住院楼

但一个有利的条件是，医院位居中山医学院北部，与学院同气连枝，医院凭借这一强大后盾，医教研各方面的工作还是开展自如。

当时，中山医学院院内有一栋具有欧洲古典主义建筑风格的三层小楼，位于现中山大学北校区正门后面（图书馆东侧）“医学博物馆”所在地，人称“小红楼”。

建院之前，为了方便谢志光、梁伯强教授工作，医学院就分配他们住在这小红楼内。小红楼竣工于1925年，建筑面积278平方米，共两层，另加一层地下室。之前为学校行政办公场所。当时肿瘤医院和肿瘤研究所一共两个教授、一个副教授，故每人居住一层。小楼四周绿树婆娑、鸟啼蝉鸣，尤显清幽。因为有两位大师级人物的入住，小红楼成为当时学院的一处景观。

当年肿瘤医院的住院部首层有病区、供应室、镭疗区，二楼设两个病区及检验室、细胞室，三楼为手术室、血库、病理室、综合区，主楼连接门诊、挂号处、病案室、住院处、入院处置室、总务科、药房、收费处、饭堂等。医院还特别重视硬件条件建设，成立后逐步添置了各类用于诊断治疗的大型先进设备，包括镭疗设备、钴60、400 kV X线机、250 kV X线机、100 kV X线机、深浅层放射治疗机、放射诊断机等。

病区走廊宽阔，病床间距舒适，环境安静，走廊可见显眼的绿色的“静”字悬挂，病区内椅脚全部钉上胶垫，工作人员上班统一穿软底鞋。

医院周边的环境绿化工作做得很好，自然生长的花草、人工栽培的盆花，在院区有规划地呈现着。医院门前有花圃，由花匠管理，花匠们还会定时更换会议室及综合区的鲜花。

在医院以北先烈南路的19号大院，有医院的两栋员工宿舍，每天清晨，这里都能见大批职工或跑步，或做操，或打羽毛球，环绕着医院进行晨练。

20世纪五六十年代的中国，政治运动仍频，但在广州城一隅这一简易而充满温馨的院区内外，新生之肿瘤医院的医教研及其他各项工作，在社会各界的热切关切中，正如火如荼地开展着。

第二章 肿瘤研究之光

中山医学院肿瘤研究所成立后，确定了“一所四室”的构架，研究所下设4个研究室：肿瘤形态研究室、肿瘤病因室、肿瘤药物室、肿瘤临床研究室（临床流行病学室），首届主任分别是梁伯强、区宝祥、潘启超以及谢志光。

四室中的肿瘤形态研究室、肿瘤病因室挂靠在梁伯强教授一手创办的病理学教研室，研究人员主要有宗永生、区宝祥等；肿瘤药物室挂靠在药理学教研室，研究员主要有潘启超等；临床流行病学室则挂靠在肿瘤医院。

研究所实行领导、群众、科技人员三结合。所长梁伯强全面领导所内科学研究、行政、思想教育及其他工作。所长下设秘书组执行日常具体工作。

研究所还设有学术委员会，主要负责审议研究所各项科研规划，评定科研成果，商讨人员升迁、奖惩等重大事项。

首届研究所学术委员会由梁伯强、谢志光，实验肿瘤研究室副主任区宝祥，实验治疗研究室副主任潘启超，病理解剖教研组主任秦光煜，药理学教研组主任罗潜，肿瘤医院医务部主任林剑鹏，放射学教研组主任郭广柏，研究所秘书组成员李振权、钟国华、陈剑经，以及李国材、胡孟璇、祝家镇、李瑛共15人组成。由于建所初期人才紧缺，为了尽早出成果，研究所还聘用了若干兼职人员。

建所初期，由于设备和场地限制，各研究室仍分别在相关教研室开展实验研究工作，研究项目主要有鼻咽癌类型与生物学特性、原位诱癌动物实验、建立癌细胞株、新抗癌药物筛选和肿瘤普查等。

作为全国医学院校中第一个科研编制的肿瘤所，建所初期肿瘤研究所是学院领导下的、从基础到临床的科学研究机构。任务是按国家科学研究计划，对恶性肿瘤进行预防、诊断、治疗和基础理论的研究。重点研究方向是鼻咽癌的发生机制，鼻咽癌的组织发生学、病理组织学、细胞学和细胞化学。

当年研究所的工作场所主要在原肿瘤医院西翼，后来搬到门诊东楼的东翼，根据1965年肿瘤研究所房屋使用计划图，其二楼是肿瘤临床研究室、实验治疗研究室，三楼是实验肿瘤研究室、肿瘤形态研究室，研究所在一楼也有部分场地，包括放射资料室、细胞室、生化室和文娱活动室等；四楼也归属研究所，当时准备筹建肿瘤生化研究室、肿瘤免疫研究室和实验肿瘤第二研究室，由于规模限制，初期并没有投入使用，被用作肿瘤医院与肿瘤研究所的宿舍。见图2－2－0－1。

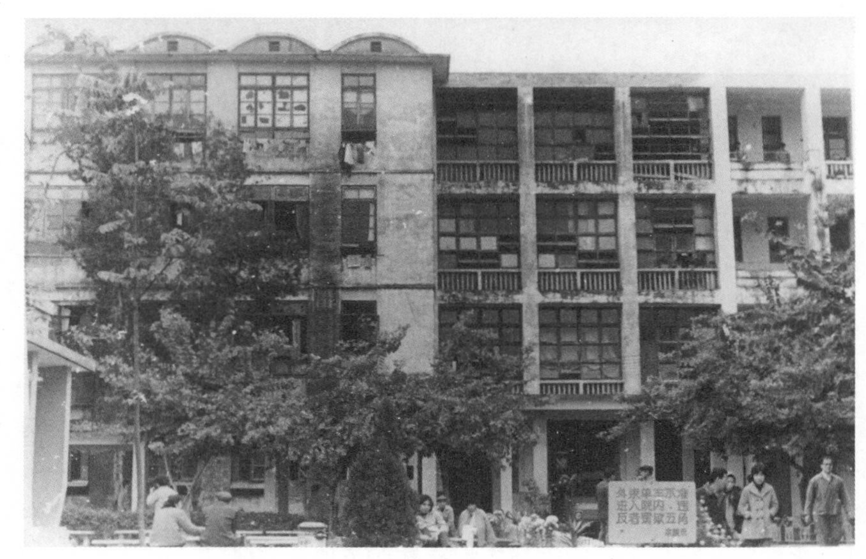

图 2－2－0－1　“文革”后的住院东楼

位于中山医学院校区的旧病理楼[①]，更是梁伯强等教授常年工作之所，虽然楼层又暗又旧，却是梁伯强及其得意门生们几代人做研究、搞病理解剖和培育英才的教研圣地。

钟世藩、秦光煜、杨简、李瑛、汤泽光等名教授也都曾在此留下踪迹。

当年，梁伯强在旧病理楼，在原肿瘤医院大楼研究室，在小红楼，在校园的每一个角落，都思考着病理专业和后来肿瘤研究所的建设和发展。

梁伯强常说，“做学问要勤学多思”，遇到困难时，“走路，吃饭都要想解决的办法”，还说：“我的工作计划和科研构思，很多时候是在走路时想出来的。”

梁伯强喜欢登山，所以常用“登山精神”来鼓励他的学生，他说：“研究工作好像登山运动。首先要有信心，不怕艰辛；然后一步一步攀登，一定能到达顶峰。”[②]

当年政府几次请梁伯强出任中山医学院的院长，他皆推辞不做，只埋头于病理学、鼻咽癌的研究工作，只埋头于教学和学术耕耘，他曾对技术员凌启波说，他觉得做病理研究的贡献可能要远远大过做院长的贡献。[③]

实质上，当时无论是旧病理楼的有限空间，还是原肿瘤医院的那些楼层，都已满足不了新生的中山医学院肿瘤研究所的张力。由于设备和场地限制，那时肿瘤研究所的研究人员均分散在中山医学院基础部有关教研组内进行科研工作。

尽管条件严重受限，几乎“所”不成“所”——没有完全集中的办公场所，没有科学研究所需的其他硬件保障和伸展空间，但以梁伯强为代表的研究人员，在此艰苦的环境下，依然做出了令人称羡的业绩。

他们不仅开展了鼻咽癌类型与生物学特性、原位诱癌动物实验、建立癌细胞株、新抗癌药物筛选和肿瘤普查等研究，还逐步开展了肿瘤病因学、流行病学、早期诊断和根治等方面的肿瘤防治研究工作，成果颇丰。尤其在鼻咽癌化疗和分阶段治疗方面，有突破性的进展。

---

① 2004 年 8 月，为了兴建学科大楼，旧病理楼被拆除。

② 梁礼忠：《客家院士》，香港天马图书有限公司，2002 年 2 月。

③ 摘自《南方都市报》【广州人文】栏“名医篇 · 梁伯强”。

谢志光教授根据肿瘤医院 1000 例临床鼻咽癌资料进行了症状、体征的分析，提出了 TNM 分期和晚期病例的分型标准。这项研究应用到临床方面后，用放疗和化疗取代以往的外科手术治疗，大大提高了患者生存率和劳动力恢复程度。据 1964—1967 年对 702 例分段放疗患者的统计，其 5 年生存率达到 49.5%；与连续放疗组 64.7% 的比率相比，分段治疗组患者 82.8% 恢复了原劳动力。

鼻咽癌病理学研究方面，1965 年研究所成员祝家镇在鼻咽癌研究小组的协作下，在鼻咽癌患者遗体上完整取出鼻咽癌组织的解剖方法，为鼻咽癌的组织发生学和早期癌的研究创造了条件。

由于鼻咽癌研究处于早期阶段，研究基础薄弱，鼻咽癌整体发病情况尚未明朗，为了摸清鼻咽癌发病的整体情况，根据国家卫生部的相关部署，肿瘤研究所于 60 年代后期，再次发动组织了一次大型的群众性鼻咽癌普查，大力开展流行病学研究。见图 2 -2 -0 -2 至图 2 -2 -0 -4。

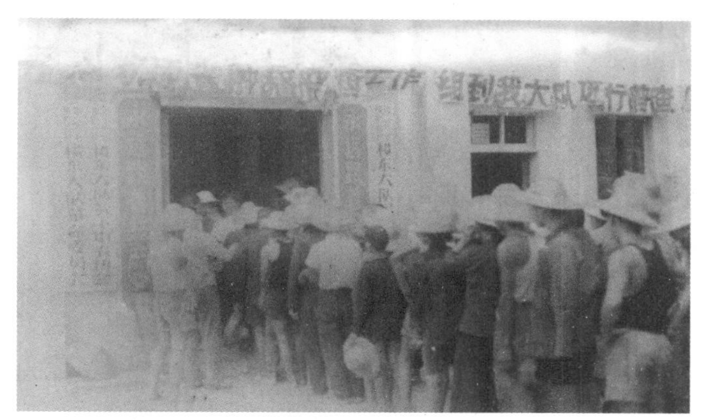

图 2 -2 -0 -2　当地群众排队进行肿瘤普查

为搞好普查工作，梁伯强倡导并组织成立了“肿瘤防治工作队”。工作队在广东雷州半岛、珠江三角洲、广东西江沿岸和广州市等县市开展普查。广东的普查结果发现，广东西江沿岸和珠江三角洲为鼻咽癌高发区，其发病率居广东恶性肿瘤首位。

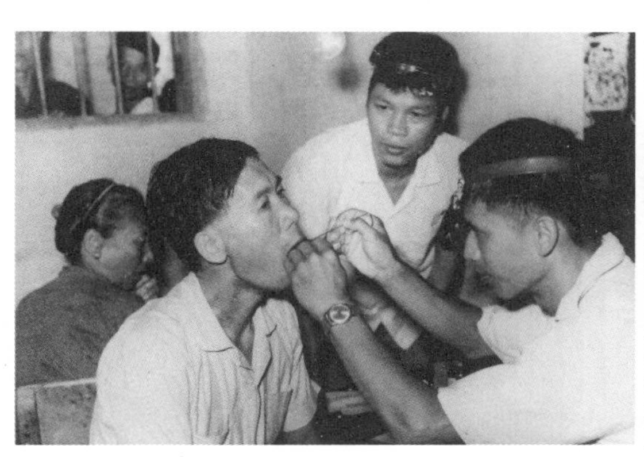

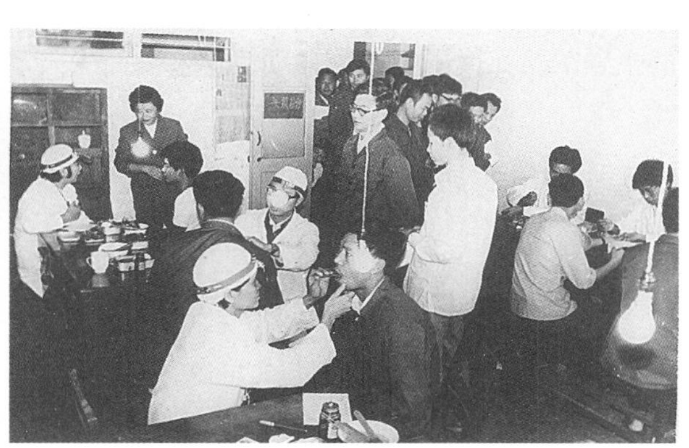

图 2 -2 -0 -3　开展肿瘤普查工作

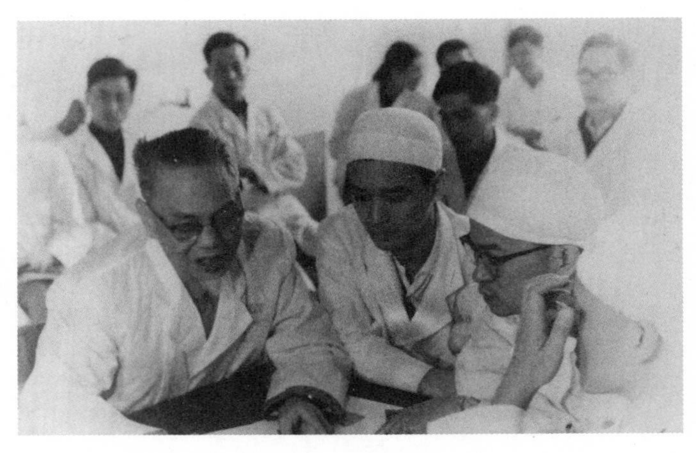

图2-2-0-4　谢志光与李振权、闵华庆讨论鼻咽癌治疗方案

接着，外省相关调查发现广西和湖南两省发病率也颇高，全国其他省市亦有不少病例报告。

根据此次普查结果，梁伯强提出“在高发区对高危人群进行定期细胞学普查，发现早期鼻咽癌患者”的措施，强调早诊早治的必要性。

当年，研究所还根据广州市政府的批复，在广州市东山区保安街进行宫颈癌及乳腺癌试点普查，追踪增生、癌变和早期癌的发展演变过程。

1965年底，国家科委召开关于“加强科学基础理论研究，加速我国高科技发展”全国科技会议，肿瘤研究所区宝祥、陈剑经参加了这次重大的科技决策性会议。根据此次会议精神，中山医学院肿瘤研究所确定了以鼻咽癌基础理论为主导的研究方向。

从开创鼻咽癌的研究先河，到60年代中期将鼻咽癌基础理论研究确定为主导研究方向，肿瘤研究所的科研工作为未来鼻咽癌研究的突破打下了坚实的基础。而在梁伯强、谢志光等的主导下，此时研究所的各项工作也全面进入了正轨。

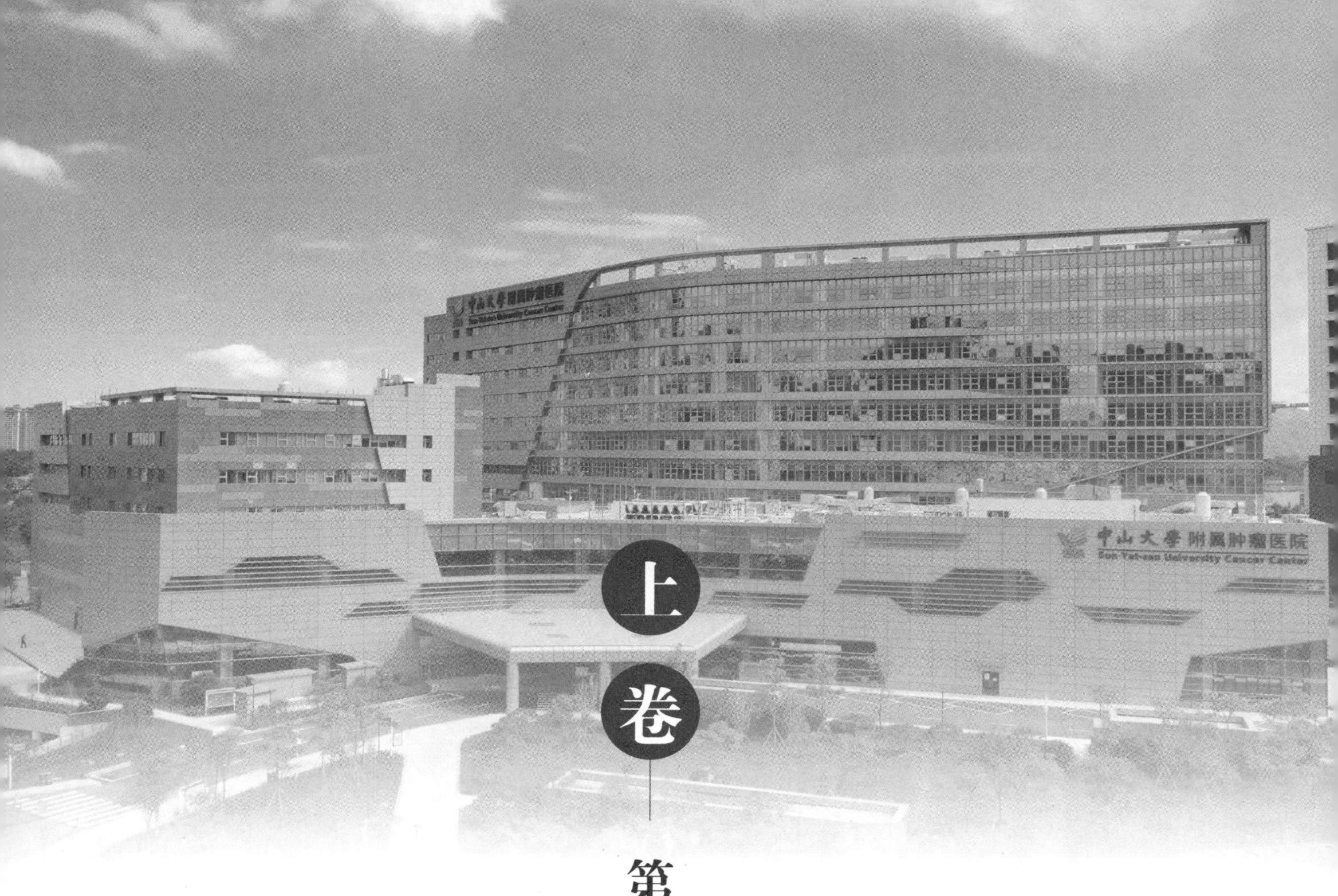

上卷

第三编

“文革”时期

（1966—1976）

第一章　艰苦卓绝

1966 年爆发的“文化大革命”（以下简称“文革”）给院所的医疗、科研和教学工作带来巨大的冲击和破坏，但在此背景下，华南肿瘤医院和中山医学院肿瘤研究所依然没有停止基础运作，没有停止对患者的医疗诊治服务。

1970 年，全国医学界响应周恩来总理的号召，向癌症进军。院所总体工作重心在“文革”后期也慢慢向医疗和科研方面转向，医疗及研究工作遂得以逐渐恢复，并取得了一定的成绩。

1972 年 5 月，华南肿瘤医院更名为中山医学院附属肿瘤医院。

第一节　医疗工作

“文革”期间的各种运动，不符合医院发展的实际，占用了大量人力、物力、财力资源，对医院医疗工作造成很大影响。但值得庆幸的是，简陋的条件下医务人员依然继续工作着，维持着医院的基本运作，医疗工作并未完全停顿。

1968 年，肿瘤医院在门诊部设立简易门诊，面向没有转诊单以及挂不到号的患者开放；医院还在急诊室设立了门诊留观床位，并给广大贫下中农提供御寒衣物被褥。

由于医院大批护士下放，护理人员严重短缺，为了扭转“医少病多”的局面，1970 年中山医学院举办了第一届护训班，学员直接由各附属医院培训。同年，肿瘤医院到广州市海珠区教育科招收 30 名初中学生，通过护理和医技培训后，或补充到临床当护士，或分派到检验科、药剂科、放疗科等科室当技术员。此举后为市内多所医院所效仿。

肿瘤医院“医少病多”问题没有从根本上解决，在全市医务人员的努力下，广州农村缺医少药的状况还是有所缓解的。1970 年 6 月，广州市农村 96. 9% 的大队办起合作医疗。

趁着备战备荒运动时医院大兴工程项目，放射科也搞起了技术革新，用土法炮制高压绝缘油滤油机和胶片再生试制。

那时，许多注射液也是医院自制的。到 1970 年，药房组制出葡萄糖等注射液 20 多种，医院葡萄糖和生理盐水等注射液的供应可基本解决；还自制了 P20 片剂及 17 种中草药药剂。

1968 年，尽管全国医疗界掀起“病历下放和 X 光片下放”的浪潮，但肿瘤医院的全部住院病历及门诊正式病历却得以良好保存。

军管以后，对外交流中断，医院大力寻求中草药治疗肿瘤的方法，旨在除肿瘤治疗的手术、放射以及化疗方法以外，开展中医治疗肿瘤的尝试。刘宗潮、冼慕慈等从采药到煎药，从药物的提炼到药效的观察，起早摸黑，深入调查。医生陈小君“以身试药”，其中在颈前、面额和颈侧的肿瘤手术中广泛使用针刺麻醉，以穴位小剂量止疼药代替大量止疼药肌注；使用卤碱治疗宫颈癌；通过进行动物实验和植物化学分析，在蟾蜍、木棉树皮、石上柏上提取出的有效成分，用以治疗部分晚期恶性肿瘤，并能取得一定的收效。1969 年正式成立“新医区”，医护人员包括医院临床医生和肿瘤研究所部分人员。

1970 年，黎建成、邓满泉在医院开设不定期中医门诊及病房会诊，医院还聘请外院著名中医陈效莲参加及指导中医临床工作。同年中药房成立。

1968 年，胸腹科为了能提高肝脏肿瘤的诊断及鉴别诊断率，派陈孝岳医师到中山一院超声科进修学习，并开始应用汕头超声仪器厂生产的 CTS –5 型、18 型 A 型超声诊断仪，1972 年在住院大楼二楼正式挂牌成立超声诊断室，诊断室兼做心电图检查。

1973 年，医院建成了综合医疗楼，门诊部面积大幅加大，日门诊量可达 400 ～ 600 人，有急诊留观床 4 张。由于当时国家财政困难，基建资金压缩，加上低劣的设计，建筑物低矮，采光及通风条件均不理想。直到 1976 年此楼改建，情况才有了改善。

据当年资料记载，1969 年，肿瘤医院病床增加至 300 张，全年住院患者达 3661 人次，比 1968 年增加 15%，恶性肿瘤放射治疗人数为 2345 例，相比 1968 年增加 44%，几乎是 1965 年建院初期人数的 3 倍。医院病床数量在 1970 年达到 378 张，相比原编制的 120 张增加了 2 倍以上。

1973 年的档案显示，这一年中肿瘤医院共完成：500 例鼻咽黏膜病变同鼻咽癌发病关系的配对调查，35 例胶浆造影，1100 例鼻咽癌颅底骨顶破坏总结，702 例鼻咽癌分段治疗，1108 例鼻咽癌半身化疗，208 例宫颈癌手术治疗，110 例肝癌总结和 265 例乳癌疗效观察总结，40 例宫体癌、卵巢癌和 134 例舌癌病例。

1973 年以后医院恢复了各学科专业分组，门诊科室分工渐趋细致。医疗工作逐步占据了重要的地位。

1974 年，医院进一步落实医疗护理规章制度，改善服务态度，提高服务质量，开展名为“百日无差错”的劳动竞赛，推广计划诊疗、民主医疗和中西医结合的治疗癌症方法，加强病历书写、查房会诊、基础护理、三级护理、重视疑难危重死亡病例的讨论，每季度进行医疗形势分析，防止漏诊、误诊，加速病床周转，提出了“提高治癌率，降低死亡率”的口号。

1975 年，肿瘤医院改革了科室领导机制，将科主任负责制改为科核心小组负责制，科室成立了由党支委、科主任、护士长、工人和科内积极分子组成的核心小组，实行“民主集中制”的领导原则。

第二节　肿瘤研究

周恩来总理十分关心肿瘤的防治工作，60 年代末，他提出“肿瘤是常见病、多发病，是严重危害人民健康的疾病，我国医学一定要战胜它”“要研究病因”“要研究根治方法”。肿瘤研究工作又重新受到重视。

1972 年，当肿瘤研究所研究人员由农村全部返校，然后又从分散在中山医学院基础部的各相关教研室，集中到大家熟悉的肿瘤医院西大楼时，不少人不禁热泪盈眶。

“文革”后，中山医学院基础部宗永生及陈华燮二人受命兼任研究所负责人职务。重返学院的研究所全体员工，在宗永生、陈华燮等的领导下，开始恢复并设法加强实验室的研究工作。

当时鉴于河南地区的食管癌、华南地区的鼻咽癌等都是高发性疾病，上级决定，肿瘤研究所不但要恢复，还要集中起来，要跟医院结合起来。

1972 年，经卫生部全国肿瘤防治办公室批示，肿瘤研究所、肿瘤医院和中山县人民医院在中山县共同组建“中山医学院肿瘤研究中心”，并将中山县设为“肿瘤防治研究基地”。合作中心建成后，主要承担科研、医疗及招收研究人员的任务，并积极致力于肿瘤普查和肿瘤防治工作，取得了一定的成绩。

70 年代初，广东省卫生厅在肿瘤医院成立“广东省肿瘤防治办公室”（系卫生厅下属机构，挂靠肿瘤医院）。办公室主任由肿瘤医院革委会主任兼党总支书记李天顺兼任，副主任由蒲广寒兼任，日常具体工作由吴方华主持，专职工作人员由最初肿瘤医院吴方华 1 人逐步变为卫生厅编制的 7 人：王婉慧、潘甜美、钟和平、翟少剑、叶丽婵、林秀健、姚毅等。自 1972 年直至 1980 年，历时 9 年。后撤回广东省卫生厅直管。

广东省肿瘤防治办公室成立后，在广东省卫生厅领导下，由肿瘤医院负责，与肿瘤防治研究基地联手，积极开展广东省的肿瘤防治工作，组织了鼻咽癌、食管癌、胃癌、肝癌、妇癌、白血病、抗癌药物等省内外肿瘤防治多方面、多学科的协作。参加的人员有流行病学、省市各医院的临床医务人员，地质研究所、土壤研究所、微生物研究所、化学研究所、医药卫生研究所等多单位成员。

1973 年，还发动全省多家医疗单位开展了 1970—1972 年广东省常见肿瘤的死亡回顾调查，基本上摸清了全省常见肿瘤的死亡率与地理分布情况，为肿瘤病因研究和开展防治工作提供了可靠的资料。

广东省肿瘤防治办公室亦借助肿瘤医院雄厚的师资力量，每年开办肿瘤专科进修班（含短期培训班或随科进修等多种形式），为全省各市医院培养了大批肿瘤医生和护理人员；促进了各省市级医院肿瘤科的建立。防治办还主办了《广东肿瘤防治资料》双月刊，使学者们的研究成果有了交流推广的园地。

“文革”初期的广州，医学界的科学研究一度陷入停滞状态。在“文革”后期科研工作逐步回到正轨后，经过不懈的努力，院所在科研方面还是令人欣慰地取得了一些成果。

20 世纪 70 年代起，建立了中山、四会两个卫生部认定的鼻咽癌高发现场。在高发区 10 万自然人群进行 10 年的前瞻性流行病学研究的基础上，提出适用于鼻咽癌高发区的鼻咽癌高危人群的筛查优化方案。见图 3 –1 –2 –1、图 3 –1 –2 –2。

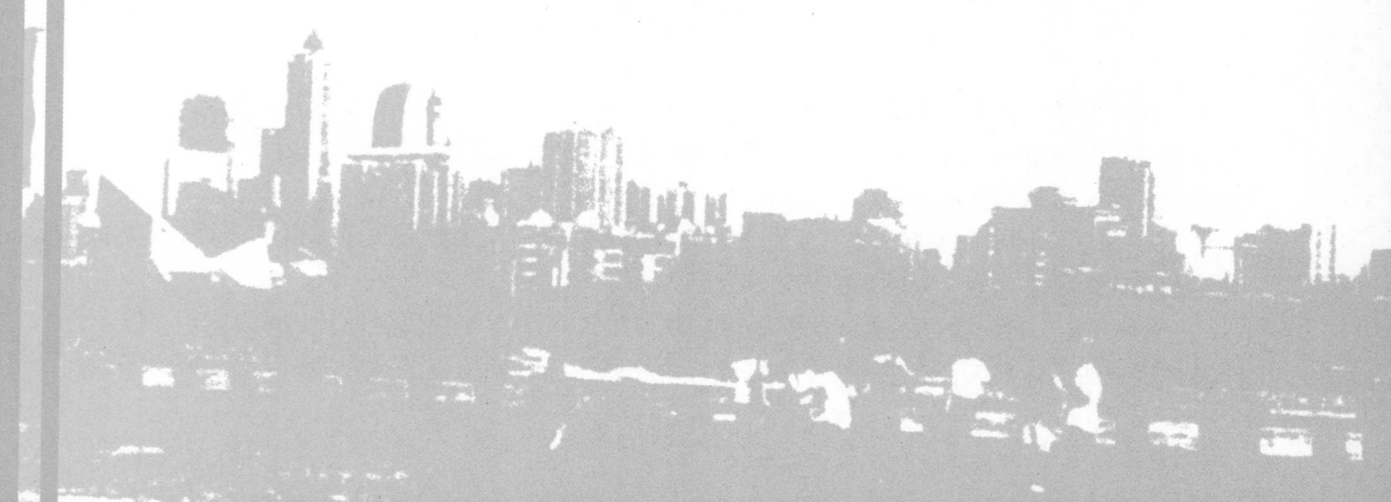

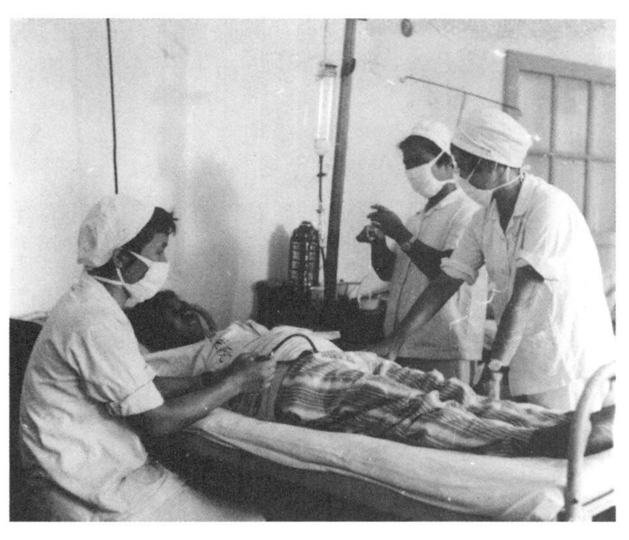

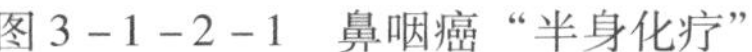

图 3－1－2－1　鼻咽癌“半身化疗”

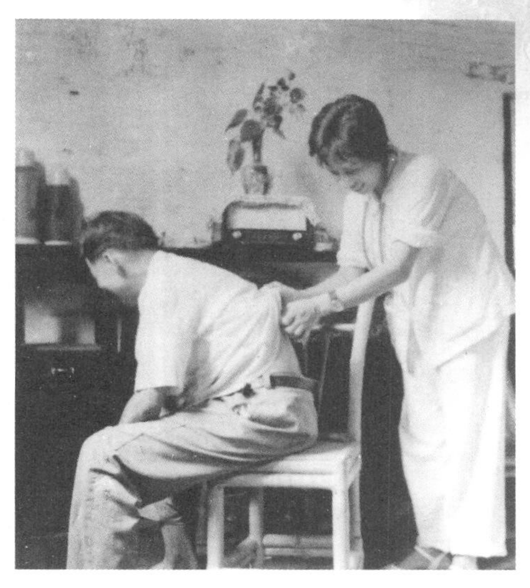

图 3－1－2－2　设在公社的肿瘤家庭病床

1971 年，李国材等组织成立了“广东省肝癌防治研究协作中心”，以中山医学院肿瘤医院、广东省微生物研究所、广州中医学院、暨南大学寄生虫教研组为主要单位，在顺德县设立广东省肝癌防治基地，建立肝癌防治网，培训“赤脚医生”，普及肿瘤知识，进行肝癌普查，统计肝癌死亡病例，在当地肝癌高发区进行流行病学研究，寻找发病原因。1972 年，医院甲胎蛋白（AFP）测定工作通过 400 例实验，在诊断早期肝癌中的阳性率达 75%，受到广州市协作单位的认定和推广，成为我中心诊断早期肝癌的检查方法之一，为进一步探索恶性肿瘤的血清学诊断打下了基础。在顺德县召开的肝癌协助组会议留影见图 3 –1 –2 –3。

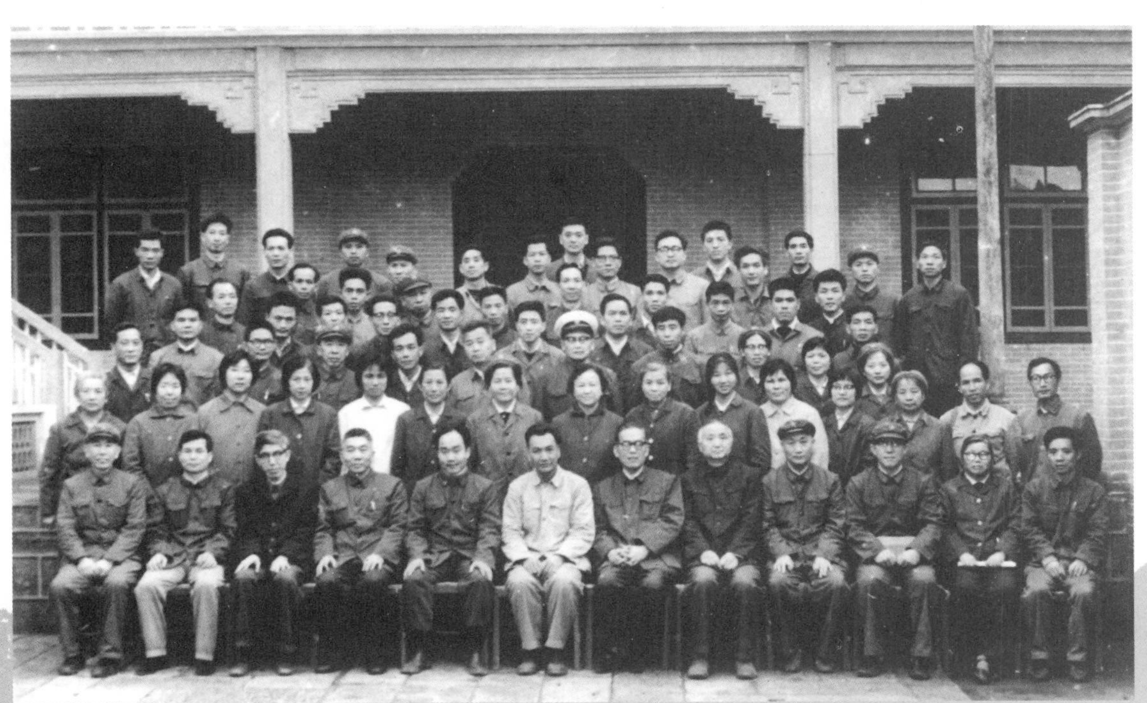

图 3－1－2－3　在顺德县召开的肝癌协助组会议留影

1972 年，李振权在国际上首次提出鼻咽黏膜异常增生是癌前病变的观点。自 1969 年起，李振权还探索了新的颈淋巴结清扫术式，于 1978 年经总结被称为“李振权氏颈淋巴结清扫术”，在国内外产生了较大的影响。

1973 年，为积极响应全国肿瘤防治办号召，在国内率先开展了全省 5000 万人口的肿瘤三年（1970—1972 年）死亡回顾调查，由李振权、闵华庆组织省内多家医院、研究机构开展协作调查，基本摸清了常见恶性肿瘤的分布，掌握了鼻咽癌在广东的地理分布特点。并在调查的基础上进行有关化学、地质、植物、人类学以及微生物方面的研究，1977 年受全国防治办委派，闵华庆撰写了《中国南方五省鼻咽癌流行病学的初步调查研究》一文，集中分析广东、广西、湖南、福建和江西五省区资料，首次全面阐述了鼻咽癌在南方高发区的地区分布、发病情况及有关流行特征。

1973 年起医院开始进行抗癌药物的研究，主要进行中草药与国产的仿制抗癌药的临床前药理研究。

同年，广东省出台《广东省 1973 年科学技术重点项目（简要说明）》，将鼻咽癌放在肿瘤防治的第一位。“文革”期间，医院运用由谢志光、李振权、闵华庆、钟国华于 1964 年开创的“半身化疗”，共治疗 1100 多例晚期鼻咽癌患者。医院还在第四病区的基础上成立了鼻咽癌病区（见上文），隶属头颈科。

在鼻咽癌早期诊断方面，院所合作研制的乳胶头取材工具（采鼻咽脱落细胞），由陈剑经、陈灼怀和张锋等设计研制并在普通门诊大量实践使用，取得良好的检测效果，到 1976 年通过此法进行鼻咽癌早期诊断，准确率达 90%。

同年，医院通过实验发现，EB 病毒抗原抗体具有特异性和阳性率均较高的优点，为后来通过 EB 病毒检验早期鼻咽癌打下了坚实的基础。

早在 1964 年，谢志光、梁培根、潘国英等在用放射性同位素钴 -60 治疗鼻咽癌的过程中，开发出比当时国内采用的传统分次放疗方法优越的分段治疗，使Ⅰ～Ⅳ期患者治疗后的 5 年存活率达到 49. 5%。5 年存活的患者中，能保持原来劳动能力的达到 80%。1974 年，在意大利召开的第十一届国际肿瘤会议上，潘国英宣读了论文。见图 3 -1 -2 -4。该项成果后来获 1978 年全国医药卫生科学大会奖。1972 年 8 月、1976 年 5 月第三届、第四届全国鼻咽癌学术会议先后在广州召开。

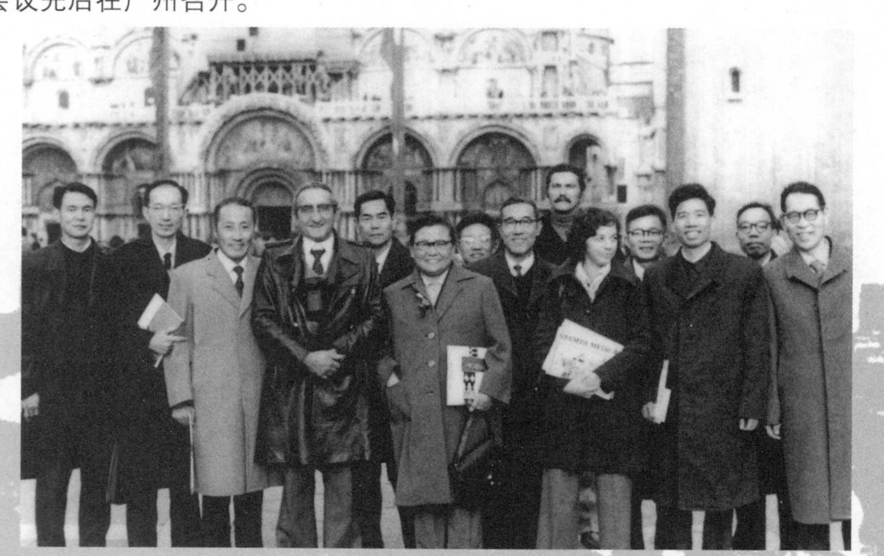

图 3 -1 -2 -4　潘国英教授（前排右二）参加在意大利召开的第十一届国际肿瘤大会

第三节　肿瘤普查和基地建设

（一）肿瘤普查

1961 年在莫斯科召开的国际肿瘤大会上有苏联专家指出，肿瘤难题在 100 年内将无法解决。鉴于此，70 年代初，浮夸风盛行，尚处于军管时期的肿瘤医院，提出“五年解决肿瘤难题”的计划，并希望通过搞群众运动、通过“走出去”的方式攻克难题。

同时，作为广东第一大顽症的鼻咽癌，由于鼻咽腔解剖部位隐蔽，早期症状既不明显也不特殊，根据医院资料统计，带有症状的来医院诊治的患者，约 80% 属晚期，Ⅰ期病例只占 3%～6%。为了“早诊早治”，发现早期患者、提高治愈率，借毛泽东主席“把医疗卫生工作的重点放到农村去”的东风，肿瘤医院和肿瘤研究所组织医务人员成立肿瘤普查队，奔赴广东中山、德庆、花都、四会、廉江和揭阳等地，展开了一场大范围的以鼻咽癌为主的肿瘤普查（起初定位是鼻咽癌普查，后顺应中山民众要求改为以鼻咽癌为主的常见肿瘤普查）。见图 3 –1 –3 –1。

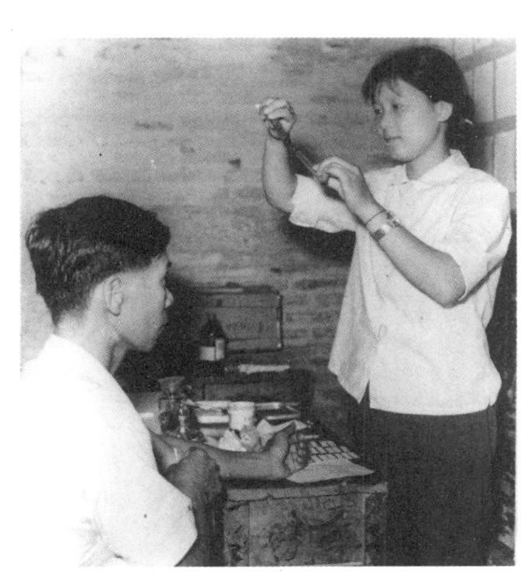
图 3 – 1 – 3 – 1　普查人员在采样

肿瘤普查为当地农民建立健康档案，建立三级防癌网和肿瘤登记制度，同时开设培训班，为农村培养基层肿瘤防治员、赤脚医生，初步建立以防治鼻咽癌为重点的肿瘤防治网点；并在此基础上，进行肿瘤早期诊断、治疗以及病因、发病规律方面的探索。见图 3 –1 –3 –2、图 3 –1 –3 –3。

肿瘤医院和研究所是当时全国开展普查工作的少数几个医疗单位之一。主要牵头人有李振权、谭道彩，主要参与者有闵华庆、刘广辉、万德森、林浩皋、张锋、李丽容、洪佩英等。

此次普查一直持续到 70 年代中期，普查累计总人数 43 万人次，不仅覆盖面广、普查率高，摸清了当时广东省及周边地区鼻咽癌的患病情况，而且具备高度的前瞻性，许多发现为病因研究和预防提供依据，尤其为鼻咽癌的病因和流行病学研究提供了宝贵的线索和第一手资料，并为开展有特色的肿瘤防治策略提供了科学依据。此次普查同时也是肿瘤医院和肿瘤研究所肿瘤防治科研工作的起点。

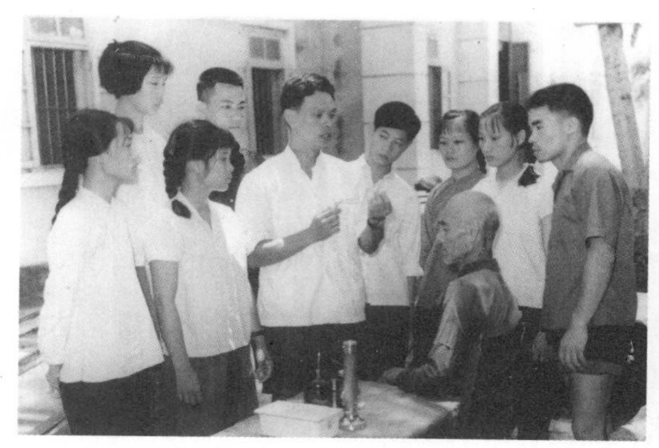

图3-1-3-2 边普查边培训基层肿瘤防治员

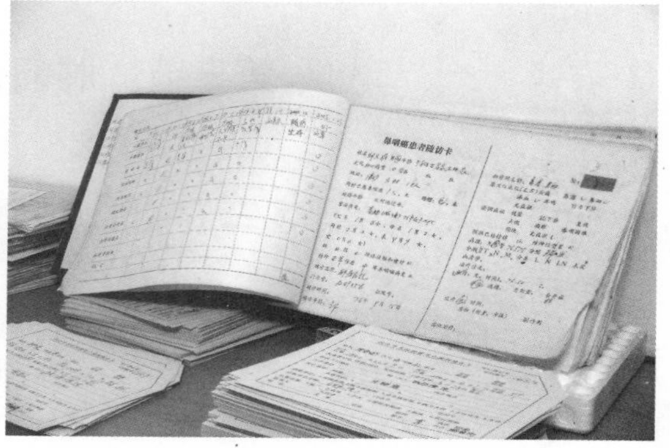

图3-1-3-3 从60年代末开始已有肿瘤登记制度

1．肿瘤普查的范围

1970年4月，第一批普查人员前往中山县；9月上旬，院所和中山县的医务人员一起组成57人的肿瘤普查队，拉开了肿瘤普查的大幕。

肿瘤普查在中山县革委会的支持下，实行领导与群众相结合、肿瘤专业人员与基层医务人员相结合的办法，院所根据鼻咽癌的流行病分布、人口分布等特点，首先选择了沿海的三县一市进行了试点普查。其中包括中部中山县9个公社、东部揭阳县的渔湖公社和汕头市部分工厂以及西部的廉江县5个公社。见图3-1-3-4。

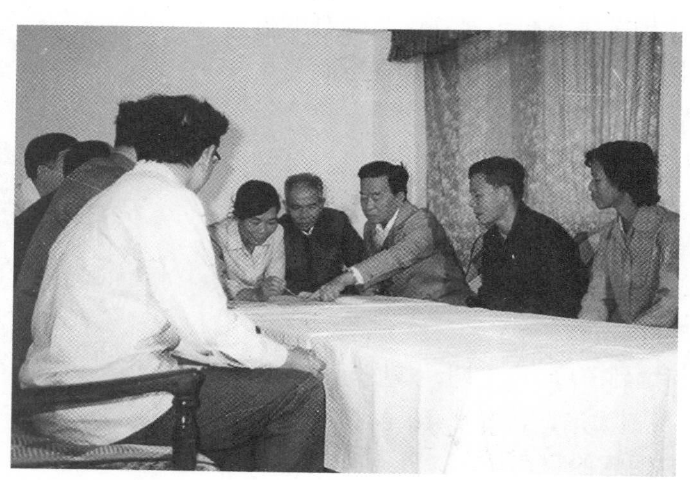

图3-1-3-4 李振权（右三）与中山县人民政府共同商议肿瘤防治大计

普查地除了中山县、廉江县部分公社属于丘陵地区外，其他地区基本上是沿海冲积平原。据广东流行病学调查资料，鼻咽癌的发病率曲线自20岁后逐步上升，50～60岁年龄组达到最高峰，以后逐步下降，而且儿童期鼻咽癌极少见。因此，鼻咽癌全民普查选择10岁以上的人群。

试点取得经验后，普查在中山、德庆、花都、四会和揭阳等地全面铺开。此次院所肿瘤普查活动一直持续到70年代中期，累计总普查人数达43万人次，普查率达到98%以上。其中10～19岁132229人，20～59岁共273273人（20岁以上共304557人）。男性228058人，女性208738人，各占总人数的52.22%和47.78%。在中山、揭阳、廉江的普查人口中，性别和年龄的构成基本一致。汕头市的普查对象是工人和干部，性别、年龄构成与上述地区不同。

2. 肿瘤普查方法及普查队工作生活

普查队分成小组，每组由医生、进修生以及一些公社基层医生构成，约 15 人。由于鼻咽癌早期症状不明显，很难发现。但是，通过窥镜直接观察鼻咽腔，很容易取得脱落细胞标本或活检标本并做出初步判断。因此，在普查中每一个受检者首先要填写普查登记表，并逐个进行鼻咽镜检查。普查队还会系统地询问被检者的病史、家族史、生活习惯史、婚姻生育史等，有针对性地了解鼻咽癌有关症状，详细检查鼻咽腔、颈部淋巴结情况以及颅神经体征，同时对可疑病例进行复查和追踪。

每次普查为期一个月左右，普查对象至少有 10 万人。当时群众认为普查队“是毛主席派来的医疗队”，是来为广大农村群众服务的，加上检查免费，肿瘤普查得到各地大力支持和响应，纯朴的群众甚至还敲锣打鼓欢迎肿瘤医疗队进驻。见图 3 –1 –3 –5。

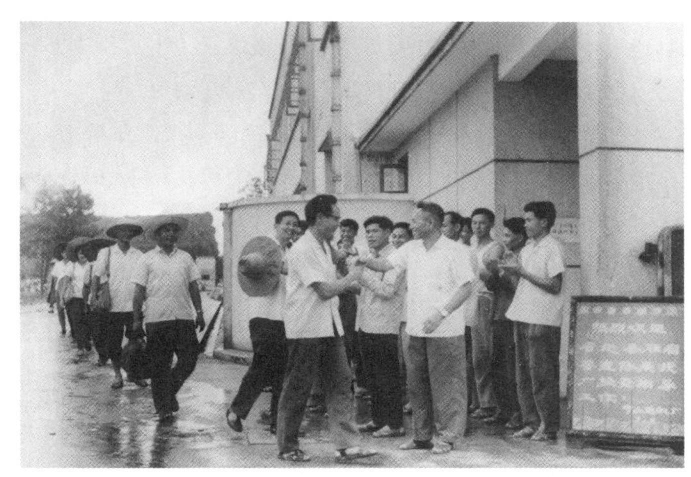

图 3 – 1 – 3 – 5　当地政府和群众热烈欢迎肿瘤普查队的到来

据当时的普查队成员万德森医生说，70 年代风气很好，普查比较顺利；人员流动也有登记备案，去向都很清楚，普查比较方便。但到了 80 年代就不一样了，群众不是敲锣打鼓欢迎，而是要求给误工费作为补偿，才肯接受检查。

肿瘤普查队下乡的同时亦开设培训班，为农村培养基层肿瘤防治员、赤脚医生。一年时间，培训班在全省 8 个地区共培养肿瘤防治员 101 名。学员均由当地革委会保送，集训时间为半年或 3 个月，在基层大队举办的培训班学习时间是 10 ～ 20 天。培训班以“六・二六”指示和“老三篇”为基本教材，由农民上阶级教育课，业务教学则在防治肿瘤的现场进行。

截至 1976 年，医院先后举办了 4 期省级肿瘤防治学习班，为全省 98 个县市培养了 149 名肿瘤防治骨干，为中山、汕头、揭阳、廉江等地培养了 400 多名农村肿瘤防治员，使大部分肿瘤患者可以就地治疗，逐步缓解了因为各县市缺乏肿瘤医生，许多患者延误治疗等情况，在普查后的肿瘤防治工作中发挥了重要的作用，被广大群众亲切地称为“永不离村的肿瘤防治队”。

普查地区多数为贫困地区，普查工作的艰辛非同一般。医务人员走村过寨靠的都是双腿步行；而且路况差，都依赖赤脚医生领路。当时的普查设备也十分简陋，甚至不得不用纱布和药瓶自制酒精灯，用手电筒代替“鹅颈灯”供鼻咽癌检查用。

万德森医生当年跟随肿瘤防治小分队在中山县蹲点，改革开放之前，中山县以种水稻、养蚕种桑为主要经济来源，经济并不发达。在小榄（8 万多人的大公社）的时候，小分队就在公社医院里面吃住。每周，万德森都要到石岐出一次门诊，整个工作有点有面。

万德森和队友们的一个主要任务是：走村过寨上门为中山县 200 多名患者逐一检查——包括他们的家属，以了解有没有遗传。普查结果显示，患者中有 13 个家庭有家族遗传倾向，包括父子兄弟，但是没有夫妻共同患病的情况。小分队因之得出“鼻咽癌不会传染，但有家族遗传”的结论。①

1971—1972 年，在广东省鼻咽癌高发区，院所还通过与中山医基础部协作，在中山县自然人群中进行了普查。这次普查主要采取 EB 病毒血清学检测的方法，医院通过对血液的 EB 病毒检测，对有病兆或 EB 病毒血清学检测阳性的群众请专家会诊，并进行鼻咽活体组织检查。EB 病毒血清学检验的筛查方法成功地解决了人群复杂性的问题，对在普查中发现早期患者非常有效，是一种可行的鼻咽癌粗筛方法。

黄腾波等所做的大量的 EB 病毒检测工作，受到了高度赞誉。

后来，在 EB 病毒血清学筛查的基础上，肿瘤医院经过 10 年随访，建立了鼻咽癌自性别、年龄、EB 病毒血清抗体水平等协变量的二阶段马尔可夫（Markov）随机过程模型，提出适用于鼻咽癌高发区内鼻咽癌高危人群的筛查优化方案。

3．肿瘤普查的成果与意义

肿瘤普查初步摸清了广东省鼻咽癌的发病情况和规律。其发现还验证了 50 年代末期由梁伯强等主导下恶性肿瘤普查得出的“鼻咽癌高发区在珠江三角洲与西江沿岸”之结论的正确性。国内其他省份，沿海地区高于内陆地区；湖南省则在邻近广东省的地区高于其他地区。

普查检出恶性肿瘤 557 例，鼻咽癌 174 例。恶性肿瘤的患病率为 127. 52/10 万人口，鼻咽癌的患病率为 39. 84/10 万人口。20 ～ 59 岁年龄组鼻咽癌共 135 人，患病率为 49. 40/10 万人口。

经过逐年连续普查还发现了鼻咽癌最新的发病动态，发现鼻咽癌是中山、揭阳、廉江地区 4 种常见肿瘤中患病率最高的，其余依次是乳腺癌、肝癌、食管癌。其中中山、揭阳、廉江普查的自然人口共 579374 人，鼻咽癌患病率约达到 27. 44/10 万人口。这也显示出鼻咽癌在广东省内的地理分布的不均匀性——在广东省的中西部地区，以四会为中心形成了一个高发核心地带。根据这一发现，肿瘤医院首次绘制出了广东省鼻咽癌分布图。

通过鼻咽癌普查，医务人员还发现鼻咽癌的流行病学特点：明显的地区流行病学特点、家族易感性、发病的稳定性、家族聚集现象等。患病率随年龄增长而增加，男性的患病率高于女性。在鼻咽腔的检查中，除发现鼻咽癌以外，还查出可能的癌前病变，如鼻咽黏膜增生性病变，并对这些患者进行动态观察，以发现早期患者和探讨其与癌变的关系。

同时，以肿瘤普查数据为基础的鼻咽癌防治研究先后取得了一些突破性的研究成果。例如，在对高发区居民的历史分析中发现，鼻咽癌的发生存在着前面说到的家族易感性和家族聚集现象，因此得出“鼻咽癌受遗传因素影响”的结论；通过对鼻咽癌病者外周染色体的研

① 本节部分细节源自本志编撰小组走访万德森、张锋等教授的录音记录。

究，初步认为鼻咽癌体细胞染色体脆性增高。

在1972年8月召开的第三届全国鼻咽癌会议上，一些基于肿瘤普查基础上的发病数字、流行因素调查和鼻咽癌癌前病变的探索报告首次出现，有力地推动了省内外的流行病学与病因学的研究。合作中心同时通过淋巴细胞转化实验、E－玫瑰花形成、PHA皮试及CH50与白细胞移动抑制试验，反映出鼻咽癌患者细胞免疫功能出现损伤的现象。1975年建立了5株类淋巴母细胞株，帮助了肿瘤研究的开展。在中山、北京等5个高低发点的正常人群中进行了补体结合抗体测定。同年起进行了EA－IgG和VCA－IgA的检测。而自60年代就开始的对鼻咽癌组织类型分类的研究也取得了进展，1975年，利用光学和电镜的研究，提出了分型与预后的关系。见图3－1－3－6。

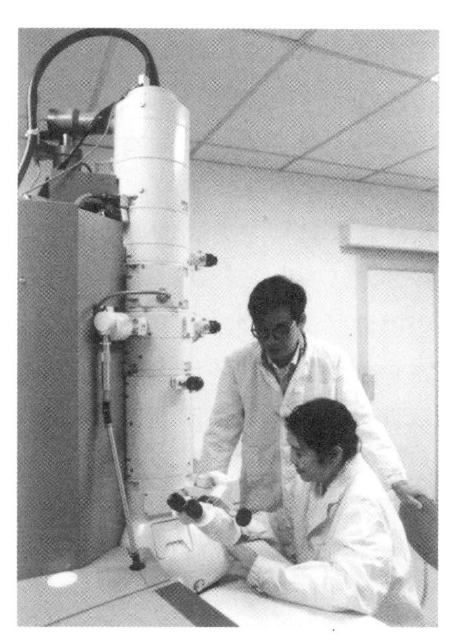

图3－1－3－6　电子显微镜的出现有助肿瘤研究的开展

（二）肿瘤防治研究基地建设

1970年5月，肿瘤医院派出4名医务人员到中山县象角大队建立了广东省第一个农村肿瘤防治点，采用定点医疗、巡回医疗和建立家庭病床等方式开展肿瘤防治工作，肿瘤防治工作卓有成效。截至1971年底，共为中山县治疗了230多例恶性肿瘤，这个数字基本相当于1970年肿瘤医院的病床数。此外，又诊治了7000多例其他常见病。

1972年，经卫生部全国肿瘤防治办公室批示，肿瘤研究所、肿瘤医院和中山县人民医院在中山县共同组建中山医学院肿瘤研究中心（下称“合作中心”），并将中山县设为“肿瘤防治研究基地”。中山县肿瘤防治研究基地是继上海启东肝癌基地、北京医学院设河南林县的食道癌基地以及北京妇科子宫颈癌普查基地之后的中国第四个肿瘤防治研究现场基地。

合作中心建成后，主要承担科研、医疗及招收研究人员的任务，积极致力于中山县的肿瘤普查和肿瘤防治工作。当年，由广东省担任组长、全国20个省市参加的全国鼻咽癌研究协作组的具体工作即由合作中心负责。合作中心共有研究人员 295 人，其中研究所研究人员 91 人，肿瘤医院临床研究人员 184 人，中山县肿瘤防治点研究人员 20 人。其中教授、副教授 12 人，讲师、主治医生 24 人，助教、医生 123 人，技术员、护士 136 人。

当时大多数群众对肿瘤和肿瘤普查不了解，个别也有排斥情绪，所以医疗人员通过进驻中山县，以此为基点继续普及防癌知识，在鼻咽癌高发区开展早期症状、检测手段、治疗方法与效果等防治知识宣传教育，通过电视、有线广播、宣传知识手册、单张派发等宣传教育方式，提高了人群对鼻咽癌的认识。培训防癌卫生人员，开展肿瘤防治工作。合作中心还协助德庆、中山建立肿瘤防治网。广东中山县的三级防癌网在 1970 年建立以后，鼻咽癌早期（Ⅰ、Ⅱ期）病例从 1970 年的 41. 12% 上升至 1979 年的 68. 18%，而晚期（Ⅲ、Ⅳ期）鼻咽癌病例则从 58. 88% 下降至 31. 82%。由于早期诊断率的提高，治疗后的生存率也相应得以提高。

1975 年秋冬，肿瘤医院派谭道彩、万德森等人到韶关地区医院帮助创办广州以外的广东首个地级医院肿瘤科，获得当地大力支持。经过半年努力，首个广东省地级肿瘤科成立。该科运用化疗、中药加手术治癌的成功经验，开科第一周，门诊及住院患者之多，为各科之冠。数年后，该科频增人员、设备及病床，建成了具备医院规模的肿瘤科，给粤北及湘南、赣南患者带去了福音。①

同样，肿瘤医院也在“中山肿瘤防治研究基地”积极帮助中山县等筹建肿瘤科和肿瘤研究所，并提供人力、物力方面的支援。如建立 X 线治疗室，捐献医疗设备，帮助建立管理制度。还开展 X 线诊断学习班，培养放疗人员，带领这些学员参加肿瘤普查，增加实习锻炼。同时，在中山县医疗系统选派人员到肿瘤医院进行培训或进修。

中山县肿瘤科筹建过程中，肿瘤医院还数次派医疗小分队进驻（小分队由医生、护士、技术人员等 3 ～ 4 人组成）。进驻期间，小分队成员生活费用由肿瘤医院补助给中山县，伙食、往返车费也由医院报销，以减轻当地政府的负担。小分队进驻中山的总时间长达两年，直到原本一片空白的中山县肿瘤科基本成型，新的医疗人员不断加入，肿瘤科可以独立运作，肿瘤医院小分队才撤出。

中山医学院附属肿瘤医院和中山医学院肿瘤研究所帮助地区医院建立的肿瘤科远不止中山县一个，数年后，韶关、肇庆和惠阳等县市医院，在肿瘤医院的直接帮扶下，也先后成立了肿瘤科，许多经过院、所培训的医务人员纷纷成为当地肿瘤防治工作的骨干。

80 年代改革开放以后，由于市场经济的发展，中山县人大多去到外面打工，中山县肿瘤普查点每年普查的受检率很低，中山医学院附属肿瘤医院后来逐渐把普查点转移到经济条件相对比较落后的另一个高发区——四会县。

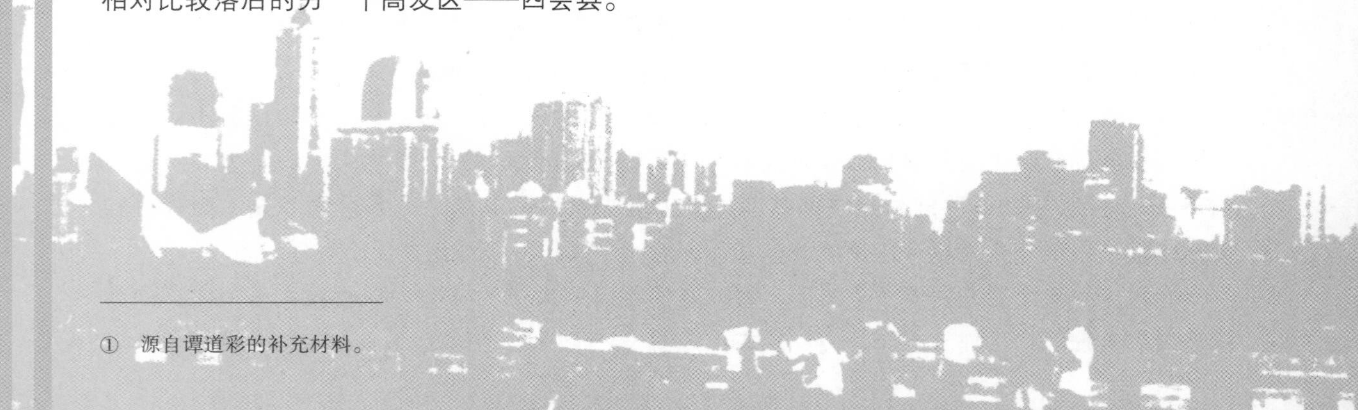

① 源自谭道彩的补充材料。

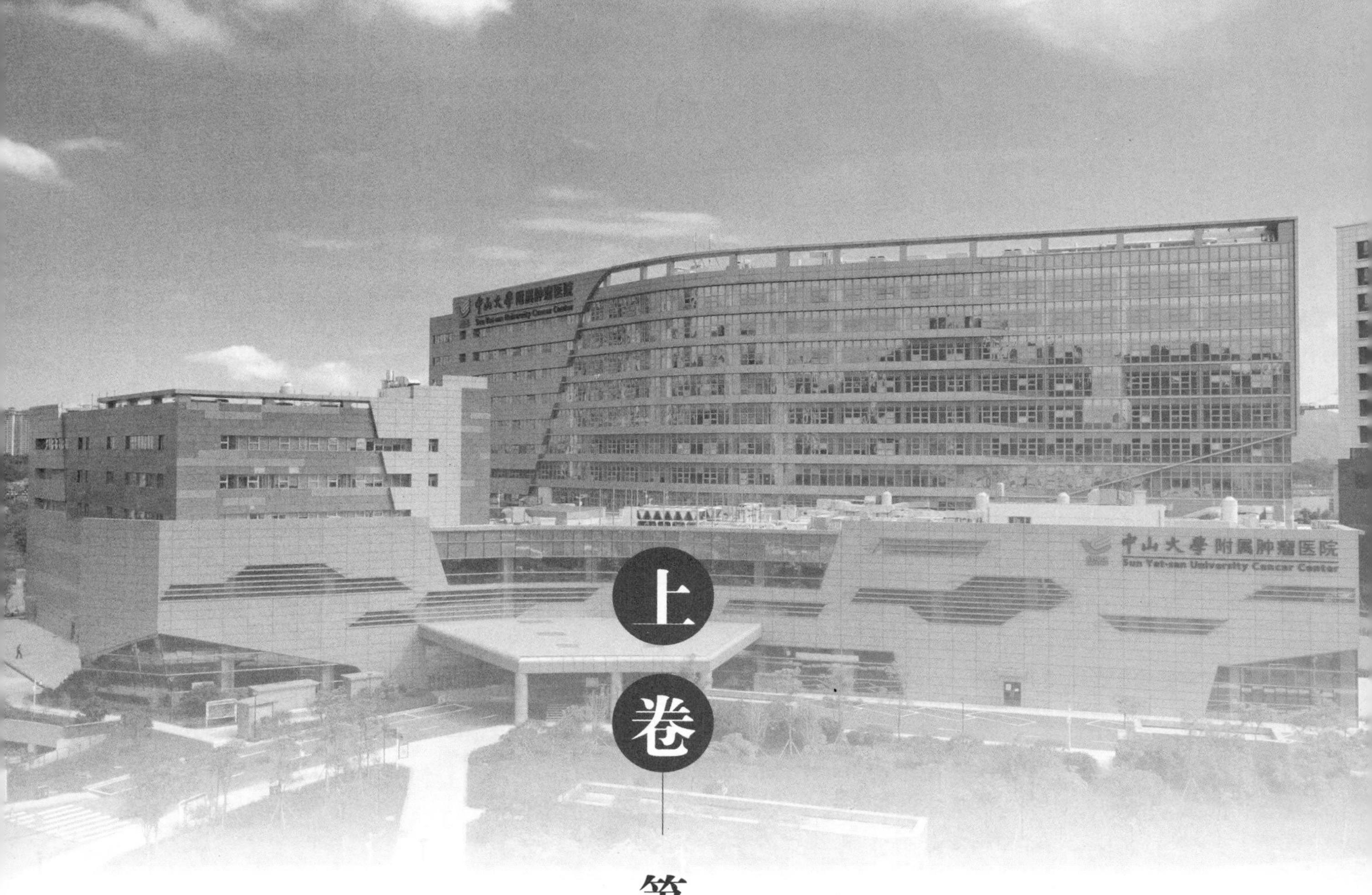

上卷

第四编

新的长征
（1976—1997）

第一章　春回大地

第一节　拨乱反正

1978 年 12 月，党的十一届三中全会召开，恢复了党的实事求是的思想路线，把党的工作重心转移到以经济建设为中心上来。肿瘤医院全院上下掀起了“学习毛泽东思想，狠批‘四人帮’反党集团罪行”的热潮。

1978 年 12 月之后，根据十一届三中全会精神，当时的中山医学院党委首先对拨乱反正工作进行了部署。肿瘤医院和研究所一方面配合学院恢复“文革”中干部群众的名誉，落实相关政策；另一方面不断激励医务人员和科研人员将自己的热情和聪明才智投入到肿瘤防治事业中去，投入到工作中去。

1978 年 12 月，中山医学院开始进行“文革”中搁置的教师职称评审，肿瘤医院和肿瘤研究所李国材被提升为教授，李振权、梁培根、管忠震、区宝祥、潘启超、宗永生等人被提升为副教授，陆献瑜、谭道彩、陈剑经、闵华庆等 20 人被提升为讲师。

1980 年 5 月，卫生部和中共广东省委决定，中山医学院老院长、卫生部顾问柯麟兼任中山医学院院长职务。年近 80 岁高龄的柯麟再一次回到了中山医学院。柯麟回到学院后，分别上门探访、慰问“文革”期间的许多教授、老干部，给教职员工恢复名誉，还他们工作的权利。

1981—1982 年间，肿瘤医院在人事科成立专门小组，处理历次运动的遗留问题，对档案和查抄物资进行了彻底清理，对个人写的材料及查抄物资进行了清退。

当时院所涌动着一股热潮，人们为新时代的到来而欢欣鼓舞，压抑已久的热情在这一时期都迸发出来了。

第二节　进军号角

“文革”后的中国，百废待兴。在历史转折的重要时期，院所的教学、医疗和科研等也紧随时代的步伐，逐步得以恢复并步入正轨。

（一）医院：蓄势待发

1976 年后的肿瘤医院在批判“四人帮”并肃清其在教育、卫生方面流毒的同时，坚持开门办学，继续响应中央“把医疗卫生工作重点放到农村去”的号召。

1976 年 12 月，根据国家下达给广东省的科研任务，结合广东省的具体情况，广东省肿瘤工作会议制定出了《广东省肿瘤工作规划》，在重点强调鼻咽癌防治研究是国家下达的重点项目，必须集中更多的力量，力争早日突破解决的同时，指出 1978 年前在鼻咽癌方面要研究具有普及推广意义、适于大面积普查的诊断方法。会议任命中山医学院附属肿瘤医院为鼻咽癌协作组组长单位，由肿瘤医院负责协助各地区和部分重点市县医院建立肿瘤科，根据需要补充培训地、县两级的肿瘤专业人员，建立比较稳定的社、队肿瘤防治人员队伍等。

1976 年，肿瘤医院先后派出医务人员到韶关、肇庆、惠阳和梧州等地办肿瘤专科班，协助当地建立肿瘤科；并坚持办好中山的肿瘤防治点，培训赤脚医生，巩固防治网；医院还协助中山县开办一年制“六二六大学”。临床科室也与南海县大沥公社挂钩进行了相关帮扶。同期，肿瘤医院组织医务人员深入工厂、农村，继续进行肿瘤普查，普查人数共计 3 万多人。

与此同时，医院狠抓规章制度建设，大力支持科室负责人执行各项制度；建立新医门诊和新医病床；组织西医学习中医。1976 年，医院几乎组织了所有医生先后到中山二院、中医学院学习中医基本理论知识，参加 3 个月“西学中”培训；重视中医诊治，与有关部门协作广泛收集民间有效的抗癌中草药验方、秘方，逐步建立中西医查房、中西医交班等中西医结合的诊治制度。

1978 年 9 月，根据卫生部《全国肿瘤 1977—1985 年防治研究规划》的精神和要求，院所结合实际情况，制定了《1978—1985 年中山医学院肿瘤防治研究和机构的发展规划》。

这是院所改革开放后的第一个发展规划，该规划提出，在 1985 年前逐步建成我国南方以鼻咽癌为主的、在国际上占重要地位的癌症研究中心，并在鼻咽癌的病因学、癌变原理、控制癌瘤等方面的研究有关键性突破。

按照规划的要求，院所重点开展鼻咽癌研究和防治工作，深入开展鼻咽癌的病因、发病、诊断、治疗和预防各个环节的关键性研究课题；临床诊治方面，力争提高鼻咽癌 5 年生存率、降低发病率；加强肿瘤的临床研究，开展肝癌、肺癌、宫颈癌和淋巴瘤诊治研究项目和健全临床实验室设置；努力培训各级肿瘤防治人才，招收研究生，举办进修班，为科研单位和医疗单位输送肿瘤专门人才；同时组织国内外学术交流和研究协作。规划还对医院的设备、基建、人员等各方面都提出了具体的目标和要求。

1979 年 10 月，肿瘤医院重新调整了机构设置，恢复和增设了党总支办公室、院长办公室、医教科、人保科、总务科、财务科、门诊部等部门。其中院长办公室与党总支办公室合署办公，总护士长与医教科合署办公。

同时，中共中山医学院委员会下达了试行《干部任免管理权限具体规定》的通知，对干部管理权限进行了规定。通知指出附属医院院长、副院长及党委书记、研究所所长属省委管理；附属医院党总支副书记、行政科长、副科长、临床各科室主任、副主任，研究所副所长、研究室主任、副主任，讲师、主治医师，护理部主任、副主任，总护士长、副总护士长等统归学院党委管理，病区护士长、副护士长，住院医生，医院机关干部，护士、技师、检验师、医辅员，以及相当上述职务的人员和工人统归附属医院党委（党总支）管理。

（二）研究所：奋发图强

1976 年 1 月，中山医学院革命委员会下达了院革字〔76〕第 10 号决定（下文简称“决定”），恢复肿瘤研究所的日常工作。“决定”明确指出中山医学院肿瘤研究所是在学院党委领导下的肿瘤科研机构，肿瘤研究所单独成立党支部，隶属肿瘤医院党总支。肿瘤医院和肿瘤研究所开始了第一步整合。“决定”同时对许多具体科室处置做出了批示。

肿瘤研究所原设立的 4 个研究室整合为临床、流行病学研究室，抗癌药物研究室，病理、免疫研究室和病因研究室。“文革”期间原研究所办公地点划归医院使用，研究所恢复建制后，除肿瘤病毒研究所仍暂留在微生物学教研组，免疫生化暂留生化教研组外，其余的实验室均集中到肿瘤医院旧门诊楼开展工作。

原属肿瘤研究所编制的 18 人全部归队，为了加强科研力量，“决定”还抽调了肿瘤医院的李振权、闵华庆、张锋等 10 名医生、2 名护士，学院基础部区宝祥、潘启超等教师 7 名及技术员 3 名。

来自医院的兼职科研人员在完成医疗和教学任务的基础上，与肿瘤研究所的专职人员共同协作，开展鼻咽癌防治研究。而原来隶属肿瘤研究所的一切设备也全部归还。此外，由学院供应科调整必要的设备，支援肿瘤研究所。

1976 年，来自中山医学院基础部的宗永生担任肿瘤研究所所长一职，陈华燮担任副所长兼办公室主任，管理研究所各项事务。研究所研究人员在 1979 年初增加到 91 人。

研究所的工作制度也在不断完善，修订了民主集中制度、会议制度、请示汇报制度、考勤制度等。

1977 年科教秩序逐步恢复，肿瘤研究也开始上升到科技发展的国家战略层面。1977 年 12 月，国家科委编制的《1978—1985 年全国科学技术发展规划纲要》中我国实现科技现代化的重点科研规划 57 项中，医学科研占了 3 项，肿瘤研究是其中 1 项。

这其中，全国肿瘤研究以九大肿瘤为重点，鼻咽癌研究被列为全国肿瘤研究的第三位。全国鼻咽癌研究协作组由广东省任组长省份，科研任务主要由肿瘤研究所承担。中山医学院肿瘤研究所继续扮演着全国鼻咽癌研究中心的角色。

1977 年 11 月，卫生部委托医学科学院在成都召开了全国肿瘤基础理论研究规划会议，会议决定由中山医学院肿瘤研究所担任肿瘤病毒病因研究组的组长。

此时的肿瘤研究所在肿瘤普查的基础上，初步摸清了广东癌症发病情况和地理分布，并对病毒、遗传和其他因素进行了调查研究。研究所对鼻咽癌发病率较高的家庭开展调查，通过对鼻咽癌组织的染色体进行分析，发现了染色体数量上的变化和有特征性的 EA 染色体；通过对中发区和低发区居民 EB 病毒抗体水平的调查和比较，发现了 EB 病毒对高发区的影响。在对患者血清早期抗原做研究时，从鼻咽癌组织中成功培养了淋巴母细胞株；同时开展了对鼻咽癌的组织学分类、细胞免疫指标等研究。与临床研究组一起设计的顺氯氨铂（简称 P. D. D）联合使用化疗和中西医结合的治疗方案也取得了一定的疗效。

在此期间，肿瘤研究所的科研成果曾 3 次被国家选送参加世界卫生组织太平洋地区癌症控制会议等国际性会议。

1978 年 3 月 18—31 日，研究所所长宗永生代表中山医学院和广东科技界出席了全国科学大会。会上，由李振权、区宝祥、潘启超和吴荫棠等撰写而成的，总揽院所成立以来鼻咽癌防治研究成果的《鼻咽癌的防治研究》（陈剑经执笔），荣获全国科学大会奖——这是改革后的首个全国性科技奖项，也是中山医学院首次获得的全国性科技奖。

同年，中山医学院肿瘤研究所还分别被全国医药卫生科学大会和广东省科学大会评为科研先进单位。

这一年，中山医学院恢复了研究生招收制度。潘启超（药理学）、宗永生（病理学）、区宝祥（肿瘤学）、李振权（肿瘤学）4 位教授于当年开始招收硕士研究生。见图 4－1－2－1、图 4－1－2－2。

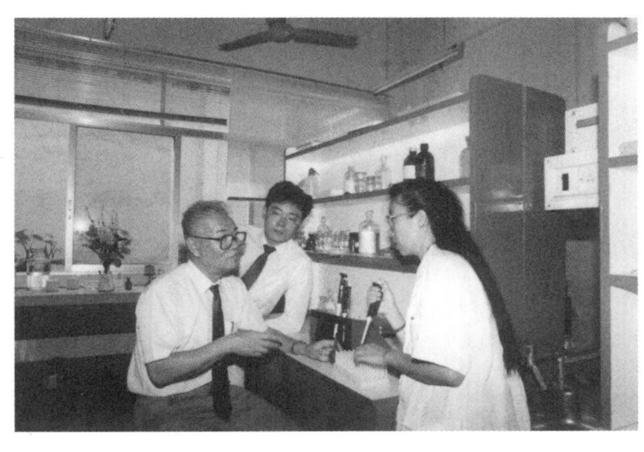

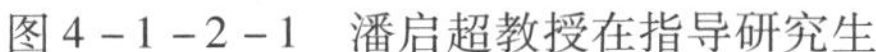

图 4－1－2－1　潘启超教授在指导研究生

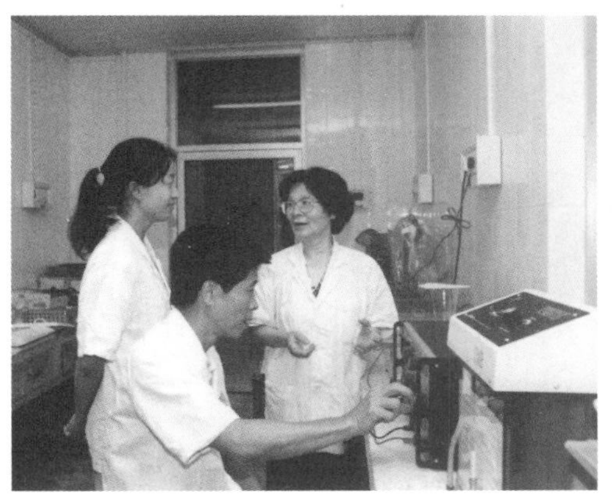

图 4－1－2－2　区宝祥教授在指导研究生

到 1980 年，研究所共招了 11 名三年制的研究生。截至 1981 年底，研究所提升讲师 5 人、助教 18 人；出国进修 2 人；培养研究生 13 人，并举办了各种英语培训班，还以所或室为单位组织多种学术活动。

1980 年 9 月，院所调整了行政领导机制，恢复了院长负责制，形成了由专家教授组成的新领导班子，李振权任肿瘤医院院长，之后兼任肿瘤研究所所长，李国材、李凌任副院长，潘启超任研究所副所长。

研究所充分发挥科研中坚的作用，以研究室为单位明确了新的分工：区宝祥任病因研究室主任，黄家琛、吴荫棠任副主任；宗永生兼任病理免疫研究室主任，陈剑经任副主任；潘启超任抗癌药物研究室主任，黄迪任副主任；李振权兼任临床流行病学研究室主任。

第二章　重整河山

第一节　重塑家园

（一）医院建设

20 世纪 80 年代，中国的改革浪潮在波澜壮阔中推进，到处喷涌着生机与活力。1980 年 8 月，在中山医学院老院长柯麟教授的鼎力支持下，以李振权为核心的院所新一届领导班子诞生。新的班子迅速组织院所职工投入家园的重整与建设中。

80 年代初，刚走出“文革”阴霾的院所，整体实力非常薄弱。医院的设施条件很差，而整个肿瘤研究所建筑面积仅有 500 平方米，人员较多而场地不足，较大型设备只能放置在走廊内，特别是缺乏动物实验室及饲养场地，直接影响试验工作的开展。李振权担任院长后，即向上级领导和报社等媒体写信反映医院存在的困难，要求上级领导给予支持，迅速增加病床，增添放疗设备。他向省文教办、省卫生厅领导汇报医院情况，并到省计委、经委寻求支持。报告得到了省委及有关部门领导的理解和支持。报告送上去不到 24 小时，150 万元的基建费及 50 万美元的放疗设备费便批下来了。

医院在住院西楼原中心实验室开办抢救监护室。门诊部也由原来的二层楼扩大到三层楼，门诊拥挤现象有所缓解。医院还在门诊东楼三楼和五楼设立了两间会议室。经过李振权等人的努力，医院与香港黄河实业集团有限公司合作改造手术室，引进外资 30 万美元，省外经委拨款 30 万元人民币。

前三年，研究所在“防止浪费”观念的限制下，仪器的置备处于贫乏状态；助理研究员、讲师以上的实验研究员调入也少，科研工作人力资源不足；研究所在派遣出国方面表现亦相对保守。

这样的硬件水平与作为世界卫生组织（WHO）肿瘤研究中心之一的身份是不太相称的。另外，病毒病因、免疫和生化这三方面的骨干力量的欠缺，严重影响了鼻咽癌研究工作在这三方面的深入开展。

1980 年 12 月 14—30 日，副所长潘启超先后参观了北京医科院肿瘤研究所、北京市肿瘤所及上海市肿瘤研究所，学习其体制、人员培养、基建、设备和经费等方面的经验。1981 年 1 月中山医学院肿瘤研究所提出建设肿瘤研究所及肿瘤康复中心的意见。

1982 年，19 号大院新宿舍大楼的落成，解决了 240 多户员工的住宿问题。1983 年，环市东路水荫岗 6. 34 亩的征地任务顺利完成，后来由广东省工商局出资建楼 4 栋，医院与广东省工商局各持有两栋，从而解决了白灰里的拆迁职工安置问题；医院还在院内开设旅店，为患者带来便利，也为医院创造了效益。

1980—1984 年初，医院新建、扩建和改建医疗、教学、科研用房和职工宿舍共 24561 平方米，为 1964—1980 年建筑总面积 20450 平方米的 1. 2 倍，其中医疗、教学、科研用房增加 55. 9%。

新班子筹划着在肿瘤医院盖一座大型的现代化医疗科研综合大楼，1986 年，该大楼的部分立项已完成，无奈建楼的时机尚未成熟。

20 世纪 80 年代初，肿瘤医院床位 340 张。至 1985 年底，正式病床的规模增加至 500 张，而且还开设了 200 张简易病床，缓解了患者治病难的困扰。另外，医院改善了医疗、教学、科研条件和职工的学习生活条件。职工人数也由 80 年代初期的 336 人增加至 400 多人。

为了加强基础建设，研究所补充了实验仪器设备。医院 1981 年购置了价值共 23 万元的仪器，其中包括全身的电脑断层 X 线扫描机（CT）、直线加速器、B 型超声仪、后装放射治疗机、模拟机、监护仪、多类型纤维检查镜、微型电脑等先进设备，使医院诊断治疗手段走上了一个新的台阶，为医疗、教学、科研出成果、出人才提供了物质条件。医院作为 WHO 癌症协作中心之一，除了担负 WHO 分配的部分任务，也得到了部分仪器的资助。

从 1983 年开始，肿瘤医院响应中宣部号召，每年 3 月开展“文明礼貌月”活动（后易名为“优质服务月”），全院上下一致，开展“五讲、四美”，在改善服务态度、改进服务流程的同时致力于治理“脏、乱、差”现象，使得院容院貌得到很大改观。1985 年档案显示，截至 1984 年底，医院固定资产总额已达 1152. 6 万元，为 1980 年的 292. 5%；1984 年医院的业务收入为 473. 2 万元，是 1965 年 46. 9 万元的 10. 1 倍；3 年来医院职工增加 25%，其中医务人员增加 36. 6%。

同期的医疗水平得到提高。患者的临床治愈率 1984 年上半年为 44. 24%，比 1980 年的 29. 75% 提高了 14. 49%；好转率 1983 年为 42. 5%，比 1980 年的 34. 36% 提高了 8. 14%；病床周转率 1983 年为 13. 08 次 / 年，比 1980 年 12. 12 次 / 年加快了周转。

职工福利亦大大改善，1984 年，每个在编工作人员平均年医疗业务收入达 9082. 50 元，比 1981—1982 年年平均收入 6501. 17 元增加了 39. 7%，比 1977—1980 年年平均收入 3459. 99 元增加了 162. 5%。除此之外，职工居住条件也随着医院基建规模的扩大而得到较明显的改善。

（二）以院带所，以所促院

1984 年李振权兼任研究所所长，他提出“以院带所，以所促院”的口号，以研究所的科研成果促进医院的发展，以医院的发展收入带动研究所的科研。尽管院所没有形成“合一”的整体，肿瘤研究所还是采取了各种改革措施，促进自身的发展。由于肿瘤医院院长兼任研究所所长，这使基础研究与临床实践之间的配合更加协调紧密。同时由于科研管理的加强，科研目标明确，院所双方的合作日趋频繁。

教学上，院所除了完成中山医学院本科学生的教学任务，还肩负了培养进修生、研究生和留学生的任务。与此同时，肿瘤医院还较好地完成了广东省卫生厅委托举办的头颈肿瘤、胸腹肿瘤、妇科肿瘤和放射治疗等专科班的任务，仅 1983 年培养的肿瘤专科人员就有 336

人，为 1980 年的 5 倍之多。其中，包括英国留学生 3 名，硕士研究生 2 名。

改革开放之初的院所，对外协作科研及学术交流已经起步且非常活跃，为院所发展注入了新的动力。

1980 年底，英国 Bristol 大学派出两名五年级学生来研究所学习鼻咽癌防治研究工作 8 周。该校 Epstein 教授还协作肿瘤研究所向有关机构取得了派员往英国短期学习的旅费及生活资助，并传授了 EBNA 的技术。

澳大利亚墨尔本免疫中心 Simons 医生 1980 年曾两度来研究所与病因研究室主任区宝祥教授协作开展鼻咽癌患者 HLA 类型的研究。Simons 医生来所进行 HLA－DR 分型技术的传授，并介绍研究所参加该项研究的国际专题科研协作组。双方在鼻咽癌 110 例和正常人对照 110 例的 HLA 类型研究的基础上，又完成了 65 例鼻咽癌患者及 50 例正常人对照，30 例子宫颈癌患者 HLA－DR 的检测，为国内同一研究中的先例。

1980 年 9 月，美国北卡罗来纳州大学郑永齐来所指导进行 EB 病毒 DNA 酶的研究，同时吸收了日本伊藤洋平的研究工作特点，用化学物激发 EB 病毒特异性 DNA 酶。在临床试验中，发现鼻咽癌患者与正常人之间有显著的差异，可用于临床诊断，还可用于病因学研究中探测激活 EB 病毒的化学因素等。当时该项研究在国际上尚未见相同报告。

1976 年以来，院所先后接待过美国、英国、日本、西德、巴西等国及港澳地区的来宾共约 50 批，其中学术地位较高的有诺贝尔奖获得者 Temin、英国皇家科学院前院长 Woodruff、著名致癌物研究者 Ames 等。绝大多数来访者做了学术报告或学术讨论，有些则指导或者直接参加了实验。

从 1981 年到 1983 年间，院所派出国外学习、考察的人员 23 人次，派出国内学习人员 18 人次，聘请国外肿瘤专家来院举办先进技术培训、专题讲座和学术交流共 225 人次，国内专家 25 人次。

来院所交流的外宾每年有 150 多人，分别来自美国、加拿大、英国、法国、日本等十余个国家和地区。为促进交流，医院还常年举办英语学习班，培训医护人员。

第二节　探索改革

四项改革

院长领导下的不脱产秘书制

为精简机构，节省人力，医院开始施行“不脱产秘书制”——即在院长的直接领导下，在全院各科室挑选一批“有朝气、能干、想干、敢干、业务好、有一定的组织才能和群众基础”的中年骨干，分别担任医疗秘书、教学秘书、科研秘书、行政秘书和后勤秘书，代替医院原医教处主任等的职能，相应地取消医教处等建制。而这些秘书平时在各科室坚持原来的业务工作，故称之为“不脱产秘书”。

李振权选了 8 位中青年骨干医务人员任医疗、科研、教学和后勤秘书，每周开一次“碰头会”，讨论医院管理方面的问题。

管理体制上，“工作干多、干少，干好、干坏一个样”的局面也逐渐被打破，取而代之的是在全院实行的“全勤、优质、超产、节约”4种奖金，办一件事能从中节约者，能提取节约奖；医院每季度在全院进行一次质量奖评比，凡优胜者亦可领取优质奖。

医院门诊实行分科挂号、高级医师挂牌应诊及直落门诊制度

医院实行各科挂号，分科门诊，主要是鼻咽癌、头颈、胸腹、妇科、放疗、中医等科门诊分开，通过分流减少先前门诊拥挤现象；诊断由专科医生负责，诊疗水平比不分科前有所提高；因放宽挂号限额，方便了患者就诊。

1983年4月，医院正式实行高级医师挂牌应诊制。与此同时，实行全天敞开挂号和开诊的“直落门诊”制度，改变了过去中午关门停诊的制度，方便了患者。医院为提升高级医师出诊的积极性，依照多劳多得的分配原则，从“挂号费”中提成20%～25%给应诊医师作为奖金。

此外，医院对门诊进行了进一步的整顿，尽医院所能，为患者提供优质服务。在门诊开设化疗补液室，部分肿瘤晚期患者可在门诊进行系统化疗；医院扩大了病案室，方便病例统计和讨论；同时也美化了就医环境。

由于措施得力，门诊的诊疗水平及服务质量均大幅度提高，1976年，患者门诊数量为8.5万人次；1981年上升到近10.9万人次；1983年为13.8万人次；1986年达到了15.45万人次。

创办港澳、华侨门诊和病区，积极对外交流

根据对外开放、对内搞活经济的方针，李振权引领医院实行多渠道集资：除了争取中央、地方财政部门和上级有关部门增拨、补助一些卫生专项经费外，还与省科委、香港一些公司合作，引进先进技术设备；争取华侨、港澳同胞的资助；资金上以自筹为主，结合多方筹措，解决设备更新和“三废”排放问题；成立广东省防癌协会以及防癌基金会，接受境外人士的资助，基金用于改进防癌设施、培养人才、普及群众宣传等。

1980年11月，港澳、华侨门诊和病区的创办开创了内地与海外合作搞特种医疗的先河，在与市场接轨的同时，开拓了海外及国际医疗市场。见图4－2－2－1、图4－2－2－2。

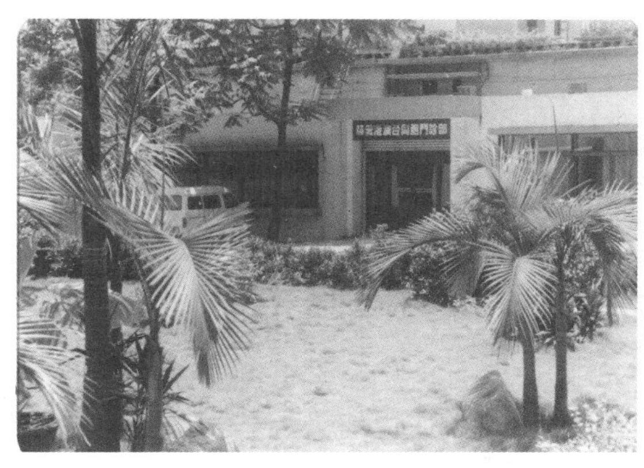

图4－2－2－1　当时的港澳华侨门诊

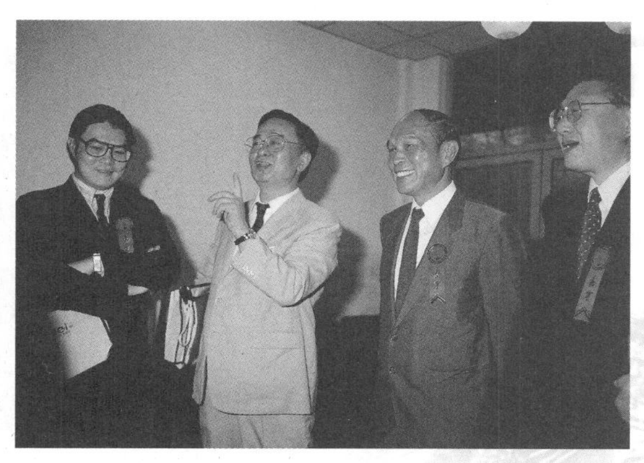

图4－2－2－2　霍英东父子参观港澳华侨病房

至1984年9月底，港澳华侨门诊共接诊患者15103人次，平均每年诊治约5000人次。病区有30张病床，共收治849人次。患者来自27个国家和地区（香港地区、澳门地区、印尼、新加坡、马来西亚、美国、加拿大、英国、新几内亚、澳大利亚、马达加斯加、秘鲁、意大利、泰国等），使肿瘤医院在海外赢得了较好的声誉，并创外汇534.7万港元。图4-2-2-3为李振权教授巡视住院的英国患者。

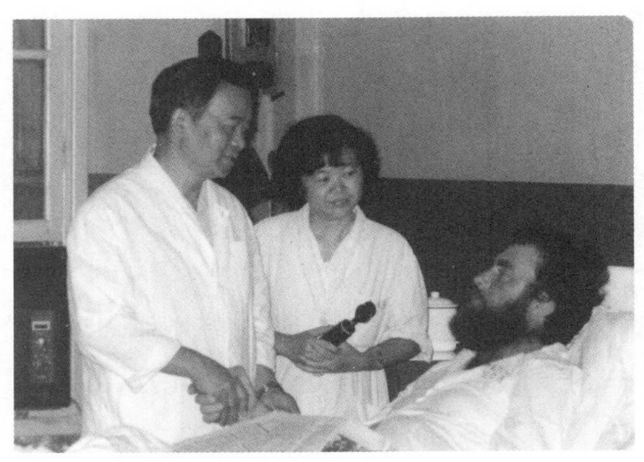

图4-2-2-3　李振权教授巡视住院的英国患者

医院利用这笔外汇引进先进诊疗仪器，其中包括B型超声波、后装放射治疗机、冷冻治疗机、生化分析机和监护仪等一系列现代化设备，开展了很多新的诊治检查检验项目，提高了医疗诊治水平。

同时，针对医药公司不能保证抗癌药物供应而影响医疗工作的情况，医院采取经济措施，鼓励药房主动疏通进货渠道，主动联系厂方取得优惠出厂价，既保证了药品供应，又为医院节省了开支。

随着医院收入的增加，医院举办了外文学习班；派出不少医疗骨干到港澳地区及法、美、德等国进修、参观、学习；还开办了头颈、胸腹部肿瘤专科进修班、放射治疗专修班等。见图4-2-2-4。

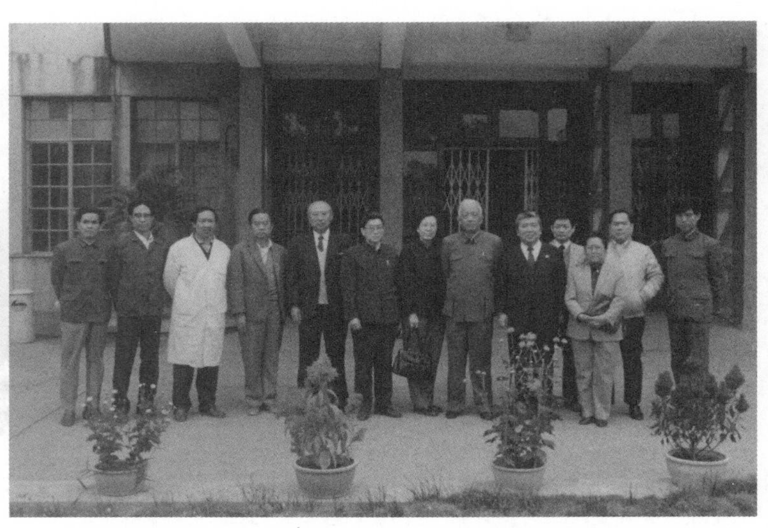

图4-2-2-4　日本齿科专家来院访问

开设防癌门诊

开设防癌门诊，主要任务包括：向群众宣传有关肿瘤的知识，进行肿瘤科普知识宣教；对工厂、农村等单位预约进行上门防癌体检；开设门诊，有需求的人员挂号进行防癌体检。自 1980 年到 1983 年底，出诊普查 45936 人次，发现癌症 33 例，早期癌占 90.9%。防癌门诊的开设一改过去医院重治轻防的状况，使肿瘤医院成为防治结合的机构。

李振权管理思维超前，他不但创办港澳、华侨门诊和病区，还在水荫路购置了土地，后来由广东省工商局出资建楼 4 栋，医院与广东省工商局各持有两栋，从而解决了白灰里的拆迁职工安置问题；他还在院内开设旅店，为患者带来便利，也为医院创造了效益。

李振权治院严，对医务人员的治学态度、医疗作风要求十分严格。每周的病例讨论会，他要求用中英文交替发言，各科轮流举行。他告诫医生，医疗技术要上进，医疗作风也要改进。

李振权带领的肿瘤医院改革以及取得的成果，引起了有关方面的关注。1985 年 1 月 5 日上午，卫生部部长崔月犁以及卫生部主要司局长等一行 8 人视察了中山医学院附属肿瘤医院，充分肯定了肿瘤医院在改革中取得的显著成绩，并予以 10 万元重奖。

中山医学院肿瘤医院也由此成为当时中国卫生界改革的一面旗帜，与白云山制药厂、广州东方宾馆等一同被誉为广东改革的典范。

1985 年，中山医学院更名为中山医科大学，中山医学院附属肿瘤医院相应更名为中山医科大学附属肿瘤医院。

●大事件点击

关键词：开设“肿瘤学”课程

1980 年，中山医学院率先在全国高等医学院校本科生中开设了“肿瘤学”课程（必修课）；1981 年招收了第一批三年制肿瘤专科班，其教学任务由医院负责完成。

同时，医院受广东省卫生厅委托举办了头颈肿瘤、胸腹肿瘤、妇科肿瘤和放射治疗、病理等一年制进修专科班，每年培训的肿瘤专科人员达到了 300 多人。

关键词：肿瘤学教研室

20 世纪 80 年代初，医院和研究所联合成立了肿瘤学教研室，由副院长李国材教授兼任教研室主任，组织医院和研究所大部分讲师以上的教师编写六年制和三年制肿瘤学教学大纲，历时两年，编写讲义 220 万字，绘图表 134 张，制作幻灯片 2454 张，使得医院首次有了肿瘤学系统的教材。

关键词：世界卫生组织（WHO）癌症研究合作中心

1980 年院所被世界卫生组织（WHO）确认为癌症研究合作中心之一，其时合作中心的职能主要是开展鼻咽癌流行病学特点及发病因素，鼻咽癌的癌变机制、早期诊断和应用中医中药治疗鼻咽癌等方面的研究。图 4 –2 –2 –5 为世界卫生组织官员与院领导留影

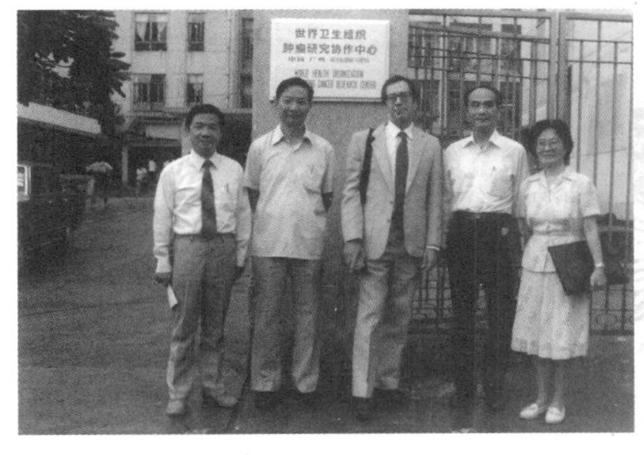

图 4 –2 –2 –5　世界卫生组织官员与院领导留影

医院还承担了国家科委重点的攻关项目——鼻咽癌专题攻关，与美国南加州大学共

同协作“鼻咽癌病例——对照调查”的研究。在鼻咽癌的早期诊断和治疗方面，处于国内领先地位，在国际上也达到先进水平。

关键词：国际鼻咽癌学术会议

1981 年 12 月，受 WHO 委托，医院主办了国际鼻咽癌学术会议（图 4 –2 –2 –6）；1982 年 9 月，李振权出席在吉隆坡召开的第 4 届国际鼻咽癌研讨会，并报告了鼻咽黏膜增生病变可能是鼻咽癌癌前病变的学说。

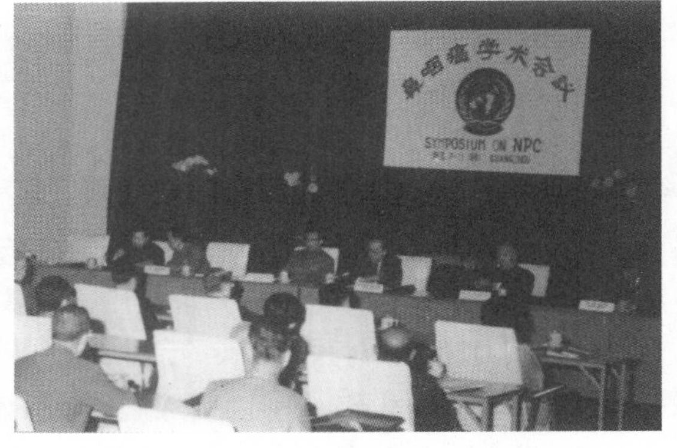

图 4 –2 –2 –6　主办国际鼻咽癌学术会议

关键词：全国优秀科技图书一等奖

1983 年李振权、潘启超、陈剑经主编的《鼻咽癌临床与实验研究》（图 4 –2 –2 –7）获“全国优秀科技图书一等奖”，也是广东省首次获得此殊荣。

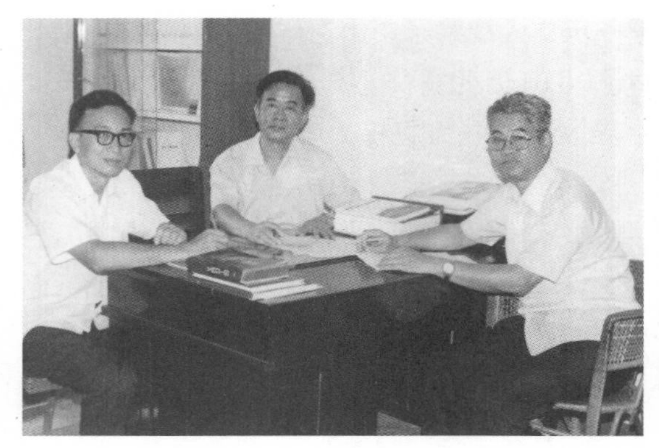
图 4 –2 –2 –7　《鼻咽癌临床与实验研究》主编李振权（中）、潘启超（右）、陈剑经（左）

关键词：我国首批“抗癌新药临床试验基地”

医院在肿瘤化学治疗方面的探索也逐渐走在了国内同行的前列，在国内率先进行 20 多个抗肿瘤新药临床试验，探索并报道了一系列新的化疗方案；而在新药临床研究方面也崭露头角，1983 年被卫生部确定为我国首批“抗癌新药临床试验基地”，为抗肿瘤新药的研发做出了自己的贡献。

关键词：《癌症》杂志

1982 年 2 月，医院、研究所联合创办《癌症》杂志（图 4 –2 –2 –8），李振权任主编，《癌症》是“文革”后创刊较早的肿瘤学学术期刊之一，为广大肿瘤防治工作者提供了一个交流与探讨的平台。《癌症》杂志 2003 年被美国 Medline 收录，发行海内外，推动了学术的交流。

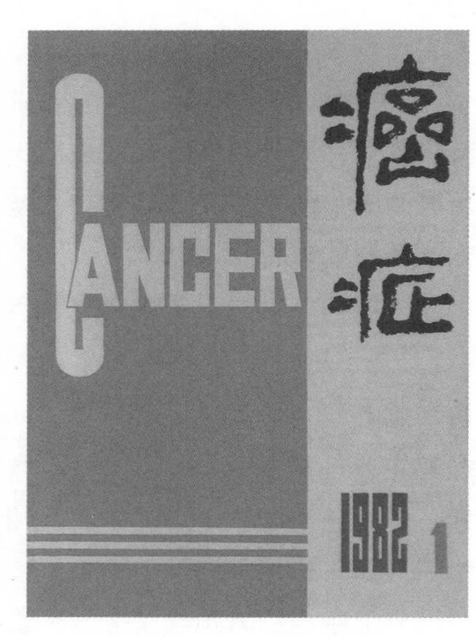

图 4 –2 –2 –8　《癌症》杂志创刊号

关键词：广东省防癌协会

1983 年 8 月，在李振权倡议下成立了我国第一个群众性防癌组织——广东省防癌协会（“广东省抗癌协会”前身），李振权担任会长，并首创我国宣传和普及肿瘤防治“三早”知识的《防癌报》（图 4 –2 –2 –9），受到了国内外读者、病友及其家属的广泛好评。《防癌报》广泛地向群众宣传普及防癌知识，获得了较好的效果。

不过，随着时间的推移，李振权的一些改革措施也引起了一些矛盾，譬如作为管理改革的“不脱产秘书制”，按照该制度规定，院长不在时，秘书有权代表院长管理医疗、教学、科研和行政等各项工作，这与副院长分管上述各项工作的规定有矛盾；秘书的职权大于科主任，而科室实行的是科主任负责制，二者难以兼容。

客观地说，李振权在推动改革和各项工作的过程中，也表现出一定的局限性，比如存在某些方面考虑不周全、处理不善，以及较少顾及班子成员想法和意见的情况。这些为他后来的突然免职埋下了伏笔。

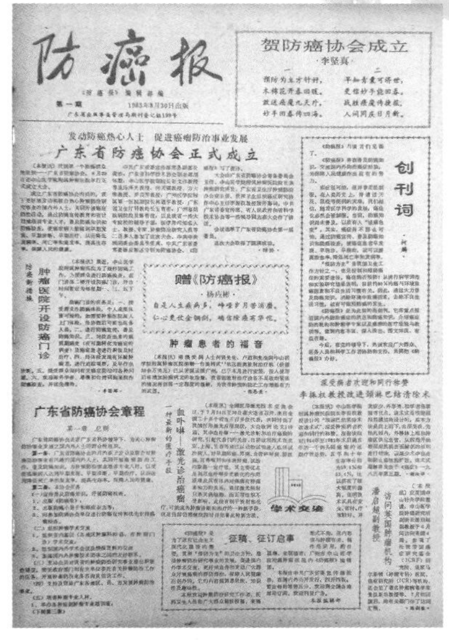

防癌报

第一期　1983年8月30日出版

贺防癌协会成立

·李坚真·

发动防癌热心人士　促进癌瘤防治事业发展

广东省防癌协会正式成立

创刊词

肿瘤医院开设防癌门诊

赠《防癌报》

·杨应彬·

肿瘤患者的福音

深受病者欢迎和同行称赞

李振权教授改进颈淋巴结清除术

广东省防癌协会章程

第一章　总则

血卟啉——激光诊治癌瘤

学术交流

潘启超副教授访问英国肿瘤机构

征稿、征订启事

图4－2－2－9　《防癌报》创刊号

1986 年，中共广东省委免去李振权中山医科大学附属肿瘤医院院长、肿瘤研究所所长职务，将其调往中山医科大学附属第二医院工作。“不脱产秘书制”随后被取消。

1986 年，中山医科大学党委任命副校长朱家恺兼任肿瘤医院院长，管忠震、郑国梁和孙先意任副院长；9 月，校党委任命副校长祝家镇兼任肿瘤研究所所长。

1987 年 7 月，肿瘤防治中心成立，朱家恺担任中心主任，管忠震、区宝祥任副主任，分别兼任肿瘤医院院长、肿瘤研究所所长。

1988 年 10 月，严瑞琪调任肿瘤防治中心副主任，研究所副所长，1989 年 9 月接任所长。

第三章　振兴之路

第一节　科研之春

1978 年，由于全国科学大会的召开成为中国科研领域的重要里程碑，而这一年，也是中山医学院肿瘤医院和肿瘤研究所科研发展里程上硕果累累的一个重要年份。

除由陈剑经执笔，肿瘤研究所、肿瘤医院、中山医学院基础学院、卫生统计教研组合作完成的“鼻咽癌的防治研究”荣获“全国科学大会奖”之外，另有 5 个科研项目获得“全国医药卫生科学大会奖”，4 个科研项目获得“广东省科学大会奖”。见表 4 –3 –1 –1、表 4 –3 –1 –2。

表 4 –3 –1 –1　1978 年度获全国医药卫生科学大会奖的科研项目

项目	单位	科研人员
从鼻咽癌组织培养建立类淋巴母细胞株和分离巨细胞病毒	肿瘤研究所、中山医学院基础学院	区宝祥、方嫦
宫颈癌的防治	肿瘤医院	谭道彩
鼻咽癌的放射治疗	肿瘤医院	潘国英、曾其祥、毛志达、张恩罴、梁培根
颈淋巴结清除术改进术式	肿瘤医院	李振权、曾宗渊、区深明、廖仿荣、陈直华等
鼻咽腔钡胶浆 X 线造影对咽鼻细小癌灶的诊断价值	肿瘤医院	林浩皋、曾其祥

表 4 –3 –1 –2　1978 年度获广东省科学大会奖的科研项目

项目	单位	科研人员
鼻咽癌病毒遗传及环境因素等病因调查研究	肿瘤研究所、肿瘤医院	区宝祥、方嫦
宫颈癌的防治	肿瘤医院、肿瘤研究所	谭道彩
鼻咽癌细胞学诊断、鼻咽癌组织类型及生物学特性	肿瘤研究所	陈剑经、宗永生
舌癌的防治	肿瘤医院	李振权、曾宗渊、区深明、廖仿荣、陈直华等

1986年2月14日国务院批准成立国家自然科学基金委员会（以下简称“自然科学基金委”）。在此背景下，研究所科研资金由原来的行政拨款转变为课题经费申请，科研经费多少则因所申请的具体课题而异。由此肿瘤研究所既一改以前科研经费摊派下发的情形，又改变了原先经费不独立等弱势，完成了一次重大转折。

1981年，研究所申请到科研课题多达13项，其中卫生部重点4项，这些课题都取得了不同程度的成果。1981年12月，在WHO召开的广州国际鼻咽癌学术会议上，肿瘤研究所提交论文达12篇。在肿瘤研究方面，院所依然十分重视传统的鼻咽癌研究。每一年到肿瘤医院看病的新鼻咽癌患者有3000多例，每天新患者约10例。

1980年，院所被世界卫生组织确认为癌症研究合作中心之一；1981年12月，受WHO委托，医院主办了国际鼻咽癌学术会议；1982年9月，李振权出席在吉隆坡召开的第四届国际鼻咽癌研讨会，并报告了鼻咽黏膜增生病变可能是鼻咽癌癌前病变的研究成果。在鼻咽癌科正式建科（1994年）之前，院所即非常重视鼻咽癌的早诊早治，李振权、闵华庆、黄腾波等人开展大规模流行病学调查的同时，在肿瘤研究所的支持下，积极探索鼻咽癌的筛查方法，在鼻咽癌高发地区发现了大量的早期病例，提出并逐步优化了鼻咽癌的筛查方案。1983年，李振权、潘启超、陈剑经主编的《鼻咽癌临床与实验研究》一书由广东科技出版社出版，获当年“全国优秀科技图书一等奖”。1982年2月，医院、研究所联合创办《癌症》杂志，李振权任主编，《癌症》是“文革”后创刊较早的肿瘤学学术期刊之一，为广大肿瘤防治工作者提供了一个交流与探讨的平台。1983年8月，在李振权的倡议下成立了我国第一个群众性防癌组织——广东省防癌协会，并首创我国宣传和普及肿瘤防治“三早”知识的《防癌报》，受到了国内外读者、病友及其家属的广泛好评。1984年，肿瘤研究所设立实验肿瘤研究室，由蔡海英教授任主任，以食管癌及鼻咽癌为研究对象，进行恶性肿瘤的病因、癌前期及其预防的研究。

肿瘤医院在肿瘤化学治疗方面的探索，也逐渐走在了国内同行的前列。医院先后在国内率先进行20多个抗肿瘤新药临床试验，探索并报道了一系列新的化疗方案；同时，在新药临床研究方面也崭露头角，1983年肿瘤医院被卫生部确定为我国首批“抗肿瘤药物临床试验基地”（图4－3－1－1），为抗肿瘤新药的研发做出了贡献。

当时，潘启超教授是抗癌药物药理学的全国学术带头人之一，在国内肿瘤药理学领域有很高的地位。在中西医结合治疗癌症方面，肿瘤医院副院长李国材教授独创治疗肝癌的中西结合疗法。原发性肝癌有“癌王”之称，而李国材教授有“癌王克星”之誉。

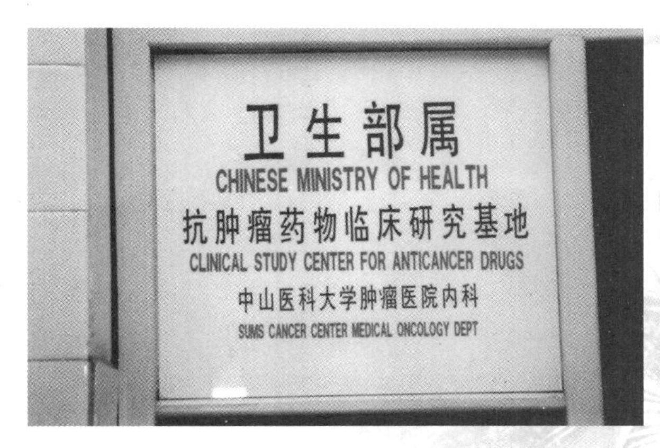

图4－3－1－1　首批“抗肿瘤药物临床试验基地”

1986年7月，经国务院学位委员会审批，肿瘤医院及肿瘤研究所为中山医学院肿瘤学博士点，李振权教授为博士研究生导师。但由于人事变动等原因，后来没有招收博士研究生。

第二节 接力求索[①]

1986 年 9 月，由中山医科大学副校长朱家恺教授兼任肿瘤医院院长，副校长祝家镇教授兼任肿瘤研究所所长。

1987 年，中山医科大学肿瘤防治中心成立，领导和协调肿瘤医院和肿瘤研究所的工作。中山医科大学副校长朱家恺教授兼任中心主任，管忠震任中心副主任及肿瘤医院院长，区宝祥任中心副主任及肿瘤研究所所长。

1987 年 12 月，肿瘤防治中心调整医院和研究所行政办公室，谋求二者的协调合作，并成立了中心办公室及各行政职能科室。

为调整和充实肿瘤中心及肿瘤研究所领导班子，在卫生部全国肿瘤防治研究办公室主任李冰的支持和帮助下，1988 年 10 月，中山医科大学彭文伟校长设法将广西医学院分管科研和肿瘤研究所的副院长严瑞琪教授，调至中山医科大学任肿瘤防治中心副主任及肿瘤研究所副所长；1989 年 9 月，担任肿瘤研究所所长。

（一）平稳发展

肿瘤中心成立前后，中山医科大学致力于打好基础，创造条件，把中心办成医、教、研相结合、院所合一的肿瘤防治中心。

在朱家恺、管忠震等担任中心和医院负责人的这个阶段，教职员工团结融洽，科研工作活跃，医疗质量提高，教学力量加强，工作条件改善，院、所发展平稳。

中心调整了医教科，设立中心科研科、教务科，加强和改善对科研、教学工作的管理，提高了科研基金申请、科研计划执行和科研成果申报等的水平和效率；更加注重肿瘤专科人才的培养。中心的研究、教学工作逐步呈现上升趋势。

在李振权担任课题负责人的“六五”国家攻关项目因人事变动面临困难的情况下，中心通过艰苦努力，排除干扰，积极申报“七五”国家攻关项目，终于在全国专家评审会议上获得通过。项目后来在区宝祥教授等主持下，有关人员经数年研究取得成果，在全国评审会验收时获得好评。

中心还在圆满完成“七五”攻关项目的基础上，经多方努力，又继续申报，获批立项并顺利完成“八五”攻关项目。在“七五”和“八五”攻关项目的研究中，中心与协作单位团结合作，改善和加强了与中山市等地的鼻咽癌防治研究基地的密切关系，协同攻关。

1989 年，中心申请获得美国的中华医学基金会（China Medical Board，CMB）的鼻咽癌研究项目，建立了 CMB 课题实验室，与湖南医科大学合作攻关。CMB 主席从美国来华，到肿瘤研究所视察和检查研究工作，对该项目成果甚为满意。

1988 年以后，肿瘤研究所除了进行鼻咽癌的重点研究和食管癌研究外，增加了肝癌病因发病学和实验预防的研究项目，成立了该项目研究的课题组，并申请获得了国家教委、卫生部和省科委等的课题基金，较早以课题组形式开展研究工作，建立了研究工作室和符合要求

① 本小节内容，部分源自 2013 年二版前编撰小组对中心党委副书记彭望清的补充采访。

的动物实验室。

我研究所还与广西医科大学肿瘤研究所开展合作。严瑞琪及课题负责人曾获“国家科委进步二等奖”（1990 年）等多项成果奖。此课题组在完成科研任务工作的同时，在有关研究人员配合下，还培养了以肝癌为主要研究方向的博士研究生，并积极与临床展开合作。

中心还要求肿瘤医院各科制定重点科研项目，确定了鼻咽癌、肝癌和肺癌为研究攻关重点，组织多学科协作研究队伍；改善了研究条件，完善了科室建制；先后设立了 ICU、激光科、中医科、小儿肿瘤病区。

肿瘤医院的医疗规模得以扩大，医疗质量获得提高。至 1990 年，医院病床数发展到 514 张，正式职工 787 人，年门诊量达到 18 万人次、住院 5700 人次，为华南地区及港澳同胞提供了大量的医疗卫生服务；培训了大量肿瘤专科人才。在提高医疗服务质量方面，中心着力树医德医风，成立了纠风领导工作小组。1991 年 2 月，医院建立了社会监督员机制，主动接受社会监督。

1991 年，肿瘤医院牵头，成立了广东省肿瘤化疗协作组，提高和推动了肿瘤化疗工作，后来协作组发展成中国抗癌协会设下的化疗专业委员会。管忠震被推选为该委员会的主任委员。在全国范围内都发挥了学术传播及提升同行整体专业素质的作用。

1990 年，经国务院学委会审批，严瑞琪教授成为肿瘤学博士研究生导师，潘启超教授为药理学博士研究生导师。肿瘤中心开始正式招收培养博士研究生。1993 年，经国务院学位委员会审批，又增补管忠震教授和闵华庆教授为肿瘤学博士研究生导师。

1980 年，院、所被世界卫生组织（WHO）确认为癌症研究合作中心之一，当时李振权担任合作中心主任；至 1986 年 5 月，合作中心获 WHO 第二次确认，这一时期的中心主任先后分别为祝家镇和区宝祥；1990 年 2 月，严瑞琪接任主任一职，积极实施对合作中心的完善和再建。经与大学动物中心共商，抽出中山医科大学标准化动物实验中心大楼的一层，共建“肿瘤中心标准化动物实验室”，1994 年，标准化动物实验室建成。

每年，合作中心主任都向 WHO 和卫生部科技所提交年度的中、英文报告。1992 年，第二次确认期满，中心即向 WHO 和卫生部科技所提交 1986—1991 年工作总结报告及今后教学的工作计划纲要，并申请再次确认。

1993 年 9 月，WHO 来函予以再次确认，并对中心为 WHO 癌症研究计划的进展所做出的贡献深表赞赏。1993 年，中心再次被确认为合作研究中心后，中心主任、医院院长和研究所所长万德森教授兼任合作中心主任一职。

朱家恺兼任肿瘤防治中心主任的 6 年期间（1987—1993 年）①，全中心院所工作人员艰苦奋斗，积极进取，在医、教、研等各方面工作取得了诸多成绩，为肿瘤中心的进一步深化改革和发展打下了良好的基础。

朱家恺上任后，还着手了医疗科研大楼（即后来的 1 号楼）的筹建准备工作，对大楼的功能结构提出了初步设想。同时，医院积极筹集建造大楼的资金。从 1987 年到 1991 年，共筹集建设资金 1080 万元。

原肿瘤研究所在的东楼两层、西楼（由医院旧门诊改成）两层，因为年久失修（尤其无菌室渗漏发霉，动物实验室不合要求），需要修葺改善。1989—1991 年，在学校和医院的支

---

① 该节内容源自严瑞琪教授提供的补充材料。

持和帮助下，西楼进行了修缮装修，调整了实验室，扩大了研究实验场所，更换了新的动物实验笼具，新增了CMB实验室。中心也关心员工生活，改善了部分职工的住房条件。

同期，作为中心副主任、肿瘤医院院长的管忠震教授，6年间致力于推动肿瘤中心和医院的平稳发展，为医院的建设发展做了不少工作。同时，他还在其专业领域取得了突出的成就。

1980年，管忠震在北京国际肿瘤学术会议上首次报告了阿霉素的临床应用经验。这一报告引起国内肿瘤化疗领域研究人员的广泛关注。自此，阿霉素逐渐走进临床，被越来越多的肿瘤内科医师所认可，并运用于淋巴瘤、乳腺癌和胃癌等恶性肿瘤的化疗，挽救了大批肿瘤患者。凭借994例阿霉素的临床研究成果，管忠震获得了1993年“中华医学会一等奖”。

随后，管忠震主持了多种重要抗癌药物在我国的临床研究，包括卡铂、异环磷酰胺、诺维本、紫杉醇、健择、依立替康、拓扑替康、希罗达、来曲唑、美罗华、吉非替尼等，以及我国首创的基因重组溶瘤腺病毒、羟乙基锗半氧化物（Ge－132）、双环铂等新抗癌药物的研究。其中，羟乙基锗半氧化物（Ge－132）是一种无色无味的口服液体，在完成Ⅰ期临床研究后管忠震及其学生张力开展了一项前瞻性随机双盲（矿泉水作为对照剂）临床研究，否定了当时流传认为锗制剂可防治癌症的说法，试验的结果是阴性，而且该研究开启了中国正规的随机双盲临床研究的序幕。

管忠震对为世界各国沿用的美国斯坦福大学卡普兰教授所提出的何杰金氏病的诊断治疗模式提出质疑，该模式强调通过剖腹脾切除及多部位淋巴瘤活检后进行大面积放疗为主要诊治手段，管教授认为“卡帕兰教授的方法不适合中国国情”，提出“可不可以简化疗程，不做开腹探查手术，而改用化疗为主、放疗为辅”的思路，据此，管忠震提出了简化分期诊断操作、以全身化疗为主、侵犯野补充放疗为辅的治疗策略，并很快运用到临床，取得了成功经验。1984年，在第二届全国血液学术会议上，管忠震及其团队报道了456例非霍奇金淋巴瘤和200例霍奇金淋巴瘤的治疗经验，达到国际先进水平。1990年，在德国汉堡召开的第15届国际抗癌联盟大会上，管忠震把研究论文投给大会，德国科隆大学迪尔教授邀请管忠震代表亚洲经验在UICC大会上做报告。管忠震基于对国情和对霍奇金淋巴瘤的独到认识与理解，创造性地提出在中国这样的发展中国家，应首先选择全身化疗为主的治疗模式，这一先进的治疗理念在报告后得到了不少国内外同行的认可，并为后来许多国际大型临床研究证实。

鉴于管忠震在临床试验开展中的贡献，自1986年起他即担任卫生部及SFDA抗癌药物评审委员会委员，1992年起任主任委员。1986年及1998年先后受卫生部及SFDA委托，负责起草我国《抗肿瘤药物临床研究指导原则》，成为指导国内抗肿瘤药物临床研究的第一个蓝本。1997年，中心内科立项筹建临床试验研究中心，2001年通过国家科技部验收，正式成为国内首个“国家新药（抗肿瘤药物）临床试验研究基地”。管忠震也是国内肿瘤专科人才培养的先行者之一，60年代他率先编写《化疗手册》，后又开办全国肿瘤内科医师培训班；80年代他率先创办《癌症》杂志化疗专辑；90年代创办《肿瘤化疗通讯》；21世纪创建肿瘤化疗专业网站。

（二）宏图初展

1993年6月，中山医科大学宣布，万德森教授任中山医科大学肿瘤防治中心主任、肿瘤医院院长、肿瘤研究所所长。

万德森致力于中心的文化建设，凝聚人心，号召全体员工放下包袱，聚力中心的发展。万德森尊重并爱护每一位院所英才，结合他们各自的长处和特点进行岗位安排。

万德森重视员工收入和福利，采取了很多措施，并身体力行推动职工待遇的改善。1991—1993 年，担任医院常务副院长兼党委副书记期间，经中心主任朱家恺提议，万德森组织成立了由曾宗渊担任主任的改革办，先后制订了两个职工奖金方案。担任中心主任后，万德森一方面尽快推进院所发展，另一方面想办法不断提高员工收入。譬如，集资搞副业，组织职工集资开办小卖部、购买仪器设备等，将赢利作为员工福利，“以副养医，以副补主”。当时，职工住房非常紧张，院所一些中青年业务骨干因之流失。中心将解决职工住房问题作为必须面对和解决的重大课题。

由于买房缺乏必要的资金，一方面，中心筹划找地建房，取得了广州市政府的支持，购买海珠区赤岗 7000 平方米的一块土地，建造职工宿舍；另一方面，万德森因地制宜，拆除 19 号大院旧房，新建了一栋 9 层高的楼梯房，增加了一倍的建筑面积。住房问题得到了很大程度的缓解，由此也稳住了一批中青年业务骨干。

中心专门成立了筹建办，林奕中担任筹建办主任，刘莎和彭望清任筹建办成员，专门负责政府划拨赤岗地块的征地和报建工作。历经 3 ～ 4 年艰难的奔波，中心终于在赤岗开工并建成了 9 层高的新宿舍大楼。

福利待遇的改善，中心的士气一步步提升，人心重新凝聚，院所医护人员热情逐渐高涨，在基础条件非常艰苦的情况下，医院迎接“三级甲等医院评审”，以 970 多分的高分顺利通过，肿瘤医院因此成为第一个广东省三甲专科医院，院、所从此跃上了一个崭新的发展平台。

中心班子重新开启了有关医院建设的规划，着力推动医疗科研大楼的建设，着手拆迁、报建、设计的过程，也为解决资金问题做了寻找合作方的各种努力，为大楼后来的建设打下了坚实的基础。

万德森还特别重视肿瘤防治科普工作，强调预防。早在 1995 年，他就提出了“社区肿瘤学”概念，组织防癌治癌走进社区，还特别编撰了《社区肿瘤学》一书。另主编了“社区肿瘤防治丛书”（7 册）和“中国抗癌协会科普宣传系列丛书”10 册。

1998 年，在万德森的主持下，中心每年举办一届国家级教育项目——全国肠造口治疗师培训班，学员来自全国各地；2001 年，创建了中国第一所世界造口治疗师协会认可的造口治疗师学校——中山大学造口治疗师学校，万德森担任该校名誉校长。

万德森在国内较早系统地开展了 5－氟尿嘧啶肠腔化疗研究，并发表了《应用肠腔氟尿嘧啶化疗辅助结直肠癌根治术的再评价——一项随机对照研究》等系列论文，提出了提高大肠癌疗效的措施。他先后承担了国家“九五”科技攻关、“211”工程、卫生部、广东省科委等多项科研项目，并发表有价值的医学论文 200 多篇。主编了《临床肿瘤学》《社区肿瘤学》《大肠癌》《肝胆肿瘤学》《造口康复治疗—理论与实践》、“十一五”高校教材——《临床肿瘤学》和继续教育医学教材《结直肠癌》《结直肠癌诊疗纲要》等著作。

第三节 创建“三甲”

创建“三甲”医院，是提升医院综合竞争力、打造医院品牌的需要，关系到医院的未来。

1992 年，肿瘤医院确定了创建“三级甲等”专科医院的奋斗目标，医院层面成立了改革领导小组及达标领导小组，制订出了一系列的改革方案和达标措施，大大强化了内涵建设。图 4 –3 –3 –1 为医院创“三甲”动员大会。

1993 年，万德森接任中心主任（院长、所长）后，在其强力推动下，继续带领全中心职工，从完善制度、树立良好医风入手，从规范管理，改善医院环境着眼，全面推进医院向“三甲”目标迈进。

当时具体主管创“三甲”工作的是副院长戎铁华、何友兼、达标办公室主任崔念基等。

1994 年 9 月，肿瘤医院以较高的分数通过广东省卫生厅、市卫生局组织的评审，成功创建为广东省首家“三甲”专科医院。创建工作的开展，也使医院的软、硬件都得到了进一步的改善，医、教、研的发展亦获得了一次全面的提速。

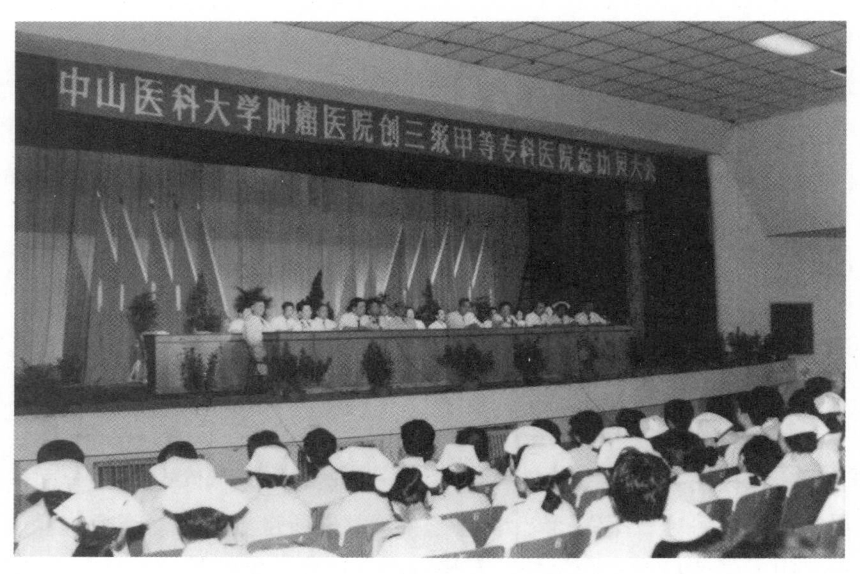

图 4 –3 –3 –1 医院创“三甲”动员大会

（一）制定工作规划，树立良好医风

关键词：达标工作领导小组

1992 年 3 月，医院成立了达标工作领导小组及专门的达标办公室。自此，“达标上等级”工作全面铺开。小组成员包括医院党委委员、行政领导以及办公室、医教科、人事科、总务科、护理部等科室的主要负责人，后勤部门也抽调了部分有管理经验的代表。1994 年 4 月，医院又安排 1 名副书记、1 名副院长和 5 ～ 6 名医生和护士充实到达标办，为创建工作的顺

利开展提供了强有力的组织保障。

关键词：管理组织

医院有运作自如的行政管理组织，还形成了以党委为核心、党政共管的思想政治工作和职业道德教育组织体系。医院还完善了必设的管理委员会，院务委员会、医疗护理质量管理委员会、药事委员会、院内感染管理委员会、病案管理委员会、放射防护委员会、医疗事故鉴定委员会、安全领导小组等相继设立，它们任务明确，制度健全。

关键词：工作规划

达标领导小组制订了《关于把我院建成三级甲等肿瘤专科医院的工作规划》，明确人员分工，深入开展宣传工作，组织全院学习《全国医院工作条例》《医院工作制度》与《医院工作人员职责》，并根据此要求和规定，结合医院实际，制定了《工作制度与工作人员职责》《护理管理制度》和《护士规范》，人手一本，使行为职责有章可循。之后医院对此还进行了二次考核。

医院编写《远景规划》（1990—2005 年）、《院长任期目标责任》、年度工作计划及总结。院领导每周进行医疗行政查房一次，深入科室了解情况，以征求意见，不断改进工作。

在全院形成了“齐动员，抓管理，重软件，达指标，上等级”的创建氛围。

关键词：内涵建设

1992 年 4 月，医院开展了一次以“科室容貌好、服务态度好、医疗质量好、遵纪守法好、廉政廉医好”为主题的年度文明科室检查“五好”评比活动，组织对全院各科室按“标准”对照检查和评分。

党政领导组织有关人员分成四组对 14 个临床医技科室进行检查、综合评比，同时向患者发出调查问卷并统计，对医院服务态度、医疗质量、医德医风、膳食等方面进行摸底调查，找出存在的问题和薄弱环节，掌握第一手资料。

通过这次检查活动，医院领导发现医院工作的薄弱环节主要在“软件”上，即需要加强基础质量管理，提高基本技术水平。根据有关调查结果，当年第三季度，中心党委狠抓各项制度的健全工作，收集、整理和修订了一系列规章制度，累计达 5 万多字。

关键词：标准体系

1993 年，肿瘤医院成立了医疗质量管理委员会、放射防护委员会、病案管理委员会、院内感染控制委员会和药事委员会 5 个委员会。

按照要求，医院对医疗及护理质量、放射防护、院内感染、药事管理、病案质量等实行量化管理：

——将技术指标通过建立三级质控网落实到科室、班组及个人。

——统一全院各病种规范病历及处方，举办了医院第一次病案展览。

——护理部成立了达标委员会，强化基础护理，对护士长进行了适当的调整和充实加强，统一护理操作，将加强医德医风教育与提高护士业务水平相结合，并在胸科及鼻咽癌科首次开展责任制护理，使得护理工作走向标准化、规范化、程序化、科学化的轨道。

——制定了各类各级人员的工作职责和各项质量考核标准，定期进行考核。

在此基础上，医院规范并统一了全院医疗护理与技术常规，完善了对各类各级人员的工作职责和各项质量进行考核的标准体系。

关键词："三基"训练

在全院医技人员中展开"三基"训练（图4－3－3－2），即基本理论、基本知识、基本技能三个方面的训练。医院组织人员学习医德规范、医疗制度、病历书写要求等，规范了病例、医嘱、门诊处方等的书写，使医院的医疗护理质量管理初步走上了规范化、标准化和科学化的轨道。

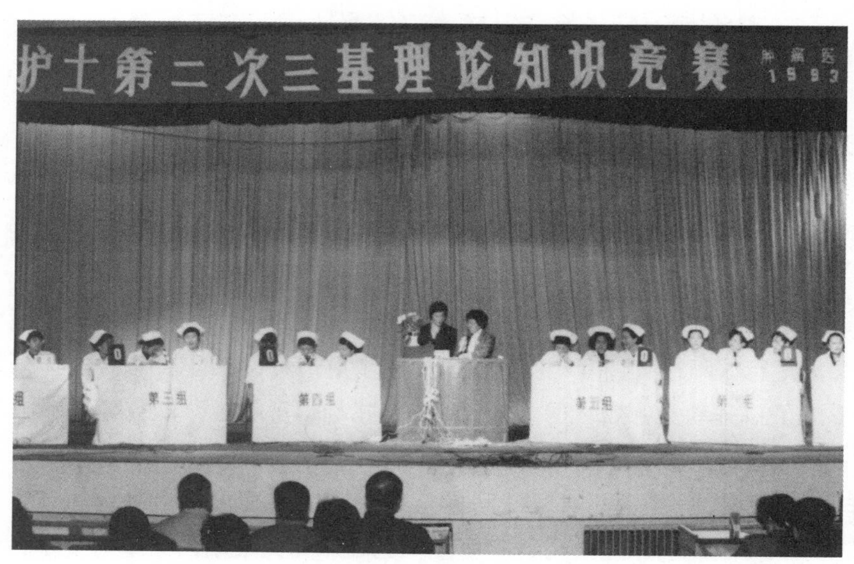

图4－3－3－2　护理"三基"知识竞赛

关键词：医德建设

采取量化医德考核标准和考核办法，建立医德考核制度和医务人员医德档案以及医德表现与奖酬金、升职、聘用挂钩等综合治理措施，并将考核结果与职工奖惩、晋升、使用挂钩。其中，将"红包"问题、收费问题、药品回扣问题作为重点突出问题来抓。中心党政领导率先垂范，仅1993年一年，领导班子成员就拒、退、上交患者"红包"15000多元。

深入进行职业道德教育，提高了全体职工的思想道德素质，使敬业乐业、全心全意为人民服务的精神在全院得到了发扬。

关键词："党风廉政制度建设先进单位"

医院先后被省政府授予"广东省先进单位"，省高教局授予"高校战线先进单位"，省纪委授予"纪律检查工作先进单位"等荣誉；1994年3月，医院被广东省教工委授予"党风廉政制度建设先进单位"等荣誉称号；涌现出一批先进党支部、文明科室及省先进工作者、优秀党员、优秀青年、全国工会积极分子等。

（二）完善科室建制，促进规范管理

关键词：科室调整

1992年1月，成立了审计科，加强对医院经济活动的审计监督。

1993年11月，正式成立预防保健科，积极开展肿瘤宣教、社区医疗保健服务、院内感染控制等工作。

1993 年 8 月，整合了全院的信息资源与技术，新组建了信息科，分辖图书馆、医学统计室、随诊室、电脑中心、《癌症》及《癌症报》编辑部，由一名副院长分管相关工作。使医院统计、病案、财务管理、人事、科研、设备、档案、随诊资料等初步实现了信息化管理，并建立了局域网。

将基建科和房管科合并为基建房屋科。同时，完善了中心 ICU，成立了综合档案室、中心被服站等。

1994 年，医院利用省政府的 200 万元拨款将病房全面改建装修，开设综合一科，收治高干肿瘤患者。此后，又将中医激光科、综合一科一分为二，重新设置为中医科、激光科、综合二科、综合三科，重新建立了鼻咽癌科、高干科、核医学科；将放射治疗科、鼻咽癌科作为重点科室，加大了对这两个科室的投入力度。

关键词：填补空白

医技科室重点装备了营养室，为患者制定饮食治疗标准，还负责患者的饮食查房工作，使患者在膳食营养学方面得到良好的治疗，填补了肿瘤医院的空白。

核医学科聘请了中山医科大学附属第一医院石锐教授担任业务顾问，开展核医学各项检查并进行骨转移癌的内照射等治疗。此外，在门诊观察室的基础上，成立急诊室，急救小组也初具规模。

关键词：探索新的酬金分配制度

1994 年，在副院长曾宗渊的积极推动之下，肿瘤医院探索实行新的酬金分配制度。各个科室的工作量与奖金挂钩，首次打破了医院长期以来在分配体制上的“大锅饭”模式。

（三）改善医疗环境，推动医院全面发展

关键词：装修

到 1991 年，按照卫生厅要求的标准，对医院手术室、供应室重新装修，并重新改造了消毒锅炉房。

关键词：建楼

1992 年，医院制定了新的远景规划。按照规划，将拆除研究所东楼和原放疗东区，新规划的大楼地面有 21 层，地下有 2 层，规划将全院建筑容积率提高到 4.0。

关键词：领导机制

1992 年 11 月，副院长曾宗渊主持召开了中心改革办、总务科、基建科、膳食科、营养室等科室科长、工程师联席会议，成立了五项工程论证工作小组。

会议还确立了以曾宗渊为组长，黄汉腾为副组长的工程工作小组领导机制。

五项工作的重点任务是解决锅炉房、焚烧炉、污水处理系统与洗衣部四大难题。

关键词：对外合作

1993 年，医院分别与珠海香洲医院、粤海公司合办肿瘤治疗中心、综合病区。

与此同时，院内产业也得到了相应程度的发展，如开设综合病区和各病区的特种病床，扩大康复区；开设特需门诊、特需病房等。

此外，医院还兴办多项经营的劳动服务公司，设快餐部、小卖部、车辆保管等。

这些举措进一步促进了医院的发展，加之自 1987 年起，大力开展的增产节约、增收节支运动，医院收益大大增加。

关键词：医疗设备

医院积极进行了医疗设备的更新换代。添置了新型热疗机、深部 X 线治疗机、增购 CT 机、彩色 B 超机、骨髓移植系统等。

医院设有设备科负责设备和计量管理，由行政副院长分管。管理制度到位，分工明确。设备购置有年度计划和 5 年计划。各种大型、精密器械分科有专人管理保养。1988 年以后的 10 万元以上贵重仪器购置前，都进行可行性论证，进货验收严格，并建立档案，下发科室后落实专人管理、维修、保养，并做出成本效益分析。设备科和财务科设有医院设备清单，科室则设卡。

计量工作设兼职管理人员，1994 年医院执行了新的计量单位，对放射设备及强制检定的计量器具，分别由省、市计量部门定期进行周期性检查，精密达标度。

医院还积极开展新技术，增加服务项目，不断提高医疗服务水平，仅 1994 年一年即开展新技术 27 项。

关键词：实验室建设

于 1994 年建成的生物治疗实验室，提前完成了国家教委关于 1995 年底达到二级实验动物标准的要求，并正式投入使用。该实验室是广东省第一个卫生部门认可的可以开展生物治疗的实验室。

不久，动物实验室也建成，并逐渐配备了普通级、清洁级和 SPF 级标准化动物实验室，处于国内一流水平。

● 数字点击

87 万多元——医院筹集 87 万多元，用于医院的环境美化和卫生工作，此举基本上解决了医院存在的水电、蒸气、排污等问题，全面保障了医务工作的正常运作。

1 台——医院购置了救护车 1 台，24 小时值班，备有急救药品、氧气等急救设备，保证医疗、抢救和转送患者的需要。

136. 86 万元——仅 1993 年，医院在基建维修上便斥资 136. 86 万元，确保了无危房用作医疗场所，基本保证了医院医疗工作的需要。

9548 万元——1990 年至 1994 年，业务总收入从 3247 万元升至 9548 万元。

17 万人——1994 年，门诊量突破 17 万人次，住院量 5836 人次。

● 创建光荣榜

——1994 年 9 月，肿瘤医院以高分通过评审，成为广东省首家“三甲”专科医院，“三甲”医院正式挂牌。

——因为整体医疗环境的大大改善，医院可为中国华南地区及港澳等海外同胞提供更全面、更优质、更高效的医疗卫生服务，也为肿瘤医疗界培训了大量的肿瘤专科人才。

——“爱院、爱所，团结协作、乐于奉献”的优良传统与精神风貌在医院深入人心。医院连续 6 年获得东山区“爱国卫生先进单位”。

——医院的发展进入一个新的时期。1995 年医院业务收入达 1.4 亿元，比上一年增加了 30%。

90 年代初，中心的鼻咽癌研究在前期研究的基础上又有了新的突破，并取得了标志性的新成就。

医院在承担国家“八五”攻关项目期间，针对当时鼻咽癌临床分期存在的问题，如分期未能结合现代影像学如 CT 或 MR 的检查，也缺乏大量病例生存曲线的比较，闵华庆、洪明晃、马骏等根据 421 例经 CT 检查、放疗并有 5 年以上随放的鼻咽癌病例，在详细分析国内外分期的优缺点的基础上，首次使用 Cox 回归模型筛选各种 TNM 分期因素，对各种分期组合的 5 年生存曲线进行反复比较，提出了新的鼻咽癌分期方案。新的分期方案中，T、N 分期和Ⅰ～Ⅳ分期的曲线能较好地均匀拉开，可达到预测预后、指导治疗的目的；各期例数分布也比较均匀。

1992 年 11 月，在福州由中华放射肿瘤学会召开的“全国鼻咽癌分期研讨会”上，该分期被广泛接受，命名为“鼻咽癌92 分期”，取代了已使用十多年的“长沙分期”，在全国推广应用，一直使用至 2008 年 12 月。

1976—1997 年，中心走过的 21 年，既是意气风发、豪情万丈、高歌猛进的 21 年，也是栉风沐雨、筚路蓝缕之继续创业、继续发展、继续“长征”的 21 年。

在经历了改革开放的重要发展时期之后，中心为自身的振兴、为下一个新的跨越式发展赢得了先机。

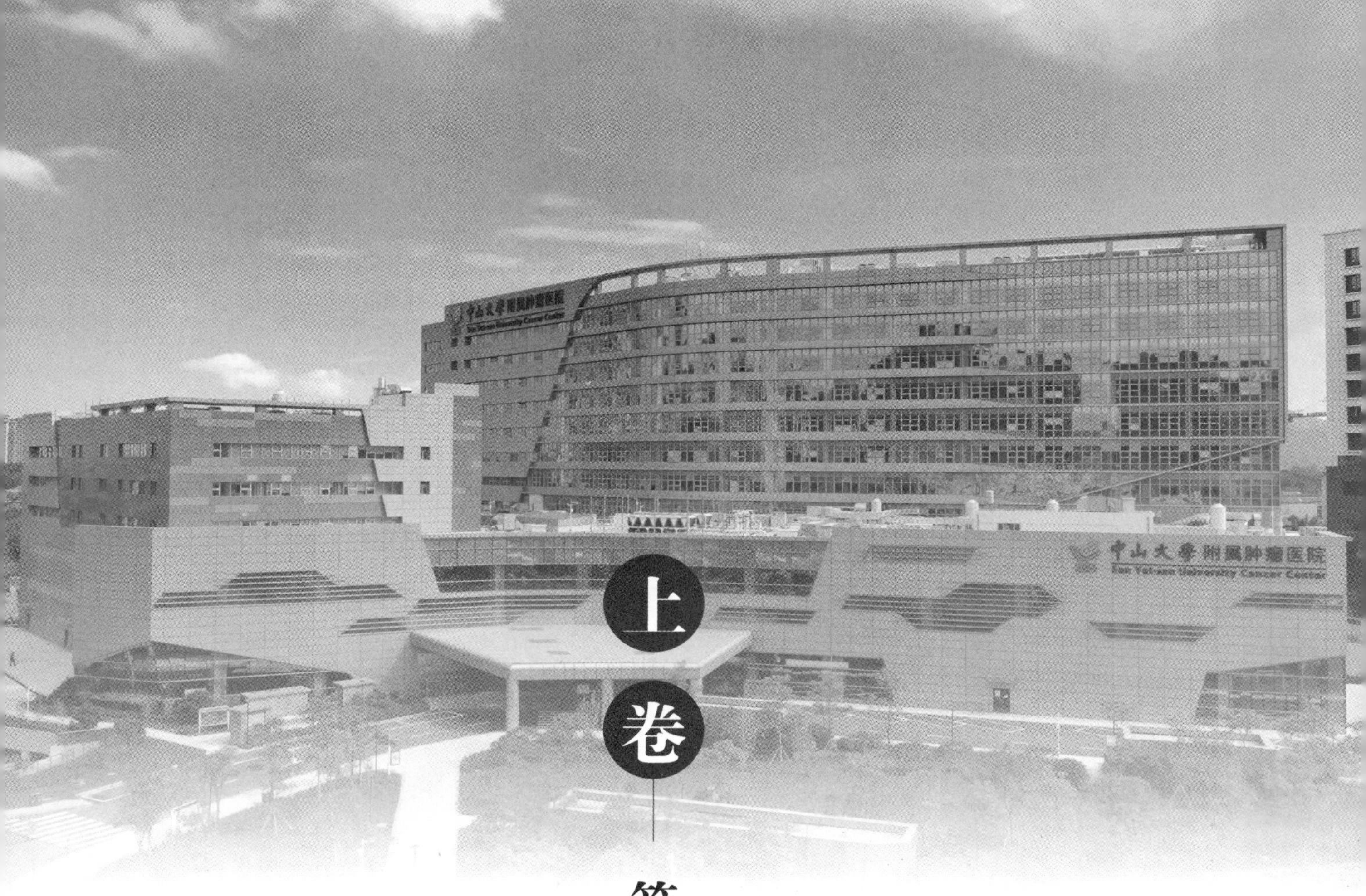

上卷

第五编

新纪元

（1997—2013）

第一章　继往开来

（1997—2008）

20 世纪 90 年代，整个中国进入了改革的又一春，万物欣荣。对于中山医科大学肿瘤防治中心而言，随着新的一轮改革的到来，随着走进新时代步伐的日益坚定，人们意识到，医院发展的第三个春天也将翩然而至了。

1997 年初，年轻的留学归国人员曾益新博士回到中山医工作。中山医科大学的肿瘤防治和研究，在以这位年轻人为代表的新一届领导班子的带领下，翻开了发展史上新的一页。

第一节　海归新班长[①]

20 世纪 90 年代初期，医疗学术界涌现了一股出国热潮，中山医科大学面临着人才流失的困境。1995 年，有留学背景的黄洁夫出任校长，新的领导班子提出，用 5 年时间让中山医的学科建设和整个学校的发展上一个新台阶。于是，召回一批有责任感、事业心、能挑大梁、堪当重任、具有奉献精神的留学人士回国到中山医科大学发展便提到了新班子的议事日程上。

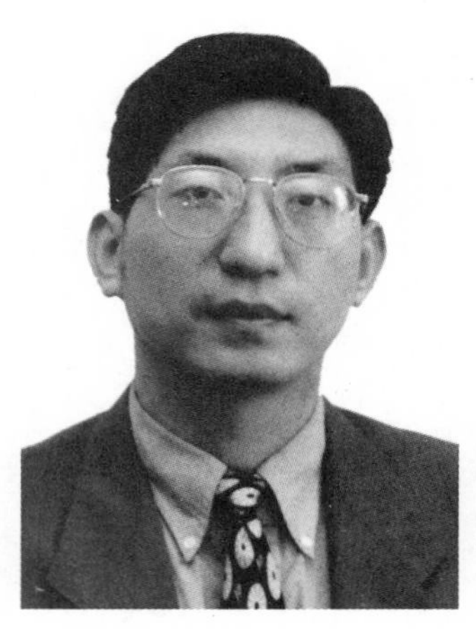

图 5－1－1－1　1997 年初，从海外归来的曾益新博士

1995 年，经赴美开会的黄洁夫与身在美国国立卫生研究院做博士后研究的访问学者颜光美共同策划，一个高端海外人才回归计划成型。

1997 年前后，中山医科大学一次召回 12 位博士集体回国（其中 10 位与中山医科大学有渊源）。

1990 年 7 月，中山医科大学研究生毕业并获得医学博士学位的曾益新，就是这 12 位博士中的一员。1992 年 7 月至 1994 年 12 月，他在日本东京大学医科学研究所、东京都立老人综合研究所以访问学者的身份做博士后研究，1995 年 1 月至 1997 年 2 月，他又在美国宾夕法尼亚大学医学院休斯医学研究所任助理研究员。

1997 年 3 月，曾益新被任命为中山医科大学肿瘤研究所所长和肿瘤防治中心副主任，同年 10 月，又接替万德森教授担任中心主任和医院院长。这位时年 35 岁的青年才俊，是当时全国三甲医院最年轻的院长。见图 5－1－1－1。

曾益新首先被任命为肿瘤研究所所长。他上任后做的第一件事，是与研究所全体同事一

① 本节前半部分主要出自刘巍：《曾益新：修身治院忧天下》，载《中国医院院长杂志》2009 年第 1 期。

起整理实验室。

当时的实验楼像小作坊一样，非常破旧，20 世纪六七十年代遗留下来的过期试剂、瓶瓶罐罐堆得到处都是。曾益新组织大家把没用的、过期的废品统统清理出来。

置身于一大堆瓶瓶罐罐之中，曾益新认为，眼前的还只是看得见的废品，而无形的、过期的科研体制才是当时研究所最大的阻碍。当时，国家的科研体制已经开始提倡引入竞争机制，由行政拨款改为基金制。但是，在肿瘤研究所，计划经济的味道却依然浓厚。

科研任务与资源、人才不匹配，研究所效率较低。比如，实验室资源仍按照科室分配，免疫室、生化室、药理室、遗传室、细胞室等各个科室的空间、资产和人员都是相对固定的，无论有多少研究课题，享有的资源和人员收入一样。课题多的科室空间和人员都不够，收入也不多；课题少的科室，其空间和人力资源使用不足，员工工作积极性受到影响，整个研究所缺乏活力。

为了与国家宏观政策相配套，曾益新引入了已在国外普遍实行的“课题负责人制”，整合所内资源，按照学科带头人申请到的课题规模进行重新分配。这与引入竞争机制的宏观政策完全合拍。

新政策的推出因涉及各方面的利益，刚开始有近 2/3 的人对此不理解，改革颇具阻力。但政策对于研究所的发展、对形成锐意专研的风气以及人才的脱颖而出，意义重大。经过解读、宣传、讨论和反复修改，改革方案最终得到广大科技人员的支持，趁 2002 年新大楼竣工搬迁之际，整体改革方案得以正式实施。

在中心，曾益新带领新班子进行了大胆的制度创新与改革，1998—1999 年是新班子改革的高峰期，首席专家负责制、奖酬金分配方案、缺陷管理制度、科技奖励制度、人事制度改革，都在这两年中应运而生。

“制度化管理是现代化管理的一个标志，”曾益新在科主任会议上诠释创建制度化管理的目的时说，“一个单位的管理要靠制度来进行，尽量避免人为的因素。少一些拍脑袋，少一些经验性的决策，大家都按照规章制度来办事。我们要求把医院的日常管理全部纳入制度范畴中去。绝大部分事情按照制度去走，过程中有不合理的地方再去修改。”

新制度的实施卓有成效。尤其是缺陷管理、奖酬金的分配方案，调动了干部职工的积极性，为中心的快速发展起到了制度层面的保证作用。

这个时期，一项项科研基金通过审批，一项项技术成果崭露头角。中心传统拳头科研项目——鼻咽癌的系列研究，获得国家杰出青年科学基金资助，更将省部级各类大奖纷纷揽入囊中；广东省重点实验室、教育部重点实验室、国家重点学科、国家重点实验室等纷纷花落中心。

为了建立扎实的人才梯队，中心制定了“培养为主、引进为辅”的人才策略，每年选送中青年骨干到美国安德森癌症中心以及其他国际著名肿瘤防治机构学习，并邀请国内外学者来院讲学。对学科建设较为薄弱的科室，则大力引进学科带头人。医院还填补了神经肿瘤、血液肿瘤和泌尿肿瘤 3 个学科空白。

为了提高医疗服务质量，发挥肿瘤专科特色，医院制定了《单病种综合诊治规范》，实行肿瘤单病种首席专家负责制，为每位患者量身定制最优化的治疗方案，受到国内众多兄弟医院的推崇，多家国内肿瘤医院前来考察、学习。

1999 年，曾益新主编卫生部研究生规划教材《肿瘤学》，2002 年该书荣膺“教育部全国高等学校优秀教材二等奖”。

第二节　院所合一的春天

在肿瘤学科领域，主要有两种模式，纯医院型和院所并存型。中山大学肿瘤防治中心属于后者。至于后者，临床诊治和基础研究脱节、临床医生和科研人员互不搭界等问题长期存在。

肿瘤防治中心同样面临着这些问题。30 年来，肿瘤研究所和肿瘤医院均为两个独立的法人机构，财务独立、机构独立，对中心而言，管理非常棘手，如何将研究所和医院真正实现强强联合，从而做大做强肿瘤防治中心，这是以曾益新为首的中心领导班子开始思考的问题。

1998 年初，曾益新签发了一份关于院所合一的请示，报请中山医科大学批准。请示报告对院所合一后的人事、财务、管理等诸方面的细节进行了全新的规划。

1998 年 1 月下旬，中山医科大学下达了《关于同意肿瘤防治中心院所合一方案的批复》，批准了肿瘤防治中心提交的方案。

至此，独立运行了 30 多年的肿瘤医院和肿瘤研究所两条脉络合二为一，肿瘤防治中心的发展也由此进入新的历史阶段。

中心解决了机构融合问题：将肿瘤防治中心设立为一个行政实体和法人单位。院所所有科室直接受中心领导；研究所以科室为单位向医院开放，研究所不另设办公室。此外，人员编制、工资福利待遇等，均按照中心统一规定执行。如，凡 1997 年以前进入研究所的职工，其住房由学校统一分配；之后进入研究所的职工，其住房由肿瘤防治中心安排；等等。

院所合一后，研究所沿袭 30 多年的以固定科室为基本单位的架构，也在逐步走向以课题负责人制为主体的实验室模式。在学科方向上，确定了突出重点、兼顾一般的原则，选定了鼻咽癌防治研究和鼻咽癌易感基因克隆与定位、抗肿瘤药物的筛选和临床试验研究、肿瘤的生物治疗、肿瘤社区防治研究、肝癌的综合治疗研究等为主要研究方向，同时兼顾腹部肿瘤、胸部肿瘤、妇科肿瘤和头颈肿瘤等肿瘤的研究。

肿瘤医院为适应新时期的医疗要求，更好地克服临床和科研脱节的种种弊端，明确了“注重基础研究和临床研究紧密结合，增强创新意识，突出团队精神”的中心思想，稳定了基础研究队伍；还颁布了一些在医务人员中培育科研、临床医疗“两面手”的政策措施。在职称晋升、薪酬分配、干部选拔中坚持三项标准并存。按照这种制度设计，在考察医务人员临床能力的同时，还要兼顾科研能力和国际交流能力。

2001 年，原中山大学、中山医科大学合并组建成新的中山大学，中山医科大学肿瘤防治中心改名为中山大学肿瘤防治中心。中心在新的跨越式发展之路上，又赢得了新的发展机遇。

跨世纪时期的中心，制度改革、创新管理、院所合一、“三大工程”建设、后勤社会化改革、中心医疗科研大楼落成、医院管理年、科技进步月、医院文化建设、参与医改方案制订等，一件接着一件，令人鼓舞；医院业务收入也出现井喷式的增长，与此同时，在亦医亦研亦教的中心，一位位患者得到有效的诊断、治疗和护理；一篇篇高质量的专业文章、一部部专业著作相继问世……

这一时期，中心学术交流和对外交往也渐趋活跃。承办第三届中国肿瘤大会、瑞典王后及公主分别来访、与国际知名研究机构建立合作关系；中心主编的《癌症》杂志，在论文质量、文章规范方面都有长足的进步，并被收录 Medine/Index Medicus，奠定了该杂志在学术界举足轻重的地位。中心由此在国内外业界展示了自己的实力，通过交流活动，也让中心具备了更为开阔的发展视野，并因之不断增长新的推动力。

第三节　中心 1 号楼[①]志

在东风东路与先烈南路交界处有两幢高楼，其中东向那栋 23 层的百米高楼，是于 2002 年 4 月投入使用的中山大学肿瘤防治中心医疗科研综合大楼，2013 年正式更名为 1 号楼，朱红瓷砖、蓝白大型玻璃窗、现代化建筑设计，浑然天成。

1 号楼集门诊、医技、住院、教学、科研、办公、后勤等功能于一体，它的落成，标志着肿瘤防治中心的硬件建设从此迈进国内一流医院的行列。8.9 万平方米的建筑面积，18 间层流手术室、远程会诊中心及现代化实验室、供应室，22 台电梯，国内第一条轨道式医用物流系统。此外，还配备了全封闭中央空调、自动制供氧气系统、智能化管理及背景音乐系统。

这是一项"跨世纪"的工程，1975 年开始申请用地，1986 年正式筹建立项，1998 年开始动工兴建，2002 年 4 月落成。

（一）征地拆迁

随着患者的增多和对就医环境要求的不断提高，医院的基础设施建设显得尤为重要。尽快改变医院的硬件环境，一直是肿瘤医院亟待解决的问题

大楼在李振权时期开始正式筹建立项。实际上，在李振权担任院所领导之前的 1975 年，医院就因建电子加速器治疗用房向广州市城市规划局申请用地一事。而这件事后来被看作中心 1 号楼兴建的发端。广州市规划局 1975 年下达征用土地通知书，同意医院征用执信路西边地段，面积为 4044 平方米。

用地的问题历来是大型基建项目的难题，在 1 号楼的兴建过程中，批地、拆迁等难题也往复出现。

1975 年，按照批复文件要求，医院办理了部分土地的征用手续，兴建电子加速器医疗用房和其他的附属用房，用地面积约 2179 平方米。但是，由于此时剩余地段内有 37 户居民房，工程建设无法继续。

1982 年，新一任院所负责人李振权向广州市规划局申请民房搬迁用地。规划局将环市东路水荫岗一片划给肿瘤医院，作为电子加速器治疗用房的民房搬迁用地。卫生部下拨医院"电加民房搬迁"项目投资 62 万元。[②]

1986 年，1 号楼开始正式筹建立项。

1987 年 3 月 5 日，广州市规划局正式批准肿瘤医院征用先烈南路 61—75 号、执信南路

① 初称"中心医疗科研综合大楼"，后着手建设中心西大楼后，改称"东大楼"；2013 年更名为"1 号楼"。

② 中山医科大学肿瘤医院：《请市规划局批准我院继续征用白灰里土地的报告》。

白灰里1—15号，核准面积为4110平方米。[①] 这块地还包括眼科医院（现中山大学眼科中心）职工宿舍，占地面积约150平方米，宿舍面积约556平方米。此时，中山医科大学副校长朱家恺已接替李振权兼任中山医科大学肿瘤医院院长，1987年7月成立中山医科大学肿瘤防治中心后，朱家恺兼中心主任，管忠震任副主任、肿瘤医院院长。

按照广州市规划局的这次批文要求，医院除需要负责现住户搬迁外，还要额外负担红线外“扩宽马路线”的39户116人、2000多平方米的搬迁任务。[②] 民房的搬迁任务很快得到了初步解决，1989年8月28日，医院在广州市环市东路、水荫西路建房42套，作为民房搬迁用房。

1988年3月5日，广东省计划委员会批准面积16500平方米、投资600万元的中心大楼兴建计划。[③]

此间，大楼建设得到了有关部门的大力支持。1989年8月，肿瘤医院申请办理临时“土地使用证”，学校出具证明向广州市城市规划局办理了第一期工程红线变动手续；经基建科两年多的努力，9月，在市房地产管理局征地办的支持下，广东省第八建筑工程公司承包大楼工程并配合搬迁工作，白灰里1—15号得到全部安置，房屋全部拆除。

拆迁安置资金分别得到了卫生部和中山医科大学的大力支持。1985年12月27日，卫生部拨款40万元；1987年7月29日追加182746.50元，两次共拨款582746.50元，建造宿舍2000平方米，用于安置征用广州市先烈南路61—75号、白灰里1—15号地段的居民，兴建电子加速器放射治疗用房工程。

中山医科大学同意在“七五”规划中拨款120万元，建造2000多平方米的肿瘤研究所用房。未料一波三折，一直悬而未决的眼科医院职工宿舍搬迁工作这时又成了焦点。

当年，时任广东省省长陈郁批给肿瘤医院的土地中，有一部分是眼科医院职工宿舍和白灰里的几十户居民用地，之前白灰里1—15号的居民安置房基本解决，而眼科医院职工宿舍却还未开始，拆迁工作遇到了极大的阻力。

时任中心主任、医院院长和研究所所长的万德森多次去政府寻求领导的支持。经过不计其数的会议协调，学校领导人、医院负责人多方交涉，最后达成协议：肿瘤医院支付眼科医院补偿费350万元，双方从实际出发，共同解决搬迁问题。先烈南路扩建道路37户民房的搬迁，由市政府给予帮助，医院承担280万元的搬迁费作为补偿。

在各方面的努力下，肿瘤医院建楼的用地问题终于解决了。

（二）规划设计之旅

有了地，大楼如何设计，如何建设，也是摆在当时医院领导班子面前的一个课题。

1989年9月11日，中心主任朱家恺经与广东省建筑设计院面商，初步确定委托广东省设计院负责大楼设计，于1990年1月18日正式签订设计合同，按照合同商定的方案，整个建设规模16500平方米，总投资约1500万元。

① 广州市规划局〔87〕城地批字第166号文。
② 中肿上报〔1987〕003号：《关于眼科中心白灰里地段职工宿舍用地问题的意见》。
③ 广东省计划委员会，粤计资字141号文件。

整个设计方案也经过了几次修改。第一次修改决定中心大楼扩大建设规模，将原来的15层改为建成17层。1991年，广州市规划局将建设规模扩大到23层（地面21层，地下2层），20735平方米，比原计划规模扩大面积4235平方米，土建总投资1500万元。①

1991年，医院领导考虑到总体规划尚未适应当前经济发展形势的要求以及将来的发展需要，对规划方案又进行了一次较大的修改，将医院整个功能体现在东部和中部，取消23层综合楼的建筑规划，拟将中心大楼扩建成25层。另外，在中心中部，拆除原来的门诊大楼、华侨门诊部等，建造一块优美的绿化带。

1993年，中心党政领导和专家在研究论证后，复又决定沿用原来23层的大楼设计，在其基础上扩大建筑面积并进行形状的修改，地下2层及首层至5层为裙楼，第6层以上由圆柱形改为“凹”字形，每层建筑面积为2100平方米左右，总建筑面积为5.2万平方米。②

（三）艰辛与苦楚③

在万德森任中心主任时期，东大楼的筹建工作取得很大进展，班子做了大量基础性的工作。其中，万德森为之所付出的心血，遭遇的艰辛和苦楚，鲜为外人所知。

当年的拆迁工作非常艰难。对于拆迁，那时完全无法可依，政府也没有明晰的政策和标准，中心筹建办必须一家一家上门与居民协商。当时面对100多家住户，肿瘤中心绞尽了脑汁。万德森也天天召集会议，全力推动此事。对于一些特别难以协调的拆迁住户，为解决问题，关键时刻万德森亲自出面协调处理。为了办理拆迁和土地使用证等手续，万德森带着班子成员无数次地跑政府，跑建委，跑市房管国土局。

（四）巧解资金难题

1号楼远景规划初步完成后，资金的问题又浮出水面。到1991年，医院自筹资金已落实到1080万元。但与预算的2800万元（土建预算1512万元、设备预算929万元，再加不可预见费用15%即370万元）相差甚远。

1992年，院长万德森和中心班子决定积极寻找合作伙伴加以解决资金问题，先后与美国百利国际开发公司、美国投资集团（USA Investment Group）等商讨合作事宜，但因一些客观原因被搁置。直至1997年，中心主任曾益新请《广州日报》等媒体记者来做报道，反映情况。《广州日报》以“治肿瘤，住危楼”为题，在头版头条刊登了反映肿瘤医院现状与困境的新闻，报纸发行后引起各界巨大反响。

广东省政府考虑到当时的实际情况，给中心财政拨款3800万元。后来，随着中心的发展壮大，经济实力越来越强，建设大楼的资金主要还是来自中心的自筹。

---

① 广州市规划局〔91〕城发字第300号复文。

② 中肿新规［1993］08号，关于中心自筹资金建设“教学、医疗、科研综合大楼”的修改设计方案报告。

③ 本小节内容主要源自万德森和现任中心副院长彭望清的回忆。

（五）大楼是怎样盖成的

好事多磨。在曾益新上任前夕，中心收到广州市政府的通知：市政府准备将中心建大楼的工地、陈家祠广场及火车站站前广场等地改建为绿化公园。

来之不易的待建土地，凝聚了中心人的心血，中心班子认为绝不能轻易放弃中心几代人的努力。为此，曾益新带领班子成员，开始奔波游说。

对于游说，曾益新的切身感受是：比搞科研的难度大多了。在足足劳累了一个月后，新班子终于把地给要了回来。

地要回来了，但规划局对规划方案做了些修改：把楼往西面移 10 米、平行往南面移 5 米，同时综合大楼 1 楼和 8 楼架空建造绿化区。

待大楼主体工程完工以后，中心领导班子全体人员再次敲开了规划局局长的门，反映1 楼和 8 楼架空建绿化区域并不科学的问题。经过多次交涉，规划局最后派人到中心来考察，并在中心召开了现场办公会。

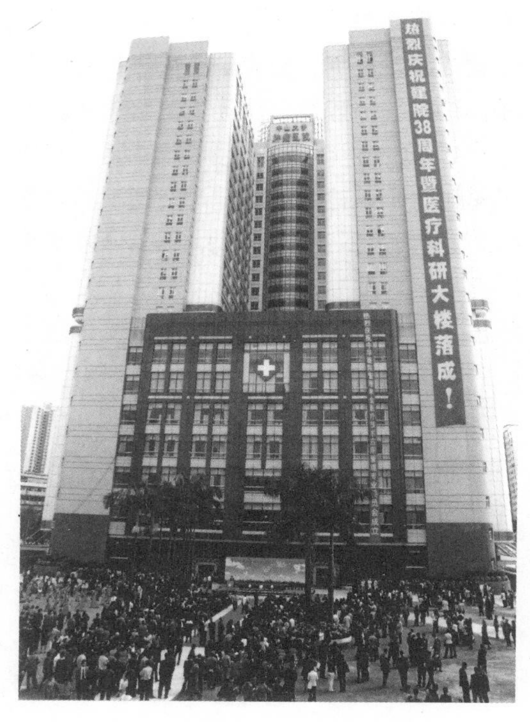

图 5 – 1 – 3 – 1　2002 年 1 号楼落成典礼

中心就此方案做了专业的分析及学术报告，临摹对比，还另行设计了一个新方案，将原门诊楼和住院东楼全部拆掉，建一个大型的绿化广场（位于现在的地下放疗中心）来替代 1 楼和 8 楼的绿化空间。令人信服的“学术报告”说服了规划局的官员，他们终于同意把首层和 8 层改为业务用房，并同意首层外加一个夹层（相当于两层，大大提高了使用面积）。

2002 年 4 月，总投资 3. 8 亿元、建筑面积达 8. 9 万平方米的中心 1 号楼终于落成（图 5 –1 –3 –1）。大楼落成之时正值肿瘤医院建院 38 周年之际，当时，国内多家主流媒体对医院建院 38 年的奋斗历程、名医名家和医教研新特色、新成就及改革与发展的新思路、新举措进行了全方位的报道。

大楼投入使用后的作用也迅速显现出来。当时，中心病床扩至 1000 多张；医院正式开设了神经、泌尿科及内镜生物治疗科，并独立建制设立了中心 ICU（重症监护病房），手术室扩大到 18 间；原来破旧的 800 平方米的研究所，变成了 3360 平方米的现代化实验研究部；建立了功能先进的供应室；设立了国际会议中心；建成了职工餐厅；每个病区都配有教学会议用房。这一切，都为中心医教研的全面发展奠定了坚实的基础。

一座综合大楼，凝聚了几代人的心血和智慧。作为一项宏大的工程，该大楼最终的结算价是 3. 8 亿元（包括设备、家具）。中心主任曾益新曾说：“无论从其单体建筑的规模、功能的先进性，还是建设过程的波折、建设周期的长度，中心综合大楼都很值得总结。”而在整个大楼的筹备、立项和建设过程中，创业者身上所表现出来的百折不挠和一往无前的精神，是肿瘤防治中心宝贵的精神财富。

第四节　再战“广东癌”

由于全世界大约80%的鼻咽癌发生在中国，其中绝大部分病例集中在广东省，因此，鼻咽癌的防治研究，一直是院所研究的重点之一。

为进一步提高鼻咽癌的治疗效果，1997 年，在鼻咽癌 92 临床分期的基础上，闵华庆、洪明晃率先推出了鼻咽癌分层综合治疗方案，推动了鼻咽癌的规范治疗。闵华庆、洪明晃教授组织对大宗病例进行了前瞻性综合治疗研究，并通过分层分析对不同病况的患者提出了相应的治疗方案。同时，针对不同类型的复发患者开展各种救援治疗，首创“上颌骨－鼻内翻进路”切除鼻咽病灶，率先将鼻窦内窥镜技术应用于复发病例的诊治，使 5 年生存率明显提高。

1998 年，在广东省优秀科技专著出版基金会的推荐与资助下，闵华庆主编的《鼻咽癌研究》一书出版，该书总结了数十年来鼻咽癌基础研究和临床进展的成果，对鼻咽癌病因发病学方面的研究、临床早诊以及个体化治疗起到了重要的推动作用。1999 年“鼻咽癌 92 分期和治疗研究”获“广东省科技进步一等奖”。

2000 年，闵华庆、洪明晃等综合全院在鼻咽癌流行病学、早诊早治、临床分期、分层综合治疗、救援治疗以及预后研究等方面取得的成绩，总结完成“鼻咽癌防治系列研究”，获 2000 年度“国家科技进步二等奖”。

鼻咽癌发病是遗传、环境、EB 病毒感染等因素相互作用的结果，它是一个非常好的研究模型，阐明鼻咽癌的发病机制对其他肿瘤研究有着积极的指导意义。[①]

1998 年，在国家杰出青年科学基金等的支持下，曾益新牵头组建“鼻咽癌分子遗传学研究”课题组，踏上了寻找鼻咽癌易感基因位点的漫漫长路。1999 年，中心获广东省科技厅批准，成为广东省鼻咽癌诊治研究重点实验室。

从一个由 30 亿碱基、3 万多个基因组成的完整人类基因组中，寻找零散的易感基因位点，是一个庞大的科技工程，涉及基础医学、临床医学、流行病学、生物信息学、分子生物学等多个学科。在曾益新的带领下，这个由多学科人才组成的课题组首先整合中山医科大学原有的鼻咽癌患者病理资源、搜集相关数据，采集临床标本，逐步确立研究路径。

2002 年，课题组的研究获得突破，他们利用“反向遗传学”方法，在鼻咽癌的高发家系中寻找突破口，通过鼻咽癌患者的血样进行全基因组扫描、遗传连锁分析和精确定位，将鼻咽癌易感基因锁定在人类 4 号染色体短臂 4p15. 1—q12 区域上。这一重要发现，在寻找鼻咽癌的易感基因、揭示鼻咽癌发病机理的征途上迈出了第一步。

这一成果发表在 2002 年 8 月的国际权威学术杂志《自然遗传学》上，被评为当年“中国医药卫生十大科技新闻”和“中国高等学校十大科技进展”。

首战告捷后，课题组再接再厉，将定位区域的全部基因进行重新测序，筛选与鼻咽癌密切相关的基因变异位点，最终锁定易感候选基因。在鼻咽癌的高发家系中，大多数患者都携带这个变异位点。该项成果发表在 2006 年 1 月美国出版的肿瘤领域权威刊物《癌症研究》

---

① 娟子：《鹰的哲学的践行者——记中国科学院院士曾益新》，载《中国生物医药技术》2007 年 2 月第 2 卷第 1 期。

上。鼻咽癌易感基因的发现，确定了鼻咽癌的发病具有很强的遗传背景，并在 EB 病毒及环境因素等后天因素的影响下发生。

除了寻找易感基因位点，课题组还在国际上首次完成了一株鼻咽癌来源 EB 病毒的全基因序列分析，发现其与国际发表的普通 EB 病毒序列相比，有约 2000 个位点的变异，同时还证明了该病毒在广东鼻咽癌 EB 病毒亚株中具有普遍代表性，他们把它命名为“广东 1 号”（GD1），发表在国际权威的《病毒学杂志》上，后来还被评为首届“中国百篇最具影响优秀国际学术论文”。

在 2008 年由中国首次承办的国际 EB 病毒大会上，曾益新倡导组建国际 EB 病毒基因组研究协作组，目前有 7 个国家的 8 个课题组参与其中。

课题组还研究发现，鼻咽癌肿瘤细胞中存在恶性程度极高的“肿瘤干细胞”，它对常规治疗不敏感，成为肿瘤转移、复发的罪魁祸首。更重要的是，他们还首次提出了“基因组不稳定性是产生肿瘤干细胞的重要原因”这一新的假说，并通过一系列的实验予以证实。该研究成果分别发表于美国权威学术杂志《癌症研究》和《生物化学杂志》上。

作为新一代鼻咽癌研究的领军人物，曾益新认为，鼻咽癌研究是一项继往开来的事业，“科学研究是一场寂寞而艰苦的长跑，我们必须特别认真和勤奋”。[①]

2005 年是 43 岁的曾益新教授人生道路上不平凡的一年，这年他成为中国科学院医学界最年轻的院士之一。2008 年 11 月，他又成为发展中国家科学院（原第三世界科学院）院士（图 5 –1 –4 –1）。

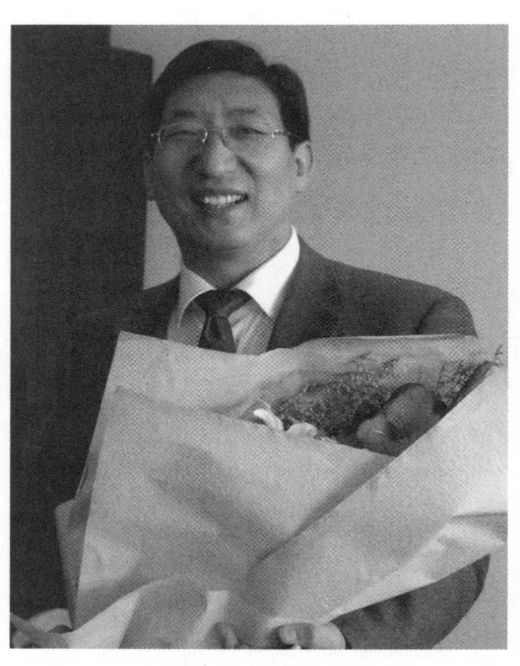

图 5 –1 –4 –1　2005 年曾益新教授当选中国科学院院士

① 罗艾桦：《挑战“广东癌”——记华南肿瘤学国家重点实验室主任曾益新》，载《人民日报》2006 年 6 月 15 日，第 14 版。

曾益新作为科研项目的第一负责人所获的主要荣誉有：2002 年教育部推荐国家自然科学奖一等奖；2003 年中华医学科技奖一等奖；2003 年广东省科技进步奖一等奖；2005 年国家自然科学奖二等奖。同时，他还曾获得“教育部优秀骨干教师”“卫生部突出贡献中青年专家”“国务院特殊津贴专家”“团中央中国青年科学家奖”“何梁何利科技奖”等荣誉。

第二章　世说新语

创新，是一个组织、一个团队进步的灵魂。新的历史时期，肿瘤防治中心的创新之路走得更快、更宽。

体制、管理、医疗、科研、教育、文化建设等，莫不如是，中心因之进入了一个跨越式发展的新阶段。

在创新的旗帜下，在跨越式发展的征途中，中山大学肿瘤防治中心走过了一段闪光的路程，留下了一个又一个珍贵的镜头。

镜头一：文化建设

一种文化或者是一种精神，在不同的行业有它的职业属性，它实际上也代表了一种职业尊严。在肿瘤防治中心，塑造自己的文化品格，也成为医院现代化进程中的重要内容。

中心充分认识到文化建设在推进医院现代化进程中的重要作用，倡导加强制度文化与人文管理并重的新理念。

2002 年医院谱写出院歌、设计了院徽，统一了医院标识，确定了“诚实、友爱、敬业、创新”的医院精神。

2004 年，广东省出台《广东省医疗卫生机构及其工作人员索要、收受“红包”、回扣责任追究暂行办法》，结合卫生部有关开展“卫生行业八不准”等行风条例的实施，中心领导班子向全中心员工发出了“致全体员工的公开信”，管忠震、万德森、闵华庆 3 位德高望重的老教授发出了“倡议书”，号召全体员工恪守职业道德，廉洁行医。(图 5 –2 –0 –1)

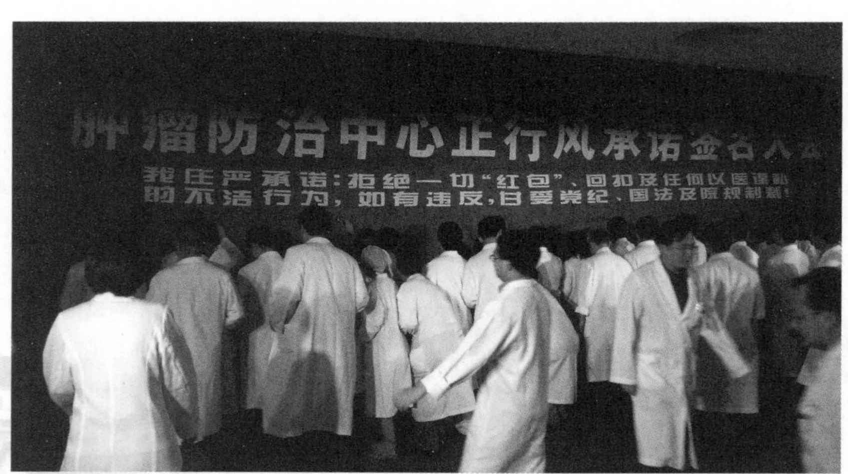

图 5 –2 –0 –1　医务人员庄严签名拒收红包

5月21日下午，中心隆重举行正行风承诺签名仪式。中心领导带领300多名医务工作者在写着“我庄严承诺：拒绝一切‘红包’、回扣及任何以医谋私的不洁行为。如有违反，甘受党纪、国法和院规制裁！”的宣誓横幅上，郑重地签上自己的名字。签名仪式是中心作为中山大学第一家附属医院向社会做出的承诺。

2007年1月中心举行了谢志光、梁伯强、林剑鹏、李振权、李国材、管忠震、区宝祥、潘启超、闵华庆、潘国英10位开院元勋、名专家、名教授肖像的揭幕仪式，激励后辈学人汲取先贤风范，传承优秀文化传统，造福社会。

2007年、2008年中心党委先后举办革命传统教育之旅——“红色之旅”活动，组织党员前往韶山和井冈山等地参观学习，进行革命传统教育和理想信念教育。

中心继承优良的传统，坚持自1983年开始的、每年3月的“文明优质服务月”活动，通过丰富多彩、每年形式各异的活动内容，在整体推进医院管理的基础上，突出强调医疗护理基础质量，优化服务流程，改进服务态度，给患者提供方便、快捷、高效、优质的服务，从而达到加强中心内涵建设，提高中心核心竞争力的目的。

每年的4月举办“科技进步活动月”，其间邀请国内外著名的专家前来讲学，为员工创造听取高水平的学术讲座的机会；并举行中英文演讲比赛、科技辩论比赛和优秀科研论文评比活动，加强各层面的交流。

每年5月召开庆祝国际护士节与表彰大会，6月开展“纪律教育月”活动。

镜头二：体制改革，创新管理

体制的改变，管理制度的创新，给中心带来了重大变化，在院所合一的新体制下，中心从各个层面推行管理新举措。

● 大事件点击

关键词：首席专家负责制

1998年，中心在国内率先推出单病种首席专家负责制。制定与实施单病种综合治疗规范，为每一位患者打造个性化的治疗方案，为肿瘤专科医院发挥自己的特色开辟了一个方向，也吸引了很多国内同行前来交流学习。

关键词：奖酬金分配

1998年2月5日，中心制定《中山医科大学肿瘤防治中心奖酬金分配方案》，体现“多劳多得、奖勤罚懒”，按效益取酬，在提高社会效益的同时，兼顾了医院的经济效益和职工的劳动收入，方案的实施在各方面取得良好效果。

2002年，中心重新调整酬金分配方案，按劳动、资本、技术和管理等生产要素与贡献进行分配的原则，使科室、职工的工作效益与个人经济收益紧密联系起来，大大调动了职工的积极性。

另外，中心还专门制定了《中山医科大学肿瘤防治中心引进专业人才暂行规定》《关于临床科主任责任津贴的分配办法》等新的管理规定。

2005年中心开始实施岗位津贴制，凸现管理岗位的职责价值。

关键词：缺陷管理

1998年8月，中心在全国卫生系统内率先出台《中山医科大学肿瘤防治中心缺陷管理实施方案》，主要是针对中心存在的一些工作缺陷和管理问题进行改革。

通过对工作缺陷的处理和综合目标管理考核，将考核和处理结果与奖金挂钩，严重的还要按规定给予当事人以行政处分，通过进行工作的缺陷管理，实现了“依法治院”。

关键词：人事代理

1999 年，中山医科大学与广东省人才交流中心签订人事代理协议，此举进一步深化了人事制度改革，引入竞争机制、完善用人制度。学校根据“老人老办法、新人新办法”的原则，从 1999 年 9 月起对中山医全校范围内新接收的各类毕业生及从外单位调入的各级各类属于学校事业编制范围人员全部实行合同聘任制管理办法和人事代理制度。

这一重大举措，将“单位人”变为“社会人”，落实单位用人自主权，建立了能进能出、能上能下的新型用人机制；同时也有利于打破人才单位所有制和部门所有制，促进人才的合理流动。这是中心和学校的一次人事制度重大改革。

关键词：后勤社会化

2002 年搬迁新大楼后，实行后勤管理社会化，先后与西樵山大酒店与专业的公司对职工饭堂和营养室进行专业化管理，引进星级服务，获得好评。

关键词：班子换届

2008 年 10 月，肿瘤防治中心行政领导班子换届，产生了新一届行政领导班子：曾益新、傅剑华、徐瑞华、马骏、彭望清。新一届领导班子在年底召开的发展战略研讨会上，向中层以上干部、副高以上人员和职代会代表阐述了任期内的工作思路和工作目标。

关键词：医院管理年

2005 年，卫生部围绕“医疗安全、质量、服务和费用”四个核心问题在全国范围内开展“医院管理年”活动。中心将“医院管理年”活动当作提高医疗管理水平的契机，注重建立长效的医疗管理机制，有效提升了医疗服务的品质。

关键词：制度建设

健全并落实医疗质量和医疗安全等核心制度；严格规范医院和医师的诊疗行为；修订各类医疗知情同意书，统一规范各项检查申请单的格式；完善和修订了三级医师查房制度、术前讨论制度、死亡病例讨论制度等七项制度；修订了医疗技术咨询、放射防护等六个委员会的工作制度和工作职责；强化“三基三严”训练及医疗安全教育；重新修订了本院的护理工作核心制度和护理安全操作指南；建立护理三级质控网，明确各级质控员的职责，防范护理差错、事故发生，同时不断探索肿瘤专科病房的护理模式。

中心要求各科室根据每季度医疗质量交叉检查存在问题进行整改，同时结合每年各季度医疗质量交叉检查及文明优质服务月优质医疗文书活动、医疗质量奖评选活动，持续改进医疗服务质量。

2006 年，中心组织各病种专家修订和补充各单病种的诊疗规范，出台《肿瘤单病种诊疗规范管理规定》和《单病种首席专家工作职责》，并逐步开展单病种多学科联合门诊。

关键词：“三大”工程建设

2006 年中心启动并积极推行“三大”工程建设：

以建立科学的人力资源管理及财务成本管理为核心的管理工程，逐步完成了中心定岗定编体系的设计，实行科学的人力资源配置；2007 年，中心经过调研和广泛征求意见，确立了“按岗取薪、岗变薪变”为基本原则的合同聘用人员薪酬体系；2008 年，在艾力彼医院管理有限公司的配合下，中心完成了人力资源定岗定编项目，为建立科学的人力资源管理及全成本核算奠定了基础。

建立以亚洲最大的地下放疗中心及西大楼为目标的二期基建工程放疗中心。2007 年 1 月，举行中心二期工程建设奠基典礼；2008 年底，地下放疗中心落成。

建立以临床诊疗、教学和科研一体化的肿瘤专科数字化医院为蓝图的信息工程。2008 年 HIS（医院管理信息系统）、LIS（检验信息系统）上线；获批卫生部 400 万元资助建设以放射影像为核心的 PACS/RIS 系统项目。

关键词：干部培养选拔制

2006 年，廖振尔担任中心党委书记，党委坚持党管干部的原则，在干部培养和选拔上，强化中层干部的考核，注重对中层干部的指导、管理和培训，并在管理权限范围内建立党委对中层党政管理干部、学科带头人和专业技术骨干的科学有效管理机制，配合行政领导建立健全后备干部和专业技术人才队伍建设制度，把培养后备干部和人才列为各科室负责人的任期目标责任。

党委还在增强中心执行力、增强领导干部解决实际问题的力度方面做出了成效。

关键词：职代会常设委员会，民主管理

2007 年 6 月，在中心召开第七届第一次教代会暨第十八届第一次工代会之际，中心主任明确倡议要成立职代会常设委员会，让广大职工主动参与到管理中心各项重大事务中来，并有权对行政领导发起不信任投票。这项决议在分组讨论中得到了职工代表的热烈拥护。

2008 年 3 月，医院召开教职工代表大会，通过发表就职演讲，由职工代表无记名投票从 14 名候选人中选举产生了 7 名教职工代表大会常设委员会委员，组建成立教职工代表大会常设委员会。当日，教职工代表大会审议通过了《中山大学附属肿瘤医院教职工代表大会常设委员会工作规程》(下称《规程》)。

《规程》指出，职代会制度是本医院管理体制的重要组成部分，在党委的领导下，教职工依法行使民主权利、实行民主管理、民主监督的基本途径和形式，是医院领导广泛听取教职工意见、促进决策科学化、民主化的重要渠道。职代会常设委员会是职代会的常设机构，负责听取教职工的治院主张及对各类政策的反馈意见等，并通过监督、督办、问责和追责，实现对医院各级管理层的监督。

《规程》认为，常设委员会的组成应具广泛的代表性，能代表本医院各层次、各系列人员的权益，反映员工的呼声和意见。常设委员会委员的职权包括监督权、调查权、质询权、批评或处分建议权、申述权等。

职代会常设委员会是中心在中国大力推进医疗卫生体制改革的背景下，探索国有大型医院民主管理与监督机制的一项新的重大举措。此举被广东媒体誉为“在广东医疗界及高等院校中开辟了民主管理的先河”。职代会常设委员会的设立，迈出了中心民主管理、民主监督的新步伐。

镜头三：显赫的医疗、科研成就

中心不断加大对科研的投入力度。1999 年 4 月发布的《中山医科大学肿瘤防治中心科技奖励规定》，大幅度提高了对科技成果奖和高水平论文的奖励额度，每年召开年度表彰大会，形成了浓厚的尊重知识、尊重人才的文化氛围。见图5－2－0－2、图5－2－0－3。

在新体制和良好的科研氛围下，中心的科研成绩也突飞猛进，发掘了很多新的基础研究与临床相结合的新课题，并取得重要突破。如病因研究室与妇科合作基因诊断研究，研究室与腹科、肝胆科合作进行直肠癌肝转移及肝癌介入治疗研究，实用技术室与临床合作的肿瘤基因治疗的合作，等等。

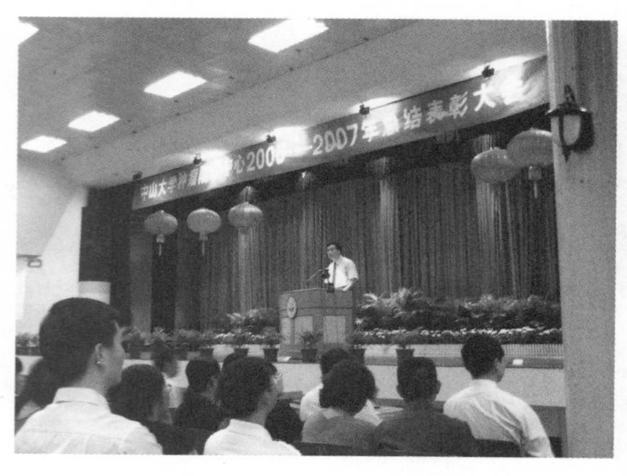

图5－2－0－2　年度表彰大会

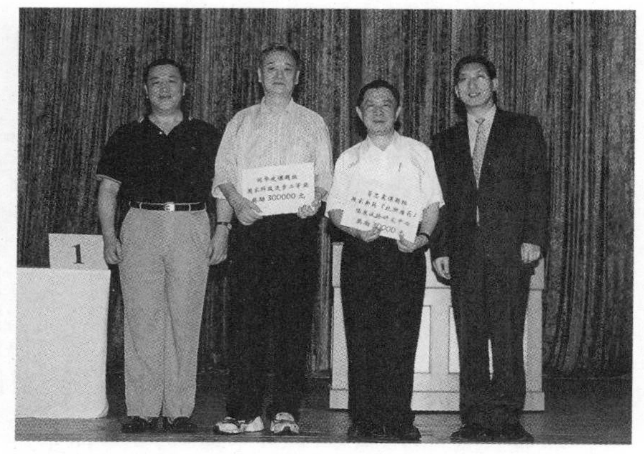

图5－2－0－3　中心领导为闵华庆、管忠震教授颁奖

● 大事件点击

关键词：全国首个

2001年，GCP中心通过国家科技部验收，正式挂牌成为全国首个“国家抗肿瘤药物临床试验研究中心”。

关键词：课题负责人制度

2002年，中心将研究所改制为实验研究部，制订了《中心科研基地课题负责人制度试行方案》，全面推行课题负责人制度，进一步激发了中心科学研究的热情和活力。这也是中心制度创新的重要组成部分。

关键词：放疗技术专利权

运用先进的放疗设备，采用精确的放疗技术，大大提高鼻咽癌、食管癌等肿瘤的疗效，改进的头颈部体位固定器和热疗探头等技术都已获得专利权。

关键词：广东省重点实验室

1999年，中心申报广东省鼻咽癌诊治重点实验室，并获得通过，2003年被评为“广东省优秀重点实验室”，2006年广东省鼻咽癌诊治重点实验室再次被评为“优秀重点实验室”。

关键词：教育部重点实验室

2002年，获教育部批准挂牌“肿瘤相关基因与抗肿瘤药物研究教育部重点实验室”。

关键词：国家重点学科

2002年1月，肿瘤学成功申报教育部国家重点学科。

关键词：中西医结合肿瘤中心、中医示范单位

2006年8月，经中国中西医结合学会批准，肿瘤医院成为全国首家“中国中西医结合肿瘤中心”。

2007 年 12 月，被评为国家中医药管理局、卫生部“全国综合医院中医示范单位”。

关键词：重点专科

2007 年 11 月，放疗科再次被评为“广东省医学重点专科”。同年 12 月，放疗科获得卫生部临床重点项目资助，填补了医院空白。

关键词：世界首次

曾益新课题组建立了国际上最大的鼻咽癌高发家系样品库，明确了家族性鼻咽癌的遗传模式。2002 年，课题组将鼻咽癌易感基因定位在 4p15. 1—q12 区域，这是世界上首次完成对鼻咽癌易感基因的定位工作。此研究成果发表在国际权威杂志 *Nature Genetics* 上，并获“教育部自然科学奖一等奖”，2002 年入选“中国医药卫生十大科技新闻”及“中国高等学校十大科技进展”，2003 年获“中华医学奖一等奖”及“广东省科学技术一等奖”。

关键词：国家重点实验室

2005 年 3 月，中心在广东省鼻咽癌诊治研究重点实验室和教育部肿瘤相关基因与抗肿瘤药物研究重点实验室的基础上，成功组建、申报并获国家科技部批准成为“华南肿瘤学国家重点实验室”。这标志着中心科研平台获得了长足发展并取得了历史性突破，这也是中山大学科学研究新的里程碑。之后成立的国家重点实验室学术委员会，于 2006 年通过科技部评估。

2008 年 12 月，华南肿瘤学国家重点实验室顺利通过了科技部基础研究管理中心组织的验收，专家组认为实验室已经完成建设任务，达到预定目标，一致同意通过验收。

关键词：药物临床试验研究中心

国家抗肿瘤药物临床试验研究中心，2005 年通过了广东省食品药品监督管理局组织的临床试验研究机构认证，有多个药物通过了 SFDA 的批准并在临床使用，其中包括数个国家自主创新药物。

2008 年，国家新药抗肿瘤药物 GCP 中心获得国家药监局（SFDA） Ⅰ期抗肿瘤药物临床试验机构资格认定，是国内第一批获批准的抗肿瘤药物临床试验机构之一。

在这一平台基础上，2008 年该中心在 SCI 收录的英文期刊上共发表 31 篇临床研究论文。2008 年姜文奇教授获批“十一五”重大新药创制平台项目 1 项，资助经费 1500 万元，成为全国获得本项资助仅有的两个平台之一，标志着本研究中心进入了国家排头兵行列，是本中心平台建设的标志性成果。

2008 年 12 月，为更好地整合利用资源，中心将 GCP 中心、流行病学教研室、内科实验室功能与人员进行整合，组建临床试验研究中心/国家抗肿瘤新药临床试验研究中心，将其作为一个公共服务平台，按业务科室建制管理，从而为临床、实验科室提供更好的服务。

关键词：重组人内皮抑素腺病毒（Ad－rhE）注射液

2004 年，黄文林教授课题组研发的重组人内皮抑素腺病毒（Ad－rhE）注射液获得国家食品药品监督管理局批准进行临床试验，并先后顺利完成Ⅰ期及多中心的Ⅱ期临床试验。

关键词：人工食管

2005 年，戎铁华、张兰军等完成了人工食管生物材料的研制，并通过国家食品药品监督管理局立项批准进入一期临床试验。此研究获国家知识产权局实用新型专利授权 1 项，申请发明专利 1 项。

关键词：首例单肺移植手术

2005 年 11 月，胸科戎铁华教授等成功施行了全国肿瘤专科医院肺移植首例单肺移植手术（图 5 -2 -0 -4），这标志着中心器官移植及多学科合作水平跨上了新的台阶。

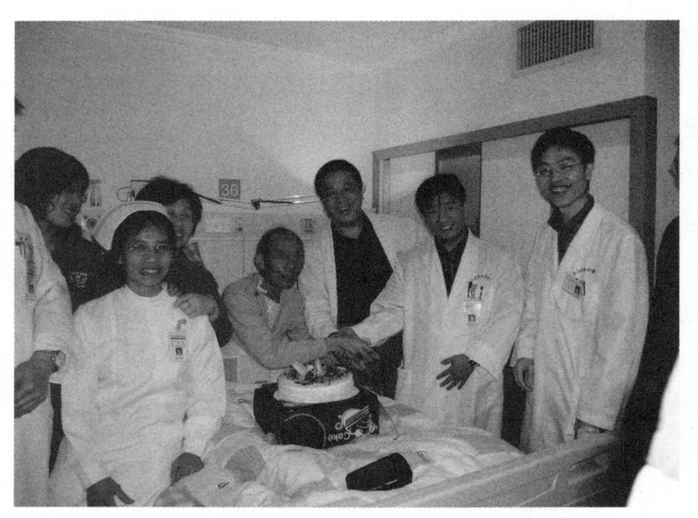

图 5 -2 -0 -4　全国肿瘤专科医院首例单肺移植手术获得成功

关键词：2005 年度国家自然科学奖二等奖

2005 年，曾益新课题组经过深入研究，发现位于 4p15. 1—q12 区域的基因 LOC344967 启动子区功能性变异 -32G/A 与高发家系中的鼻咽癌病例紧密连锁，成果发表于国际权威杂志 *Cancer Research* 上，该成果获“2005 年度国家自然科学奖二等奖”。

关键词：中国青年科学家奖

2006 年，曾益新教授获得第六届“中国青年科学家奖”。

关键词：新世纪优秀人才支持计划

2006 年，邵建永入选“教育部新世纪优秀人才支持计划”；2007 年，朱孝峰、徐瑞华入选“教育部新世纪优秀人才支持计划”。

关键词：国内外最具影响论文

2007 年，曾益新课题组、管忠震课题组的科研论文分别入选第一届“中国百篇最具影响优秀国际学术论文”和“中国百篇最具影响优秀国内学术论文”。

关键词：人才引进

“十五”期间，中心引进了主要从事分子病毒学和肿瘤生物治疗的旅美科学家黄文林作为学科带头人；引进了神经外科陈忠平、泌尿肿瘤科周芳坚、血液肿瘤科吕跃、麻醉科曾维安等人才作为各个学科的带头人。

引进了主要从事肿瘤遗传学研究的关新元作为中山大学华南肿瘤学国家重点实验室课题负责人之一；中国科学院院士孔祥复以及作为中山大学 Ⅱ 类人才的青年科学工作者刘强。

2006 年，引进了王辉云和郑利民两位中青年科学工作者。

2007 年，引进了钱朝南研究员，郑利民教授正式调入肿瘤中心。

2008 年，中山大学“百人计划”引进了康铁邦研究员和谢小明教授。刘强教授 2008 年获得“国家杰出青年科学基金”资助，是中心人才队伍建设的标志性成果。

关键词：人才培养

鼓励科室副高职称以上人员进行明确专业分工，每年派人前往姊妹医院 M. D. Anderson 等国际著名医疗科研机构进修学习，同时鼓励个人、科室层面联系出国深造，并予以政策上的支持。

关键词：2008 年科研成果汇总

2008 年，中心学科承担国家重大重点科技项目的能力进一步增强，获批准项目 72 项，总经费 3100 万元，包括国家杰出青年科学基金 1 项、“十一五”肝癌专项 1 项、“十一五”重大新药创制平台项目 1 项、“863 计划”专题 1 项。在 SCI 收录期刊发表第一作者单位论文 59 篇，其中影响因子 3.0 以上的论文 31 篇，影响因子 5.0 以上的论文 9 篇，并在影响因子 10.0 以上期刊 *Blood* 上发表通讯作者论文 1 篇，论文数量和质量均较往年明显提高。

● 重大科研成果

见表 5－2－0－1。

表 5－2－0－1　重大科研成果

时间	项目	奖项
2000 年	闵华庆主持的“鼻咽癌防治系列研究”	国家科技进步二等奖
2005 年	曾益新主持的“鼻咽癌分子遗传学研究”	国家自然科学奖二等奖
2007 年	马骏主持的“基于现代影像技术的鼻咽癌综合治疗研究”	中华医学科技奖一等奖

● 其他荣誉

见表 5－2－0－2。

表 5－2－0－2　其他荣誉

时间	项目	获奖人
2002 年	中华医学会妇产科学分会颁发的妇科肿瘤杰出贡献奖	李孟达
2006 年	第三届“中国医师奖”	万德森
2006 年	第六届“中国青年科学家奖”	曾益新
2006 年	教育部首届春晖杯“中国留学人员创新创业大赛优秀奖”	黄文林
2007 年	何梁何利基金“科学与技术进步奖”	曾益新

镜头四：蓬勃发展的医学教育

● 大事件点击

关键词：国家级继续医学教育项目

1997 年，中心承办卫生部批准的“国家级继续医学教育项目”共 27 项，办班 70 次，参加项目学习的全国各地学员达 14532 名。

关键词："肿瘤学" 课程

1998 年，"肿瘤学" 课程被评为校级重点课程。

关键词：第一所造口治疗师学校

2001 年 2 月，正式成立我国第一所造口治疗师学校——中山大学造口治疗师学校，万德森任校长（图 5 -2 -0 -5）。目前，该校已成为我国造口治疗师的培训基地。

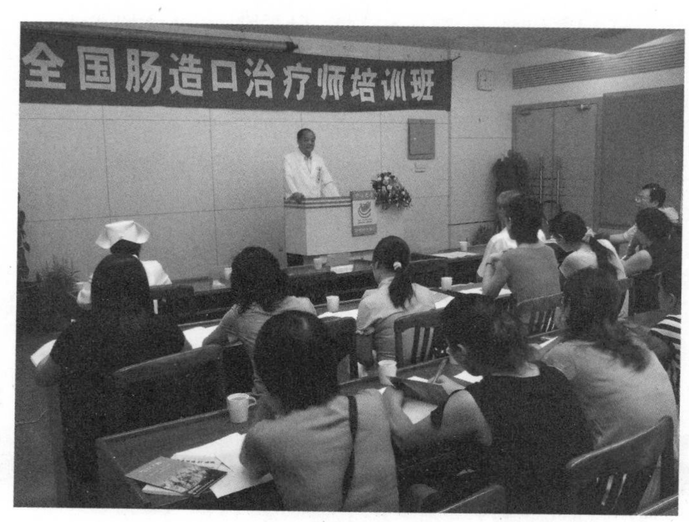

图 5 -2 -0 -5　造口治疗师学校校长万德森教授为学员授课

关键词：肿瘤学研究生精品课程

2004 年，中心举办全国首届肿瘤学研究生精品课程，正式学员 80 名，登记旁听学员 40 多名。学员来自全国 11 个省份，分布在 16 所高校、9 个科研机构及医院。肿瘤学研究生精品课程是 "教育部研究生教育创新工程首批建设项目"。

关键词：肿瘤专科医师培训

2005 年，中心始开展肿瘤专科医师培训，2006 年 10 月 31 日，卫生部科教司副司长孟群莅临医院调研肿瘤学专科医师培训工作，并予以了充分肯定。

关键词：教学大赛

中心青年教师在中山大学组织的中英文授课大赛及床边教学技能大赛中多次获奖。

2008 年，青年教师在学校各项教学比赛中成绩骄人，屡在 "中山大学第三届医学本科床边教学技能大赛" 及 "中山大学第三届医学本科中青年教师普通话及全英文授课大赛" 中获奖。

● 教学获奖

见表 5 -2 -0 -3。

表 5 -2 -0 -3 教学获奖

时间	项目	获奖人	备注
1997 年	南粤教书育人优秀教师	万德森	
1997 年	南粤教书育人优秀教师（特等奖）	闵华庆	
1998 年	全国教育系统劳动模范、全国模范教师	闵华庆	
2002 年	教育部高等学校优秀骨干教师	曾益新	
2004 年	南粤优秀教育工作者	戎铁华	

● 教学成果

见表 5 -2 -0 -4。

表 5 -2 -0 -4 教学成果

时间	成果	作者（主编）	备注
1999 年	本科生教材《临床肿瘤学》（科学出版社）	万德森	2006 年被列为教育部高等学校“十一五”国家级规划教材，已进行第三版的修订；现该教材被翻译成印尼文供印尼医学院医学生使用
1999 年	二十一世纪全国研究生规划教材《肿瘤学》（人民卫生出版社）	曾益新	2002 该书获“国家优秀教材评选二等奖”；获批卫生部高等学校“十一五”国家级规划教材
2002 年	全国研究生规划教材《分子病毒学》（人民卫生出版社）	黄文林	2006 年发行第二版
2005 年	《肿瘤生物治疗学》（广东科技出版社）	姜文奇、张晓实等	国内第一部肿瘤生物治疗专著

镜头五：活跃的对外交流

进入 21 世纪以来，中心对外交流与合作非常活跃。在国内外的学术讲坛上不断出现中心人的身影和声音。中心的研究成果和思想也与业内的最新成果进行了频繁的碰撞。

在“走出去”的同时，中心也打开家门，邀请国内外一流的精英同仁，来到中心传道授业解惑。这些业内精英的到来，为中心打开了另一扇窗户。

● 大事件点击

关键词：全国肿瘤学术大会

2000 年 10 月，由中国抗癌协会和中华医学会主办的“2000 年全国肿瘤学术大会”在北京国际会议中心隆重召开。中心有 100 多名代表参加了此次全国学术大会，40 多篇论文被推荐在大会上宣读，潘志忠等 4 位医生获得了“中青年优秀论文奖”。

关键词：第一届广州国际肿瘤学会议

2002 年，中心主办了“第一届广州国际肿瘤学会议”。来自世界各地 7 个国家和地区的肿瘤学专家、教授共 300 人与会，其中包括诺贝尔医学奖获得者美国 Fox Chase 癌症中心荣誉教授 Baruch. S. Blumberg 博士。中国科学院副院长陈竺、卫生部副部长黄洁夫等出席了会议并发表讲话。见图 5 –2 –0 –6、图 5 –2 –0 –7。

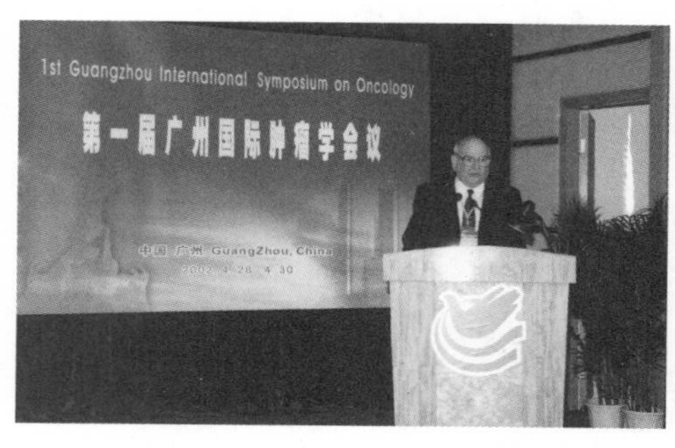

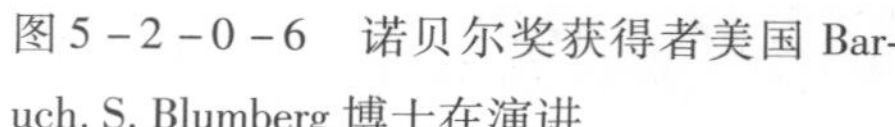

图 5 –2 –0 –6　诺贝尔奖获得者美国 Baruch. S. Blumberg 博士在演讲

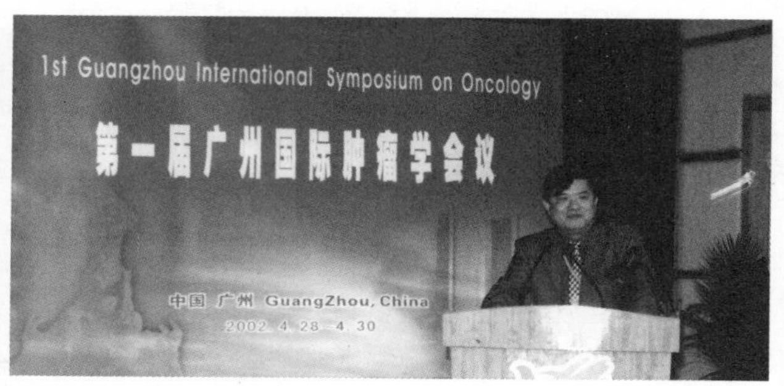

图 5 –2 –0 –7　中国科学院副院长陈竺院士在演讲

关键词：中—瑞生命科学论坛

2003 年，中心与瑞典卡罗琳斯卡（Karolinska）大学签订了互派研究人员、研究生合作协议，并在中心召开首届“中—瑞生命科学论坛”。见图 5 –2 –0 –8。

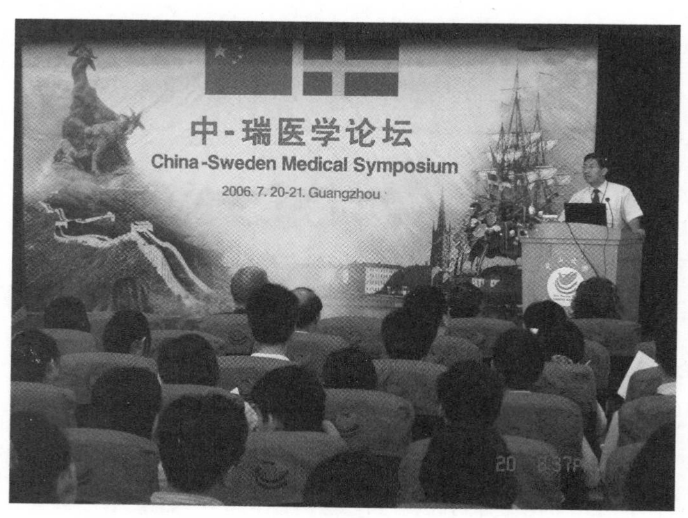

图 5 –2 –0 –8　首届“中—瑞生命科学论坛”在中心举办

2004 年，“中山大学—卡罗琳斯卡医学院肿瘤学合作实验室”在肿瘤防治中心实验研究部挂牌成立，该实验室是 Karolinska 大学设立的第一个境外合作实验室。同年，“中—瑞医学论坛”在瑞典斯德哥尔摩召开，曾益新作为与会的中方代表之一获邀出席当年的诺贝尔医学奖颁奖典礼。

关键词：姊妹医院

中心还与美国南加州大学享有“基因治疗之父”的 Anderson 教授建立了合作实验室进行新药研发，2003 年 9 月 26 日美国 M. D. Anderson 癌症中心院长 John Mendelsohn 博士率专家代表团来中心签订了缔结姊妹医院的协议。

关键词：第三届中国肿瘤学术大会

2004 年 11 月，中心承办第三届中国肿瘤学术大会，这是我国肿瘤学界顶级的学术论坛。“科学抗癌，关爱生命”是本届大会的主题，充分体现了治疗癌症的科学性和人本主义精神。来自世界各地的业界专家，包括诺贝尔奖获得者参加了大会，与会代表逾 4000 人。

关键词：瑞典王后王储来访

2005 年，瑞典王储维多利亚公主参观了在肿瘤防治中心的合作实验室；2006 年 7 月，中心成功举办第二届中瑞生命医学论坛，瑞典王后西尔维娅、国家科技部部长徐冠华、中国科学院副院长陈竺、中山大学校长黄达人、中山大学副校长许宁生、肿瘤防治中心主任曾益新院士等出席了论坛。会后，西尔维娅王后参观了“中山大学—卡罗琳斯卡医学院肿瘤学合作实验室”，并欣然为合作实验室题祝福词。见图 5 -2 -0 -9、图 5 -2 -0 -10。

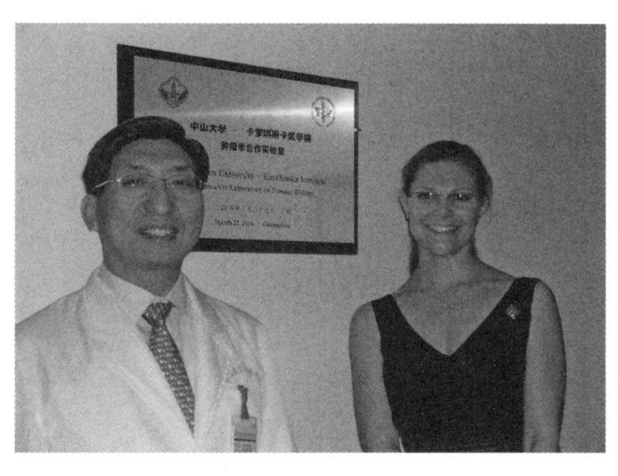

图 5 -2 -0 -9　瑞典王储维多利亚公主到访

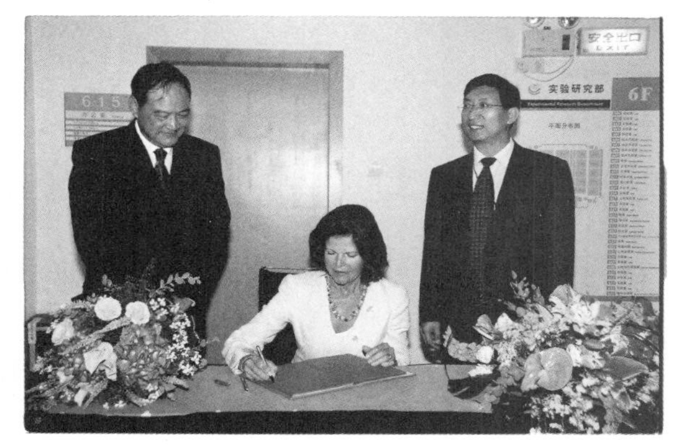

图 5 -2 -0 -10　瑞典王后西尔维亚到访

关键词：国际造口康复治疗学术会议

2006 年 10 月，中心召开广州国际造口康复治疗学术会议，与会专家来自 8 个国家和地区。

关键词：乳腺癌国际研讨会

2007 年 1 月，中心召开中美临床肿瘤学学术会议乳腺癌多学科综合治疗新进展国际研讨会。

关键词：国际 EB 病毒会议

2008 年 11 月 8—10 日，中心成功主办了第十三届国际 EB 病毒会议，出席会议的有来自英国、瑞典、法国、美国、澳大利亚、日本、中国港澳台地区等多个国家和地区的来宾 200 多人，该年会第一次在发展中国家召开，为 EB 病毒研究领域的交流学习、国际合作提供了良好的平台。

第三章　再攀高峰

（2009—2013）

十来年的跨越式发展，使中山大学肿瘤防治中心的医疗、科研潜力得到了较大的释放，医疗服务能力不断增强，科研方面也取得了长足进步，医院业务收入逐年递增，医院规模和影响力也与日俱增。中心二期工程建设圆满完成，在此基础上，对整个院区面貌进行了整理与绿化建设，使得院区面貌焕然一新，一座花园式医院已经建成。中心在复旦大学医院管理研究所 2013 年度发布的全国医院综合排名中，跃居全国第 22 名，位居全国专科医院第一位，其中科研得分位居全国百强医院中的第三位。

2009—2013 年，中心医教研和医院建设等各方面又迈出了令人欣羡的坚实的步伐。5 年中，中心认真贯彻落实科学发展观，解决了一些发展中由来已久的瓶颈问题，门诊改建工程和“一站式”服务台的建立深受患者和媒体称道；全面实施科室综合目标管理、主诊教授负责制及绩效管理考核 3 项改革，运营效率居全国各大肿瘤医院之首；中心硬件平台建设硕果累累，亚洲最大的放疗中心、中心 2 号楼的落成及预防医学部的建立，使得中心医疗服务能力、肿瘤防控力量大大加强；学科建设水平不断提升，科学研究取得了突破性进展。2010 年以来，获得的国家自然科学基金项目数和总经费以及 SCI 论文数量、质量跃居全国肿瘤医院首位。同时，通过高端国际学术会议、频密的国际交流、引进与培养国际化人才，中心在国际化进程中又迈出了一大步。

2011 年，中心党代会确立了把中心建设成为“国内综合实力最强，国际一流的肿瘤学医教研基地”的奋斗目标，中心正在一步一个脚印地往前迈进。

第一节　铸造高平台

2009—2013 年，中心硬件平台建设再上新台阶：亚洲规模最大的放疗中心、中心 2 号楼相继竣工并投入使用；原广东省交通医院整体无偿移交中心，在此设立预防医学部；启动中新知识城院区建设等。

（一）中心二期工程建设

2002 年，1 号楼建成后，中心使用空间获得空前提升，但仍然无法满足医院不断发展的需求。在 1 号楼竣工后，中心放射治疗中心和 2 号楼的规划和筹备进入了领导班子的议事日程。

经反复核算，院内可作为建筑用地的面积只有狭长的 34 亩，要在 34 亩土地上新建一栋规模和现代化水平与1号楼相媲美的大楼，绝非易事。

前期规划

放射治疗中心和2号楼建设第一步基础性工作，就是报请广州市规划局批准在34亩土地上的中心进行整体和各单体建筑规模规划。

在中心主任曾益新院士的主导下，中心开始了组织、编制、规划设计工作。具体主管这项前期工作的是副院长谢汝华以及2004年后的接任者——副院长卢泰祥。办公室主任彭望清等则与基建办一起负责开展具体工作。

几经物色，中心邀请了亚洲设计界知名的台湾建筑设计师许常吉先生为放射治疗中心和2号楼的规划、设计出谋划策。在考察了中心整个地形和现有建筑，并了解了中心业务需求和学科建设布局后，许先生提出了一个很好的建议：将放射治疗中心建在1号楼和2号楼之间，挖空地下，建造一个超大规模的地下放射治疗中心，这样既解决了放射治疗涉及的放射防护问题，又保持了地面的整体性，并在放射治疗中心中庭位置设置采光棚，由地面直接采光入地下，地面其余部分覆土并种植各季植被。2号楼建在院区西面，内设数层地下停车场，与1号楼遥相呼应。院区内整体规划绿化景观及人文建设，将肿瘤中心筑造成一个花园式医院。

中心果断采纳了这一建设性的创意，并很快组织编制出整个医院的建设规划一稿。中心二期建设规划得到了中山大学和社会各界的支持与帮助。大家思想取得高度统一后交付南京设计院推出了整套规划编制，最终确定了建造一个建筑面积近5500平方米的放射治疗中心，并在34亩地面建造19层的2号楼的方案。地下放疗中心设计了带采光棚的中庭，使阳光直接透射进地下室负二层内，给人感觉就是在地上而不是地下，遵循了中心“人文为本”、关爱患者与职工的基本精神。这个设计巧妙地改善了地下室封闭、无自然采光的不足，也打破了一般放疗中心不透光设计的常规模式。

2002年，东风路院区详细规划方案获批，从酝酿到报批历经大约4年时间。2005年，中心二期工程（含放疗中心和2号楼）立项获批。

放疗中心落成和大楼报建

规划完成并获批后，中心即开始着手二期工程——首先是放疗中心的筹建。

筹建包括两个阶段，拆除原放射治疗中心，然后组织办理报建手续。副院长卢泰祥主持了放疗中心的筹建、报建、奠基和前期的施工工作，持续时间约4年。2008年10月，彭望清接任主管后勤的副院长之职，放疗中心正式进入建设阶段。

2009年12月，一座现代化的放疗中心落成并开始收治患者。新落成的放疗中心建筑面积9296平方米，可容纳12台直线加速器、2台CT模拟机、6台X线模拟机及1台后装机，规模堪称亚洲一流。

在彭望清副院长主持下，中心接着完成了2号楼所有报建手续及施工队的前期招标，包括考古、原西区建筑群（老胸科西楼等）的拆迁、空军医院的安置搬迁等工作。

由于2号楼建设地块属于古遗址考古发掘地，2010年3月广州市文物考古研究所对该地块约8000平方米进行了考古勘探，历时8个月。在此期间，广州市政府根据相关规划要求，有意取消肿瘤中心在该地块的建设立项，在以曾益新为首的中心班子多方争取后，立项终得以保留。

拆迁报建过程同样困难重重，在经过艰难的沟通之后，2010年上半年，中心完成了2号楼建设场地内的各项清拆工作，6月取得了“建设工程规划许可证”，12月完成施工招标。2010年彭望清改任中心党委副书记兼纪委书记，李升平接任主管后勤的副院长，西大楼总体建设任务，又历史性地落在了这位分管副院长的肩上。

崛起

2011年1月10日，中心2号楼奠基仪式隆重举行，时任广东省人大常委会副主任钟阳胜、副省长雷于蓝等莅临现场。1月21日2号楼全面动工。

由于院区所处位置位于市中心，加上院内施工工作面狭小等因素，建设施工颇有难度。在李升平副院长等的带领下，基建团队积极与政府部门沟通，争取和利用各种社会资源，克服重重困难，经科学、有效论证将1200天的合同工期优化至790天。经过两年半的不懈努力，大楼主体结构在2012年6月5日封顶，2013年5月11日完工。2号楼建设工程被中国建筑协会审定为第二批“全国建筑绿色示范工程”。本项目总投资额约4.69亿元，截至2014年共获中央及省财政资助1.528亿元。

新落成的2号楼总建筑面积76182.4平方米，建筑高度84米，地上楼层20层，地下5层。大楼首层为挂号、收费等服务窗口；2～9层为影像、病理、放疗门诊、日间病房、核医学、实验研究部等科室；10～20层为病房，可开放床位数570床。

大楼建设过程中，中心又对地下放疗中心的空调系统实施了改造。2012年1月，在先后完成电气安装工程、室内（室外）给排水安装工程、现场签证工程、无管网气体灭火工程及消防工程后，放疗中心空调系统改造完成。同年，地下放疗中心空调通风改造工程通过检测，完成验收。

（二）聚焦新院区新功能区及配套工程

聚焦1：中新知识城院区（黄埔院区）建设

2010年6月30日，广州中新知识城奠基。经广东省和广州市政府有关部门批准，肿瘤防治中心与广州开发区政府就“中山大学国际健康医疗研究中心”项目落户中新知识城签订合作框架协议，成为中新知识城首批签约的重点项目。

2010年3月，中心与美国HKS公司签订了整体规划设计服务合同，次年完成了中山大学国际健康医疗研究中心整体规划设计。2011年，项目完成地块初步勘察工作，并与开发区政府签订了土地转让合同及项目协议。在此过程中，中心还积极与广州市开发区政府沟通协调，争取到了开发区政府的扶持款项及相关配套条件的支持，顺利完成《国有土地使用权转让合同》《投资协议》等合同的签署。在完成项目管理公司招标工作后，2013年底，中新知识城院区工程正式动工。

2011 年 1 月，项目完成地块初步勘察工作。3 月，中心与北美医院设计排名前五名的美国 HKS 公司签订了整体规划设计服务合同，次年完成了中山大学国际健康医疗研究中心整体规划设计。在此过程中，中心还积极与广州市开发区政府沟通协调，争取到了开发区政府 4600 万元的扶持款项及相关配套条件的支持，顺利完成《国有土地使用权转让合同》《投资协议》等合同的签署；院区建设地块中央有一座原始山体是政府规划保留的地貌，为了适应医院建设的需要和减少建设投资，中心组织专家进行了多方论证，认为保留山体不仅对医院设计建设和医院医疗安全等带来诸多问题，也要为建筑山体护坡等工程增加很大的投入，经多次与有关部门协调沟通，最后得到了开发区政府的同意，调整了相关规划，降低了山体高度，并由政府承担了大部分降低山体高度工程的费用，为中心节约了近千万元的投资。

2013 年 3 月，中心与具有丰富现代化医院建设经验的浙江五洲医院工程项目管理公司正式签约，委托他们接手新院区建设的项目管理，各项工作有序开展。

2013 年 11 月，经公开招标，中心与广东华方工程设计有限公司签订了医院设计合同，并由华方公司与美国 HKS 公司达成协议，共同完成方案设计。2013 年底，HKS 组织美国设计专家团队多次赴医院现场考察，到各个科室调研，听取了设计需求和建议。在追求国际化的同时，也重视本土化的需求，积极推进方案设计工作。

中新知识城院区的建设目标是：以“最先进的医疗技术、最高端的医疗设备、最优美的就医环境、最人性化的医疗服务”为品质理念，建设国际化、高端化、专业化的肿瘤治疗研究服务平台。

聚焦 2：广东省交通医院移交和预防医学部建设

2011 年 4 月，经张峰教授和中心领导的多方努力和反复沟通、协商，省政府正式批复同意省交通医院无偿划转我中心，5 月省交通运输厅和我中心签署移交协议，原交通医院正式无偿整体划转我中心。

参与国家医改政策制定的曾益新主任不断思考着中心发展航向，国家医改的一个重要趋势除了注重“三基”（基层医疗卫生机构、基层医疗卫生队伍、基本医疗保健）外，就在于关口前移，要从治病走向预防。为此，中心以广东省交通医院整体移交为契机，全面提升肿瘤预防的战略地位，迅速调整肿瘤预防的机构与壮大预防队伍。

由于原交通医院院区建筑结构陈旧、布局不合理，中心对院区进行了全方位的设计装修、结构功能改造升级。2012 年下半年，预防医学部正式成立，下辖体检中心、肿瘤预防研究室、体细胞治疗与保健中心、分子诊断科、《癌症》编辑部、《防癌报》编辑室 6 个部门。时任中心常务副主任的廖振尔教授负责主持工作。中心预期目标是，将预防医学部建设成为广东省区域性的肿瘤疾病流行病学调查、肿瘤发病登记、高危人群筛查、肿瘤易感基因分子检测（诊断）以及肿瘤防治科普宣教的中心。2013 年，广东省卫生厅同意将肿瘤防治中心预防医学部设为省直单位干部职工体检定点医院。

聚焦 3：配套工程为医院现代化插上翅膀

5 年间，中心还在信息化系统建立和逐步完善上开展了卓有成效的工作，并对能源配套系统进行了改造，为医院现代化建设注入了全新动力。

2009 年，中心总投资近 1000 万元，启动 PACS 系统、邮件系统、医保及门诊“一站式”服务系统上线运行。当年，完成一楼大堂的网络构建和部署，地下放疗中心弱电项目建设。2010 年，中心肿瘤标本库信息管理系统投入使用。之后中心逐步实现了 HIS、LIS、PACS/RIS、物流管理系统内部数据共享。实现挂号、大型设备检查项目的网上预约；在各住院科室推广使用电子病历系统，推进临床信息化；利用卫生部专项经费，实施重症监护信息系统；配合行评工作，建立防统方系统，有效遏制药品、高值耗材的非法商业统方行为；配合国家新会计制度的颁布，实施综合运行管理信息系统（HBOS）的全面升级；组织规划、设计与实施预防医学部的信息化工作；推进各系统间的信息集成工作，逐步消除院内信息孤岛。

2010 年上半年，中心完成了能源系统改造工程，成为国内首家实现热水系统、消毒系统、餐饮系统并行运行的智能系统、控制系统群控的单位，也是国内首家集太阳能系统、中央空调热回收系统、天然气热水炉系统三大热水系统并运行的单位。医院拆除了油锅炉，每年可直接节约运行费用约 500 万元，同时节省了人力成本，大大减少了环境污染。此项目获得了卫生部 900 万元专项改造资金的支持，广州市节能办 54 万元节能改造资金奖励。2011 年 3 月，中心进一步完善能源系统工程，新的节能系统上线运行。

第二节　管理与幸福文化

（一）精细化管理与制度创新

进入 21 世纪以来，中心主任曾益新和中心领导班子不断探索大型公立医院的内部管理机制，注重实施精细化管理，提升运营效率。2008 年，中心党委书记廖振尔率队回访复旦大学肿瘤医院时，对该院正在酝酿的管理新构想很有感触，回院后围绕中心的目标管理，综合其几年来的思考，提出了实施综合目标管理并配合实施主诊教授负责制、绩效管理制度的设想。

科室综合目标管理责任制，就是把医疗、教学、科研、管理各项指标一一量化，每年年初结合各个科室实际与上年度工作情况，制定各科室年度工作目标后，由院长与科室主任签订《科室综合目标管理责任书》。

每年年底召开科室综合目标管理总结会议，由综合目标管理领导小组最后评分，并根据评分予以相应奖惩。

主诊教授负责制，是指由一名主诊教授、一名主管医师和若干名住院医师组成一个医疗组；主诊教授担任组长，在科室主任的领导下，围绕科室的学科建设负责本医疗组的医疗、教学和科研等全面事务，带领该医疗组负责患者接诊、住院、诊疗操作（包括手术等）及出院后随访等工作；主管医师是主诊教授的主要助手，住院医师是与患者接触交流最频繁的医师，负责观察患者、汇报病情、记录病历等具体事宜。

主诊教授负责制是在《三级医生负责制》的基础上建立起来的，其优点在于责权清晰。

2010 年，在中心人力资源定岗定编项目圆满结项的基础上，几经酝酿研究，中心正式在中山大学各附属医院中率先开展院科两级综合目标管理责任制及主诊教授负责制两项改革，并配合实施绩效管理评价体系，建立以医疗工作量考核为核心，包括医德医风、教学、科研为一体的绩效分配机制。2012 年，新绩效方案正式实施，绩效管理信息系统全面建成并正式启用，中心实行按岗取酬和按工作量取酬，并实现了员工薪酬的普遍提升。在实施过程中，中心结合实际情况，对综合目标管理责任制及主诊教授负责制、绩效管理方案不断进行完善与优化。

制度的完善与创新，使医院管理走向科学化、规范化、精细化的轨道，医院的医教研及学科建设、管理水平得以全面提升，并推动着中心各项医疗业务量以 8% ~ 15% 的速度逐年攀升，而平均住院日逐年下降；科研实力逐步增强，中心在复旦大学医院管理研究所 2013 年度发布的全国医院综合排名中，跃居全国综合医院的第 22 名，位居国内专科医院第一位，其中科研得分位居全国百强医院中的第三位。

2011 年，中心以国务院深化医药卫生体制改革和《国家中长期科学和技术发展规划》的精神为指导，在充分分析自身优劣势的基础上，制定“十二五”战略发展规划，确定了在医疗服务、梯队建设、科学研究、医学教育、医院管理、文化建设等方面的中长期发展战略。

（二）倡导民主办院，提升幸福指数

建设团结而有战斗力的领导班子，是开展各项工作、推动中心科学发展的根本保证。

2006 年，廖振尔由中山大学附属一院调任中心党委书记以来，和中心主任曾益新一起深入推动学习型组织建设，凝心聚力，营造了团结协作、求真务实、锐意进取的良好氛围；带领中心勇于直面改革中的难题，就广大病友和职工普遍关心的热点难点问题进行重点调研，破除发展瓶颈；重视开展反腐倡廉教育，健全防控机制；实行任期目标责任制，班子每一位成员向全体员工汇报任期工作目标，利用各种渠道与平台公开院务信息，自觉接受广大职工与社会各界的监督；坚持民主集中制，集体讨论决策“三重一大”事项，继续推行教（职）代会常设委员会制度（图 5 –3 –2 –1），广开言路，民主治院。

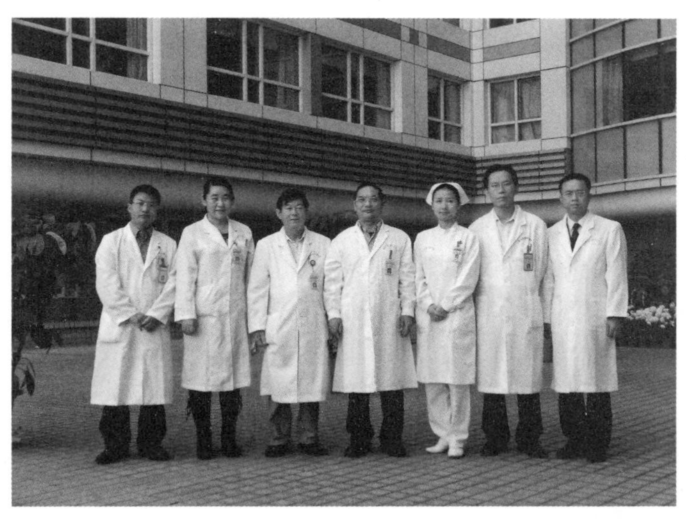

图 5 –3 –2 –1　经选举产生的职代会常设委员会第一届全体委员留影

2011 年 2 月，中心召开了第一次党员代表大会，由李建超接任中心党委书记。结合中心发展实际，中心党委进一步推进“创先争优”活动，全面开展“党的群众路线教育实践活

动”，努力践行群众路线，紧扣为民务实清廉主题，不断加强领导班子建设和干部队伍建设，完善中心民主科学决策机制、干部选拔任用和考核管理等各项规章制度，不断提升班子的决策管理能力和干部队伍的综合素质水平；加强基层党组织建设，积极推进党支部综合目标管理，充分发挥党支部的战斗堡垒作用和党员的先锋模范作用；积极配合行政推进学科建设和人才队伍建设，制定并努力实施中心发展十年规划；以总结宣传纪念建院五十周年为契机，努力营造和谐奋进的医院文化氛围，不断提升职工的幸福感和凝聚力，提高中心的美誉度和影响力，积极推进中心事业和谐稳定、科学快速发展。（图5－3－2－2）

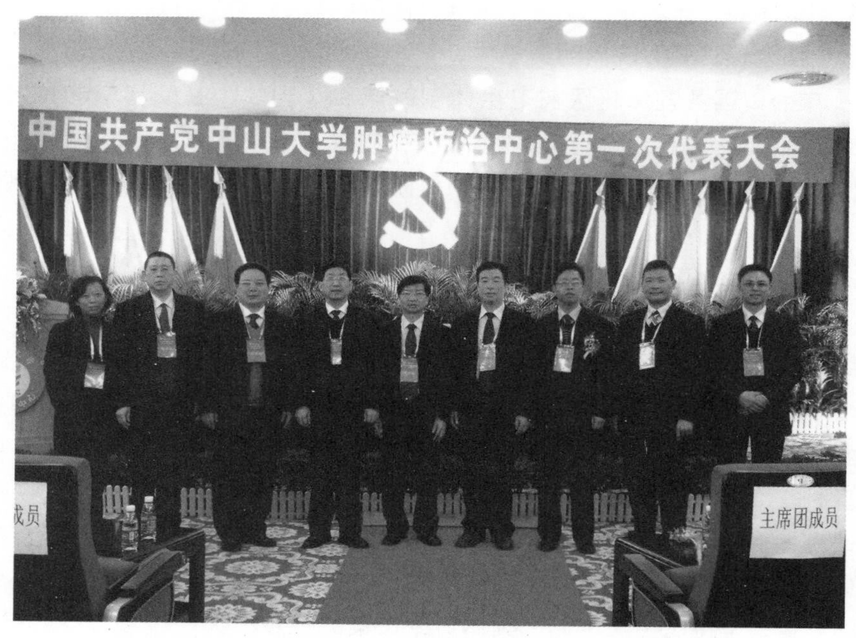

图5－3－2－2　2011年2月中心召开第一次党员代表大会

5年来，中心坚守与传播“诚实、友爱、敬业、创新”这一医院文化精神和核心价值观，挖掘、传承和培育和谐、开放、进取的学术文化。以开展群众路线教育、争先创优、“三好一满意”、行风评议、创建“青年文明号”等活动为推手，不断创新每年的“文明服务月”“科技进步月”“青年文化节”“纪律教育月”等文化品牌活动，倡导与推动人文医疗服务，并通过不断完善软硬件建设、科学管理与优化医疗服务流程，不断提升医疗服务品质。

坚持不懈地开展肿瘤防治公益活动，造福社会。中心高度重视每年全国肿瘤防治宣传周，围绕每年的主题，举办系列公益性活动。每年的“三八”妇女节，都进行宫颈癌和乳腺癌的现场筛查，并为民众提供义诊咨询。2010年11月，中心顺利通过国家级无烟医院评审，成功创建“无烟医院”。2011年，重症医学科青年文明号荣获“广东省五星级青年文明号”称号；放疗中心以全省第二的优秀成绩荣获“广东省卫生系统青年文明号”称号；2013年重症医学科喜获“国家级青年文明号”，重症医学科团支部获“广东青年五四奖章”集体奖。

中心重视职工薪酬福利，打破旧式奖金分配制度，落实绩效考核制度，按照岗位实际贡献与绩效得分兑现绩效奖金，逐步推行同工同酬。兑现全院职工的责任津贴；中心员工全部参加社会保险。5年来，合同聘用人员人均年收入基本上翻一番，增长率达到98%。同时，全面落实离退休人员的待遇政策，逐年提高福利待遇。

中心关心职工健康，增加职工每年的体检项目；每年组织离退休职工旅游、新春聚会；举办集体生日会及钻石、金婚庆典（为年满 70 岁以上的老人发放祝寿金）；开展送温暖活动，中心党政领导每年上门慰问病困离退休职工、孤寡老人等，组织开展多彩多姿的文化活动，不断提升全院职工的幸福指数。

第三节　医教研工作

（一）医疗工作

中心以开展质量万里行活动、肿瘤专科医院等级评审、创建临床重点专科等为契机，以提高医疗服务质量、保障医疗安全为核心，以稳步推行科室综合目标管理及主诊教授负责制两项制度为抓手，持续提升技术水平、优化服务流程。

中心倡导“以人为本”的人文医疗服务，建立“一站式”服务中心、打造酒店式大堂、重新规划门诊布局、推行“先诊疗，后结算”模式等，采取一系列措施优化服务流程，改善就医环境，还与十所高校签订了高校志愿服务进医院的协议，方便患者就医。

近年来，中心分别从医疗制度与诊疗规范的建设和落实、新技术项目管理、临床重点专科项目建设和投诉与纠纷管理等方面，持续改进医疗质量；并采取内部检查与外部检查相结合，以内部检查为主的方式，督导制度落实；开展新技术、新项目，不断探索、提升医疗技术水平。

中心尤其重视多学科综合诊疗及个体化治疗，为此建立了由基础研究、诊断、临床医疗、预防等不同领域专家组成的单病种多学科名医团队，通过深化临床路径管理、单病种诊疗规范、多学科联合会诊等多项措施，为患者提供规范和个体化的医疗服务。见图 5 –3 –3 –1。

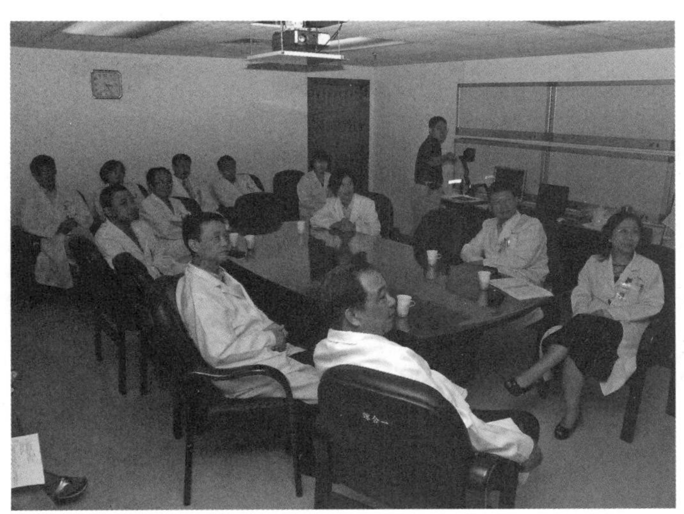

图 5 –3 –3 –1　多学科会诊

在院内交叉检查和单病种专项检查的基础上，中心组织广州市三甲医院的专家对医院病理科和影像科室以及胃癌、肠癌、肺癌和食道癌等单病种医疗质量进行院际之间的交叉检查，同时每月定期邀请院内外专家参与全院典型疑难病例单病种多学科讨论，通过内部监督与外部监督并举的形式，持续改进医疗质量。

近年来，胸外科、肿瘤科先后获评国家级临床重点专科建设项目；麻醉科、临床护理、妇科、泌尿外科、病理科、检验科、医学影像科获省级临床重点专科建设项目；肝胆科被省卫生厅确定为“十二五”医学重点学科；中心先后成为全国中西医结合治疗示范基地、华南生物治疗基地（图5－3－3－2）、卫生部癌痛规范化病房创建培训基地（图5－3－3－3）、广东省放射治疗质量控制中心，承担越来越多的行业标准制定与规范治疗培训任务。2012年，经广东省机构编制委员会批准设立公益一类事业单位——广东省食管癌研究所（图5－3－3－4），直属本中心。

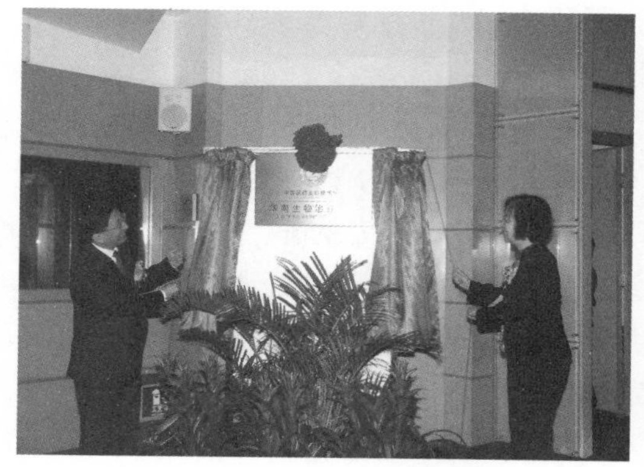

图5－3－3－2　生物治疗基地挂牌

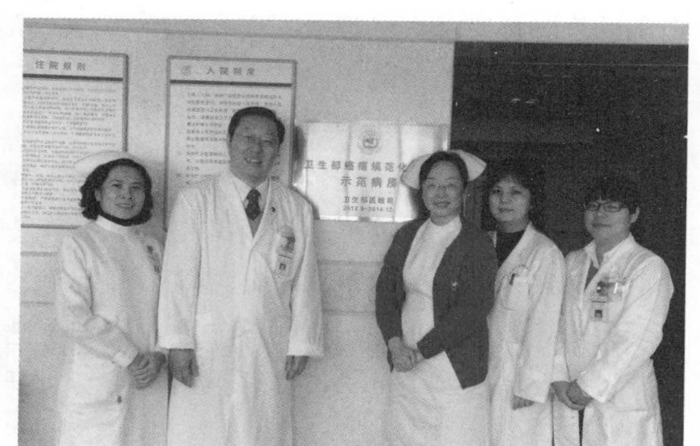

图5－3－3－3　癌症规范化无痛示范病房

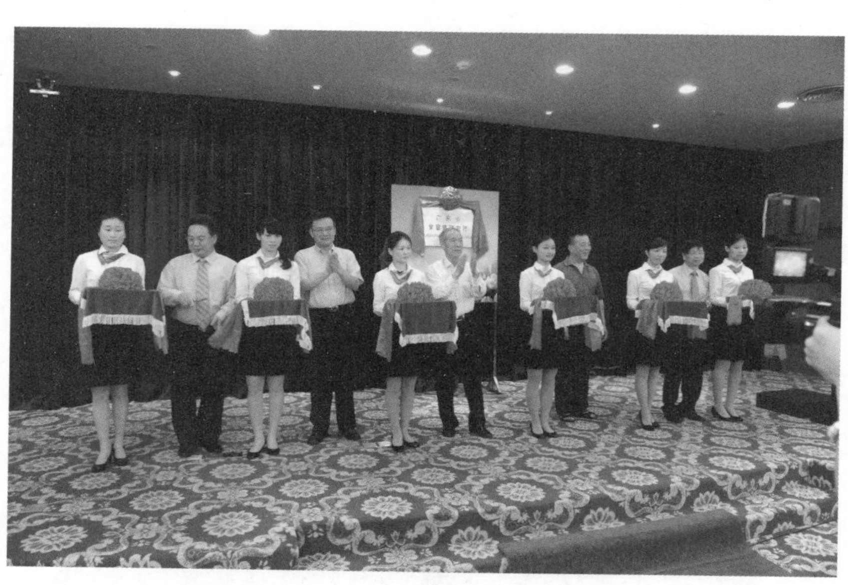

图5－3－3－4　广东省食管癌研究所成立

2009年，中心积极发挥在地域医疗服务中的龙头作用，组织开展“造血”式对口帮扶，对广东省及邻近的江西、广西、福建等“4省（区）8家”医院进行了对口帮扶，帮助其建立健全肿瘤诊疗及专科管理相关制度、培养人才、传授技术，勇担公立医院的社会责任。2012 年，将第一批对口帮扶医院中的 3 家提升为双向转诊医院（梅州市人民医院、粤北人民医院、湛江中心医院），同时将帮扶范围扩大到 5 个省，帮扶医院总数量由 4 省（区）8 家拓展至 5 省（区）11 家（廉江市人民医院、河源市人民医院、赣州市肿瘤医院、梧州红十字会医院、龙岩市第一医院、郴州市第一人民医院、揭阳市人民医院、梅县人民医院、梅州市人民医院、粤北人民医院、湛江中心医院）。此项工作获得了省卫生厅、帮扶单位和当地政府以及各大媒体的充分肯定。

为缓解肿瘤患者“看病难”，中心又与 458 医院合作，先后在该院联合开设了 6 个肿瘤病区，共 205 张病床。顺利完成每年中组部、卫生部下达的医疗技术骨干赴加纳、新疆进行技术援助的任务（图 5 -3 -3 -5）。

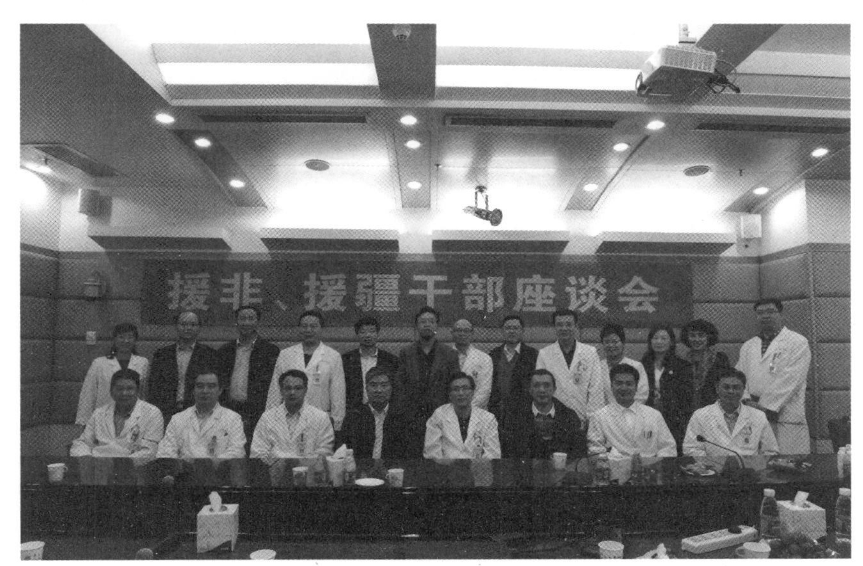

图 5 -3 -3 -5　援非、援疆干部座谈会

护理工作注重发展专科特色护理，为肿瘤患者提供人性化与个体化的心理护理服务。在临床上开展肿瘤患者的心理辅导工作，为患者及其家庭提供个体化的心理舒缓服务；造口、伤口专科护理队伍是一个拥有 4 名获得世界造口治疗师协会（World Council of Enterostornal Therapists，WCET）技术认证的国际造口治疗师的专科团队，主导国内第一所造口治疗师学校中山大学造口治疗师学校的教学工作，成为国内最大最成熟的造口师培养基地，被誉为“中国造口治疗师的摇篮”。

自 2010 年 4 月被确定为广东省创建“优质护理服务示范工程”重点联系医院以来，中心设立了多个优质护理示范病房。示范病房按照卫生部及广东省的要求，改变护士工作模式，实行责任大包干的床边工作制，并在临床科室建立了护士长—组长—责任护士三级质量控制网。2011 年，临床护理获评广东省“临床重点专科”。

近五年来，中心全年门诊总人次、出院总人数均逐年大幅度增长，门诊人次平均每年增长 13%，住院人次平均每年增长 15%；平均住院日则由 2008 年的 12 天缩短至 2013 年的 6. 2 天。

在广州市医保局组织医保定点医疗机构信用等级评审活动中，医院多年获评“AAA”级单位，多次获得广州市医保局的奖励，并与医保局签订了泛珠三角地区医保异地就医即时结算协议，进一步扩大异地参保患者即时结算范围，方便广大患者就医。

（二）医学教育

5 年来，在医疗科研工作全面推进的同时，作为教学医院，中心在本科生、研究生教学（图5 –3 –3 –6）以及长学制医学生、进修生（图5 –3 –3 –7）、继续教育、住院/专科医师培训方面，也做了不懈努力，探索教学工作改革，取得良好的教学成效，圆满完成各类各层次人才培养任务。

中山大学肿瘤防治中心2013届研究生毕业合影
2013.6.28

图 5 –3 –3 –6　2013 届研究生毕业典礼

中山大学附属肿瘤医院第三十三届一年制肿瘤专科进修班
2013. 3. 4

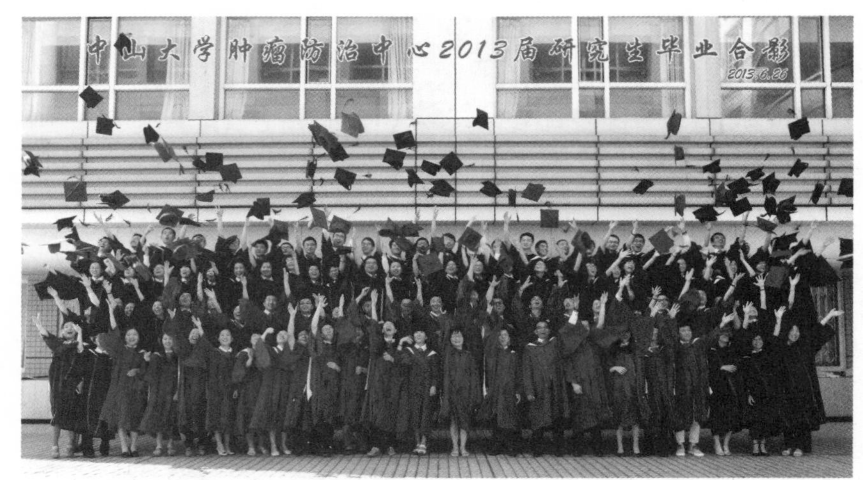

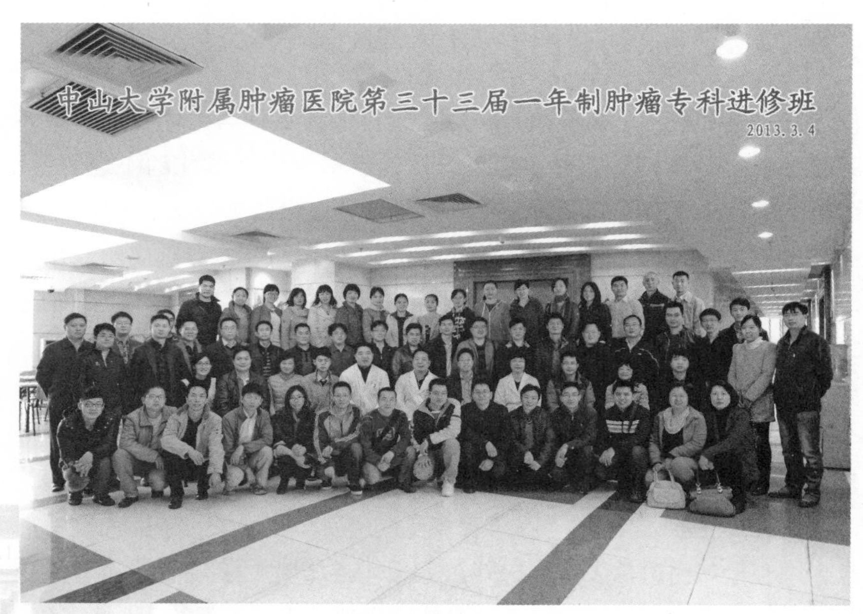

图 5 –3 –3 –7　第 33 届进修班合影

2009 年，实行本科生教学的“三学期”改革；对八年制教学进行肿瘤学 PBL 教学模式的改革试点。2010 年，加强研究生创新能力培养，开展“推免生暑期科研训练计划项目”，选派研究生参加“国家建设高水平大学公派研究生项目”，继续探索“肿瘤学临床医学专业博士生临床能力培养与专科医师培训并轨模式”。修订各个层面肿瘤学科教学大纲、见习大纲、实习大纲、培养方案等。2011 年，改革本中心研究生招生指标分配办法，实行首次分配指标及二次分配指标相结合的新举措；鼓励导师参加学校博士研究生“优生优培”资助计划试点；举办“全国优秀大学生夏令营”等招生宣传活动，积极开展免试生复试录取工作以尽可能留住优质生源等。近年来本中心录取“985”“211”高校免试直博生及硕士生人数逐年增加。本中心开展的广东省学位与研究生教育改革研究重点项目“肿瘤学临床医学专业博士生临床能力培养引入专科医师培训模式的探索研究”，经过几年的实践探索并总结凝练，作为临床和科研能力高层次复合型人才培养类成果，获得“中山大学第七届校级教学成果奖一等奖”，并获学校推荐参评“第七届广东省高等教育省级教学成果奖一等奖”。

曾益新院士主编的卫生部“十二五”规划教材以及全国高等医药教材建设研究会规划教材《肿瘤学》第三版出版。万德森主编的教育部高等学校“十一五”国家级规划教材《临床肿瘤学》第三版出版。本科生“肿瘤学”课程获批中山大学校级精品课程。

数年来，中心教师屡获“中山大学医学本科中青年教师授课比赛”奖项及“优秀临床带教教师”“优秀教学管理人员”及“先进工作者”等荣誉；研究生屡获“教育部博士研究生学术新人奖”和国家奖学金“校优秀研究生”“光华教育奖学金”、港澳台奖学金、平安励志奖学金、宝钢奖学金、彭瑞安奖学金、日本第一制药医药学奖学金“广东省研究生优秀学位论文”等荣誉，屡获学校优秀博士论文培育项目、博士生优生优培项目、博士生创新人才培养项目、博士生访学与国际合作项目等资助；中心研究生会自 2007 年成立 6 年来，5 次获得“中山大学优秀研究生会”称号。

开展继续教育，服务基层社会。每年举办国家级继续医学教育项目 20 多项，举办全国一年制肿瘤专科进修班，每年接受全国各地进修学员 220 多名，充分发挥了本中心的资源优势，为基层医院肿瘤防治专业技术人员参加继续医学教育提供了学习交流的平台。见图 5 -3 -9。

（三）科研与学科建设

中心以学科建设为龙头，规划学科发展，完善学科建制，引领发展。在完成“十一五”学科建设任务的基础上，中心积极响应中山大学建设“世界一流学术共同体”的号召，修订了中心奋斗目标，紧紧围绕建设“成为国内综合实力最强、国际一流的肿瘤学医教研基地”的目标，以美国 MDACC 为标杆，从学科发展趋势上凝练科学问题，审时度势，组织制定了中心《学科发展十年规划》，并逐年分步实施。

近年来，中心不断完善学科建制，进行学科的细分。成立了预防医学部，着力推动肿瘤防控重心前移，将以治疗为主的模式逐步转变到防治并重上来；先后设立了血液肿瘤科、儿童肿瘤科、临床试验研究中心、临床营养科、分子诊断科，将腹科细分为结直肠科与胃胰科。

加强创新型人才队伍建设，打造具有核心竞争力的人才队伍。实施《中心人员招聘管理办法》，使得中心人才招聘工作视野更开阔、规范与科学；启动与落实《优秀青年人才培养计划》，着力培养具有创新思维和创新能力的中青年学术骨干，为学科的持续发展提供青年人才储备；每年拨出300万元的经费资助骨干人员出国学习进修，加强国际合作交流，加大人才培养力度；加大高层次人才引进与培养力度；中组部“千人计划”引进人才6名（1人为短期引进），2人入选广东省领军人才；“青年千人计划”引进人才1名；“百人计划”引进中青年专家7名；首次引进外籍临床医师。图5–3–3–8为外聘临床医生参与查房，图5–3–3–9为在美国MD Anderson学习的中心医务人员。

本中心人才队伍建设取得丰硕成果。郑利民教授入选“长江学者”特聘教授，黄蓬教授入选“长江学者”讲座教授；自2010年始，连续5年均有1名教授获得国家杰出青年科学基金的资助；1名教授获得“卫生部突出贡献专家”荣誉；2名教授入选“新世纪千百万人才工程”国家级人选；1名教授入选省级人选；1名教授获得第二届“广州市创新创业领军人才”；7名专家获得“教育部新世纪优秀人才”称号。

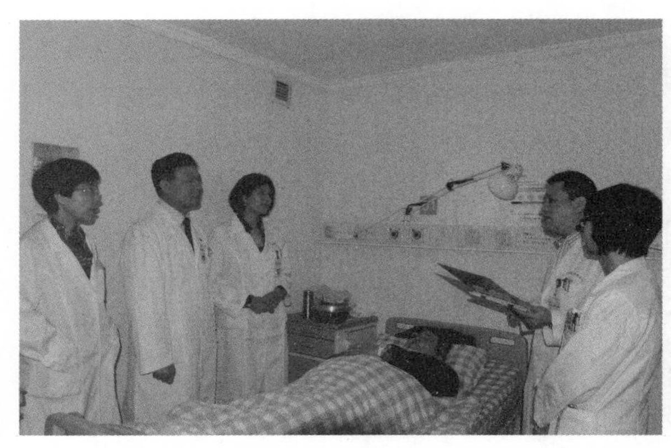

图5–3–3–8　外聘临床医生参与查房

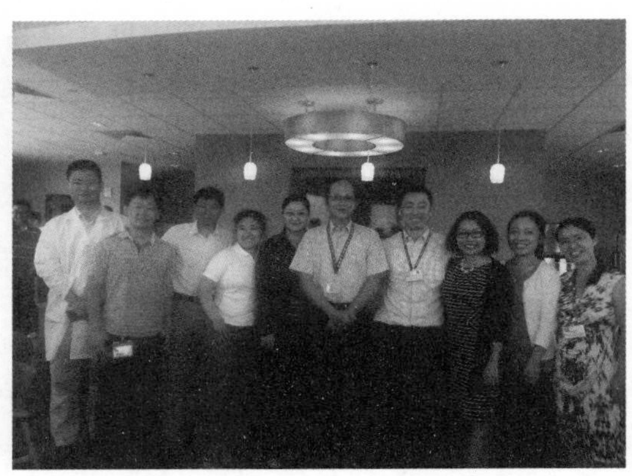

图5–3–3–9　在美国MD. Anderson学习的中心医务人员

科研与学科建设结硕果。项目资助数量及金额逐年增多，国家自然科学基金批准项目数和资助总经费屡创新高，居全国肿瘤专科医院首位。实现了“973计划”首席零的突破，首次获得了重大国际（地区）合作研究项目1项和优秀青年科学基金项目1项。

SCI论文发表数量、质量逐年提升，历年稳居全国肿瘤医院前列。曾益新教授研究团队在鼻咽癌相关研究取得突破性进展，发现了3个新的鼻咽癌易感基因位点，并确认人类白细胞抗原（human leukocyte antigen，HLA）基因与鼻咽癌发病风险有关。该项成果已于2010年5月31日发布于国际顶级杂志*Nature Genetics*，并被作为该杂志研究亮点之一进行推荐，这项研究成果为研制预测鼻咽癌发病风险的基因芯片和提高鼻咽癌的早诊率打下了基础。

马骏教授“基于现代影像技术的鼻咽癌综合治疗研究及临床应用”获2009年度“国家科技进步奖二等奖”；获得“2011年度广东省科学技术突出贡献奖”1项；“鼻咽癌放化综合治疗及个体化治疗基础的研究”研究成果成功入选“中国高校2012年度十大科技进展”。

中心共有10多项临床研究成果被国际指南（美国NCCN指南、欧洲EHNS–ESMO–ESTRO指南、美国ASCO、美国癌症联合会AJCC）采纳，涉及鼻咽癌、肺癌、淋巴瘤、肝癌、食管癌、胃癌以及结直肠癌七大病种，在国际范围内成为制定行业标准的依据，标志着本中心临床研究逐步走向国际化和标准化。

科研平台建设方面，顺利通过华南肿瘤学国家重点实验室的评估，获得重点实验室基金滚动支持；成功通过临床试验研究中心/药物临床试验机构 SFDA 资格复核检查；“新药临床评价研究技术平台”项目获得了卫生部新药创制重大专项的支持，并于 2012 年获得“十二五”滚动资金支持，为高水平、国际化临床试验的开展奠定了基础。图 5 –3 –3 –10 为华南肿瘤学国家重点实验室第一次学术会议，图 5 –3 –3 –11 为 GCP 机构资格认定复核。

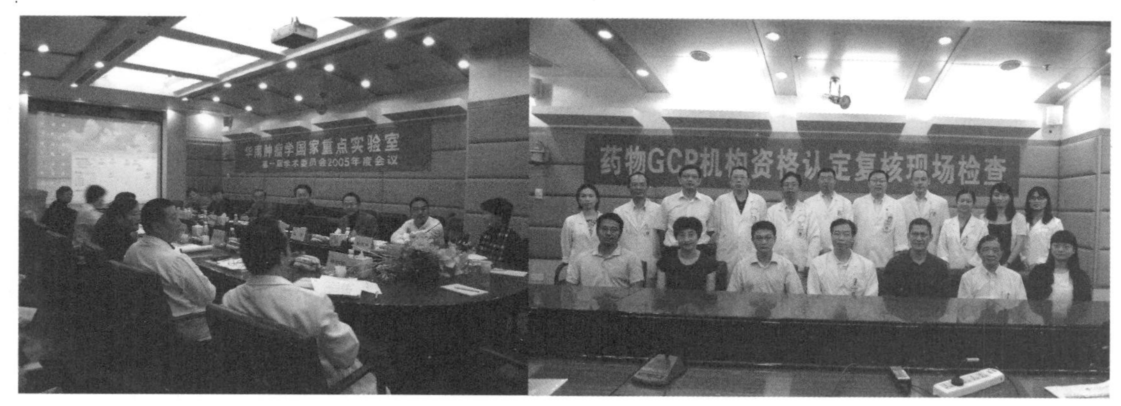

图 5 –3 –3 –10　华南肿瘤学国家重点实验室第一次学术会议　　图 5 –3 –3 –11　GCP 机构资格认定复核

围绕创建世界一流肿瘤防治中心的目标，中心更加注重加强与世界一流标杆的对话与合作，并着力打造有国际影响力的学术交流平台，推进中心国际化进程。2010 年创建国际合作与公共关系办公室，维持及拓展与国际医疗机构的合作与联系；2011 年与美国 MD Anderson 癌症中心续签为期 5 年的姐妹医院协议（图 5 –3 –3 –12），双方建立了“姐妹医院转诊项目”并共同申报 SINF 合作科研项目；此外，中心与欧洲最大的肿瘤研究机构古斯塔夫—鲁西研究所、卡罗琳斯卡医学院、约翰霍普金斯医学院、哈佛大学 Dana –Farber 肿瘤中心、Roswell Park 癌症中心等世界一流癌症中心或大学建立了友好联系与紧密合作。这意味着中心加入了一个全球性的癌症研究合作网络；全力打造有影响力的国际交流平台，先后举办大型国际学术会议，如第十三届国际 EB 病毒会议、第二届及第三届广州国际肿瘤学会议、中法肿瘤学研讨会、中美头颈肿瘤会议、中法胸部肿瘤会议和中澳纽外科学术会议等。

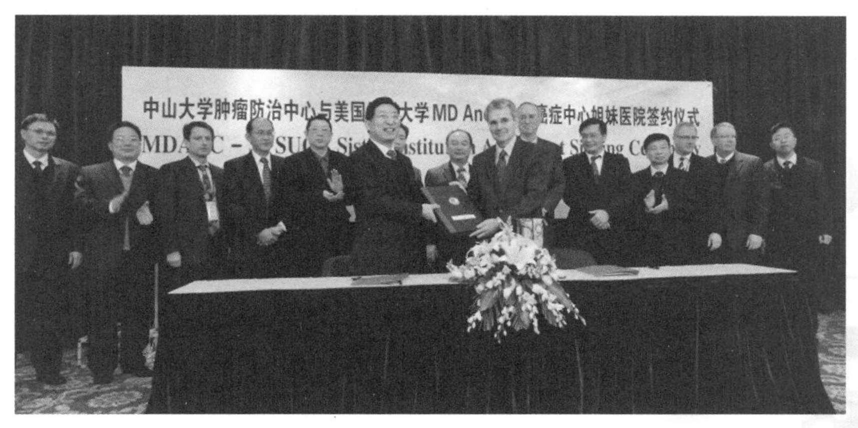

图 5 –3 –3 –12　与美国 MD Anderson 癌症中心续签约

“广东省科技厅国际科技合作示范基地”于2009年在中心挂牌，成为中大医科第一个国际科技合作示范基地；2012年本中心正式加入了国际抗癌联盟UICC；中心主任曾益新院士荣获卡罗琳斯卡医学院为其200周年校庆颁出的第一枚大银质奖章，以表彰其在推动中瑞医学交流中的卓越贡献。

为进一步扩大《癌症》杂志在国际范围的影响力，2010年《癌症》杂志变更文种为英文出版，其英文刊名为 *Chinese Journal of Cancer*（CJC）。经过多年的努力，CJC先后荣获“中国精品科技期刊”“中国百种杰出学术期刊”“中国国际影响力优秀学术期刊”“中国最具国际影响力学术期刊”称号，并于2011年被评为肿瘤学期刊中的A+级期刊，即该学科内的权威期刊；2013年获得中国科技期刊国际影响力提升计划B类项目支持，获得每年100万元、连续3年的国家支持。目前，CJC已逐步完成编委、作者群的国际化；刊发文章被44个国家/地区的282个著名研究机构引用，国际影响力得到显著提升。CJC正在为其“具有广泛而深远的国际影响力的一流肿瘤学期刊”的目标奋进，已逐步架起了中国和国际间肿瘤学交流的平台。

2012年本中心获评中山大学“十一五”科技工作先进单位。

第四章 展翅高飞

医者的终极梦想，就是清除病魔给予人类的痛苦、无助和绝望，正是带着这个梦想，中山大学肿瘤防治中心人常年奋战在与癌症病魔较量的医疗、科研最高端，并取得越来越多的阶段性成果，中山肿瘤防治人还积极参与了关乎国家大政方针、造福国人的“新医改”的起草、制定。

第一节 医改“广东方案”

2006 年 9 月，国家发改委、卫生部牵头组建 10 多个部委协同的医改协调小组，全面启动新医改方案的拟订工作。

2007 年上半年，协调小组先后委托北京大学、清华大学、中国人民大学、复旦大学等多家中外机构分别独立设计医改方案。遗憾的是，这 9 套方案的主导者没有一名是医疗系统内部人士。正在为让这些“外人”主导还是政府主导，补供方还是补需方等问题争论不休之时，第十套医改方案翩然登场，它的牵头人便是中国科学院院士、中山大学肿瘤防治中心主任曾益新。

由于参与制订这套方案的人员是清一色的广东专家，因此这一方案也被称为“广东方案”。

“广东方案”的参与制订者有临床医生、药师、医学教授，也有卫生厅以及社保局的工作人员，全是日常与患者或是与医院打交道的专家和管理人士。而前 9 套医改方案都是经济领域的专家制订的，这决定了第十套方案比起其他几套方案，对医疗行业的理解更深刻更准确。

第十套方案的调研工作在 2006 年就已经展开了，一直到 2008 年 2 月形成方案材料上交国务院。方案没有过多纠缠于市场政府、供方需方这些概念，显得更加务实。

因为看到患者看病贵，所以提议健全医保体系；因为看到大医院人满为患、小医院门可罗雀，所以提议提高基层医疗机构的医疗服务水平，分流患者；因为看到医疗人才发展不畅，所以建议理顺医疗高等教育，统一学制，大力吸引经过正规训练的医师到基层医疗机构工作。

方案出台后，引发媒体广泛关注。南方周末专访曾益新，以“双基是医改关键——专访中科院医改项目负责人”为题，对第十套方案进行了深入阐述。

2008 年 10 月 14 日，国家发展和改革委员会发布《关于深化医药卫生体制改革的意见（征求意见稿）》，孕育两年多的新医改方案终于出炉。“广东方案”中关于“加快基本医疗保障体系、强化基层医疗机构建设和基层卫生队伍建设”，这三点建议构成了本次征求意见稿的三个主要方面，占据了主要篇幅。[①]

在新医改框架体系基本搭建完成之后，曾益新更多地将目光投向基层卫生队伍建设，他进一步提出，“强基层”的关键是“强人才”。要想更多的医学生走向基层，让基层能够留住人才，人们首先要转变观念与认识，全科医生并不是“二流医生”，他们需要在宽广的专业知识基础上掌握良好的沟通艺术与协调能力；要建立全科医生教育与培养体制，包括全科医生的职业生涯规划与晋升机制设立，提高他们的待遇。

针对目前基层卫生队伍人才不足而短期又无法解决的现状，曾益新牵头的咨询研究组在深入调研和研讨的基础上，提出了在我国基层设立10万特聘全科医师的建议，深入分析了我国“看病难”的关键在于基层医疗机构建设薄弱，医疗技术水平不高，而进一步推动全科医师建设工作，是医改攻坚阶段的重要措施。

第二节　宏图规划

自1964年建院建所，历经半个多世纪的发展，中心社会服务能力不断扩大增强，“品牌效应”逐渐彰显；“专科声誉”逐年提升；“人才强院”策略已见成效；“科教兴院”战略使科学研究跨上新台阶；“目标明确、因材施教”的教学格局已经形成。为中心未来实现“征服癌症”的终极奋斗目标打下了扎实的基础。

2010年，中心制定了2011—2020年的中心发展规划与战略，发展规划提出的2020年的远景目标是：医疗服务方面，规模上可收治全国3%的肿瘤患者；学科建设布局更加完善和合理，能满足各类肿瘤患者的需求；鼓励技术创新，抢占医疗技术制高点；打造名医团队，单病种多学科联合治疗等形成规范；就医环境得到改善，人文服务理念深入人心；力争建成3～5个国家级、2～3个省级临床重点专科/特色专科。

第一，教学工作方面，打造一支思维创新、结构合理、朝气蓬勃的师资队伍，让医院成为培育高层次肿瘤学专业人才的摇篮。

第二，在科学研究方面，实现学术论文由数量为主的外延式扩展向质量提升为主的内涵式发展转变；加大转化医学研究和创新技术研究的推动力度，形成基础研究、转化研究、临床研究与新技术研究齐头并进的新格局；培养和造就一批具有国际影响力的学术大师和冲击国际科学前沿的创新团队；取得一批在世界上具有重大影响的科学技术成果。

第三，国际合作方面，进一步拓宽对外交流的渠道，推动中心与海外一流大学的强强合作，丰富交流的内容、加深合作深度：搭建起平等、互利、双赢的对外合作平台，全面提升中心的学术竞争力、社会影响力和国际化水平。中心综合实力的主要指标稳居全国前列，初步实现成为国内综合实力最强、国际一流的肿瘤学医教研基地的目标。

2011年2月，中心第一次党员代表大会确定奋斗目标为“国内综合实力最强、国际一流的肿瘤学医教研基地”，彰显了中心领导班子以及全体中山大学肿瘤防治中心人的雄心、决心与信心。

中心有远景目标，也有近期目标。未来新五年，首先在硬件平台建设上，完成中新知识城院区（即现在的黄埔院区）的建设并投入使用，是首当其冲的第一大工程。在学科建设方

① 《南方日报》，2008年10月15日。

面，有深厚积累及拥有目前医教研高平台基础的中山大学肿瘤学科建设期待再攀新高。

维系医教研和学科建设不断进步的关键是人才。在人才梯队的打造上，肿瘤防治中心的目标是努力建设一支强大的、有可持续性的，能够真正引领中国肿瘤研究进步的、从基层研究到临床的完整的人才队伍。

第四，在科研及科研文章、课题、成果方面，要在现有的基础上，无论是质、量还是影响力上，都要保持在国内肿瘤领域的领先水平。

第五，在医疗方面，要实现可比照、可衡量的指标。其一，重大的、有标志意义并能体现当代医学前沿技术的最新技术装备，要在医院率先使用；其二，一些新的技术和项目，要在国内创第一，在广东居第一，进一步增强中心的医疗技术水平。

第六，在教学方面，中心将在体现肿瘤专科和专科学术特色上，注重研究生质量的培养。中心将着力构建一个有自身特色的、具有业内标杆和示范作用的教学体系。

第七，医院管理方面，中心正致力于建立与现代医院发展相匹配的管理体系。中心将紧跟国家医改政策，继续探索和深化公立医院改革，提升医疗服务能力，优化服务质量，改进服务流程，彰显业内影响力。中心还将继续提高员工的待遇，继续打造“如家”文化、幸福文化，不断提升员工的幸福指数，让中心成为各类人才和全体员工的理想事业平台、发展平台和高水平的待遇平台。

而在承前启后的2013年，中心多方面获得长足发展，可圈可点。

这一年，在新华社广东分社、南方报业传媒集团、南方广播影视传媒集团共同主办的“广东十大新闻人物”的评选活动中，中心主任曾益新院士荣获2012年度“广东十大新闻人物”称号；重症医学科喜获“国家级青年文明号”；在共青团广东省委员会、广东省青年联合会评选中，重症医学科团支部获“广东青年五四奖章”集体奖，这是广东青年的最高荣誉。

2013年8月，中心新大楼正式开始使用，医疗服务能力与服务量明显提升。中心对两栋大楼重新命名，原医疗科技大楼为1号楼，新大楼为2号楼。

以中心为第一单位和通讯单位在SCI收录期刊上正式发表的研究论文277篇，总影响因子955，其中在影响因子10.0以上的期刊上发表论文6篇；在影响因子5.0～10.0的期刊上发表论文38篇，再创中心历年新高。常务副主任马骏团队科研项目获得教育部“高等学校学科创新引智计划”（简称“111计划”）立项建设，该团队“十二五”科技支撑计划课题也通过答辩。人才培养取得喜人成绩，马骏入选“教育部2013年新世纪百千万人才工程国家级人选”“2013年广东省第二批百名南粤杰出人才培养工程”；贾卫华成功申请2013年国家杰出青年基金；谢丹入选2013年“广东省珠江学者”；周建华入选“2013年度教育部新世纪优秀人才支持计划”。2013年继续大力引进青年才俊，通过中山大学“百人计划”即引进人才4位。肿瘤学科获2013年度国家临床重点专科建设项目单位，医学影像科获“2013年度广东省临床重点专科”。中心主办的*Chinese Journal of Cancer*（CJC）连续3年获批中国科技期刊国际影响力提升计划B类项目。

2010年8月至2011年8月，中心主任曾益新出任中国医学科学院、北京协和医学院副院校长，后出任北京协和医学院校长，同时，继续兼任中山大学肿瘤防治中心主任、院长，直至2014年4月换届。

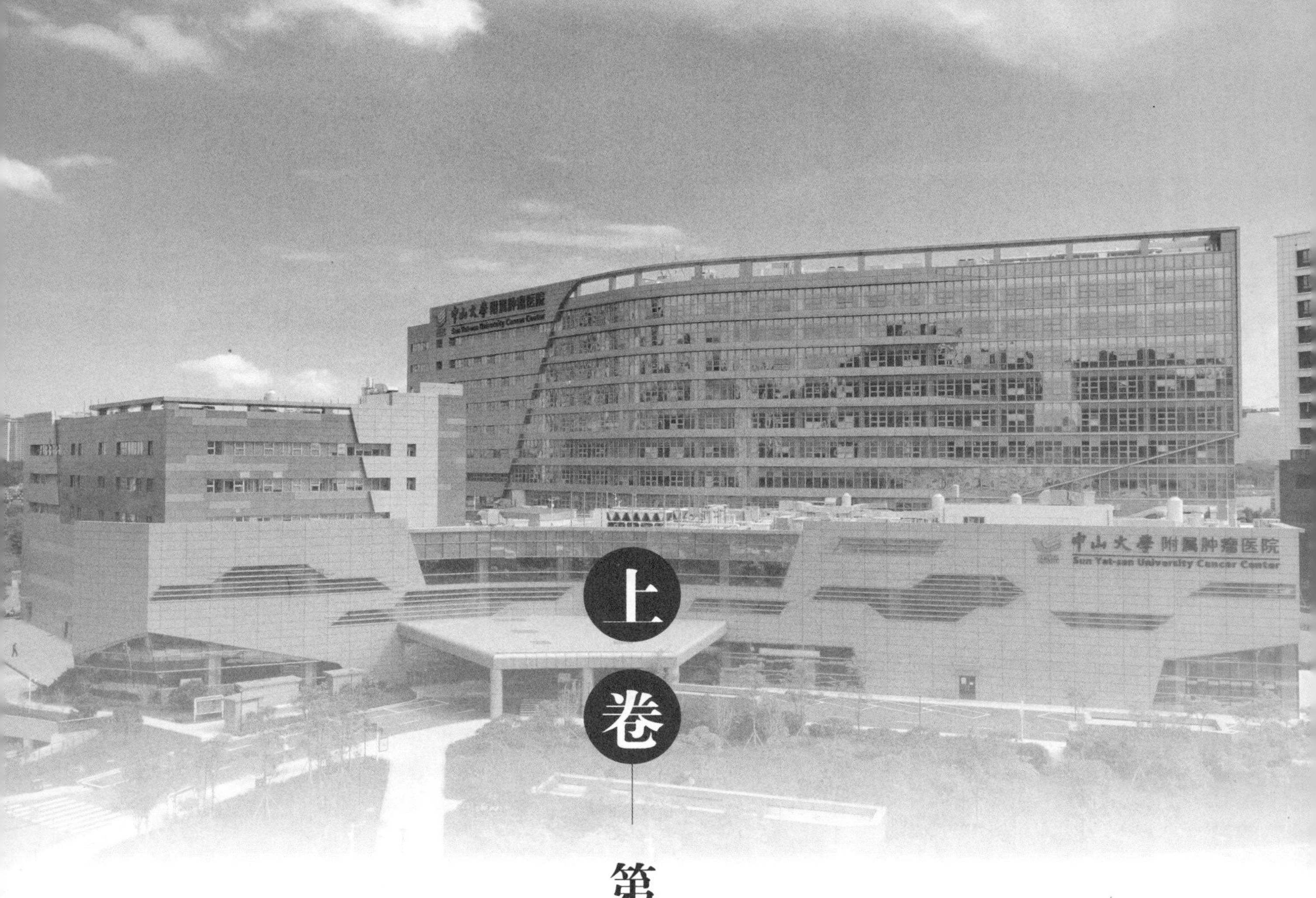

上卷

第六编

领航新征程
（2014—2023）

第一章　中肿再出发

时间是一条永远向前、从不回头的单行道。

2014—2023 年，若白驹之过隙，中山大学肿瘤防治中心又经历了一个新的 10 年。10 年间，肿瘤防治中心人认真学习贯彻习近平新时代中国特色社会主义思想和党的十九大、二十大精神，落实党和国家深化医药卫生体制改革及公立医院综合改革指导意见，坚持党委领导下的院长负责制，坚持以人民为中心，紧紧围绕中山大学提出的“跻身国内第一方阵、建成世界一流大学”的宏伟目标，提出建设“国内专科布局最全、服务规模最大、诊疗水平最高，综合实力国际一流的肿瘤中心”（以下简称“三最一流”）的战略目标，并于“十四五”前期在基本实现“三最一流”的基础上提出建设世界顶尖肿瘤中心的设想。中心全面实施医教研防管创新驱动战略，建立现代医院内部治理体系，党政合力，民主治院，推动中心在建设世界顶尖肿瘤中心的进程中阔步前进，医院综合实力与国际影响力显著提升。

2017 年以来，中心稳居国内中国医院科技量值排行榜（肿瘤学）前两位，2023 年度跃居第一；在 *Nature Index* 自然指数年度榜单上，位列全球癌症中心第四，在 2022 年度国家公立医院绩效考核中，跃居全国肿瘤专科医院第二。

2023 年 12 月，中山大学肿瘤医学科学中心（天河院区）正式开工，布局 1100 张病床、研发转化基地和重离子放疗装备，“一体两翼”世界顶尖肿瘤中心战略布局正式开启。

第一节　黄埔院区启用

让我们拨开时间的迷雾，穿越历史的重峦迭嶂，直击 2021 年的 3 月 16 日——这个在中肿历史上极具里程碑意义的一天。这一天，在中新广州知识城南起步区，中山大学肿瘤防治中心黄埔院区启用仪式在此隆重举行。

院长徐瑞华在启动仪式上宣布，进入“十四五”规划新时期的中山大学肿瘤防治中心（以下简称“中肿”），将实现更多从“0”到“1”的新突破，通过“三步走”战略，努力把中心建设成为世界级肿瘤医学重大创新基地、国家创新药物/技术/装备研发转化基地、国际肿瘤医学人才培养的摇篮、世界性疑难肿瘤诊治中心，最终实现“世界顶尖肿瘤中心”的目标。

2021 年，是中肿承前启后、继往开来的一年，中肿多院区发展新格局已经初步形成。黄埔院区的全面启动，是新时期中肿再出发的标志性事件。

中山大学肿瘤防治中心黄埔院区位于黄埔区九龙大道（2024 年初更名“知识大道”）知识城南，占地 75 亩，位于作为国家级战略重点项目的中新广州知识城南核心区域，地理位置得天独厚，毗邻广州白云国际机场，有地铁十四号线直达院区，交通非常便捷。黄埔院区一期建筑面积达 10.5 万平方米，床位 650 张。

黄埔院区的选址、建设、赶工冲刺及启用，有一条完整的“故事链”。说起该“故事”，还要从时任中心主任、肿瘤医院院长的中科院院士曾益新以及当年负责筹备工作的纪委书记张亚奇等中肿人的踩点看地说起。

（一）落户中新知识城

为了满足日益增长的肿瘤患者医疗服务的需要，推动中心适时快速发展，在院本部之外建立新院区的愿景与设想，曾益新院士早在放疗中心筹建之时，就已开始筹划并提上议事日程了。

中心领导班子很快对新院区的筹备工作做出相关部署：2008 年即成立新院区筹建办公室，主任为时任院长助理钱朝南，时任中心纪委书记、医院工会主席的张亚奇参与筹建工作；2010 年 7 月，新院区建设办公室正式成立，张亚奇出任主任，负责并着手新院区的选址工作。

新院区建设办在张亚奇的带领下看了很多地方，提出了不少新院区选址和用地的思路和方案。增城区、从化区、黄埔区、南沙区，甚至东莞、深圳，都留下过新院区建设办的足迹。中心主任曾益新等班子成员也不时亲临现场实地考察。

就在此时，被视为广东省经济转型之样板、广东省战略发展新平台的中国和新加坡政府跨国合作项目——中新广州知识城问世。几经权衡比较，包括与知识城所在的广州市萝岗区政府（2014 年老黄埔与萝岗合并后归属黄埔区）的反复谈判、磋商，由于理念比较契合，新城的定位和配套也符合中心新院区的预想，以曾益新为首的中心领导班子的属意亦逐渐明朗。

2010 年 11 月 24 日下午，职工代表大会召开前夕，中心党政联席会议特别听取了张亚奇关于在中新知识城建设“国际健康医疗与研究中心项目”事宜的汇报。接着，在交由职工代表大会表决后，11 月 25 日，在中新知识城，曾益新先后与当时的广州萝岗区政府等分别签署了《广州市萝岗区人民政府资助中山大学肿瘤防治中心建设三级甲等肿瘤专科医院协议书》及《中山大学国际健康医疗研究中心项目合作协议》。时任广州开发区党工委书记、管委会主任、萝岗区委书记的凌伟宪及该区其他领导出席了签约仪式。

协议书的签订，标志着中山大学肿瘤防治中心新院区在知识城的正式落地。

此时的新院区，还是满目荒凉、衰草连天，回忆起当日陪同曾益新院士、中大副校长颜光美教授站在这片荒地上的光景以及当时的对话，副院长彭望清仍觉得一切历历在目。

“曾院士，这么荒芜的地方，我们的新院区将来怎么发展?”彭望清问。

曾益新没有即刻回应，他笑一笑，说：“那我们就边干边摸索。”

站在一旁的颜光美接过话茬笑道：“不要担心。中肿经过几十年的积累，已经是行业中威名远播的大品牌，以中肿现在的能量，在这里就算插下一根树丫，假以时日，也一定能长成参天大树。”

（二）报批

尽管没有征地压力，但新院区并不是政府筹建、财政拨款的项目，其立项审批、规划设计、建设工程报建的每一个环节，都要自行向国家卫生健康委员会备案、报批，建设资金也需自筹。

从2013年办理好土地证开始，直到2016年11月的3年多时间，是新院区建设的筹备阶段。其间，新院区建设办的轴心工作是两件事：

一是跟当地区政府协商，对市政配套建设提出相关意愿和诉求，包括向区政府申请平整用地中突起的山头及运走土石方——为了去除横在新院区“喉头”的这一“鲠”，新院区建设办动了很多脑筋，通过反复磋商，区政府同意出资安排施工，解决了土地平整的问题。之后中心又做了二次平整，把高度又降低了4米。

二是向国家卫生健康委员会报批建设用地规划等事宜。原本中心是计划包括科研配套、后勤配套在内一次性解决整个院区建设的，但因2012年“限制大型公立医院扩张”等政策因素，两年时间，新院区建设办数次提交的方案均未通过。

为此，张亚奇等人还将规划建设用地在图纸上一块块细分好，然后拿着清单直飞北京，与国家卫生健康委员会工作人员面对面逐项确认图纸上的一块块用地哪些是已认定、获批的，哪些是暂未通过的。

面对客观困难，中心决策层再次展现了其应变的智慧：以徐瑞华为院长的新一届领导班子决议将原项目规划一分为二，确定了知识城院区建设分两步走的战略。其中，第一期工程先将一些功能区域收缩、集中到南部，在此先建占地面积10万平方米的院区；北部区域则留作第二期建设用。

2014年，项目方案设计基本完成，总平面规划获得并已办理“建设用地规划许可证”。2015年9月12日，国家卫生计划生育委员会正式批复中心知识城院区可行性研究报告，该批复标志着知识城院区建设工程在国家卫生计划生育委员会正式立项，项目取得突破性进展。2016年又完成了施工所需各项行政审批手续的办理以及项目施工监理、施工总承包、第三方检测服务等的招标。万事俱备，只欠东风。

（三）施工与冲刺

2016年11月，黄埔新院区全面开工（图6－1－1－1）。

尽管签约了项目管理公司，有着强烈的主人翁精神和责任心的中肿人，依然将监管上的所有事都做在前面。他们克服困难，每天去工地跟施工单位协调，现场解决各种问题，切实保障工程质量，推进工程进度。通过打假“运土里程”、破解“采购陷阱”、管控“现场签证”等，维护了中心的切身利益。

施工后，中心知识城院区（即后来的黄埔院区）建设稳健推进。2017年12月，项目地下主体结构基本完成，工程进入地上主体结构施工阶段；2019年，黄埔院区建设项目推进了二次精装修、医用气体、楼宇智能化、放射防护、洁净工程等专业工程，各项工程均已进入收尾阶段。2020年，黄埔院区初具雏形并开始试运行，正式开启了倒计时模式。见图6－1－1－2。

时间临近2020年末，由于项目第三方管理不力等因素，工程还留下了不小的“尾巴”。当年调整为主管后勤、基建工作的副院长彭望清经常性地召开现场会议督阵。

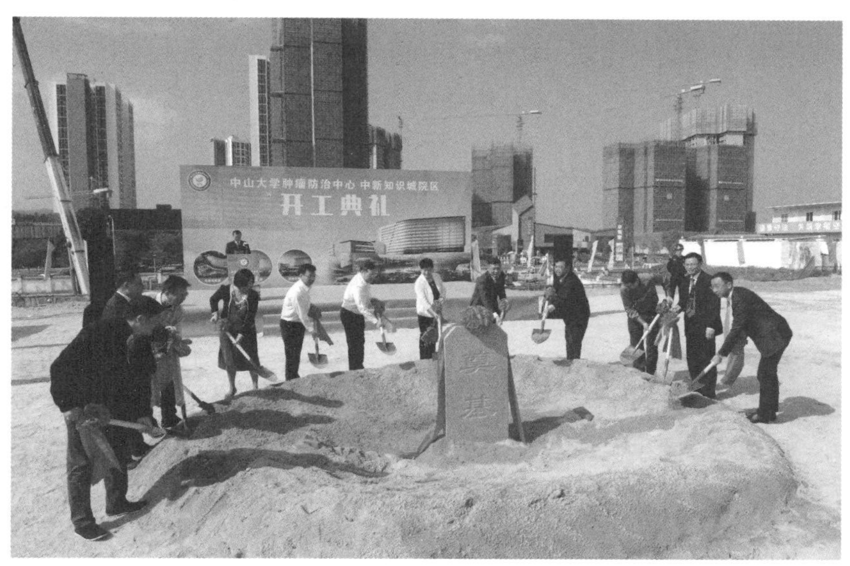

图6-1-1-1　2016年11月，黄埔院区开工奠基仪式

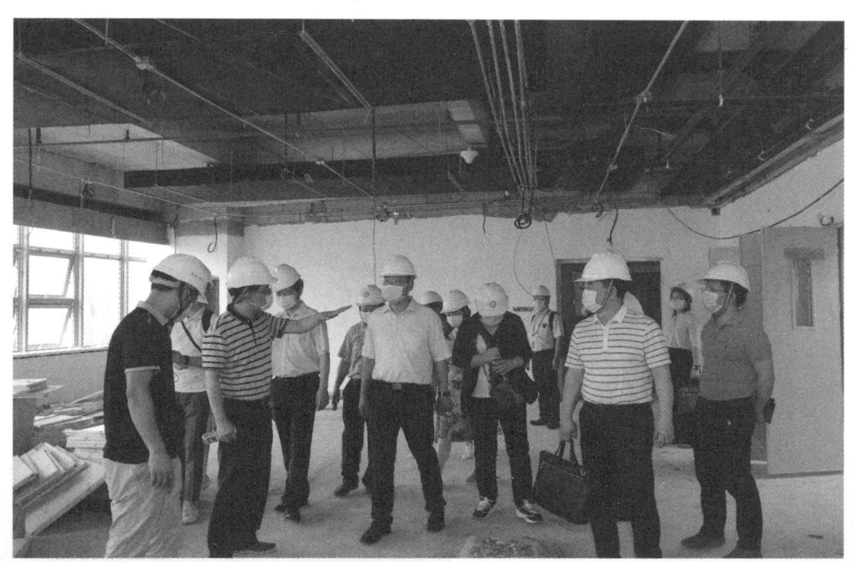

图6-1-1-2　中心领导班子多次到建设现场调研，图为2020年6月在黄埔院区督促工程进度

2020年11月19日，中心开启“百日攻坚战”；12月7日，距离既定的黄埔院区启用时间只剩下81天，日程紧迫。在中心统一部署下，彭望清指示总务处组织召开下设科室负责人及合作公司参加的黄埔院区开业筹备动员会，他在会上讲话号召各单位全力以赴，全面推进黄埔院区的各项后勤工作，为新院区启用做最后的冲刺。

会议强调，务必要按照黄埔院区启用时间节点，把所有工作分门别类梳理清晰并严格落实——这项工作被命名为“销项行动”。

在这场“销项战”中，各部门各科室都绷着一根弦，大家争分夺秒，有序奔忙，很多人手机24小时在线，节前近一个月没有休息过的大有人在，家人身体抱恙的也没有请过一天假。连为黄埔院区的启用保驾护航的保卫科也变身硬核救急部队，无论分内分外的事，都积极响应，冲锋在前。临近春节假期时，工程建设、水电装修、开荒清洁等方面都面临人力不足的问题，中心总务处便攻坚克难，紧急出招，从其他项目组抽调人手前来助力。

尽管名曰"销项"，但在此过程中，事情并不是做完一项少一项，恰恰相反，往往是事与愿违地"越做越多"——销项的速度几乎赶不上新的问题被发现的速度，但各条"战线"及团队成员以超强的执行力，在不足3个月的81天，完成2700多项冲刺项目。

物管科将总务后勤各条线的工作汇总到了一张表格里，每天查验完成进度，还开通了报修专线，持续收集各方维修需求；腊月二十，工程还未收尾，但负责施工的单位放假了，无法继续完成施工改造工作。于是，物管科带领零星维修团队"自己上"，安装电、网插座，水管、门等；从2021年1月到3月初，物流科完成了2900种约360万件各类物资采购供应。

设备科的工作则是从来没有停下来。黄埔院区启用一周前，二楼供应室发现供水压力不够、设备排水流量出现此前安装调试时从未出现过的问题，该故障还牵涉很多方面。设备科通过医院组织黄埔管理办、施工方、监理多次到现场"会诊"，通过4次测试2次改造最后终于解决问题，为黄埔院区的正式启用排除障碍。

销项行动无疑是一次"攻坚战"。彭望清在回顾总结中表示，通过这次销项行动，"看到了很多人爆发出来的能量，年轻人在这个过程中快速成长起来，每个人都能够独当一面。这让人欣慰，也令人感动。"

在新院区建设不断推进之时，由副院长孙颖负责的新院区运营筹备工作，自2019年初也拉开了帷幕。

（四）运营筹备

随着建设步伐的稳步推进，黄埔院区启用筹备工作也提上了日程。2019年1月，孙颖副院长被委任负责黄埔院区的筹备及运营管理工作。面对一个崭新院区的未来，孙颖迅速融入新角色，为黄埔院区设立了明确的运营目标。在2019年3月的全院工作会议上，她首次提出黄埔院区的5年发展规划：启用后第一年运营效率达到越秀院区的80%；第三年实现盈余运营；第五年形成黄埔院区特色。

有明确的目标为指引，启用筹备工作有条不紊地在各个线条展开。孙院长带领各业务和职能部门代表纷纷至施工现场进行实地踏勘，并要求各部门结合实际情况梳理任务清单。2020年1月，随着黄埔院区管理办公室（副处级建制）的正式成立，启用筹备工作进入加速阶段。经过半年多踏勘及数十次全院讨论，黄埔院区管理办公室会同各职能部门梳理出15个板块、百余项具体任务，并按时间排布9条任务线路，确保每项任务都能有效落实。同时，通过对关键制约因素的提炼，将启用筹备的重点聚焦在硬件的"机、证、网"和软件的"人、物、数、管"七个核心要点上，使筹备工作更加有的放矢。

2020年5—9月，中心依照"延伸式与属地化相结合"的管理思路，调整增设了常驻黄埔院区的科级职能部门，确认了黄埔院区驻场中层干部和临床业务负责人，为黄埔院区组建了一支"扎根"本地的管理团队，为院区顺利起航及持久发展奠定了坚实的基础。业务科室分“区”不分“科”，实行科室延伸式管理，另设驻场副主任负责现场业务；职能部门建立“1+4+N”矩阵，设常驻协调部门黄埔院区管理办公室全面统筹协调院区工作，同时设有黄埔医务办、黄埔总务办、黄埔财务办以及护理部等延伸常驻管理部门。

随着院区启用日期临近，首批管理团队于2020年12月15日率先入驻，为院区启用做最后的冲刺准备；2021年1月4日，护士长团队入驻；1月18日，业务科室主任入驻。2021年1月20日，在全院的齐心努力下，黄埔院区顺利通过了医疗机构执业许可的审查，为正式运营奠定了合法基础。经过10年磨砺，黄埔院区终到初试锋芒之时。2021年2月4日，驻场人员以年度体检模拟院区运行流程，确认一切准备就绪；2月19日，内科、外科、放疗系统各开放一个病区进行患者的试点收治；3月1日，院区开始全面试运行，并在当周实现了100%的开放床位使用率。这一系列成果的取得标志着黄埔院区已经做好了全面启用的准备，等待扬帆远航。

2021年3月16日，黄埔院区正式启用（图6-1-1-3），中肿从此正式迈向多院区发展新格局。这是数代中肿人不懈攀登的结果，更是一个载入院史的新起点。启用仪式上，中心特别安排了首任副院长廖月琴女士纪录片《提灯四十载》发布会，钟南山院士通过视频为中肿的跨越式发展送上了祝福和寄语。

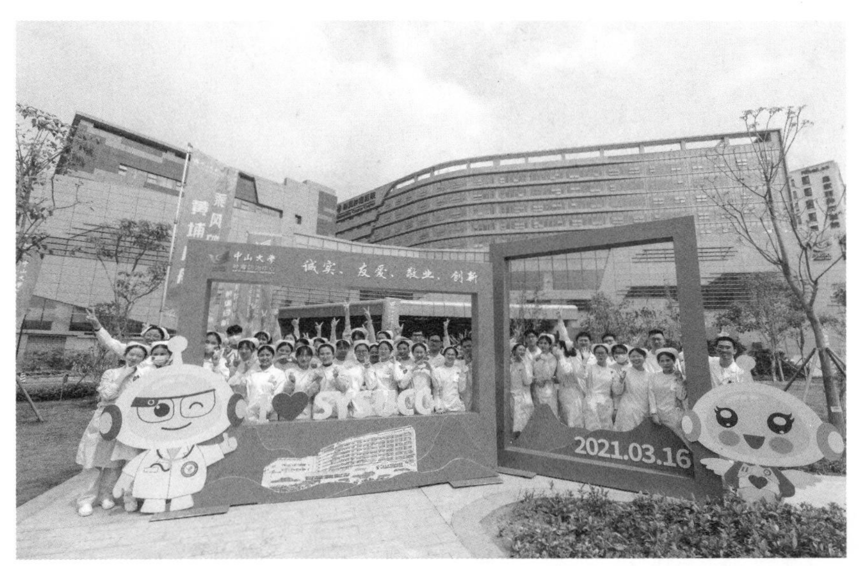

图6-1-1-3 2021年3月，黄埔院区正式运营，图为部分护理人员在大楼前合影

（五）顺利启航

黄埔院区定位为综合性三级甲等肿瘤专科医院，按照国家卫生部三级甲等医院标准设置，一期总建筑面积约10.5万平方米，开放床位650张，门诊接待能力超过1800人/天，实现了优质医疗资源扩容，为更多新发肿瘤患者提供优质医疗服务。此外，院区建有国家新药临床试验研究中心，并在毗邻的腾飞园增设占地1.2万平方米的华南恶性肿瘤防治全国重点实验室。在这里，医疗与科研“双架马车”并驾齐驱，共同推动院区发展。

作为中心第一个新院区，黄埔院区围绕“延伸式与属地化管理相结合、同质化服务、差异化发展”的目标与原则，充分发挥各业务科室和职能部门的潜力。通过延伸式管理达成管理体系、医疗服务等多维度同质化，依托信息系统实现云端零距离互联互通，实现院区间诊疗“无感切换”。同时，黄埔院区坚持差异化发展战略，在这片改革发展的“试验田”中尝试多项运营管理创新，实现了更高效、更优质的发展。

走现场，调资源，是令运营管理更高效的“黄埔路径”。分管黄埔院区的孙颖副院长大力倡导驻场职能部门通过“走现场”深入一线，寻找并打通运营中的堵点痛点；在黄埔院区率先开启业务科室与职能部门双线复盘机制，试行医疗资源动态调整的创新举措，依数据决策，根据科室业务量、资源利用效率、“国考”指标等表现，最大限度地整合并动态分配手术正台位、床位等重要资源，引导各科室持续优化业务流程。图 6 –1 –1 –4 为黄埔院区医疗业务复盘会。

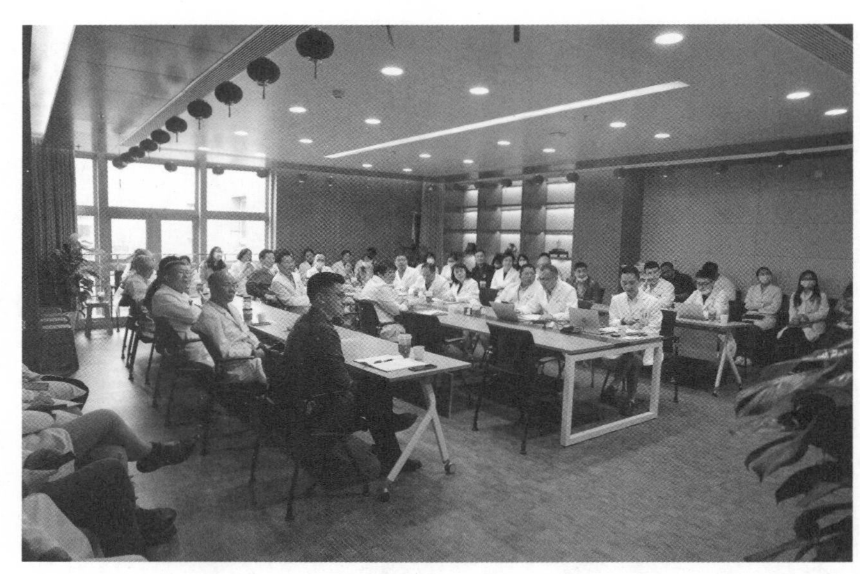

图 6 –1 –1 –4　黄埔院区医疗业务复盘会

技术促发展，服务优体验，是令学科建设更优质的“黄埔良方”。黄埔院区力促驻场专科形成“一专科一特色”的高质量发展新格局，以舒适化诊疗为导向鼓励技术创新，国内首例超声引导下腹腔化疗泵埋置术、省内率先实现无痛内镜 100% 全覆盖、率先开展无痛后装、异基因骨髓移植等项目陆续突破；大力开展转化性研究，助力知识城乃至大湾区知识经济和生物医疗产业的发展，不断提高科技创新力；2024 年初，全国第四家、华南第一家兼具上机证与上岗证颁发资格的手术机器人国际培训中心在黄埔院区正式启用，成为学科声誉新标杆。

朝气蓬勃有活力，人文关怀满心意，则是黄埔院区积极探索文化建设新范式的“双内核”。黄埔院区管理办协同各有关职能部门，凝聚合力为患者打造“去医院化”肿瘤疗愈空间，在下沉广场花园环境中建成心理健康宣教及配套生活服务“一站集成式”患者服务中心，打造品质服务新地标；“黄埔君加油吧”职工服务中心为职工开启从日常休憩到学习提升的全方位专属陪伴，成为工作与生活共平衡、个人成长与美好生活相结合的一院多区文化融合实践基地。一系列文化策划，不仅让黄埔院区从“新建院区”成为患者的“心选院区”，更提升了全体常驻职工团队——“黄埔君”的归属感与认同感，形成“来到黄埔有期待、辞别黄埔有留念、常驻黄埔恒有爱”的人文关怀模式，让活力与创新成为黄埔院区的代名词。

三年来，黄埔院区始终奔跑在高质量发展的路上，用创新照亮新征程。2022 年 10 月 11 日，中心举行黄埔院区二期项目签约暨奠基仪式并与广州市黄埔区政府签署了《广州市黄埔区人民政府、中山大学肿瘤防治中心战略合作协议》。根据规划，黄埔院区二期项目总建筑面积约 12.92 万平方米，规划总床位数 1200 张（含黄埔院区一期），预计 2026 年底完工。二期将在一期的基础上，强化医疗、科研及临床转化，打造集医疗、教学、科研、预防、成果转化等功能于一体的现代化肿瘤专科医院院区，提升黄埔区卫生健康科技的核心竞争力。2023 年，黄埔院区二期建设规划逐步启动，未来黄埔院区将坚持“医研产一体化”发展思路，建立符合国际规范和技术标准的创新医药研发平台和临床试验中心，打造医学创新成果转化平台和医学人才培训进修基地，全面提升区域卫生健康科技核心竞争力，带动区域生物制药及医疗康养等产业发展，为国内外肿瘤患者提供优质的人文医疗服务。黄埔院区不断深挖空间潜力，寻求学科发展新机遇，力求患者体验再提升。见图 6 –1 –1 –5。

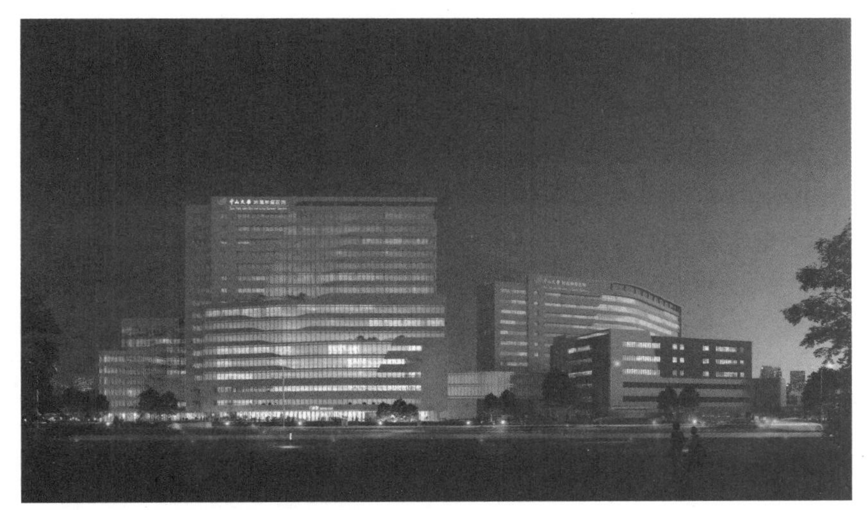

图 6 –1 –1 –5　黄埔院区二期工程效果图

2023 年，黄埔院区全年门诊 362744 人次、出院 47248 人次、手术 14403 人次、放疗 71513 人次，CT、MR、PET/CT 等平台设备迭代升级，各项核心服务能力增长显著。通过运营管理的持续创新实现优质医疗资源扩容，不仅是黄埔院区的阶段性发展成果，更是未来始终要坚持的发展理念。从乘风破浪到行稳致远，年轻的黄埔院区在管理创新驱动下，以高速发展、高效运营的姿态迈入 2.0 时代；这片充满活力的创业热土，风劲潮涌、日新月异，“朝气蓬勃、善于创新、人文有爱”已成为闪亮的黄埔标签，为中心“同心、幸福、奋斗”文化写下有力的注解。

第二节　三院区新格局

2023 年 12 月 7 日，中山大学与天河区共建的中山大学肿瘤医学科学中心（天河院区）、中山大学附属第六医院（珠吉院区）两个项目集中开工仪式在天河举行（图 6 –1 –2 –1）。

天河区·中山大学共建医疗项目
集中开工活动
在天河·共美好

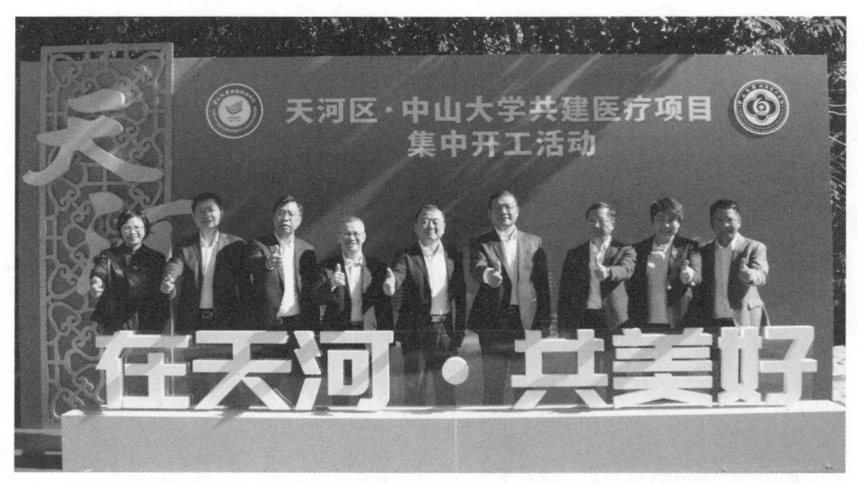

图 6 – 1 – 2 – 1　2023 年 12 月，参加中山大学肿瘤医学科学中心（天河院区）开工仪式的中心领导合影

中山大学肿瘤医学科学中心（天河院区）落地天河凤凰山南侧，总投资 32. 37 亿元（其中天河区府投入 27. 5 亿元），总建筑面积 30. 47 万平方米，床位 1100 张，预计于 2027 年 12 月竣工。设计图上，天河院区建筑与自然景观融为一体，凸显了飞鸟曲线的室内空间及写意山水的设计，浓郁的生态景观，让人感受岭南文化气息的同时，无疑也将对身心康复大有裨益。见图 6 –1 –2 –2。

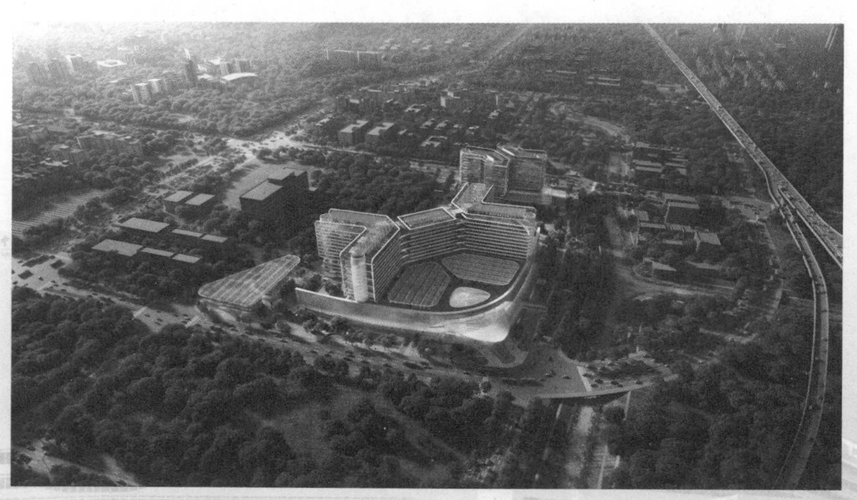

图 6 – 1 – 2 – 2　天河院区建设效果图

中山大学肿瘤防治中心主任、院长徐瑞华表示，天河院区将代表中心最高临床和科研水平，通过肿瘤医学全科布局设置，依托重离子精准治疗中心、华南恶性肿瘤防治全国重点实

验室、国家新药（抗肿瘤药物）临床试验研究中心等重大战略平台，打造精准放疗和鼻咽癌诊治“更高峰”、医学科研转化基地、创新药物研发基地。“我们将把它打造成国内专科布局最全、规模最大、水平最高的肿瘤中心，并力争全面建成世界一流、创新能力国际前十的肿瘤中心。”

作为“攻城拔寨”重点建设项目计划的重磅医疗项目的落地，显然将有效填补天河北部优质医疗资源以及天河优质专科医疗资源的缺失，进一步满足人民群众对优质医疗服务的需要，为天河区社会经济提供有力支撑。

中心党委书记武少新指出，开设多院区实现了优质医疗资源的持续扩容；对外，是为人民群众提供高水平医疗服务供给；对内，是为学科建设、精细管理和人才培养争取了沃土与空间。中心将立足粤港澳大湾区，谋求高质量发展，助推国家肿瘤防控战略的实现。

负责天河院区项目建设的副院长彭望清认为，在建设一院多区的过程中，需要兼顾“人才”和“数据”两个核心，精准施策，坚持以人为本，让人才“活”起来；坚持数据驱动，让数据“跑”起来；用融合协同、持续创新来谋划三院区建设。

三院区建设如火如荼的同时，作为输出医院，中心与甘肃省政府、甘肃省肿瘤医院共建“国家区域医疗中心建设项目”——中山大学附属肿瘤医院甘肃医院于 2022 年 5 月成功获批，并于 2022 年 6 月正式奠基挂牌。

该项目输出医院为中山大学附属肿瘤医院，依托医院为甘肃省肿瘤医院，并在甘肃省兰州市建设 1300 张床位的新院区。中心积极加快推进项目各项工作，推动同质化发展，建立了国家区域医疗中心建设例会制度和两院线上联席会议制度，定期研究解决两院深度融合中存在的困难和问题；落实甘肃医院人员双向交流机制、遴选派驻专家人员；制订派驻专家工作方案、后勤保障及薪酬方案、子女教育方案等。见图 6 –1 –2 –3。2023 年，中心向甘肃医院平移医疗新技术 75 项，开设甘肃省内首个护理专科门诊、首个门诊放化疗试点，推动首台国产达芬奇 Xi 手术机器人落户，Ⅰ期临床研究病房投入使用。甘肃医院 2023 年医疗服务人次同比增长 33%，手术人次同比增长 72%；全院医护技人员绩效收入平均增长 23%。

2023.01.31
欢送首批派驻国家区域医疗中心(中肿甘肃医院)专家启程

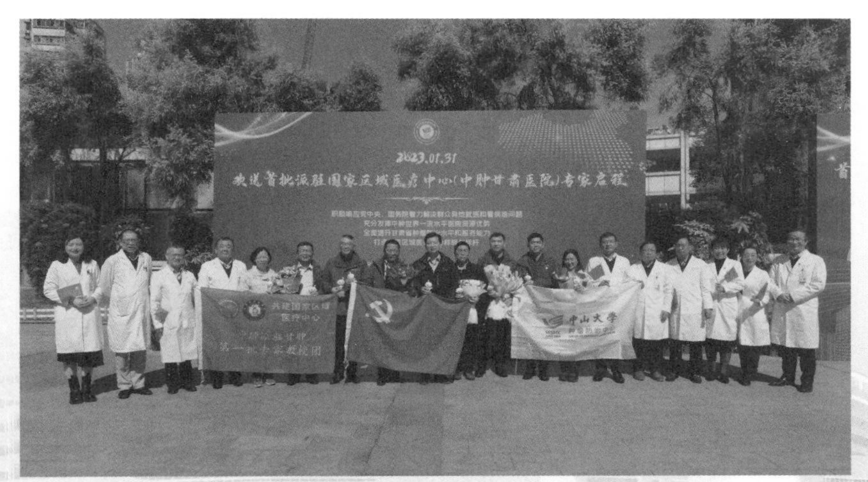

图 6 –1 –2 –3　2023 年 1 月，首批派驻甘肃专家启程

2023 年 2 月，中心党委书记武少新在接受南方日报采访谈及医院新格局时表示，肿瘤严

重威胁着人民群众的生命健康，目前我们的服务规模虽然在增长，但是优质医疗资源仍有较大缺口。为满足患者的需求，我们部署了越秀、黄埔、天河“三院区发展格局”。随着黄埔院区建成并投入运营，黄埔院区二期、天河院区（中山大学肿瘤医学科学中心）的陆续开工，以及位于兰州的中肿甘肃医院（国家区域医疗中心）的建设，医院正以多院区发展的新格局踏上新征程。

（撰写：童少波　黄金娟　曹蔚玮　揭映楣　王垚　　审核：彭望清　孙颖）

第二章　探索中肿管理范式

2014 年 4 月，中山大学肿瘤防治中心迎来又一个重要时刻：中共广东省委组织部正式宣布了广东省委关于徐瑞华同志任中心主任、附属肿瘤医院院长、肿瘤研究所所长的决定。中心行政领导班子顺利完成新一轮换届。不经意间，中心翻开了新的一页。

积极响应党和国家、人民的召唤，将医院办成一家以公益性为导向的生命至上、人民满意的三级甲等公立医院，是我们所有中肿人发自内心的一种认知和一种追求，是我们的价值取向。这是徐瑞华院长办院的基本理念，也与李建超书记（2016 年 5 月卸任）、武少新书记的管理理念不谋而合。10 年来，中心党建与业务深度融合，党政合力推动中心的建设征程。正是在中心不断迈向世界一流与世界顶尖肿瘤中心的征程中，中肿人不停地探索适宜中肿不断发展的管理模式，并试图总结出一套可复制、可推广、可借鉴的系统管理范式。

第一节　建设现代医院管理制度的新探索

2012 年以来，中心在李建超书记的带领下，积极学习、贯彻党中央治国理政的新理念、新思想、新战略，深入开展“三严三实”专题教育；认真落实党委中心组学习制度，不断完善党内民主，强化集体决策，坚定不移地推进世界一流肿瘤中心建设。

2016 年 5 月，中共广东省委任命武少新同志任中山大学肿瘤防治中心、附属肿瘤医院、肿瘤研究所书记。中心全面加强党的领导，突出党建引领，把党建工作写入中心章程，落实党委领导下的院长负责制，完善党委会、院长办公会议事决策制度和衔接机制，充分发挥党委把方向、管大局、作决策、促改革、保落实的领导作用，不断提升中心形势研判、制度建设、“三重一大”决策的质量和水平。坚持新时代党的组织路线和干部工作方针政策，立足三院区发展格局和中长期发展规划，选任和培养一支忠诚、干净、担当、群众基础好的高素质专业化干事创业队伍。严格落实意识形态工作责任制，增强风险防控意识和能力，打好宣传思想主动战，凝聚高质量发展的思想共识。

中心扎实推进公立医院综合改革，以科技创新为引擎，持续推动人才强院战略，不断强化服务意识，提升服务水平。10 年来，中心以“人民至上，生命至上”为宗旨，在创新制度管理方面进行顶层设计和探索实践，逐步建立起一套科学、高效的现代医院治理体系，构建出一整套科学、完备的现代医院管理制度，使得医院运营效率、科技创新能力、医疗服务能力等得到大幅度提升，形成了过硬的品牌效应，产生了良好的社会效益，推动医院管理走向精细化、精益化、智能化。院长徐瑞华、党委书记武少新及院领导班子在中心发展的顶层设计上，全面构建中心的战略规划管理，并结合国家深化医改的政策导向，结合中心发展实际，制定了“十三五”“十四五”发展规划（图 6－2－1－1）。

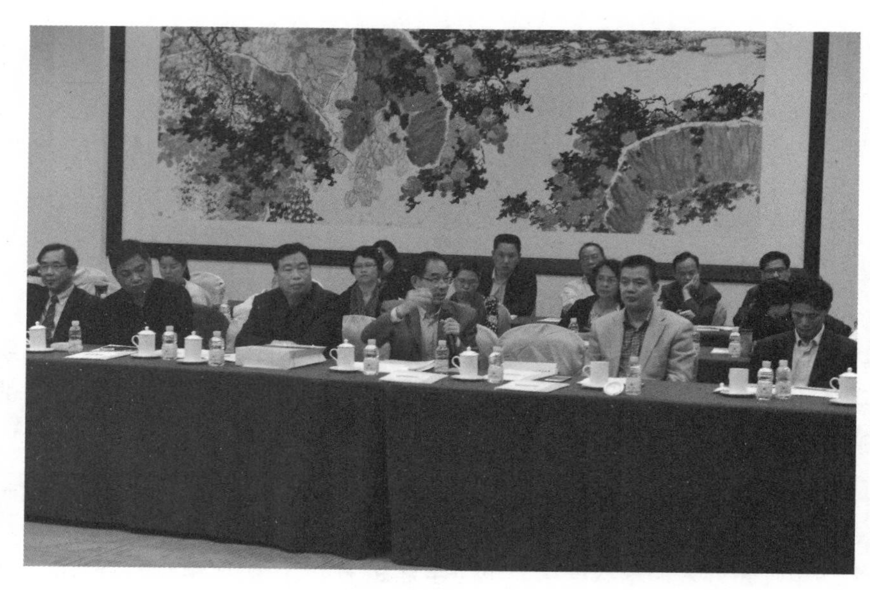

图6-2-1-1　2016年3月，中心“十三五”战略规划研讨会上，与会专家们正在进行热烈的分组讨论

为保障规划的落实，中心首先持续优化贯彻“科室综合目标管理实施办法”与“主诊教授负责制”两项制度，将规划任务分解到年度目标之中加以落实。中心同步推行以考评工作量和工作质量为核心的绩效评估体系，从而较好地在薪酬中体现了医务人员的价值，发挥了正向激励的作用，也推动了总体规划的顺利实施。

2018年以来，中心运用问卷调查、数据分析、现场访谈等多种调研方法，将医院战略发展规划的顶层设计与各系列、各科室、各层级实际相结合，出台工作、管理、教学、科研等四维度的绩效激励体系，支撑中心全方位协同发展。近年来，中心着力构建以高质量发展为导向的绩效管理体系，从管理层面加强成本管控，从导向层面继续鼓励开展高新技术、高难度手术。围绕国家三级公立医院绩效考核整体情况，实施调结构、减分母、增分子的改革导向，对内科系统、放疗系统、外科系统的绩效体系进行结构调整，从核心工作绩效、加班绩效、专项奖惩绩效等方面，导向住院化疗向门诊转移、鼓励双休日节假日开展门诊及手术加班，并逐步推进与实施。为支撑多院区发展，建立“扶持、激励、公平、保障”为原则的同质化、延伸式多院区绩效模式，为一院多区发展巩固存量、激发增量、创造新量。绩效变革系列研究成果先后获得2022年“广东省医院管理创新一等奖”、2023年“中南六省医院管理创新一等奖”和“中国医院协会科技创新奖”（图6-2-1-2）。

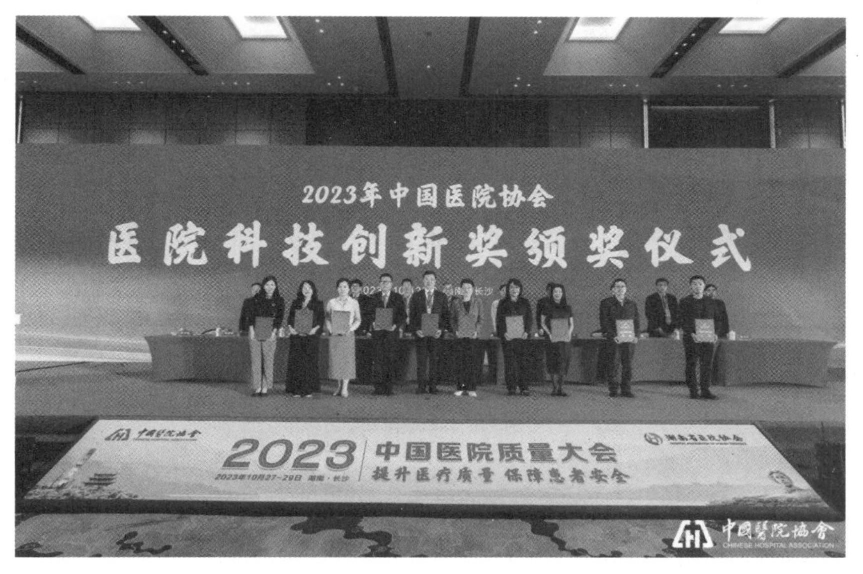

图6-2-1-2　2023年10月，彭望清团队领衔的绩效项目获中国医院协会医院科技创新奖

在科技创新方面，中心坚持以“四个面向”为指引，持续推进创新驱动发展战略，在加强基础、临床研究的同时，促进高水平研究成果转化，着力提升科技自主创新能力。通过优化管理流程，在平台建设、经费管理、成果转化、科研诚信和绩效管理等方面，积极出台和修订了一系列规章制度，塑造鼓励和支持自主创新的良好文化和制度环境。依托全国重点实验室，中心在基础、转化领域进步明显。迈入新时代，传承、发展并不断改革创新，推进临床研究和医疗技术创新，中肿已然是基础与临床研究双引擎驱动的高质量研究型医院。

在人才培养方面，完善人才培养体系建设，围绕肿瘤学临床及基础研究领域重大科学问题，打造人才培养、人才提升和人才支持计划有机衔接的“三层八级”人才培育体系，建立人才队伍持续投入机制，创新人才评价方式，依托大团队，重点培养和引进青年科技人才和杰出人才。

在医疗服务方面，中心坚持以人民健康为中心，党建业务深度融合，医务、信息、平台科室、临床科室等多部门联动，开展改善患者就医体验专项行动，以中肿“掌上就医”App和中山大学附属肿瘤医院小程序为载体，线上线下相融合，以改善服务“小切口”撬动看病就医“大民生”；用“数据多跑路”的手段，达到“患者少跑腿”的目标。加强医患沟通，构建和谐的医患关系，打造更有温度、深度和精度的中肿服务。

中心坚持院务公开，民主治院，坚持群众路线，坚持重大事项的议事决策制度及院务公开制度，注重发挥教职工代表大会的作用，发挥教职工代表大会常设委员会的力量，发掘广大职工治院的智慧，收集来自临床一线的意见与建议，不断优化与完善工作流程与制度。见图6-2-1-3。

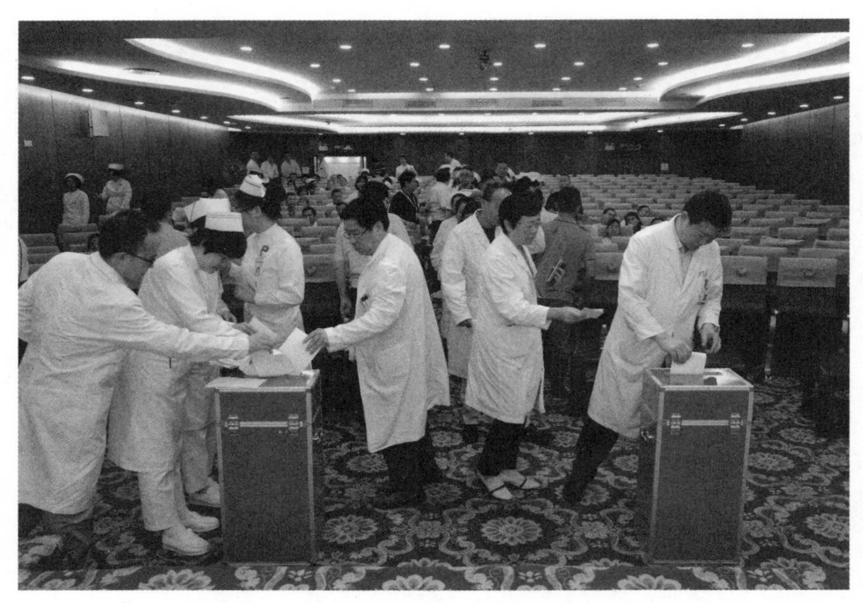

图6-2-1-3　中心职代会充分发挥民主监督作用，凡重大事项由职工投票决定

管理精细化、精益化、智能化，并注重探索制度的创新，逐步形成中心在新时期的管理理念与范式。2014 年以来的 10 年，无论是医疗管理、科研管理、教学管理、人才管理，还是干部选拔任用机制、智慧后勤管理体系，中心都取得了长足进步，更重要的是形成了一套具有自身特色的中国特色社会主义公立医院的一套管理机制和经验。

这些机制和经验是中心的宝贵财富，为未来的自我造血、自我提升，为未来的长远发展，提供了强有力的支撑和保障。

第二节　智慧医院范式

2014 年以来，中心在信息化建设方面不断深耕创新，真正做到了规划做全、举措做实、服务做细。定位上，以“四个提升、四个满意”为发展目标，即提升医疗质量水平，让医护满意；提升患者就医体验，让患者满意；提升医院管理能力，让管理者满意；提升临床科研支撑，让研究者满意。行动上，以“以评促建、以评促用、评建并举、重在内涵”为建设原则，持续完善电子病历、智慧服务、智慧管理“三位一体”智慧医院建设。

在电子病历建设方面，中心围绕“医疗效率”和“医疗质量提升”两个抓手开展临床信息化建设，率先建立了一体化的临床信息平台，实现了全院临床数据无纸化、闭环管理与互联互通；建设了辅助全流程临床决策的“智慧大脑”，可对医疗用药、检查、治疗和文书等医疗行为进行全流程的智能校核和提醒。

在智慧服务方面，建设面向患者的基于“互联网＋医疗”移动服务体系，从诊前、诊中、诊后全流程 100%实现线上服务和无纸化服务，上线预约挂号、检查预约、云诊室、报告查询、候诊信息、病历邮寄、自助出入院等 60 多项线上服务，做到了所有人通过手机即可办理全部诊疗服务，真正实现了就诊信息全知晓、诊疗预约一机通。特别值得一提的是，中心率先上线云诊室、自助出入院等业务，服务数量和质量均处于全国领先水平，掀起了国内互联网医院建设热潮，吸引同行纷纷前来参观学习。

在智慧管理方面，成立智慧管理工作小组，建设智能人事和招聘管理系统、智能 BI、后勤管理系统、上线钉钉等，标志着医院全方位迈入智慧后勤信息化时代。在行政管理上，2017 年，中心搭建起人财物一体化的管理信息平台，实现了院内物资和资产的精细化闭环管理，并依托钉钉建立了行政后勤管理数字化运行体系，将人员组织信息化、工作行为数字化、管理行为可视化，打造了贯穿医、教、研的运营管理新格局。2019 年，以钉钉为基座的智慧管理建设模式，以钉钉为中台、配置型为主导、定制化开发相结合，快速响应了 30 + 企业内部应用流程及八大职能处室 350 + 个 OA 审批流程，实现了部门之间数据共享及处理，助力实现医院精细化管理；2021 年，中心打造完成全中心项目/合同管理系统，让经济运营实现跨院区零距离的无纸化、流程化、移动化审批，让中心的各项经济业务过程更加规范透明，可控可监可溯。在后勤管理上，倾力打造“指尖上的后勤服务”，在省内首创后勤“一站式”服务中心及“后勤易”综合管理信息平台，为临床科室建立了全天候 2000 号客服电话、后勤服务微信群、电脑下单、手机 App 这 4 种模式的快速响应服务。“后勤易”综合管理平台作为后勤业务数据中心，处理、分析、统计各后勤职能部门的管理数据，规范后勤的服务流程，全面提升医院后勤集约化、精准化管理水平。多举措为全院信息共享、业务联动和智慧管理，奠定了扎实的工作基础。

在大数据方面，以创新为己任，持续完善临床研究支撑体系与信息系统开发，提供强大算力、算据和创新算法，推动全场景数字医疗创新。2015 年起，以“863 计划”课题“常见恶性肿瘤大数据分析和处理”为基础，制定了常见恶性肿瘤数据标准，实现了 30 多个业务系统全覆盖式的数据采集、清洗和集成，建成以患者为中心、以唯一主索引为关联、覆盖诊疗全过程数据且 T +0 实时更新的真实世界大数据平台，已汇聚了 190 万例患者全量数据，数据总量超过 1 PB。基于该数据平台，还建立了涵盖肺癌、肝癌、结直肠癌、鼻咽癌、乳腺癌等 42 个常见恶性肿瘤的专病库，实现了智能病历书写、患者全景视图、智能病案质控、智能随访系统、受试者智能招募等智能应用。大数据平台支撑科研查询日访问量超过 1500 次，全景视图日查询超过 3 万次；年均为临床研究提供 500 多次数据检索服务，成为科技创新的重要支撑。

在人工智能应用方面，引进并整合多个人工智能产品到临床应用，其中脑转移瘤、肺结节等辅助诊断系统应用率超过 80%，大幅提升临床诊疗效率。孙颖副院长牵头研发的放疗靶区智能勾画系统已推广至 270 家单位，应用患者约 30 万人次；在放疗科，医生选择 AI 正常器官勾画的比例达到 77.3%，鼻咽癌等器官勾画的使用率达到 75%。鼻咽癌辅助诊断系统实现临床转化应用，成为必备临床工具。见图 6 -2 -2 -1。

智慧医院体系的建立，实现了更满意的服务体验、更标准的工作流程、更快速的服务响应、更高效的工作效率、更优质的服务质量、更低廉的运营成本，以及更丰富的数据支撑的工作目标。

在推动信息化建设和业务创新的同时，信息团队在科技创新方面亦取得一定的成果。近 10 年，信息中心先后申请技术专利 19 项、软著 31 项，其中，专利转化 1 项，软著转化 6 项。承担国家自然科学基金 2 项，省部级课题 4 项，院内项目 5 项，参与多项国家重点研发计划。

2023 年，国家卫生健康委员会发布 2022 年度电子病历与智慧服务评审结果，中山大学肿瘤防治中心顺利通过国家电子病历六级及智慧服务三级评审，成为2022年度全国9家获六级水平及以上的医院之一，也是广东省本年度唯一通过六级评审的医院，这标志着中肿的智慧医院建设再上新台阶。

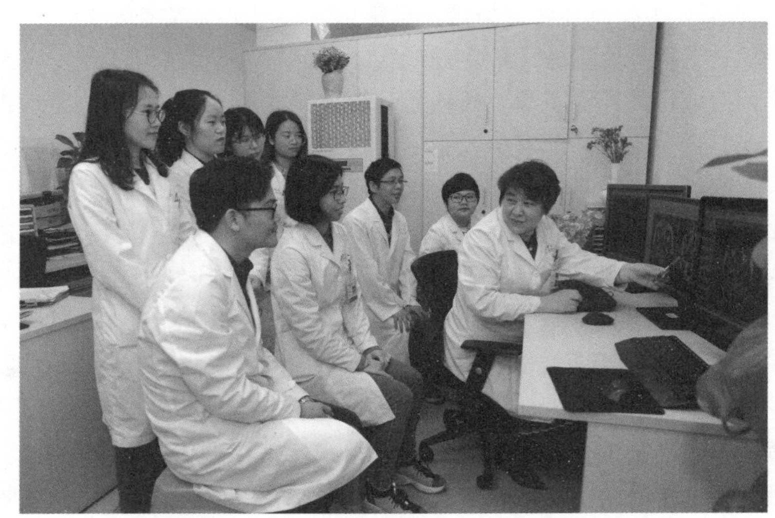

图6－2－2－1　孙颖教授演示放疗靶区智能勾画系统

第三节　新时期的中心文化

传承“医病医身医心、救人救国救世”的红色基因，中心坚持人民至上、生命至上，始终把人民群众的身体健康和生命安全放在第一位，把“征服癌症，造福人类”作为自身使命。“诚实、友爱、敬业、创新”这一医院精神，涵盖了做人和做事之道。顺应新时期的召唤，中心领导班子在党建文化引领下，在长期的建设实践中，将中心文化凝练成6个字：同心、幸福、奋斗。

“同心文化”，就是与党和国家、和人民的目标一致，就是医患一条心，就是所有中心同事包括业界同仁团结一致，以不断提升我国肿瘤防治水平为共同目标，相互支持，互相补台，共同进步。大家心在一起，就没有克服不了的困难，面对任何挑战，只要同心同德就无所畏惧。

“幸福文化”，就是要让来中心就医的患者，通过良好的医术、良好的人文关怀得到救治，家庭安康、美满和睦；同时，让中心的员工有浓郁的归属感、获得感、荣誉感、幸福感，他们在这里安身立命，赖以生存，就要让他们有成长、发展的空间，实现人生的价值、人生的追求。

“奋斗文化”，就是要走出舒适区，敢闯无人区，用奋斗创造历史。习近平总书记说“幸福是奋斗出来的”。谈幸福，就离不开奋斗。无疑只有奋斗，才能实现科技创新、学科进步、中心持续与健康的发展，才能给万千肿瘤患者带来福祉，才能实现中肿人的人生以及职业团队的价值和目标。这就是中肿“奋斗文化”的内涵。图6－2－2－2为徐瑞华院长阐述奋斗文化的内涵。

“同心”“幸福”和“奋斗”文化，相辅相成、互相促进。

前进如登山，信仰、信念、信心
支撑我们不断地向前！

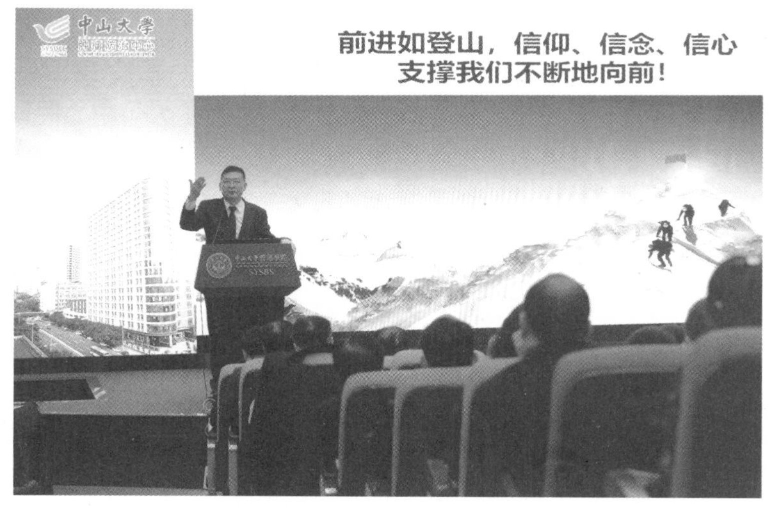

图6-2-2-2 徐瑞华院长阐述奋斗文化的内涵

中心的文化宣传工作亮点频仍。2014年，为《征程》纪念中心50华诞，传承与传播优良传统，中心承办了第24届全国肿瘤医院管理学术研讨会，完成了院史馆的建设，在有限的空间里通过半世回眸、蔚成大观、润泽之光、岁月沉香、交流合作、未来展望六大板块展现中心的半世风华；在全面展现院所发展历程的《中心志》第一版的基础上，修订与补充新五年历史的第二版《中心志》顺利面世；建立中心视觉识别系统，以全新标识形象展现中心文化与风貌；编辑院庆画册及纪念文集、科普书籍，多角度展示中心的历史、文化，传播肿瘤防治科普知识。

2020年，中心完成11位院、所元勋的浮雕设计创作，并举行揭幕仪式；又在开院院长谢志光教授、创所所长梁伯强教授专题纪录片的基础上，完成首任副院长廖月琴专题纪录片的拍摄，并被广东省档案馆收藏，为中心留下重要文史档案。见图6-2-2-3。

中山大学肿瘤防治中心开院元勋浮雕
揭幕仪式

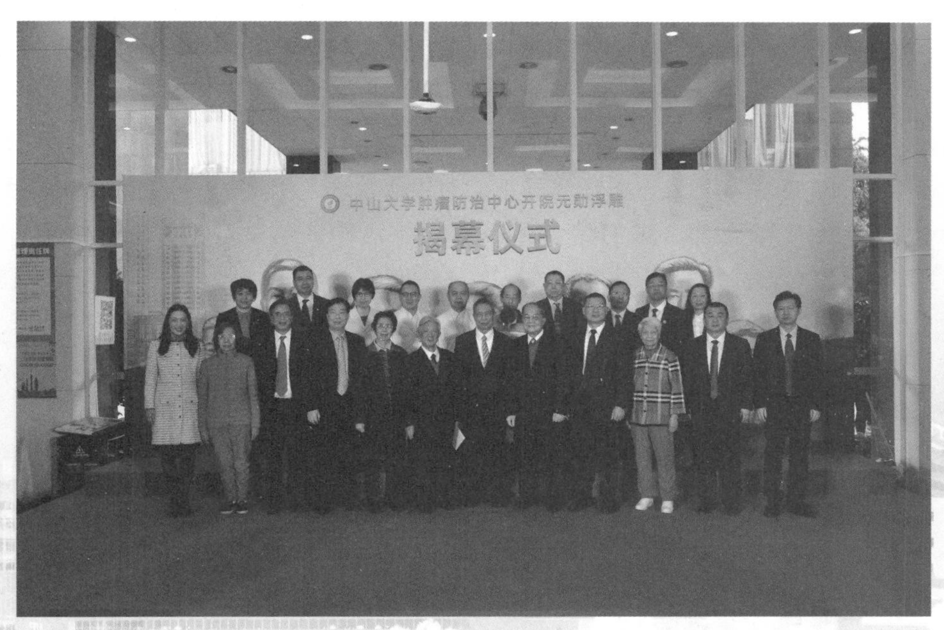

图6-2-2-3 2020年12月，中心举行开院元勋浮雕揭幕仪式，钟南山院士等作为元勋家属代表出席

官微、官网是中心常态化的主要宣传阵地，借助各大主流媒体、新媒体等传播平台，包括与这些传媒的深度合作，中心进行了多形式、多维度的传播，宣传了名医名科，传播了中心的热点讯息与肿瘤防治资讯，塑造了中心的文化品牌形象，扩大了中心的影响力。

中心充分发挥群团组织以及协会社团组织的作用，结合时事焦点，深入全省各地、社区开展肿瘤防治宣教公益活动，到粤北、粤西等地及省外开展基层义诊帮扶活动，为基层医疗机构送技术、送培训，为群众送医、送药、送温暖。中心以“青年文明号”建设为抓手，助推年青一代成长，推动品牌建设。2022 年，鼻咽科获评第 21 届“全国青年文明号”（图 6－2－2－4）；2019 年及 2023 年，郑健、王峰分别获评广东省“五四青年奖章”。

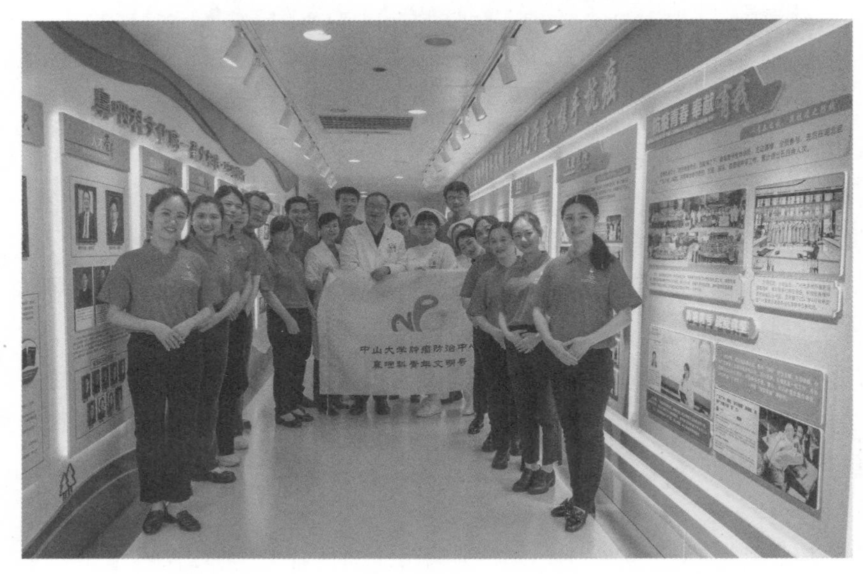

图 6－2－2－4　鼻咽科获评第 21 届“全国青年文明号”

在关爱职工、打造医院“幸福文化”方面，健全“职工之家”文体活动场所和设施，党员活动室开辟阅览角；注重职工社保、职工保健以及离退休职工、女职工送温暖活动；实施关爱无忧工程，为每一位工会会员送生日祝福及补贴；组织未婚青年单身联谊活动，积极为职工孩子入学问题排忧解难。中心在丁香园与麦肯锡联合发起的评选活动中，连续 8 年荣获“中国医疗机构最佳雇主”称号，体现了员工们对中心管理、运营、文化的深度认同和肯定。

中心大力开展有利于提高职工综合素质的文体活动，包括迎春晚会、中心才艺达人SHOW、教职员工廉政主题书画摄影作品活动、中心首届青年医师病例演讲比赛、趣味篮球赛等；组织成立球类协会、舞蹈协会、瑜伽协会并定期开展活动、比赛；获得中山大学“先进教职工之家”、中山大学“女教职工工作先进集体”等荣誉称号，多次获得中山大学多项文体活动奖项。

中心先后获得广东省及全国“五一劳动奖状”，以及“广东省先进女职工集体”“广东省五四青年奖章”、国家级及省级“青年文明号”等荣誉称号；中心领导班子获“中国最佳医院管理团队奖”，中心院长徐瑞华先后获得全国“五一劳动奖章”“全国先进工作者”称号；中心党委连续多年荣获“中山大学先进党委”（图 6－2－2－5），获评“广东省公立医院党建工作示范点”“广东省新时代高校党建‘双创’标杆院系”；多个党支部获得“省级党建

‘双创’样板党支部”等。

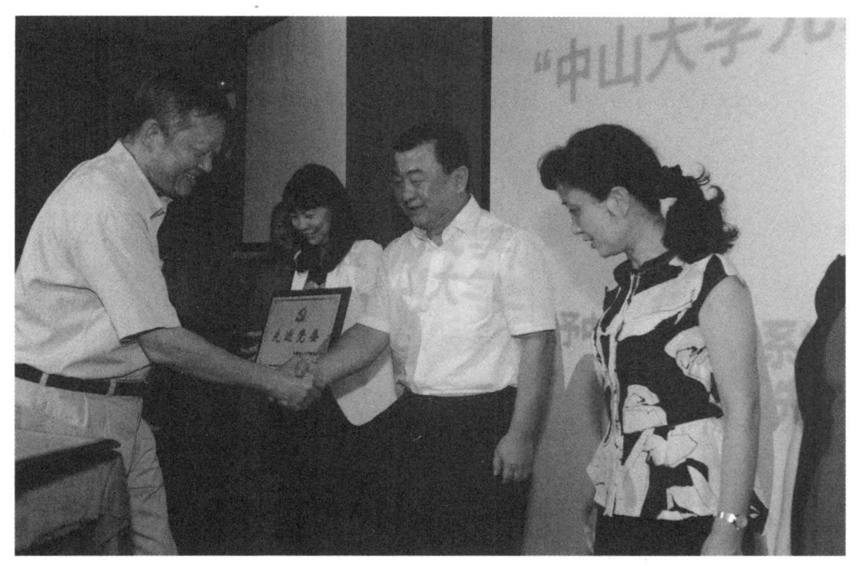

图6－2－2－5　中心党委连续多年荣获“中山大学先进党委”，图为时任中山大学党委书记陈春声为我中心党委武少新书记颁发“先进党委奖牌”

（撰写：童少波　黄金娟　石文娟　　审核：彭望清　孙颖）

第三章　肿瘤防治百舸争渡

中心积极响应国家医改政策，切实履行大型公立医院职责，加强公立医院党建，始终坚持以患者为中心，通过科学有效管理不断挖掘潜力、狠抓医疗安全质量、加强特色学科品牌建设、大力开展新技术及新项目、优化就医流程等措施，医疗服务能力和水平得到大幅提升。2014—2023 年，中心以越秀、黄埔双院区发展布局为契机，诊疗规模、院区空间得到了极大的扩容与提升，每年的门急诊量、住院量、手术量等各项主要业务指标稳步增长，门急诊量从 68.8 万增长至 201.9 万人次（线下就诊 + 云诊室）、住院量从 7.6 万人次增长至 18.5 万人次、住院手术量从 1.6 万人次增长至 4.2 万人次，其中年放疗人次及达芬奇机器人手术量均居国内肿瘤专科医院首位，有效满足了人民群众日益增长的健康需求。

第一节　推动省级防癌协作网络建设

2016 年，经广东省卫生健康委员会批准，中山大学肿瘤防治中心成为广东省癌症中心依托单位，主要协助广东省卫生健康委员会制定全省癌症防治规划、管理全省肿瘤筛查与早诊早治基地及项目、建立全省癌症防治协作网络、拟定省肿瘤诊治技术规划和有关标准、组织开展肿瘤防治的科普宣传和健康教育活动等任务。

广东省癌症中心承担了两项国家重大公共卫生项目——农村癌症及城市癌症早诊早治项目，筛查范围覆盖 11 个地市 7 个高发癌种。2016—2023 年，全省共完成初筛 57.8 万例，临床筛查 34.2 万例。2020 年起，承担国家慢病健康管理—癌症筛查与早诊培训项目，围绕我国常见癌种的筛查和早诊技术开展培训。2020—2023 年，广东省癌症中心协助广东省卫生健康委员会，依托当地医疗条件较好的医疗机构，先后成立了 3 批共 78 家市、县（区）级癌症防治中心，实现了地市级癌症防治中心全覆盖，并着力打通基层肿瘤防治的“最后一公里”。见图 6－3－1－1。此外，广东省癌症中心长期立足于高发现场人群开展鼻咽癌人群筛查研究，至 2023 年已建立起覆盖 7.5 万人群的筛查队列和生物样本库，推出了 EB 病毒双抗体为基础的新筛查方案，并建立了基于 EBV 抗体的鼻咽癌风险预测模型，使筛查检出患者早诊率提高至 79.0%，5 年生存率达到 95.7%。2018 年，广东省癌症中心荣获“国家癌症中心城市癌症早诊早治项目优秀管理奖”；2023 年，广东省癌症中心先进工作经验被国家卫生健康委员会报道并入选“健康广东行动典型案例”。

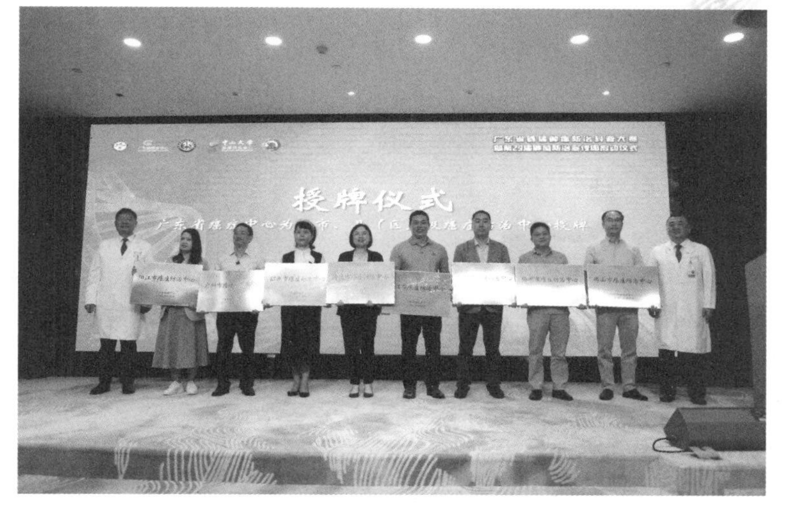

图6－3－1－1　广东省癌症中心为各市、县级癌症防治中心授牌

此外，为进一步提升全民科学素质，传播科学防癌理念，中山大学肿瘤防治中心积极联合广东省抗癌协会、广东省癌症中心坚持连续多年组织开展系列主题肿瘤科普活动，切实履行大型公立医院的社会责任，践行医院公益性初心。

在2014—2023年间，中心每年组织逾100场科普活动、60多场义诊，打造了“肿瘤防治宣传周”“三八义诊”“世界淋巴瘤日”等系列品牌活动；积极开展城市癌症筛查，深入肿瘤高发区实地调研；同时，通过网站、微信公众号等互联网媒体进一步拉近了群众与科学防癌知识的距离。其中，近10年的“肿瘤防治宣传周”活动期间，中心先后携手50多家医疗机构，走遍20多个市县，累计组织科普讲座314场、义诊107场、其他活动122场，直接受益人数逾156万，费用减免超100万元，媒体报道达230多篇次。2023年4月，中心与省抗癌协会、省癌症中心共同组织策划了首届广东省肿瘤防治科普大赛，来自21个地市48家医疗机构的逾500位医护人员投稿作品近300件；通过“科普训练营”“大师课”等形式，培养了一支优秀科普宣传队伍，并于8—11月组织10场“广东省肿瘤防治科普大讲堂”，线下逾2000人参与，线上逾115万人次观看。图6－3－1－2为“癌症防治　名医守护”科普义诊活动。

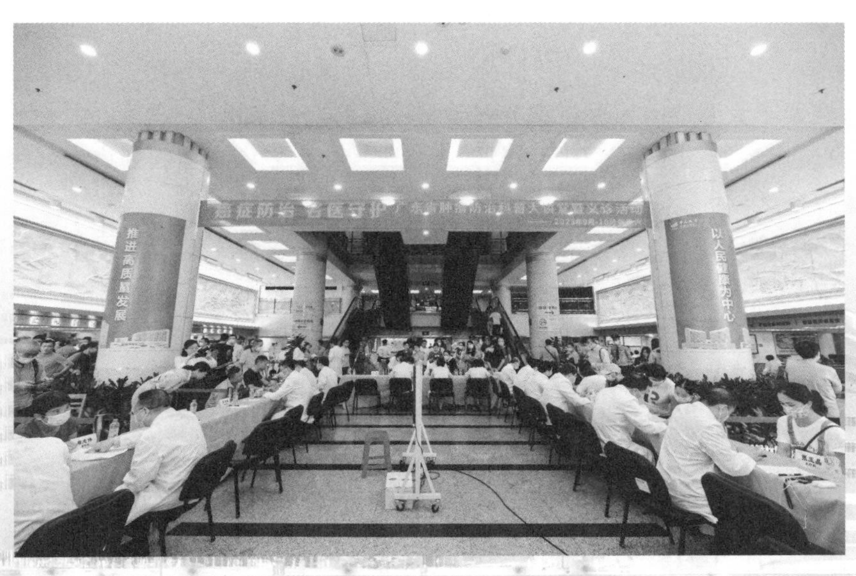

图6－3－1－2　“癌症防治 名医守护”科普义诊活动

第二节　全方位提升医疗服务品质

中心坚持肿瘤单病种规范化管理，定期根据国内外诊疗指南修订单病种诊疗规范，并通过多学科 MDT 会诊、单病种病例讨论等不断深化单病种规范化管理理念。近年来，根据新的医疗形势及上级管理部门相关规定，对三级查房制度、术前讨论制度、死亡病例讨论制度、危重患者抢救制度等医疗质量安全核心制度进行修订，完善医疗质量检查指标。全面推行医疗不良事件上报系统的使用，推广无惩罚上报机制的实施，逐步形成自愿、自主、自觉上报不良事件的文化氛围。每季度通过对医疗不良事件进行原因分析，提出整改措施，防范医疗风险。2016 年，中心启动首届 PDCA 案例评选大赛，加强全院 PDCA 循环管理，通过建设医疗不良事件上报系统等，逐步构建起全院医疗质量管理信息平台。

在进一步加强与规范医疗监督管理制度的同时，中心积极落实改善医疗服务行动计划，持续优化就医流程，增强患者就医获得感。2015 年，中心开始新的一轮医院平台科室的全面改造，有效整合各类检验检查资源及手术资源，完成心电图室、超声科、检验科以及大手术室、门诊小手术室以及内镜手术室的统一规划和改造；启动 1 号楼门诊二、三层的改造，优化就医体验。中心还启动医学实验室 ISO 15189 认证工作，推进区域检验检查结果互认，提高患者就医的便利。2019 年，中心与广州医科大学附属第五医院共建儿童肿瘤合作病区，促进医疗资源合理分布和均衡发展，助力解决广州东部人民群众“看病难”的民生问题。2022 年，中心增设周末专家门诊和周末日间化疗，与其他公立医疗机构进一步开设合作病区，缓解肿瘤患者“看病难、住院难”问题，并率先开展省内异地门特“一站式”线上申请及审批服务。同时，中心以信息化为建设载体，以互联网技术为纽带，内抓精准质量管理，外促全程医疗服务，中心在智慧医疗、智慧服务、智慧管理上高歌猛进，先后实现了号源预约、App 自助办理入院、“云诊室”（图 6 -3 -2 -1）、“互联网 + 护理”、AI 辅助诊断、远程多学科诊疗、电子发票上线、医保门诊异地联网结算以及实现线上线下一体化等，并打造出后勤“一站式”服务模式，颠覆了传统，大大提升了服务品质和患者就医体验。在 2018 年的“进一步改善医疗服务行动计划”第三方评估中，患者、医务人员满意度评分在全国样本专科医院中排名第二；在 2021 年的评选中，中心医患双满意总分又获得全国专科医院第二名、肿瘤专科医院第一名的优异成绩。同时，还获得“全国改善医疗服务先进典型医院”称号；“云诊室”入选“十大互联网 + 医疗服务创新医院榜单”；2022 年 10 月，中心顺利通过首次三甲复审。2022 年度全国三级公立医院绩效考核结果中，中心在全国肿瘤专科医院中排名第二，获评专科 A 等级。

面向医学科技前沿，抢占肿瘤诊治技术制高点。中心以临床需求为导向，面向医学科技前沿，大力发展人工智能辅助诊断、手术机器人（图6 -3 -2 -2）等高精尖技术，积极开展高质量临床研究，抢占临床诊治技术制高点，鼻咽癌、肠癌、肝癌等多个优势病种达到世界先进水平：鼻咽癌 5 年生存率提高到 86%，结肠癌根治术后 5 年生存率达到 82%，直肠癌根治术后 5 年生存率达到 73%；中期和晚期肝癌患者的中位生存时间分别达到 23.1 个月和 13.37 个月；其他常见癌种的诊疗水平居国内前列。

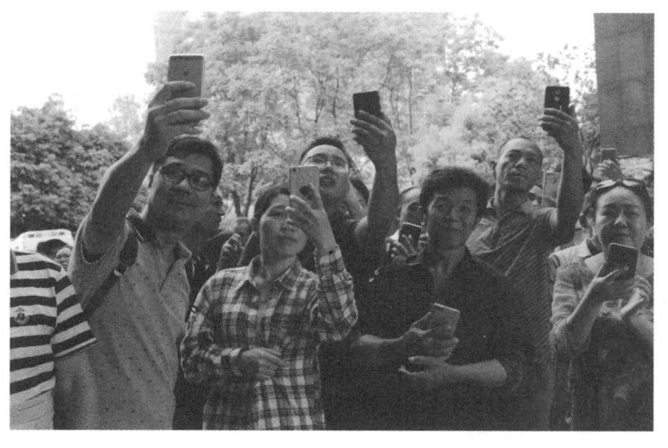

图6-3-2-1　2018年5月，中肿在国内肿瘤专科医院中首开云诊室，图为启动仪式上，群众正在手机扫码领取免费网上义诊名额

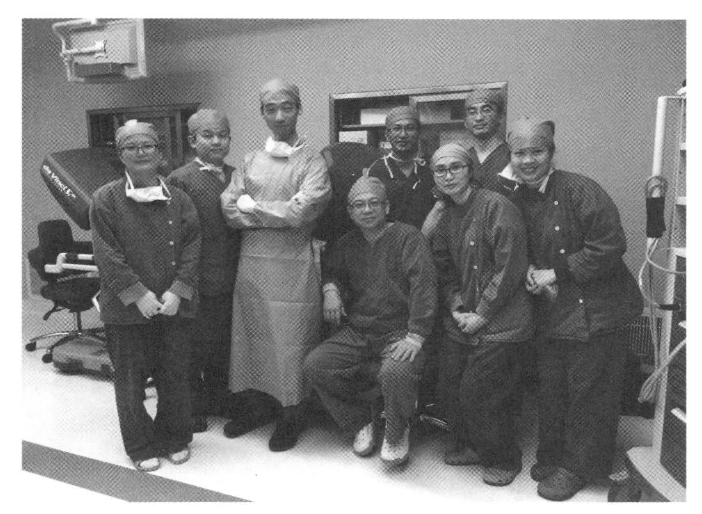

图6-3-2-2　2016年1月，我院第一台机器人系统手术医护人员合影

在外科治疗方面，以机器人微创手术为代表，中心已建立多个常见癌种机器人手术的标准化路径和规范化术式，参与研发具有自主知识产权的手术机器人设备和操作系统。2016年，引进首台达芬奇手术机器人系统；2020年，成功引进第二台手术机器人系统，成为广东省首家双机并驾的医疗单位。目前，中心累计机器人手术量居全国肿瘤专科医院第一，单机手术量和手术总量居广东全省第一。同时，致力于基层医院肿瘤外科治疗水平的提升，自2020年起，中心已连续组织四届“刀客秀”肿瘤规范化微创外科治疗手术直播周，辐射全国32个省级行政区，在线观看、参与互动讨论的总人次近150万，将一流的医疗技术推广至市县级医院。见图6-3-2-2。

在放射治疗方面，配备17台直线加速器，截至2023年，中心年放疗病例数逾1.7万人次，居亚洲前列；三维适形/调强放射治疗技术覆盖率高达99.8%；SBRT技术比例提高到15.8%；在国内率先实现人工智能辅助的靶区勾画，年AI使用例次达到1.8万例以上，且覆盖了头颈、胸部、腹部、盆腔等常见部位；开展了MRI图像引导放射治疗；制定和推广了多项放射治疗新技术的标准和规范，并助力国产高端放疗设备研发和应用。见图6-3-2-3。

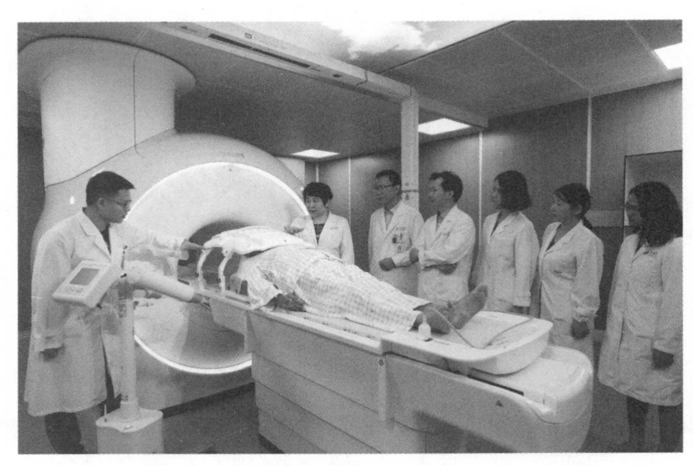

图 6－3－2－3　2016 年，华南首台磁共振模拟定位系统入驻中肿

在内科治疗方面，以抗肿瘤新药和临床转化研究为重点，通过产学研合作，单独或联合开展抗肿瘤新药的临床研究，推动创新药物注册上市，完成多个重大科研成果（试剂盒、软件、系统）的转化应用。近 5 年，逾 71 项来自临床一线的研究成果得到国际公认，被全球肿瘤诊疗标准与指南采用。见图 6－3－2－4。

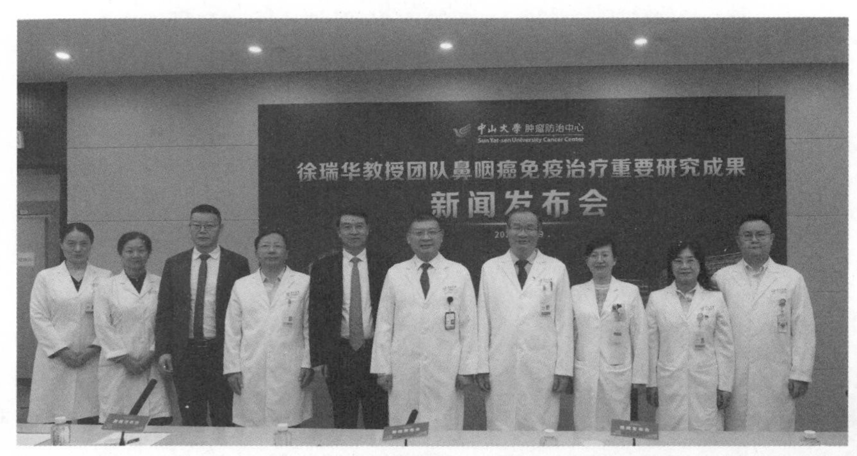

图 6－3－2－4　2023 年 10 月，由中肿作为全球临床试验牵头单位，中国医药企业自主研发的抗 PD－1 单抗药物特瑞普利单抗的生物制品许可申请获得美国食品药品监督管理局（Food and Drug Administration，FDA）批准，是 FDA 批准的第一个中国本土自主研发、生产的创新生物药

专科建设成绩喜人，检验科、病理科、分子诊断科分别于 2018 年、2019 年、2022 年获得中国合格评定国家认可委（China National Accreditation Service for Conformity Assessment，CNAS）认可资格。放射治疗科、普外科、泌尿外科亦分别于 2021 年、2022 年、2023 年获批国家临床重点专科建设项目。至 2023 年，中心共有 5 个国家临床重点专科（胸外科、肿瘤科、放射治疗科、普通外科、泌尿外科）以及 10 个省临床重点专科（妇科、临床护理、麻醉科、胸外科、病理科、泌尿外科、普通外科、肿瘤科、医学影像科、神经外科）。2017 年，中心申报国家疑难病例诊治能力提升工程项目并成功获批，成为国家“十三

五”时期重点支持建设的100所医疗机构之一；2018年，中心获批国家发展和改革委员会和国家卫生健康和计划生育委员会联合发布的疑难病症诊治能力提升工程项目医院，获批广东省高水平医院第二批重点建设医院。2019年，中心成功获批建设委省共建国家癌症区域医疗中心；同年，中心获省市政府专项发展资金支持建设广东省国际肿瘤医学中心。

第三节　打造优质护理示范基地

中心护理工作与医疗同步，一路向阳，一路芬芳。从2014年的1项国家公益行业科研专项基金，到第二年的4项省级以上基金项目，逐年提升；在SCI论文发表方面，数量同样呈递增之势；外出进修和国际交流合作也逐渐频繁。在国家专利和出版专著方面，成果喜人。

2016年，乳腺科全面开展水肿治疗新技术，静脉治疗专科获广东省护理学会“优秀带教基地”荣誉，老年专科被广东省护理教育中心评定为“老年护理领域专科护士培训基地”。2017年在发展原有优势学科如肿瘤护理、静脉治疗护理、心理纾缓护理、造口伤口护理的基础上，医院大力扶持癌痛护理、肿瘤营养护理等新的专科。该年度医院被遴选为“广东省教育护士培训基地”，还开设了淋巴水肿治疗门诊、开展了护理新技术——头颈部肿瘤患者吞咽障碍的评估及康复训练。2017年，中心荣获国家卫生健康委员会“优质护理表现突出单位”“广东省进一步改善医疗服务示范单位”等称号。2019年，中心遴选与培养护理“优青”等骨干，新增手术室、乳腺、管理、高级内科4个省级专科护士培训基地。2019年，中心护理专科荣获“广东省高水平临床重点专科”称号（图6－3－3－1）。

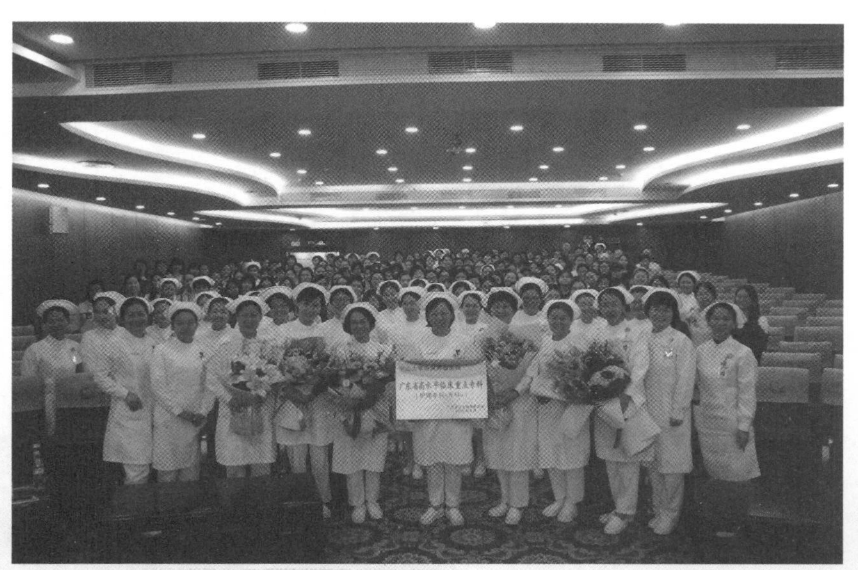

图6－3－3－1　2019年，中心护理专科荣获“广东省高水平临床重点专科”称号

2020年，“构建肿瘤个案管理模式，提升患者全过程连续照护质量”项目荣获2020年全国“护理创新管理优秀奖”及“广东省护理管理创新奖特等奖”。护理部积极开展互联网＋护士上门服务，服务平台签约护士235人、签约患者26074人；她们还致力于护理专科联盟建设，牵头成立100家医院加盟的“全国肠造口护理联盟”；并举办了2期国家级和5期

省级继续教育项目。医院获批“中华护理学会京外肿瘤专科护士培训基地”，护理部喜获“广东省先进女职工集体奖”。

2021 年，淋巴水肿专科护理团队发布“乳腺癌术后淋巴水肿预防和护理”团体标准，这是中心首次牵头编制并发布的护理国家级标准。

2022 年，护理各方面又是捷报频传：癌痛专科的护士培养填补了中心在该领域的空白；牵头成立 22 省 139 家单位加盟的肿瘤血管通路联盟——至此，中心作为牵头单位组建了全国肿瘤护理联盟、造口护理联盟等 3 个联盟；2022 年，3 位护理专家获得广东省护士协会首批“名医护士工作室”授牌。

第四节　推行医改，惠及患者

2016 年，中心重点推进了药房托管项目，全面启动并有序推进了省内异地医保即时结算项目。2017 年，全面上线辅助用药和出院带药拦截系统，有效降低了中心住院患者药的占比。2021 年，开展病种分值专项管理，提出科室有效控费措施，推动全院参保患者次均费用同比下降 9. 1%。连续多年获评广州市医疗保险定点医疗机构最高信用“AAA”等级。

2017 年，中心顺应国家政策，推进公立医院综合改革，全面取消药品加成并同步调整医疗服务价格，保证了改革任务平稳实施，患者费用负担有所下降。2018 年，中心在巩固取消药品加成成效的基础上，全面取消耗材加成并同步调整医疗服务价格；17 种抗癌国家谈判药品纳入医院采购目录，药品价格平均降幅达 56. 7%。2019 年，中心全面加强院内物价、药品、耗材使用管理，平稳落实药品集中采购政策，全力保障国家谈判抗肿瘤药品在院内的供应，惠及患者。2022 年引进国家谈判药品 21 个品种，其中抗肿瘤药物 18 种，有效减轻了患者用药负担。见图 6 –3 –4 –1。

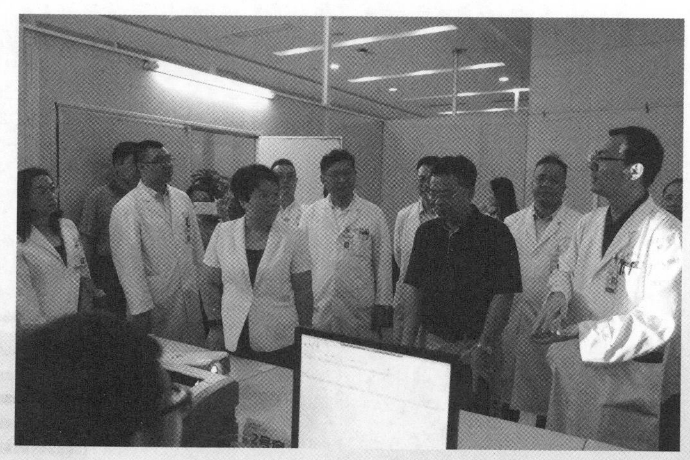

图 6 –3 –4 –1　2017 年 7 月，配合广东省实施公立医院综合改革的总体部署，中肿全面取消药品加成。图为时任广州市副市长黎明来院检查医改落实情况

根据国家卫生健康委员会的政策，中心积极推进三级公立医院绩效考核（国考）工作，创建三级甲等医院科室台账，将核心考核指标纳入常规医疗业务分析、医生晋升考核、科室综合目标管理等工作，以季度为单位，分析并通报核心指标自评结果；开发 BI 系统国考指标监测模块，对关键指标进行监测，实现考核工作的主动性、前置性。

中心于 2017 年 9 月牵头组建“泛中南地区肿瘤专科（单病种）联盟”，截至 2023 年 12 月，已由成立之初的 13 个省级行政区 56 家医疗机构，拓展到 15 个省级行政区共计 76 家医疗机构，有效提升区域肿瘤防治水平，让优质的医疗资源、一流的医疗服务下沉，让更多地区的群众受益。此外，中心积极响应落实优质医疗资源扩容下沉和区域均衡布局的国家战略，积极开展并圆满完成援疆援藏援外及帮扶任务。2022 年 5 月，中肿甘肃医院成功获批第三批国家区域医疗中心建设项目，过渡期已长期派驻 11 个专科 21 名高层次人才（截至 2023 年底），向甘肃医院平移医疗新技术 67 项，开设甘肃省内首个护理专科门诊、首个门诊放化疗试点，推动首台国产达芬奇 Xi 手术机器人落户，Ⅰ期临床研究病房投入使用。推动甘肃医院 2023 年医疗服务人次同比增长 33%，手术人次同比增长 72%，助力当地肿瘤防诊治能力显著提升。见图 6－3－4－2。

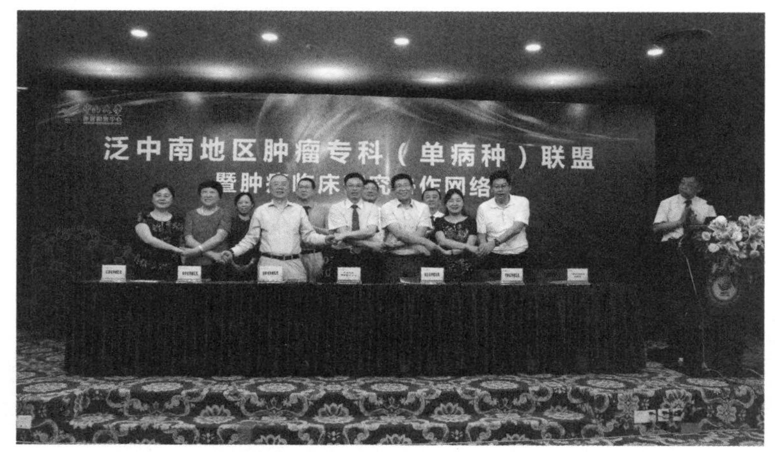

图 6－3－4－2　2017 年 9 月，国内规模最大肿瘤专科联盟在中肿成立

附：疫情防控阻击战

在肿瘤防治工作之外，中心积极承担社会责任，全力投入新冠疫情防控阻击战。

2020 年，突如其来的新冠疫情肆虐全球。面对复杂、严峻的抗疫形势，中心全力以赴，筑牢疫情防控屏障。

2020 年 2 月 7 日，中心援鄂医疗队奔赴武汉协和医院西院 ICU 支援新冠危重症患者救治，经过 61 天的坚守，累计收治危重症患者 96 名，创造了危重患者抢救成功率高、成功脱机率高等一个个生命的奇迹，中心所在的广东省支援武汉协和西院 ICU 医疗队还荣获了“全国卫生健康系统新冠疫情防控工作先进集体”称号。见图 6－3－4－3、图 6－3－4－4。2022 年，中心派出 238 人医疗队接管番禺东新方舱医院，运行 22 天，收治 5775 人次；同年，中心派出 49 人医疗队支援广州医科大学附属市八医院。

不辱使命 不负重托
我们回家了！
昔日救治最危重新冠肺炎病人
今朝喜迎大武汉抗疫全胜时刻
支援湖北疫情防控医疗队

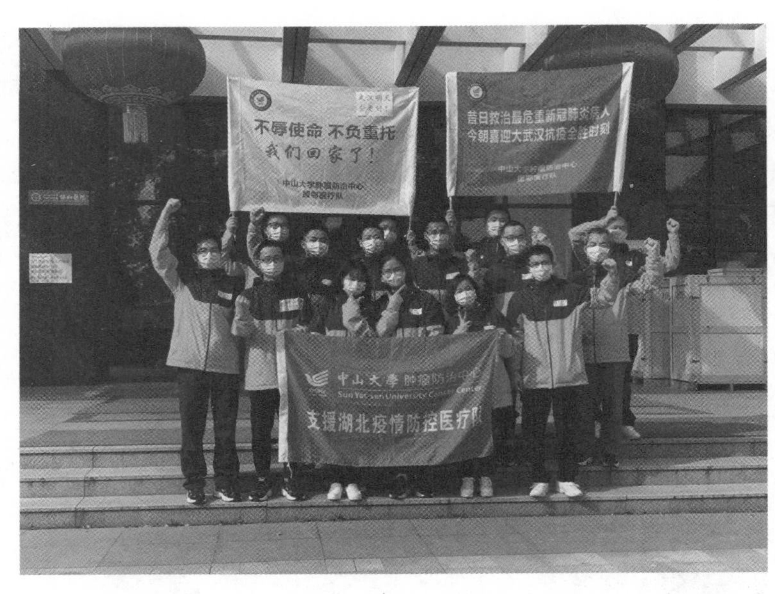

图 6－3－4－3　中心援鄂医疗队圆满完成任务

中山大学肿瘤防治中心支援方舱医院医疗队 出征仪式

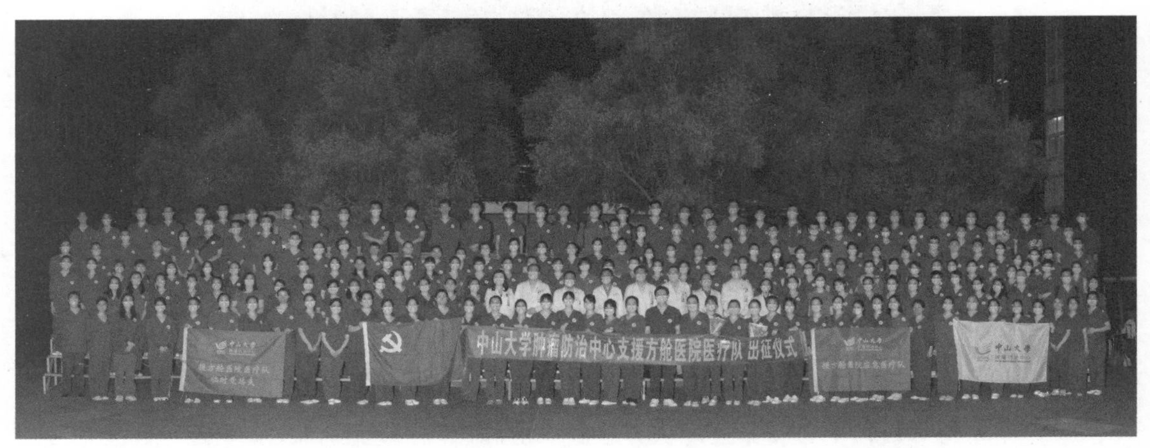

图 6－3－4－4　2022 年 11 月，中心方舱医疗队出征仪式

2022 年 9 月 22 日，中心越秀院区在医院例行核酸检测时发现一名人员核酸异常（其落地及进院时均为阴性），中心按照疫情防控要求立即实施管控，并将该患者运至广州医科大学附属市八医院隔离治疗。同时，按照疫情防控要求宣布即日起暂停越秀院区、黄埔院区、体检中心的门诊、急诊及体检服务；越秀院区实施全封闭管理。面对这一突发状况，中山大学及中心临危不乱，积极应对，经过 7 个日夜的连续奋战，该轮疫情终于得以完全控制——最终实现了没有引发社会病例、所有阳性病例均在 6 小时内得到管控、新发病例均是最内圈层密接（均为二代传播）、病例在医院的轨迹无盲区无死角、医务人员零感染、医院快速恢复线下诊疗等较好结果。广州市委市政府主要领导对该轮疫情的处置予以了充分肯定。

此外，新冠疫情期间，中心积极响应省卫生健康委员会开展大规模人员核酸检测的号召，多次派出医护人员分别赴香港、东莞、广州各区等地支援核酸检测采集、流调专班工作，支援上海、广州气膜检测实验室工作。

3 年疫情就是 3 年特殊的应考，在全体员工的共同努力下，中肿不辱使命，出色地完成

了各项防控重任，交出了一份党和政府、人民群众满意的答卷。疫情期间，中心荣获“全国卫生健康系统新冠疫情防控工作先进集体”称号，李欢荣获“广东省抗击新冠疫情先进个人”。

（撰写：童少波　黄金娟　余广彪　　审核：彭望清　韦玮　覃惠英）

第四章　领跑科技创新

中心实验研究部是有着 60 年历史的科研平台，是在原肿瘤研究所的基础上扩充调整后建成的，实验室现有面积为 27282 平方米（其中越秀院区 8627 平方米，黄埔院区 3000 平方米，腾飞园 12934 平方米，中山大学北校区 367 平方米，中山大学东校区 2354 平方米），拥有 32 套标准化实验室套间、54 条独立实验台。

实验研究部的实验室实行课题研究负责制度，现有基础课题组 35 个，临床课题组 43 个，并设有公共实验室、公共仪器室，冷库、暗房、离心机房、纯水机房等。此外，还设有多个公共科研服务平台：生物资源库服务平台、实验动物中心服务平台、公共仪器服务平台、生物信息服务平台、蛋白抗体技术服务平台、高通量测序与基因分型平台、肿瘤微生态技术服务平台、药物化学合成技术服务平台、单分子测序平台等。实验平台向全中心开放，为中心所有科研人员提供相关技术服务，助力中心科研成果输出。

2023 年，中心所在的华南肿瘤学国家重点实验室完成重组，更名为“华南恶性肿瘤防治全国重点实验室”（图 6 –4 –0 –1）。

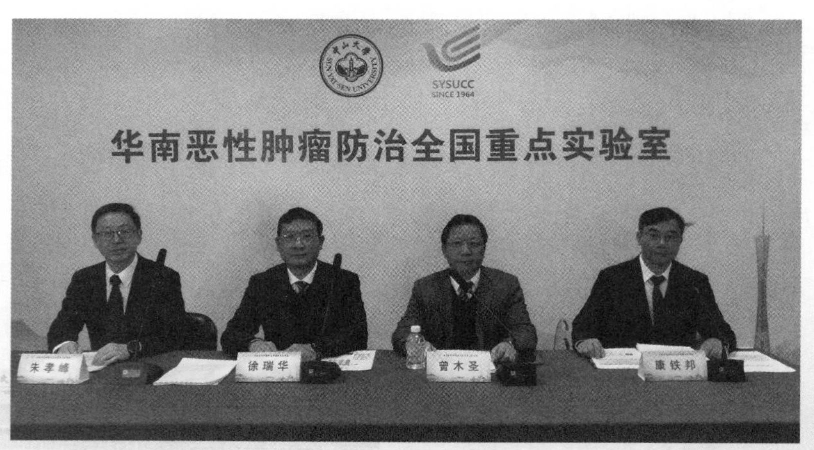

图 6 –4 –0 –1　2023 年 3 月，华南恶性肿瘤防治全国重点实验室顺利通过重组，图为重组答辩现场

此外，中心还拥有国家新药（抗肿瘤药物）临床试验研究中心国家级大科研平台（参见下卷“临床研究部”）及省部共建肿瘤医学协同创新中心、广东省恶性肿瘤临床研究中心、教育部重点实验室、广东省重点实验室等多个省部级平台，是广东省癌症中心、广东省食管癌研究所、广东省抗癌协会等的依托单位。

近 10 年来，中心实施科技强院战略、创新驱动发展战略，在科技创新方面取得了令人瞩目的成绩，基本建设成为国际一流的研究型医院。肿瘤学稳居中国医院科技量值排行榜前两位，2023 年跃居第一；在代表科研机构科技创新力的 Nature Index 自然指数榜单中，中心在健康科学领域位列国内医疗机构第一，位列全球肿瘤中心第四。正如香港中文大学副校长陈德章教授在全国重点实验室学术委员会会议上特别指出：中心在鼻咽癌、胃肠道肿瘤的卓越成就已享誉全球，临床试验领域也是声名远播。展望未来，依托三院区的坚实基础，充分发挥资源优势和领导智慧，加速临床科学家的精英培育计划，并深化对泌尿生殖系统肿瘤、肺癌及乳腺癌等关键领域的探索与研究。我坚信，通过精准的战略布局与不懈的努力，未来 5 年内，中心不仅将在既有优势领域持续领跑，更有望在多个维度上与 MD Anderson 媲美，为全球癌症研究与治疗树立新的标杆。

第一节　科技创新的引领者

科技创新转化为生产力，是前者的追求和归宿；而加快发展新质生产力，就必须坚持科技创新引领。1964 年，华南肿瘤医院和中山医学院肿瘤研究所同步诞生（中南地区最早诞生的肿瘤医院和中国医学院校首个拥有科研编制的肿瘤研究所），齐头并进，充分显示了广东对肿瘤科研的高度重视以及所寄予的厚望，也标识着科研在中心的引领地位。

迈入发展新阶段，中心继续以中国高发以及华南特色肿瘤为主要研究对象，利用粤港澳大湾区的区位优势，在肿瘤基础理论、病因预防、早期诊断、精准治疗新药创制等方面开展研究，取得了一系列原创性成果，科技创新之树枝繁叶茂、硕果累累。

2014—2023 年，中心牵头国家重点研发计划 16 项；主持国家自然科学基金 853 项，历年立项数位居全国肿瘤专科医院第一位；以第一单位发表 SCI 论文 4854 篇，实现四大顶尖医学期刊全覆盖；获得国家级科技奖励 7 项、省部级科技奖励一等奖 27 项以及“何梁何利基金科学与技术进步奖”等重大科技奖励 20 项。见图 6 –4 –1 –1 至图 6 –4 –1 –3。在“中国医院科技量值排行榜（肿瘤学）”上，中山大学肿瘤防治中心一直稳居前两位；近年来，在全球癌症中心自然指数排行榜上稳居第四位，紧随 MD Anderson 癌症中心等 3 家美国肿瘤医疗机构之后，走在了德国、英国、日本等癌症中心的前面。130 项相关成果被 NCCN 指南、ASCO 指南、ESMO 指南引用，得到了全球临床医师的认可，充分说明中心在国际舞台上发挥着举足轻重的作用。

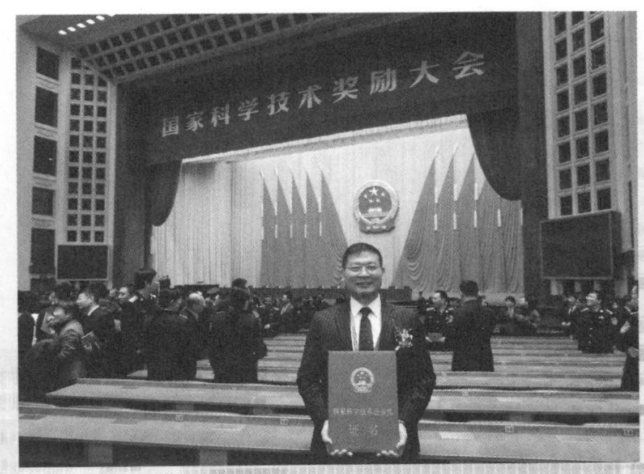

图 6 –4 –1 –1　徐瑞华教授团队研究成果荣获 2016 年、2019 年度“国家科技进步二等奖”

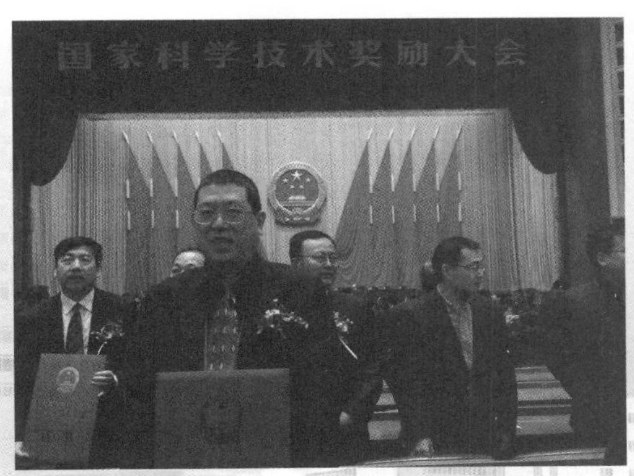

图 6 –4 –1 –2　马骏教授团队研究成果荣获 2009 年、2015 年、2023 年度“国家科技进步二等奖”

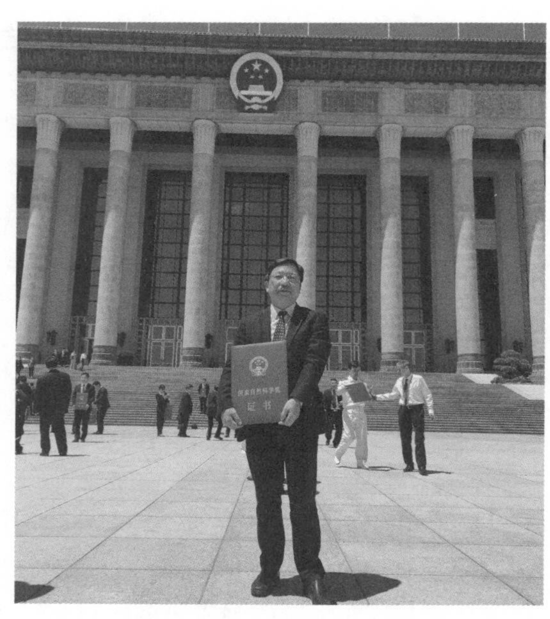

图 6 －4 －1 －3　曾木圣教授团队研究成果荣获 2023 年度“国家自然科学奖二等奖”

一年一度的美国临床肿瘤学会（American Society of Clinical Oncology，ASCO）年会，是目前世界上规模最大且最具影响力的临床肿瘤学大会，每年有 8000 ～ 10000 个研究成果在会上发布，但被挑选做口头报告的，仅有 200 ～ 300 个。近年来，中国登上讲坛的专家逐年递增，成为仅次于东道主美国的国家。2023 年，ASCO 大会入选的口头报告中，中国学者有 21 项研究获得口头发言，其中，中山大学肿瘤防治中心有 7 项研究获得口头发言。来自中肿的专家学者，站在世界最高的学术舞台上，传播着中国的声音，传播着中肿的声音。

此外，近年来中心在成果转化方面成效显著：2022 年，中山大学肿瘤防治中心徐瑞华教授团队与上海君实生物医药科技股份有限公司在广州就“免疫治疗增效活菌生物制剂”项目签署转化协议。徐瑞华教授团队免疫治疗研究领域成果（RX －af01 活菌制剂在制备免疫检查点抑制剂的增效剂中的应用）成功实现转化——合同总金额达到 5 亿元人民币，这是中山大学附属医院与企业合作的又一成功典范。2023 年，中山大学、中山大学肿瘤防治中心与智飞生物“EB 病毒疫苗合作研发与成果转化项目”在中山大学举行签约仪式，三方就多款 EB 病毒候选疫苗的研发达成合作共识。见图 6 －4 －1 －4、图 6 －4 －1 －5。此举标志着中心曾木圣教授团队 EB 病毒预防性疫苗研究成果成功实现转化——其合同总金额达到 1 亿元人民币。该科研成果有望降低 EB 病毒相关恶性肿瘤和慢性疾病的发生，为 EB 病毒相关恶性肿瘤和慢性疾病的早期防治带来新的希冀。

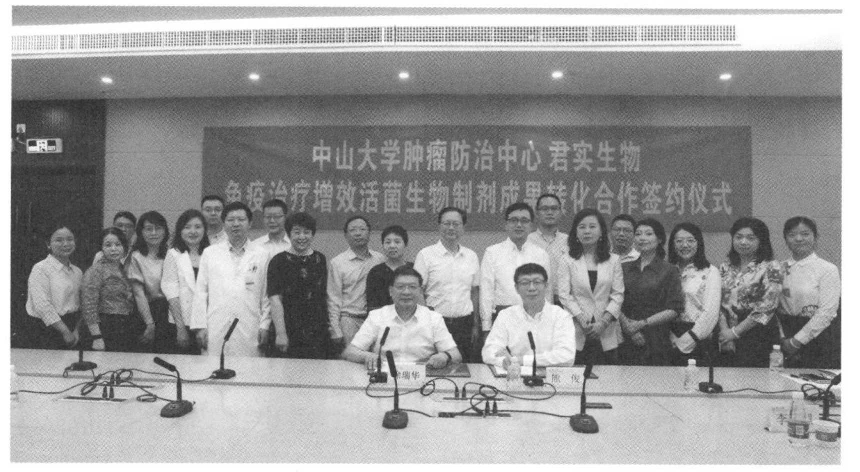

中山大学肿瘤防治中心 君实生物
免疫治疗增效活菌生物制剂成果转化合作签约仪式
图 6－4－1－4　2022 年 8 月，免疫治疗增效活菌生物制剂转化项目签约

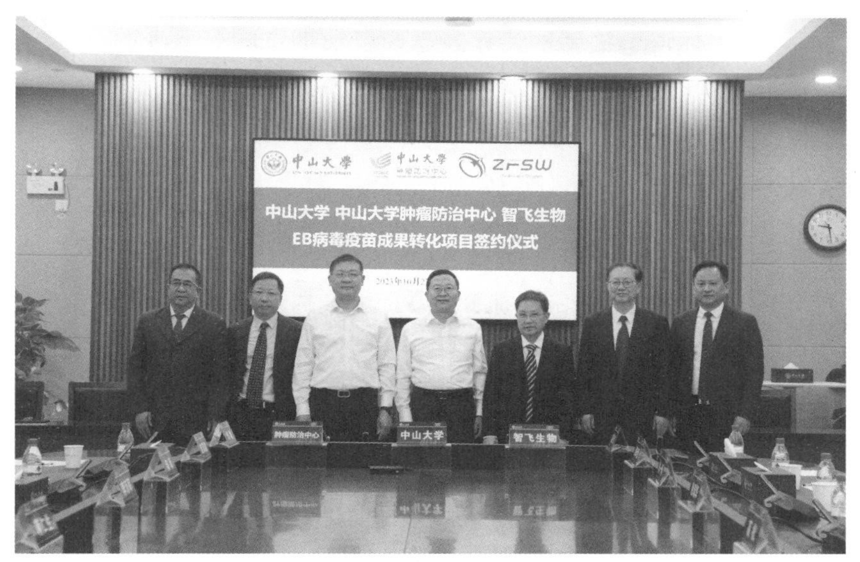

中山大學
ZFSW
中山大学 中山大学肿瘤防治中心 智飞生物
EB病毒疫苗成果转化项目签约仪式
肿瘤防治中心
中山大学
智飞生物
图 6－4－1－5　2023 年 10 月，EB 病毒疫苗合作研发与成果转化项目签约

关于科技创新，院长徐瑞华谈道："我们的发展理念，特别是近 10 年来的发展理念非常明确：中心整体医疗水平，要以科技创新为支撑。我们在肿瘤筛查领域取得了一些新的成果，并且将其转化为肿瘤诊断的方法；在创新药方面，我们初步找到了自己拥有知识产权的成果转化合作的路径，还有一些药物在开发之中；在肿瘤发病机制方面，在'曾院士时代'，中心在基础研究领域取得了很出色的成就，这 10 年，在临床研究上，中心又取得了非常大的突破，如国家创新药的临床研究与试验（现在上市的抗肿瘤药，50%～60% 的临床试验都在中肿）以及临床技术、新的疗法、新的治疗方案的探索。我们所取得的科技成果，不少在全球肿瘤临床治疗上已经发挥了积极的影响——这些成果也已陆续纳入国际诊疗指南。"

第二节 鼻咽癌研究成果斐然

肿瘤防治中心成立伊始，就直面鼻咽癌的挑战，以鼻咽癌为科研重心。60 年过去，经过几代人的不懈努力，鼻咽癌研究不断取得进步，成果丰硕。

2014—2023 年，中山大学肿瘤防治中心鼻咽癌研究硕果累累：2015 年，马骏教授团队"鼻咽癌诊疗关键策略研究与应用"获"国家科学技术进步奖二等奖"；张力教授团队证实吉西他滨联合顺铂可延长晚期鼻咽癌患者的无进展生存期（*Lancet*，2016）；2017 年，马骏教授"鼻咽癌诊治研究"获"第一届全国创新争先奖"；马骏、孙颖教授团队绘制出免疫检查点抑制剂"毒性与安全性排行榜"（*Bmj－Brit Med J*，2018）；马骏、孙颖教授团队发现 GP 诱导化疗联合同期放化疗可以明显降低鼻咽癌患者远处转移风险（*New Engl J Med*，2019）；马骏、孙颖教授团队牵头的鼻咽癌专题研讨于国际顶级期刊 *Lancet* 发表，这是 *Lancet* 自 1823 年创刊以来首次由中国内地学者牵头完成的专题研讨（*Lancet*，2019）；马骏、孙颖教授团队揭示卡培他滨节拍辅助治疗显著改善晚期鼻咽癌患者的存活预后（*Lancet*，2021）；马骏、孙颖教授团队发现单独使用调强放射治疗低危鼻咽癌患者的效果不劣于同步放化疗（*JAMA*，2022）；陈明远教授团队提出复发鼻咽癌再程放疗新标准（*Lancet*，2023）；马骏、孙颖教授团队发现非转移性鼻咽癌的潜在治疗新方法（*Bmj－Brit Med J*，2023）；2023 年，马骏院士团队"鼻咽癌精准防治策略的创立及推广应用"获"国家科学技术进步奖二等奖"。

做俗称"广东癌"的鼻咽癌研究，拥有世界上最大的鼻咽癌病例库的中肿无疑有着天然的优势。作为中心鼻咽癌研究领域的杰出代表，马骏从 MD Anderson 癌症中心完成博士后研究回国后，他以及后来的团队找准"准星"，全面着手鼻咽癌的系列研究。有了先进的技术加持，加上长年潜心科学研究的毅力，马骏教授团队逐渐取得了该领域的三大成果：①提出 5 项临床分期的修改建议，被世界通用分期标准采纳，避免了治疗过度或不足；②制订可量化、"导航"式的个体化颈部放疗新技术方案，推动鼻咽癌走进精准放疗时代；③明确中晚期鼻咽癌放化综合治疗的合适时机和药物，显著降低转移风险，改写了沿用 20 年的教科书式的美国方案，惠及全球患者。因为鼻咽癌领域的突出贡献，马骏先后获得了 2009 年、2015 年、2023 年 3 次"国家科技进步二等奖"，2017 年获"全国创新争先奖"，2020 年获"吴阶平医药创新奖"，2022 年获"何梁何利基金科学与技术进步奖"，2023 年获"谈家桢临床医学奖"等，2007 年、2014 年、2023 年 3 次获"中华医学科技奖一等奖"。2023 年 11 月 22 日，中山大学肿瘤防治中心常务副主任、副院长，鼻咽癌首席专家马骏当选中国科学院院士。

综观中心鼻咽癌研究，人才辈出、成绩斐然，实现了"基础—转化—临床"全链条重大原始创新和关键技术突破。如发现遗传与病毒交互作用发病机制，鼻咽癌筛查效率提高近 10 倍；创建了中晚期鼻咽癌精准治疗方案，患者 5 年生存率从 60% 提高到 87%。相关成果还被国家卫生健康委员会纳入全国性鼻咽癌筛查规范推广应用。经过几代人的奋斗，中山大学肿瘤医院目前是世界最大的鼻咽癌治疗和科研中心，在欧洲机构 Expertscape 全球鼻咽癌学术排名中名列第一。

第三节 消化道肿瘤防诊治水平引领国际

在科技创新方面，除了鼻咽癌，新十年期间，中心在消化道肿瘤防诊治方面取得了多方面的突破。

在肠癌领域，开发了高灵敏度的血检新技术，并创新性地将人工智能应用于肠癌的影像学诊断；创新了肠癌的治疗方案，在提升患者生活质量的同时，延长了晚期患者的平均生存期，成为国际临床实践新标准。经过不懈努力，肠癌诊断敏感性高达 90%，预后预测准确率提高了 10%～20%，晚期肠癌 5 年生存率达 35%，达国际先进水平。相关成果获“国家科技进步二等奖”1 项。

在胃癌领域，在国内首先将 ctDNA 用于胃癌靶向 HER2 基因疗效监测，提高疗效预测水平，指导精准治疗；在国际上首次报道肿瘤突变负荷（tumor mutation burden，TMB）可用于鉴定胃癌患者 PD－1 抗体治疗的有效性，有效率从 7% 提高至 33%；发现 Claudin18. 2 单克隆抗体联合化疗可显著改善 Claudin18. 2 阳性晚期胃癌患者的生存获益，为晚期胃癌患者提供了新型靶向治疗药物，丰富了晚期胃癌治疗精准化手段。

在食管癌领域，创新了国产免疫药物卡瑞丽珠单抗、特瑞普利单抗联合化疗在晚期食管鳞癌一线治疗方案，为局部晚期食管癌患者治疗提供新策略，证实了新辅助放化疗对局部晚期食管鳞癌的疗效，构建新分型助力食管癌免疫治疗精准化，系列研究显著改善了食管癌患者的生存率，取得了免疫联合治疗的国际引领地位，相关成果获“国家科技进步二等奖”1 项。

在消化道肿瘤防诊治领域，中心主任、院长、中国医学科学院学部委员徐瑞华和他的科研团队成绩卓然：2005 年，他结束美国 MD Anderson 癌症中心 3 年的访问历程回到中心并很快成为学科带头人，致力于消化道肿瘤的诊治与研究。徐瑞华团队的科研成果具体包括：

实现了结直肠癌诊治系统创新，使我国肠癌早诊及精准治疗均处于国际先进水平。创新了肠癌早诊及疗效预测的新技术，提高了诊断和预测的效率，并已转化为临床应用，确立了肠癌 ctDNA 动态检测指导治疗价值（*Gut*，2021；JHO，2021）。其中一项试剂盒已获得国家 NMPA 医疗器械注册批准（*Nat Mater*，2017）；首创了局部晚期直肠癌（MSI－H 类型）的新辅助免疫治疗方案，单纯药物治疗获得根治（完全缓解率达 75%），使患者免于放、化疗和手术，避免了创伤和人工肛，颠覆了现有治疗模式（*Lancet G & H*，2023）；丰富和发展了国际肠癌治疗体系，首创了高效低毒的维持方案、亚洲方案及靶向方案（*Ann Oncol*，2016；*Lancet Oncol*，2018；*JHO*，2017 等），成为国际治疗新标准；基于肿瘤免疫微环境研究，创建了组蛋白去乙酰化酶抑制剂＋靶向血管生成＋免疫药物（CAP）联合方案（*Nat Med*，2024）。通过体系创新，晚期肠癌生存期提高了 3 倍，晚期肠癌生存率与国际顶尖的 MD Anderson 癌症中心达相同水平，部分晚期转移患者获得治愈。

创新了上消化道免疫治疗体系，达国际领先水平。通过鉴定肿瘤突变负荷等标志物，精准筛选免疫治疗敏感亚型，大幅提高 PD－1 抗体疗效；在实验研究基础上，首创了食管癌中国免疫联合方案（TP＋PD－1 抗体，与欧美常用组合方案不同），取得全球最高有效率 72%，已成为食管癌治疗应用最广泛的方案（*JAMA*，2021；*Cancel Cell*，2022 等）；建立了食管癌 EGIC 分型，可以指导精准免疫治疗策略（*Cancer Cell*，2023）；患者作为全球首席科学家，牵头全球新免疫靶点 CLDN18. 2 抗体药物治疗晚期胃癌，明显降低了死亡风险，成为全球新的方案（*Nat Med*，2023）；建立了胃癌免疫联合治疗新方案，大幅提高了近期治愈率（*Nat Med*，2024）。首创免疫治疗药物肠道活性菌 RX－af01，成果已获得专利并已产业转化，正在进行新药临床报批。

徐瑞华连续入选中国高被引学者榜单，以第一完成人获“国家科技进步二等奖”2 项，获“中华医学科技奖”、教育部及广东省“科技奖一等奖”共 6 项。获“第三届全国创新争先奖”“何梁何利基金科学与技术奖”“谈家桢临床医学奖”“吴阶平医学创新奖”以及“CSCO 年度成就奖”。入选国家“百千万人才工程”“南粤百杰人才工程”等项目。以通讯作者在 *JAMA*、*BMJ*、*Cell*、*Nature Med* 等上发表高水平成果论文 200 多篇，成果被写入多部国际指南，连续入选科睿唯安（Clarivate）全球高被引科学家及中国高被引学者榜单。获多项专利授权并部分转化。牵头制定了《中国临床肿瘤学会结直肠癌诊疗指南》等多本诊疗指南。

第四节　肺癌等优势病种诊疗方案实现新突破

新十年，中心在肺癌、淋巴瘤、肝癌、乳腺癌等优势病种诊治研究上“百花齐放”，多项重要成果得到了国内外专家、学者的认可与青睐。

在肺癌领域，张力教授团队发现了共存突变对肺癌 EGFR 靶向药物疗效的不良影响（*JAMA Oncol*，2018）；证实了阿来替尼一线治疗亚洲间变性淋巴瘤激酶（anaplastic lymphoma kinase，ALK）阳性非小细胞肺癌（non-small cell lung cancer，NSCLC）患者安全有效（*Lancet Respir Med*，2019）。相关成果获得“2022 年广东省科学技术奖一等奖”，“2021 年中国抗癌协会科技奖一等奖”。见图 6－4－4－1。

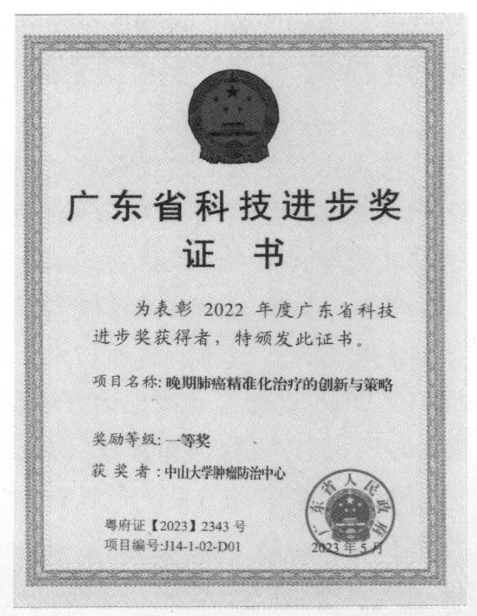

广东省科技进步奖
证　书

为表彰 2022 年度广东省科技进步奖获得者，特颁发此证书。

项目名称：晚期肺癌精准化治疗的创新与策略

奖励等级：一等奖

获 奖 者：中山大学肿瘤防治中心

粤府证【2023】2343 号
项目编号:J14-1-02-D01

2023 年 5 月

图 6－4－4－1　张力教授团队荣获 2022 年度“广东省科技进步奖一等奖”

在淋巴瘤领域，林桐榆教授团队发现了在靶向化疗前预防使用恩替卡韦，比拉米夫定更能显著降低肝炎发生率、化疗延迟率和肝炎相关死亡率（*JAMA*，2014）；贝锦新教授团队首次发现了 NK/T 细胞淋巴瘤的重要易感基因，揭示其重要致病机制，并提出潜在的肿瘤防治策略（*Lancet Oncol*，2016/2019）。相关成果获得 2017 年“广东省科学技术奖一等奖”、2017 年“中华医学科技奖一等奖”、2020 年“中国抗癌协会科技奖一等奖”。见图 6－4－4－2。

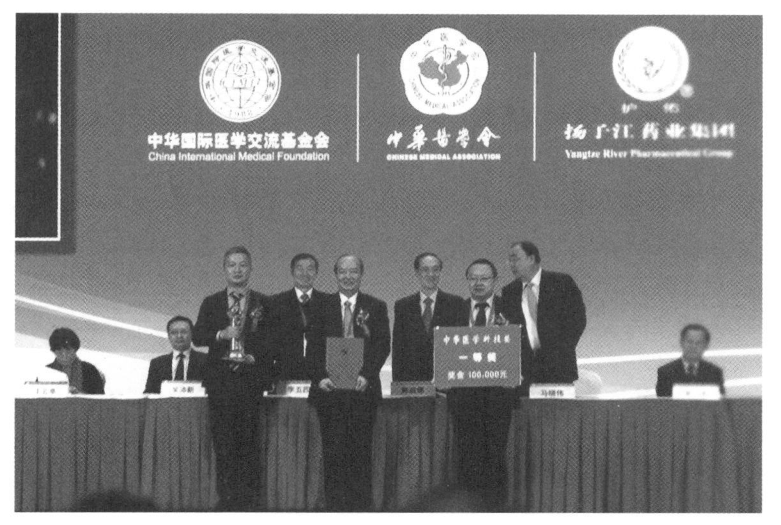

图 6-4-4-2 林桐榆教授团队研究成果荣获“2017 年度中华医学科技奖一等奖”

在肝癌领域，陈敏山教授团队论证了射频消融联合介入治疗对比射频消融单一治疗可进一步提高疗效（*J Clin Oncol*，2013），郭荣平教授团队首次证实辅助性 FOLFOX 方案肝动脉灌注化疗可明显降低合并微血管侵犯的肝癌人群术后复发风险，且安全性良好，填补了国内外这一领域的空白（*J Clin Oncol*，2022）；石明教授团队发现了与 TACE 相比，FOLFOX-HAIC 显著提高了不可切除的大肝细胞癌患者的总生存率（*J Clin Oncol*，2021），赵明教授团队证实了基于介入技术的肝动脉灌注奥沙利铂+氟尿嘧啶方案（HAIC-FO）治疗晚期肝癌的疗效要显著优于索拉非尼靶向治疗，同时首次在基因水平上探索开发出 HAIC-FO 疗效预测模型，填补了我国晚期肝癌介入治疗领域和分子模型疗效预测领域的空白（*J Clin Oncol*，2021）。相关成果获得“2016 年广东省科学技术奖一等奖”（图 6-4-4-3）“2016 年高等学校科学研究优秀成果奖科技进步奖二等奖”。

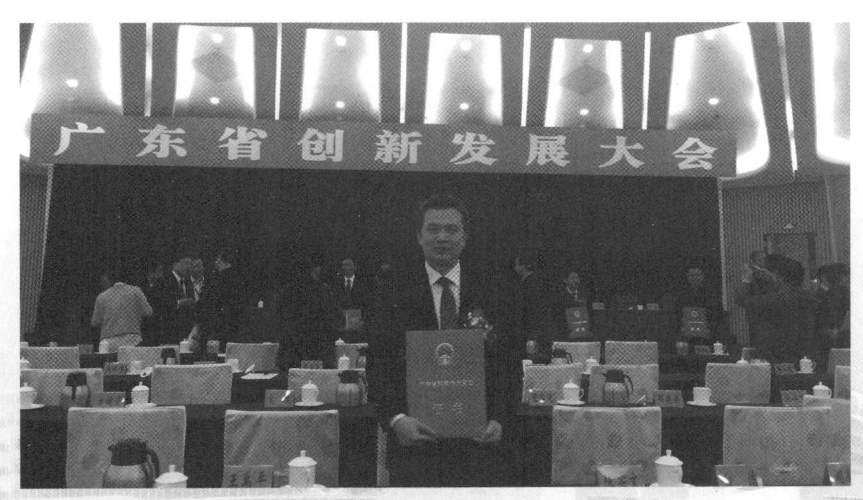

图 6-4-4-3 陈敏山教授团队研究成果荣获“2016 年度广东省科学技术奖一等奖”

在卵巢癌领域，刘继红教授团队探索比较了早期宫颈癌术后有病理高危因素患者的不同辅助治疗方法的远期疗效，为国际临床实践指南的更新再添力证（*JAMA Oncol*，2021）。黄欣教授团队首次证明了卡瑞利珠单抗联合阿帕替尼是治疗复发难治宫颈癌的有效、安全、去化疗方案（*J Clin Oncol*，2020），开创了铂耐药卵巢癌口服靶向药联合治疗先河（*Lancet Oncol*，2018）。

在乳腺癌领域，袁中玉教授团队揭示了低剂量卡培他滨维持治疗早期三阴性乳腺癌可提高5年无病生存率，这是世界上首个探索早期三阴性乳腺癌维持治疗模式的研究，为三阴性乳腺癌的治疗提供了新策略（*JAMA*，2021）。

第五节　基础研究取得一系列原始创新成果

科技创新引领未来。2013年以来，中心突出的科研成果呈现出“百花齐放”的景象，基础研究推动中心原始创新快速发展。

在鼻咽癌领域，为回答EBV如何感染和导致鼻咽癌、鼻咽癌为何区域高发等关键问题，曾益新院士、曾木圣教授研究团队在EB病毒感染及致癌机制和EB病毒疫苗研发方面取得重大突破。建立了EBV高效感染癌前细胞模型，发现关键受体EphA2等（*Nat Microbiol*，2018），阐明多受体协同介导EB病毒感染的新机制；揭示了EBV通过表观调控诱导“上皮－免疫双表型”和“上皮－间质转化”为特征的细胞可塑性，促进免疫逃逸、侵袭转移和治疗抵抗的机制（*Cell Res*，2020）；发现了以BALF2－CCT突变型为特征的华南流行EBV致癌高危亚型（*Nat Genet*，2019）；确定了疫苗候选抗原gHgL及gB等，建立了自主装纳米蛋白、mRNA及VSV病毒载体新型疫苗和人源单克隆中和抗体平台，研制的EBV新型候选疫苗可阻断EBV感染模型动物（*Cell Host Microbe*，2023），预防和治疗EBV相关肿瘤。相关成果获“2023年国家自然科学奖二等奖”，入选“2019年中国医药生物技术十大进展”，获教育部、广东省“自然科学和中国抗癌协会一等奖”，研究成果收录*Fields Virology*国际病毒学教科书，完成疫苗和早筛试剂盒转化，合同金额超5亿元。团队成员包括院士1人、长江/杰青3人、优青2人，曾木圣教授当选鼻咽癌Gordon Research Conference 2024年国际会议主席，形成国际上有竞争力的创新团队。

此外，其他基础研究领域也呈现出一系列新的趋势特征，产出新的原始创新成果。

NK/T淋巴瘤嗜血综合征发病机制方面，刘强教授与黄慧强教授合作，首次发现了NK/T细胞淋巴瘤中常见致死性并发症——噬血综合征的发病新机制，并探讨和验证了控制“噬血综合征”的治疗策略（*Nat Med*，2018）。

在线粒体领域，高嵩教授团队解析了MFN1片段在不同GTP水解状态下的晶体结构，阐明了MFN1水解GTP的机制，并提出了MFN1介导线粒体外膜栓连的模型，为进一步阐明线粒体外膜的融合机制以及线粒体形态的变化和相应生理功能的正常发挥之间的关系提供了研究基础（*Nature*，2017）。揭示了MFN2/SERCA2介导线粒体－内质网耦连的机制，及其对CD8＋T细胞在肿瘤微环境中代谢适应和抗肿瘤效应功能的关键作用，靶向线粒体－内质网耦连这一细胞器互作事件是改善现有免疫疗法的一种有意义的途径，为癌症患者的治疗提供了新的策略（*Sci Immunol*，2023）。

在食管癌领域，林东昕院士、郑健教授团队发现了RNA在转录过程中的m6A修饰可直接使邻近的DNA去甲基化，揭示了RNA甲基化可调控DNA甲基化，对进一步理解复杂的基因表达调控机制具有重大意义（*Nat Genet*，2022）。

在胰腺癌领域，林东昕院士、郑健教授团队揭示了胰腺癌中 seRNA 甲基化修饰对组蛋白修饰和癌基因表达的调控，阐明表观转录组和表观基因组串扰在肿瘤形成和进展中的生物学作用具有重要意义（*Nat Genet*，2023）。

在铁死亡领域，朱孝峰教授团队发现了铁死亡过程中脂质过氧化感知分子 PKCβⅡ，揭示了 PKCβⅡ介导脂质过氧化迅速扩增促进铁死亡的分子机制，提示脂质过氧化－PKCβⅡ－ACSL4 正反馈通路可为肿瘤等铁死亡相关的疾病治疗提供分子标志物及新靶标（*Nat Cell Biol*，2022）。

在骨肉瘤领域，康铁邦教授团队发现了与 RAB22A1－38 相关的融合基因，其融合蛋白（Rab22a－NeoFs）可结合 SmgGDS607，促进 RhoA 的活化，从而促进骨肉瘤的肺转移，并合成了特异靶向的穿模多肽，可阻断该融合蛋白的功能，为骨肉瘤肺转移的靶向治疗提供了一个新的潜在靶标（*Nat Cell Biol*，2020）。

在膀胱癌领域，刘卓炜教授团队揭示了癌症相关成纤维细胞的新细胞亚群调控肿瘤干性与化疗敏感的机制，对于开发靶向成纤维细胞的新型治疗方案有重要的临床意义（*Cancer Cell*，2022）。

第六节　智慧科技给中肿插上翅膀

2016 年，中心在泌尿外科成功开展了第一例达芬奇机器人微创手术治疗实体恶性肿瘤，这是中心与手术机器人的结缘并由此打开技术创新、智慧医疗新通途的标志性事件。2019 年，达芬奇手术机器人中国泌尿外科临床手术教学示范中心在中心挂牌成立；副院长刘卓炜当选广东省医学会机器人外科学分会候任主任委员，并担任华南首家达芬奇手术机器人国际培训中心专家委员会主任，标志着中心开展手术机器人规范化微创外科治疗又迈上新台阶。见图 6－4－6－1。

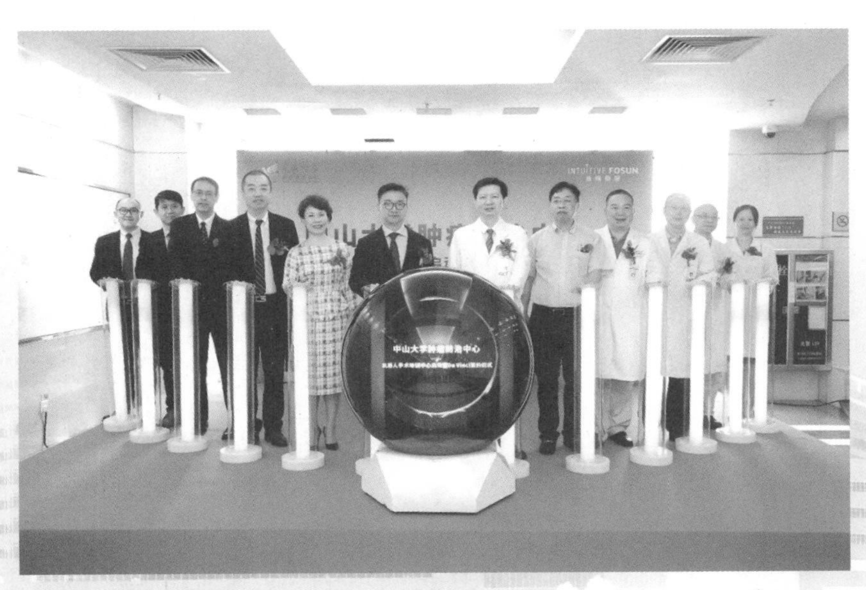

图 6－4－6－1　2022 年 7 月，全国第四家、华南第一家手术机器人国际培训中心启用

在开展机器人手术，助力学科进步、智慧医疗的同时，中心也高度重视智慧科研，特别是人工智能等前沿技术与优质医疗的融合发展。十年来，智慧科研借力打力，在科技创新上成效显著。

2016 年以来，在智慧科研方面，中心大力推进大数据和人工智能等新技术在肿瘤诊疗中的应用，建立了覆盖诊疗全过程、全类型数据的肿瘤大数据平台。在算据基础方面，该平台管理总数据量超过 1 PB，建立 40 多个专病库，年均支持 500 多个科研项目的数据检索，为科研创新提供了重要数据支撑。在算力支撑方面，中心建设了总占地面积超 200 平方米的科研专用机房，为 3 个生信平台、医学大数据平台和人工智能平台等提供了海量数据存储空间和超强算力，使中心成为高通量基因测序数据分析、肿瘤大数据分析、人工智能训练和临床应用的领跑者。在算法创新方面，中心成立组建了高水平研究团队，建立医院人工智能实验室，大力推动肿瘤 AI 诊疗新技术研发，引入人工智能、3D 打印技术、增强现实等国内外前沿 AI 技术。

2018 年 6 月，徐瑞华团队发布了我国首个肿瘤单病种的大数据术语规范 CSCO《结直肠癌标准数据集》，标志着将分散于不同医院不同信息系统中的临床信息进行统一数据采集、清洗、存储、整合成为可能。同年 12 月，由中心牵头开展的泛中南地区肿瘤专科联盟上消化道肿瘤 AI 早诊早治项目启动（图 6 –4 –6 –2）。2019 年，徐瑞华教授团队再下一城，自主研发的人工智能上消化道肿瘤内镜 AI 辅助诊断系统（Gastrointestinal Cancer Endoscopy Real-time Artificial Intelligence Diagnostic System，GRAIDS），极大地提高了上消化道肿瘤特别是早期肿瘤的诊断准确率，研究成果发表于肿瘤学权威杂志 *Lancet Oncology*，并在多家医院推广应用。

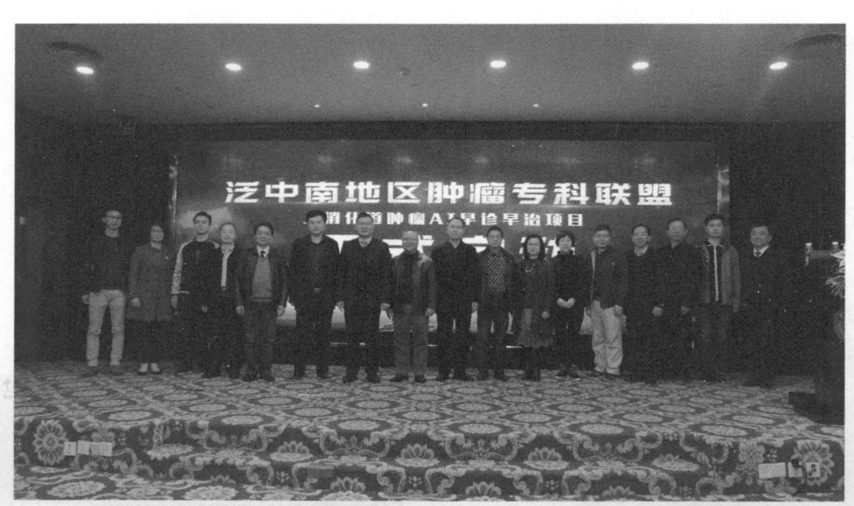

图 6 –4 –6 –2　2018 年 12 月，上消化道肿瘤 AI 早诊早治项目启动仪式

鼻咽癌的主要治疗方法是放射治疗，而放射治疗高度依赖于设备的进步、软件的进步，如何在放射治疗中既精准地瞄准肿瘤又保护好正常组织，这是一个核心问题。作为广东省医学会医学人工智能专委会副主任委员，孙颖教授研究团队基于大数据和 AI 人工智能，在多模态核磁共振影像上实现了鼻咽癌原发肿瘤放射治疗靶区自动、精准勾画，使 50% 的医生的技术水平快速提升，医生和医生之间的差异也缩小了 50%，工作效率提升了 3 ～5 倍。这是智

慧科技从概念到落地，从科研到临床的具体表现。2019 年，这一研究结果发表于 *Radiology* 杂志。截至 2024 年，该成果已推广至 270 家单位，应用患者约 30 万人次；在放疗科，医生选择 AI 正常器官勾画的比例达到 77.3%，鼻咽癌等器官勾画的使用率达到 75%，成为必备临床工具。

2020—2022 年，中心影像科、病理科、超声科、鼻咽科等多个部门的 AI 诊疗研究蓬勃发展，为肿瘤智能化诊疗贡献了中肿方案；信息团队开发了病理、影像数据导出程序，建立了各类图像数据分析处理的 SOP 流程，为相关研究提供了全方位支撑；此外，中心还积极开展 AI 临床科研合作，引进肺结节智能诊断、影像随访功能，与相关公司共同研发转移瘤智能诊断系统，并成功开展智能内镜战略合作。

在医疗辅助方面，建立病历智能生成和质控、合理用药、临床辅助决策等多个场景的 AI 诊疗系统，有序开展病理数字化、影像智能化报告、三维手术规划等系统建设；建立 AI + 互联网的数字疗法平台，为患者康复提供了全新的工具。在大数据应用方面，受试者智能招募系统建设，通过数据挖掘技术的应用，从数据中提取与项目匹配的条件特征，并给出招募提示，实现从“大海捞针”到“大数据制导”，将患者和试验项目智能匹配，全面提升了招募效率和速率。通过“大数据 + 人工智能”模式在医学临床应用的研究，使中心成为智慧科技的践行者。

随着信息技术的高速发展，中心正在擘画信息化建设新蓝图，谱写高质量发展新篇章。在建设智慧医院提升服务能力和管理水平的基础上，实施 IT 新基建战略支撑学科建设升级转型，为计算密集型和数据驱动型新学科提供了基础平台；开展数据和信息服务促进学科发展；以大数据和 AI 为核心，通过研发与建设双轮驱动建立智能诊疗新模式推动智慧医学发展。展望未来，数字化和智能化的新技术将全方位助力临床科研能力提升，为医院科技创新注入磅礴动能。

（撰写：童少波　蒲恒颖　余广彪　孟祥伟　王红梅　石文娟　　审核：曾木圣　彭望清）

第五章　肿瘤学人才的摇篮

作为大学附属医院，中心从成立之初即已是肿瘤专科教学医院，是中山医学院的临床教学基地，肩负着神圣的中国肿瘤学医学教育使命。经过数十年的发展，新时期的肿瘤防治中心，已成为国内培养高层次肿瘤学人才的医学摇篮之一。在中心的人才培养战略引领下，中心逐渐成为师资队伍、教材课程、教育创新、教学环境领先的肿瘤医学教学医院，肿瘤医学教育高地已然形成。

第一节　优质教学资源筑牢人才培养的基石

师资力量雄厚，队伍专业。教育大计，教师为本，中心倡导心怀“国之大者”，培育时代“大先生”，目前拥有中国科学院院士 2 名、工程院院士 1 名，具有招生资格的博士研究生导师及硕士研究生导师分别为 195 名、293 名；具有医疗、教学、科研系列职称教师总数 1006 名，其中正高级职称 239 名、副高职称 298 名、中级 218 名、初级 251 名。师资业务能力过硬，得到上级部门及社会的高度认可，近 10 年获校级教师教学竞赛一等奖 3 人次、二等奖 4 人次、三等奖 1 人次，获临床教师技能大赛二等奖 3 人次、三等奖 2 人次、优胜奖 2 人次，获“广东省柯麟医学教育基金会临床医学专业优秀临床带教教师”65 人；2022 年王树森获评“中山大学第十届教学名师”，2018 年曾敬获评“全国住院医师规范化培训优秀带教老师”。同时，教师思政教育成绩突出，通过积极打造师德建设主题教育月、感恩教师节系列等品牌活动，宣传优秀教师的事迹，连续 5 年荣获“中山大学师德建设主题月活动优秀组织奖”。见图 6 –5 –1 –1、图 6 –5 –1 –2。

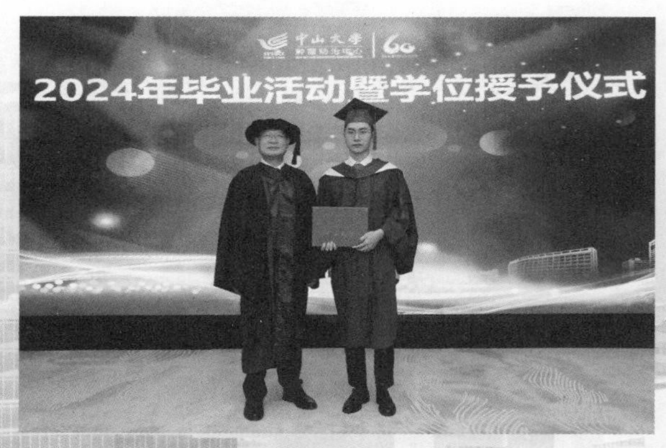

图 6 –5 –1 –1　研究生学位授予仪式上，中心主任、教育与学位委员会召集人徐瑞华教授逐一为中心硕士和博士毕业生代表颁发毕业纪念册并合影留念

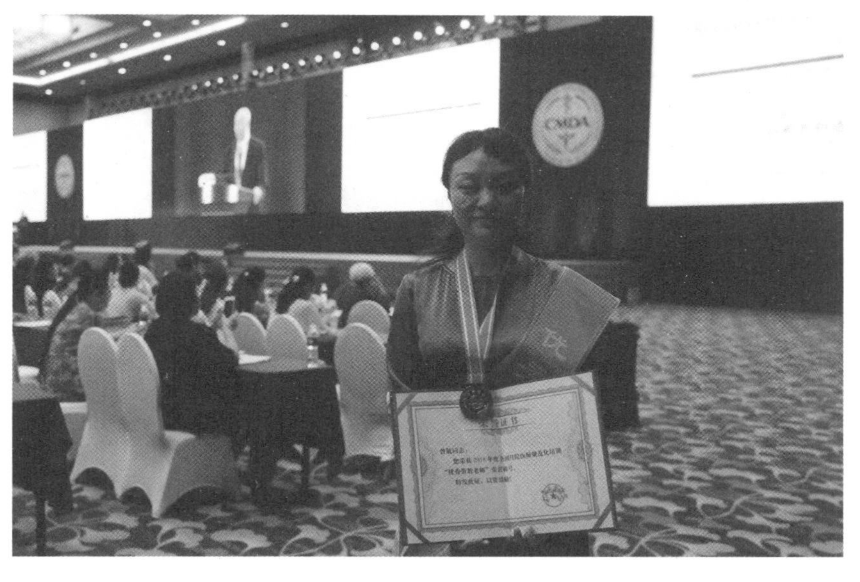

图6-5-1-2　曾敬副主任医师获评“全国住院医师规范化培训优秀带教老师”

教材及课程建设成效显著。中心以“凡编必审”“凡选必审”为原则建立健全全流程把关机制，主编出版《临床肿瘤学》《肿瘤学》《分子病毒学》《放射治疗技术学》等国家级规划教材；坚持通专结合、以专业课为基础拓展本科生的通识教育，开设“癌症的预防和筛查”“临床研究方法学”慕课课程；以项目制为抓手促课程思政改革，建设“肿瘤学”等10门课程思政示范课程，实现中心课程思政建设全覆盖，其中临床研究方法学课程教学体系2021年获评“中山大学第十届校级教学成果奖一等奖”，2022年获评“校级一流课程”。

图6-5-1-3为召开《肿瘤学》编委会会议，图6-5-1-4为召开《临床肿瘤学》编委会会议。

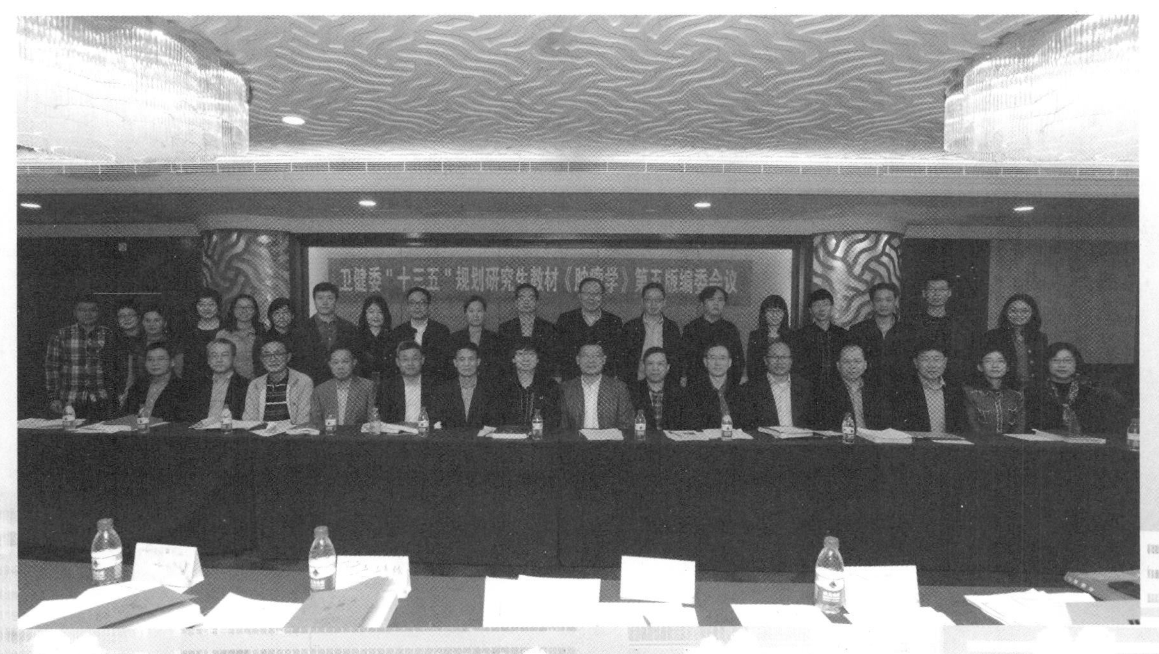

图6-5-1-3　《肿瘤学》编委会会议

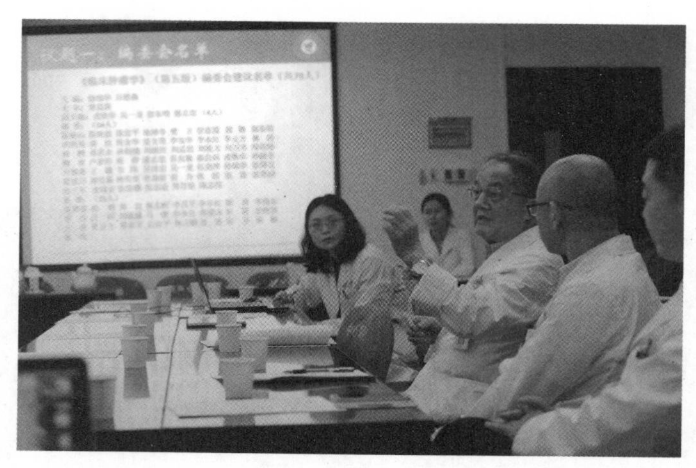

图 6－5－1－4 《临床肿瘤学》编委会会议

教育改革创新锐意进取。为提升在人才教育培养上的核心竞争力，中心一直以改革创新为动力，持续探索教育改革新方法新路径，激活中心的教学活力，近年来获得了良好的成效。实施优质生源“蓄水池”计划，拓展优质生源，直博生招收数量连续 6 年位列中山大学附属医院首位；优化研究生选拔机制以及优秀研究生评价体系，制定《学生思想政治工作方案》《深化“三全育人”工作实施方案》《研究生综合测评实施细则》，健全育人长效机制；探索强化研究生导师师德师风、业绩成果、研究生培养质量等多维度考核评价体系，持续完善导师“能上能下”的动态管理机制；发挥临床与基础融合优势，创新培育体系。2021 年，中心获评校级“研究生教育管理工作先进单位”。2023 年《以国家需求为导向的高层次肿瘤医学创新人才培养体系的探索和实践》及《科研创新与临床实践“双能共健”的放疗高质量人才自主培养体系构建与实践》2 项教学成果在中山大学首届研究生教育教学成果评选中分别获得一等奖和二等奖，标志着“中肿范式”肿瘤医学创新人才研究生培养体系获得了肯定。

教学育人条件持续夯实。中心一直致力于建设技术条件过硬、科研气氛浓郁的适宜学习的氛围，促进学生全面发展。住培基地建设方面，自 2014 年 9 月获批国家第一批住院医师规范化培训基地以来，至 2023 年，中心已有 10 个住培专业基地。其中，放射肿瘤科专业基地作为广东省唯一住培骨干师资培训基地及结业技能考核统考基地（牵头单位）（图 6－5－1－5），目前已完成两届全省骨干师资培训任务、连续两年组织 350 多名考生顺利完成技能结业考核。临床技能培训中心方面，中心是国内第四家、华南第一家机器人手术国际培训中心，现已建设人工智能辅助治疗技术临床应用规范化培训基地、外科腔镜培训基地、美国心脏协会心血管急救培训中心，开设了进阶式外科腔镜手术培训、AHA BLS 培训等多种课程。

广东省住院医师规范培训放射肿瘤科专业基地骨干师资培训班开班仪式
2021 广东省住院医师规范化培训
放射肿瘤科专业基地骨干师资培训班
骨干师资培训基地授牌仪式

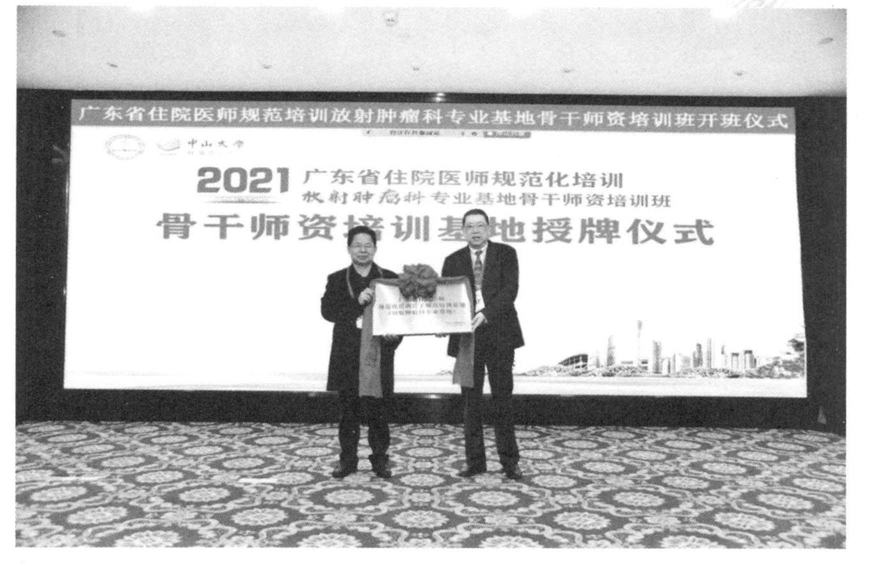

图 6－5－1－5　放射肿瘤科专业基地成为广东省唯一的住培骨干师资培训基地

第二节　精心培育助力未来精英的腾飞

中心始终坚持以“四个面向”为指引，以立德树人为根本，凭借创新的育人体系，在本科生、长学制医学生（八年制）、研究生、住院与专科医师培训、进修与继续教育等各层面的医学教育中培育未来的优秀肿瘤专科人才。

建院以来，本中心培养并获得学位的研究生有 3088 名（博士研究生 1338 名，硕士研究生 1750 名）。中心注重研究生的专业技能水平及科研创新能力的培养，中心教师以渊博的学识、精湛的诊疗技术、严谨的科研精神、高尚的医德医风，对研究生言传身教，毕业生工作技能水平扎实，广受业界欢迎。截至 2023 年 12 月，中心 2023 届毕业生就业去向落实率达 98.69%，毕业就业率长期在中山大学附属医院系统中排名第一，毕业生多服务于国内外的大型综合性医院或教学科研机构，为人民生命健康安全贡献中肿力量。见图 6－5－2－1。

中山大学肿瘤防治中心2024届研究生毕业合影留念 2024.6.25

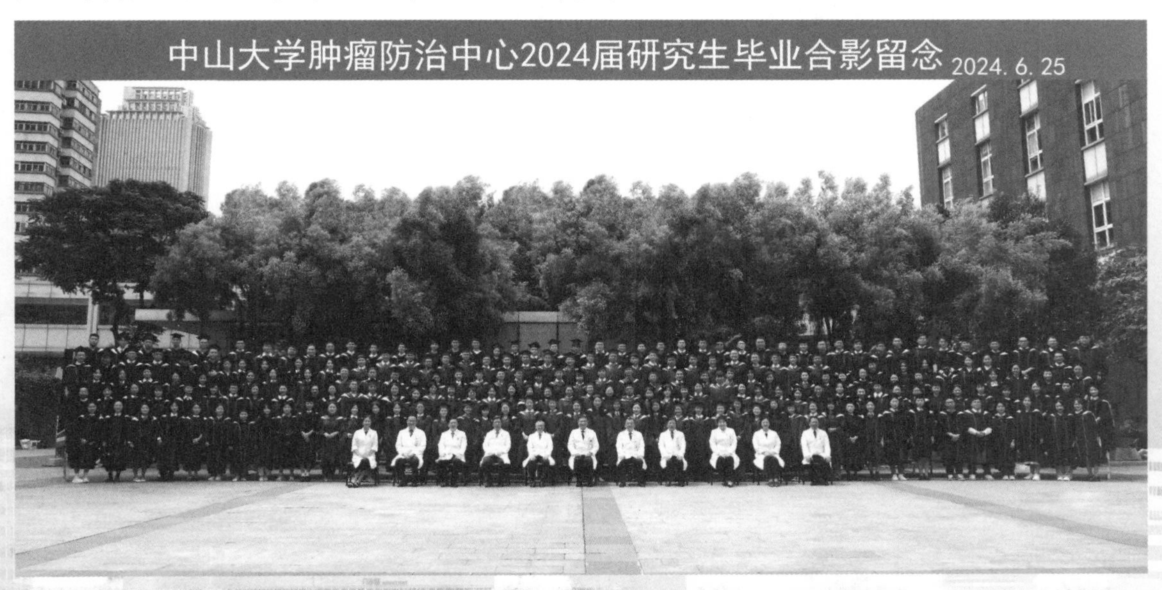

图 6－5－2－1　中心领导与当年毕业博士、硕士研究生合影留念

中心也格外注重培养学生尊重知识、锐意创新的科研思维，鼓励学生进行科研，提高学术素质。近 10 年来，在中心全体教职工的努力下，中心培养的学生发表论文的数量和质量显著提高，学生频频在国际高水平的国际学术期刊上发表论文，如 2017 年博士研究生曹雨露的论文发表于 *Nature* 主刊，2019 年博士研究生张媛的论文发表于《新英格兰医学杂志》，获得业界高度认可。

中心研究生凭借出色的综合素质水平屡获“教育部博士研究生学术新人奖”“校优秀研究生”及国家奖学金、光华教育奖学金、港澳台奖学金、平安励志奖学金、宝钢奖学金、彭瑞安奖学金、日本第一制药医药学奖学金、广东省研究生优秀学位论文等荣誉和奖项，屡获国家建设高水平大学公派研究生项目、学校优秀博士论文培育项目、博士研究生优生优培项目、博士研究生创新人才培养项目、博士研究生访学与国际合作项目等资助。近 10 年各项奖学金的研究生获得者在后续的职业发展中后劲较足，表现较为优秀，186 名获奖者毕业后，62. 9% 发表了高水平学术成果，62% 获省级以上科研课题，13. 7% 获所在单位院校级以上人才项目。

在住院医师培训方面，中心先后修订出台 14 份相关文件，涵盖纲领文件、培训管理、师资管理、培训质量、保障措施五个层面，不断完善培训基地、职能管理部门及专业基地三级管理机制，为培训工作提供了强有力的制度保障；采用院内督导动态巡查机制与院外督导综合评估机制有机结合的方式，对教师的教学质量、住培基地的各项工作进行动态质量监控。中心住院医师首次参加执业医师资格考试通过率、结业考核通过率均持续提升。2022 年接收首批中山大学定点帮扶单位云南省凤庆县人民医院委培学员，充分发挥对口帮扶“传帮带”作用；2021 年，中心放射科专业基地团队获广东省放射住培医师临床技能大赛第一名。

在继续教育方面，中心每年举办国家级继续教育项目 30 多项，培训全国各级肿瘤医务人员 10000 多人次。近 10 年来，接收和培养全国各地超过 4700 名肿瘤专业技术进修人员；开展了 3 期县级医院学科带头人培训班，共培训 30 名肿瘤学科带头人，接收国内访问学者 18 名。2021 年 9 月以来，中心和甘肃省肿瘤医院共建国家区域医疗中心——中山大学附属肿瘤医院甘肃医院，合作培训临床业务骨干及行政管理人员共计 109 名，助力国家区域医疗中心人才建设，为甘肃医院高质量发展打下了坚实的基础。

（撰写：李星辉　张庆龙　　审核：周昕熙　马骏）

第六章　人才是发展的根本

中心在建设成为世界一流肿瘤中心的征程中，推动了医学科学的不断创新与进步，而这些成就的取得，离不开持续深耕学科建设和人才培养的努力。人才是发展的第一资源，学科建设是医院发展的核心动力，而学科建设的根本是人才队伍建设。

第一节　打造高质量人才培育体系

“培养人才、引进人才、用好人才”是中心人才队伍建设的首要任务。创新人才工作机制，创造有利于聚集高层次人才的生态环境，凝聚一批国际化的学科带头人和青年学术骨干。相较世界顶尖癌症中心和国内一流综合性医院，除了规模之外，中心在高层次人才数量和质量方面还有较大差距，为此中心重点推进人才队伍建设，凝聚高水平人才，构筑“金字塔”梯队。

2014 年，中心制订《临床医学科学家培养计划试行方案》，鼓励有较好研究基础的优秀青年医生开展转化医学研究，9 位 35 岁以下优秀青年医师通过遴选并获资助；同期又修订《博士后工作管理办法》，科研博士后实行岗位绩效工资制度，吸引了一批优秀博士生进站开展研究工作。

2015 年，中心出台并实施《中山大学肿瘤防治中心高层次人才特殊支持计划实施暂行办法》，第一批遴选出杰出人才 5 位，提供团队每年 500 万元、连续 5 年的支持经费；领军人才 7 位，提供团队每年 200 万元、连续 3 年的特殊支持经费；临床医学科学家 20 位，提供团队每年 50 万元、连续 3 年的支持经费。选拔以两院院士、“千人计划”特聘专家、国家科技进步二等奖获得者、“长江学者”特聘教授、国家杰出青年基金获得者及知名临床医学科学家等高层次人才领衔的创新团队，以凝聚优秀人才，组建大团队、构建大平台、冲击大项目。

2017 年以来，为夯实人才队伍基础，提升人才队伍整体素质，加快我中心人才队伍建设，优化中心人力资源配置，提升中心核心竞争力，确保中心可持续发展目标，修订完成中心《人员补充管理办法》。为完善青年医师培养体系，提升青年医师综合能力，打造一支临床技能扎实、科研基础宽厚、综合素质突出，有较大发展潜力的青年医师队伍，制订《青年医师导师制培养试行方案》。为规范中心高层次人才管理，加快实施人才强院战略，进一步培养或吸引两院院士、“千人计划”引进人才、“长江学者”特聘或讲座教授、国家杰出青年基金获得者等高层次人才来中心组建团队，打造高层次创新人才队伍，制定《高层次人才管理暂行办法》。至此中心“三大计划十大举措”的人才培养体系初步建立，具体包括“领航计划”，通过“拔高顶部”，加大投入，积极引进、培养具有国际影响力的领军人物；“腾飞计划”，通过“壮实腰部”，培养具有国际视野的中层学术骨干，鼓励优秀骨干参加高水平培训、学术交流，为他们的脱颖而出搭建平台；“展翅计划”，通过“夯实底部”，招收优秀毕业生，加大年轻医生的培养力度，包括提供研究平台、科研启动金、基金申报指导等，努力建构与国际接轨的人才培养体系。

2019 年起，在青年医师导师制实施基础之上，中心全面实行临床博士后制度，首批入站临床博士后54 位，并再次重新修订《中山大学肿瘤防治中心高层次人才特殊支持计划实施办法》《中山大学肿瘤防治中心青年人才提升计划实施方案（试行）》《中山大学肿瘤防治中心高层次人才管理办法》《中山大学肿瘤防治中心博士后工作管理办法》，把“三大计划、十大举措”整合为人才培养计划、人才提升计划和人才支持计划有机衔接的“三层八级”（不同层次不同级别的人员，实施不同的人才计划）的全周期、立体式的人才发展体系和个体化培养方案，全力筑牢院所之根基，赋予发展以强劲动力，推动人才强院战略。见图 6 –6 –1 –1。

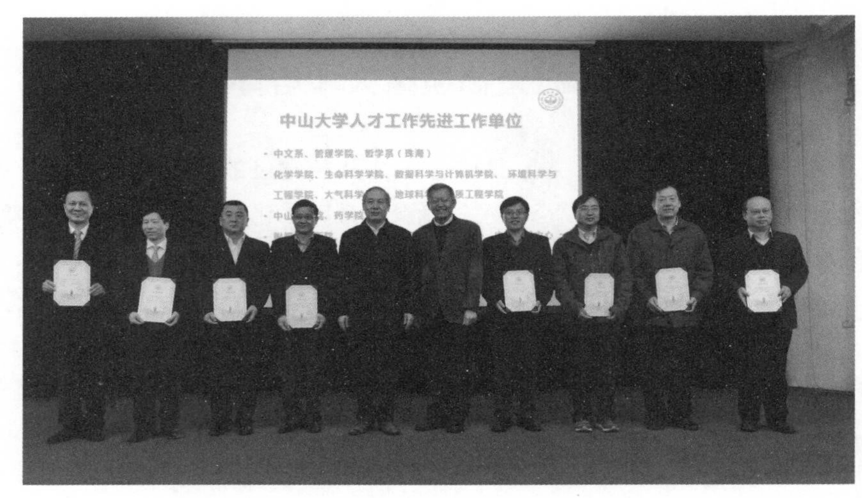

图 6 –6 –1 –1　中心荣获 2016 年中山大学人才工作先进单位，武少新书记（左三）代表单位领奖

第二节　引进人才实现倍增

我中心从 1997 年起实施人才引进计划，曾益新院士作为中心引进的第一批“百人计划”人才，在曾院士的带领及中山大学的鼎力支持下，截至 2014 年 1 月，共引进中山大学“百人计划”人才 29 位，其中入选中组部“千人计划”人才 5 位（创新人才 3 位，青年千人 1 位，短期千人 1 位）。

随着中心事业不断地发展，中心充分认识到人才引进，尤其是青年杰出人才引进，是未来发展建设的战略聚焦和关键举措，中心应牢牢抓住引进海外高层次人才的“跨越式发展期”，依托国家重点实验室科研平台建设顶尖人才高地。2014 年中心得到学校的大力支持，国家重点实验室在广州大学城校区增加 2000 平方米实验空间，人才施展平台实力进一步提升。中心再次吹响引进人才集结号，以华南肿瘤学国家重点实验室为依托，以全职引进海外高层次杰出青年人才和高端研究团队为重点，引进与肿瘤研究发展相适应的基础研究、转化研究、生物信息等专业的急需紧缺人才，形成华南肿瘤学国家重点实验室“大人才”的团队合力，将肿瘤学科整体做强做大。

中心创新人才引进工作机制，建立科学的评价体系和聘期考核制度，提升薪酬待遇保障和管理服务效能，打造有利于吸引和聚集高层次顶尖和领军人才的生态环境，并借助*Science*杂志、哈佛大学中国留学生交流平台等媒介，发动中心教授“以才引才”等方式内外发力，邀请杰出人才到中心交流访问，积极扩大中心人才朋友圈。

通过不懈努力，中心掀起了人才引进新高潮，持续从哈佛大学、新加坡国立癌症中心、美国贝勒医学院、MD Anderson 肿瘤中心、纪念斯隆凯特琳癌症中心等高水平科研院所引进海外高层次人才。2016 年通过广东省“珠江人才”创新创业团队项目引进林东昕院士团队，林院士团队的加入壮大了中心人才队伍，提高了影响力，中心基础科学研究从此多了一位战略科学家。在学科带头人引进方面，通过中山大学“百人计划”引进梁洋研究员和张翼鷟教授，校内引进调入的王晋教授创立了骨与软组织科，填补了中心学科发展的空白。2014—2018 年，中心一共引进工程院院士 1 名，中山大学“百人计划”人才 16 名，其中 4 人入选中组部青年千人项目。

进入 2019 年，中心黄埔院区腾飞园实验室建设的深入，极大地解决了制约人才引进实验室空间问题，中心人才引进再次提速。徐瑞华院长亲自带队赴瑞典卡罗琳斯卡大学、斯德哥尔摩大学、荷兰莱顿大学、荷兰国立癌症研究所进行交流与招聘宣讲，曾木圣副院长带队赴哈佛大学、纽约大学延揽海外优秀青年，并通过举办多场国际青年学者论坛和线上青年学者论坛，吸引海内外优秀青年学者回国深度交流。2019—2024 年，先后从法国衰老研究所、美国希望之城研究所、美国纪念斯隆凯特琳癌症中心、荷兰癌症研究所、耶鲁大学、德国海德堡大学、香港中文大学、北京生命科学研究所等国际知名科研院所引进中山大学“百人计划”人才 18 名，其中 7 人入选青年千人或海外优青，中心青年人才队伍再次壮大，实现了中山大学“百人计划”人才数量的倍增。图 6 -6 -2 -1 为中山大学国际青年学者分论坛上，徐瑞华院长等教授专家与青年学者们畅谈。

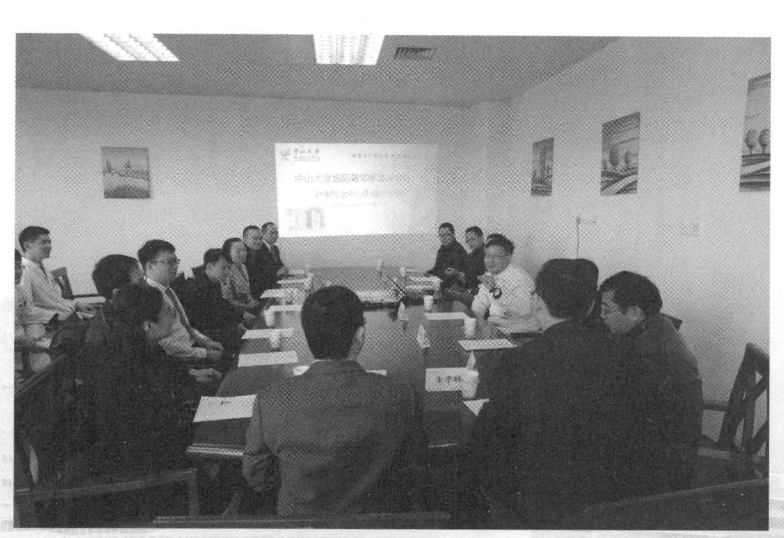

图 6 -6 -2 -1　中山大学国际青年学者分论坛上，徐瑞华院长等教授专家与青年学者们畅谈

第三节　高层次人才实现跨越式发展

2014 年以来，中心在加大创新人才引进，大胆吸收和引进学术领军人才及学有所成的中青年优秀人才的同时，持续优化人才成长环境，打造符合人才成长规律的可持续发展生态，鼓励内外部人才快速融入中心事业发展，共同进步。为解决临床重大科学问题，通过组建特殊支持计划大团队，通过“集团作战”的方式进行科学研究，解决关键科学问题，通过滚动式的支持，让大团队聚焦领域核心问题持续发力，不断产出重大研究成果。同时，鼓励大团队积极引才育才，团队的科研助理入选国家级青年人才后可以认定为 PI，但继续在大团队发挥科研骨干作用。此外，中心还特别重视人才分类评价机制的改革与优化，建立以创新价值、能力、贡献为导向的分类人才评价体系，设立涵盖医疗工作能力、医疗创新、教学贡献、科研产出、创新转化、代表性成果在内的 6 个评价维度，破除“唯学历、唯论文、唯奖项、唯帽子”倾向，引导医教研人才全方位发展。

得益于中心人才战略的持续聚焦与稳步推进，中心在高层次人才队伍建设方面成效显著，2014—2024 年中心斩获的人才项目和荣誉众多：

2014 年度，贾卫华获“中国青年女科学家奖”，麦海强入选国家杰青，新增教育部“长江学者”特聘教授 3 名，马骏、姜文奇入选“第六届全国优秀科技工作者”。新增“万人计划”青年拔尖人才 1 名，新增“青年千人”2 名。

2015 年度，新增青年“长江学者”1 名，“青年千人”1 名。

2016 年度，徐瑞华入选享受国务院政府特殊津贴专家，石明入选国家杰青，新增国家高层次人才特殊支持计划（“万人计划”）科技创新领军人才 3 名。

2017 年度，马骏获首届全国创新争先奖，徐瑞华入选国家“百千万人才工程”“国家卫生计生突出贡献中青年专家”；高嵩入选国家优青，新增“万人计划”青年拔尖人才 1 名。

2018 年度，新增“青年千人”1 名。

2019 年度，新增“万人计划”科技创新领军人才 2 名，冯琳和柳娜入选国家优青。

2020 年度，孙颖入选国家“百千万人才工程”，新增“长江学者”特聘教授 2 名、青年“长江学者”1 名、“万人计划”青年拔尖人才 1 名，鞠怀强入选国家优青。新增“青年千人”4 名。

2021 年度，新增“万人计划”科技创新领军人才 1 名、“万人计划”青年拔尖人才 1 名、海外优青 2 名，徐淼入选国家优青；曾木圣入选第九届国家卫生健康突出贡献中青年专家；邓小武：国际医学物理组织会士（第二位获此称号的国人）。

2022 年度，新增国家“万人计划”科技创新领军人才 1 名、海外优青 1 名，唐林泉入选国家优青；徐瑞华增聘为中国医学科学院学部委员，并荣获“2022 年度 CSCO 年度成就奖”；管忠震在第七届医学家年会上荣膺“十大医学泰斗”称号，龙浩当选英国皇家外科学院院士，张蓓入选“全国名老中医药专家传承工作室建设项目”。

2023 年度，马骏当选中国科学院院士（图 6 -6 -3 -1），新增“长江学者”特聘教授 2 名，郑健入选国家杰青，廖丹入选国家优青；徐瑞华获得“第三届全国创新争先奖”。

2023年新当选中国科学院院士
颁证仪式暨学习座谈会
马 骏
生命科学和医学学部

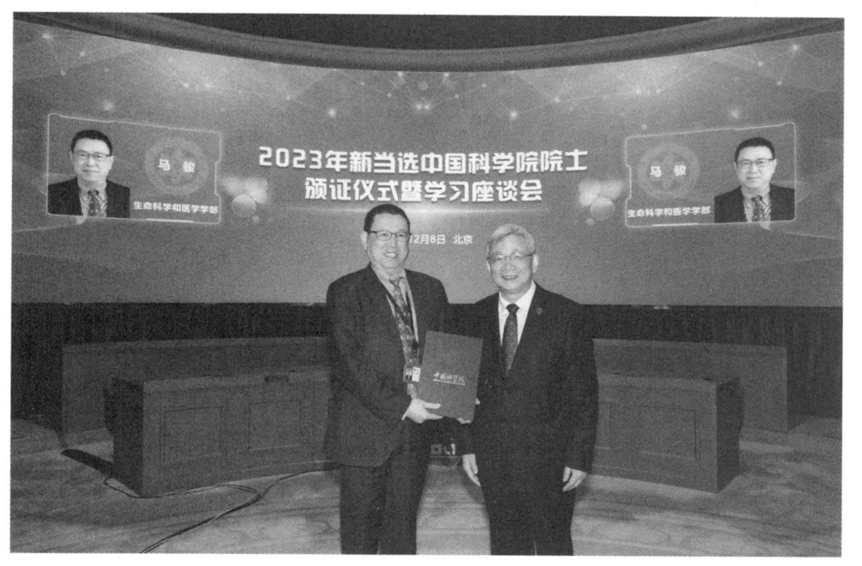

图6－6－3－1　2023 年 11 月，马骏教授当选为中国科学院院士

2024 年度，曾木圣、孙颖入选享受国务院政府特殊津贴专家，新增国家“万人计划”科技创新领军人才 1 名，青年“长江学者”2 名，王峰入选国家杰青，田小朋、张媛入选国家优青。

第四节　未来可期的年青一代

对于中心的未来，对于年青一代中肿人的培养与扶持，中心领导班子高度重视。一方面，中心海纳百川，“得天下英才而教育之”；另一方面，注重自我培养，让人才之树枝繁叶茂、姹紫嫣红。正因为有“人才强院”的战略规划和全力推动，2014 年以来，一批又一批的青年才俊浪潮般在中心涌现，其中不少人迅速成为中心医教研之骨干甚至国家级人才：中心引进中国工程院院士 1 名，培养中国科学院院士 1 名，新增“长江学者”特聘教授 7 名、国家杰青 4 名、“万人计划”科技创新领军人才 8 名、国家“百千万人才工程”2 名、国务院政府特殊津贴专家 3 名、国家有突出贡献中青年专家 2 名，国家级人才数量实现了倍增；新引进青千和海外优青 9 名，新增青年“长江学者”4 名、国家优青 10 名、“万人计划”青年拔尖人才 4 名，国家级青年人才数量实现了双倍增。在新增的国家级人才当中，临床背景的人才占比持续上升，凸显了我中心以临床问题为导向的人才培养之道。

每年，除人才项目“榜上有名”的学术领军人物及突出人才之外，来自临床、护理的中青年医护人员亦在各自领域获得多项优秀荣誉。2017 年，10 位青年医师入选中国临床肿瘤学会、中国临床肿瘤学会青年专家委员会等机构共同评选的首届“35 位 35 岁以下最具潜力肿瘤医生”（图6－6－4－1），获奖人数全国最多，同时中心荣获唯一的“杰青摇篮奖”。截至 2023 年 12 月，共有 44 位青年医师入选“35 位 35 岁以下最具潜力肿瘤医生”，充分彰显了我中心青年医师的风采。

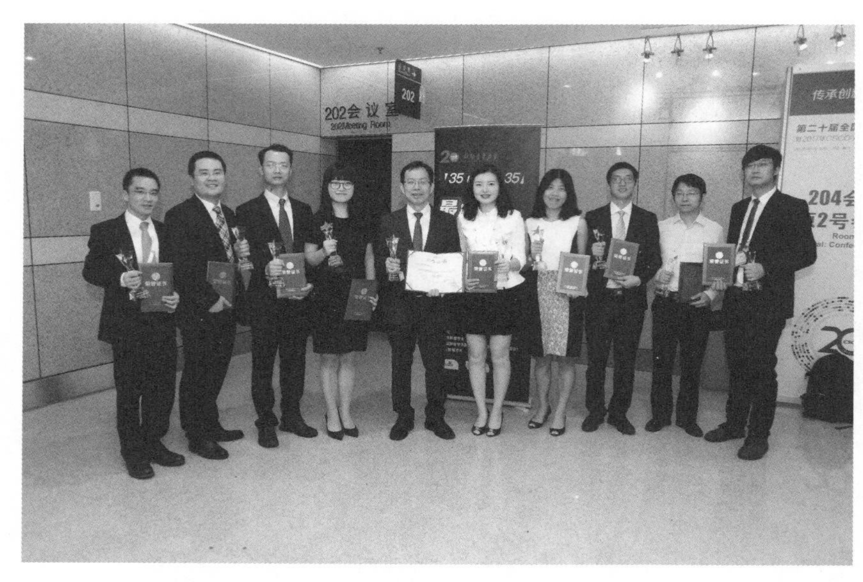

图 6－6－4－1　首届“35 位 35 岁以下最具潜力肿瘤医生”中肿部分获奖青年才俊

中心还在临床医学科学家和博士后的培养上下足功夫，让博士后逐渐成为中心科学研究的主力军、优秀人才的蓄水池。

2018 年博士后进站人数为 55 位，在站人数达到 125 位；2021 年，中心博士后队伍稳步壮大，进站博士后 105 名，共有在站博士后 281 名，再创历史新高；获博士后创新计划7 项、国自然科学基金青年项目 32 项、博士后面上项目 28 项，4 名博士后成功转聘为中山大学副研究员。2022 年，人才蓄水池建设再放异彩，6 位博士后获得博新计划资助，入选人数继续位列全国医院第一；博士后获得 45 项国自然项目资助，6 名特聘副研究员转聘为中山大学副研究员。2023 年，8 位博士后获得博新计划资助，入选人数连续第三年位列全国医院第一，博士后获得国自然项目资助 59 项，12 名特聘副研究员或博士后转聘为中山大学副研究员。近 5 年专职科研人员（含博士后）转聘中山大学副研究员共 28 名。

2022 年，中心创新人才培养体系，推出以首任院长谢志光教授命名的“志光计划”——杰出青年医师—科学家项目，选拔具有突出创新能力和深远发展潜能的杰出青年医师，培养未来医学领军人才。2022 年、2023 年分别有 7 名、10 名优秀应届毕业生入选首届和第二届“志光计划”。

在青年人才培养上，持续加大自主培养力度，鼓励人才走出去，修订《中山大学肿瘤防治中心人才出国（境）研修管理暂行规定》，继续拓展培训渠道，搭建人才成长平台，积极鼓励各学科、各专业、各关键岗位优秀人才（尤其是优秀青年人才）出国（境）进修、学习。2014—2023 年共有 136 名员工（包括医生、医学研究、护理、技术人员）在国（境）外知名大学与研究机构学习。

如何让年青一代成才，让中心更多的人才脱颖而出，并各得其所、尽展其长，更好地发挥人才对科技创新的引领和驱动作用，使中心创新之路越走越宽、创新动能源源不断，始终是中心领导班子不断思考与探索的战略性课题。

（撰写：胡献之　童少波　　审核：陈秋燕　曾木圣）

第七章　超越梦想

医者的终极梦想，就是消除病魔给予人类的痛苦、无助和绝望。正是秉持着这个梦想，中山肿瘤防治人常年奋战在与癌症病魔较量的医疗、科研最前端，并已取得越来越多的阶段性成果。

进入21世纪，中肿人的闯劲与豪情，逐渐呈现出“井喷”之状，他们通过科技创新，通过不断提升诊疗服务能力，通过“人才强院”战略以及信息化智慧医院和自成一体的医院管理体系建设，走在全国肿瘤专科医院的前列，开启了通往世界顶尖肿瘤中心的征程。

第一节　叩响梦想之门

从谢志光院长、梁伯强所长时代始，因为中肿几代人的坚持，一个美丽的、有深刻内涵的梦被铸就了。

那就是攻克癌症、造福人类的梦想。

那么，恶性肿瘤研究的现状如何?

2008年，中国科学院院士、时任中山大学肿瘤防治中心主任（院长）的曾益新曾表示，恶性肿瘤的研究目前应该说尚在过程中，在驶向彼岸的过程中；现在还在积累，还在蓄能，还没有到达特别大的突破性阶段。

他说：“现在水还在加温，还没有到开的时候，还差一点火候。”“希望有朝一日我们可以把水烧开，可以出现真正的突破。”

“攻克癌症，我觉得终究会有一天是可以实现的，”他指出，“这个过程不是一蹴而就的，它是一个艰难的征程，是逐渐发展的过程。比如目前早期鼻咽癌、乳腺癌完全可以治愈。像针对慢性白血病的格列卫等，治疗效果已经非常好。大家看到，肿瘤医治技术的确在不断地进步。”

2008年前后，在言及攻克癌症的希望时，中心领导班子成员及不少教授的看法大都是，目前还没看到希望的征兆，但我们看到，随着治疗技术的进步，治疗癌症的办法越来越多。世界卫生组织认为癌症有1/3可以早期发现并且治愈，1/3可以预防，1/3可以与瘤共存，延长生命，提高生活质量。目前，世界卫生组织有一个概念，就是把癌症变为慢性病，也就是尽管有些癌症不能完全治愈，但患者或可以带瘤生存，就像高血压、心脏病一样，只要坚持治疗，就能长期生存，并有较好的生活质量。

“这样，我们可以在新的抗癌药物的不断研发中，在治疗手法的不断进步中，见证癌症治愈率越来越高，给患者带来的希望将越来越大。”这是中肿人一致的声音。

曾益新院士更认为：“其实现在已经有很多的早期肿瘤完全可以根治了，我们不必像以前那样‘谈癌色变’。但要真正做到像控制高血压一样控制肿瘤，可能还要数十年的时间。”

15 年过去后的 2023 年，同样的问题，同样在中山大学肿瘤防治中心，基于肿瘤防治研究的新进展，新一代中心领导班子的回答，也有了新的意蕴。

2023 年，新晋院士马骏特别列出的一组鼻咽癌治愈率不断提升的数据很能说明问题，他表示：“攻克癌症是一个不断挑战、不断尝试的漫长过程，我们一直努力在朝这一目标逼近。20 世纪 80 年代，治疗鼻咽癌从只具备钴 60 放疗设备，当时生存率只有 45%；到 90 年代，直线加速器的出现及影像 CT 的应用，其生存率提升到 60%；到 2010 年后，调强放疗进入临床，MR 在临床得以应用，其生存率进一步提升到 80%；再到 2018 年化疗方案改进，鼻咽癌生存率又提升至 86%。我相信未来随着更多新的治疗手段的问世，鼻咽癌的疗效还可以进一步提高。”

中国医学科学院学部委员、中心主任（院长）徐瑞华认为：“癌症从它的发病机制到发生发展的过程极其复杂，医学对它的认知还是停留在一个比较初步的阶段。癌症这个问题我认为要一分为二，首先它可防可治；第二，肿瘤确实是一个具有挑战性的疾病，需要大量的科技创新投入去改变，或者去丰富我们对它的认识，丰富治疗的手段，丰富筛查早诊的手段。”

他强调：“因此我们要加强肿瘤的基础研究，加大对它的认知，找到可能的创新药进行干预。让肿瘤、让癌症变成一种慢性病，我们通过药物控制，实现与病长期共存，这是攻克癌症的一条重要路径。”

副院长曾木圣则在应邀介绍了团队在“肿瘤病毒感染、致癌机制和免疫调控”以及“肿瘤疫苗”方面的科研进展后，乐观地表示：“中肿在上述这类研究上应该说已经找到了攻克肿瘤的可能的突破口，并且在很多领域尤其是发病机制上已经叩响了解决肿瘤问题的梦想之门。”

至于中山大学肿瘤防治中心砥砺前行的根本动力，曾益新当年的回答是：“你到我们门诊部去看看，就知道动力在哪里，需求在哪里。”

他说：“根本动力就是满足患者的医疗需求。中心要发展，就因为有这个需求，而且，这个需求很迫切。”

徐瑞华则表示：“我们正在努力将中肿推上一个世界级的新的高度。通过科技创新，我们医院整体医疗水平得到了进一步提升，服务能力在不断增强。我想我们不单要做世界顶尖，更要为国家和民族，在肿瘤专科领域书写中肿范式。我们将面朝梦想，始终坚持临床与科研紧密结合；始终坚持以患者为中心，始终坚持开放合作，始终坚持‘国之大者’，紧跟时代脚步。我相信，通过一代又一代人的不懈努力，终将实现人类攻克癌症的梦想。”

第二节　对话全球（国际交流）

院所创立不久，就非常重视国际交流，注重对外交流一直是中心的优良传统。21 世纪，中山大学肿瘤防治中心已建立了高层次的国际合作伙伴网络，包括与全美肿瘤专科排名第一的德州大学 MD Anderson 癌症中心（MD Anderson Cancer Center）结为姊妹医院，基于与中心的长期友好合作，2014 年，该院荣获国务院颁发的“中华人民共和国国际科学技术合作奖”，成为第二个获此殊荣的国际机构。中心还分别与英国华威大学、美国 Fred Hutchinson

癌症研究中心、澳大利亚皇家外科医师学院、荷兰癌症研究所（Netherlands Cancer Institute）、荷兰 Erasmus 医学中心等世界先进的癌症防治及科研机构建立合作伙伴关系，共同开展多项国际合作项目。

中心还致力于打造国际学术交流的园地。中心创办的《癌症》杂志 1992 年首批列入中国科技核心期刊，2010 年创立英文期刊 *Chinese Journal of Cancer*（*CJC*）；2014 年，这份由中心主办的期刊，获得被 SCIE 收录的通知，这标志着中心正式跻身国际学术舞台。2018 年期刊更名为 *Cancer Communications*（*CC*）。始终处于国内领军地位、连续获评“中国最具国际影响力学术期刊”的 CC 杂志影响因子持续攀升，2016 年达到 2. 814，2017 年达到 4. 111，2022 年为 15. 283，2023 年影响因子 20. 1 分，稳居国内肿瘤学期刊首位，其排名已连续位列亚洲综合肿瘤学期刊领域第一。2014 年以来，中心逐步将一年一届的“广州国际肿瘤学会议”打造成为一个每年均有两三百位国内外肿瘤学专家参会的，集肿瘤基础、临床多学科于一体，涵盖精准医学、转化医学等最前沿领域，具有国际影响力的国内顶级学术盛会。该会议成为中心软实力的重要展示平台和学术名片。见图 6 －7 －2 －1。

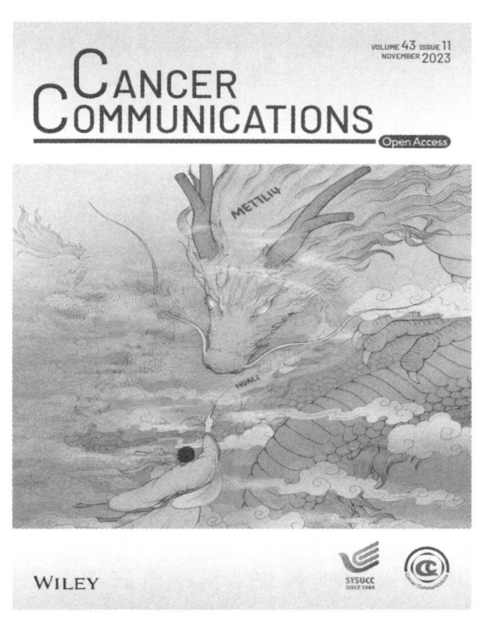

图 6 －7 －2 －1　中心主办的 *Cancer Communications* 期刊封面

中心的专家同时积极活跃在国际舞台，每年均有数十位专家受邀在重要国际会议上做报告，而前来中心访问的国际知名专家和教授也络绎不绝，在中心做学术报告或会议报告的每年亦有几十位。中心专家还持续登上全球公认的肿瘤最高学术论坛——美国临床肿瘤学会（American Society of Clinical Oncology，ASCO）年会以及欧洲肿瘤内科学会（European Society for Medical Oncology，ESMO）年会。2019 年以来，中心在 ASCO 会议上做口头报告数位列全球癌症中心第四位；2021 年，徐瑞华教授开创了中国学者在 ASCO 全体大会做报告的先河（图 6 －7 －2 －2）。

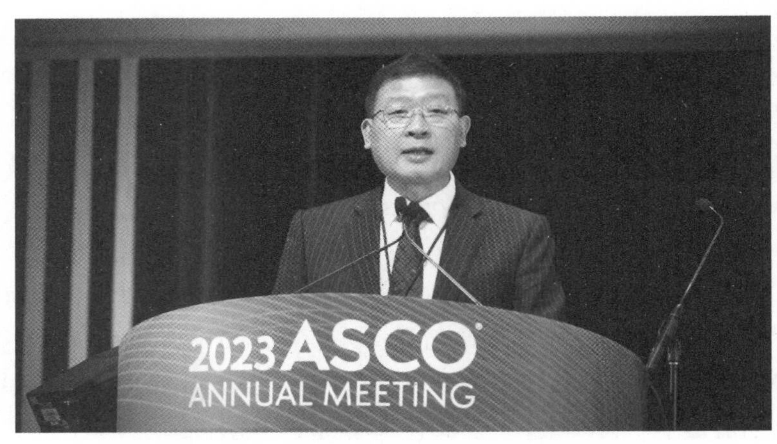

图 6－7－2－2　2023 年 11 月，徐瑞华教授在 ASCO 全体大会系列会议发布全球首个抗 Claudin 18.2 抗体偶联药物临床研究结果

多层次多角度的国际合作与交流工作，有效促进了中心员工与国际同行间的学术交流和沟通，获得更广阔的国际视野；有效地提高了中心在肿瘤治疗和研究领域的国际声誉和学术影响力。

在高层次的国际合作方面，2014 年，中心先后与英国华威大学、法国胸科肿瘤研究院签署了合作备忘录；与美国 MD Anderson 癌症中心共同申请并获得了 4 个姊妹医院网络基金合作科研项目，同时开展姊妹医院转诊项目。2015 年，中心对外合作持续深化与拓展。在习近平总书记对英国进行国事访问期间，签署 12 项逾 20 亿英镑中英医疗卫生领域的重要合作协议，其中包括我中心与英国华威大学续签的合作备忘录，双方计划在病理数字化建设、护理人员培训及抗癌药物研发等领域进一步拓展合作；与荷兰 Erasmus 医疗中心、香港中文大学及香港科技大学签订了合作备忘录。

此后，中心高水平研究团队与国际专家间开展了多层次科研合作交流，例如，2017 年，与 Fred Hutchinson 癌症研究中心签署了合作备忘录，徐瑞华教授团队参与的国际多中心 AX-EPT 研究在中心顺利开展；中心放疗科参与了 NRG 组织发起的国际多中心临床试验；曾木圣教授课题组与华威大学 Peter J. Sadler 教授研究组有关鼻咽癌抗癌药物的科研合作项目顺利开展；贝锦新教授与新加坡杜克—国立大学医学院 Bin Tean Teh 教授合作开展国自然国际合作与交流项目。2018 年，徐瑞华教授作为国际首席科学家牵头召开了百济神州 PD－1 抗体联合化疗治疗晚期胃癌患者的Ⅲ期临床研究学术委员会会议；曾木圣教授研究组与 Fred Hutchinson 癌症研究中心 Andrew McGuire 教授团队共同签署科研合作协议。2019 年，中心与荷兰癌症研究所达成了合作共识并签署了合作备忘录；中心曾木圣教授研究组与美国 Fred Hutchinson 癌症研究中心 Andrew McGuire 教授团队共同开展了科研合作项目。2021 年，中心深化与荷兰癌症研究所（Netherlands Cancer Institute，NKI）及香港中文大学等机构的交流合作；作为伙伴实验室，中心华南肿瘤学国家重点实验室与香港中文大学转化肿瘤学国家重点实验室开展了多层次的学术交流和科研合作……

中心获批国家自然科学基金—国际（地区）合作与交流项目、国家重点研发计划“战略性科技创新合作”项目 13 项，总经费 2145 万元。基于上述国家级国合项目，中心科研团队与美国哈佛大学、斯坦福大学、德国国家分子医学中心、瑞典卡罗琳斯卡医学院、香港中文大学等知名机构开展联合科研攻关，成果斐然。中心立项 17 项 MD Anderson 癌症中心“姊妹医院网络基金项目”，有效促进了双方团队围绕前沿领域开展联合科技创新。2015 年中心获批“广东省肿瘤诊治创新技术国际科技合作基地”（2009 年获批“广东省肿瘤防治国际科技合作基地”），依托基地开展深入科技合作。

马骏院士开创鼻咽癌“放疗前 GP 双药化疗”新模式，在 *NEJM* 上刊登首篇通讯作者和第一作者均来自中国内地的临床肿瘤学研究；马骏院士团队围绕鼻咽癌精准放疗及减毒增效方案开展广泛的国际合作研究工作，国际合作论文发表在 *BMJ*、*Lancet Oncology*、*Cancer Research*、*JCO*、*Ann Oncol* 等顶级期刊，临床研究成果改写美国鼻咽癌诊疗指南，指导全球治疗模式。

徐瑞华教授牵头全球 JUPITER－02（一线晚期鼻咽癌）项目研究，该研究成果后以封面推荐形式发表在 *Nature Medicine*（《自然－医学》）杂志，这是 *Nature Medicine*（《自然－医学》）创刊以来首次在封面上推荐中国创新药物研究，在 2021 年度 ASCO 全体会议上，徐瑞华教授汇报了 JUPITER－02 项目的研究结果；徐瑞华教授领衔全球 166 家中心国际首创晚期胃癌抗 CLDN 18. 2 治疗新方案，为晚期胃癌人群带来新的治疗选择。

2023 年 10 月，由徐瑞华教授作为项目首席科学家，中心作为全球临床试验牵头单位，中国医药企业自主研发的抗 PD－1 单抗药物特瑞普利单抗的生物制品许可申请（Biologic License Application，BLA）获得美国食品药品监督管理局（Food and Drug Administration，FDA）批准，用于复发或转移性鼻咽癌含铂治疗后的二线及以上治疗，联合用于一线治疗。特瑞普利单抗是美国首个获批用于鼻咽癌的药物，推动国家创新产业发展。徐瑞华教授牵头的多个临床试验项目接受了美国食品药品监督管理局（FDA）及欧洲药品管理局（European Medicines Agency，EMA）的核查，获得了国际同行的高度赞誉。

中心在多瘤种国际诊疗指南、抗肿瘤药物、肿瘤表观遗传学等领域取得了一系列联合研究成果，发表了大量国际合作科研论文，充分展示了中心科研团队国际科研合作工作的水准以及广度和深度。

连接国际，对话全球，中山大学肿瘤防治中心以越来越自信的姿态走向国际肿瘤学领域的中心舞台，并逐渐获得相应的话语权。

第三节　擘画未来

中山大学肿瘤防治中心一直以战略规划引领发展。在“十三五”发展规划中，确定的战略目标是把中心建设成为国内专科布局最全、服务规模最大、诊疗水平最高，综合实力国际一流的肿瘤中心（以下简称“三最一流”）。

2021 年，中心“三最一流”的“十三五”目标宣告初步实现，而该年度拟定的“十四五”战略目标，就是在初步建成“三最一流”的基础上，开启建设世界顶尖肿瘤中心的新征程。

根据“十四五”发展规划，中心未来发展规划分三步走：

第一步，即“三最一流”的“十三五”目标；第二步，2025 年，建成世界一流（科技创新）；第三步，2035 年，迈入世界顶尖（指综合实力），并实现两个“基地”、一个“中心”、一个“摇篮”（打造世界级肿瘤医学重大创新基地、国家创新药物/技术/装备研发转化基地、世界性疑难肿瘤诊治中心、国际肿瘤医学人才培养摇篮）的目标。

在 2021 年 3 月召开的中山大学肿瘤防治中心“十四五”规划研讨会暨第九届教职工代表大会上，徐瑞华代表党政领导班子做中心“十四五”规划工作部署时表示：“在我们明确‘三步走’（图 6 –7 –3 –1）建设世界顶尖肿瘤中心的宏伟目标，并清晰地认识到与国际顶尖同行差距的基础上，中心要找准自身发展定位和方向，进一步提高政治站位，坚持党的全面领导，推动中心事业高质量发展。”

中山大学
肿瘤防治中心
世界顶尖
新蓝图
奋斗征服癌症新征程

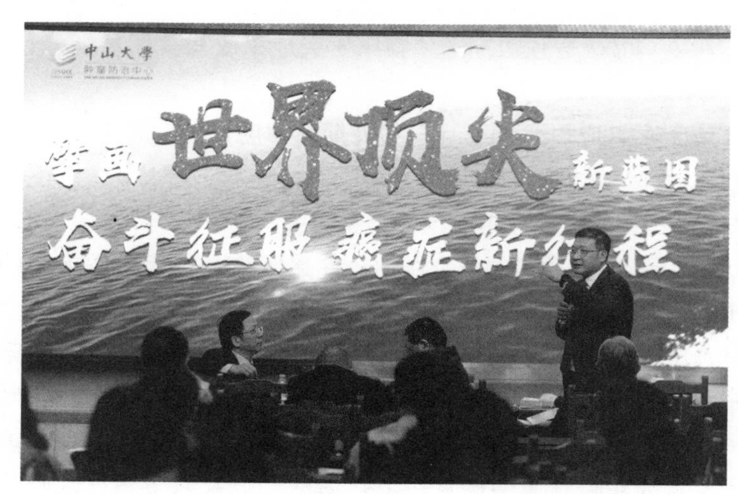

图 6 –7 –3 –1　2021 年 3 月，中心“十四五”规划研讨会

未来的战略主要包括：在学科建设上，中心要坚持以“面向国际学术前沿、面向国家重大需求、面向经济发展、面向人民健康”为导向，调整学科方向，加强平台支撑，打造一流团队，进一步做好“大团队、大平台、大项目”推动学科发展。在人才队伍建设上，要坚持“外引内培”，通过再塑人才培养和团队支持体系、增加人才总量、调整人才结构、创新评价机制和培育体系等方式，打造人才集聚高地。在医疗服务方面，要坚持创新驱动发展，进一步提升医疗服务体量、水平与效率，实现倍增；同时要优化专科布局，引导技术创新，加强正面宣传，扩大行业影响力，为患者提供最好的医疗，最合适的医疗，办人民满意的医院。在支撑保障上，要积极推进现代治理体系建设，进一步拓展发展空间，推动基础设施建设，积极探索多院区发展模式，实现延伸式同质化管理，支撑越秀、黄埔、天河三院区发展新格局。在治院理念与文化上，要坚持人民至上、生命至上的办院理念，坚守大型公立医院的公益性；要进一步弘扬中心“同心、幸福、奋斗”文化，使中心的发展与国家需求、社会发展、人民健康、个人成长同心同向、同路同行。

徐瑞华院长强调，中心的发展面向星辰大海，面对的竞争对手是人类疾病，站在“十四五”发展的新起点上，要紧紧抓住战略发展新机遇，保持鸟瞰全局的战略目光和胸襟，勇于跳出舒适区、闯进无人区，敢于思考、敢于设想、敢于进取，将奋斗精神和文化融入血液，实现更多“0”到“1”的新突破。

在 2024 年度工作会议上，武少新书记指出：“中心坚持创新驱动发展，重视人才队伍建设，将创新成果更多地支持经济社会发展、满足人民健康需求，我们将牢牢把握政治引领‘出发点’、干部队伍‘关键点’、基层党建‘着力点’、全面从严治党‘支撑点’，为持续推

动高质量发展提供坚强政治支撑、组织支撑、纪律支撑。”见图6－7－3－2。

中山大学
肿瘤防治中心
历史不会辜负创新者、奋斗者，
让我们保持奋发有为的精神状态，
全力推进中肿新时代高质量发展“1249”战略落地见效，
在建设世界顶尖肿瘤中心的征途上
谱写高质量发展新篇章，
为健康中国建设贡献中肿力量！

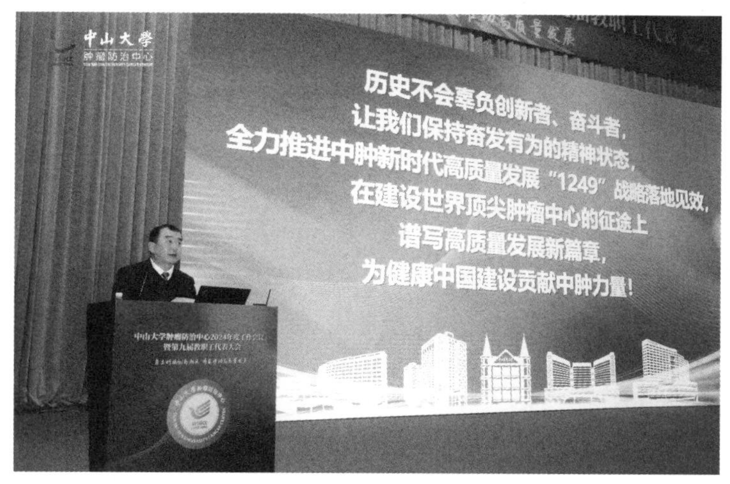

图6－7－3－2　武少新书记在2024年度工作会议上作总结讲话

徐瑞华院长提出新时代中肿“1249”战略：一个目标——建设世界顶尖肿瘤中心；二项措施——激活“改革、创新”活力；四方面突破——基础原创，临床创新，疑难病诊治，人才培养；九维度成果群，原创基础理论体系，自主知识产权创新药物和器械，助推国家创新药创新上市应用，新疗法新方案创新，复杂疑难病诊治方案，多学科综合诊治模式创新，国家战略性人才，国际化医教研管人才，公立医院现代化管理机制。

大盘取厚势，落子开新局。处在百年未有之大变局的大背景下，在即将迎来院所创办60年华诞的时刻，中山大学肿瘤防治中心面对的是新的机遇，也必然有新的挑战。

“路漫漫其修远兮，吾将上下而求索。”在求索中，中肿人将发掘出更多的力量源泉，也将进一步体会到奋斗开创未来。

砥砺前行，未来可期。

（撰写：童少波　黄金娟　　审核：彭望清）

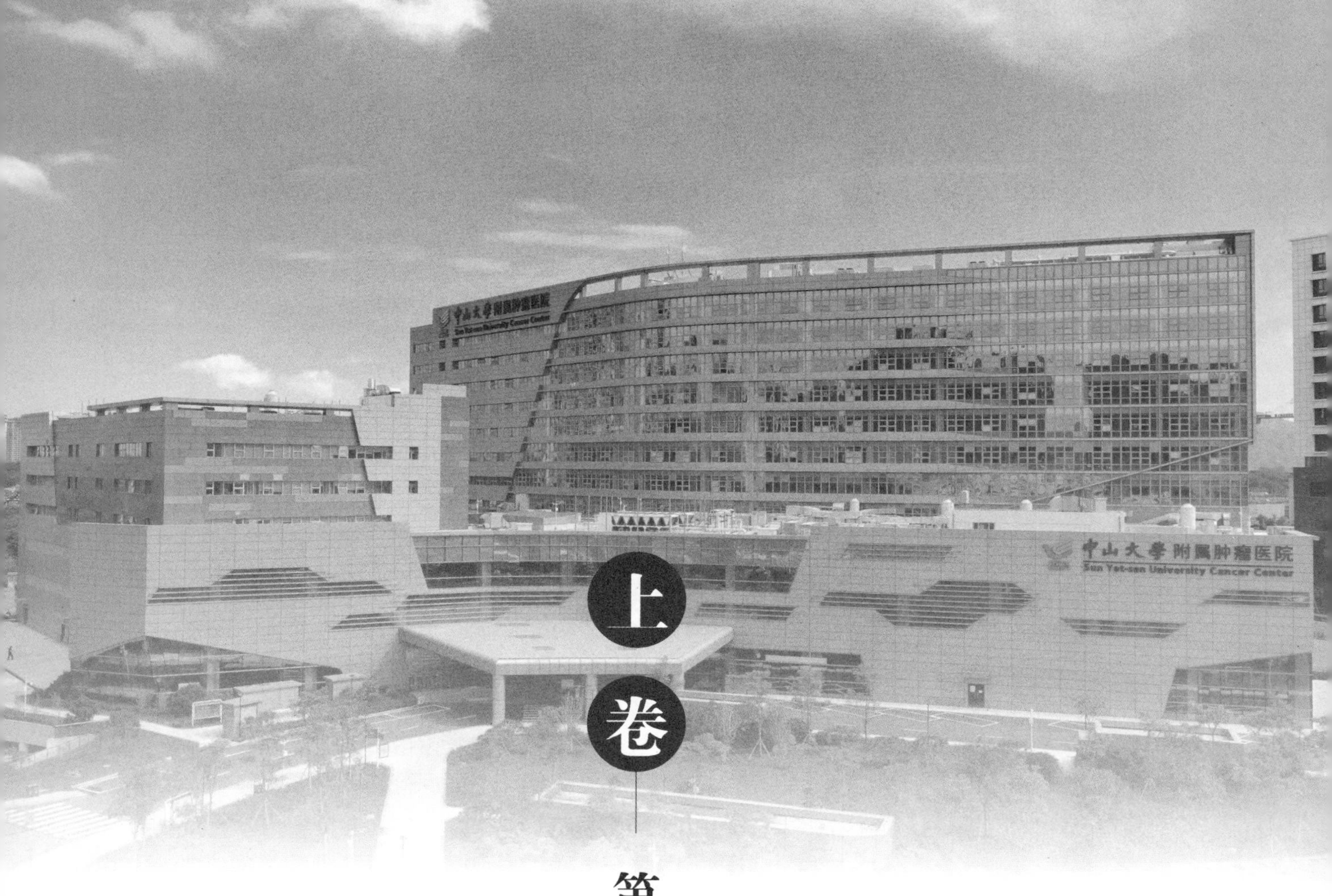

上卷

第七编

人物志

（1964—2024）

第一章　学部委员、院士

1．梁伯强

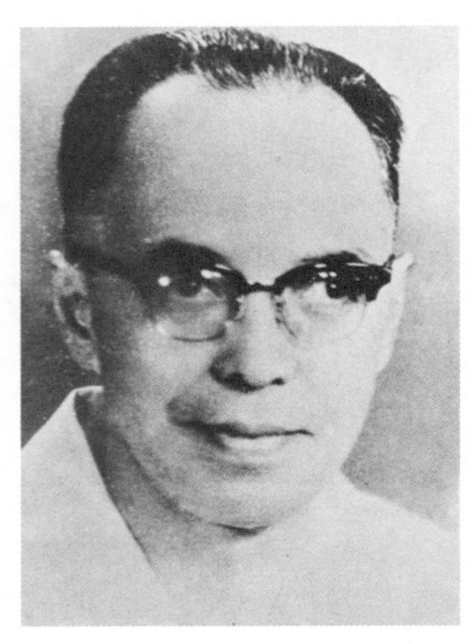

梁伯强（1899—1968 年），男，1899 年生于广东梅县，中共党员。1922 年同济大学医学院毕业，留校任欧本海姆助教；1923 年赴德国慕尼黑大学研修病理；1924 年获医学博士学位。回国后受聘为同济大学病理学副教授，1932 年受聘为广州国立中山大学医学院教授兼病理学研究所主任。1937—1938 年和 1948—1949 年曾两次出任中山大学医学院院长，1949 年初赴美国约翰·霍普金斯大学考察医学教育。新中国成立后继任中大病理学研究所主任，任中央卫生部全国卫生科学研究委员会委员、中南军区后勤部卫生部顾问和地方病防治委员会委员。1954 年任华南医学院第一副院长，1963 年兼任中山医学院肿瘤研究所所长。1955 年选聘为中国科学院学部委员（院士）。历任中央卫生部医学科学委员会常委、国家科委医学组成员、中华医学会理事、中国病理生理学会副理事长、中华医学会广东分会副理事长、广东病理学会理事长、中华病理学杂志副总编辑。

梁教授从多年研究实践中深深地认识到：要建立我国病理学学科，必须有我们自己的病理学资料。因此，他非常强调开展尸体解剖研究。在上海同济大学任职期间，他便千方百计地争取尸体来源；在中山大学医学院任职期间，他更加努力开展尸解研究。抗日战争后，中大医学院在粤北山区乐昌县办学的日子里，梁伯强不屈不挠，艰苦创业，继续开展尸体解剖。到 1965 年中山医学院病理学教研室尸解总数已达 7689 例，居全国之首，成为教学和科学研究的宝贵资料。

梁教授曾经指导助手，创立了从尸体中取出完整鼻咽癌组织的方法，探讨鼻咽癌的组织学类型、生物学特征和组织发生学问题；对肿瘤的研究，除注意环境对人类的影响外，还注意到人体在抵抗肿瘤方面的内在因素；多次举办"高级病理师资班"，培养了许多病理学人才。梁教授主编了《病理解剖学总论》，在国内外重要学术刊物上发表相关研究论文 20 多篇，1956 年，他的《有关坏死后性肝硬化的问题》[《中华医学杂志》（外文版）1956] 的论文首先阐明我国有坏死后性肝硬化这一类型的疾病，并指出病毒性肝炎是产生坏死后性肝硬化的原因。同时，提出在我国肝硬化的主要原因不是酒精中毒和营养缺乏，这与当时国际上强调肝硬化是由于酒精中毒和营养不良的观点大相径庭。梁教授受卫生部委托主编了我国第一部《病理解剖学总论》和《病理解剖学各论》教科书（人民卫生出版社 1960、1964 年版）。这两部书的出版有力地保证和提高了我国病理教学的质量。1962 年，在莫斯科召开的第八届国际肿瘤会议上宣读《鼻咽癌的组织学类型、生物学特性和组织发生学的研究》，在国际上首次提出了鼻咽癌组织学分型，并提出“肿瘤间质反应”概念。

2. 曾益新

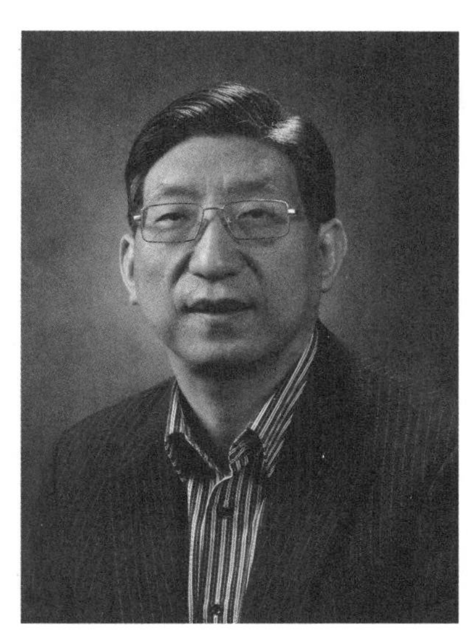

曾益新，男，肿瘤学家，现任国家卫生健康委员会副主任、党组副书记、中央保健委员会副主任（正部长级）。1962 年生于湖南涟源，1990 年毕业于中山医科大学，获博士学位，1992—1997 年先后留学日本东京大学、东京都立老人综合研究所和美国宾夕法尼亚大学。1997—2013 年担任中山大学肿瘤防治中心主任、肿瘤医院院长、肿瘤研究所所长，2005—2017 年担任华南肿瘤学国家重点实验室主任。2005 年当选为中国科学院院士，2008 年当选为发展中国家科学院院士，2011 年当选为国际欧亚科学院院士。曾任中心名誉主任，北京协和医学院校长，中国抗癌协会副理事长，国际 EB 病毒及相关疾病协会理事长。

主要从事恶性肿瘤发病机制研究：在鼻咽癌遗传学研究方面陆续获得突破性成果，明确了鼻咽癌遗传易感性，定位并鉴定了鼻咽癌家族性遗传易感基因，发现了多个散发性鼻咽癌易感基因；在鼻咽癌发病机理方面，首次明确了鼻咽癌发病相关的 EB 病毒亚型，发现多个重要的致病相关变异；首次分离鉴定了鼻咽癌肿瘤干细胞，提出基因组不稳定性是肿瘤干细胞起源的新学说，有助于阐明肿瘤复发机制。2005 年获国家自然科学奖二等奖，2007 年获何梁何利基金科学与技术进步奖，2010 年获颁瑞典卡罗林斯卡医学院颁出的第一枚大银质奖章，2012 年获“广东省科技突出贡献奖”。

作为优秀的科技和教育工作者，曾益新院士曾担任卫生部规划全国高等医药院校研究生教材《肿瘤学》主编，《癌症》杂志主编，《生物化学杂志》（*Journal of Biological Chemistry*）、《细胞周期》（*Cell Cycle*）等国际杂志编委，曾兼任香港中文大学荣誉教授和卡罗林斯卡医学院兼职教授。曾荣获“全国高等学校优秀骨干教师”，卫生部“突出贡献中青年专家”，“广东省科技突出贡献奖”“广东省劳动模范”“广州十大优秀留学回国人员”和“2010 年广东十大创新人物”，团中央“中国青年科学家奖”、中国科协“全国优秀科技工作者”等荣誉称号。由于在医疗卫生领域的突出贡献，曾益新院士受聘为国务院医改专家咨询委员会副主任，担任中国科学院“我国医疗体制改革的建议”咨询项目负责人、“健康中国 2020”战略规划“医学模式转换与医疗体系完善”研究组首席专家，组织编写的《我国医疗体制的现状和改革的建议》《医学模式转变与医疗体系完善研究报告》和《关于在我国基层设立 10 万特聘全科医师的建议》等被采纳，为完善医改方案和我国医疗卫生事业发展做出重要贡献，荣获“2013 年中华医学科技奖卫生政策奖”。

3. 孔祥复

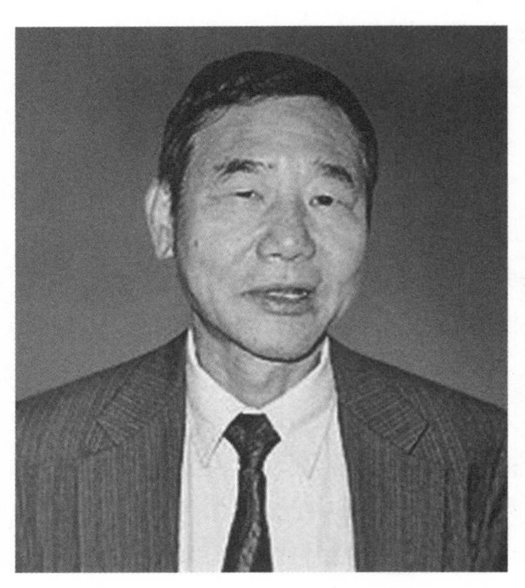

孔祥复（1942—2019 年），男，重庆人。中国科学院院士。分子肿瘤学教授、博士研究生导师（1986 年获聘），1969 年毕业于美国 Vanderbilt 大学医学院，获博士学位。1971—1986 年任罗氏公司分子生物研究所（美国）生化部高级研究员、研究主任；1986—1998 年任美国国立卫生研究院生化生理实验室主任；1999—2004 年任香港大学分子生物研究所所长、首席教授；1999 年当选中国科学院院士；2004—2006 年任香港中文大学医学院首席教授；2006 年作为中山大学 I 类人才引进为肿瘤防治中心教授（国家 I 级教授）。1981 年，孔院士成为全世界第一个研制出用于临床治疗的 α 干扰素，并且为获得专利和美国食品卫生管理局（FDA）批准进入临床的证书的科学家。他研究了 β－半乳糖酸的生物合成及调控机理，阐明了蛋氨酸－转运核糖核酸（Met－tRNA）的修饰及转录终止因子及他们在蛋白质合成中的作用和机理。研究了多种来源于植物的抗病毒、抗肿瘤药物的结构、功能及性质，阐明了 HCG 制品抗 HIV（一种导致人类患艾滋病的病毒）的作用机理，为抗 HIV 药物的研制提供了新思路。他阐明了 *Ras* 基因和肿瘤的关系，发现 *Ras* 基因引起癌变需要磷酸酯酶 C 及神经生长因子对 Ras 信号的作用。孔院士是美国 Rutgers 大学动物生理学系兼职教授、药学院生化生药系兼职教授、美国实验生物学联合会委员、美国科技前沿发展委员会委员，*BioFactors* 杂志编委、*Cellular and Molecular Biology Research* 杂志编委，发表 SCI 论文 338 篇，其中大量的文章发表在 *Science*、*Nature*、JAMA、PNAS、EMBOJ、*Cancer Research*、*Oncogene* 等国际顶尖杂志上，其中单篇论文最多被引用近千次。出版专著 15 部，获美国专利 19 项。1997 年获“NIH 杰出实验室主任奖”，1998 年获“NIH 杰出成就奖”，2000 年获“香港大学杰出研究成就奖”。

4. 林东昕

林东昕，肿瘤基因组学专家，1955 年生于福建省福州市。1980 年本科毕业于上海第一医科大学，1986 年硕士毕业于北京医科大学；1988—1994 年先后于法国国家科学研究中心肿瘤研究所、国际癌症研究中心和美国国家毒理学研究中心进修和工作。1994 年回国，1995 年受聘于中国医学科学院、协和医科大学肿瘤研究所，任副研究员，1997 晋升研究员、博士研究生导师，2013 年当选中国工程院院士。现任中国医学科学院学术咨询委员会学部委员、中国医学科学院、北京协和医学院长聘教授，中山大学肿瘤防治中心教授、华南恶性肿瘤防

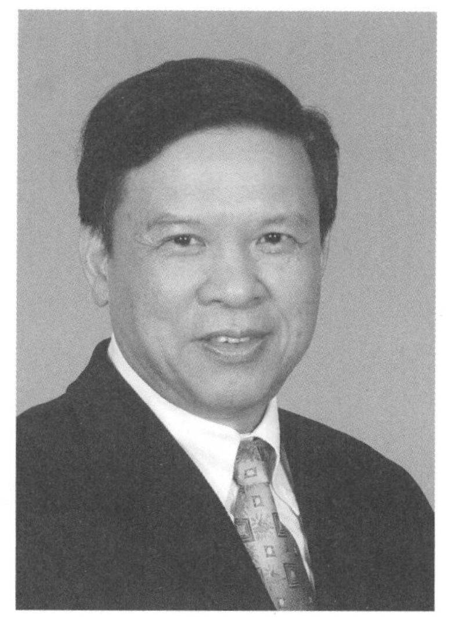

治全国重点实验室 PI，癌发生及预防分子机理北京市重点实验室主任。

主要从事肿瘤遗传学、基因组学等多组学研究，在揭示食管癌、胰腺癌、结直肠癌等常见肿瘤基因组和转录组改变及其防治应用方面取得突出成就。承担和曾承担多项国家重点研究项目，包括昌平国家实验室揭榜挂帅项目、国家自然科学基金委基础研究中心项目、国家“973”和“863”科技计划、国家杰出青年科学基金、自然科学基金重点项目等。在 *Nature*、*Nature Genetics*、*Cancer Cell* 等著名期刊上发表科学论文 300 多篇，被引用 26000 多次，H 指数 93。研究成果获国家自然科学奖二等奖 2 项、国家科技进步奖一等奖 1 项、国家科技进步奖二等奖 2 项和教育部自然科学奖一等奖 1 项。国务院颁发政府特殊津贴专家；获“全国优秀科技工作者”“北京市先进工作者”称号。已培养肿瘤学研究生 40 多名，其中 4 名博士研究生学位论文被评为“全国百篇优秀博士学位论文”，4 名毕业生获国家杰出青年科学基金。

林东昕院士带领的团队研究工作处于国际前沿水平，研究成果对肿瘤早筛、早诊，对推进患者个体化防治具有重要科学价值。

5. 马骏

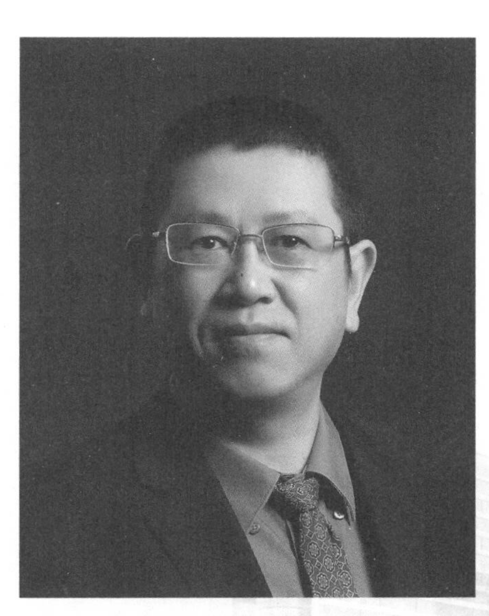

马骏，中国科学院院士，中山大学肿瘤防治中心常务副主任、常务副院长。担任国务院学位委员会特种医学学科评议组召集人、第八届教育部科学技术委员会生命医学部委员、中国临床肿瘤学会（Chinese Society of Clinical Oncology，CSCO）鼻咽癌专委会主委、中国抗癌协会（CACA）鼻咽癌专委会主委，国际鼻咽癌 Gordan 大会候任主席、美国 AJCC 鼻咽癌临床分期委员会核心成员，美国 ASCO 亚太委员会成员，美国 ASCO 科学审查委员会成员。

主要研究方向为鼻咽癌的精准诊治，提出了鼻咽癌临床分期诊断国际新标准，创立了晚期鼻咽癌化疗联合放疗增效新方案及低风险鼻咽癌的“减毒”治疗新策略，领导制定了《中－美临床肿瘤学会鼻咽癌诊治国际指南》，指导了全球的临床实践，实现了我国鼻咽癌诊疗水平从“跟跑”到“领跑”的跨越。作为最后/唯一通讯作者在国际医学顶尖刊物发表论文，如 NEJM、*Lancet*（3 篇）、JAMA、BMJ（2 篇）、*Nat Med*、*Cancer Cell*、*Lancet Oncology*（5 篇）、JCO（2 篇）、*JAMA Oncology*（2 篇）等。作为第一完成人获国家科技进步二等奖 3 项（2009 年、2015

年、2023年)，获得中华医学科技一等奖（3项)、高等学校科技进步一等奖（2项）等奖项。他指导的多名研究生被评为国家高层次人才，如“长江特聘”（2人)、“国家杰青”、“优青”（2人）及青年“长江学者”等6人，带领团队入选“教育部创新团队发展计划”“科技部重点领域创新团队”及“国家外专局/教育部高等学校创新引智基地”。

第二章 开院元勋

1. 谢志光

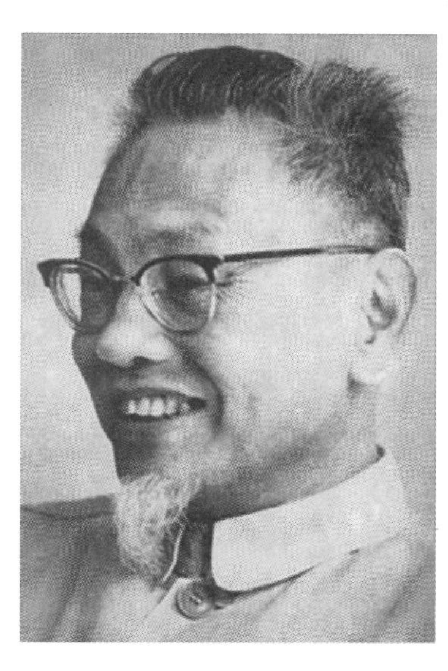

谢志光（1899—1967 年），男，1899 年 2 月生于东莞东坑镇。1922 年毕业于湖南长沙湘雅医学专门学校，获美国康涅狄格大学医学博士学位。1923 年到北京协和医学院跟美籍教授 Paul C. Hodges 学习放射学，1925 年到美国密西根大学放射科进修。1926 年 7 月回国后，经过几年的临床实践，他又感到要创造和发展祖国的放射学，自己的知识面太窄，远远不能适应工作的需要，于是在 1930 年和 1937 年他又两次出国，先后到英国、美国、德国、法国、奥、瑞典、丹麦等国参观，学习有关放射学的诊疗、教学和实验室研究的经验。从 1923 年到 1942 年的 19 年间，他在北平协和医院放射科工作，从住院医师逐步晋升为教授和科主任。当时在北平协和医院的各科主任多数为外籍学者，他是第一个担任科主任的中国人。

早在 20 世纪 30 年代初期，他就曾参考国外的先进经验，在放射科内，除了采用 X 线诊断疾病外，还建立了放射治疗室、放射生物和放射物理实验室，从事射线的剂量测定和防护以及射线对生物的影响的研究。他是在中国将放射生物物理与临床应用密切联系起来的创始人。他是第一个对中国人肠结核、长骨结核的 X 线征象提出全面系统描述的专家，又是首次报告原发性肺癌和肺与骨寄生虫病 X 射线表现的学者之一。他首先提出一种髋关节特殊投照位置，被国内外采用，称之为“谢氏位”。1936 年，在我国还没有使用抗生素的情况下，他就发表了应用 X 线治疗疖和痈并取得成功的报道。他还根据多年的临床实践经验对 X 线与视力的关系进行了全面论述，根据正常人具有 X 线视觉的特点，他首创了在对白内障及角膜混浊病患者进行手术前，把 X 射线用于测定视网膜有无萎缩的检查以及对中心盲点的检查的先进技术。他对恶性肿瘤有过深入研究，特别对鼻咽癌的早期诊断、临床发展规律及治疗方法有独特见解。他从事科研工作态度严谨，课题密切联系实际。培养了几代放射学专业人才，如荣独山、张去病、汪绍训、丁德洋、徐海超等，都是他的第一代学生，都是我国知名的放射学家。

1948 年 5 月，谢志光抱着创建我国放射学的心愿离开北平协和医院到广州。他一边在广州岭南大学医学院任教，一边以岭南大学附属博济医院为基地，开始创建放射学科。1961

年，他积极向广东省委建议成立肿瘤医院，当时省委书记陶铸对此十分重视，省委经研究，很快同意了他的建议，并于1964年正式成立华南肿瘤医院（后改为中山大学附属肿瘤医院），由他担任院长。

2. 梁伯强

略（参见第七编第一章）。

3. 廖月琴

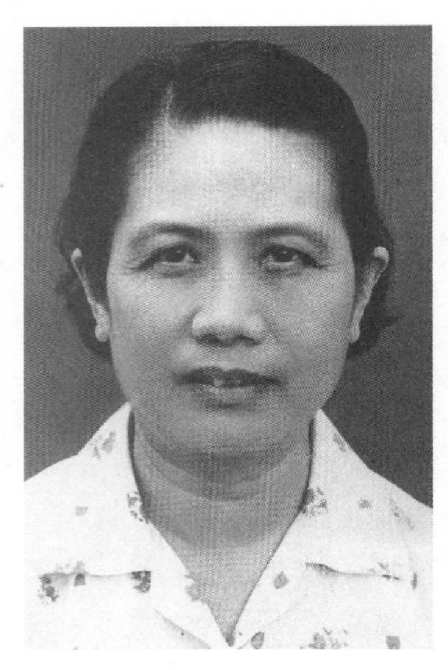

廖月琴（1910—1966年），女，福建省厦门市人。1928年就读于北京协和医学院护理科，1931年毕业后任协和医院护士长兼护理科教师。1936年至1946年先后在南京，贵阳国立中央医院任护士主任和护士学校校长。1946年留学美国进入芝加哥大学护理科学习，1948年学成归国在广州中央医院任护士主任和护士学校校长。新中国成立初期任光华护士学校、柔济护士学校教师。1952年任广州市第一人民医院护士学校、广州市护士学校、广东省广州护士学校副校长、校长。1960年任中山医学院附属护士学校校长。

廖月琴在办学、教学中均能认真贯彻党的教育方针，培养德才兼备的护理专业人才。她把自己的护理临床实践经验与教学理论相结合，做到有的放矢。1952年教学改革时，她认识到旧中国医疗卫生事业落后。新中国成立后经济建设，急需大批卫生事业人才，以适应文教卫生事业发展。她将原来护士学校三年制改为二年制，为保证学生质量，她总结多年来的临床与教学实践经验，拟定教学大纲，广泛征求意见，将一些可以简化的课程内容尽量简化，对重点课程尽量保留。在教师中提倡按教学计划写教案，在认真备课的基础上适当开展教师集体备课活动，从而保证了教学质量。新中国成立初期，师资极其缺乏，而班级又多，为了解决这种状况，她除动员专职教师多担课时外，还聘请兼课教师，并在毕业班的学员中挑选优秀生当助教，培养师资人才。一些专业性的“护理学”“护理英语”课程由她亲自讲授。20世纪50年代各大医院迫切需要培养一批营养护士人才，仍然将这项任务交给她，她知难而上，把营养班办起来，还亲自讲授营养学。

廖月琴十分关心教师的教学、学习和生活，同时十分注重培养青年教师，启发他（她）们正确认识和理解任课教师的光荣感和责任感，从而积极努力提高教学质量。如护校毕业的教师黄某在她的教导、帮助下很快担任了教学工作并做出了极好成绩，被评选为“全国青年社会主义建设积极分子”。廖月琴对学生更是循循善诱、无微不至，她对家庭有困难的学生亲自过问，给予补助。每逢重大节日和学期考试，还亲自与后勤人员商量改善伙食。在广州地区的护理界中，提到廖月琴时都十分亲切地称：“她是我们的老校长、我们的好老师、我们德高望重的老前辈。”

1962年，中山医学院党委为加强对危害人民健康最严重的疾病——肿瘤的防治，决定成立中山医学院附属肿瘤专科医院。学院领导抽调廖月琴参加筹建医院的工作，之后她被任命为中山医学院附属肿瘤医院副院长。在肿瘤医院工作期间，她分工负责医院行政和医务科工作。她非常重视医院规章制度的建立和建设，并要求各科室、部门将规章制度作为端正诊疗行为的标准并经常对照检查。她经常穿着工作服参加病房巡视和科（部）碰头、交班会，及时发现和及时解决问题。她很重视医院院容和环境绿化美化工作，还要求在院内保持安静。

廖月琴对群众性的护理学会工作既热心又认真，她不认为护理学会是额外负担，而是自己应尽的义务。她认为护理学会是继续培养和提升护士素质的渠道。1954 年广东省、广州市筹备成立护士学会，将其选为首届理事长（1954—1966 年）。

廖月琴从事医疗护理和医学教育工作 30 多年，被誉为广东护理界三大名人之首（廖月琴、黄爱廉、陈少春）。她培养的学生遍布全国，其中不少人担任过医疗、护理、教学、卫生行政部门的领导职务。她曾多次被评为先进工作者、“三八红旗手”。1956 年、1963 年当选为广州市第二届、第三届人民代表，1963 年当选为广东省第三届人民代表，后又担任广东省、广州市护理学会多届理事长。1966 年的“文革”中，廖月琴精神上受到了极大的打击，于 1966 年 7 月在广州去世。1978 年中共中山医学院委员会为其平反，恢复名誉。

4. 林剑鹏

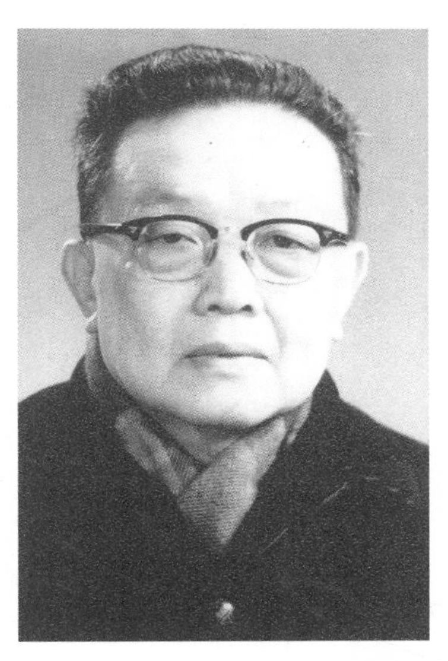

林剑鹏（1914—1982 年），男，1914 年 2 月生于南非洲的毛里求斯，原籍广东梅县。1933 年就读北平辅仁大学生物系，1939 年毕业于上海震旦大学医学院。先后到北平协和医院、北平中央医院、上海协和医院、沪西医院、贫民医院、重庆国立江苏医学院、广州中央医院、广州光华医学院、广州医学院的妇产科工作。1946—1953 年在广州岭南大学医学院妇产科工作，并逐步晋升为教授。1953 年任广州中山医学院妇产科教研组教授、主任。1964 年参与创建肿瘤医院，任医务部主任、妇科主任。历任中华医学会妇产科学会委员，中华医学会广东分会妇产科学会理事长，中华妇产科杂志编委，中山医学院学术委员副主任委员。

擅长女性生殖道及邻近器官损伤的防治和妇癌的防治工作，尤其是子宫脱垂、宫颈癌及尿瘘的防治工作，并取得了一定的成就。曾大量引进新手术，如子宫下段剖宫产，宫颈癌镭疗，子宫输卵管造影术，经阴道结扎输卵管，阴道做全宫切除，尿瘘、粪瘘修补术等，并在广东省推广。新中国成立后至 1962 年定期到广州市第一人民医院妇产科指导工作，“文革”前三分之二的时间在中山医科大学肿瘤医院，中山医学院附属第一医院，广东省人民医院，广州海、陆、空医院，广州铁路医院，广州市第四人民医院门诊指导业务工作，开展疑难手术。

1961 年主编临床医师丛书《女性生殖道脱垂》，1963 年由人民卫生出版社出版并于 1980 年重新改编。在国内医学期刊发表论文 50 多篇。1945 年独立开课，1963 年起指导研究生，学生遍布全国，均成为各院校骨干。“文革”前屡次代表学院、广东及中南地区，参加全国及中南区的宫脱垂、闭经等妇产科会议并在会上宣读论文；代表肿瘤医院妇科参加历届全国肿瘤会议并宣读妇癌研究资料。曾参加 1960 年卫生部指定教授讲学团巡回西南三省讲学。“文革”前是广东省计划生育业务技术指导，主持计划生育会议及学术交流等。中华医学会成立后，任中华医学会妇产科杂志编辑委员。

5. 李国材

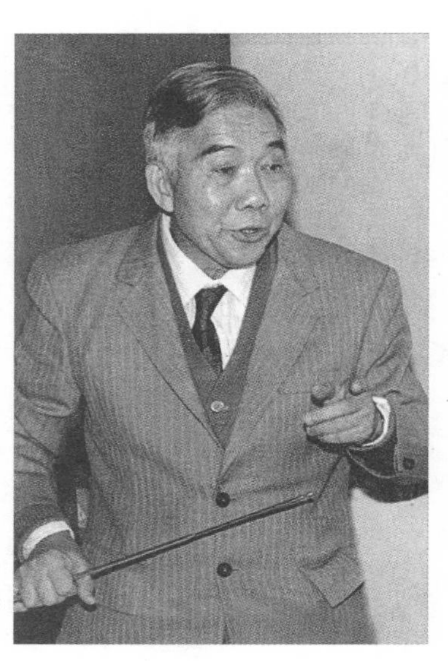

李国材（1919—2014 年），男，广东龙川人。教授，肿瘤学专业。1943 年毕业于国防医学院并留校任教，1950 年起在中山医学院工作，历任中山医学院附属一院外科讲师、副主任、外科教研室副主任，中山医学院讲师、副教授、教授，1950 年 12 月参加首批中南军区抗美援朝医疗手术队，任中南军区 51 医疗手术队队长，赴朝鲜参加第五次大战役。在战役中救死扶伤，并荣立集体三等功。历任肿瘤医院医务部副主任、胸腹科主任、肿瘤学教研室主任、肝癌研究室主任、副院长，先后担任中华医学会乳腺癌委员会委员，中华医学会胃癌委员会委员，广东省肝癌防治研究协作中心主任，中山医科大学学术委员会委员，中央医疗小组成员，国际肝癌研究协会（International Association for the Study of Liver Cancer，IASLC）委员，广东省肝癌防治研究会会长，全国肝癌防治研究协作组组长，中华医学会肿瘤学会委员，中国抗癌协会第一、第二届理事会理事，中国科学院科学基金申请课题同行评议人，《临床肝胆病杂志》第一、第二、第三、第四届副主编，中国人民政治协商会议广东省第四、第五届委员会委员，中国民族同盟中山医科大学主任委员，中国民主同盟广东省委员会常委、顾问；1990 年被中山医科大学授予教授职称，1992 年起享受国务院特殊津贴。

李国材教授对消化道癌症（胃癌、大肠癌、胰腺癌、肝癌等）、乳腺癌均做了较深入的研究；对原发性肝癌，除外科治疗的方法外，他于 1970 年在中国首先提出和实施“中西医结合治疗肝癌新疗法”，并推广应用至今；1981 年，《提高大肠癌根治术疗效措施的研究》获广东省高教局授予四等科技成果奖；1981 年，《乳腺癌外科治疗的研究》获广东省高教局四等科技成果奖；1981 年，《广东省原发性肝癌的地理分布及其发病特点》获广东省科委四等科技成果奖；1982 年，《莲花片治疗原发性肝癌的研究》获广州市科委三等科技成果奖；1985 年，《人血清 γ-谷氨酰转肽酶活性对原发性肝癌诊断、治疗与预后的研究》获中山医学院科研成果二等奖。李国材教授从医从教 65 年以来在国内外医学杂志上发表论文 150 多篇，参加审编《实用肿瘤学》《实用儿科学（肿瘤分册）》《中国医学百科全书》《外科学基础》《临床肝胆病学》《肝病治疗学》、*Pirmary Liver Cancer*，主译《肿瘤外科学》及编辑《癌王克星》等 10 多部著作。1959 年至 1980 年间，先后被评为中山医学院“工作积极分子”“先进工作者”“工会工作积极分子”“先进科技工作者”“教学先进工作者”；1982 年被评为广东省高教局优秀教师；1998 年 11 月获首届广东柯麟医学教育基金会颁发的“柯麟医学奖”。

6. 李振权

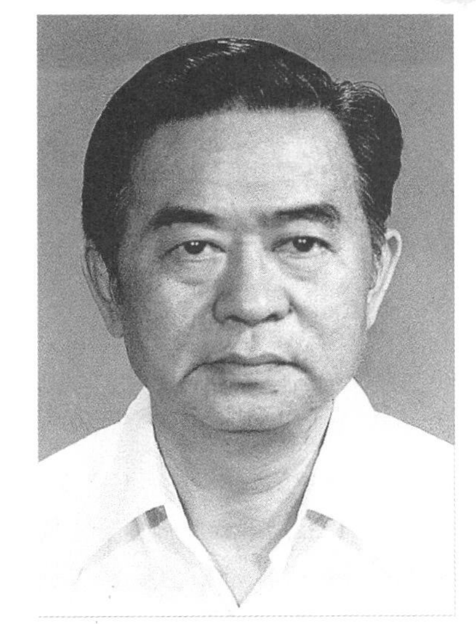

李振权（1928—2004 年），男，汉族，广东梅县人。中华医学会肿瘤学会常委，中国癌症研究基金会常委，国家教委重点学科通讯评选组成员，中国抗癌协会常务理事兼国际联络部部长及全国鼻咽癌研究组组长，《中华医学杂志》（英文版）常委编委，《中华肿瘤杂志》《实用肿瘤杂志》《实用癌症杂志》《中山医科大学学报》等刊物编委。联邦德国耳鼻咽喉科头颈外科学会会员，美国临床肿瘤学会（ASCO）会员，美国癌症研究协会（American Association of Cance Ressarch，AACR）会员。中山医科大学肿瘤学教授，博士研究生导师。

1949 年 9 月参加革命工作，1951 年华中医学院毕业。1952 年起在中山医学院从事肿瘤医疗、教学和科研工作，是新中国自己培养的一位头颈外科和鼻咽癌的肿瘤专家。他 1964 年设计的颈淋巴结清除术改进术式曾在国内外介绍并推广，1987 年在美国《肿瘤外科》杂志全文发表，1965 年提出的鼻咽癌 TNM 临床分期法被第二届全国肿瘤会议推荐全国采用，1970 年在国际上最早提出鼻咽黏膜异常增生是癌前病变的观点。共发表论文 133 篇，其中发表在国外期刊的有 11 篇，6 次获得省级以上科研成果奖，主编的《鼻咽癌临床与实验研究》专著获“1983 年度全国优秀科技图书一等奖”。参加《实用肿瘤学》《常见肿瘤防治》《中国医学百科全书》《热带病学》《小儿耳鼻咽喉科学》等书的编写。曾担任国家科委“六五”癌症攻关鼻咽癌课题组组长。在他任省肿瘤防办主任期间，积极推动全国防癌网和基地的建立，1982 年率先创建省防癌协会、防癌研究基金会，创办《防癌报》《癌症》杂志，培养出大批医学生、进修生。

7. 区宝祥

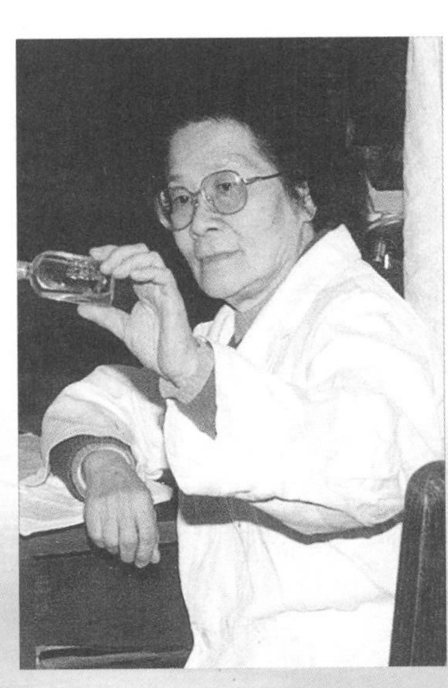

区宝祥（1924—2021 年），女，广东鹤山人。中共党员。1948 年毕业于广州岭南大学医学院，获得学士学位。1959 年 10 月—1961 年 10 月赴苏联医学科学院临床实验肿瘤研究所进修，1983 年获聘中山医学院教授职称。历任华南医学院科研科科长、中山医学院科研处处长、中山医学院肿瘤中心副主任兼肿瘤研究所所长（1987—1990 年），先后兼任中国遗传学会遗传毒理委员会委员，中国遗传学会广东分会副理事长，中华医学会广东分会遗传学会理事，中华医学会广东肿瘤学会理事等。主要研究方向：肿瘤病因发病学，细胞培养及细胞遗传技术，是国内首批研究鼻咽癌实体瘤染色体及患者人类组织相容性抗原的专家，曾首创鼻咽癌小鼠异位移植模型。发表关于肿瘤染色体、肿

瘤遗传与遗传毒理等论文60多篇。曾主编《鼻咽癌病因与发病学》，该书分别以中英文出版，参编《医学遗传学》《病理生理丛书——肿瘤》《鼻咽癌临床与实验》及《实验肿瘤学》等专著。1986年获评“广东省卫生系统文明建设先进工作者”；1987年获“广东省高校科学进步奖一等奖”。

8. 管忠震

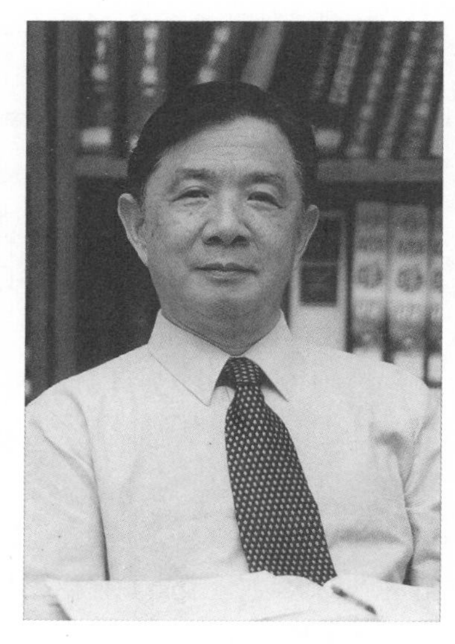

管忠震，男，1932年10月出生，安徽安庆人。1954年岭南大学医学院（后改为华南医学院、中山医学院）医学本科毕业。1963年中国医学科学院血液学研究所进修结业，任中山医科大学附二院血液室负责人。1965年起任中山医科大学肿瘤医院化疗组组长、肿瘤内科主任。1982—1983年获WHO奖学金赴美在MD Anderson医院及肿瘤研究所访学，其间被该院聘任为客座副教授。1983年回国后，历任中山医科大学肿瘤学教研室主任，肿瘤医院副院长、院长，肿瘤内科名誉主任、博士研究生导师。国家新药（抗肿瘤药物）临床试验研究中心主任导师，并先后被聘为中南大学客座教授、香港中文大学肿瘤研究所科学顾问，国际癌症基金会（International Oncology Foundation，IOF）科学顾问。

从1978年起主编我国唯一肿瘤化疗专科杂志《癌症—化疗专辑》，迄今已出版40辑。1997年起编印出版《肿瘤化疗通讯》，对促进我国本专科学术水平起到积极推动作用。先后招收硕士、博士研究生26名，培养本专业学术骨干。1979年起主持本单位肿瘤化疗专科进修班，先后培养化疗进修生约200名，迄今已有50多人担任各地化疗科主任，82人取得副高以上职称。积极参与、举办国内多项专科培训班、讲座及学术座谈会授课，为建设我国专科学术队伍做出贡献。1985年、1995年两次编写“肿瘤化学治疗”讲义，深受国内各地同行欢迎。1995年为我国主要大型参考书《肿瘤学》（张天泽、徐光炜主编）撰写《肿瘤化学治疗篇》，1998年为陈敏章主编的《中华内科学》撰写《临床肿瘤学基础》，均成为我国肿瘤化疗或肿瘤内科学的主要教材。培植严谨的学风及认真负责的医疗作风，将本单位建设成为国内主要的肿瘤化疗学术基地。1986年起内科先后被卫生部、SDA确定为部属抗肿瘤药物临床研究基地，2001年通过论证被国家科委确定成为我国首个国家级抗肿瘤药物化疗临床研究中心，为我国肿瘤化疗学科的发展起示范带头作用。积极开展国际学术交流，为本学科学术水平的提高创造条件，先后赴美、英、法、德、日、意等各国参与讲学或学术讨论，在国际上具有一定的知名度，1995年被美国人物传记中心（American Biegraphy Center，ABI）授予“肿瘤内科学突出贡献奖”（Outstanding Service to Medical Oncology Profession）。

管忠震教授还为我国抗肿瘤药物的研制发展做出了贡献。20世纪70年代国内多省协作对三尖杉类植物生物碱的抗肿瘤作用进行研究，管教授负责临床研究汇总，首先提出“粗榧碱”为基本无效成分，而酯类生物碱（三尖杉酯碱及高三尖杉酯碱）为主要有效成分。在国内首先报告阿霉素的临床应用经验（1980 年，北京国际肿瘤学术会议）；在国内首先进行顺铂的临床研究及长春花碱的临床研究。此后，主持了多种重要抗癌药物在我国的临床研究，包括卡铂、异环磷酰胺、诺维本、紫杉醇、健择、依立替康、拓扑替康、希罗达、来曲唑、美罗华、吉非替尼等，以及我国首创的基因重组溶瘤腺病毒、双环铂等新抗癌药物的研究。1986 年起担任卫生部及 SDA 抗癌药物审评委员会委员，1992 年起任主任委员，协助国家卫生行政部门保障我国抗癌药物健康发展。1986 年及 1998 年先后受卫生部及 SDA 委托，负责起草我国《抗肿瘤药物临床研究指导原则》。从 60 年代开始，管教授致力于改善淋巴瘤临床疗效方面的临床研究。对何杰金氏病，管教授从我国国情出发，提出简化分期诊断操作、以全身化疗为主、侵犯野补充放疗为辅的治疗策略并付诸临床实践，取得成功。管教授的论文在 1990 年第 15 届 UICC 世界肿瘤大会上被选为亚洲的代表经验在大会报告获得好评，其设想已为各国的经验所证实。对非何杰金氏淋巴瘤，早在 1982 年管教授即发表了 456 例治疗经验，并不断努力改进，据 1999 年统计，90 年代内科 NHL 治疗水平，长期存活率已达 45%，达到国际先进水平。管忠震教授治学严谨、学风正派、教书育人。1979 年获得“广东省优秀教师”称号，连续担任第七届、第八届、第九届全国政协委员，并担任广东省及中央保健专家组成员，曾任卫生部肿瘤工作领导小组成员、卫生部肿瘤专家咨询组成员，曾任中国抗癌协会常务会理事，化疗专业委员会主任委员，广东省抗癌协会理事长，1994 年被香港中文大学癌症研究所聘任为科学顾问。

管教授先后发表肿瘤学科学论文 60 多篇，曾获山东省科技进步奖、湖北医药局成果一等奖及中国生物制品总公司科技进步一等奖、中华医学会一等奖、广东省医药卫生科技进步三等奖、广州市科技进步二等奖等。任《中华内科学》、《肿瘤学》（天津科技出版社）、《血液病诊断与疗效标准》，以及医疗本科及研究生教材《肿瘤学》（人民卫生出版社）编委，曾负责起草我国《抗肿瘤药物研究指导原则》，担任历届卫生部及药监局抗肿瘤药物评审委员并担任专家组长，曾负责主持及参与多种抗肿瘤药物的临床研究。荣获“中国临床肿瘤学终身成就奖”“中国好医生月度人物”等奖项。

9. 潘启超

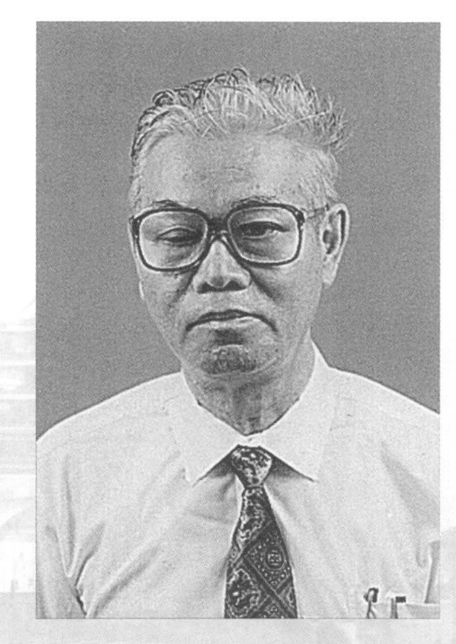

潘启超（1930—2007 年），男，1930 年 5 月生，广东省广州人，中共党员。1952 年毕业于中山医学院，1961 年在苏联医科院癌症研究所取得医学博士学位。曾任原中山医科大学肿瘤研究所副所长，抗癌药物研究室主任、教授、博士研究生导师；曾兼任卫生部第三届药品审评委员会委员、国务院学位委员会第三届评议组成员；曾任广东省药品审评委员会副主任委员，先后担任中国药学会、中国药理学会常务理事及肿瘤药理及化疗委员会副主任委员、广东药理学会理事长、广东省第四届科协委员、广东省药学会专家委员会副主任委员；任《癌症》《中国临床药理杂志》《中国新药杂志》等 10 多种刊物的编委。大学毕业后任原中山医学院

药理学助教、讲师，1957 年赴苏联留学，1961 年回国后致力于肿瘤药理学及化学治疗学的研究工作。研究植物及合成药抗癌作用及机制、合并用药、增效减毒等。与海南协作完成海南粗榧研究。与新疆协作，确定骆驼蓬碱抗癌作用，证明伪石蒜碱、短刺虎刺有抗癌作用。与美国合作，证明穿心莲内酯琥珀酸单酯体外抗艾滋病病毒（Human Immunodeficiency Virus，HIV）作用。研究粉防己碱等体内外可逆转多药抗药性（multi drug resistance，MDR），且强于经典的维拉帕米，与抗癌药物合用可能提高临床疗效，建立了一种以 Fura－2/AM 筛选 MDR 逆转剂的新方法。先后在国内外杂志发表科学论文 160 多篇，综述及译文数十篇，对《癌症》杂志的编审工作发挥了重要的作用。先后获省级以上科研成果奖 6 项 8 次。培养硕士研究生 17 人，博士研究生 9 人。多次赴美、日、德、英、新加坡、泰、澳等国家（地区）进行学术交流。1988 年被美国加州戴维斯大学聘为客座教授。1992 年获国务院政府特殊津贴。

10. 闵华庆

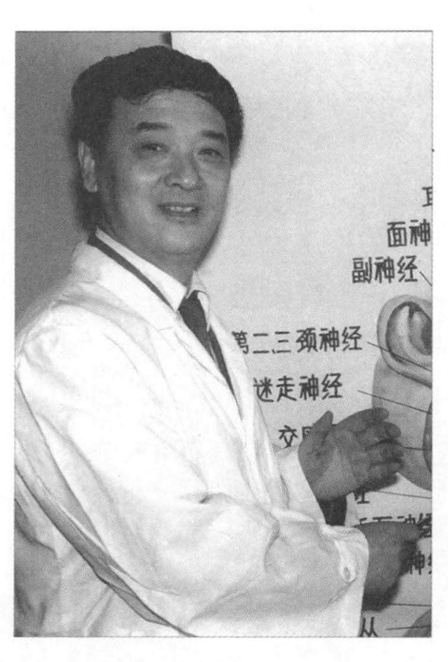

闵华庆（1932—2021 年），男，上海人。1956 年毕业于中山医学院，后留任于中山医学院第二附属医院耳鼻喉科，1961 年调至中山一院肿瘤科，1964 年调至华南肿瘤医院。1988 年晋升教授，1993 年任博士研究生导师。曾任中山大学肿瘤防治中心头颈科、鼻咽癌科主任；曾任第一、第二届中国抗癌协会鼻咽癌专业委员会主任委员，曾兼任多个学会的常委或委员，学术刊物的编委等。闵教授在鼻咽癌的流行病学、临床分期和综合治疗方面做出了突出贡献。承担了国家“七五”“八五”的鼻咽癌攻关课题，CMB（美国中华医学基金会）课题以及博士点科研课题。20 世纪 70 年代负责完成广东省肿瘤死亡调查，受卫生部委托撰写《中国南方五省鼻咽癌流行病学的初步调查研究》一文，并在 12 届世界肿瘤会议宣读，1978 年获全国科学大会奖。EB 病毒血清学前瞻性观察显著地提高了鼻咽癌早诊率，现已普遍应用于临床，并被编入《中国常见恶性肿瘤筛查方案》向全国推介，“EB 病毒血清学结合临床早诊的研究”获“广东省医药卫生科技进步二等奖”“广东省科技进步三等奖”；1992 年闵教授首次提出把 COX 模型与计算机模拟相结合的方法运用于临床分期的研究，由于新分期较国内外既有分期更具科学性，被命名为“鼻咽癌92 分期”并在全国推广应用，同时据此提出了分层治疗方案并开展多种救援治疗，使患者的生存率和生存质量获得了较大的改善。“鼻咽癌临床新分期的研究”获“国家教委科技进步二等奖”，“鼻咽癌的分期和治疗研究”获“广东省科技进步一等奖”，“鼻咽癌防治系列研究”获“国家科技进步二等奖”，以上研究成果多次受亚太地区肿瘤会议主席、国际抗癌联盟（Union for International Cancer Control，UICC）主席特邀做大会报告，并主持多次国际（中日、中美）和国内的鼻咽癌专题讨论会。撰写学术论文以及翻译专业文献、著作 80 多篇，主编《鼻咽癌诊治规范》和《鼻咽癌研究》等专著 3 部，

参编专著 11 部。80 年代在卫生部与中国抗癌协会主持下负责编写《鼻咽癌诊治规范》，在全国发行，该规范被列为医院分级管理的达标要求之一。自 1992 年获国务院政府特殊津贴，1997 年获“南粤教书育人优秀教师（特等奖）”，1998 年获“全国模范教师”称号。

11. 潘国英

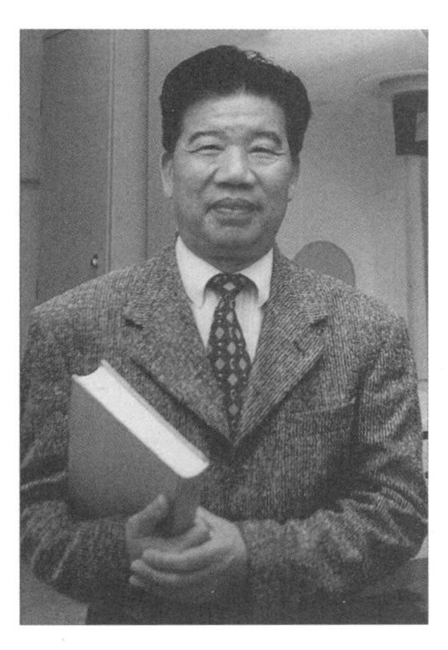

潘国英，男，1935 年 3 月生，广东顺德人，国务院特殊津贴专家。1957 年毕业于中山医学院，分配在中山医学院附属二院任放射科医师，1959 年调至中山医学院附属一院任放射科放射治疗医师，1963 年赴上海肿瘤医院进修放射肿瘤学一年。1964 年中山医学院附属肿瘤医院成立后，历任放射肿瘤学科医师、讲师、副教授，1993 年晋升为教授、主任医师。1974—1995 年任放疗科科主任。曾任中华医学会放射肿瘤学会常务委员，中华医学会广东分会放射肿瘤学会主任委员及荣誉主任委员，中国抗癌协会理事，广东省抗癌协会常务理事，《中华放射肿瘤学杂志》《癌症》《实用癌症杂志》和《广东医学》编委。专长是中国常见癌瘤的诊断和放射治疗，特别深入研究鼻咽癌各种类型的治疗方法及改进。1974 年参加在意大利举行的第 11 届国际肿瘤会议及学术大会并作《鼻咽癌的放射治疗——分段治疗与连续分次治疗的比较》的大会报告，1991 年应美国癌症学会邀请，参加中国癌症专家友好访问团赴美国纽约癌症纪念医院、休斯顿癌症中心等交流访问。1978 年“鼻咽癌的放射治疗”获全国医药卫生科学大会奖，“鼻咽癌的防治研究（治疗部分）”获国家科学大会奖，1979 年“放射性脊髓病的研究”获“广东省科技进步三等奖”，1991 年“放射用电动头颅固定器的研制”获“广东省科技进步二等奖”。系《中国医学百科全书 – 肿瘤学分册》的总审稿人，第一版及第二版《放射肿瘤学》的主编之一，《中国常见恶性肿瘤诊治规范 – 鼻咽癌分册》主编之一。

第三章　历任院所领导

历任行政领导

（以任职时间为序）

谢志光　参见第七编第二章。

梁伯强　参见第七编第一章。

廖月琴　参见第七编第二章。

鲁帆，男，1967—1970 年任肿瘤医院革委会主任（简历资料缺）。

李湘文，男，1971—1973 年任肿瘤医院革委会主任（简历资料缺）。

蒲广寒（参见历任党委领导简介）。

李天顺，男，原名李添顺，1937 年 11 月生，广东汕头人。1964 年毕业于中山医学院后留中山二院外科工作。1968 年 12 月入党，1970 年 3 月任中山医学院革委会教育组组长、中山医学院革委会常委，同年 4 月任中山医学院党委会委员。1974—1975 年任中山医学院附属肿瘤医院革委会主任兼党支书记。

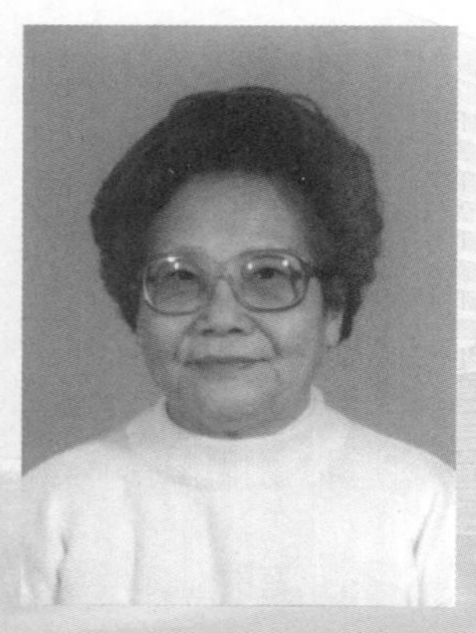

杜冠一（1931—2012 年），女，1931 年 2 月生，北京人（祖籍河北蠡县），大专文化程度，1948 年 12 月在北京海淀区人民政府参加革命工作。1949 年 10 月参加解放军在西安第四军医大学学习小儿科专业，1953 年毕业先后在兰州陆军总医院、青海西宁一军留守处、陕西宝鸡解放军第三医院小儿科担任医生代主任。1957 年转业来广州分配在省人民医院小儿科。1959—1962 年于广州中医学院高研班学习毕业后回广东省人民医院中医科工作，1964 年到妇产科任指导员、支部书记，1967—1969 年到博罗干校劳动。1969 年调至中山医第二附属医院任内科支部书记、

医教处主任，1970 年调任中山医学院教研大队（基础部）任副大队长后又调至医教处任副处长，1973 年调至中山医科大学附属肿瘤医院任革委会副主任（副院长）兼医教处主任。1987 年离休。

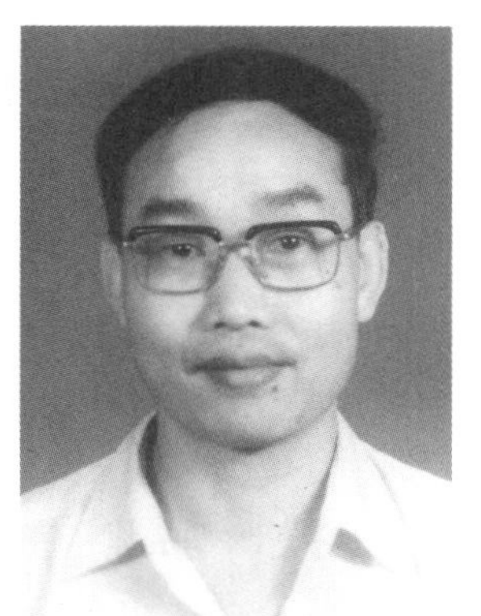

陈应瑞，男，1944 年 8 月生。1965 年入党，1970 年毕业于中山医学院，先后在中山二院外科和中山医学院工作。1975—1980 年任肿瘤医院党总支书记兼革委会主任。主任医师，中华放射肿瘤学会广东分会第一至第四届常委，后任顾问。1986—1990 年参加“七五”国家重点科研项目 75 -61 -02 -13 课题研究工作。1991 年获“广东省医药卫生科技进步二等奖”。

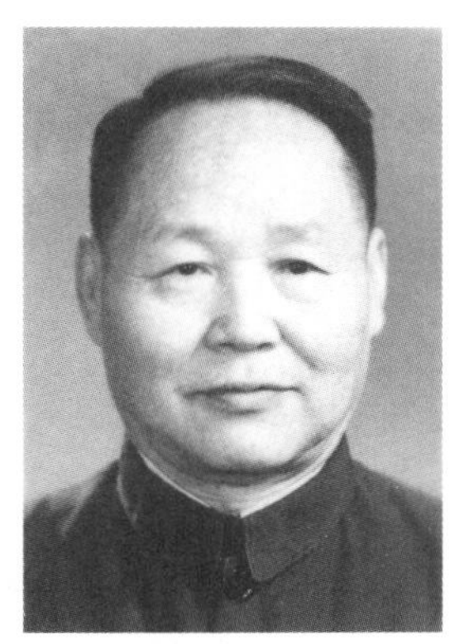

胡万寿（1919—1983 年），男，山西人，1940 年参加工作、入伍。1945 年 5 月入党，曾立三等功。1960 年 3 月任广东省农业银行公社处处长，1966 年 5 月调至中山医学院工作。1972 年元月起任中山医学院革委会后勤组副组长。1975 年 6 月至 1980 年 6 月任中山医附属肿瘤医院革委会副主任、副院长。

谢海，男，1978—1980 年任肿瘤医院革委员副主任（简历资料缺）。

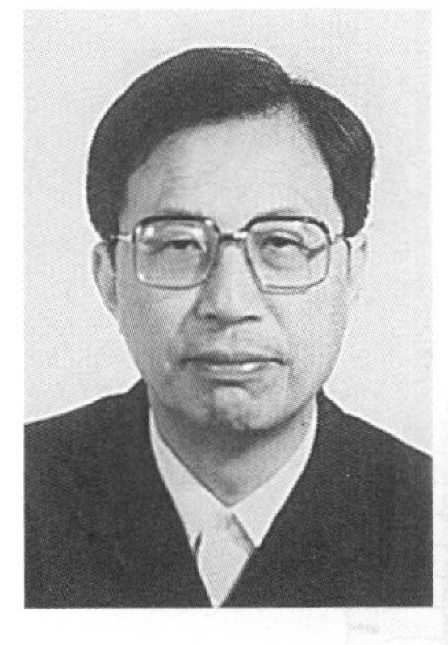

宗永生，（1927—2022 年），男，中山大学中山医学院病理教研室教授、中共党员、博士研究生导师，出生于江苏省宜兴市官林镇。1946 年毕业于江苏省苏州高级中学。1952 年毕业于江苏医学院（现南京医科大学）。1953 年结业于中山大学医学院病理学研究所梁伯强教授接受卫生部委托主办的第一届病理学师资班。1961—1962 年参加中国医学科学院实验医学研究所病理系主办的骨干师资进修班，为期一年。1991 年获国务院政府特殊津贴。曾任中山医科大学病理教研室主任、中山医科大学基础部副主任、中山医学院肿瘤研究所所长（1977—1980 年）、汕头大学医学院副院长。曾任中华医学会病理学会广东分会理事长、中华医学会广东分会常务理事、中华医学会病理学会理事、中华医学会肿瘤学会理事、《中华病理学杂志》《癌症》等杂志编委。

1952—1966 年间，宗教授开展血吸虫病病理学、内分泌腺病理学和骨肿瘤病理学的研究。后主要从事鼻咽癌的防治研究，积极参与鼻咽癌的普查及建设广东省中山市鼻咽癌防治研究基地的工作，多次参与全国性鼻咽癌的组织学分型和协作攻关工作。1978 年代表原中山医学院肿瘤研究所出席全国第一次科技大会，并获“鼻咽癌防治研究优秀奖”（国家级）。在鼻咽癌防治研究工作中，主要承担病理学方面的科研课题。除研究鼻咽癌的病理学以外，还扩展到鼻咽部周围组织，包括鼻腔鼻窦、腭扁桃体和喉等上呼吸道以及耳和甲状腺等头颈部肿瘤和肿瘤样病变的病理学研究，特别是它们与 EB 病毒感染的关系。完成了 1998—2001 年国家自然科学基金委员会重点项目“鼻咽癌癌变过程生物学特性”的研究，宗教授非常重视病理材料的积累和实践经验的总结，及时吸取国外文献中的新成果并应用到科研及带教中。

宗教授先后发表科研论文 100 多篇，1998 年与刘克拉副教授编写《鼻咽癌研究》（闵华庆主编，广东科技出版社）一书中的“病理学改变”部分。2000 年与钟思陶教授主编高等医学院校本科教材《病理学》（广东高教出版社）。2001 年参与刘复生教授主编的《中国肿瘤病理学分类（下卷）》（科技出版社）中的“上呼吸道及耳肿瘤病理学”部分的编著。2001 年与王连唐教授主编《耳鼻咽喉肿瘤（病理部分）》（广东科技出版社）。

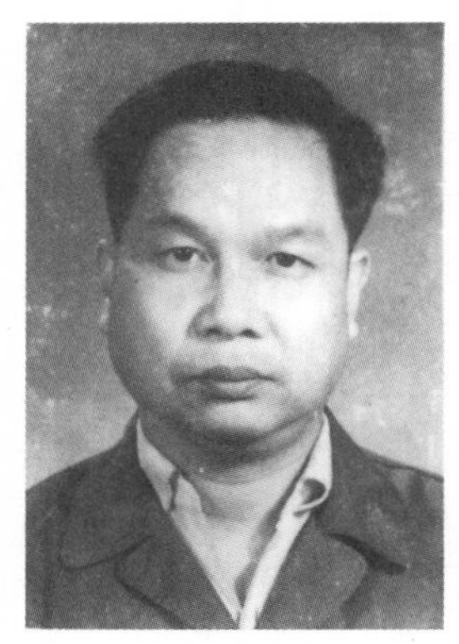

陈华燮（1936—1990 年），男，广东中山人，中共党员。1960 年中山医学院毕业后留校工作，先后在中山医学院病理生理教研室历任病理生理学助教、讲师，1988 年被聘为副教授，1976—1979 年曾任中山医科大学肿瘤研究所副所长、党支部书记。1980 年后任中山医学院病理生理教研室党支部书记。曾多次被中山医学院基础部评为“先进工作者”“优秀教师”。1987 年被评为“中山医科大学优秀党员”，并被省委宣传部评为省高局系统优秀党员。在肿瘤免疫方向开展了多项科研工作，在国内核心期刊上发表《鼻咽癌患者血清 C4 成分初步研究》《鼻咽癌患者 IL2 活性及受体活性研究》等学术论文。参加了《肺水肿》《补体与疫病》《自身免疫性疾病》等病理生理研究生及进修生教材的编写。

李振权 参见第七编第二章。

李国材 参见第七编第二章。

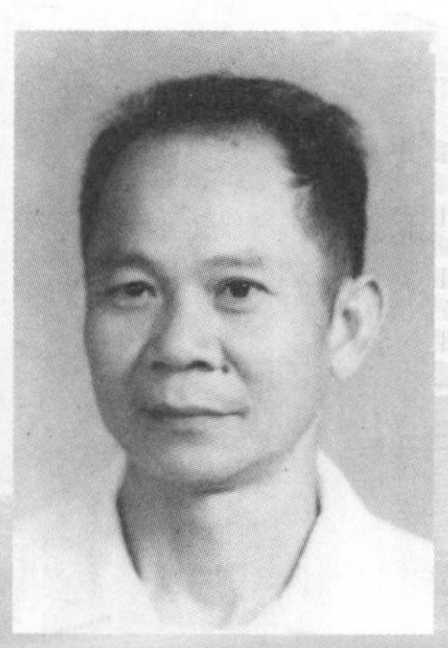

李凌，（1927—2017 年），男，广东台山人，1947 年入伍，其间曾获二等功，任政治指导员，正连级。曾任中山医学院学生科科长，1980 年 12 月—1984 年 5 月任中山医科大学肿瘤医院副院长，离休后移居海外。

潘启超 参见第七编第二章。

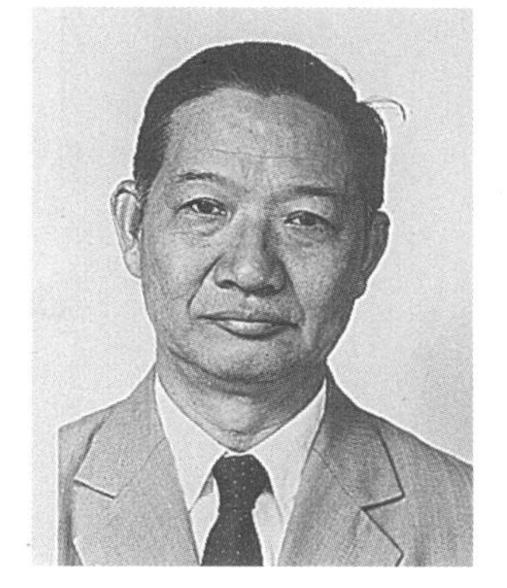

朱家恺（1931—2021年），男，广东新会人，1987—1993年担任中心主任，曾任中山医科大学副校长。显微创伤外科教授，主任医师，博士研究生导师（1986年起任）。曾任《中华显微外科杂志》总编辑、《中国修复重建外科杂志》副总编、中华医学会显微外科学会常委、中国康复医学会修复重建外科学会副主任委员、广东省人体生物组织工程学会会长。从医50多年，以骨科、显微外科和手外科研究为主，在我国率先开展多种吻合血管的皮瓣移植术、周围神经束间移植术、淋巴管静脉吻合术等。创办《中华显微外科杂志》，是我国显微外科的奠基人之一。从事大量的周围神经外科和儿童痉挛性脑瘫矫治手术，主持人工神经移植物的研制工作。撰写学术论文、综述以及指导研究生论文共210篇，其中《显微淋巴外科手术治疗四肢淋巴水肿》等论文为国内首报。主编专著8部，参编14部。获国家各级基金资助32项，获科技成果30项，已申请8项国家专利。1990年12月被国家教委和科委评为全国高等学校先进科技工作者。培养博士研究生25名、博士后2名。

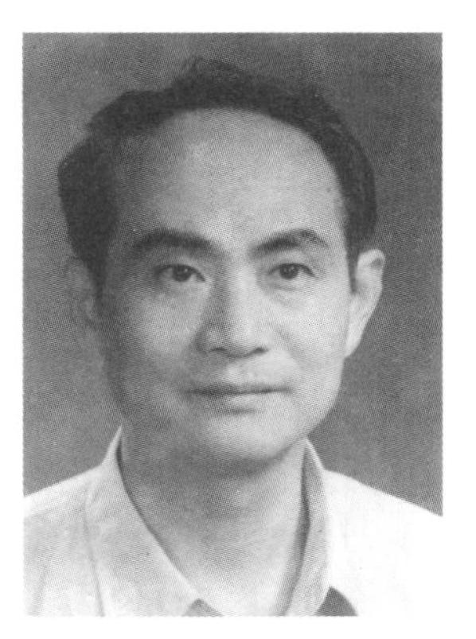

祝家镇（1928—2019年），男，浙江杭州人，中共党员。1952年毕业于上海医学院。1953年从法医高级师资班毕业后在中山医学院历任法医学助教、讲师、副教授、教授，曾任中山医科大学副校长，兼任肿瘤研究所所长（1986—1987年）。曾兼任中国法医学会副理事长、国务院学术委员会学科评议组成员、卫生部科学委员会专题委员会委员、全国法医学专业指导委员会副主任、中国法医学杂志副主编、中山医科大学学报副主编、《国际法庭科学杂志》编委，曾是我国唯一的 *Forensic Science International* 杂志编委。曾参加编著《实用法医学》《中国医学百科全书》，主编了国家教委规划教材《法医病理学》第一版和第二版，《法医学入门》《法医与破案》等书，其中《法医病理学》第一版教材获“国家教委一等奖”。1957年开始研究尸体中硅藻的检测方法、分布及其诊断溺死的价值，该研究在当时居于国内领先地位；1960年研究鼻咽癌的组织发生学，并创造了尸体完整鼻咽的新解剖法；1978年后引进了测定皮肤组织胺和5－羟色胺的新技术以及扫描电镜检查受伤皮肤以推断损伤时间的新技术，填补了国内空白。

管忠震 参见第七编第二章。

区宝祥 参见第七编第二章。

孙先意（1931—2023年），男，广东潮安人，曾任广州市中山大学肿瘤防治中心副主任兼肿瘤医院副院长。1946年1月进澄海县立中学学习，1948年参加革命，同年10月上山参

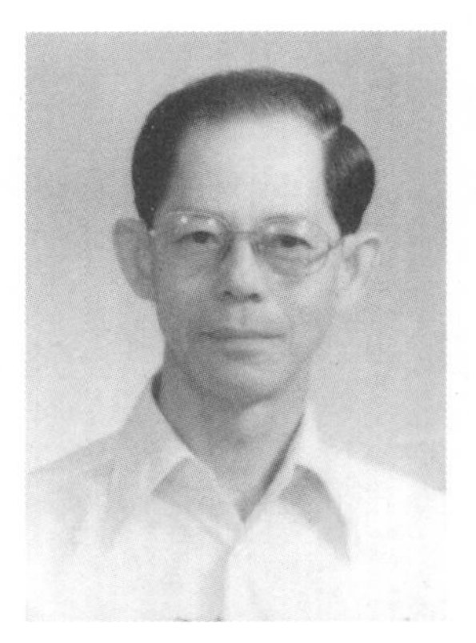

与游击战，参加中国人民解放军闽粤赣边纵队第四支队凤凰武装工作队，任队员、组长。1949 年 4 月入党后，任潮饶丰边区行委会第三政工队副队长，直至 1949 年 10 月参加解放潮州市。1949 年 10 月任潮安县公安局政保股股长。1953 年 10 月任粤东公安局国特侦察组组长。1955 年任副科长，同年调中国公安学院武汉分院任教官。1958 年 8 月调至广州中山医学院附属二院及眼科医院任书记，1980 年任医科大学总务处副处长，1986 年任中山大学肿瘤医院副院长、肿瘤防治中心副主任等职。曾参加解放凤凰山、文祠镇、大水溪等战斗。曾被评为“先进工作者”、“四好”党员。1992 年离休。

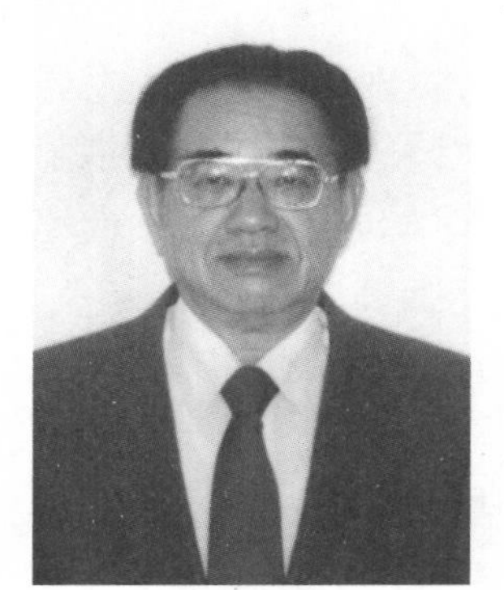

郑国梁（1929—2019 年），男，广东中山人，教授。1953 年毕业于中山大学医学院，同年分配到北京医学院放射学科。先后任教于北京医学院、青海医学院、中国医学科学院肿瘤医院及中山大学肿瘤医院，历任放射学教授、放射诊断教研室主任、肿瘤医院副院长。曾任卫生部大型影像设备引进专家组专家，美国南伊州大学客座教授，北美放射学会会员，中国医学影像技术研究会理事、广东放射学会常务委员，《影像诊断与介入放射学杂志》副主编。出席国际放射学及肿瘤学会议 10 多次，并应邀讲学。从事医疗、教学、科研工作 42 年。1979 年率先在国内从事全身 CT 诊断。1981 年为新中国成立后首位获英国临床医师执照的中国医师，在英国 Christie Hospital 从事 CT 临床影像诊断工作到 1983 年。回国后在中山医肿瘤医院率先引进广东省第一台全身 CT，为中南五省患者服务。培养后起之秀，在国内率先开发放射诊断报告电脑化，培训国内自己的大型影像设备维修人才，为开展放射介入创造条件，为下一代创造一个广阔的影像诊断及介入诊疗的基地。1991 年中山医科大学以科研有突出贡献予以晋资奖励，1992 年获国务院特殊津贴。1976 年因跳入 2 米多深化粪池抢救溺粪儿童，卫生部以“人民的好医生郑国梁”通报全国表扬。主要著述：合著的有《临床肿瘤 X 线诊断》《临床体部 CT 诊断学》。在国内外杂志上发表学术论文 80 多篇，多次获省厅、局级科研成果奖。1993 年入选英国剑桥国际传记中心（International Biographical Centre，IBC）的《世界名人录》第十一卷。

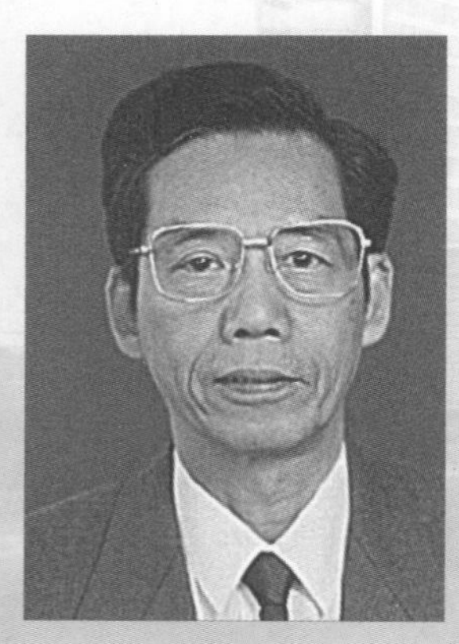

严瑞琪（1932—2016 年），男，广东三水人，中共党员。病理学及肿瘤学教授，博士研究生导师。1955 年于广州中山医学院本科毕业，1958 年于上海第二军医大学研究生毕业。1982 年晋升教授。曾任广西医学院副院长、中山医科大学肿瘤中心党委副书记、中山医科大学肿瘤研究所所长（1989—1993 年）、肿瘤防治中心学术委员会主任、世界卫生组织癌症研究合作中心主任等职。曾任全国肿瘤期刊研究委员会科学论文审稿人。

严教授长期从事医学教育和肿瘤研究，重点研究原发性肝癌的病因发病学和化学预防。通过人体病理学和实验肿瘤学，结合地理病理学，对肝癌的化学病因和病毒病因进行较系统的研究，为某些地区肝癌高发与乙型肝炎病毒感染和食物真菌毒素污染的密切关系以及这两者的协同作用，提供了实验依据，取得了较系统的进展和成果。在肝癌化学病因方面，最早结合流行病学、食物真菌学和食品污染黄曲霉毒素的调查研究，用肝癌高发区食物诱发出实验动物肝癌。随即在黄曲霉毒素污染严重的肝癌高发区开展防霉去毒研究和实施工作。其后进行了肝癌的化学预防研究，探讨肝癌前病变的酶表型标志，建立抑制致肝癌作用的短期体内实验模型；重点筛选研究天然物，发现绿茶、香菇等多种可食植物和丹参、五味子等多种中药有抑制肝癌前病变发生的作用。将绿茶、丹参等应用于肝癌高发区高危人群干预试验前瞻性研究，取得了降低肝癌发生率的初步效果。在病毒病因方面，较早进行了大量人体肝组织和肝癌乙肝病毒感染标志物定位研究，为肝癌与乙肝病毒的密切关系提供了重要的病理学证据。在此基础上研究建立感染人乙肝病毒的动物模型，探讨乙肝病毒和黄曲霉毒素在肝癌发生上的相互关系，发现两者有协同致癌作用以及诱癌过程中多种癌基因的动态变化，获得了有意义的结果。以上研究为肝癌高危人群的预防和肝癌患者复发的防治提供了实验依据和进一步研究的基础。

严教授的研究成果有18项获奖，主要奖项有：“全国科学大会奖”两项，“国家科技进步二等奖”1项（1990年），“卫生部科技进步奖”二、三等奖（1994年）各1项，“省科技进步奖”一、二等奖各1项（1989年，1993年）。发表论文100多篇，参与编著《实用肿瘤学》《中国医学百科全书·肿瘤学》《原发性肝癌》（英文版）、《真菌毒素研究进展》等专著。

严教授于1954年加入中国共产党，1982年被选为中共十二大正式代表，1985年被选为中共广西省委第五届（1985—1990年）委员会委员。除多次参加全国和国际学术会议进行学术交流外，严教授于1978年作为中国医学代表团成员，应邀赴美访问7个城市15个研究机构及大学，考察肿瘤研究。1983年作为中国科学代表团成员，应邀赴美参观了5个城市的大学及研究机构，在全美科学大会上报告《原发性肝癌病因学研究》。1987年作为我国医学代表团成员，应邀赴西德访问参观了7个城市的大学及研究机构，做了《原发性肝癌的化学预防研究》的学术报告。严教授于1992年获国务院政府特殊津贴。

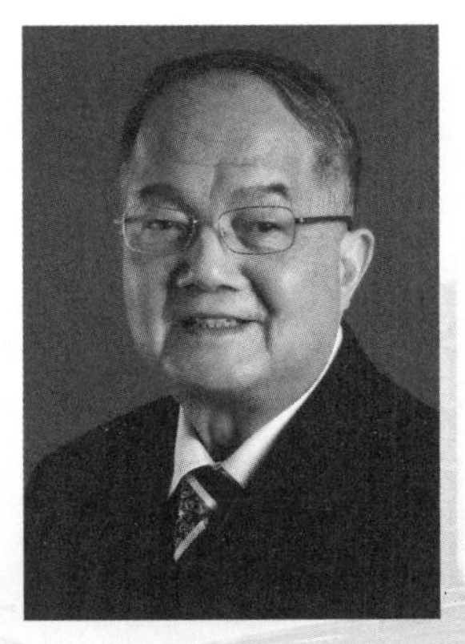

万德森，男，1940年8月生，广东东莞人，教授，博士研究生导师，中山大学肿瘤防治中心结直肠癌首席专家。曾任中山医科大学肿瘤医院院长、肿瘤防治中心主任、肿瘤研究所所长、腹科主任。曾兼任世界卫生组织癌症研究合作中心主任、中国抗癌协会常务理事兼科普部部长、中华医学会肿瘤学会副主任、广东省抗癌协会副理事长兼秘书长、全国结直肠癌专业委员会主任、广东省抗癌协会结直肠癌专业委员会主任、《防癌报》主编、《中华肿瘤杂志》《实用肿瘤杂志》《结直肠肛门外科》副主编。现任全国结直肠癌专业委员会名誉主任、广东省抗癌协会荣誉理事长、广东省抗癌协会结直肠癌专业委员会名誉主任、中山大学造口治疗师学校名誉校长。他首先提出《社区肿瘤学》概念并强调肿瘤防治立足社区，他创立了我国第一所造口治疗师学校，推动我国造口康复治疗的发展。发表医学论文200多篇，主编专著8部，参编专

著10多部。因工作成绩彪炳、医德高尚，曾被评为卫生部有突出贡献中青年专家，荣获柯麟医学奖、中国医师奖、全国医德标兵以及多项广东省科委进步奖、中国抗癌协会科技奖和中华医学科技奖“医学科普奖”。

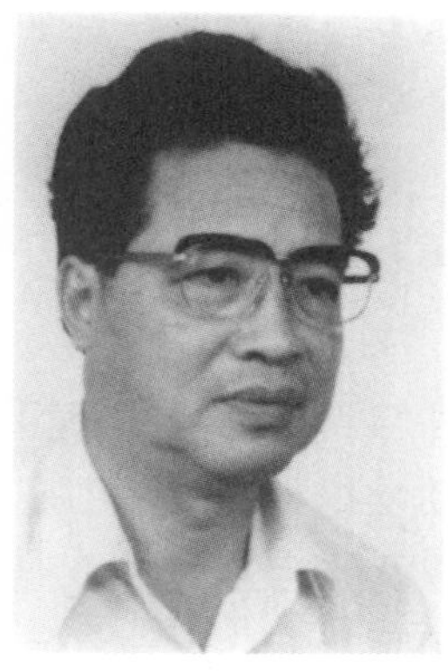

吴荫棠，男，1933年8月生，广东新会人。1956年7月毕业于中山医学院，留任广州市中山医学院微生物教研室助教，1976年任中山医学院肿瘤研究所讲师，1979—1981年赴瑞典斯德哥尔摩卡罗琳斯卡医学院肿瘤生物学研究所进修。1981年任中山医学院肿瘤研究所副教授兼副所长，1981年10月—1989年4月在美国内布拉斯加州立大学医学院病理与微生物系合作科研，在此期间参加过多次国际性学术会议。回国后任中山医学院肿瘤研究所教授兼《癌症》杂志编辑。先后在国内外重点刊物上发表过《从鼻咽癌活检组织培养中建立类淋巴母细胞株》《鼻咽癌患者血清中对EB病毒的补体结合抗体滴度与病理组织学改变之间的关系研究》等20多篇文章，并参加《鼻咽癌临床与实验研究》一书的撰写工作。

戎铁华 参见党委领导简介。

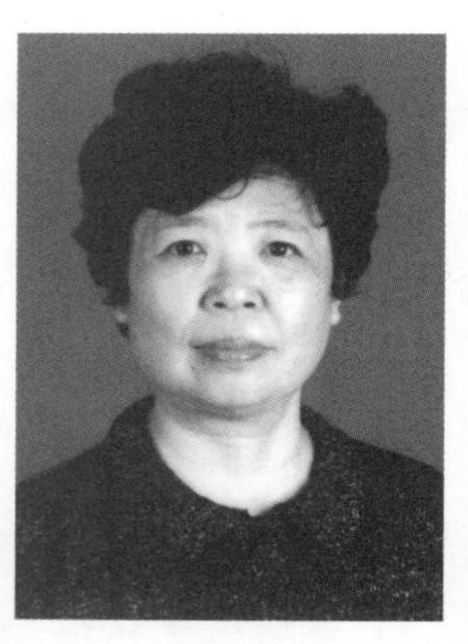

汪慧民，女，1935年9月生于江苏省南京市，中共党员。1959年毕业于湖南医学院医疗系，历任湖北省医科院病毒所所长，中山大学肿瘤研究所（原中山医科大学肿瘤研究所）病毒室主任、副所长；曾任中山大学肿瘤防治中心研究员、教授、硕士研究生导师。曾任中国抗癌协会肿瘤标志专业委员会常务委员（为该学会的主要发起人之一），以及广东省预防医学会病毒学专业委员会常务委员；曾任《癌症》杂志常务编委。于1993年获国务院政府特殊津贴。

1959—1987年间，汪教授主要从事流感病毒和巨细胞病毒研究，成功建立流感病毒内部蛋白荧光抗体快诊流感的检测方法，并发现流感病毒核抗原在人群中的变异和规律，对于流感的防治做出了重要的贡献。在国内首次成功分离人类巨细胞病毒，研制出巨细胞病毒的快速诊断试剂盒，并对人群的感染状况进行了大规模的筛查。1987年以后，汪教授主要从事肿瘤病毒学研究，以研究EB病毒与鼻咽癌相关性为主。先后建立了长期携带EB病毒基因组的鼻咽癌细胞株及其具有不同转移活性的亚株，至今已被广泛应用于鼻咽癌发病机制的研究；开展广东省鼻咽癌相关EB病毒变异性的研究，与曾益新教授合作完成了广东省鼻咽癌来源的EB病毒全序列分析，阐明了EB病毒序列变异与鼻咽癌发生的重要关系；此外，她研制的鼻咽癌早期诊断试剂盒，获得国家专利授权。先后主持教育部、卫生部、国家自然科学及广东省自然科学等基金近10项。1991—1995年获得CMB分题，1991—2003年分别为国家“八五”“九五”科技攻关鼻咽癌课题的主要负责人之一。1998—2004年担任中山大学（原中山医科大学）“211工程”及广东省重点实验室分题负责人。

1994 年 4 月，汪教授作为高级访问学者访美并参加全美癌症研究年会。同年 7 月，参加亚太生物科学家国际会议（新加坡），受新加坡国立大学分子和细胞生物学研究所邀请作为高级访问学者。1998 年，应邀访问瑞典 Karolinska 研究所进行合作研究。

汪教授在国内外核心期刊上发表论文 60 多篇，参与编写多部专著，如《中国大陆和台湾鼻咽癌研究现状（1982—1991 年）及发展战略》（主写病毒病因部分）、《鼻咽癌研究》（副主编）、《高级传染病学》等。她负责的巨细胞病毒及诊断研究（1986、1989 年）和鼻咽癌裸鼠移植瘤及相应细胞系的建立（1997 年），分别获广东省科委及广东省“医药科技进步二等奖”；参与的鼻咽癌高危人群、癌前病变的确立（1998 年）和鼻咽癌防治系列研究（2001 年）分别获“卫生部科技进步三等奖”及“国家科技进步二等奖”。

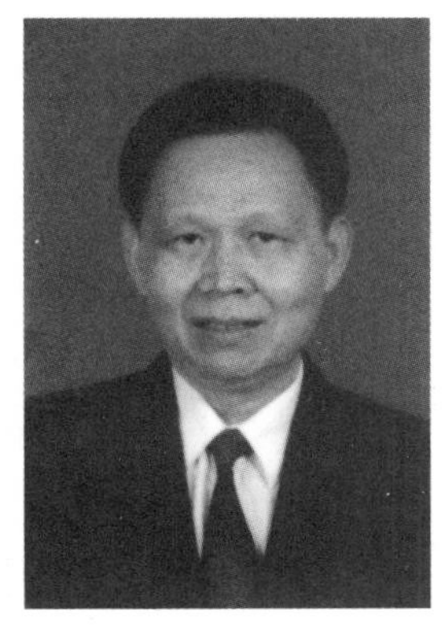

曾宗渊，男，1939 年 2 月 28 日生，广东兴宁人。1962 年毕业于中山医学院医疗系。毕业后留校工作，1992 晋升为主任医师、教授，后又升为主任导师、博士研究生导师。曾任中山医科大学肿瘤医院副院长，肿瘤防治中心副主任。在头颈肿瘤的诊断和治疗方面有较深的造诣，系中山大学肿瘤防治中心喉癌单病种首席专家。培养硕士研究生、博士研究生 20 多名。专业研究方向是头颈肿瘤的诊断和治疗。在喉癌方面较早开展术前和术后放疗研究、喉重建、喉癌临床和分子切缘研究、cN0 颈淋巴结转移的分子预测研究、喉移植研究、倡导喉部分切除；在口腔癌方面较早开展诱导化疗、前哨淋巴结研究，开创性进行微波固化研究。发表论文 120 多篇。是《癌症》《中华耳鼻咽喉科杂志》《肿瘤防治杂志》《肿瘤学杂志》《中国肿瘤临床》等杂志的编委、审稿人、首席审稿人。作为第一获奖人所获奖项包括：1982 年“喉癌全喉切除术加气管—食管瘘成型术的研究”获广东省高等教育局授予的“科技成果奖三等奖”；1992 年“微波治疗口腔癌瘤的临床研究”获中山医科大学科技成果奖三等奖；1994 年“游离组织瓣修复头颈肿瘤术后缺损”获中山医科大学科技成果奖三等奖；1997 年主编专著《实用头颈肿瘤学》获得中南地区大学出版社“优秀教材一等奖”、1999 年获得“广东省医药卫生科技进步二等奖”；2007 年“喉癌微创手术治疗和喉移植临床前期研究”被广州市科技局确认为广州市科学技术成果；1992 年获得国务院政府特殊津贴。

主编专著《实用头颈肿瘤学》，编写专著《临床肿瘤学》（任副主编），参编专著《现代喉外科学》《现代头颈肿瘤外科学》。

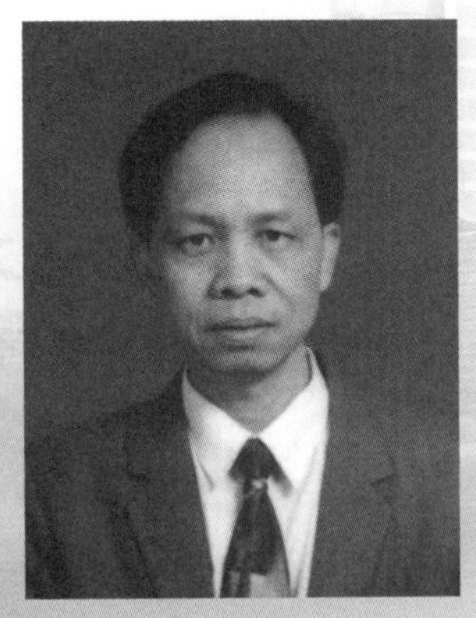

何友兼，男，1941 年 10 月生，广东省南海市人。1965 年毕业于中山医学院，曾任中山医科大学肿瘤医院副院长，肿瘤内科主任，广州市东山区第十一届政协委员、全国抗癌协会大肠癌专业委员会化疗专业组组长、广东省抗癌协会常务理事、广东省抗癌协会肿瘤化疗专业委员学会名誉副主委、广东省肿瘤学会委员，中山大学附属肿瘤医院内科教授、肿瘤内科博士研究生导师和广东省干部保健专家组成员。1987—1988 年作为访问学者赴美国阿拉巴马州立伯明翰大学临床药理科从事 5FU 代谢酶——二氢嘧啶

脱氢酶（DPD）的时辰药理研究。1993 年获“广东省南粤教书育人优秀教师奖”，1993 年开始获得国务院政府特殊津贴。他在实体肿瘤如胃肠道癌、淋巴瘤、头颈癌、鼻咽癌、肺癌、乳腺癌等的化疗方面有丰富经验，尤其擅长胃肠道癌化疗。对抗癌新药的临床评价拥有丰富经验，是国家药品监督管理局公布的新药评审专家库的第一批专家。在国内最早应用、介绍和推广大剂量醛氢叶酸生化调节（5FU）疗法。获奖项目有：“恶性淋巴瘤根治研究方案”“大剂量醛氢叶酸合并氟尿嘧啶治疗晚期胃肠道癌”“晚期鼻咽癌化学治疗的研究”。参与撰写的医学视听录像教材有《肿瘤概论》等，培养硕士研究生4 名、博士研究生 13 名。曾在国内各种医学杂志发表论文 80 多篇。

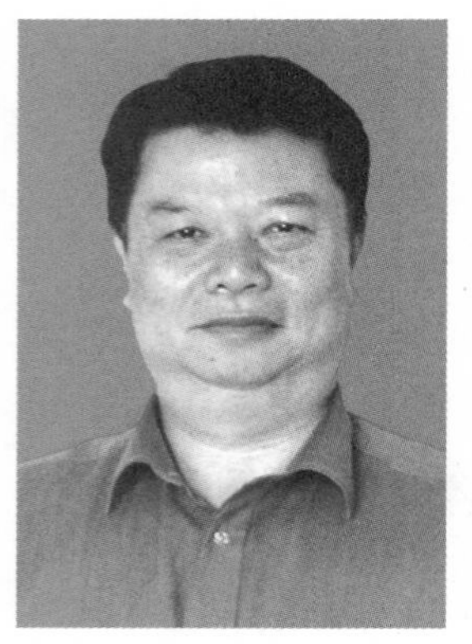

张流祥，男，1947 年 6 月生，广东省信宜县人。1969 年 4 月入伍，1970 年 5 月加入中国共产党。入伍后历任中国人民解放军工程兵第 315 团技术营战士，文书、书记，团政治处宣传股干事。中国人民解放军广州军区司令部直属政治部组织处干事，原广州军区司令部军医训练大队政治教导员，原广州军区直属第二门诊部政治协理员。1992 年 8 月转业到中山大学肿瘤防治中心（原中山医科大学附属肿瘤医院）。历任中心党委办公室主任、中心办公室主任，1983 年任中心副主任、附属肿瘤医院副院长，后任中心党委副书记兼中心纪委书记、工会主席直至 2007 年 7 月退休。在职期间曾多次被评为中山大学和本中心“优秀党员”“优秀党务工作者”“优秀工会干部”。在《中国医院管理》《中国卫生》等核心期刊上发表论文 7 篇，常有文章在广东省、广州市各大报刊及《中山大学校报》上见报。主办本中心《肿瘤中心简讯》，在业界有一定的影响力。曾任中华医院管理学会医院文化专业委员会委员、广东省卫生系统思想政治工作研究会常务理事。

曾益新　参见第七编第一章。

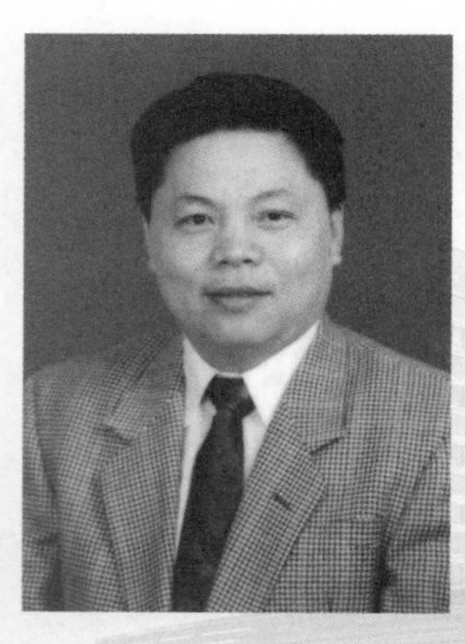

吴一龙，男，1956 年生，教授，主任医师，博士研究生导师。1982 年毕业于中山医学院医疗系，获学士学位。1982—1988 年 5 月于中山医科大学附属肿瘤医院从事肿瘤临床工作；1988—1989 年在联邦德国西柏林肺科医院作为访问学者进行研修，并获德国行医执照。1990 年 6 月—1999 年 4 月，任中山医科大学附属肿瘤医院医教科副科长、信息科科长、生物治疗中心主任、副院长、常务副院长；1999 年 5 月—2002 年 12 月，任中山医科大学附属第三医院教授、院长；2003 年 1 月调任广东省人民医院副院长。曾任中国抗癌协会肺癌专业委员会主任委员、临床肿瘤协作中心副主任委员、广东省肿瘤学会副主任委员。享受国务院特殊津贴。多次承担国家、卫生部、广东省和广州市重大科研项目，学术成果曾获国际肺癌研究会颁发的“Developing Nation Investigator Awards”及“广东省科学技术进步奖”“广东省

医学科技进步奖”“中山医科大学医疗成果奖”等多项奖项。2004 年获医师行业最高奖“中国医师奖”。主要研究方向为以手术为主的肺癌多学科综合研究、计算机临床信息系统及循证肿瘤医学。在国内率先开展“纵隔镜检查术的临床应用”和“经胸骨正中切口双肺肿瘤Ⅰ期切除术”。主持多项肺癌多学科综合治疗的多中心临床随机对照研究。2002 年负责起草了《局部晚期（Ⅲ期）非小细胞肺癌诊断和治疗共识》及卫生部主持制定的《全国肺癌诊治指南》。在国内外期刊上发表学术论文 400 多篇，主编了《肺癌多学科综合治疗的理论与实践》等著作。

谢汝华，男，1995—2003 年 4 月任肿瘤防治中心副主任、副院长（简历资料缺）。

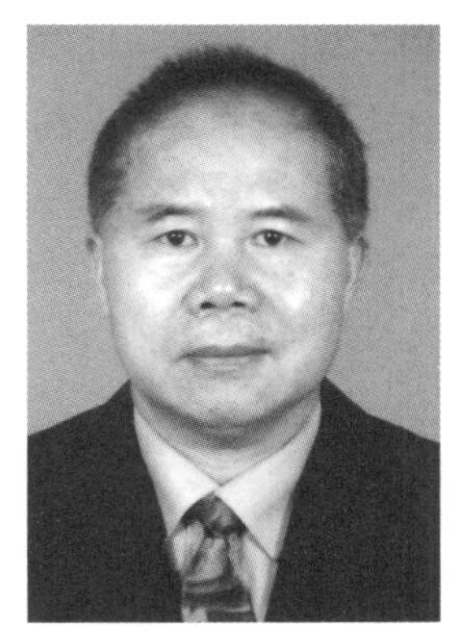

李锦清（1946—2011 年），男，广东开平人，中共党员。1970 年毕业于中山医学院，取得学士学位，于 1986 年和 1990 年分别赴德国柏林 RUDOLF WISHOU 医院和柏林自由大学深造，于 1995 年获得德国柏林自由大学医学博士学位。1992 年获聘中山医学院教授职称，担任博士研究生导师。于 1998—2006 年担任中山大学附属肿瘤医院常务副院长及肝胆科主任，肝癌单病种规范治疗首席专家，曾兼任中国抗癌协会肝癌专业委员会副主任委员、广东省抗癌协会肝癌专业委员会主任委员、《癌症》杂志副主编等职务。主要研究方向：肝癌的临床及基础研究，在国内首先倡导肝癌的多学科综合治疗模式并组建肝胆科。连续主持“九五”“十五”“十一五”等国家科技攻关课题分题，发表肝癌相关的论文百余篇，成果先后获得“1998 年国家教委科技进步二等奖”“2001 年中国高校科学进步二等奖”和“广州市科委科技进步三等奖”“2001 年广东省科技进步二等奖”“2009 年中华医学奖三等奖”。1999 年获批享受国务院政府特殊津贴，同年获广东省“白求恩式先进医务工作者”称号，2007 年获“中山大学优秀共产党员”称号。2011 年 7 月因病逝世。

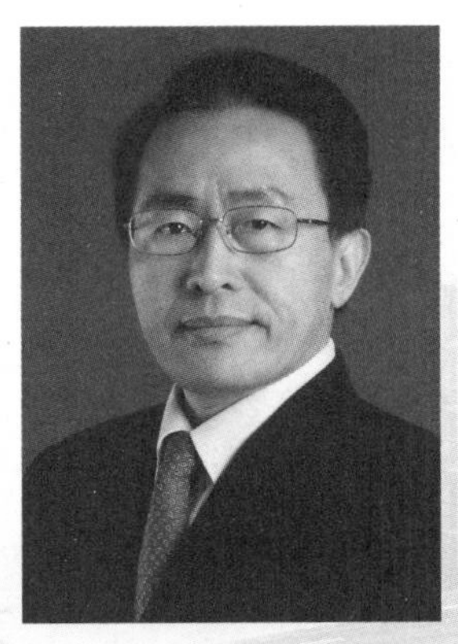

姜文奇，男，1957 年 3 月生，江西南昌人。肿瘤内科学二级教授，主任医师，博士研究生导师。1982 年毕业于上海医科大学临床医学系，获得学士学位。1988 年毕业于中山医科大学，获得肿瘤学硕士学位。2005 年毕业于中山大学岭南学院，获得高级医药卫生工商管理硕士（EMBA）学位。1997—2000 年由中国卫生部选派作为临床高级访问学者赴美国伯明翰大学医学院和美国 MD Anderson 肿瘤中心进修。历任中山医科大学肿瘤中心副主任兼肿瘤医院副院长（1998—2004 年）、中山大学临床药理研究所副所长（2005—2016 年）、中山大学附属肿瘤医院内科主任（1998—2017 年）、肿瘤内科首席专家、淋巴瘤研究中心主任（2005—2017 年）、国家抗肿瘤新药临床试验中心学术委员会主任（2010—2017 年）。

在学术界先后担任中国抗癌协会副秘书长及常务理事、中国医师协会肿瘤学分会副会长、中国抗癌协会临床肿瘤化疗专业委员会主任委员、中国抗癌协会淋巴瘤专业委员会主任委员，中国老年保健协会免疫治疗专委会名誉会长、港澳抗癌协会副理事长，广东省医学会肿瘤内科分会会长、广东省临床医学会副会长、华南名医联盟肿瘤专家联盟理事长，中国卫生部肿瘤学临床诊疗路径审核专家、国家科技重大专项新药创制专项评审专家、国家自然基金评审专家等。

社会兼职为广东省政协常委（2013—2023 年）、中国农工民主党（医药卫生系统）中央委员及广东省委员会副主任委员、上海医科大学广东校友会会长、复旦大学广东校友会会长等。

主要研究方向为恶性淋巴瘤的化疗、免疫治疗和分子靶向治疗机理和临床应用，以及抗肿瘤新药研究和临床评价。作为学术带头人连续主持三届国家重大科技专项研究计划项目，主持多项国家级自然科学基金项目。在国内外重要医学期刊上发表论文 130 篇。作为主要研究者获得“中国抗癌协会科技进步一等奖”“教育部自然科学奖一等奖”“中华医学会科技奖三等奖”。主编出版《临床肿瘤内科学》《淋巴瘤诊疗学》和《肿瘤生物治疗学》等专著。2016 年由中国科技协会授予“全国优秀科技工作者”终身荣誉奖状，并被评选为“中山大学名医”“岭南名医”等。

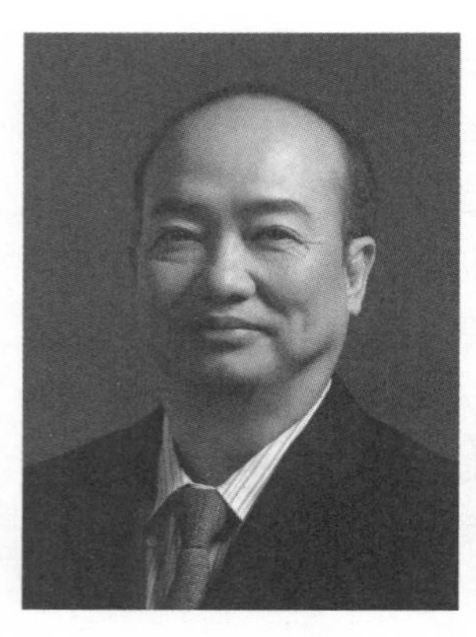

林桐榆，男，广东潮州人。从事肿瘤内科临床、教学及科研工作 30 多年，是国内外知名肿瘤内科专家，在肿瘤化疗、内分泌治疗、靶向免疫治疗方面有丰富经验。他除对淋巴瘤的诊治有前沿的研究外，在多种难治罕见肿瘤方面也有很好的经验和创新。1987 年毕业于中山医科大学临床医学系，留校于附属肿瘤医院从事肿瘤内科临床工作；1997 年获肿瘤学博士学位；2000—2002 年在美国 MD Anderson 肿瘤中心做博士后研究和临床工作学习；2006 年获中山大学管理学院 EMBA 学位。曾任中山大学肿瘤防治中心副主任、副院长，现为电子科技大学附属四川省肿瘤医院院长。为四川省肿瘤医院及中山大学肿瘤防治中心淋巴瘤首席专家、教授、博导。享受国务院特殊津贴专家，担任中央、省市干部保健专家。主持了许多国际国内的多中心临床研究，在 JAMA、*Lancet Oncology*、JHO 等权威期刊上发表论文 100 多篇，为“中华医学奖一等奖”“省科技一等奖”等多个奖项的第一完成人，其中 9 项成果写入 19 部国际诊疗指南。承担了许多国家级、省市级课题。主编人卫版《恶性淋巴瘤诊断和治疗学》《恶性肿瘤靶向治疗学》；已培养毕业的博士 30 多名。兼任中华医学会肿瘤学分会主委及淋巴瘤学组组长，国家肿瘤质控中心淋巴瘤专委会主委，CSCO 罕见肿瘤专家委员会主委、黑色素瘤专家委员会候任主委、中国淋巴瘤联盟副主席，中国抗肿瘤药物安全管理专家委员会副主任委员，南方肿瘤临床研究协会（CSWOG）监事长，广东省医学会肿瘤学分会名誉主委，四川省医学会副会长等。

刘继红，女，1962 年 3 月生，湖南耒阳人，中共党员，教授、主任医师、博士研究生导师。1984 年毕业于中山医科大学医学系，1993 年在中山医科大学获医学硕士学位，2004 年在澳大利亚悉尼大学获博士学位。1997 年起任妇科副主任，2006—2020 年任妇科主任。

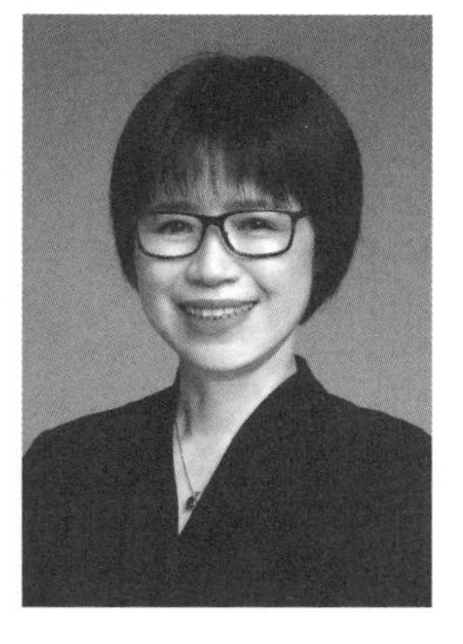

2004—2008 年任中山大学肿瘤医院副院长，主管科研和信息工作，建设了医院 HIS/LIS 和信息系统集成平台，建立临床研究中心，为医院信息化发展和临床研究的全面开展奠定了良好的基础。

在肿瘤防治中心从事肿瘤妇科临床工作 40 年，对妇科恶性肿瘤的诊断、外科手术和综合治疗有丰富的临床经验。主编和执笔编写多部国际和国内妇科肿瘤诊疗指南和专家共识，打造妇科肿瘤手术的“岭南标准”，擅长早期妇癌的保育治疗和晚期及复发难治妇癌的综合治疗。2003 年建立了妇科多学科会诊制度，2022 年领衔创立了全国的妇科肿瘤分子检测基础上的多学科诊疗模式（MTB）。首创性开展了多项研究者发起的临床研究，引领了国内妇科肿瘤临床研究的发展。并在宫颈癌的预防方面做了大量的工作，推动了 HPV 疫苗在中国的上市和应用。获得国自然基金、国家“十一五”科技支撑项目等多项科研立项资助。以第一作者和通讯作者发表论文近百篇。曾获“国之名医”“金柳叶刀奖”“中国健康科普优秀医生”“岭南名医”“南粤巾帼好医师”等荣誉。

主要学术团体任职和社会兼职：中国抗癌协会子宫体肿瘤专业委员会（CGCS）主任委员、中华医学会妇科肿瘤学分会（CSGO）第四、第五届委员会副主任委员、国家癌症中心国家肿瘤质控中心宫颈癌质控专家委员会副主任委员、中国优生科学协会阴道镜和宫颈病理学分会（CSCCP）副主任委员、中国医师协会妇产科医师分会常务委员、广东省医学会妇科肿瘤学分会主任委员、广东省医学会妇产科学分会第十二届委员会主任委员、妇科肿瘤学组组长，广东省抗癌协会妇科肿瘤专业委员会主任委员、中国南方肿瘤临床研究协会妇科肿瘤分子诊疗专业委员会主任委员等。

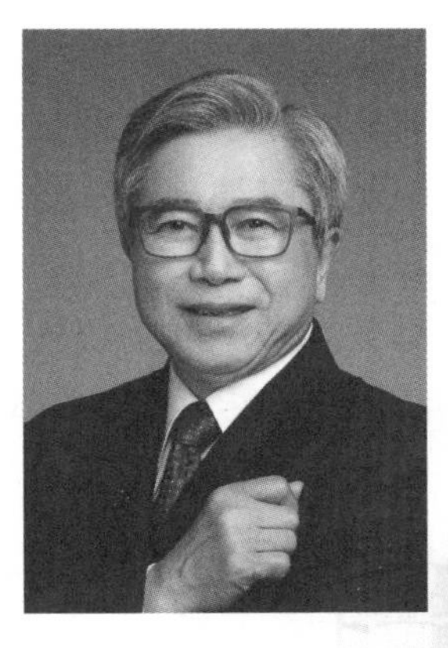

卢泰祥，男，1953 年 7 月生，广东东莞人。中共党员。1977 年毕业于广州中山医学院。2004 年受聘中山大学主任医师，2006 年受聘博士研究生导师，2008 年受聘教授职称。历任中山医科大学附属肿瘤医院放疗科副主任，放射肿瘤学教研室副主任，放射防护委员会主任，放疗科党支部书记（1997—2007 年）。中山大学肿瘤防治中心副主任、肿瘤医院副院长（2004—2008 年）。先后兼任中华医学会《放射肿瘤学杂志》副总编辑，中国抗癌协会理事，中国抗癌协会放射治疗专业委员会主任委员，中国抗癌协会鼻咽癌专业委员会副主任委员，中华医学会广东放射肿瘤学分会常委，中华医学会广东肿瘤学分会常委，广东省抗癌协会理事，放射治疗专业委员会主任委员，淋巴瘤专业委员会副主任委员，*NCCN Practice Guidline* 头颈肿瘤中国版专家组组长，泛珠江区域（“南中国”11 省市 + 港、澳、台地区）放射肿瘤学协作组主席等职位。主要研究方向：鼻咽癌综合诊治与现代放射治疗技术。国内首创适形调强放射治疗技术在鼻咽癌的临床应用。发表中、英文关于鼻咽癌早诊、早治，适形调强放射治疗技术，综合放、化疗及靶向药物多学科治疗等论文约 135 篇。曾主编《实用临床放射肿瘤学》，主译《放射肿瘤学原理和实践》第 5 版（*Perez and Brady's*：*Principles and Practice of Radiation Oncology*，Fifth Edition），参编专著 16 本。担任 9 种杂志的编委或常务编委。

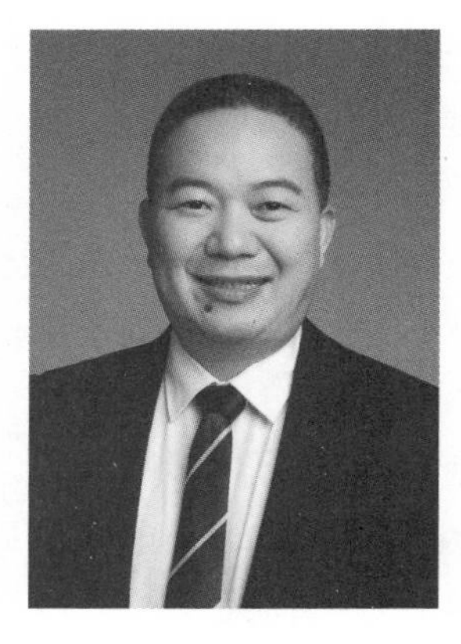

傅剑华，临床肿瘤学博士，EMBA，教授/主任医师、博士研究生导师；现任广东省食管癌研究所所长，食管癌单病种首席专家，曾任肿瘤防治中心副主任，副院长（2004—2013 年）及胸科主任（2006 年 12 月—2010 年 11 月）；中国抗癌协会食管癌专业委员会副主任委员，中国抗癌协会纵隔肿瘤专业委员会副主任委员，中国医师协会胸外科医师分会副会长，中国临床肿瘤学会（CSCO）常务理事，中华医学会胸心血管外科学分会食管疾病组副组长，广东省医师协会胸外科医师分会名誉主委，广东省抗癌协会食管癌专业委员会名誉主任委员，广东省抗癌协会理事，广东省医学会胸外科学分会副主任委员，广东省医学会机器人外科学分会副主任委员，广东省医学会肿瘤学分会副主任委员等；《中华医学杂志》《中华胃肠外科杂志》《中华胸心血管外科杂志》《中国胸心血管外科临床杂志》《中国肿瘤临床》《胸腺肿瘤》《胃肠外科学》等杂志编委。一直从事胸部肿瘤的诊治，擅长于食管癌、肺癌及胸部肿瘤复杂的外科手术治疗及胸部肿瘤的微创治疗，对食管癌的综合治疗等有深入的研究。曾主持国家自然科学基金及卫生部临床重点项目等多项国家及广东省课题的研究，已在国内外有影响力的杂志上发表论文 100 多篇，参编专著 4 本。研究成果曾获广东省科学技术研究成果二等奖和三等奖；已被授权发明专利 2 项，其研制的“治疗食管良性狭窄记忆金属支架”已产业化，该支架治疗难治性食管良性狭窄取得了良好的效果。对局部晚期食管鳞癌患者，开展的 NEOCRTEC5010 Ⅲ期临床研究，取得突破性成果，其结果证实了术前放化疗可以延长局部晚期食管鳞癌的总生存，研究结果前后发表在国际权威肿瘤学期刊 *Journal of Clinical Oncology* 和 *Jama Surgery*，并先后被纳入了美国国立综合癌症网络（NCCN）指南和中国临床肿瘤学 CSCO 指南。

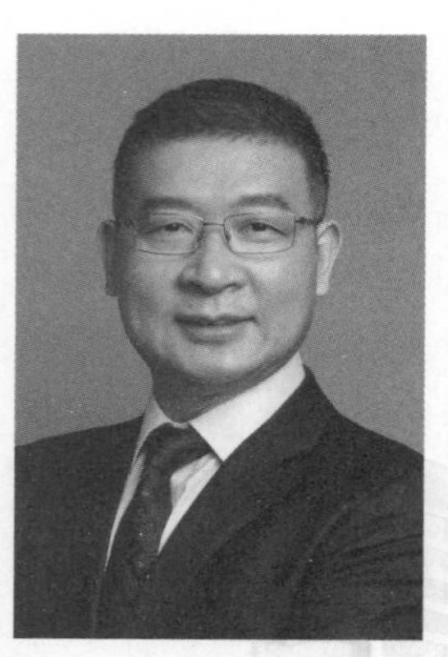

徐瑞华，中国医学科学院学部委员，医学博士，中山大学肿瘤防治中心主任、医院院长、研究所所长，华南恶性肿瘤防治全国重点实验室主任，教授，博士生导师。

中国临床肿瘤学会理事长，中国抗癌协会副理事长，中国抗癌协会靶向治疗专委会首届主任委员，中国抗癌协会化疗专委会候任主任委员，中国临床肿瘤学会肠癌专委会主任委员，中国临床肿瘤学会胃癌专委会首届主任委员，*Cancer Communications* 主编，研究生教材《肿瘤学》主编，本科生教材《临床肿瘤学》主编。

从事肿瘤内科临床及科研工作 36 年，取得突破性成果：第一，实现了肠癌诊治理论和实践的系统创新，使我国肠癌早诊及精准治疗均处于国际先进水平。第二，创新了消化肿瘤免疫治疗体系，引领国际消化肿瘤免疫治疗发展。

以通讯或第一作者在国际顶级期刊 JAMA、*BMJ*、*Cell*、*Nature Medicine*、*Nature Materials*、*Cancer cell*、*Lancet Oncology* 等发表 SCI 论文 200 多篇，连续 2 年入选科睿唯安（Clarivate Analytics）全球高被引科学家，连续 7 年入选中国高被引学者榜单。以第一完成人获“国家科技进步二等奖”2 项、“全国创新争先奖”1 项、省部级“一等奖”6 项、“何梁何利基金科学与技术奖”“吴阶平医药创新奖”“谈家桢临床医学奖”及“CSCO 年度成就奖”。入选国家“百千万人才工程”“全国先进工作者”“国务院特殊津贴专家”“南粤百杰人才培养工程”“国家卫生计生突出贡献中青年专家”等人才项目。

廖振尔 参见历任党委领导简介。

马骏 参见第七编第一章。

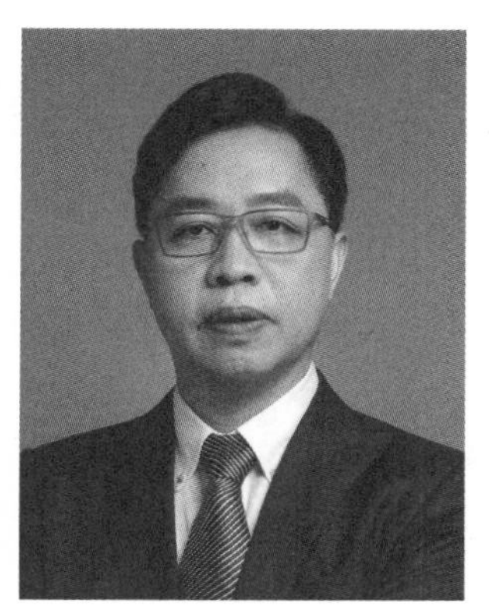

彭望清，1967 年 7 月生，湖南邵东人，研究员。1990 年 1 月加入中国共产党，1991 年 9 月参加工作，1994 年 1 月担任肿瘤防治中心办公室副主任，1998 年 3 月起任中心办公室主任，2008 年 10 月至 2010 年 7 月任肿瘤防治中心副主任、副院长，2010 年 7 月至 2018 年 12 月任肿瘤防治中心党委副书记、纪委书记，2019 年 1 月至今任肿瘤防治中心副主任、副院长，兼任中国抗癌协会常务理事，中国医院协会人力资源专业委员会副主委，广东省卫生经济学会绩效管理分会副会长。自 90 年代初起致力于医院管理和卫生经济研究，先后出版专著 4 部，公开发表学术论文 50 篇，其中专著《绩效革命》《绩效解码》产生较大影响。获“2022 年中国医院管理先锋人物奖”和“2023 年广东省医院管理创新一等奖”“2023 年‘中南五省一区’医院管理创新一等奖”“2023 年中国医院科技创新奖”。

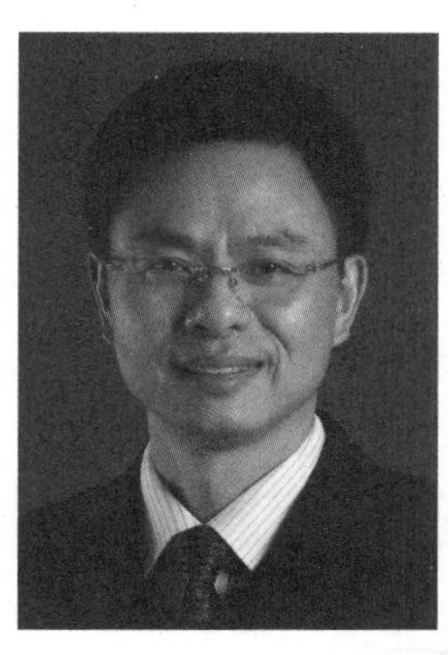

李升平，男，1963 年 10 月生，湖南岳阳人。中共党员，医学博士，教授、主任医师、博士研究生导师，历任中心肝胆科副主任、党支部书记、院长助理、副院长（2010 年 9 月—2019 年 3 月），胰胆外科主任、胰腺癌单病种首席专家。1986 年湖南衡阳医学院医疗系本科毕业，1991 年获中山医科大学外科学硕士学位，1998 年获中山医科大学外科学博士学位。1994 年、2001—2003 年分别为美国南加州大学微创外科中心访问学者、美国密西根大学癌症中心博士后研究员及美国匹兹堡大学肝移植中心访问学者。主要从事胰腺、胆道、肝脏肿瘤的外科手术、纳米刀消融手术及综合治疗工作，在肝门部胆管癌根治术、胆囊癌根治术、胰头癌根治术等四级复杂手术及机器人辅助下各类胰胆肿瘤根治性手术（如胰十二指肠切除术、顺行性模块化胰体尾癌根治术）、保留器官功能的机器人微创手术（保留脾脏的胰体尾切除术、保留十二指肠的胰头肿物切除等）方面具有丰富的临床经验，在我院率先开展前入路肝悬吊巨大肝癌切除、联合大范围肝切除的肝门部胆管癌根治、盆式胆肠吻合重建、扩大胰腺癌根治术、中段胰腺切除、全胰腺切除等复杂手术。2015 年带领团队在国内率先开展纳米刀消融治疗局部进展期胰腺癌，是国内开展该项新技术病例数量最多、效果最好的单位，疗效处于国际领先水平，牵头完成了国内首个“开放下纳米刀消融治疗局部进展期胰腺癌专家共识”，作为 PI 牵头开展了“纳米刀消融治疗局部进展期胰腺癌”的多中心、前瞻性临床研究，促进设备

国产化。致力于胆胰肿瘤与肿瘤微环境关系的相关基础研究，在 *PLoS genetics*、*Clin cancer Res.*、*Cancer Lett.*、*Cell Res*、*J Hepatol.*、*Hepatology*、*Oncoimmunology*、*Cancer Res.*、*Mol Therapy* 等上发表 SCI 论文 100 多篇。主持国家重大科学研究计划项目（973）、国自然基金、留学回国人员基金等多项科研课题。先后获得"中华医学科技奖三等奖""中国高校科学技术进步二等奖""广东省科技一等奖""教育部科学技术进步奖二等奖""2017推动行业前行的力量之十大医学贡献专家"，第六批中组部优秀援疆干部、第二届"广东好医生"等奖项。现任中华医学会外科分会胰腺外科学组委员、中国抗癌协会胰腺癌专业委员会常委、中国抗癌协会胆道肿瘤专业委员会委员、美国癌症研究协会（AACR）会员、广东省抗癌协会理事、广东省抗癌协会胰腺癌专业委员会主任委员、广东省抗癌胆道肿瘤专业委员会名誉主任委员等，先后担任《癌症》《中华实验外科杂志》《世界华人消化杂志》和《岭南现代外科杂志》等多家杂志编委和常务编委。

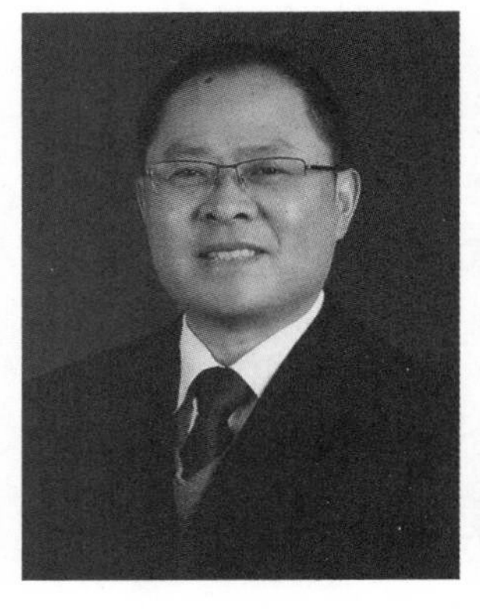

钱朝南，1992 年和 1999 年分别在中山医科大学获医学学士和医学博士学位。2000—2003 年分别在美国德州大学 MD Anderson 癌症中心和美国密歇根州的 Van Andel Research Institute（VARI）接受博士后培训。2004 年在 VARI 担任研究科学家，2006—2007 年兼职新加坡国家癌症中心转化研究实验室副主任。2007 年 6 月，作为中山大学"百人计划"引进人才在中山大学肿瘤防治中心鼻咽科担任研究员、博士研究生导师、鼻咽科主诊教授。2008 年开始担任中山大学肿瘤防治中心院长助理。长期参与我国的医疗体制改革，并于 2008 年被我国（原）卫生部聘为"健康中国 2020"战略规划研究专家。2013—2019 年担任中山大学肿瘤防治中心副主任、肿瘤医院副院长，分管教学（含招生）、信息化建设、国际合作与交流、*Cancer Communications*（原 *Chinese Journal of Cancer*）等工作。2019 年担任广州泰和肿瘤医院创始院长。长期从事鼻咽癌诊治、肿瘤微环境以及抗肿瘤转移研究。主持国家自然科学基金重点项目 1 项、国家自然科学基金面上项目 5 项、卫生部重大专项分题、"863"项目分题等。在 SCI 收录的学术期刊发表论文 200 多篇。为 50 多种国际学术期刊担任审稿人，是多个国家级科研基金委的评审专家。2020 年创立 *Visualized Cancer Medicine* 国际期刊。2013 年被国内同行推选为 CSCO 血管靶向治疗专家委员会副主任委员。2019 年创建中国抗癌协会肿瘤微环境专业委员会并担任创始主任委员。2023 年创建中国抗癌协会肿瘤音乐干预专业委员会并担任创始主任委员。2023 年被美国斯坦福大学和爱思唯尔出版社选入"2023 年全球前 2% 顶尖科学家"榜单。

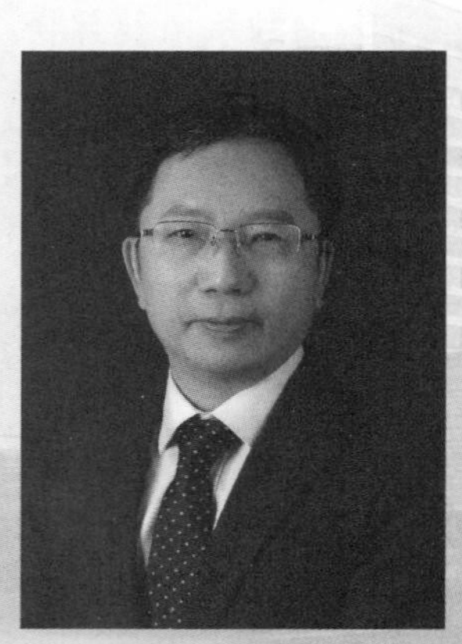

曾木圣，男，1967 年生，江西抚州人。研究员，博士生导师，2013 年起任中心副主任、副院长，"长江学者"特聘教授，杰出青年科学基金获得者，入选"南粤百杰"和第九届国家卫生健康突出贡献中青年专家等。长期专注于 EB 病毒致癌机制与干预研究，主持国家重点研发计划及多项国自然重点项目。首次发现

EB 病毒感染上皮细胞受体，阐明 EB 病毒感染和致癌机制，建立 EB 病毒创新疫苗体系并研发出多个候选疫苗，发现并鉴定上皮－免疫双特征肿瘤细胞新亚型。以通讯或共同通讯作者在 *Nat Microbiol*、*Cell Host & Microbe*、*Cell Res*、*Cancer Cell*、*Nat Commun*、*PNAS*、*J Clin Invest*、*Sci Adv* 等国际主流期刊上发表论文 50 多篇。以第一完成人分别获“国家自然科学奖二等奖”“教育部科技奖自然科学”“广东省自然科学奖”和“中国抗癌协会科技奖一等奖”。H 指数 68（Google），当选 2024 Gordon Research Conference 鼻咽癌会议主席。

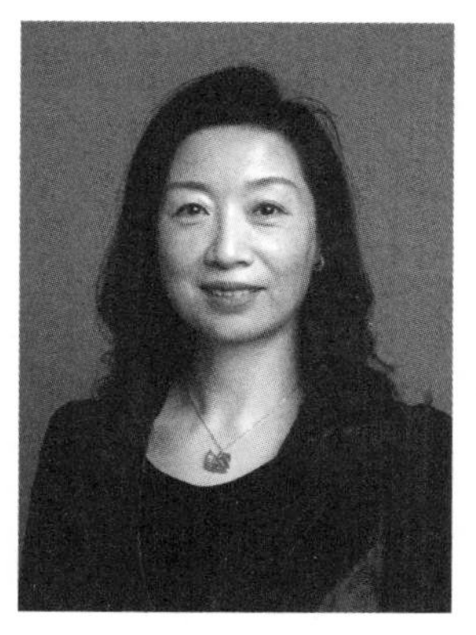

丁朝霞 管理学博士，中山大学正高级会计师，入选全国高端会计人才，国家卫健委三级公立医院绩效考核专家，国家卫健委内部审计专家，广东省卫生健康委大型医院巡查专家。中国注册会计师，国际注册内部审计师、高级审计师，高级管理会计师。广东省财政厅、广州市正高级会计师评审专家、广东省审计厅正高级审计师评审专家、广东省卫生经济学会运营专委会首席专家，广州市纳税人协会第二届理事会智库专家。2016 年 7 月至 2023 年 6 月担任中山大学肿瘤防治中心总会计师。曾任中国卫生经济学会常理事、中国总会计师协会卫生健康分会常务理事。主编《案例通略——由内部审计案例透视审计技巧和方法》《审计学——轻轻松松学审计》《医院运营精细化管理理论与实战》《医院薪酬管理》等多本专业著作。《公立医院运营管理》副主编，为《管理会计应用指引详解与实务》《中级管理会计师能力认证考试用书》《医院内部审计实务与案例分析》编委会委员和主要编写者，参与“中国卫生经济现代医院管理”丛书的编写。《基于电子健康码的区域医疗一站式结算和信用就医服务应用指南》及政策研究白皮书编制专家。主要研究方向医院管理、医院绩效管理、财务管理、卫生经济、医院经营决策，在《审计研究》《审计与经济研究》《健康报》等核心杂志或期刊上发表文章 30 多篇，主持多项重要课题研究，相关成果受到嘉奖并获推广应用。

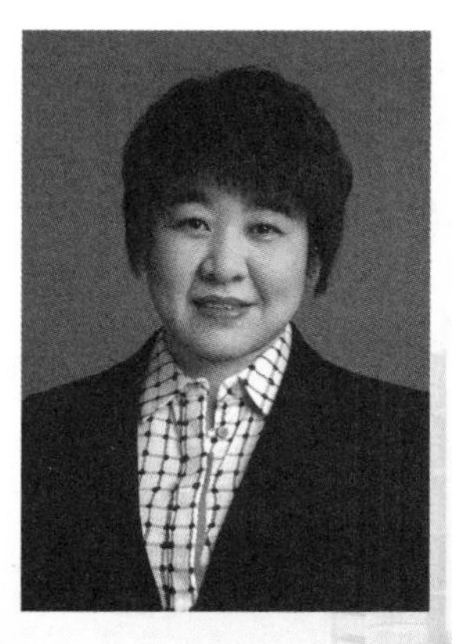

孙颖，女，汉族，1974 年 5 月生，籍贯黑龙江省七台河市。2002 年在中山大学获医学博士学位，入职中山大学肿瘤防治中心。教授、主任医师，博士研究生导师，2019 年起任中心副主任（医院副院长）。“国家重大人才工程”入选者（2019 年）、人社部国家“百千万人才工程”有突出贡献中青年专家（2020 年）、科技部创新人才推进计划一中青年科技创新领军人才（2020 年）。现任中国抗癌协会第九届理事会理事，中国临床肿瘤学会（CSCO）鼻咽癌专委会副主任委员，中国抗癌协会肿瘤大数据与真实世界研究专委会副主任委员等职。

孙颖教授长期致力于“鼻咽癌的精准治疗和人工智能大数据”的系列研究。近 5 年来，作为通讯/一作发表高水平论著 50 多篇（含共同），包括 N Engl J Med、*Lancet*、JAMA、BMJ、*Nat Med*、*Cancer Cell*、*Lancet Oncol*、JCO、*Radiology*、*Nat Commun* 等；主持国家重点研发计划项目 1 项、国自然重点类课题 2 项及面上项目 4 项；首创 AI 辅助鼻咽癌精准放射治疗新技术，主持建成的放射治疗数据整合平台、肿瘤医学大数据平台（含鼻咽癌专病数据库）、肿瘤放射治疗靶区及危及器官自动勾画平台均已应用于临床和科研；创立中晚期鼻咽癌最佳时机/药物的放化联合新方案，作为联合主席牵头制定了《中国－美国临床肿瘤学会鼻咽癌临床诊治国际指南》；发明专利已授权 15 项，转让 5 项；作为主要完成人之一获“国家科技进步二等奖”3 项，省部级科技奖一等奖 8 项。

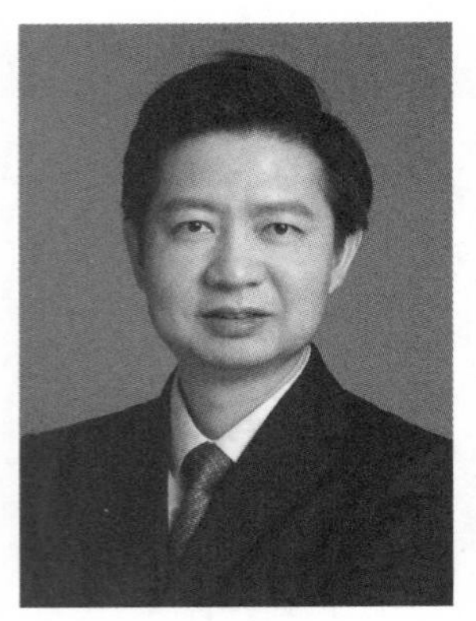

刘卓炜，男，1975 年生，贵州贵阳人。教授、主任医师、博士研究生导师，2019 年起任中山大学肿瘤防治中心副院长。国家住培基地中肿外科基地主任，华南首家达芬奇手术机器人国际培训中心专家委员会主任，中山大学附属肿瘤医院甘肃医院（国家区域医疗中心建设项目）执行院长。荣获“中国泌尿肿瘤杰出青年奖”“广东省医疗系统先进个人”、广东省“杰出青年医学人才”、“广东医院优秀管理干部”“羊城好医生”“广东省实力中青年医生”、中山大学肿瘤防治中心创新人才“临床科学家”，担任尿路上皮癌（膀胱癌）单病种首席专家及睾丸肿瘤单病种组长、儿童实体瘤外科核心专家。兼任中国抗癌协会肿瘤多学科诊疗专委会副主任委员、广东省医学会机器人外科学分会候任主任委员、广东省抗癌协会泌尿生殖系肿瘤专委会主任委员等学术职务。

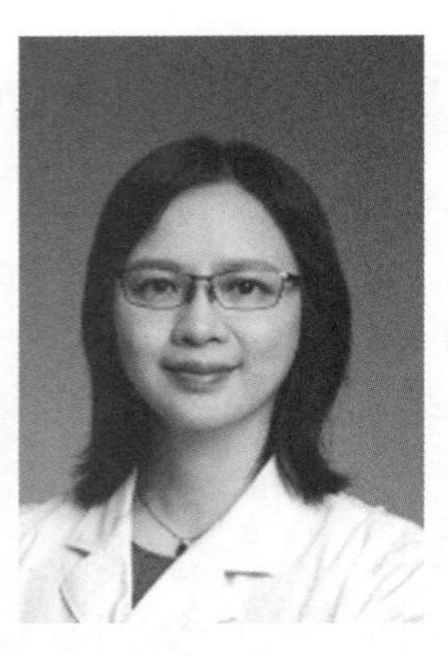

贾卫华，女，汉族，1970 年 9 月生，安徽砀山人。1992 年本科毕业于西南财经大学，2003 年毕业于中山大学岭南学院，获硕士研究生学历、经济学硕士学位。

2004 年 12 月至 2016 年 7 月任中山大学财务与国资管理处副处长，其间获聘中山大学系统第一位正高级会计师；2016 年 7 月至 2023 年 9 月任中山大学附属口腔医院总会计师；2023 年 10 月起担任中心总会计师。现为国管局、广东省、深圳市、中山大学正高级会计专业技术资格评审专家。曾兼任中国教育会计学会荣誉常务理事、中国总会计师协会理事、广东省卫生经济学会常务理事等社会学术组织职务和中山大学管理学院校外导师等。

长期从事财务管理工作，主持完成中央部委司局和广州市社科基金财务管理重点课题四项，主编专著两部，组织起草全国人大代表提案 5 份。2023 年获得广东省医院协会“广东医院优秀管理干部称号”。

历任党委领导

（以任职时间为序）

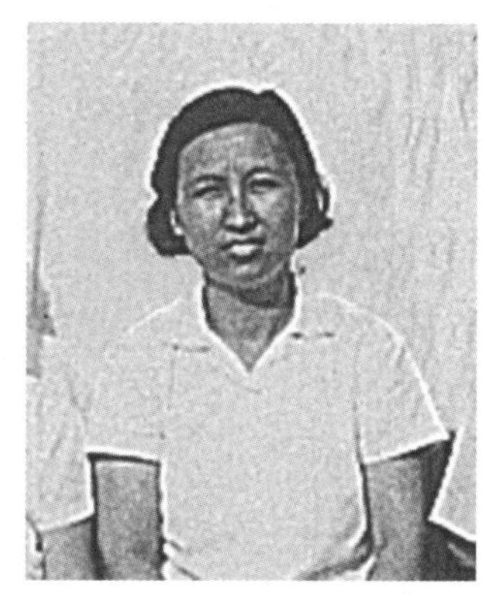

黄瑛（1924—1973 年），女，原名黄珮瑛，广东海丰人，1924 年 7 月生。1949 年 2 月入党，1948 年 2 月参加工作，1958 年 9 月—1961 年 9 月，中山医学院干部班，1961 年 10 月—1964 年 2 月，任中山医学院附属第二医院院长办公室主任，1964 年 3 月起任华南肿瘤医院院长办公室主任，首任党支部书记。1965 年 7 月 24 日任华南肿瘤医院副院长，1968 年 9 月任华南肿瘤医院革委会副主任。1973 年 11 月 19 日因病去世。

李天顺　参见历任行政领导简介。

陈应瑞　参见历任行政领导简介。

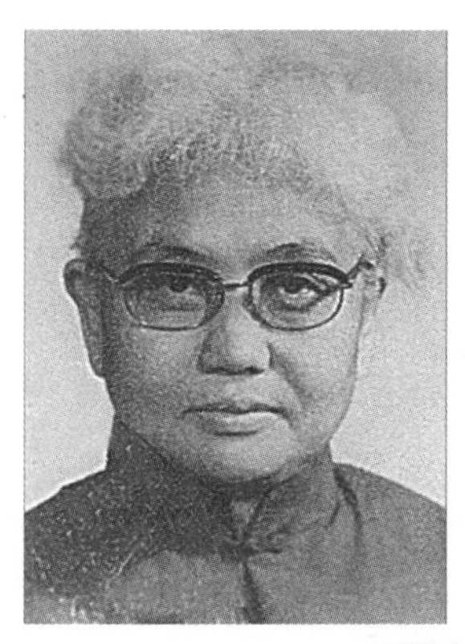

蒲广寒（1925—2022 年），女，曾用名蒲广惠，安徽涡阳县人，1943 年 3 月入党，1940 年 3 月参加工作，1971 年 7 月任中山医学院肿瘤医院革委会副主任、党总支副书记，1979 年 12 月任肿瘤医院党总支书记，1980 年 9 月任肿瘤医院副院长，1982 年 3 月任肿瘤医院党总支书记，1983 年 8 月离休。

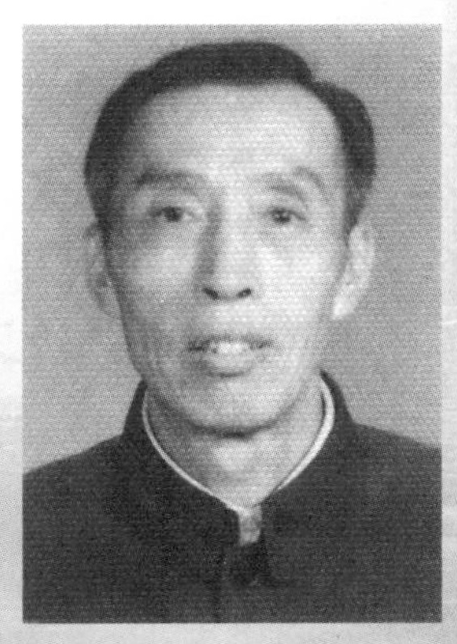

徐诠，男，1928 年 5 月生，籍贯山东东平县，高中文化程度。1946 年 6 月—1949 年 9 月任新华社东北分社四野一纵队译电员；1949—1955 年任北京新华总社、华北公安局、广东省委政法研究室科员；1956—1960 年任广东省委政法研究室副组长（人事科长）；1960—1963 年底任广东开平县统战部副部长、县委委员；1964—1969 年任广东省侨委保卫处，省委政法研究室副科长；1969—1972 年在英德经光“五七干校”劳动；1972—1980 年 10 月任中山医第一医院政治处办公室副主任；1980 年 10 月—1984 年 8 月，任中山医纪检会专干、肿瘤医院人事科科长；1983—1984

年任肿瘤医院党总支副书记，1984 年 8 月—1988 年 10 月任中山医学院纪检会副组长，1988 年 10 月退休。

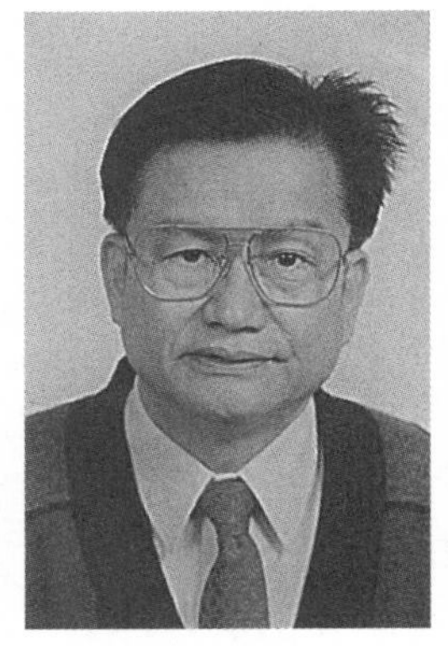

叶复，男，1933 年 12 月生，广东海丰人，1949 年 8 月参加海丰游击队，1950 年 5 月入团，1954 年 2 月入党。1984 年 7 月—1995 年 3 月任中山医科大学肿瘤防治中心党委书记。新中国成立前任中国人民解放军粤赣湘边纵队东一支队五团战士；1951 年任海丰土改队调统员；1952 年任汕尾镇团工委负责人，民改队队长；1954 年任中山医二院人事干部，分团委书记；1958 年下放海康劳动锻炼，3 个月后抽调参与筹办海康县卫生学校，任党支部书记；1959 年任中山医党委办公室副科、正科级秘书；1968 年在中山医“五七干校”劳动，1972 年秋任干校副主任；1973 年初任中山医石坳教学基地主任，党总支书记；1975 年任中山一院办公室主任；1977 年任省委边防口岸办公室副处长；1984 年任中山医学院党委委员、中山医科大学附属肿瘤医院党委书记（其间 1986 年起为国家卫生部部属医院政研会常委理事、广东省卫生系统政研会常务理事），1995 年 3 月离休。

1952 年在海丰土改中荣立一等功；1958 年获海康县“优秀共产党员”称号；1962 年获中山医“建设社会主义积极分子”称号；1993 年获中山医“优秀党务工作者”称号；1994 年获全国卫生系统“优秀思想政治工作者”称号。相关事迹被编入大型文献《开国将士风云录》。

古建辉，男，1986—1987 年任中心党委副书记。（简历资料缺）

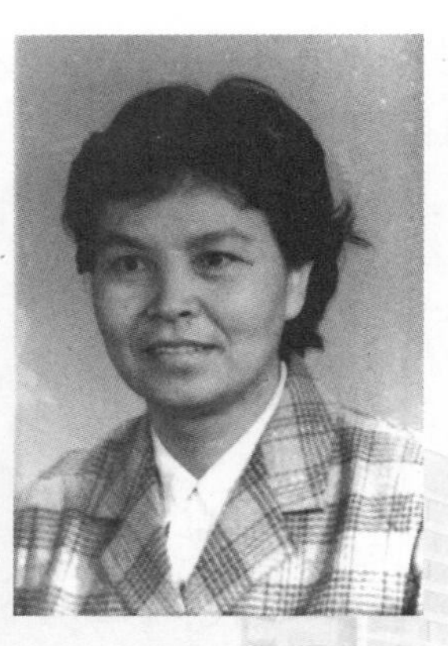

陈小君，女，1936 年 1 月生，广东揭阳人，中共党员。1960 年毕业于中山医学院医疗系本科，同年攻读中山医学院生物化学专业研究生，于 1965 年分配到中山医学院肿瘤防治中心（肿瘤研究所、肿瘤医院），历任助教、讲师、副研究员、研究员，硕士研究生导师。1985 年 10 月—1990 年 12 月任中心纪委书记，历任抗癌药物研究室副主任，肿瘤生物研究室副主任、代主任。早期从事肿瘤化疗的临床工作和抗癌药物的药理和药物代谢动力学的研究。近年来，继续从事抗癌药物的分子药理学和肿瘤分子生物学方面的研究。于 1989 年 9 月由中山医科大学公派往美国北卡罗来纳大学肿瘤研究中心以研究学者的身份进修肿瘤分子生物学专业 1 年，学成回国后继续从事相关研究，主要研究方向为致癌基因的探测与癌变机理的研究和端粒酶活性与肿瘤生长关系。曾主持国家教委的攻关项目（“六五”及“七五”）和国家自然科学基金 1 项，省、部级资助的科研基金多项，先后发表学术论文 70 多篇，部分论文在国际性学术会议和全国学术会议上交流。曾获国家教委、广东省卫生厅、广东省高教厅、广东省中医药局科技进步奖。先后出版《维生素营养与癌症》（主译者之一）、《现代医学进展》（作者之一）、《信号传导》（作者和编委之一）。1988 年被广东省高教局评为“高教系统先进工作者”，

1988 年被中共卫生部党组纪检组评为卫生部直属单位“优秀纪检干部”。

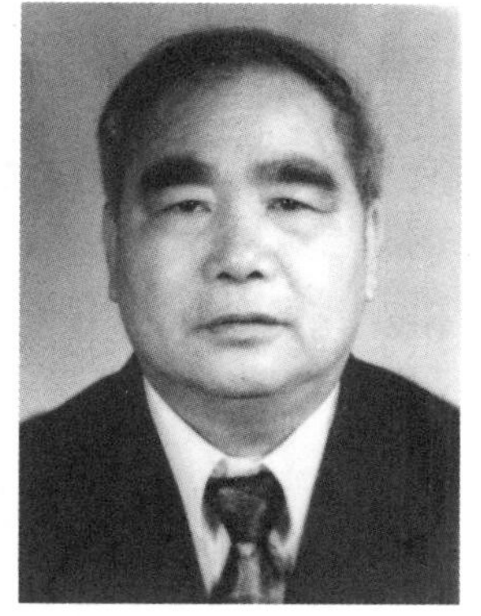

王明楚（1937—2022 年），男，湖南衡山人。大专文化水平（哲学专业）。1955 年应征入伍，先后任战士班长、排长、连政治指导员营政治教导员，团政治处主任，原广州军区司令部政治部组织处干部、副处长，军区司令部独立侦察团政治委员。其间于 1958 年因训练成绩突出荣立“三等功”1 次，1983 年因公负伤被评审批准为革命伤残军人。1984 年转入地方工作，在中山医科大学孙逸仙纪念医院任辅助支部书记，1985 年任纪委书记，1987 年赴北京中央党校国家机关分校短期学习，1989 年到广东省委党校接受短期轮训。1991 年调至中山医科大学附属肿瘤医院工作，任党委副书记兼纪委书记，1995 被评为校级优秀纪检干部。

万德森　参见历任行政领导简介。

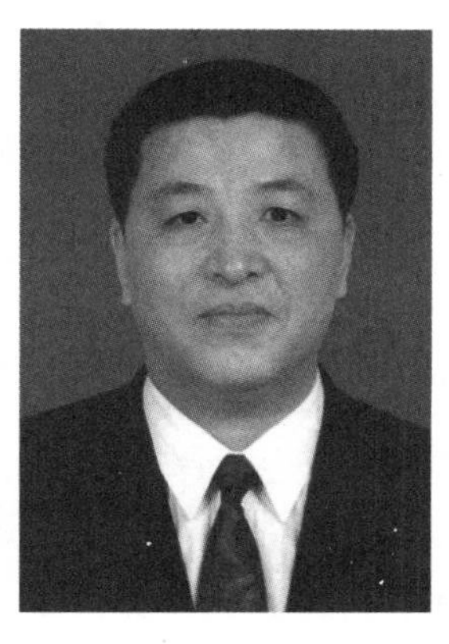

戎铁华，男，1946 年 6 月生，广东惠来人，教授，主任医师，博士研究生导师。1970 年毕业于广州中山医学院，获得学士学位。1991—1992 年在德国柏林 HecKen Shown 肺科医院做访问学者。现任中国抗癌协会食管癌专业委员会顾问、中国医师协会胸外科医师分会顾问、中山大学肿瘤防治中心肺癌和食管癌单病种资深首席专家、中山大学肺癌研究所首席专家。历任中山大学肿瘤防治中心胸外科主任、副院长（1993—1994 年）、党委书记（1994—2006 年），中华医学会肿瘤分会副主委，中国医师协会胸外科医师分会副会长，中国抗癌协会食管癌专业委员会主任委员、广东省抗癌协会食管癌专业委员会主任委员；广东医学会常务理事，肿瘤学分会主任委员，胸心外科分会常委，普胸学组副主任委员，《癌症》杂志副主编等职。主要研究方向：食管癌手术治疗方法的改进；食管癌淋巴结转移规律的临床研究；食管癌淋巴结转移的分子生物学研究；食管癌个体化治疗方案的优化设计。曾或参与国家攻关项目、卫生部、广东省重大、重点项目及省自然科研项目等多项；曾参与编写《自然科学年鉴》《食管外科学》《肿瘤外科学》等学术专著。1995 年获国务院科技人员政府特殊津贴；1996 年获“广东省白求恩式医务工作者”称号；1998 年科研成果“食管癌治疗新技术系列研究”获“广东省重大科技进步三等奖”，2004 年参与食管支架临床研究获“广东省科技进步二等奖”。在胸部肿瘤，尤其是食管癌、肺癌与纵隔肿瘤的临床研究与诊疗实践有丰富的经验；工作以来，在国内外重点期刊发表论文 200 多篇。

黄汉腾，男，1995 年 6 月—1998 年 9 月任中心纪委书记，1998 年 9 月—2003 年 4 月任中心党委副书记。（简历资料缺）

张流祥　参见历任行政领导简介。

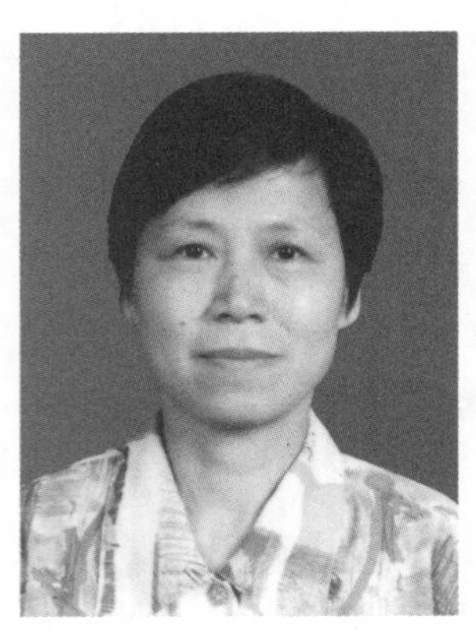

刘洪宁，女，1951 年 9 月生，广东海丰人，1976 年 12 月加入中国共产党，1968 年 11 月参加工作，大学本科学历，助理研究员。1968—1975 年为海南屯昌晨星农场知青。1975—1979 年为广东矿冶学院干部。1979 年起在中山医科大学工作，1979—1991 年先后任人事处干事，肿瘤医院党总支干事、院党办副主任，校人事处副科长、科长，1983—1988 年在华南师范大学政治专业函授学习；1991 年任中山眼科中心党委办公室主任；1993 年任助理研究员；1995 年任中山眼科中心纪委书记兼党办主任；1997 年 12 月任中山医科大学纪委副书记、监察室主任。2001 年 10 月任中山大学校纪委副书记、纪委办公室主任；2004 年 6 月任肿瘤防治中心党委副书记兼纪委书记；2006 年 7 月调任中山大学附属一院党委副书记兼纪委书记、工会主席。

任职期间曾获“中山医科大学优秀党务工作者”“纪检监察先进工作者”“中山大学优秀统战工作者”及广东省教育厅纪检监察工作嘉奖等表彰。2005 年当选为广东省医院管理学会医院伦理与文化管理专业委员会第一届委员会委员。

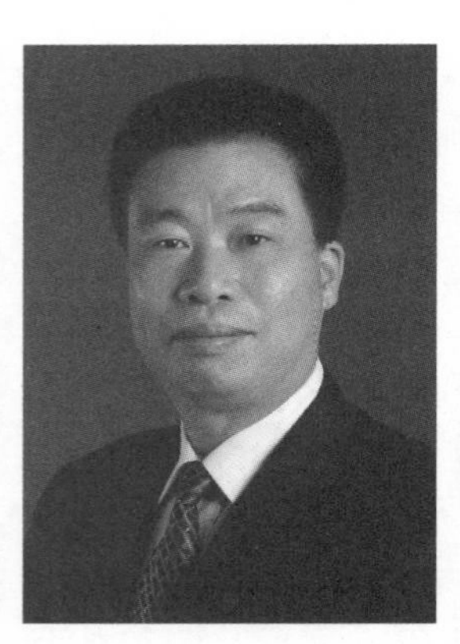

廖振尔，男，1953 年生，广东紫金人。1971 年 8 月参加工作，1973 年 8 月加入中国共产党，1976 年中山医学院医疗系专业毕业后在中山一院内科工作，1992 年 3 月至 1994 年 5 月任中山一院医院分级管理办公室及院长办公室副主任。1994 年 5 月至 2006 年 6 月任中山一院副院长、党委副书记（正处级）、纪委书记等职。2006 年 7 月任中山大学肿瘤防治中心党委书记，中山大学党委委员。2010 年 11 月至 2013 年 6 月任中山大学肿瘤防治中心常务副主任、常务副院长。广州市东山区第十二、第十三届人大代表，越秀区第十四届人大代表。主要学术任职：广东省健康管理学会常务副院长、《中华医院管理杂志》编委、《中华医药杂志》常务编委、《中华医学实践杂志》编委、《医院院长论坛杂志》编委。曾在中央党校卫生部干部进修班、新加坡国立大学高级管理学院、法国工商管理学院培训学习。先后到法国、韩国、日本、新加坡、中国台湾地区、中国香港地区等 10 多个国家和地区进行学习交流及参观访问。主要研究方向为消化性溃疡的诊断与治疗、慢性腹泻的诊断与治疗、医疗卫生事业管理。主编医学专著 1 本，参与编写医学专著 1 本。发表《消化性溃疡的药物治疗》《慢性腹泻的诊治思维》《溃疡性结肠炎诊治新进展》等专业论文 48 篇；参与“广东省医院现代化建设指标体系”重大课题的研究。1992 年获国家教委“霍英东基金会青年教师奖”。1997 年从医从政的事迹在《南方日报》、广东省委《党风》杂志以“飘动的白大褂”为题进行报道。获“全国优秀科普院长”“广东省卫生系统先进个人”“广东省高校附属医院医德先进个人”等荣誉。

曾益新　参见第七编第一章。

张亚奇，男，1950 年生，黑龙江鹤岗人，中共党员，副主任医师。2006 年 9 月—2010

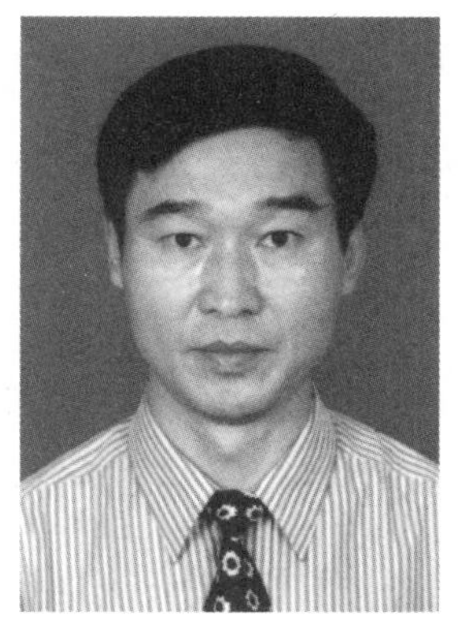

年7月任中山大学肿瘤防治中心党委委员，党委副书记兼纪委书记。1973年9月—1976年12月于中山医学院医疗系学习。1976年以优异的成绩毕业于中山医学院后，分配到肿瘤医院胸腹科工作。1989年起开展肝癌的介入治疗方面的研究，尤其注重肝癌的外科治疗、介入治疗和围手术期的处理。1998年“提高肝癌手术疗效的临床实验研究”获得“国家教委科技进步二等奖”，2000年“综合介入与外科手段提高肝癌疗效的临床实验研究”获得“广东省科委科技进步二等奖”，2000年“多学科融合提高肝癌疗效的临床与实验研究”获得“广州市科技进步三等奖”。

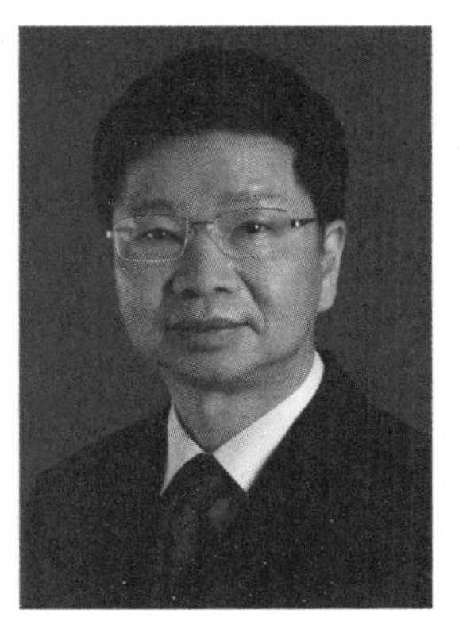

李建超，男，1956年生，广东梅县人。研究生毕业，硕士学位，研究员职称。1976年11月加入中国共产党，同年参加工作。1978年3月至1982年1月在中山大学地球科学系本科就读；1982年1月至1989年9月在中山大学地球科学系任助教、讲师，其间获理学硕士学位；1989年9月至2011年2月历任中山大学教务处副科长、科长，中山大学研究生院学科建设与学位办公室副主任、中山大学“211工程”办公室副主任，中山大学党委组织部副部长兼机关党委书记，中山大学人事处处长，中山大学党委常委、党委组织部部长；2010年11月至2011年2月兼任中山大学肿瘤防治中心党委常务副书记；2011年2月至2016年4月任中山大学肿瘤防治中心党委书记。2011年9月当选广州市越秀区第十五届人民代表大会代表、人大常委会选举联络人事任免工作委员会委员。先后兼任全国高等学校师资管理研究联系会副理事长、广东高校人事管理研究会副理事长、广东高校党建研究会副秘书长、广东省医院协会伦理与文化管理专业委员会副主任委员、广东省卫生系统思想政治工作研究会副会长等职。

彭望清 详见行政领导简介。

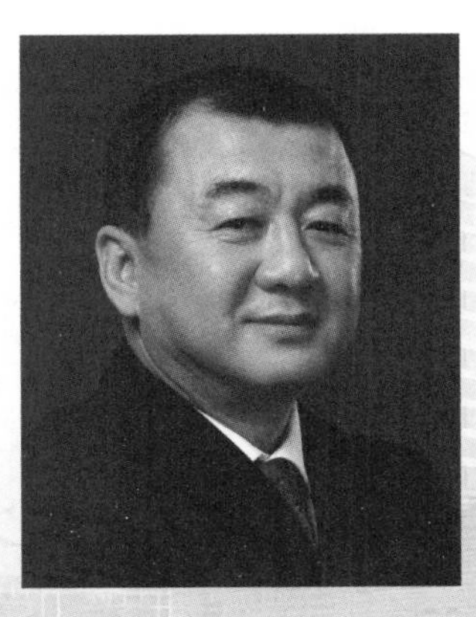

武少新，男，1967年11月生，山西太原人，1988年4月加入中国共产党，研究生学历、硕士学位，研究员职称。1989年6月大学本科毕业于中山大学大气科学系天气动力学专业，在中山大学学生处参加工作，在职攻读中山大学思想政治教育本科第二学位、行政学专业硕士研究生，历任中山大学学生处毕业生分配科副科长、科长、中山大学生命科学学院党委副书记、副院长、副教授、中山大学保卫处处长兼综合治理督察办公室主任、中山大学党委办公室主任、保密办公室主任、中山大学生命科学学院党委书记、中山大学党委组织部部长。2016年4月起任中心党委委员、书记，先后兼任中山大学纪委委员、广州市越秀区第十六届、十七届人大代表。主要学术兼职：中国卫生健康思想政治工作促进会委属委管医

院分会理事、广东省医院协会党建与文化建设专业委员会（原伦理与文化管理专业委员会）副主任委员。具有丰富的党政管理工作经验，贯彻落实中办《关于加强公立医院党的建设工作的意见》及国家卫健委、广东省、中山大学的实施办法，发挥中心党委的领导作用，坚持党委领导下的院长负责制，依法依规支持院长独立负责地行使职权，组织制定中心章程，完善党委会、院长办公会议事决策体系、党支部综合目标管理体系，科室科务会议事决策体系，建强中层干部和人才队伍，全面从严治党紧抓医德医风、师德师风、学术学风和行风建设，以党建引领事业高质量发展。中心获评“全国卫生健康思想政治工作标杆单位”“广东省医院党建‘四有’工程示范点”，中山大学先进党委、党建工作标杆院系，本人获评广东教育系统、中山大学“优秀党务工作者”。

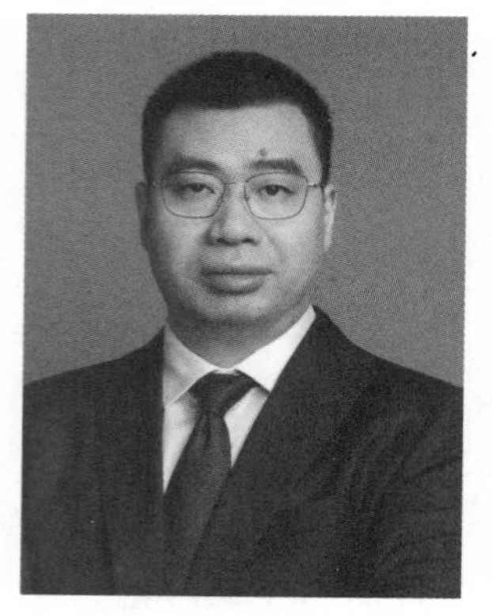

何韵　1971 年 10 月生，汉族，湖南衡阳人，硕士研究生学历，医学硕士学位，副研究员职称。1995 年 8 月参加工作，2002 年 9 月加入中国共产党。历任中山大学肿瘤防治中心医务质控科副科长、医务处副处长（主持工作）、医务处处长，兼任医保办公室主任、院长助理。2019 年 1 月至 2022 年 12 月任中山大学肿瘤防治中心党委副书记、纪委书记。兼任中国医院协会理事。

徐瑞华　详见行政领导简介。

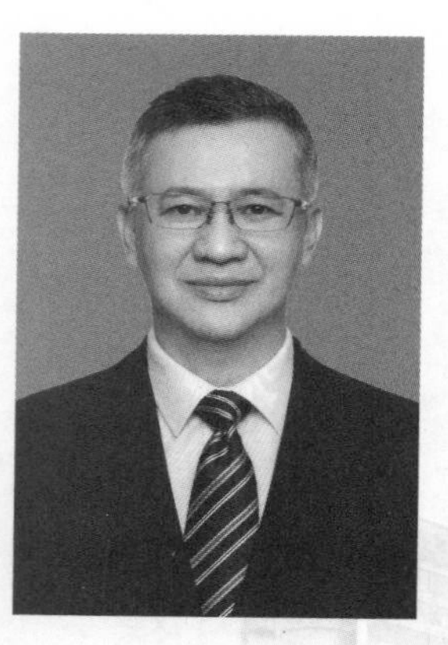

张远权　男，汉族，1964 年 12 月生，广东梅县人，1985 年 10 月加入中国共产党，1987 年 7 月参加工作，研究生学历，高级职业指导师。毕业于华南师范大学。曾先后在原中山医科大学社科部、广东省讲师团任教，历任原中山医科大学党委办公室副主任，中山大学党委办公室副主任、中山医学院党委副书记、公共卫生学院党委书记、护理学院党委书记、中山大学附属第八医院党委书记。长期从事高校及其附属医院的党务工作和学生教育管理工作，有较丰富的党建工作、思政工作和医院管理经验。曾获“中国卫生思想政治教育工作促进会优秀思想政治工作者”“中山大学优秀党务工作者”等荣誉称号。

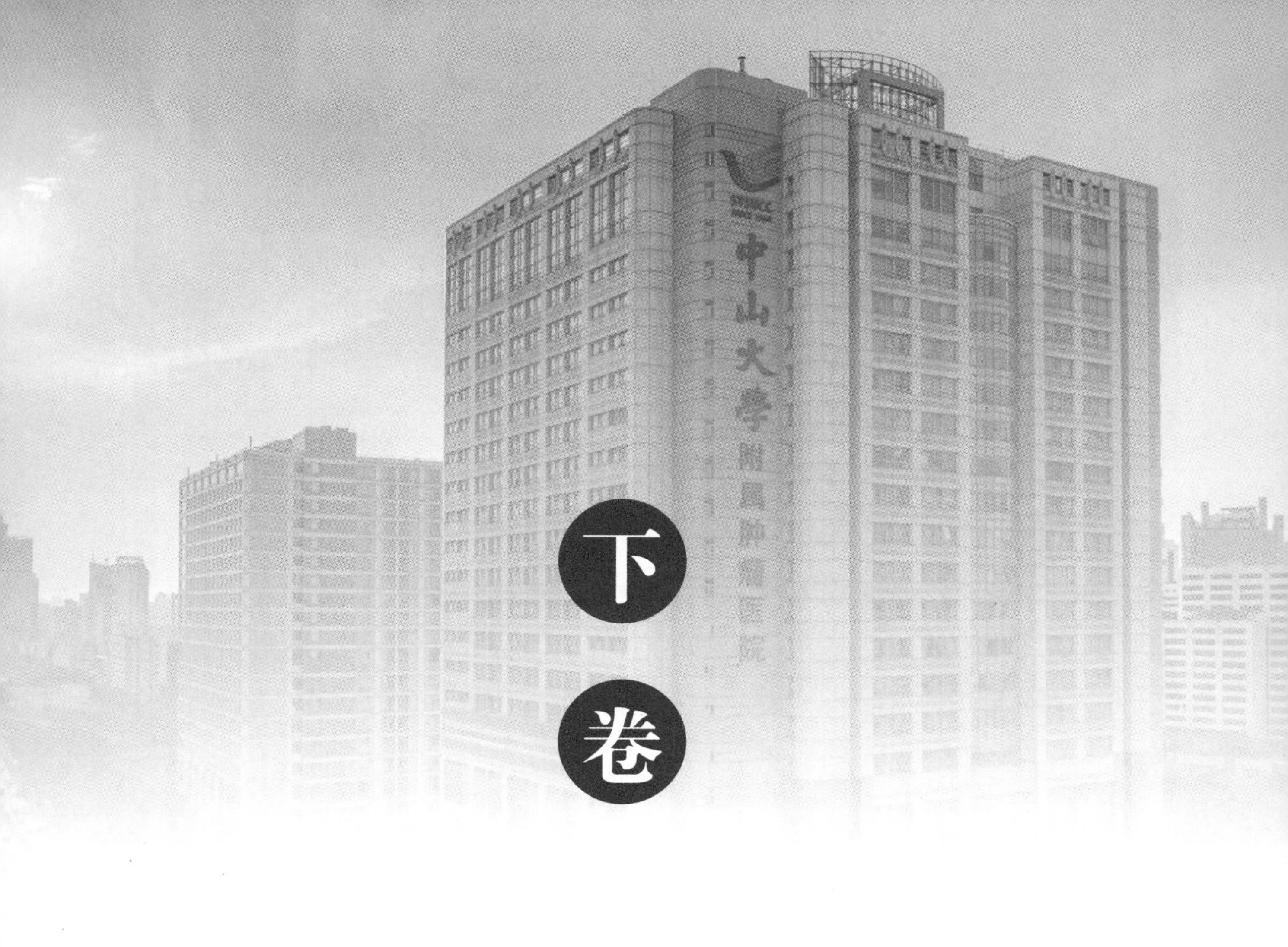

下卷

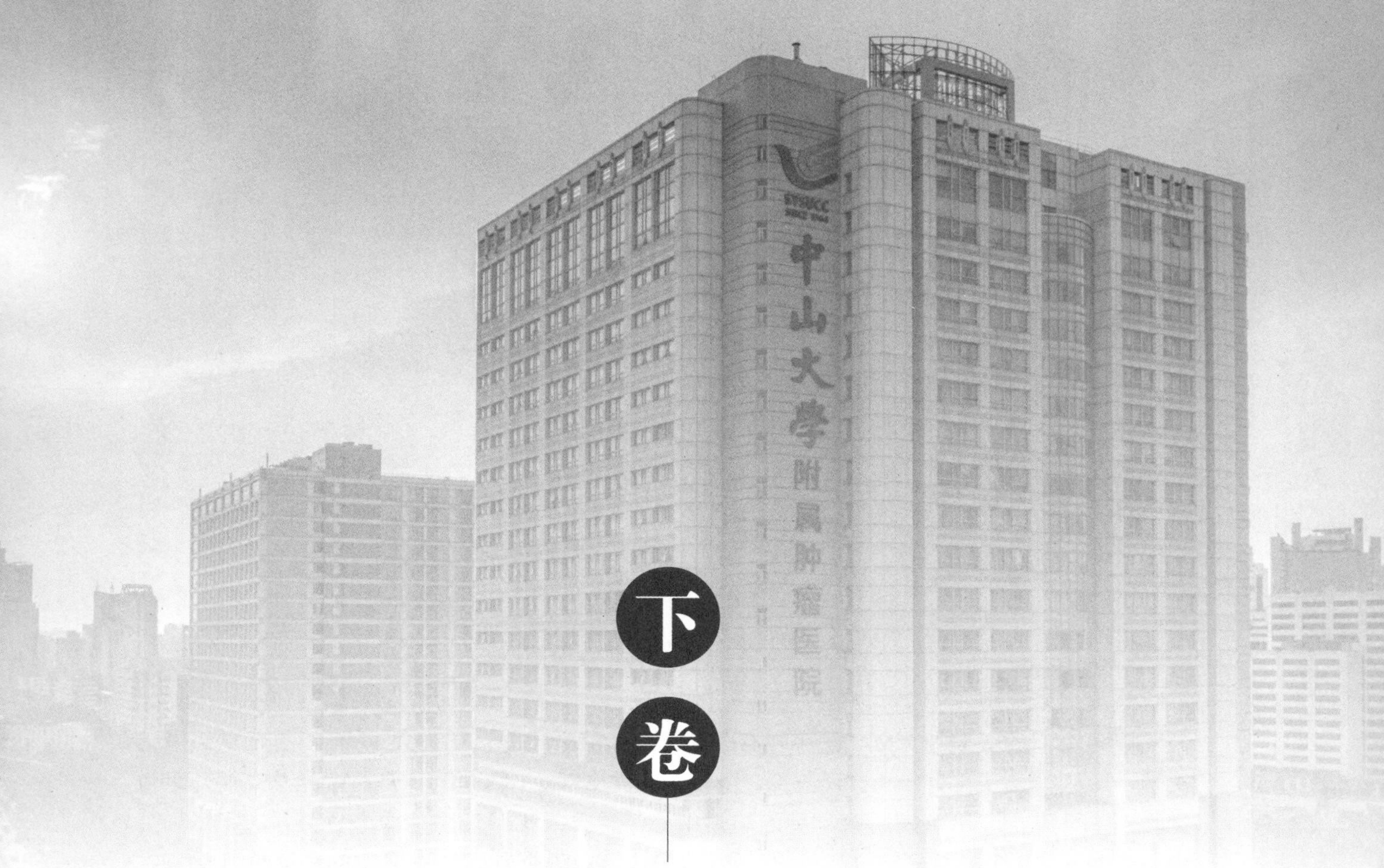

下卷

第一编

党政篇

第一章　党群工作

第一节　党建工作

（一）党组织的建立和发展

1964 年 3 月，院所成立，华南肿瘤医院党支部随之建立，党员共 11 名，首任支部书记黄瑛。1971 年党支部升级为党总支部，下设 4 个党支部。1985 年 10 月医院党总支部升级为党委；1987 年起，肿瘤院所改称肿瘤防治中心，党委改称肿瘤防治中心党委。2023 年底，中心党委下设 9 个党总支部（下设 27 个党支部）和 27 个直属党支部，正式党员 2091 名，预备党员 71 名。见表 1－1－1－1。

表 1－1－1－1　党的历届基层组织情况

名称	调整时间	支部数量	所辖支部名称
党支部	1964 年 3 月	1	华南肿瘤医院党支部
党总支部	1971 年 1 月	4	临床党支部、放射党支部、门诊党支部、后勤党支部
	1972 年 3 月	5	临床一党支部、临床二党支部、放射党支部、门诊党支部、后勤党支部
	1973 年 10 月	4	临床一党支部、临床二党支部、放射门诊党支部、机关后勤党支部
	1982 年 12 月（支部换届）	12	门诊内科党支部、放诊党支部、药房检验党支部、胸腹科党支部、妇综党支部、头颈科党支部、化疗科党支部、研究所党支部、后勤党支部、机关一党支部、机关二党支部、老干党支部
党委	1985 年 10 月（支部换届）	12	头颈党支部、放诊党支部、放门党支部、妇综党支部、门诊党支部、内综党支部、胸科党支部、腹科党支部、后勤党支部、机关党支部、研究所党支部、老干党支部
	1991 年 12 月（支部换届）	13	头颈党支部、放诊党支部、妇中党支部、门诊党支部、药房党支部、内综党支部、胸科党支部、腹科党支部、放疗党支部、后勤党支部、机关党支部、研究所党支部、老干党支部
	1997 年 9 月（支部换届）	14	机关党支部、后勤党支部、激光科妇科党支部、腹科党支部、胸科党支部、头颈党支部、放疗党支部、影像介入科党支部、病理党支部、内科党支部、综合科党支部、门诊党支部、研究所党支部、老干党支部

续上表

名称	调整时间	支部数量	所辖支部名称
党委	2004 年 7 月（支部换届）	18	编辑部保健科党支部、门诊部药剂科党支部、影像介入核医学党支部、病理检验超声党支部、实验研究部党支部、胸科手术室麻醉科ICU 党支部、头颈科党支部、腹科党支部、肝胆科党支部、综合科党支部、妇科党支部、放疗科党支部、鼻咽科党支部、内科党支部、机关党支部、后勤党支部、老干第一党支部、老干第二党支部
	2006 年 12 月（支部换届）	18	编辑部保健科党支部、门诊部药剂科党支部、影像介入核医学党支部、病理检验超声党支部、实验研究部党支部、胸科手术室麻醉科ICU 党支部、头颈科党支部、腹科党支部、肝胆科党支部、综合科党支部、妇科党支部、放疗科党支部、鼻咽科党支部、内科党支部、机关党支部、后勤党支部、老干第一党支部、老干第二党支部
	2009 年 11 月（支部换届）	20	乳腺科、血液肿瘤科党支部，医务处党支部，药剂科、内镜激光科党支部，影像介入、核医学科党支部，病理科、检验科、超声科党支部，实验研究党支部，麻醉科、手术室、ICU 党支部，胸科党支部，GCP 党支部，头颈科党支部，结直肠科、胃胰科党支部，肝胆科党支部，综合党支部，妇科党支部，放疗科党支部，鼻咽科党支部，内科党支部，机关党支部，后勤党支部，离退休党支部
	2014 年 1 月（支部换届）	24	药学部、内镜激光科党支部，医务处、护理部党支部，检验、超声党支部，手术麻醉、重症医学党支部，胸科党支部、头颈科党支部，结直肠科党支部，肝胆科党支部，胃胰、生物治疗党支部，妇科党支部、神经、泌尿党支部，乳腺科党支部，病理科党支部，实验研究部党支部，鼻咽科党支部，放疗科党支部，内科、GCP、儿童、血液科党支部，综合科党支部，预防医学部党支部，影像介入、核医学科党支部，机关党支部，总务处、财务处党支部，离退休党支部，硕士研究生一年级党支部
	2018 年 4 月（支部换届）	35	内科、儿童、血液科党总支部（内科第一党支部、内科第二党支部、内科第三党支部），放疗科党总支部（放疗科第一党支部、放疗科第二党支部，放疗科第三党支部，放疗科第四党支部），实验研究部党总支部（实验研究部第一党支部、实验研究部第二党支部、实验研究部第三党支部），生物治疗中心党支部，综合科党支部，鼻咽科党支部，头颈科党支部，胸科党支部，肝胆胰科党支部，结直肠科党支部，胃外科、骨科党支部，妇科党支部，神经外科党支部，泌尿外科党支部，乳腺科党支部，微创介入科党支部，重症医学科党支部，影像科、核医学科党支部，手术麻醉科党支部，病理科党支部，检验科、超声科党支部，药学部、内镜科党支部，临床研究部党支部，预防医学部党支部，机关党支部，医务处、护理部党支部，总务处、财务处党支部，离退休党支部

续上表

名称	调整时间	支部数量	所辖支部名称
党委	2021 年 5 月（支部换届）	54	内科师生党总支部（内科师生第一党支部、内科师生第二党支部、内科师生第三党支部、内科师生第四党支部），放疗科师生党总支部（放疗科师生第一党支部、放疗科师生第二党支部、放疗科师生第三党支部、放疗科师生第四党支部、放疗科师生第五党支部），实验研究部师生党总支部（实验研究部师生第一党支部、实验研究部师生第二党支部、实验研究部师生第三党支部、实验研究部师生第四党支部、实验研究部师生第五党支部），鼻咽科师生党总支部（鼻咽科师生第一党支部、鼻咽科师生第二党支部），肝胆胰师生党总支部（肝胆胰师生第一党支部、肝胆胰师生第二党支部）、影像科师生党总支部（影像科师生第一党支部、影像科师生第二党支部），手术麻醉科师生党总支部（手术麻醉科师生第一党支部、手术麻醉科师生第二党支部），护理部教职工党总支部（护理部教职工第一党支部、护理部教职工第二党支部），离退休教职工党总支部（离退休教职工第一党支部、离退休教职工第二党支部、离退休教职工第三党支部），生物治疗中心师生党支部，综合科师生党支部，头颈科师生党支部、胸科师生党支部、结直肠科师生党支部、胃外科师生党支部，骨与软组织肿瘤科师生党支部，妇科师生党支部，神经外科师生党支部，泌尿外科师生党支部，乳腺科师生党支部，微创介入治疗科师生党支部，重症医学科师生党支部，核医学科师生党支部，病理科师生党支部，分子诊断科师生党支部，检验科输血科师生党支部，超声心电科师生党支部，内镜科师生党支部，药学部教职工党支部，临床研究部师生党支部，体检中心师生党支部，职能部门教职工第一党支部，职能部门教职工第二党支部，职能部门教职工第三党支部，职能部门教职工第四党支部，职能部门教职工第五党支部

（二）历届党委（支部、总支）的主要工作

1. 医院党支部建立（1964 年 3 月—1965 年）

1964 年，刚成立的华南肿瘤医院人力不足、新手多、经验欠缺、设备不全，在党支部的带领下，医院发出“团结一致、艰苦奋斗，千方百计提高医疗质量，大抓基本功，尽量发挥现有力量，创造条件，把我院办成社会主义革命化医院”的号召，学习兄弟医院的先进经验，进一步树立艰苦奋斗、不怕一切困难的精神，调动了职工的积极因素，加强了党对业务工作的领导。同时加强党内教育，发挥党员同志的模范带头作用。全院的工作在短时间内走上正轨，并取得一定的成绩。

2.“文革”时期的党总支（1966—1976 年）

“文革”期间，肿瘤院所遭受劫难。院所负责人和专家均受迫害摧残，以致医、教、研水平一度下滑。后来随着形势的趋缓，加上广大职工逐步看清“文革”的破坏性，大家紧紧围绕在党组织和院所周围，排除干扰，“抓革命、促生产”，坚守岗位，扎扎实实地投入医、教、研工作，努力化解“文革”的冲击减少损失。

1970 年，党支部按照中央的指示，把肿瘤防治工作的重点放到农村去，5 月派出四名医务人员到中山县，开始建立农村肿瘤防治点，开展农村肿瘤防治工作。随后的 1971—1975 年，党总支继续带领广大职工围绕肿瘤防治“三早”（早期发现、早期诊断、早期治疗）课题，派人下乡进行肿瘤防治工作，广大医务人员一批接一批上山下乡，深入农村，接受贫下中农的再教育，开展肿瘤普查，在农村建立肿瘤防治点，开始了向“三早”的进军。

1976 年，在校党委的领导下，党总支带领全体职工排除“四人帮”的干扰，自觉维护党的领导，坚持学习，积极工作，遵守组织纪律，对知识分子坚持党的团结、教育、改造的政策，带领干部和职工团结奋斗，在学习、医疗、教学、科研等方面都取得了可喜的成绩。

3．改革初期的党总支、首届党委（1977 年—1989 年 5 月）

20 世纪 80 年代初，党总支贯彻党中央提出的“经济上进一步调整，政治上进一步安定”的精神，执行以调整为主的“调整、改革、整顿、提高”的八字方针，着重抓科室领导班子建设，抓各项规章制度的恢复和健全，继续加强思想政治工作，进一步落实党的知识分子政策，妥善处理历次运动遗留的问题，逐步扭转极“左”路线造成的混乱局面，积极推行改革措施。如实行不脱产的“医、教、研秘书制”，创办华侨、港澳台病区和“专家门诊制”，使医院开始出现欣欣向荣的新面貌，医疗、教学、科研和管理工作的质量日益提高，医院的建设又大大向前进了一步。仅用了几年时间，使整个医院的医疗、教学、科研、基本建设、医院管理、经济效益和职工福利等方面均取得了显著的发展。见图 1 –1 –1 –1。

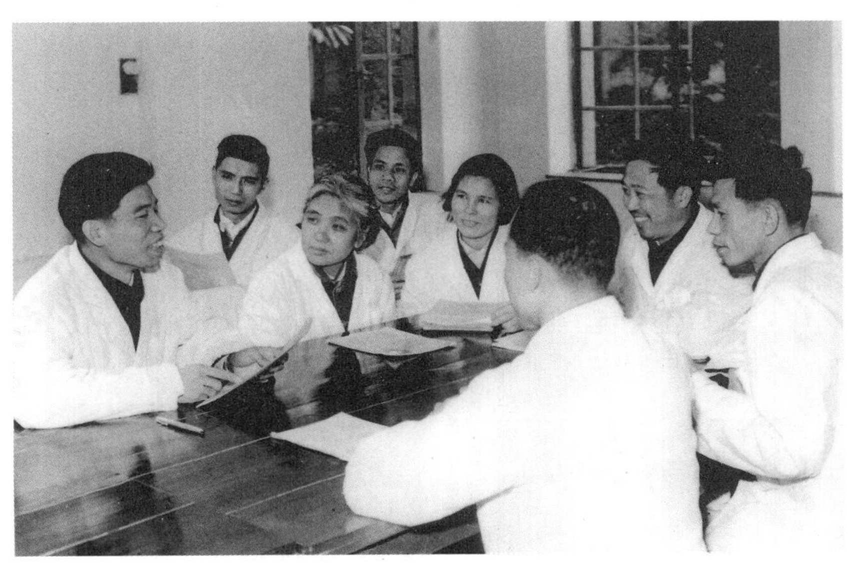

图 1 –1 –1 –1　1980 年医院党总支深入放疗科听取意见（左三为蒲广寒书记）

1985 年 10 月，医院党总支改称院党委，成立首届党委会，纪委会也同时成立。

1986 年是肿瘤院所历史上的一段特殊阶段：原院、所长李某被免职，突发性的变更在医院引起的触动较大，甚至出现人心不稳的现象。为此，中山医学院党委高度重视，任命党委常委、副校长朱家恺兼任院长，任命党委常委、副校长祝家镇兼任所长。他们到任后，与院所党委、纪委密切配合，有针对性地做好各类人员的思想政治工作，真诚希望大家团结一致向前看，齐心协力把各项工作搞上去。于是，很快就化解了矛盾，稳定了人心，各项工作得以有序进行。

1987 年起，中山医科大学批准院所成立肿瘤防治中心，院所党委随之改称为中心党委。肿瘤防治中心实行中心主任负责制，党委起领导监督作用。重大问题由中心主任、书记共同讨论，如干部的聘任工作、人员的调配、优秀教师的选拔、年终奖励工资的分档以及部分职工的奖励等工作，都严格按照规章程序，充分发扬民主，听取群众意见，集体讨论决定。中心制定了“医德规范”“关于搞好我院医德医风建设，加强医院管理的十项暂行规定”等制度，党委书记率领行政部门干部每月深入科室进行医德查房，进行检查监督及表扬，倾听病友呼声，改进工作。每季度医疗质量交叉检查中，中心把医德医风列入评比检查项目。

4．深化改革及跨越式发展时期的党委（1989—2008 年）

（1）第二届党委会（1989 年 6 月—1992 年 4 月）。

1989 年，国内外形势发生了深刻的变化，我国发生了 1989 年春夏之交政治风波。随后，东欧剧变、苏联解体。中心党委坚决贯彻执行党中央一系列方针、政策，大力加强思想政治工作，坚决反对动乱，稳定工作秩序，稳定人心。中心广大党员在政治上、思想上和行动上始终同中央保持一致。同年 5 月 31 日党员大会顺利召开，应到会党员 165 人，实到会党员 160 人，选举产生了新一届党委和纪委。

本届党委会的主要工作有：①1989 年底进行党员重新登记工作，全中心 165 名党员除 1 名暂缓登记外，其余全部办理了登记手续。②成立政治思想工作研究会，被评为广东省卫生系统先进研究会。③1991 年中心党委制定了《关于落实党管干部的若干规定》，对中层的业务、行政干部进行了民意测验、民主推荐，按程序由行政或党委领导推荐，考核组考察，广泛听取群众意见，党政领导交换意见，党政班子联席会议集体讨论，党委会议决定，共任命了 105 名中层干部，其中新提拔的有 33 人。党委讨论决定任命中层干部，这是“文革”后的第一次。④1991 年 5 月成立了纠风工作领导小组，陈小君、周可稳两位同志先后被评为卫生部的纪检、监察先进工作者。⑤开展了创建文明科室的活动。

（2）第三届党委会（1992 年 5 月—1995 年 5 月）。

1992 年 5 月，本届中心党委任期届满，召开中心党员大会，应到会党员 160 人，实到会党员 156 人，选举产生新一届中心党委和纪委。见图 1 –1 –1 –2。

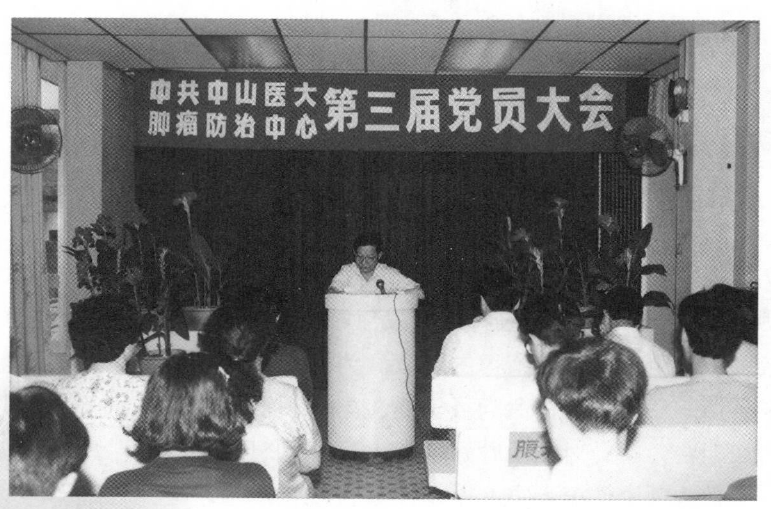

图 1 –1 –1 –2　1992 年 5 月召开第三届党员大会

本届党委认真贯彻党的路线、方针、政策，坚持四项基本原则，坚持改革开放，积极支持行政工作，加强党的自身建设和医德医风建设，努力纠正行业不正之风，使中心的两个文明建设均取得了进步。主要工作有：①党委成立了思想政治工作研究会并召开了专题研讨会，努力营造改革发展的和谐气氛。中心政研会被推选为卫生部部属医院政研会常务理事单位。②着重抓党风廉政建设，1993 年建立医德考核和医德档案制度，每年 6 月考核，成绩记入个人医德档案，集中存档（1999 年后此制度没有再实行，改为进行医德考核结合个人年度考核）。1993 年 7 月中心被省委高校工委评为“党风和廉政建设先进单位”。③党委将近年来在实践中形成的《党委成员廉政建设的八条守则》等 30 多项工作制度，编印成《思想政治工作、党风和廉政廉医建设规章制度汇编》。④1992 年起，每年 5 月进行文明科室评比活动。⑤1994 年，中心建立了医德医风责任制。院长、党委书记对全院的医德医风建设全面负责；科主任、行政科长对院长负责，向院长签订保证书；党支部书记对党委负责，向党委书记签订保证书；其他人员要对科主任负责，并签订保证书。⑥1994 年 4 月 1 日中心举行了院、所成立三十周年大庆。举办“肿瘤院所成立三十周年成就”展览，出版“肿瘤院所三十周年”画册，并以院庆为契机，通过出墙报、简报，举办达标知识竞赛、护理知识竞赛等多种形式全员发动，形成大规模的创“三甲”活动。9 月，医院以高分被评为广东省首家三级甲等肿瘤专科医院。见图 1 –1 –1 –3。

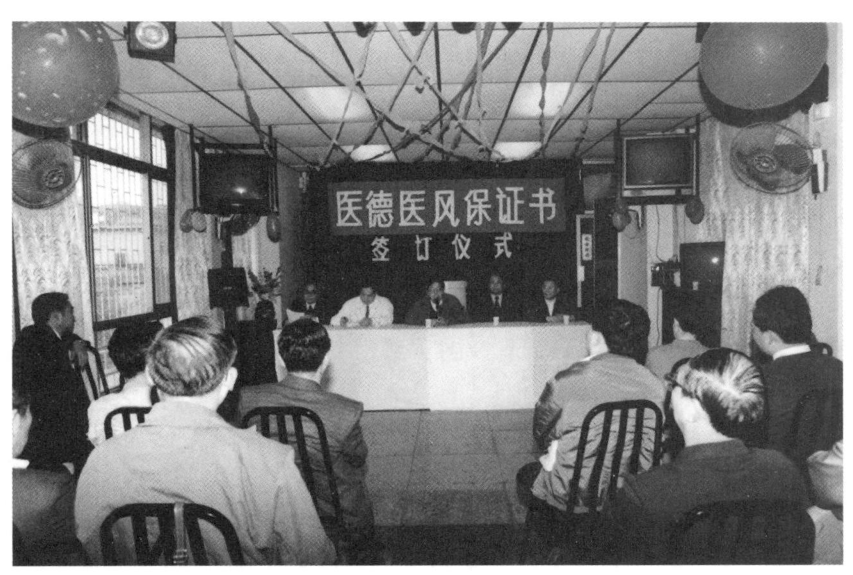

图 1 –1 –1 –3　医德医风保证书签订仪式

中心还建立了医务人员与住院患者签订协议书的制度，即患者在办理入院手续的同时，用书面的形式与医务人员签订协议书，主要内容是：患者保证不给医务人员送红包礼物，医务人员保证为患者提供好的治疗和服务。协议书一式两份，一份交患者，一份收入患者病历中。

（3）第四届党委会（1995 年 6 月—2007 年 2 月）。

1995 年 6 月，中心党委届满，召开党员大会，应到会党员 168 人，实到会党员 163 人，选举产生新一届党委和纪委。

本届党委会的主要工作：中心党委围绕改革和发展这一主题，团结和带领中心全体党员、干部职工在深化改革、加快发展的进程中，努力发挥政治核心和监督保证作用。同时，加强和改进党的工作，增强党组织自身建设的活力，发挥党组织在中心工作中的积极作用，发挥党支部的战斗堡垒作用和党员的先锋模范作用，加强思想政治工作和医德医风建设，努力纠正行业不正之风，促进中心“三个文明”建设的协调发展，中心的发展和建设迈上了一个新台阶。

第一，加强党组织建设，发挥党委的政治核心和监督保证作用。1995 年修订《党支部建设目标管理方案》，每年 6 月、12 月进行初评、总评，由党委指定的考核小组进行考核，考核成绩存档并作为考核党支部工作的重要依据。1997 年调整各支部委员会，重新设置为 14 个党支部。2004 年调整为 18 个党支部。2006 年 12 月，中心各党支部委员会的换届改选工作顺利结束，党支部数保持为 18 个，落实了支部书记兼任科室副主任的有关要求。

1998 年党委加强监督保证的力度，实现了院所合一后医疗、科研、学科建设、制度建设等各项工作的全面丰收。年初，承载了几代人梦想的医疗科技大楼顺利动工；年底，中心党委召开了“党建、管理工作研讨会”，与会者经过热烈讨论和深入探讨，对一些重要的问题达成了共识，为来年的工作打下了思想基础。

1999 年初，在大楼基建工作因有违法违纪问题被停工的一个多月里，党委带领中心班子齐心协力争取早日复工，做好职工的解释工作，避免职工内部产生不必要的猜疑。同时，积极配合省纪委联合调查组在中心所进行的调查工作，坚决执行省纪委、省监察厅和校党委的有关决定，坚持原则，使大楼的建设逐步走上依法依规办事的轨道。在开展与“法轮功”的斗争工作中，中心党委带领广大党员、职工学习贯彻中央的各项指示，确保中心全体职工在思想与行动上与“法轮功”组织划清界限，中心（包括离退休干部）无人修炼“法轮功”。2000 年，中心党委领导班子深入开展历时 100 天的“讲学习、讲政治、讲正气”的教育活动，班子成员普遍受到了一次深刻的党性党风教育，顺利完成了“三讲”教育的各项任务。

2001 年 10 月，中山医科大学与中山大学合并前，中心实行院长负责制，党委起政治核心作用；合并后，中山大学党委明确党政共同负责，党委对中心的各项工作起政治领导和监督保证作用。

2002 年 3 月，党委召开了“党建工作会议”，这次党建会议为搬迁新大楼、迎接新的机遇和挑战做好了思想准备。

2003 年初，中心党委带领广大党员战斗在抗击“非典”第一线。全体职工和衷共济，使我院取得防治“非典”的胜利：没有一名患者、家属或职工在我院感染“非典”，在我院发现的几例“非典”和疑似“非典”患者也都及时转院治疗，避免了“非典”疫情的传播。中心获得“广东省抗非典嘉奖集体”称号。7 月，中心隆重召开庆祝建党 82 周年暨表彰大会。见图 1－1－1－4。

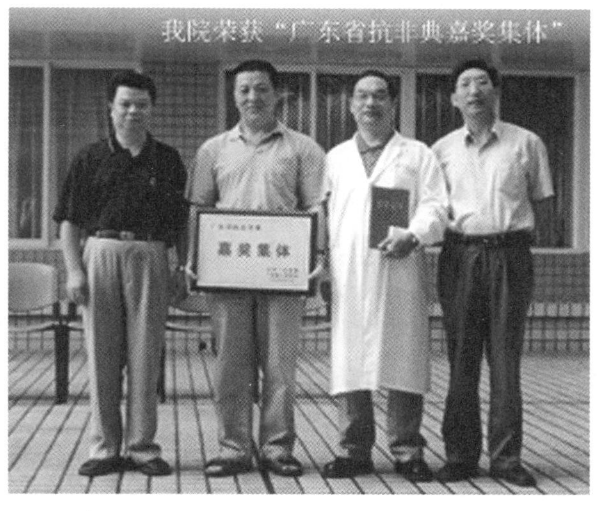

图 1－1－1－4 荣获"广东省抗非典嘉奖集体"称号

2005 年，按照上级党委的统一部署，中心开展了保持共产党员先进性教育活动，经历了学习动员、分析评议和整改提高三个阶段，共有 18 个党支部、438 名党员参加了先进性教育活动，参与率为 98%。2006 年 12 月，中心召开"党务工作专题会议"，对新当选的党支部书记、支部委员进行了党务知识培训。见图 1－1－1－5。

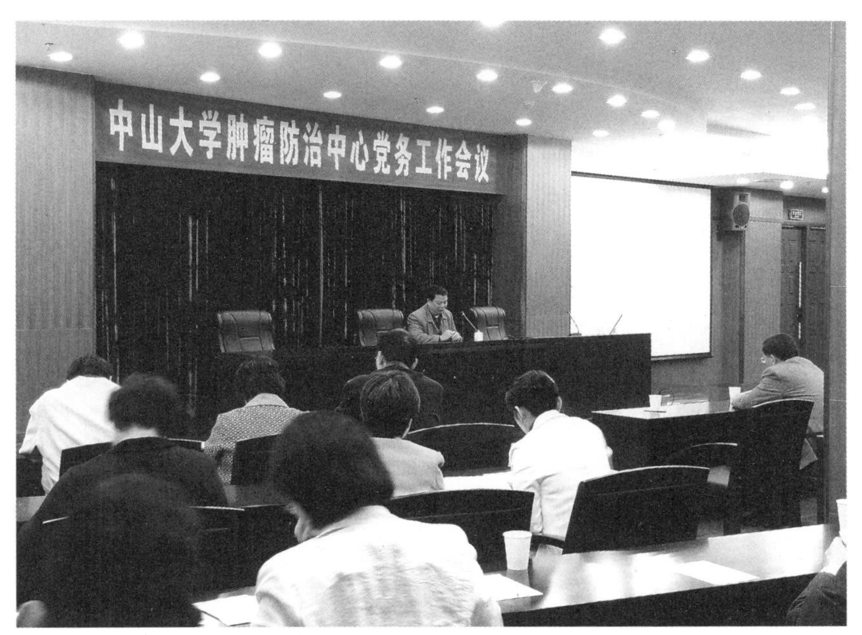

图 1－1－1－5 2006 年 12 月召开党务工作专题会议

第二，加强干部队伍建设。1996 年 80 名职代会代表对 88 名现任医院、研究所业务科室正副主任、行政后勤正副科长进行了测评。1998 年中心制定《评选优秀中层干部规定》，对评选出来的医疗、医技、科研和管理科室的优秀干部给予重奖。从 1998 年起，中心每年举行一次管理干部培训会，邀请相关的管理专家进行管理培训，使中层干部及时了解现代管理知识和管理模式，进一步开阔视野、启迪思维，在工作中更好地发挥积极性、主动性、创造性。2002 年 12 月，首次进行了部分科主任、科长的公开竞聘，这是干部选拔方式的一次创新，此项工作逐年推进，已成为一项常规性的工作。2005 年，中心制定了《中层干部选拔任用暂行办法》，使干部的选拔、任用等更加民主化和规范化。2006 年 11 月，中心完成 45 个业务和行政科室 96 名中层管理干部的换届工作。这次干部调整为中心新时期的改革和发展提供了组织保障和人事保障。

第三，不断加强精神文明建设和职业道德建设。中心党委经常性地向党员和职工进行医德医风教育。每次党支部书记会议，党委都针对存在的一些不良现象提出解决要求，要求支部书记结合科室实际拿出解决问题的切实措施。每次院周会，党委正副书记及时向全院通报社会群众的表扬信、批评信、职工退红包及其他好人好事的情况，弘扬正气，对于存在的问题及时指出，并提出整改意见，使一些问题被处理在萌芽状态。

中心每年进行文明科室检查评比和开展文明月活动，采取医德考评的形式，加强中心的精神文明建设。1996 年举行了医务人员形象、礼仪表演比赛。1997 年成立了精神文明领导小组，明确具体工作由党办和医务科承担，开展“讲文明、树新风”活动，即每年 3 月的“文明优质服务月”活动。

1998 年，中心制定《缺陷管理规定》，使对日常发生的缺陷的管理有章可循；在坚持医务人员与住院患者签订协议书的基础上又加强了对出院患者的问卷调查，收集患者对医务人员医德医风情况的反映。

2000 年初，中心被评为“广东省百家文明医院”。2001 年按照省卫生厅的要求，在中心党委的组织下，党政领导齐抓共管，全体职工齐心协力，开展了行风评议的宣传发动、自查自评、接受评议、落实整改等各阶段的工作，努力把行风评议工作落到实处，使行评工作成为广大职工自觉查找不足、改进服务、提高医疗护理质量和加强医德医风建设的教育活动。2002 年党委加强中心文化建设，创作了院徽、院旗、院歌，拟定了中心精神为“诚实、友爱、敬业、创新”。11 月，中心隆重举行了建院 38 周年暨医疗科研大楼落成盛大庆典活动。

2004 年，广东省出台《广东省医疗卫生机构及其工作人员索要、收受“红包”、回扣责任追究暂行办法》，结合卫生部有关“卫生行业八不准”等行风条例的实施，中心领导向全中心员工发出了“致全体员工的公开信”，管忠震、万德森、闵华庆三名老教授撰写“倡议书”，号召全体员工恪守职业道德，廉洁行医。5 月 21 日下午，中心隆重举行“正行风”承诺签名仪式。中心领导带领 300 多名医务工作者在写着“我庄严承诺：拒绝一切‘红包’、回扣及任何以医谋私的不洁行为。如有违反，甘受党纪、国法和院规制裁！”的宣誓横幅上，郑重地签上自己的名字。该签名仪式使中心成为中山大学第一家向社会做出承诺的附属医疗机构，广州各大媒体对此进行了报道。见图 1 –1 –1 –6、图 1 –1 –1 –7。

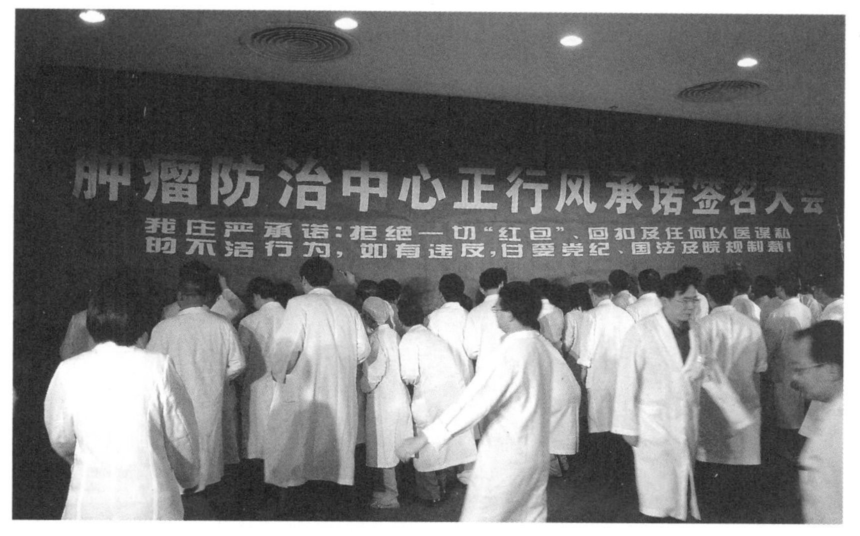

图 1－1－1－6　隆重举行“正行风”承诺签名仪式

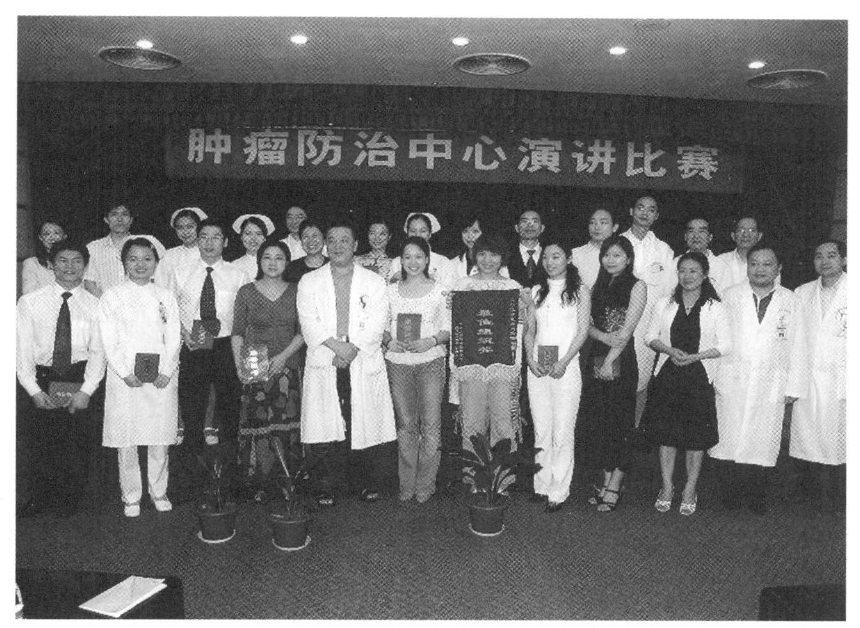

图 1－1－1－7　2006 年举行“恪守职业道德”演讲比赛

（4）第五届党委会（2007 年 2 月—2011 年 2 月）。

2007 年初，中心第四届党委任期已经届满，2 月 2 日顺利召开中心党员大会。大会应到正式党员 426 名，实到会党员 411 名。会议选举产生了新一届党委和纪委。本届党委带领全中心党员、干部、教职员工在深化中心改革、推进中心发展进程中，努力发挥党委的政治核心作用和监督保证作用，发挥党支部的战斗堡垒作用和党员的先锋模范作用，为中心的改革发展、和谐稳定营造良好的氛围，提供坚强的思想和组织保障。见图 1－1－1－8。

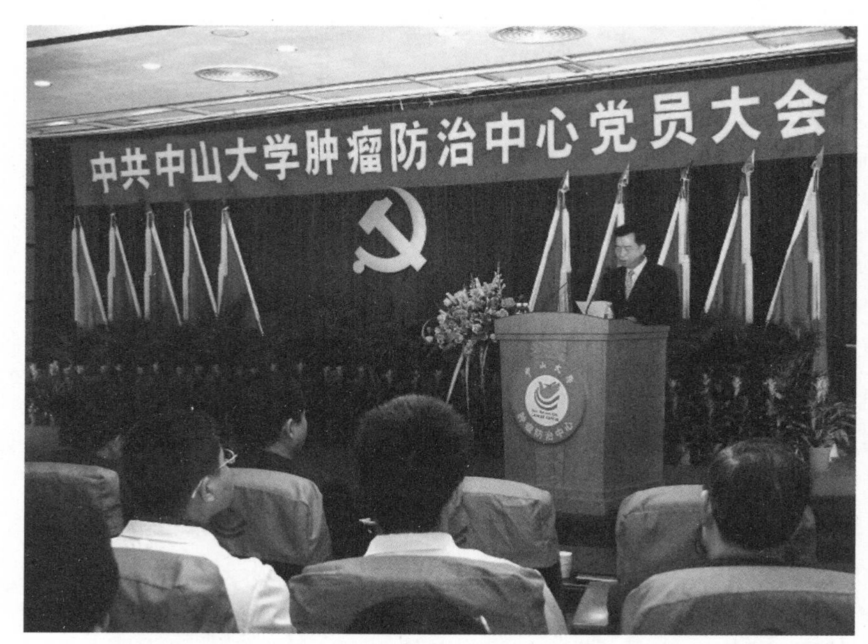

图1－1－1－8　2007年2月顺利召开中心党员大会

第五届党委主要工作如下：

第一，围绕中心工作，创新工作机制，全面推进党的建设。①思想建设务实有效。领导班子结合中心实际，通过学习和讨论，认真查找在思想观念、体制机制、工作作风等方面影响和制约科学发展的突出问题，学以致用，用创新的思路破解中心改革发展难题的水平和能力明显提高。②组织建设扎实推进。中心党委积极探索适应新时期医院党建工作特点的基层组织设置形式。基层党支部由2007年16个增至20个，党员数量也由490名增加到707名，新发展党员82人，预备党员转正94名。③作风建设不断加强。坚持“标本兼治、综合治理、惩防并举、注重预防”的方针，形成了“党委统一领导、党政齐抓共管、纪委组织协调、部门各负其责”的党风廉政建设工作体系，取得了明显成效。④制度建设不断完善。围绕制度建设，探索“授权、用权、监督”三循环制约机制，不断提高中心的管理水平。

第二，坚持党管干部、党管人才，干部人才队伍建设不断加强。四年中，配合校党委顺利完成了中心行政领导班子整体换届和中心整体升格为副厅级单位后的处级干部选拔工作；通过公开竞聘的方式，完成了中心科室干部的调整工作；制定实施了《中层干部考核实施办法》和《评选优秀科主任、科长暂行办法》，规范中层干部考核的程序和标准，每年对科室领导班子进行考核。

第三，积极探索中心宣传教育工作和文化建设的有效形式。创新职工思想政治教育的多种有效形式。中心文化建设体系初步形成并初见成效。更新观念，宣传工作迈上新台阶。积极组织抗震救灾，做好帮扶，以及援疆、援边等工作，发挥大型公立医院的社会责任。

第四，充分发挥工会、教代会等群众组织和共青团的作用，重视做好统战工作，为构建和谐中心营造良好氛围。

第五，坚持发展第一要务，推动中心科学发展，医教研和管理工作取得显著成绩。基建工程、信息工程、管理工程三大工程项目取得令人瞩目的成绩。2007年1月奠基的二期工程

第一部分——放射治疗中心于2009年12月21日投入使用，为中心新增8942平方米用房，并引进了全球最先进的放疗网络管理系统，成为广东省第一家拥有容积旋转调强和影像引导系统的放疗中心；已建成HIS系统、LIS系统、PACS/RIS系统、门诊移动输液管理系统、科研管理信息系统、内外网门户系统、邮件系统、物流管理、成本核算等业务系统；完成了人力资源定岗定编项目（2008年1月—2009年1月）、综合运营管理系统项目（2008年12月—2009年11月，包括成本核算信息系统、固定资产管理系统、物流管理系统），能够获取准确可靠的运营数据，为中心领导层运营管理提供决策依据。

5. 中国特色社会主义新时代的党委（2011年2月至今）

（1）第六届党委会（2011年2月—2017年9月）。

2011年，中心第五届党委会任期届满，此时中心共有中共党员671名（其中正式党员656名），根据《中国共产党章程》《中国共产党基层组织选举工作暂行条例》和上级党组织的要求，经中山大学党委批准，召开党员代表大会。经过“两上两下”，产生中心党代表120名。2月16—17日，中心第一次党员代表大会顺利召开，会议选举产生了第六届党委委员和纪委委员。见图1-1-1-9。

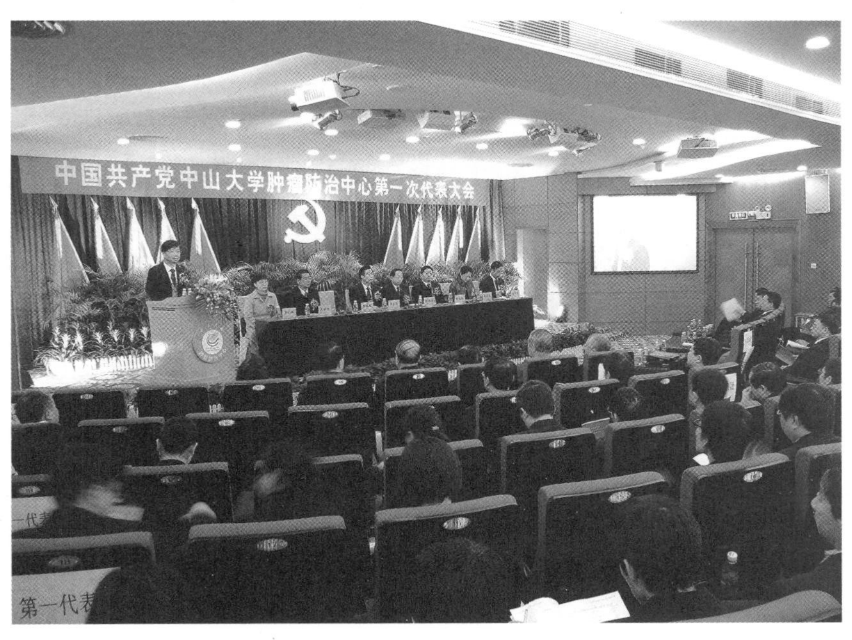

图1-1-1-9　2011年2月召开第一次党代会

第六届党委会坚持把学习贯彻习近平总书记系列重要讲话精神和治国理政新理念新思想新战略摆在首要位置，深入贯彻党的十八大和十八届历次全会精神，认真履行管党治党责任，充分发挥政治引领作用，全面完成中心第一次党代会确定的目标任务，各项工作取得新的进展。主要工作如下：

第一，坚持政治引领，领导班子和队伍建设有新成效。

把关定向作用不断加强。中心党委始终发挥好把方向、管大局、保落实的重要作用。2011年，中心第一次党代会确定了发展目标为“建设国内综合实力最强、国际一流的肿瘤学医教研基地”。在发展进程中，通过深入研究和审视中心发展目标，2016年中心发展规划研讨会明确“十三五”奋斗目标为“力争建成国内专科布局最全、服务规模最大、诊疗水平最高，综合实力国际一流的肿瘤中心”，进一步明确中心发展方向。2017 年，中心党委牢固树立“四个意识”，积极稳妥推进公立医院综合改革。

领导班子建设不断加强。2013 年中心行政领导班子完成换届工作。认真落实中心组织理论学习制度，坚持理论学习与实际相结合，不断提高领导班子科学决策、处理重大复杂问题的能力。认真执行民主集中制，按照党委会和党政联席会议议事规则，定期召开党委会和党政联席会，及时研究决定中心“三重一大”等工作事项。严格落实党委民主生活会制度，深入开展谈心交心活动，领导班子的团结力、凝聚力、战斗力得到进一步增强。自觉强化党性修养，不断改进工作作风，密切联系群众，班子成员树立了团结务实、勇于开拓、敢于担当、廉洁高效的良好形象。

干部队伍建设不断加强。坚持党管干部原则，建立健全选人用人机制，把德才兼备的标准贯穿于干部队伍建设的全过程。顺利完成中层干部整体换届工作，队伍作风进一步加强，管理效能进一步提升。修订完善《中层干部选拔任用工作实施办法》，有效改进考核方法，突破传统的考核要素和评议范围，使考核结果充分体现干部德才表现并作为干部任免的重要依据，树立了正确的用人导向，真正做到了“能上能下”。加强对党员干部的教育管理，严格要求党员干部忠诚、干净、担当。

第二，坚持思想引领，党建工作取得新成绩。

思想政治工作不断加强。认真贯彻落实党中央和上级党组织的决策部署，深入开展党的群众路线教育实践活动、“三严三实”专题教育和“两学一做”学习教育，党员干部队伍思想政治素质得到提升。紧贴医疗工作和教职员工思想实际，创新学习教育方式。组织开展网络教育考学、知识竞赛和医疗服务党员义诊等活动，强化党性教育。构建支部微信群、专题网站、简讯“党旗领航”、官微周五红专辑、楼宇多媒体信息发布系统“五位一体”的党建工作平台，思想政治工作的阵地建设得到不断加强。

基层党建目标管理不断加强。认真开展党支部综合目标管理，制定实施《中心党支部综合目标管理考核试行办法》，明确了涵盖支部班子建设等 11 方面 30 项指标，加强对支部工作的规范指引、监督管理，使党支部综合目标管理成为基层组织建设的强有力抓手，确保支部目标责任落实到位、党员日常管理执行到位，基层党组织充分发挥推动科室发展、服务群众、凝聚人心的战斗堡垒作用。

基层组织和党员队伍建设不断加强。顺利完成党支部整体换届工作。严格落实各项组织生活制度，认真召开专题组织生活会，全面开展党员组织关系排查及党费收缴专项检查工作。不断丰富支部组织生活内涵，中心获评中山大学“最佳党日”活动项目数量连创新高，其中“青年党员讲党课”被教育部评为“两学一做”支部风采展示活动特色奖。加大在中青年业务骨干及优秀学生中发展党员力度，6 年来，发展党员 98 人，培养发展对象 86 人，党员数量增加近 90% 至 1318 人。广大党员干部在医教研管及后勤保障工作中充分发挥先锋模范作用，2 人荣获省级“优秀共产党员”，2 人荣获国家“科技进步”二等奖，1 人荣获全国“创新争优”奖，3 人入选“南粤百杰”培养对象，2 人荣获国家杰出青年基金，1 人荣获“长江学者”称号等。

第三，坚持惩防并举，党风廉政建设有新进步。

强化党风廉政建设。认真落实主体责任，贯彻落实党风廉政建设责任制要求，制定《党风廉政建设责任制实施细则》。逐级签订“一岗双责”责任书，层层传导压力。加强纪律作风教育，深入开展“纪律教育学习月”活动，不断增强广大教职员工的拒腐防变意识。认真执行“八项规定”精神，严格控制会议数量和规模，调整改造办公用房，加强公车改革和使用管理，严格控制办公经费和公务接待开支。严格落实卫计委“九不准”要求，强化行风建设，以经常性教育提升医务人员的思想道德水平和依法执业意识。近年来，中心没有出现违法和严重违纪违规事件。

正确运用监督执纪四种形态。认真执行中纪委要求，正确运用监督执纪四种形态。制定《关于对中层干部进行谈话、函询和诫勉的实施方案》，让“咬耳扯袖、红脸出汗”成为常态，注重“抓早抓小抓苗头”，防止小毛病演变成大问题。党政领导班子成员与职能部门、业务科室负责人开展谈心提醒活动，与新任职干部进行廉政谈话，做好提醒教育。在核查信访件中，区别不同情况分类处理，落实全面从严治党的要求。中心领导班子通过民主生活会、各党支部通过专题组织生活会等党内政治生活形式，进行严肃认真的批评与自我批评，起到惩前毖后、治病救人的效果。

强化廉政防腐体系建设。坚持标本兼治、综合治理、惩防并举。探索“授权、用权、监督”三循环制约机制，制定、修订300多项制度，建立了全面覆盖、分层管理、重点防控、责任到位的廉政廉洁风险防控基本框架。加强对重点领域、重要环节的监督管理，建立健全防统方系统监控机制，较好地遏制了违规统方行为；优化大型设备采购流程，大幅降低采购成本；通过建立实验室耗材阳光采购平台、HRP（人财物一体化运营管理系统），逐步形成完整规范的内部控制链；发挥审计在中心发展建设中的重要作用，审核成效明显。

第四，坚持科学民主，管理水平有新提高。

注重科学管理考核。大力推行新的岗位设置、绩效分配方案和绩效岗位聘用体制。中心自2012年来先后在行政后勤、实验技术、基础研究、临床研究与预防研究、专职办事员系列等岗位推行绩效岗位聘用制度改革与创新，构建人力资源分类评价新体系，充分激发教职员工的积极性和创造性，推进中心精细化管理显成效。中心连续两年荣获中国医疗机构“最佳雇主排行榜”冠军，荣获首届“中国最佳医院管理团队奖”，连续多年获得校级“先进党委”称号。中心作为全省五个代表之一荣获全国“五一劳动奖状”，并作为全国13个获奖单位代表之一上台领奖。

注重民主，参与民主监督。不断完善院长负责、党委把关、纪委监督、专家治院、员工治事的现代公立医院治理体系。建立健全职代会及其常设委员会运作机制，组织召开职代会六次，研究推动中心发展和维护教职员工利益的重大事项。采取现场办公会、线上征求意见以及行政后勤季度交叉检查、党员评议等多种方式，听员工言、纳专家计、集众人智。注重倾听离退休老同志的意见，努力解决合理诉求，多办实事、办好事。加强与民主党派、无党派人士的沟通，重视他们发挥参政议政的作用。

注重信息化建设。先后在客户服务、临床服务、医技辅助、运营管理、科研管理、业务协同六大领域建设近20个主要信息系统，有效实现相关业务工作的信息化管理，提升医院管理水平。制定了信息化建设五年（2016—2020年）规划，明确了以“流程无纸化、业务智能化、管理精益化、服务人性化”为理念的“智慧医院”建设目标。

第五，坚持党政合力，中心发展实现新突破。

高层次人才体系初具规模。坚持“管宏观、管政策、管协调、管服务”的原则，强化党管人才。加大力度建设人才高地，面向全球招聘高水平学科带头人，积极物色“千人计划”青年项目申报者，全力为入选中心特支计划的临床医学科学家及领军人才提供支撑服务。制定《高层次人才特殊支持计划实施办法》等系列制度，人才工程“三大计划、十大举措”成效明显。六年来，中心引进中组部“千人计划”11人、中山大学“百人计划”26人，新增“长江学者”（特聘/讲座/青年学者）4人、国家杰出青年科学基金获得者5人、国家“万人计划”青年拔尖人才1人、“南粤百杰”3人、广东省引进领军人才3人、“珠江学者”特聘教授3人。

学科建设成效显著。坚持以学科建设为龙头，以科学研究为载体，以“三个面向”为指引，推进“三大建设”，成效显著。32项临床研究成果纳入国际肿瘤诊疗的标准与指南，部分基础研究已转化为临床诊疗新方法。六年来，中心获得国家科技进步二等奖2项，获批国家级科研项目333项，实到总经费突破4亿元；发表SCI论文数量和质量均大幅提升，收录论文2005篇，影响因子10.0以上论文46篇，国际合作研究水平持续提升；2017年，CJC（《癌症》）影响因子为4.111，位居国内被收录肿瘤学期刊第一。中心在中国医学科学院、中国科学报社发布的“中国医院科技影响力排行榜”（肿瘤学）中稳居前两位。

规范化诊疗引领行业发展。以主诊教授负责制和单病种首席专家负责制为核心，推行单病种多学科会诊（MDT）诊疗模式，构建“纵横结合，四专三定”式单病种诊疗管理体系；以学科发展及临床需求为导向，大力加强平台与专科建设，主动调整规划专科布局，补全新建骨与软组织肿瘤科、重组影像与微创介入及手术平台建设、整合急诊与重症医学平台；大力鼓励技术创新，6年来开展新技术79项，多项填补国内国际相关领域空白；获批国家临床重点专科2个、广东省临床重点专科9个，52人次担任国家级行业协会的主委或副主委，牵头或主笔制定行业规范13项，引领了行业发展。主动顺应国家医改要求，积极推进对内对外资源整合与改革，加速推进远程会诊中心建设，探索建立肿瘤专科特色的分级诊疗机制；创建广东省癌症中心，发挥肿瘤防控、筛查的力量，让早诊、早治进一步惠及民众。在复旦大学医院管理研究所发布的“最佳医院（肿瘤专科）排行榜”中，排名稳居前三名。

医学教育硕果累累。实施“孕名师、建团队、育英才”的人才培养战略，推行导师招生指标分配制度改革。完善各层次肿瘤学医学教育培训的质量标准体系，探索研究“肿瘤学临床医学专业博士生临床能力培养引入专科医师培训模式”；成为国家首批住院医师规范化培训基地，努力提高临床应用型人才的培养质量。每年举办国家级继续医学教育项目30多项，为基层医院医务人员开展新知识、新理论、新技术的继续医学教育培训。

第六，坚持文化引领，中心美誉度获得新提升。

文化建设更富内涵。以“文明服务月”“科技进步月”等文化品牌活动为载体，传播中心核心价值观；以创建“青年文明号”为抓手，培育优秀青年成长氛围；以50周年院庆为契机，组织开展系列“内强教职员工归属感、外树中心品牌”的文化工程。传承创新中心53年的历史沉淀，升华形成以“幸福文化、同心文化”为核心的文化体系；指导支持工会、团委开展暖人心、鼓干劲的文体活动，努力营造和谐向上的人文环境。

宣传力度不断加大。深挖临床一线及科研、管理背后的故事，传播名医名家的事迹与精神。通过“寻找身边的感动”“雷锋精神奖”评选、“微倡议传播正能量”等活动，深度挖掘和广泛宣传平凡工作中的感人事迹。涌现出“师德师风先进个人”万德森教授、“十大感动杏林人物”万德森教授和管忠震教授以及广东省“三八红旗手”“广东医生”先进代表、“广东好医生”等一批先进典型，彰显“医者大爱”情怀，促进社会医患关系和谐。

援外帮扶彰显大爱。中心努力承担社会责任，深入开展援非援疆援藏及对口帮扶工作。六年来，先后派出 11 位医疗专家在国内外开展 1 年以上的医疗援助工作，足迹遍布非洲加纳、新疆、西藏等地区。目前，四省八家造血式帮扶已拓展为七省十七家，高水平肿瘤规范化诊治惠及更多群众，受帮扶单位在医疗技术水平、综合管理能力及便利百姓就医等方面取得明显成效。

（2）第七届党委会（2017 年 9 月至今）。

2017 年，中心第六届党委任期届满，此时中心共有中共党员 1316 名（其中正式党员 1306 名），经过“两上两下”，产生党代表 200 名。9 月 13—14 日，中心顺利召开第二次党员代表大会。会议选举产生了第七届党委委员和纪委委员。见图 1－1－1－10。

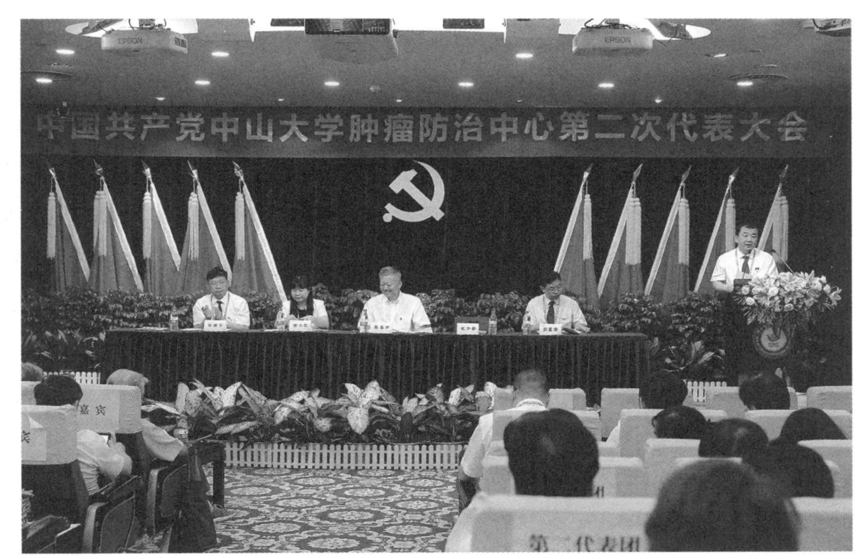

图 1－1－1－10　2017 年 9 月召开第二次党代会

第七届党委会高举中国特色社会主义伟大旗帜，深入学习贯彻习近平新时代中国特色社会主义思想，坚持公立医院公益性，坚持人民至上、生命至上，与国家发展、与时代需求同频共振，团结带领中心广大党员干部和师生员工，把中心初步建设成为国内专科布局最全、服务规模最大、诊疗水平最高，综合实力国际一流的肿瘤中心，谋划推进中心“1249”战略（即“一个目标”，建设世界顶尖肿瘤中心；“两项措施”，激活“改革、创新”；“活力四方面突破”，基础原创、临床创新、疑难病诊治、人才培养；“九维度成果群”，原创基础理论体系、自主知识产权创新药物和器械、助推国家创新药创新上市应用、新疗法新方案创新、复杂疑难病诊治方案、多学科综合诊治模式创新、国家战略性人才、国际化医教研管人才、公立医院现代化管理机制），向成为世界顶尖肿瘤中心不断迈进。

第一，以政治建设为统领，加强理论指导实践，确保底色不变、方向不偏。坚持党对中心工作的全面领导，深刻领悟“两个确立”的决定性意义，增强“四个意识”，坚定“四个自信”，做到“两个维护”，贯彻落实《关于加强公立医院党的建设工作的意见》和各级实施办法，坚持党委会第一议题学习，将习近平新时代中国特色社会主义思想、党规党纪、上级规章制度和会议精神等列为党委理论学习中心组学习内容，第一时间加强理论武装，第一时间贯彻落实。认真开展 2019 年“不忘初心、牢记使命”主题教育、2021 年党史学习教育、2023 年学习贯彻习近平新时代中国特色社会主义思想主题教育，进一步坚定理想信念，锤炼政治品格，激励中心党员领导干部奋发有为、勇担使命，以“中肿精度”为民服务解难题，战疫抗癌两不误。把党建工作写入中心章程，落实党委领导下的院长负责制，完善党委会、院长办公会议事决策制度和衔接机制，充分发挥党委把方向、管大局、作决策、促改革、保落实的领导作用，不断提升中心形势研判、制度建设、三重一大决策的质量和水平。牢牢掌握党对意识形态工作、宣传思想工作的领导权和主动权，完善工作机制、丰富方法办法，筑牢“防火墙”，夯实“主阵地”。强化底线思维，严格落实意识形态工作责任制，增强风险防控意识和能力。推进中央巡视整改、校内巡视集中整改，2023 年配合做好学校党委科技自立自强专项巡视各项工作，在医教研工作中坚持正确的政治立场、政治方向、政治原则和政治道路。

第二，以组织建设为基础，厚植干事创业根基，确保责任压实、任务落实。坚持党管干部，践行新时代党的组织路线、干部工作方针政策，贯彻新时期好干部标准，2020 年修订完善《中层干部选拔任用工作实施办法》，有效改进考核方法、突破传统的考核要素和评议范围，使考核结果充分体现干部德才表现并作为干部使用的重要依据，树立了正确的用人导向，真正做到了“能上能下”、事业为上、人岗相适、人事相宜，立足三院区发展格局、“十四五”规划和国家区域医疗中心建设的实际，选任和培养一支忠诚、干净、担当，群众基础好的高素质专业化干事创业队伍，抓好“后继有人”的工作。2019 年中心领导班子换届、2020 年业务科室职能部门中层干部按期换届，做实任前谈话、廉政谈话和送上岗。高度重视中层干部培训工作，抓紧关键少数带动绝大多数，每年开办“学思想、强党性、重实践、建新功”党支部书记红色教育培训、“新时代、新担当、新作为”中层干部履职能力提升培训、中肿管理大讲堂等，选送优秀干部参加中山大学党委组织的青年干部培训班、附属医院管理干部培训班，将“走出去”与“请进来”相结合，不断提高医院中层干部政治素养，拓展学科建设和科室管理思维的广度和深度。2023 年配合中心国家区域医疗中心建设，制订中心派驻甘肃医院领导干部管理实施方案。见图 1－1－1－11。

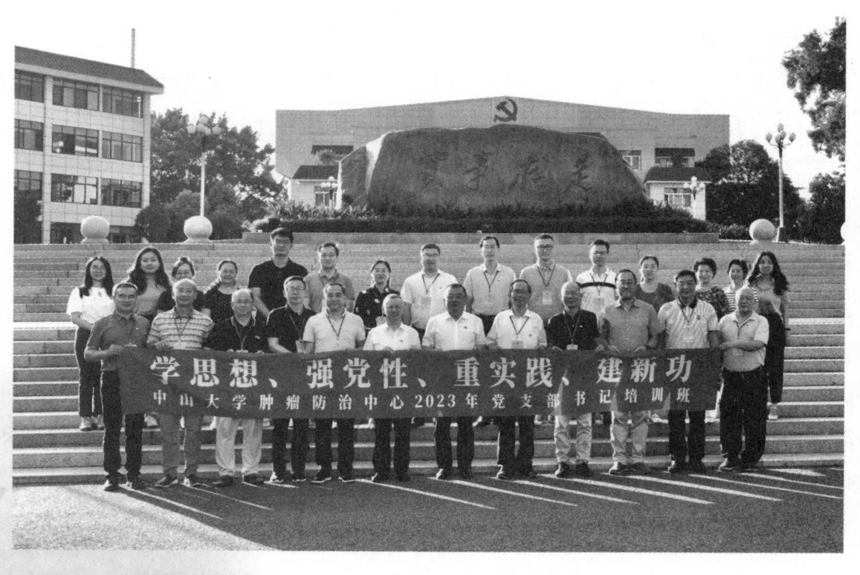

图 1－1－1－11　开展党支部书记红色教育培训

坚持党管人才，引育并举，宏观上把控、政策上保障、协调上作为、组织上到位，建立院领导联系专家机制和清单，认真做好人才安全工作。持续健全“三层八级”人才发展体系，完善分类评价机制，人才队伍不断壮大，提升了高质量发展的强劲动力。新晋中国科学院院士 1 名（马骏）、“长江学者”特聘教授 4 名（孙颖、贝锦新、蔡清清、唐玲珑）、青年“长江学者”2 名（贝锦新、王峰）、国家杰青 1 名（郑健）、国家优青 7 名（高嵩、冯琳、柳娜、鞠怀强、徐淼、唐林泉、廖丹）。高层次人才集聚、青年人才厚实，支撑引领科技创新的“人才高地”效应日益突显。落实立德树人总体要求，在全中心弘扬优良的师德师风和学术道德，用最优秀的人培养更优秀的人，“双一流”生源指标稳步上升，研究生论文产出的数量和质量在附属医院中名列前茅，毕业生广受行业和社会赞誉。首次建立了研究生辅导员队伍，紧抓研究生思政教育。

第三，以基层党建为重点，完善支部目标管理，突出“五个到位”“七个有力”。2018 年、2021 年先后顺利完成党支部整体换届工作。党组织政治功能和组织功能不断增强，夯实了高质量发展的坚强堡垒。畅通党建责任传导机制，全力推行《中心党支部综合目标管理考核试行办法》，按照“优秀支部创特色，良好支部争优秀，合格支部促提升，后进支部抓规范”的路径，对支部工作进行规范指引、监督管理。2023 年上线党支部综合目标管理系统，加强对支部工作的规范指引、监督管理，使党支部综合目标管理成为基层组织建设的强有力抓手，确保支部目标责任落实到位、党员日常管理执行到位，基层党组织充分发挥推动科室发展、服务群众、凝聚人心的战斗堡垒作用。支部综合目标管理成果入选全国医院党建典型案例。持续打造“一支部一品牌”，推进“双带头人”“样板党支部”“双培养”建设，扎实开展党支部书记年度述职和民主评议党员，发挥头雁作用和用好“批评与自我批评”的武器，党建业务互融互促品牌活动竞相涌现、深入人心。支部在推动业务发展、深化改革、服务群众等方面的战斗堡垒作用进一步突显，共产党员和入党积极分子活跃在中心医教研管急难险重一线和帮扶义诊基层。武少新同志获评广东省教育系统“优秀党务工作者”，鼻咽科党支部获评广东省教育系统“三型”党支部，通过第二批省、校两级“样板党支部”建设验收，8 个党支部进入学校“样板党支部”建设名单。

第四，将党建业务相融合，探索双轮驱动模式，实现齐头并进、共同提高。坚持“围绕学科抓党建，抓好党建促发展，检验党建看发展”的理念，从中心党委到各党支部均树立“党建业务双融合、互促进”的党建工作理念，探索完善党建业务双轮驱动的发展模式，通过各具特色的党员教育实践活动，使得中心党建工作真正渗透、融入、服务于医教研管工作中，持续推进业务工作高质量发展。各党支部书记、支委参与科室“三重一大”事项讨论决策，为学科发展、科室建设、民主管理建言献策，带头前往国家区域医疗中心（中肿甘肃医院）驻点工作，在科室发展出现瓶颈时，带领支部党员，主动挑最重的担，干最累的活，值最晚的班，闯出一片新天地，干出一番新气象。中心内党支部发挥各自专业特长，开展学术 MDT，将基础研究、转化研究、临床研究有机结合，鼓励党员师生员工广泛参与。同时，结合本支部的学科特色、党员专业，开展丰富多彩的基层党建活动。多个党支部分别赴西藏林芝，新疆喀什，乌鲁木齐，海南五指山，云南凤庆，广东省内各地开展对口帮扶、义诊和宣教，与市内各中学合作开展“国重室开放日”，普及科学防癌抗癌理念，有序推动优质医疗资源下沉，大力提升中心专科声誉度、行业影响力及社会美誉度，弘扬中肿大爱，彰显共产党员的责任与担当。

第五，以作风建设为根本，坚持全面从严治党，狠抓医德医风、师德师风建设。切实推进全面从严治党，始终把“不忘初心、牢记使命”作为加强党的建设的永恒课题，压实党风廉政建设的党委主体责任、纪委监督责任和领导干部“一岗双责”。正确运用监督执纪4种形态，从严管党治党。一直以来，中心党委坚持将党的建设融入中心发展大计之中，确保长期以来形成的各种行之有效的制度在中心得以持续执行并不断完善，确保中心在改革创新中不断发展壮大。始终把政治纪律和政治规矩挺在前面，以医药领域腐败问题集中整治为重点，持续深入开展医德医风、师德师风和学术学风建设，强化纪法廉政教育，对踩“红线”、越“底线”、闯“雷区”零容忍。通过“建机制、重预防、强教育、出实效”，建设全面覆盖、分层管理、重点防控、责任到位的防控体系和长效机制。结合行业特点，落实中央“八项规定”精神及其实施细则、“九项准则”。根据上级文件，每年制定《中心党的建设和全面从严治党工作要点》，让“咬耳扯袖、红脸出汗”成为常态，注重“抓早抓小抓苗头”，防止小毛病演变成大问题。中心党政领导班子成员与职能部门、业务科室负责人开展谈心谈话，与新任职干部进行廉政谈话，做好提醒教育，深入一线开展工作宣讲和警示教育，以经常性教育工作机制进一步提高医务工作者和医学教育工作者的思想道德水平和依法执业意识；扎实做好效能监察和各种监督工作，确保各类决策流程完善、过程公平公正，促进中心管理效能的整体提高；通过持续不断打造一个风清气正、干净干事的环境，为各项工作高质量发展提供强有力的纪律保障。

第六，以文化建设为灵魂，传承红色医脉文化，涵养家国情怀、人民情怀。传承“医病医身医心　救人救国救世”红色基因，坚持人民至上、生命至上，始终把人民群众的身体健康和生命安全放在第一位，把“征服癌症，造福人类”作为使命，制订实施中心文化建设实施方案。将党史、新中国史、校史、院史教育纳入入职入学培训和主题党日活动内容，积极参与执行援疆援藏援鄂援港援外、医疗扶贫和下沉帮扶任务，开展党员活动室和“菁菁校园病房学校”共建工作，组织师生员工无偿献血，献血量居越秀区事业单位前列。在新冠疫情防控期间，实现疫情防控有力、肿瘤诊治有序、复工复产有效、“战疫”抗癌两不误的“三有两不误”成效。聚焦医教研，讲好中肿故事，传播正能量，树立美誉度。通过“刀客秀”机器人手术直播周、博鳌外科周等系列手术直播活动，有力地展示了中肿外科硬实力。举办中肿内科大查房、放疗大查房系列活动，有效提升了年轻医生的临床基本技能和诊疗思维，同时通过线上平台同步直播，推广肿瘤规范化诊疗理念，提高区域内肿瘤诊疗同质化水平。2021年“改善肿瘤医疗服务中国行动”医院参访活动走进中肿，国内知名肿瘤医院的领导、专家对中肿特色医疗服务模式给予高度评价。中心在2021年“中国医院专科声誉排行榜”中，位列“肿瘤专科声誉”第二、“胸外科专科声誉”第八。坚持立德树人的根本任务，培养德智体美劳全面发展的肿瘤医学精英人才。领导班子带头在新员工、新生培训中讲好思政第一课；结合疫情防控、“七一”、中国医师节、教师节、护士节等活动表彰优秀，强化正面宣传，发挥榜样作用，营造尊医重卫、尊师重教的良好氛围。建设同心幸福奋斗文化，健全“职工之家”文体活动场所和设施，开辟党员活动室阅览角，坚持开展各类健康、文明、有益的职工文体活动，积极参加上级组织的各类运动会、竞赛。走访慰问老党员老同志、关心关怀生病住院员工，倾听民主党派和党外人士的建设性意见，指导工会和共青团工作，增强中心的凝聚力和向心力。守好意识形态阵地，严把人才晋升、教材审核、出国出境、涉外讲座等重要关口，落实意识形态工作责任制。守正创新做好宣传思想文化工作，构建思想宣传矩阵和“党建＋业务”互融互促的长效机制。2022年7月，中心连续7年荣膺中国医疗机构“最佳雇主”殊荣，并获得医疗机构“最受大学生欢迎奖”。2023年医师节中心联合官方媒体策划主题视频《上班》，获广东省委宣传部“社会主义核心价值观主题视频优秀奖”，进一步强化了中肿品牌传播力。2022年中心鼻咽科获“全国青年文明号”称号，2022年中心工会入选全国教科文卫体系统“模范职工之家”。

（撰写：肖莹　张宁　审核：文朝阳）

（三）历届纪委的主要工作

1．第一届纪委会（1985年10月—1989年5月）

1985年10月成立党委会的同时成立院所纪委会。1985—1986年是肿瘤医院院所历史发展的一段特殊阶段。时任院所所长被免职，院所的干部、群众触动很大，一度出现人心不稳定的情况。院所纪委在上级纪委和院所党委的领导下，对有关问题进行认真调查，并对相关同志进行了安抚教育。1987年起，院所党委改为中心党委，纪委也改为中心纪委。纪委在中心党委的领导下，在党员政治思想教育和党的纪律教育以及医德医风教育、科研道德教育方面发挥了重要作用。

2．第二届纪委会（1989年6月—1992年4月）

第二届纪委在“六·四”风波时组建，面对反对资产阶级自由化，维护社会、学校、中心稳定，澄清大是大非的严峻形势，党委响应上级号召，把稳定作为压倒一切的政治任务，教育党员和全体教职工与党中央保持一致，在党员和教职工中进行了政治形势和纪律教育。在普遍教育的基础上，纪委协同有关部门于1989年10月对“六·四”前后卷入动乱的人和事开展了清查清理工作，在查清基本事实的基础上，对有违纪行为的三名预备党员按中央纪委文件精神，分别做了处理，较严重的两名取消了其预备党员资格。

1991年，东欧剧变，苏联解体之后，纪委根据中央静观其变、稳住阵脚的指示精神，协助党委在党内和中心教职工中进一步进行了政治形势教育、社会主义教育及党内法规教育。一名党员有宗教方面的信仰，在教育帮扶无果后，根据党章规定将其党内除名。

本届纪委先后查处违纪案件和问题共18起（含监察），其中政治纪律3起，组织纪律1起，道德品质3起，医德纪律11起。涉及教职工21人，其中党员6名，6名党员中开除党籍1人，党内除名1名，取消预备党员资格2人。在党员登记工作中，缓期一年登记1人，待处理1人。其间，纪委书记陈小君被评为卫生部先进纪检员（1990年），纪委委员周可稳被评为卫生部先进监察员（1991年）。

3．第三届纪委会（1992年5月—1995年6月）

第三届纪委在党风廉政廉医及职业道德建设等方面做了大量的工作，取得了一定的成绩，保证了中心深化改革、创建“三甲”医院及医疗教学科研等各项工作的顺利完成。1993年中心被广东省高校工委授予“党风廉政建设先进单位”。1996年，重新调整了纠风领导小组，下设纠风办公室，当年，党委纪委还组织844人参与了党纪政纪条规知识竞赛。此届纪委先后调查案件和问题22起，经调查核实给10人以处分和处理，其中党员2人，开除党籍处分1人，行政除名2人，通报批评1人。见图1－1－1－12。

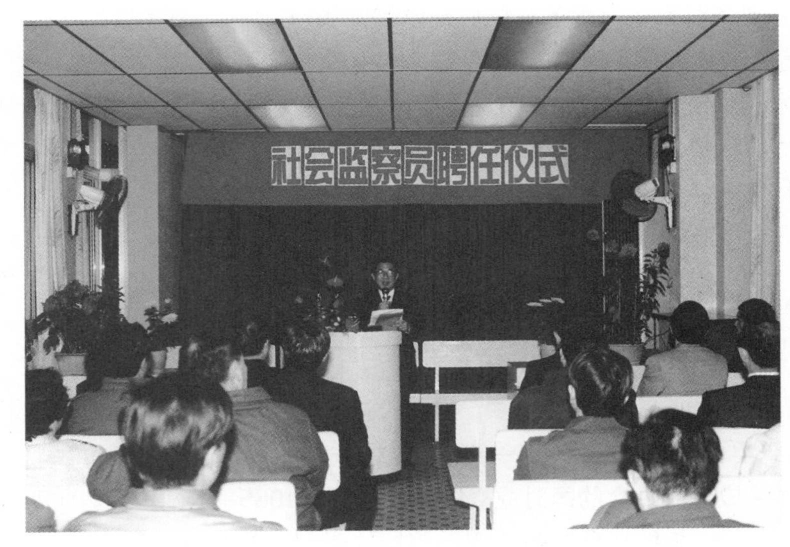

图 1－1－1－12　1992 年中心举行社会监察员聘任仪式

4．第四届纪委会（1995 年 6 月—2007 年 2 月）

中心纪委自 1995 年换届后，履行党的纪律检查和行政监察两项职能。在实践中，纪委努力探索建立教育、制度、监督并重的惩治和预防腐败体系，为中心的改革、发展、稳定发挥保障作用。

（1）关口前移，注重从源头上治理和预防腐败。

纪委进行反腐倡廉教育，提高党员干部拒腐防变能力；抓住主要环节、健全制度、细化措施；加强对权力运行的制约和监督，确保权力正确行使；严格执行中心纪检监察部门的主要负责人分别参加或列席中心党委会和党政联席会制度，全面了解和监督领导决策过程。执行纪检、监察、人事科工作联系制度，参与党委对中层干部的考察和考核。对职称晋升、评聘、职工分房、基建、维修工程和药品、物品招标采购等重大问题进行全过程监督。见图 1－1－1－13。

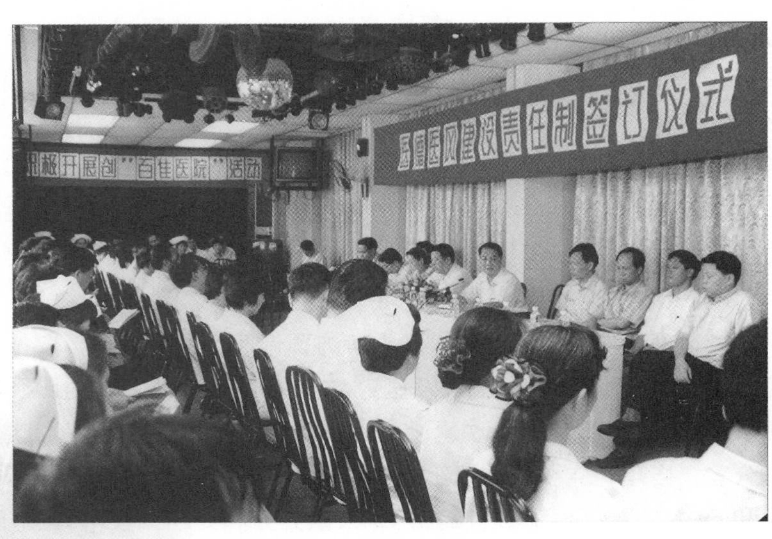

图 1－1－1－13　1997 年中心举行医德医风建设责任制签订仪式

（2）坚持纠建并举，认真开展纠风专项治理工作。

纪委积极协助中心党委，开展行风建设和纠正医疗服务领域中收受药品回扣、“红包”、“开单提成”、乱收费等不正之风的专项治理工作，规范药品集中招标采购行为、规范医疗服务行为、规范医疗收费行为，推进医德医风建设，营造和谐医患关系；规范药品集中招标采购行为，严格执行药品集中招标采购规定；规范医疗服务行为；规范医疗收费行为；加强职业道德教育，营造和谐医患关系。

11 年来，经过缺陷管理督查组核实，报党政联席会批准，按《缺陷管理规定》共查处违规问题 53 件。

（3）重视群众信访工作，注重调查核实。

据统计，此届纪委任期内共收到群众来信、来访和电话举报 220 件（次），查办案件 3 起；同时还协助检察院、工商行政管理局等国家执法部门对涉及医务人员药品、设备回扣的举报信进行核查；积极配合海珠区检察院对黄某、谢某受贿案进行的调查取证工作。

5．第五届纪委会（2007 年 2 月—2011 年 2 月）

2007 年 2 月，中心举行党员大会，选举产生了新一届纪律检查委员会。见图 1－1－1－14。

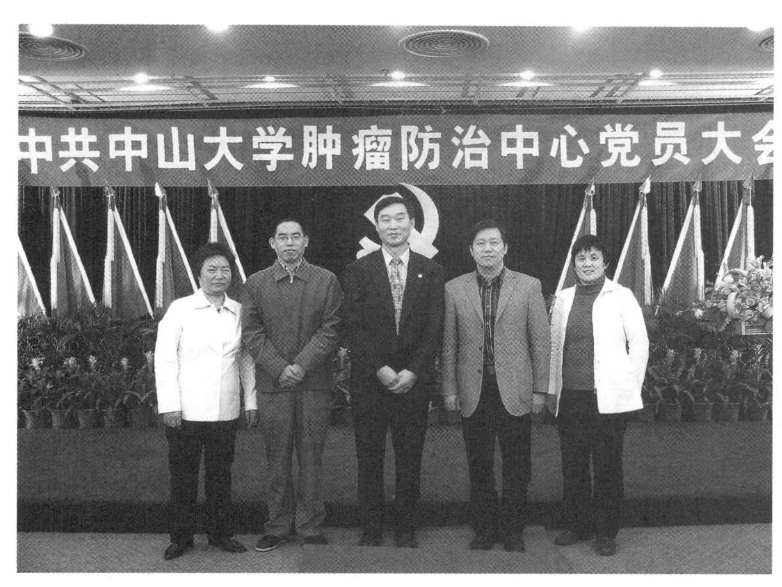

图 1－1－1－14　2007 年 2 月中心新一届纪委委员合影
（从左到右：何丽容、邵建永、张亚奇、黄慧强、魏海燕）

本届纪律检查委员会坚持标本兼治、综合治理、惩防并举、注重预防的战略方针，开拓进取，扎实工作，深入推进党风廉政建设和反腐败工作。

（1）创新教育方式。

中心纪委通过传达文件、解读政策、专题辅导报告会、典型案例教育、组织观看反腐倡廉影视专题片等多种形式，以及院周会、简报、网页、橱窗等途径，坚持先进典型教育和警示教育相结合、自律与他律相结合，强化宣传攻势，增强教育效果。2008 年开展“医德医风先进典型”评选活动。2010 年中心与越秀区人民检察院签订《在预防职务犯罪工作中加强联系和配合意见书》，系我省检察机关和大型公立专科医院在预防职务犯罪方面迈出的一个探索性的步伐。

坚持将纪律教育学习月活动作为加强中心党风廉政建设的抓手，紧密结合中心实际和各种专项工作进行：2007 年结合“政风行风评议”活动，2008 年结合“深入学习实践科学发展观”活动，2009 年结合“小金库”专项治理和财务检查工作，2010 年结合工程建设领域突出问题专项治理以及“小金库”治理“回头查”工作、收受医药回扣专项治理工作，有的放矢，增强教育的针对性、实效性，共召开各类专题报告会和辅导学习讲座 25 场，组织观看警示录像 12 场。见图 1－1－1－15。

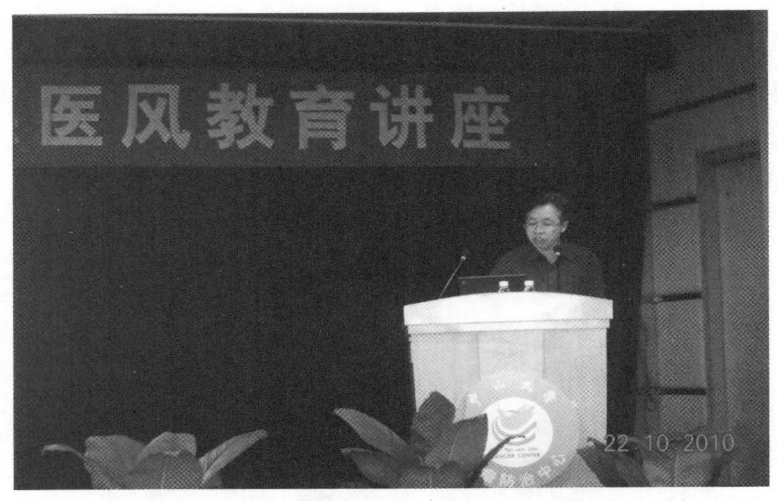

图 1－1－1－15　2010 年纪委书记进行医德医风教育

建立对重要岗位、重点部位工作人员进行经常性反腐倡廉教育的工作机制。2009 年两次组织相关人员学习了有关行政问责制及《中华人民共和国刑法》修正案、最高人民法院最高人民检察院《关于办理商业贿赂刑事案件适用法律若干问题的意见》等法规，并对社会及中大校本部的一些案例进行剖析。2010 年组织重点科室人员进行针对性学习，并参观广东省检察系统组织的惩治和预防渎职侵权展览。见图 1－1－1－16。

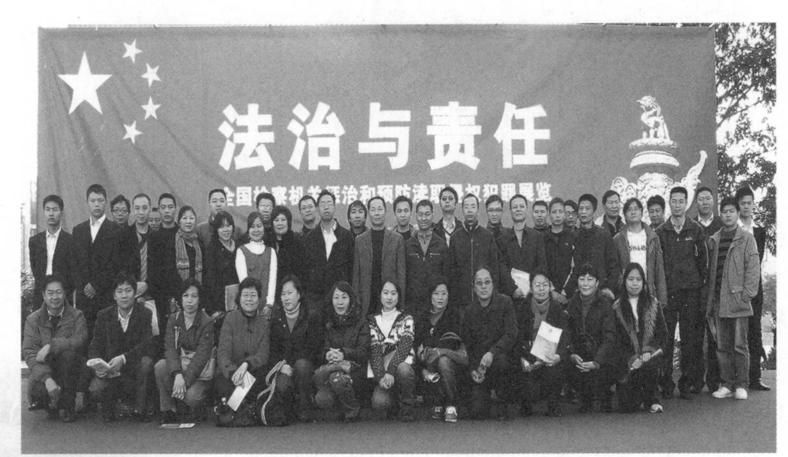

图 1－1－1－16　2010 年 12 月重点部门人员参观惩治和预防渎职侵权展览

（2）拓宽监督渠道。

按照《加强议事决策制度建设的实施细则》，明确规定集体讨论决策“三重一大”事项主要内容，对涉及事关中心的重大事项决策、重要人事任免、重要项目安排和大额度资金使用都须经过党政联席会议集体讨论决定，部分“三重一大”内容经中心职代会代表会议讨论审议。2008 年中心设立教代会常设委员会，在广东医疗界首开先河地进行了中心民主管理机制的探索。

（3）加强制度建设。

从 2005 年开始，中心党委纪委组织各职能部门对中心各项制度进行系统梳理及修订、补充，2007 年将 117 条制度汇编成册，进一步形成用制度规范从医、从政行为，按制度办事，靠制度管人的机制，主要包括《签订〈廉洁协议书〉若干规定》《党风廉政建设责任制实施办法》《医疗卫生机构接受社会捐赠资助管理暂行办法》《医务人员医德考评实施细则（试行）》《10 万元以下仪器设备、家具、低值耗材网上竞价采购管理规定》《中心医用耗材管理委员会工作暂行规定》《阳光用药管理规定实施细则》《财务开支审批管理办法》《内部会计控制制度》等。2010 年重新修订《缺陷管理规定》。

（4）实施专项治理。

持续推进治理医药购销领域商业贿赂专项工作和民主评议政风行风工作，在 2008 年的广东省政风行风督导检查及广东省医院管理年督查情况反馈意见中，检查组都对我中心给予了高度评价。2010 年中心接受了卫生部治理“小金库”检查组的现场检查，检查组对我院的专项治理工作也予以了肯定。

（5）开展效能监察。

四年来，中心纪委加大对招标工作的监督力度，对近 250 个招标项目或竞争性谈判项目进行监督，同时推动招标采购工作不断完善：扩充评标专家库，引进中山大学专家库，聘请院外专家担任评委；完善评标委员会抽取方式，对某些专业性强的项目由大范围随机抽取评委改进为定向和随机相结合的抽取方式。

2007 年，在纪委协助下，设备科在中大附属医院率先启动了 10 万元以下设备、物资网上竞价采购系统，降低了采购成本，提高了采购效率，这是中心“阳光采购”的一个重大举措。物流科在中大附属医院率先制定了《医用耗材管理委员会工作暂行规定》，规定要求所有新进入中心内使用的医用耗材，都必须经中心医用耗材管理委员会及党政联席会议审批后方可购买使用。

（6）推进阳光用药。

中心严格贯彻实施广东省医疗机构药品网上限价竞价阳光采购的各项政策，建立药事管理委员会药品遴选专家库，成立药品采购监督委员会，四年来共组织 3 场药品遴选会。2010 年制定了《新药评审工作会议纪律》《阳光用药管理规定实施细则》，2011 年制定了《医务人员与医药代表接触行为规范》《新药受理与评审程序》，进一步规范了阳光用药各项工作。

（7）重视信访工作。

本届纪委按《缺陷管理规定》经济处罚 36 人次，共收到群众来访来电来邮来信 91 件（次），其中立案 1 件，党纪处分 1 人，行政处理 1 人。

6. 第六届纪委会（2011 年 2 月—2017 年 9 月）

2011 年 2 月，中心举行第一次党员代表大会，选举产生了新一届纪律检查委员会。见

图 1－1－1－17。

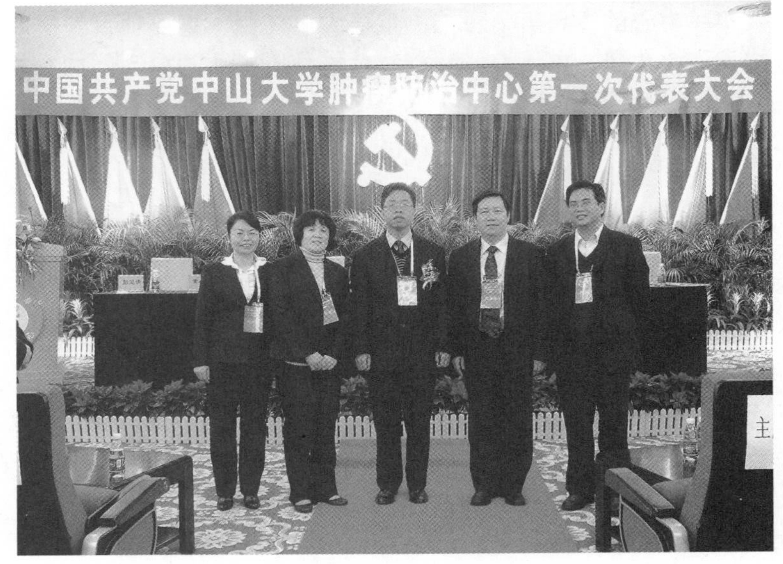

图 1－1－1－17　2011 年 2 月中心第一次党代会选举出新一届纪委委员
（从左到右：陆卫红、魏海燕、彭望清、黄慧强、符立梧）

（1）不断强化教育，营造廉政廉洁氛围。

将每年纪律教育学习月活动做成品牌活动，经常性地对全体教职员工进行职业道德和警示教育；向新职工和研究生（进修生）发放《医疗机构从业人员行为规范手册》，要求他们签订《廉洁自律承诺书》。针对重点岗位和重点人员进行警示教育，六年来举行了近 20 场次。经常性地和药学部、物流科、设备科、基建科、信息科等重要科室、重点岗位人员进行谈心交心，积极防范和纠正存在的问题。

（2）落实责任制，加强党风廉政建设。

坚持制度先行，落实“一岗双责”。纪委协助党委牵头制定《关于落实党风廉政建设党委主体责任和纪委监督责任的实施细则》《贯彻落实〈关于深入推进惩治和预防腐败体系建设的意见〉的实施方案》《党风廉政建设责任制实施细则》等制度。建立“中心—处（科室）两级责任体系”，逐级签订落实“一岗双责”责任书：党政一把手与学校党委签订《廉洁从政承诺书》，职能部门负责人和中心党委签订《党风廉政建设和行业作风建设责任书》。

（3）落实“八项规定”，坚决纠正“四风”。

坚决贯彻落实中央“八项规定”精神、纠正“四风”问题以及医疗卫生行风建设“九不准”规定，严格控制会议数量和规模；出台《办公用房建设标准及使用分配管理办法》，修订《中层及以上干部离院报告及审批管理办法》《关于进一步规范职工因公临时出国（境）管理工作的通知》，加强对中层干部外出和因公出国（境）的审批管理；严格控制公车购置，加强管理使用；严格控制公务接待，对 2012—2015 年期间的“三公”经费进行全面清查，按照要求进行清退和整改。节假日前，纪委适时向领导干部和全体教职员工发送短信或邮件进行廉洁提醒。对副处级以上领导干部操办婚丧喜庆事宜情况进行监督检查，对评审费的发放情况进行自查整改。

（4）规范权力运行，完善惩防体系建设。

一是推动制度建设，从2015年开始，纪委共完成358个制度的修订工作。二是构建防控机制，2013年初形成《肿瘤防治中心廉政风险防控机制建设资料汇编》（上、中、下册），2016年底再次进行修订：编制了行政职权目录97项、权力运行图52个，查找出风险点约107个，其中高风险27个，中等风险29个，低风险51个。见图1－1－1－18。

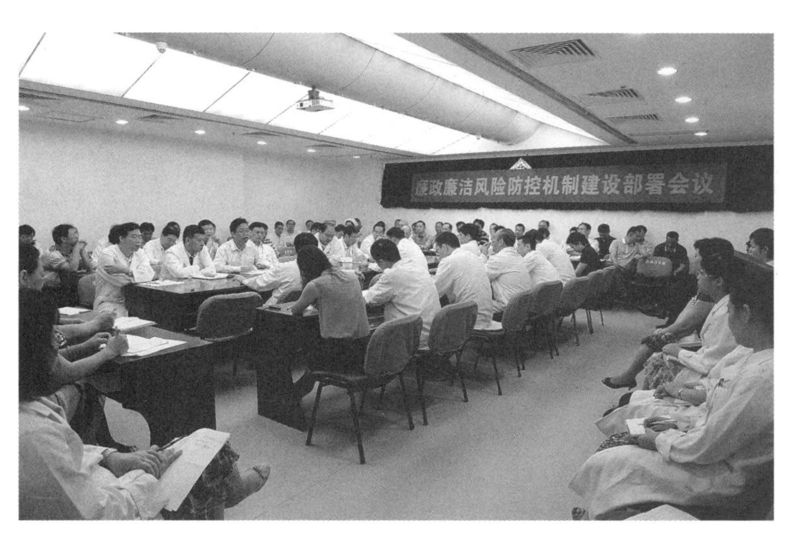

图1－1－1－18　2012年6月中心召开廉政廉洁风险防控机制建设部署会

（5）建立健全监督机制，落实监督责任。

一是监督用人选人等工作。纪委共列席监督各类重要会议120多场次。二是加强捐赠管理工作。牵头制定《接受公益事业捐赠管理办法（暂行）》，中心接收的捐赠项目均按规定统一接受并规范使用。三是加大对统方行为的监管。2011年初安装实时监控系统，随时发现违规窃取中心信息系统敏感数据的行为。加强统方流程审批，纪委对发现的十几例异常情况及时进行处理，对30多名涉嫌违规统方的当事人发送了警示通知及建议，对10多名当事人进行了警示谈话，对存在违规统方行为的9种药品提请中心暂停使用半年，监控成效多次受到广东省卫计委纪检组领导肯定。四是建立规范购置流程。纪委指导采购部门建立各类资讯库，列席大型设备采购市场调研会议，既有效控制了成本（采购金额比预算下降约30%），又防范了风险。五是推进试剂采购新模式。从2013年起，将仪器设备与配套的试剂耗材采用同时竞争采购模式，彻底打破原来做法所造成的设备配套专机专用耗材或试剂是单一来源，采购没有竞争力的局面。六是完善供应商体系建设。采购部门在制定招标文件时要求供应商必须到检察院“全国检察系统行贿犯罪档案查询系统”进行查询，将签订廉洁购销合同要求写进《合同管理办法》。七是推行招标代理抽签制。设立设备（服务）、工程建设两个招标代理库，随机抽取代理机构。八是设立实验材料采购平台。实验研究部在2015年设立实验耗材招标采购系统平台，要求各课题组使用的实验材料必须通过平台采购。九是加强数据安全管理工作。对内网使用电脑实现准入登记，购置安装堡垒机，访问系统服务器必须通过堡垒机，并进行监控和记录。十是强化内部审计作用。修订《合同管理办法》《建设项目审计实施办法》《修缮工程审计实施办法》等制度，仅2016年审计资金总额就达12.32亿元，由于审计核减所产生的直接经济效益为 1985.61 万元（其中自审核减 1560.93 万元，与外审公司共同核减 424.68 万元），提出审计建议 774 条。见图 1－1－1－19。

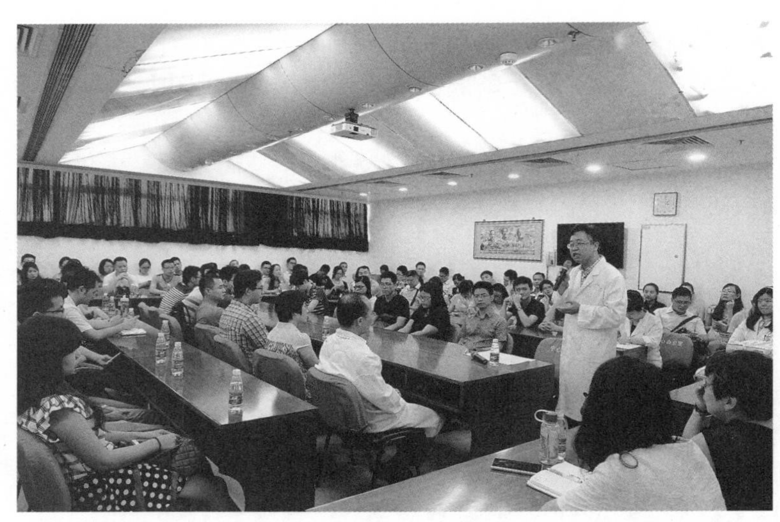

图 1－1－1－19　2014 年 7 月中心纪委与供应商举行廉洁沟通会

（6）落实四种形态，做好查信办案工作。

一是坚持抓早抓小，防止出现大问题。牵头制定《关于对中层干部进行谈话、函询和诫勉的实施方案》，实现新任职干部廉政谈话全覆盖；纪委对近 20 名科室负责人进行了提醒谈话。二是提高制度执行力，及时处理缺陷。2016 年，组织各职能部门对《缺陷管理规定》进行第四次修订。自 2011 年以来对 33 起缺陷相关人员进行扣发绩效、点名批评、开除等处理，其中 23 人次为当事人，5 人次为责任人，涉及 3 个医疗组、11 个科室。三是坚持实事求是，认真核查信访件。六年多来，纪委收到信访件 52 封，针对信中反映的问题，采用函询等方式进行逐一核查，给予提醒谈话的共 16 人，给予辞退处理的 1 人。

（7）抓好行风建设，纠正不正之风。

一是宣传教育，认真落实“九不准”。纪委要求各科室组织教职员工按照“九不准”和行业作风建设专项治理工作要求开展自查自纠，所有人员在《自查自纠表》上逐一进行签名确认并上交纪委。1994 年，中心开展患者入院与主管医生签订不收“红包”协议书工作。据不完全统计，每年中心医务人员拒收（退回）患者或家属“红包”约 42 万元。二是多措并举，全力规范供应商行为。六年来，纪委通过约谈、邮件、短信等多种方式，定期与各类供应商举行廉洁沟通会，规范医药代表在中心的活动，暂停进行非法统方公司两种药品的使用。三是借助科技手段，建设辅助用药处方拦截系统。2017 年 4 月，启用信息系统把辅助用药使用的监控和拦截功能在全中心推广使用。

7. 第七届纪委会（2017 年 9 月至今）

2017 年 9 月，中心举行第二次党员代表大会，选举产生了新一届纪律检查委员会。见图 1－1－1－20。

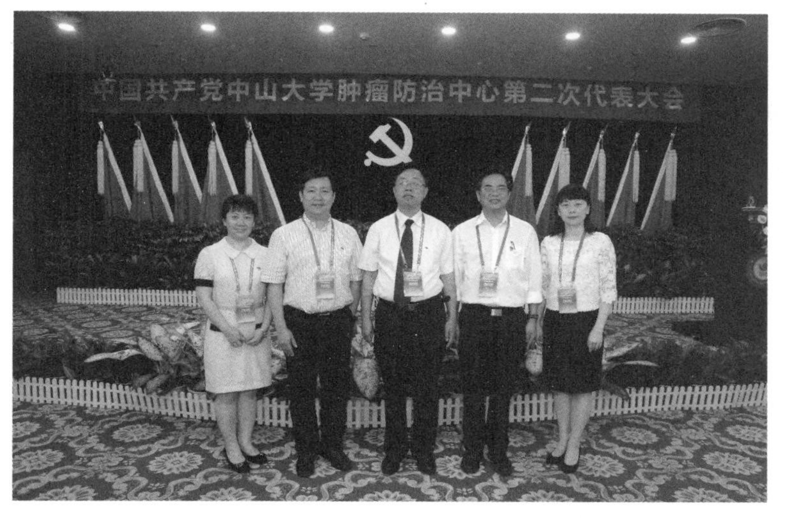

图 1－1－1－20　2017 年 9 月新一届纪委委员合影
（从左到右：陈妙玲、黄慧强、彭望清、符立梧、徐立）

（1）协助党委推进全面从严治党。

一是协助党委落实中央重大决策部署。推动落实党委领导下的院长负责制，围绕推进公立医院改革、平安医院建设、主题教育、党史学习教育、疫情防控、中央第五巡视组延伸调研、中央巡视整改任务、高校四个领域腐败风险专项清理整顿、中心党委第七轮校内巡视集中整改、医院三甲复审等，协助党委进行责任分解，对关键事项细化量化工作目标，压实政治责任，落实监督责任。二是强化对权力运行的制约和监督。协助党委制定《关于加强监督工作的意见》。三是严格落实党风廉政建设的主体责任和监督责任。2022 年开始，每年组织开展两次全面从严治党和党风廉政建设专题研究。四是推动问题整改，完善制度机制。对监督执纪中发现的普遍性问题或者突出问题，有针对性地提出纪检监察建议，完善制度机制。见图 1－1－1－21。

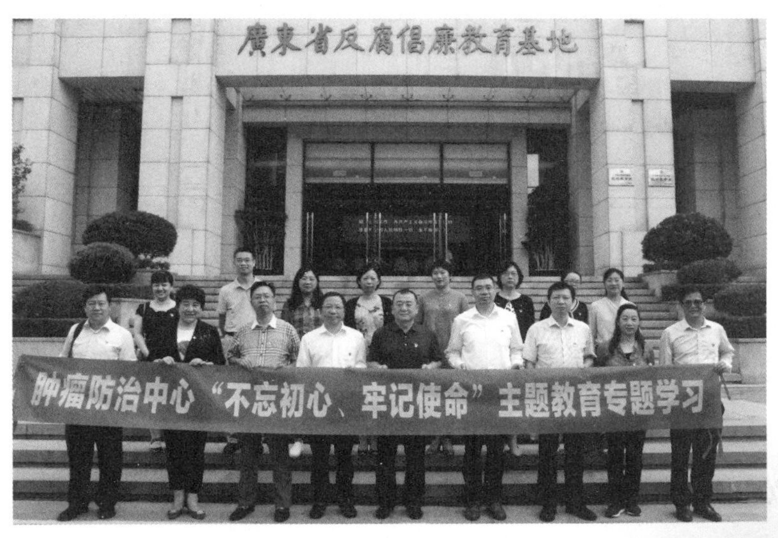

图 1－1－1－21　2019 年 10 月中心党委理论学习中心组赴广东省廉政教育基地开展
“不忘初心、牢记使命”主题教育

（2）做实做细政治监督和日常监督。

强化政治监督。重点监督学习宣传贯彻党的二十大会议精神，贯彻落实习近平总书记重要指示批示精神。围绕落实党的教育和卫生健康工作方针的决策部署，紧盯立德树人、思想政治、意识形态、选人用人等，对研究生招生复试、党支部换届、中层干部换届、疫情防控与复工复产等开展监督。督促人事、科研等部门对涉及违反“破五唯”的制度进行废改立。完善党委会第一议题制度，推动落实全面从严治党主体责任，加强党内监督；坚持社会主义办学方向，落实立德树人根本任务；坚决执行民主集中制，完善“三重一大”决策机制、选人用人规定等。落实意识形态工作责任制，加强对中心官网、微信公众号、视频号和科室所开设各类新媒体平台运营管理的监督检查。严格执行中央“八项规定”精神，持之以恒纠治“四风”，坚决反对形式主义、官僚主义。坚持不懈抓好中央巡视持续整改、长期整改监督工作。协助党委开展学校党委巡视集中整改工作，制定《中山大学肿瘤防治中心纪检监察、组织部门加强巡视整改日常监督工作规程》，以“监督常在”促进巡视整改常态化、长效化。

做实做细日常监督。监督“三重一大”等重要事项的决策过程，列席招聘、职称评聘、岗位竞聘和干部选拔等各类重要会议。①开展专项监督：对市内交通费报销、采购代理工作、审计整改、体检中心业务工作、科研材料采购管理进行专项监督。②开展重点监督：督促医务处开展临床检验检查外送专项治理工作，修订相关制度规定。③加强日常监督：经常性开展谈心谈话，充分发挥党支部纪检委员“神经末梢”作用。紧盯“一把手”和领导班子权力运行、责任落实以及制度落实成果运用，组织修订2021年版《廉政风险防控工作手册》。开展针对中层干部、职能部门管理人员的利益冲突自查工作，签署《利益冲突自查承诺书》。坚持“正向引导+反向警示”双向发力，每年纪律教育学习月实现纪律教育全员、全方位、全覆盖。2019年，开设“中肿纪委”微信公众号，系中山大学所有附属医院中“首例”。通过召开典型案件通报会，召开医药生产经营企业、采购代理机构廉洁沟通会，发放“廉洁”鼠标垫，纪委书记讲专题党课等形式，构建立体式、多维度、全方位的党风廉政警示教育体系。持续落实红包治理专项整治监督工作，优化“红包”回退、登记流程。2022年修订《关于党风廉政意见回复工作办法》，简化和完善了党风廉政意见申请和回复工作流程。纪委建立与中心组织、人事、财务、审计、医务部门、行风建设办公室、教学工作等部门的协作配合机制，开展针对药品、试剂、耗材采购等重点领域的调研和专项监督工作。见图1－1－1－22至图1－1－1－24。

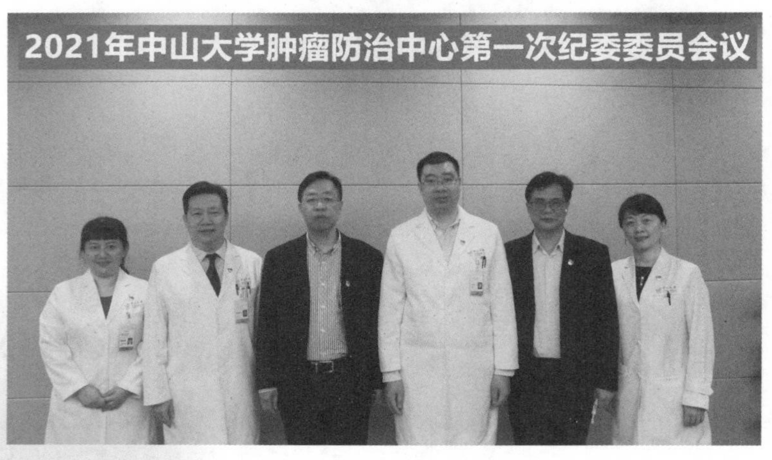

图1－1－1－22　2021年7月中心纪委第一次会议照片

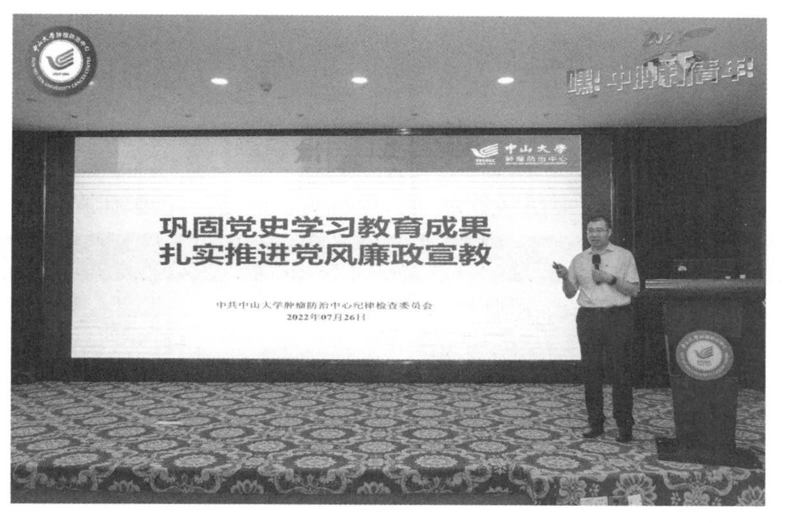

图 1－1－1－23　2022 年 7 月党委副书记、纪委书记何韵同志开展新职工岗前廉政教育

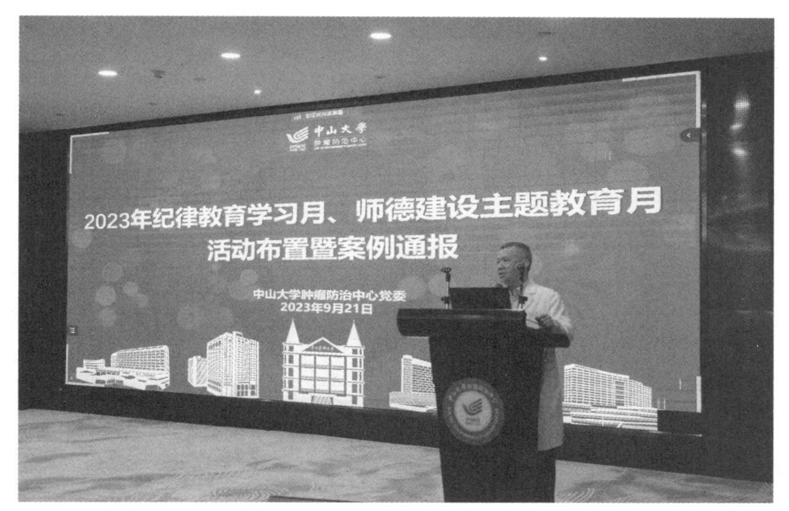

图 1－1－1－24　2023 年 9 月党委副书记、纪委书记张远权同志
布置纪律教育学习月、师德建设主题教育月活动

（3）严肃执纪问责，深化运用监督执纪“四种形态”。

2021 年制定《工作缺陷责任追究办法》，按照“谁主管，谁负责”的原则，督促各职能部门制定本领域内的《工作缺陷分级标准》，对各自职责范围内的失职失责行为进行追责问责，确保让制度“长牙”、让纪律“带电”。2017 年以来，中心共接收信访件 65 件，其中 49 件列为问题线索，立案 8 件，给予党纪处分 7 人，行政记过 1 人。

（撰写：陶帅　审核：陈妙玲）

（四）历任党支部、党总支、党委、纪委领导简表

历任党支部、党总支、党委、纪委领导简表见表 1－1－1－2。

表 1－1－1－2　历任党支部、党总支、党委、纪委领导简表

姓名	职务	任期
黄瑛	党支部书记、副院长	1964 年 3 月—1972 年
李天顺	党总支书记	1974—1975 年
陈应瑞	党总支书记	1975 年—1980 年 5 月
蒲广寒	党总支书记	1979 年 12 月—1983 年 8 月
徐诠	党总支副书记	1983—1984 年
叶复	党委书记	1984 年 8 月—1994 年 12 月
古建辉	党委副书记	1986—1987 年
陈小君	纪委书记	1985 年 10 月—1990 年 12 月
王明楚	纪委书记	1991 年 1 月—1995 年 6 月
万德森	党委副书记	1992 年 5 月—1994 年 12 月
戎铁华	党委书记	1994 年 12 月—2006 年 7 月
黄汉腾	纪委书记	1995 年 6 月—1998 年 9 月
	党委副书记	1998 年 9 月—2003 年 4 月
张流祥	党委副书记	1996 年 6 月—2007 年 2 月
	纪委书记	1998 年 9 月—2004 年 6 月
刘洪宁	党委副书记兼纪委书记	2004 年 6 月—2006 年 7 月
廖振尔	党委书记	2006 年 7 月—2011 年 2 月
曾益新	党委副书记	2006 年 9 月—2014 年 4 月
张亚奇	党委副书记兼纪委书记、工会主席	2006 年 9 月—2010 年 7 月
彭望清	党委副书记兼纪委书记	2010 年 7 月—2019 年 1 月
李建超	党委常务副书记	2010 年 11 月—2011 年 2 月
	党委书记	2011 年 2 月—2016 年 4 月
武少新	党委书记	2016 年 4 月至今
徐瑞华	党委副书记	2020 年 5 月至今
何韵	党委副书记兼纪委书记	2019 年 1 月—2022 年 12 月
张远权	党委副书记兼纪委书记	2022 年 12 月至今

（五）历届党支部委员、党总支部委员、党委委员、纪委委员名录

历届党支部委员、党总支部委员、党委委员、纪委委员名录见表1－1－1－3、表1－1－1－4。

表1－1－1－3 历届党支部委员、党总支部委员、党委委员名录

时间	党组织	委员
1964年3月	党支部	黄瑛、谭道彩、钟国华
1971年8月	党总支部	黄瑛、李湘文、祝平、蒲广寒、梁灶、伍琼英、陈步平
1972年12月	党总支部	蒲广寒、祝平、陈步平、伍琼英、龚文清、李湘文
1973年4月	党总支部	蒲广寒、陈步平、伍琼英、龚文清、晶岩、杜冠一
1973年12月	党总支部	蒲广寒、晶岩、杜冠一、陈步平、伍琼英、蔡伟亨、戎铁华
1974年	党总支部	李天顺、晶岩、杜冠一、蒲广寒、陈步平、戎铁华、胡万寿
1975年	党总支部	陈应瑞、晶岩、杜冠一、蒲广寒、陈步平、戎铁华、胡万寿
1978年	党总支部	蒲广寒、杜冠一、宗永生、李凌、谭道彩、徐诠
1984年8月	党总支部	叶复、欧宝祥、林奕中、谭道彩、郑国樑
1985年10月（首届党委会）	党委	叶复、陈小君、郑国樑、毛志达、周晖楠、李丽容、李振权
1986年9月	党委	叶复、陈小君、郑国樑、毛志达、周晖楠、李丽容
1987年3月	党委	叶复、古建辉、陈小君、郑国樑、毛志达、周晖楠、李丽容
1987年11月	党委	叶复、古建辉、陈小君、郑国樑、毛志达、周晖楠、李丽容
1989年5月（换届）	党委	叶复、严瑞琪、陈小君、郑国樑、毛志达、戎铁华、李丽容
1991年3月	党委	叶复、王明楚、严瑞琪、陈小君、郑国梁、毛志达、戎铁华、李丽容
1992年5月（换届）	党委	叶复、王明楚、万德森、毛志达、戎铁华、李丽容、严瑞琪
1995年6月（换届）	党委	戎铁华、张流祥、万德森、刘宗潮、李丽容、谢汝华、黄汉腾
2003年4月	党委	戎铁华、张流祥、万德森、刘宗潮、李丽容
2004年7月	党委	戎铁华、张流祥、刘洪宁、万德森、刘宗潮、李丽容
2006年7月	党委	廖振尔、张流祥、戎铁华、万德森、刘宗潮、李丽容
2006年9月	党委	廖振尔、曾益新、张亚奇、戎铁华、张流祥、万德森、刘宗潮、李丽容
2007年2月（换届）	党委	廖振尔、曾益新、张亚奇、卢泰祥、刘继红、傅剑华、彭望清
2010年11月	党委	廖振尔、曾益新、李建超、张亚奇、卢泰祥、刘继红、傅剑华、彭望清

续上表

时间	党组织	委员
2011 年 2 月（换届）	党委	李建超、廖振尔、曾益新、徐瑞华、马骏、彭望清、李升平、傅剑华、覃惠英
2014 年 4 月	党委	李建超、廖振尔、徐瑞华、马骏、彭望清、李升平、傅剑华、覃惠英
2014 年 8 月	党委	李建超、徐瑞华、马骏、彭望清、李升平、傅剑华、覃惠英
2016 年 4 月	党委	武少新、徐瑞华、马骏、彭望清、李升平、傅剑华、覃惠英
2017 年 9 月（换届）	党委	武少新、徐瑞华、彭望清、马骏、李升平、曾木圣、孙颖、何韵、覃惠英
2022 年 12 月	党委	武少新、徐瑞华、张远权、马骏、曾木圣、彭望清、孙颖、李升平、覃惠英

表 1－1－1－4　历届纪委委员名录

时间	委员
1985 年	陈小君、伍琼英、张亚奇
1989 年 5 月	陈小君、伍琼英、谭道彩、张亚奇
1991 年 3 月	王明楚、陈小君、伍琼英、张亚奇、周可稳
1992 年 5 月（换届）	王明楚、陈小君、伍琼英、张亚奇、周可稳
1995 年 6 月（换届）	黄汉腾、何丽容、张亚奇、周可稳、魏海燕
1998 年 9 月	张流祥、何丽容、张亚奇、周可稳、魏海燕
2004 年 7 月	刘洪宁、张流祥、何丽容、张亚奇、周可稳、魏海燕
2006 年 9 月	张亚奇、张流祥、何丽容、周可稳、魏海燕
2007 年 2 月（换届）	张亚奇、何丽容、邵建永、黄慧强、魏海燕
2011 年 2 月（换届）	彭望清、符立梧、陆卫红、黄慧强、魏海燕
2017 年 9 月（换届）	彭望清、符立梧、黄慧强、徐立、陈妙玲
2019 年 1 月	何韵、彭望清、符立梧、黄慧强、徐立、陈妙玲
2022 年 12 月	张远权、彭望清、符立梧、黄慧强、徐立、陈妙玲
2023 年 8 月	张远权、彭望清、符立梧、徐立、陈妙玲

（六）党委办公室

1．概况

1964 年 3 月院所党支部建立，1971 年 1 月升级为党总支部，院所党的工作由党（总）支部委员会组织实施。20 世纪 80 年代初，党总支的日常工作由院长办公室负责组织落实。1985 年 10 月院所党总支部升级为党委，11 月设立党委办公室，刘洪宁为专职干事，负责党委的日常工作。2009 年 5 月，中心整体升级为副厅级单位，党委办公室与中心办公室合署为副处级内设机构。2017 年 7 月，党委办公室（与中心办公室合署）更名为党政办公室。

2020 年 1 月，中心落实《关于加强公立医院党的建设工作的意见》（中办发〔2018〕35 号），实行《国家卫生健康委员会党组关于印发加强公立医院党的建设工作的意见实施办法的通知》，建立健全党务工作机构。三级医院一般应当单独设立党委办公室和组织、宣传、统战、纪检等党务工作机构，党政办公室调整为党委办公室、中心办公室两个独立建制的副处级职能部门。同年 8 月，在党委办公室内设两个正科级建制科室：组织统战科、宣传科。进一步落实党委领导下的院长负责制，制定党委会会议议事决策规则，每周召开党委会。2022 年 4 月，党委办公室内新设一个正科级建制科室：综合科，形成“一处三科”架构。见图 1 –1 –1 –25、表 1 –1 –1 –5。

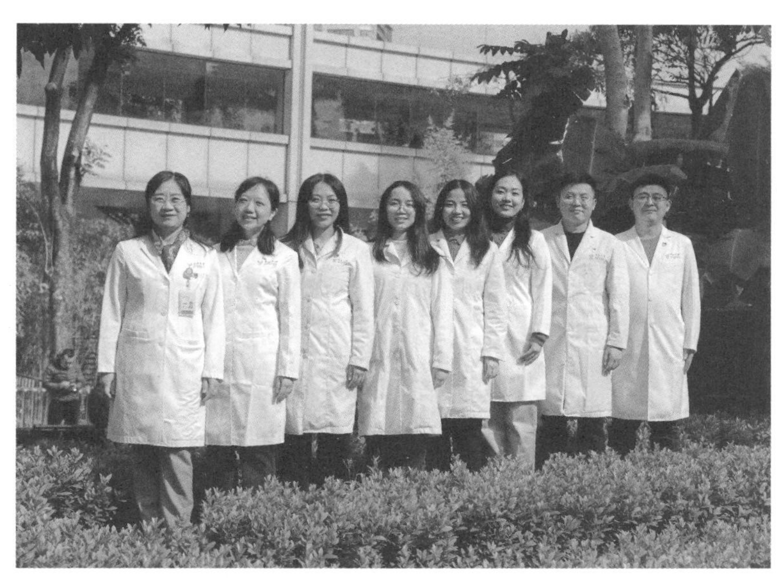

图 1 – 1 – 1 – 25　党委办公室员工合影（2024 年）

表 1 –1 –1 –5　党委办公室负责人名录

姓名	职务	任职时间
张琼	党委办公室主任	1990 年 7 月—1991 年 6 月
张流祥	党委办公室主任	1992 年 12 月—1993 年 8 月
黄汉腾	党委办公室主任	1994 年 6 月—1997 年 1 月
符世仁	党委办公室主任	2006 年 11 月—2009 年 7 月
符世仁	党委办公室（与中心办公室合署）主任	2009 年 7 月—2011 年 3 月
张秋艳	党委办公室（与中心办公室合署）主任	2011 年 3 月—2014 年 6 月
张秋艳	党委办公室（与中心办公室合署）主任	2014 年 6 月—2016 年 7 月
黄金娟	党委办公室（与中心办公室合署）主任	2016 年 12 月—2017 年 7 月
黄金娟	党政办公室主任	2017 年 7 月—2020 年 1 月
文朝阳	党委办公室主任	2020 年 1 月至今

2．职能管理

党委办公室是中心党委领导下的综合职能部门和办事机构，是中心党委和领导的参谋助手，在党委书记的领导和指导下，负责党的组织、干部、宣传思想、统战、文化与精神文明建设等工作。承担医院党的具体建设工作，以及综合协调、会议管理、信息调研、督办催办、信访、保密、日常服务等一系列工作。

综合科主要负责中心党委有关公文的呈办、草拟、审核和编印工作；党委系统外来文件的呈办、管理、流转工作；党委系统各项会议、调研、接待等服务保障；党委会会议及其他重要会议的记录和纪要整理；中心党委有关决议决定及重要工作的执行情况督查督办；信息报送工作，及时准确向有关上级部门报送信息；保密管理工作；中心党委印鉴管理；及时协调各科室部门，完成上级党委系统和中心党委、领导交办任务及事务性工作。

组织统战科主要负责中心思政教育，协助上级选任省管、校管领导人员及日常管理，中心中层干部的选任考核、教育培训和日常管理，人才队伍的教育管理，党（总）支部的换届、届中调整和综合目标管理考核，党员教育管理及发展新党员，党费收缴与党建经费管理，党建工作通讯稿宣发，党建信息化平台建设与维护，统战对象管理服务，民族宗教教育管理，师生员工政审，协助信访、舆情处置、群团工作、党风廉政建设。

宣传科负责医院宣传思想工作，守好意识形态阵地，推动医院文化的建设与传播。做好医院品牌建设，联络新闻媒体，融媒互动，加强医院品牌及文化传播；负责中心各类新闻稿件的采编、宣发，策划各类专题、视频，运维中心官网、微信公众号等媒体矩阵；纵深挖掘医院文化内涵，策划推出有温度的文化项目。

党委办公室按照党中央和上级的部署要求，组织学习党的历次全国代表大会和全会精神，推动“三讲”教育活动、保持共产党员先进性教育活动、学习实践科学发展观活动、党的群众路线教育实践活动、“三严三实”专题教育、“两学一做”学习教育、“不忘初心、牢记使命”主题教育、党史学习教育、学习贯彻习近平新时代中国特色社会主义思想主题教育在中心落地落实。配合完成多轮巡视巡查及整改工作。

按照《党章》等党内制度规定和上级要求，按期牵头组织完成党委换届、中心行政班子换届、党支部换届、中层干部换届，以及届中调整。

落实党委领导下的院长负责制，参与制定《中心章程》《院长办公会会议议事规则实施细则》。2020 年牵头制定实施《党委会会议议事规则实施细则》，并建设党委会会议系统，每年召开党委会近 50 次，审议议题 700 多项。2023 年，在完善《科室议事决策实施办法》的基础上建设科务会管理系统，有力保障和支撑中心党委发挥把方向、管大局、做决策、促改革、保落实的作用。

落实党管干部、党管人才各项措施，2020 年完善《中层干部选拔任用工作实施办法》《中层干部试用期考核实施办法》，加强干部队伍的选任、教育、使用、考核，用好科室综合目标考核结果。加强骨干人才政治吸引、教育、安全工作，协助中心党委与优秀人才代表联谊。建设一支忠诚、干净、有担当的干部人才队伍，有力保障中心事业高质量发展。

夯实基层党组织建设，出台《党支部综合目标管理考核办法》，建设支部综合目标管理系统，促进党支部标准化、规范化、品牌化建设，现有广东省教育系统样板党支部 1 个、中山大学样板党支部 8 个。发布《党支部书记工作例会制度》，建立健全全面从严治党压力和责任传导机制。制定《发展党员工作实施细则》，大力在高层次人才、高知识群体中发展党员，成效显著。充分发挥党支部的战斗堡垒作用和党员先锋模范作用。

加强宣传思想工作，守住主阵地，维护意识形态安全，发挥好支部宣传委员和科室通讯员队伍的作用，夯实宣传思想阵地，编辑出版《肿瘤防治中心简讯》（随着受众阅读习惯的改变，2020 年停办），运维中心官网、微信服务号、订阅号、公众号、视频号、楼宇视频信息发布系统等多个平台，采编制作中心重大新闻事件、人物稿件或视频。在各类重大节日（医师节、护士节、“七一”表彰大会、传统节日）、中心主办的重要学术会议、院庆等节点做好专题策划，拍摄主题视频，做好品牌传播工作。在中心主办的 2020 中国肿瘤学大会上，宣传组打出融媒组合拳，实现超亿传播流量。2021 年，中心宣传科打磨的感人医患故事两度冲上微博热搜，点击量逾 3.5 亿。中心的品牌美誉度得到社会圈层的广泛认可。

强化文化凝聚力，牵头制订中心文化建设实施方案，建构涵盖一个目标（建设公立医院高质量发展新文化）、一条主线（坚持和加强党对公立医院的全面领导）、三个文化内核（同心、奋斗、幸福文化）、15 项基本内容的“11315”文化建设体系，充分展现中心作为集医疗、教学、科研、预防于一体的肿瘤专科医院文化特色，为中心构建同心、奋斗、幸福文化体系注入新的时代内涵。

巩固和扩大中心统一战线，协助中心党委每年召开统一战线迎春座谈会，听取意见建议。支持共青团和工会工作。

（撰稿：张宁　审核：文朝阳）

（七）纪委办公室（监察室）

1. 科室概况

1990 年 7 月，中心设立监察科。2009 年 7 月监察科与审计科合并为监察审计处。2016 年 11 月，中心成立纪委办公室。2020 年 1 月，中山大学发文监察审计处更名为审计处。3 月，中心成立监察室，与纪委办公室合署。2020 年 8 月，中心设立纪委办公室（监察室），单列正科级部门。

从成立至 2018 年 7 月，无论部门名称及职能职责如何变更，除纪委书记外，负责中心纪检监察具体工作的专职人员长期只有一名。党的十八大以来，随着全面从严治党各项工作的不断深入，中心的党风廉政建设和反腐倡廉工作任务越来越繁重，一名专职人员已经难以满足工作需要，且不符合查信办案的要求，因此中心同意纪检监察部门补充人员。2018 年 7 月起增加 1 名兼职人员，2020 年 7 月起增加 1 名专职人员，2021 年 7 月起兼职人员转为专职人员，自此，中心纪检监察部门的专职干部为 3 名。见图 1-1-2-1。

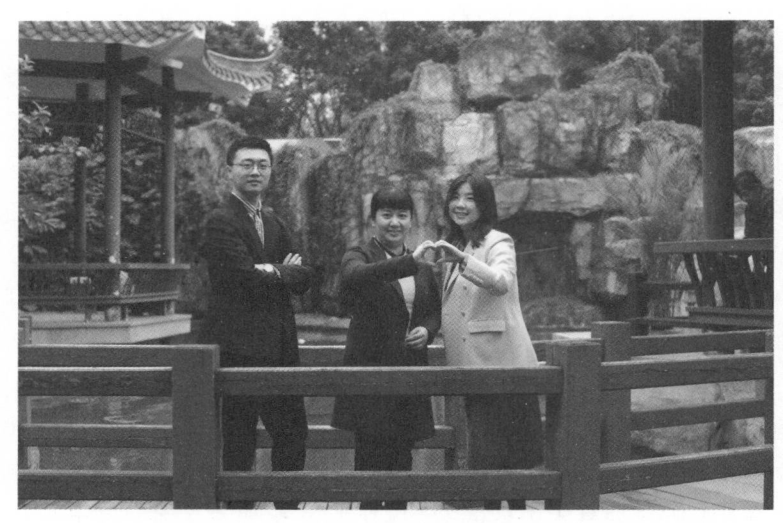

图1-1-2-1　中心专职纪检监察干部合影

纪委办公室（监察室）的工作职责为：作为中心纪委日常工作机构，在纪委领导下履行党的纪律检查职能，落实纪律检查具体工作；负责中心纪委有关文件、计划、总结、报告等材料的撰写工作，业务性报表的填报工作；做好纪委文书、档案管理和保密工作；负责受理中心涉及违反党纪政纪的各类举报、控告，以及对党纪政纪处分不服的申诉，维护党纪政纪权威和党员、群众的合法权益；在中心党委、学校纪委和中心纪委的领导下，查处中心管理权限内的各类违纪案件或行为，依法依规提出党纪、政纪处分建议意见，提交纪委研究决定，并配合做好受处分对象的教育工作；落实上级文件精神和工作指示，协助中心党委做好全面从严治党和党风廉政建设工作，向中心党委、纪委报告党风廉政建设情况，并提出工作建议；协助学校纪委和司法机关查处案件。历任处、科室负责人名录见表1-1-2-2。

表1-1-2-2　历任处、科室负责人名录

姓名	职务	任职时间
周可稳	副科级纪检监察员	1990年7月—1991年12月
周可稳	监察科科长	1991年12月—1995年1月
魏海燕	监察科科长	1995年1月—2009年7月
魏海燕	监察审计处副处长	2009年8月—2011年9月
陈妙玲	监察审计处副处长	2011年10月—2020年4月
陈妙玲	纪委办公室主任	2016年11月—2020年4月
陈妙玲	纪委办公室（监察室）主任	2020年4月至今

2. 职能管理历程

20世纪90年代，监察科在成立的时候履行党的纪律检查和行政监察两项职能，坚持党委统一领导、党政齐抓共管、纪委组织协调、部门各负其责，依靠群众的支持和参与坚决遏制不正之风和腐败现象，履行保护、惩处、监督和教育的职责。1998年，监察科负责牵头制定《肿瘤防治中心缺陷管理规定》，获得中心职代会表决通过，是中大附属医院首创。

2000—2006 年纪委换届，监察科主要工作重点为：关口前移，注重从源头上治理和预防腐败工作；坚持纠建并举，牵头认真开展治理医药购销领域商业贿赂专项工作；开展群众信访工作，注重调查核实。

2007—2011 年，监审处纪检监察工作在纪委指导下创新教育方式，通过专题辅导报告会、典型案例教育、组织观看反腐倡廉影视专题片等多种形式，不断探索和创新宣传教育工作的新途径、新载体，以增强教育效果；持续推进治理医药购销领域商业贿赂专项工作和民主评议政风行风工作；拓宽监督渠道，加强对招标采购工作的监督力度，推动招标采购工作不断完善，对二期工程建设过程中的材料小组选材工作进行全程监督；开展“小金库”专项治理和财务检查工作，不断推进“阳光用药”各项工作的深入开展。

2011—2017 年，监审处、纪委办公室在学校纪委和中心纪委的领导下，开展思想道德教育，加强党风廉政建设，充分发挥组织协调作用，促进建立健全长效机制和监督机制，落实监督责任，不断加强效能监察，促进中心的稳定、改革和发展。中心于 2011 年初安装了防统方的安全审计软件，由纪检监察专职人员使用，从技术监控方面加强对违规统方行为的监管，成效明显，受到省卫生厅的多次肯定。2012 年，中心监审处在纪委指导下，组织财务处、药学部、病理科、检验科等科室，完成第一次试剂（含设备）采购招标工作，大大节约了成本。与总务处协调，在各附属医院中率先推进项目招标代理企业库建设，实施抽签制，组建评审专家库，并规范评委抽取流程，推动设备科完善大型设备采购流程。加强捐赠的管理工作，完善供应商准入环节，签订合同前，供应商需出具近几年无行贿犯罪记录的证明，以保证合作方的诚信、廉洁。

2018—2019 年，纪委办公室在各级纪委的要求下，聚焦“监督执纪问责”，深入推进“转职能、转方式、转作风”，认真开展“不忘初心、牢记使命”主题教育，开展关于落实违规使用科研经费行为专项治理工作，监督“三重一大”等重要事项的决策过程，强化自身建设，参加卫健委和学校纪委组织的培训，不断提升业务能力。2019 年 4 月创办中山大学附属医院首个纪委公众号“中肿纪委”，创新教育方式，也成为纪委工作的一张名片。

2020 年至今，成为独立科室的纪委办公室（监察室）切实履行监督执纪问责职能，聚焦主责主业，发挥“监督保障执行，促进完善发展”的作用，在学校纪委指导和中心纪委领导下，主动适应高质量发展对纪检监察干部的新要求，切实增强对纪法贯通、法法衔接的认识和把握，按照监督执纪工作新要求，不断加强对问题线索的规范管理与精准处置，充分发挥纪律护航中心发展的作用。通过建章立制加强中心惩防体系建设，促进中心全面从严治党工作和纪检监察工作取得明显成效。在制度建设方面：制定《关于加强监督工作的意见》，努力健全中心党委统一领导、全面覆盖、权威高效的监督体系；制定《党风廉政意见回复工作办法》，规范党风廉政意见回复工作；将《缺陷管理规定》升级为《工作缺陷责任追究办法》，按照“谁主管，谁负责”的原则，督促各职能部门制定本领域内的《工作缺陷分级标准》，对各自职责范围内的失职失责行为进行追责问责，确保让制度“长牙”、让纪律“带电”；新制定《防止利益冲突若干规定》《领导干部和中层干部插手干预重大事项记录暂行规定》。围绕新出台的《医疗机构工作人员廉洁从业九项准则》及时进行解读宣讲和开展案例警示教育，人人签署承诺书。协助中心党委落实党中央重大决策部署，围绕党史学习教育、疫情防控等重大决策、中央第五巡视组延伸调研、中央巡视整改任务、高校四个领域腐败风险专项清理整顿等工作任务，协助中心党委进行任务分解，压实监督责任，确保各项工作能够落实落地落细。

（撰写：陶帅　审核：陈妙玲）

第二节　群众团体工作

（一）中心工会

1．工会组织的建立与发展

中国工会是中国共产党领导的职工自愿结合的工人阶级群众组织，是党联系职工群众的桥梁和纽带，是国家政权的重要社会支柱，是会员和职工利益的代表。

中心工会成立于1964年，在各级工会和中心党委的领导下，在中心所有工会会员的大力支持下，坚持思想政治引领，加强职工之家建设，贴心服务职工群体，激发中心会员活力，建设幸福同心奋斗文化，增强工会组织吸引力、凝聚力、战斗力，切实维护职工合法权益，竭诚服务职工群众，努力构建和谐劳动关系。

经过20世纪60年代几代人的不懈努力，现肿瘤防治中心已发展成为全国医疗规模最大、学术力量最雄厚的集医、教、研、防于一体的肿瘤学基地之一，学科地位、综合实力全国领先，跻身世界一流。

中心工会以科室为单位，下设73个工会小组，专职工作人员3人，兼职工会副主席2人，形成了中心工会委员会、工会小组的二级组织架构。认真贯彻执行《中华人民共和国工会法》《中国工会章程》以及《学校教职工代表大会规定》等各级各项政策法规和文件，认真履行四项职能，加强工会干部的作风建设，全心全意服务好4000位工会会员，努力把工会建设成职工群众信赖的“职工之家”。历届工会委员会主席名单见表1－1－2－1。

表1－1－2－1　历届工会委员会主席名单

主席姓名	职务	年份任职时间
司徒宏	第一届工会主席	1964—1968年
周晖楠	第二届工会主席	1985—1989年
张　峰	第三届工会主席	1989—1993年
刘宗潮	第四届工会主席	1994—1998年
陈孝岳	第五届工会主席	1998—2002年
张流祥	第六届工会主席	2002—2007年
张亚奇	第七届工会主席	2007—2011年
彭望清	第八、第九届工会主席	2011年至今

2．职工代表大会工作机构的职责

中心工会委员会在党委的领导下，履行双代会职能，健全民主管理流程，深化医院民主管理。工会委员会定期组织召开工会会员代表大会及职工代表大会，讨论并表决与职工切身利益相关的议题；参与决策医院"三重一大"事项，增强民主管理透明度；参与促进医院改革发展，落实民主监督的各项工作，提升职工满意度。

3．职工代表大会制度

根据《中华人民共和国工会法》的有关规定，中心1985年召开职工代表大会，选举产生第二届工会委员会。至2023年已召开了第九届教职工代表大会暨第二十届工会会员代表大会。自1985年中心召开首届职工代表大会后，双代会38年来已召开了九届，完善了职代会制度，开展职工民主管理。

中心历届职代会先后通过了历年《中心工作报告》《职工住房分配方案》《中心科技奖励规定》《中心内部审计工作暂行规定》《中心缺陷管理规定》《中心奖金分配方案》《中新知识城院区配套公寓采购》《2019年绩效修订方案》《中山大学肿瘤医学科学中心（天河院区）建设》《中山大学肿瘤防治中心黄埔院区二期建设》等。

4．工会主要工作

中心工会在中心党委和上级工会的领导下，紧紧围绕中心工作，认真履行工会的"教育、维护、参与、建设"四大职能，在实践过程中发挥工会工作中党联系群众的桥梁和纽带作用。

（1）职工思想教育工作。

开展各种形式、有针对性的教育活动，对职工进行社会主义教育、爱国主义教育、集体主义教育、革命传统教育、形势教育、民主法制教育、爱院爱岗敬业教育等。

第一，女工委积极组织参加学校开展的"最具创意女教职工""女教职工文明示范岗"评比活动。

第二，开展"送温暖、献爱心"活动。近年来，中心职工向百色、梅州、从化、增城、乳源、汶川、玉树等贫困、受灾地区及印度洋海啸受灾国家捐款逾130万元，衣物近5万件。

第三，树先进，立标兵。自建立工会组织以来，中心获得众多奖项，并涌现出大批优秀工作者。

1993年陈孝岳被评为"全国优秀工会积极分子"。

2004年刘伯齐被评为"全国优秀工会工作者"。

2010年中心工会被评为"模范职工小家""工会工作先进集体"，中心女工委被评为"女工工作先进集体"，曾益新院士被评为"全国先进工作者"。

2016年，中心首次荣获广东省2016年"五一劳动奖状"。

2017年，中心首次荣获"全国五一劳动奖状"，贾卫华教授荣获广东省"三八红旗手"称号，防癌体检中心荣获中山大学"女教职工文明岗"。

2019年徐瑞华荣获中华全国总工会颁发的"全国五一劳动奖章"，彭望清被评为东省教科文卫工会"优秀职工之友"，赵劲梅被评为广东省教科文卫工会"优秀工会工作者"。

2020年徐瑞华被评为中华全国总工会"全国先进工作者"，护理部被评为广东省总工会"先进女职工集体"，赵劲梅被评为广东省总工会"女职工先进工作者"；中心工会被评为中山大学"模范教职工小家"，儿童肿瘤科被评为中山大学"女教职工文明岗"。

2021 年广东省总工会命名“马骏劳模和工匠人才创新工作室”，彭望清被评为广东省总工会“优秀工会工作者”。

2022 年工会被评为广东省教科文卫“模范职工之家”和中山大学“优秀二级工会”，徐瑞华团队、马骏团队成果获广东省“职工优秀创新成果”一等奖、优秀奖。

2023 年工会被评为全国教科文卫体“模范职工之家”，儿童肿瘤科被评为广东省“先进女职工集体”。

（2）积极开展文明、健康、向上的文娱体育活动。

中心工会组织的舞蹈队、排球队、足球队、游泳队、篮球队、羽毛球队、乒乓球队、田径队等，多次在湾区、省、校及社区比赛中获奖。

1994 年举行的中山医科大学 128 周年校庆体育活动中，中心工会获得精神文明奖和团体总分第一名。

2015 年中山大学 90 周年校庆合唱舞蹈比赛中，中心原创舞蹈《追梦》荣获特等奖。

2022 年中心工会旗袍队荣获首届粤港澳大湾区旗袍巾帼风采大赛二等奖；中心工会荣获中山大学“喜迎二十大，唱响新时代”群众活动作品征集一等奖；举办“庆三八”系列活动，共计 48 支队伍、200 多人参加，原创作品 49 件，活动获省、校、院三级领导赞许；篮协获“腾飞园”篮球赛亚军；羽协获省赛亚军。

（3）努力为职工办实事、办好事。

1985 年 5 月 8 日，职工通过民主选举产生了福利委员会。福利委员会在维护职工合法权益，协调好医院与职工个人利益关系，职工住房分配、劳务分配及职工福利等各方面做了很多工作，决定将福利费用的 2/3 应用于广大职工的集体福利事业上，福利费的 1/3 用于职工生活困难补助、患病职工慰问等费用支出。

1987 年，为解决职工的就餐问题，中心利用十九号宿舍大楼首层的 2/3 做职工饭堂，解决了 20 多年来职工饭堂与患者营养室没有分开的问题，也解决了全院职工文娱活动的场所问题；其余的 1/3，则开设一个有 10 套房间的招待站，主要接待华侨港澳台同胞患者家属留宿，缓解床位压力，增加医院收入。为解决职工住宿问题，中心将水荫招待所出让地皮给省工商局合建，在建设大马路（东风路与环市路中间范围）广州市矿山机械厂内建设宿舍 2 栋，每栋 8 层，建筑面积约 9000 平方米。1989 年，中心最后决定将招待所的 3680 平方米以 1∶1 换回宿舍楼，产权交换，以房换房，投资的电梯、厨具、电视、电话、家具等按价收回，解决了 50 ～ 60 户职工的住房问题。工会全程参与建设工作和协调工作。

1993 年应原三水市商业局经营发展的需要，第十一届工会曾在中心职工内部代其集资 516.5 万元。后来对方由于多方原因亏本，不能按协议如期归还本金和利息；为此，工会立即做出应急方案，通过与三水市政府领导、各部门负责人沟通，与商业局艰苦地谈判，最后将集资款连本带息追回。

应当时情况所需，工会还为女职工争取分房权利，为十九号大院原十三栋、十四栋宿舍拆建的职工争取改善居住条件，做好拆迁、回迁、住房分配等工作。

1993 年中心改建规模可观的“教工俱乐部”，由单位出钱，工会负责俱乐部的管理工作，增进了工会是“职工之家”的情感联结。2003 年 3 月“非典”期间，在中心领导的关心和支持下，工会决定将近 1100 m^2 的西楼四楼（原手术室）扩建成“中心教职工俱乐部”，内设棋牌室、健身房、台球室、乒乓球室、飞镖室、唱歌室、跳舞室等，当时每天接待近

200 人次。为便于俱乐部管理，工会办公室搬迁至西楼四楼。

2014—2023 年，工会下科室送慰问金愈 2000 次，申请广东省困难职工帮扶、中心帮扶专项资金，为长期患病特困职工申请、发放福利补助，共计 1000 多万元；关心慰问中心援疆、援外干部家属；规范接收、分配社会捐款和相关抗疫物资。自 2014 年以来，根据省总工会和中山大学文件要求，工会用于采购扶贫产品的款项达到近 1000 万元；积极参与"广东扶贫济困日"献爱心捐款，累计 40 多万元；积极参加无偿献血活动，每年近千名职工参与献血。

5. 职工代表大会的主要工作

中山大学肿瘤防治中心教职工代表大会依照《中国工会章程》《学校教职工代表大会规定》，从 1985 年开始，共召开了九届会议。

（1）第一届教职工代表大会（1985 年 5 月—1988 年 10 月）共召开 6 次会议。

1985 年召开第一次会议，会议成立女工委员会，听取《医院工作报告》《工会工作报告》。职代会还设立房屋分配委员会，讨论决定教职工的住房分配。首届职工代表大会听取了《肿瘤医院工作报告》《肿瘤研究所工作汇报》《肿瘤医院 1987 年后勤工作总结》，共同商讨中心发展建设大计以及日常事务。

（2）第二届教职工代表大会（1988 年 10 月—1992 年 1 月）共召开 2 次会议。

1988 年 12 月 31 日至 1 月 7 日召开了第一次会议，会议听取了中心的工作报告和总结，重点制定了中心分房条例，成立分房小组，讨论了职工的切身问题，如经济分配问题、宿舍问题、院所关系问题及后勤工作总结和计划。1990 年 5 月，召开职代会第二次会议。

（3）第三届教职工代表大会（1992 年 1 月—1995 年 1 月）共召开 5 次会议。

1992 年 1 月召开第一次会议，听取《中心工作报告》，通过《工会工作报告》，成立福利委员会。1993 年 8 月开始，中心发文表示工会主席正式列席中心院务会议，共商中心大事，充分发挥了代表民主参与、民主监督的作用。第三届五次职代会于 1994 年 6 月 15—24 日召开，通过了《新的奖酬金分配方案》《新的分房条例》，并于 1994 年 7 月开始执行。

（4）第四届教职工代表大会（1995 年 1 月—1999 年 6 月）共召开 2 次会议。

第一次会议于 1995 年 1 月 18 日—1 月 20 日召开，听取了《真抓实干，全面加快我中心现代化建设步伐》的工作报告和中心第三届教代会和工会委员会的工作报告。第二次会议于同年 11 月 6—10 日召开，通过了《中山医科大学肿瘤防治中心职工住房分配方案》《中心住房管理规定》《中心福利委员会名单》。大会还选举产生了第十二届中山医科大学肿瘤防治中心工会委员会。

（5）第五届教职工代表大会（1999 年 6 月—2002 年 12 月）共召开 6 次会议。

1998 年 8 月 11 日至 13 日召开中心第五届第一次职代会，出席的职代会代表 95 人，会议选举出新一届工会委员、福利委员和出席中山医科大学第五届职代会和第十三次工代会的代表。会议还通过《缺陷管理实施方案》和《中心第四届职代会、第十二届工代会工作报告》。2002 年 11 月 6 日召开第五届六次教代会，讨论通过《新奖金酬金方案》。

（6）第六届教职工代表大会（2002 年 12 月—2007 年 6 月）共召开 7 次会议。

2002 年 12 月召开第一次会议，听取《院长工作报告》，审议、通过《工会工作报告》《中心奖酬金分配方案》，选举产生了新一届工会委员会，并选举出席中山大学"双代会"代表。

2004 年 3 月召开第二次会议，审议、通过《中心科技经费管理办法》《中心科技奖励规定》《关于加强职工医疗费控制的规定》《中心内部审计工作暂行规定》《门诊、住院患者退款规定》《中心非医疗收支管理规定》《门诊收费管理规定》《出入院收费管理规定》《中心缺陷管理规定》《中心奖金分配方案》及与“广州国际信托投资公司”签署《债务重组信托合同》。

2004 年 9 月召开第四次会议，审议、通过《国投债务重组方案》、修订后的《肿瘤防治中心缺陷管理规定》。

2005 年 8 月召开第五次会议，审议、通过《肿瘤防治中心福利费使用管理办法》《肿瘤防治中心过渡奖酬金分配方案》。

2006 年 3 月召开第六次会议，审议、通过《肿瘤防治中心合同聘用人员管理办法》《肿瘤防治中心贯彻落实〈建立健全教育、制度、监督并重的惩治和预防腐败体系实施纲要〉实施细则》。

2006 年 11 月召开第七次会议，讨论中心地下停车场的使用以及“华信”公司存款以地抵债问题。

（7）第七届教职工代表大会（2007 年 5 月—2011 年 6 月）共召开 9 次会议。

2007 年 5 月召开第一次、第二次会议：出席代表 154 人。会议听取了本届“双代会”《代表资格审查报告》《中心工作报告》《中心财务报告》《工会工作报告》《工会经费管理情况报告》，以及医院办公司可行性报告。会议选举产生第十八届工会委员会，征集提案 65 份，立案处理 54 份。

2007 年 12 月召开第三次会议：会议审议、通过《合同聘用人员岗位绩效薪酬方案》《肿瘤防治中心教职工代表大会常设委员会工作规程》。

2008 年 3 月召开第四次会议：到会代表 125 人。会议听取《中心工作报告》《中心财务报告》，进行教代会常设委员会委员候选人竞选演讲，代表投票选举出教代会常设委员会委员。

2009 年 5 月召开第五次会议：会议听取《中心工作报告》《中心财务报告》《中心管理工程报告》《医院设备、基建工程报告》《医院信息工作报告》《职代会常设委员工作报告》以及《冠华公司经营状况报告》。审议、通过《关于修改假期管理规定意见》。

2009 年 6 月召开第六次会议：到会代表 121 人。会议听取《上海复旦大学附属肿瘤医院管理经验介绍及我中心改革相关思路的报告》《新院区建设进展情况报告》，审议、表决《成立广州重离子示范治疗中心》《广州重离子医用技术研究所》。代表提交提案 32 份，其中不符合立案 2 份，处理 25 份。

2010 年 7 月召开第七次会议：到会代表 136 人。会议审议、表决《关于在中新知识城建设“中山大学肿瘤防治中心知识城院区”合资建设“华南泰中国际医院”及“华南泰和质子治疗及研究中心”的提案》。

2011 年 4 月召开第八次会议：到会代表 129 人。会议审议、通过《关于交通医院整体移交方案》。

2011 年 6 月召开第九次会议：到会代表 127 人。会议审议、表决《关于交通医院作为预防医学部和住院医生培训基地的议案》。

（8）第八届教职工代表大会（2011 年 7 月—2020 年 7 月）共召开 13 次会议。

2011 年 7 月召开第一次、第二次会议：到会代表 134 人。会议听取本届“双代会”《代表资格审查报告》《中心工作报告》《中心财务工作报告》《工会工作报告》《工会经费开支情况报告》《职代会常设委员会工作报告》《冠华公司、中肿大药房经营状况报告》。审议、通过《中心福利费使用管理办法》，选举产生新一届工会委员会，并选举出席中山大学职代会代表。

2011 年 11 月召开第三次会议：到会代表 134 人，会议进行职代会常设委员会换届，候选人发表竞选演讲，选举出第二届职代会常设委员会委员。听取《关于肿瘤防治中心绩效管理项目背景介绍》。审议、表决《关于绩效管理方案及配套奖酬金分配方案》。立案并处理提案 12 份。

2012 年 3 月召开第四次会议：到会代表 134 人。会议听取《2011 年中心工作报告、财务报告》《2012 年中心工作部署》《中心十年规划改革改革说明书及发展规划介绍》。审议《2011 年工会经费使用报告》《冠华公司、中肿大药房经营状况报告》。审议、通过《中山大学肿瘤防治中心十年发展规划》。学习《教育部，中华全国总工会关于学校宣转、贯彻实施学校教职工代表大会规定的通知》和《学校教职工代表大会规定》。

2013 年 10 月召开第五次会议：到会 132 人。会议听取《中心工会 2012 年度经费使用情况报告》《冠华公司、中肿大药房 2012 年度经营情况报告》《工会 2013 年工作小结》、5 位副院长《任期工作规划》以及《知识城新院区建设情况报告》，进行“肿瘤防治中心院务公开工作满意度测评”。

2015 年召开第七次、第八次会议：会议组织中心 165 位教职工代表，审议《药品物流服务链延伸项目——本院药品供应链托管》议题。

2016 年召开第九次、第十次会议：会议审议《中心创新驱动发展战略》《十三五发展规划》，表决《中山大学肿瘤防治中心缺陷管理规定》，高票通过。同年 10 月 20 日组织中心 2498 位工会会员选举中山大学第九届教职工代表大会暨第二十届工会会员代表。

2018 年召开第十一次、第十二次会议：“凝共识布新局，聚合力谱华章”表决了中新知识城院区配套公寓采购，119 票，92% 赞成，通过。

2019 年 9 月 9 日召开第十三次会议：会议表决《2019 年绩效修订方案》，赞成票 110，占总票数的 87. 71%，通过。

（9）第九届教职工代表大会（2020 年 8 月至今）共召开 5 次会议。

2020 年 8 月 6 日召开第一次会议及第四届职代会常设委员会选举大会：会议投票选举新一届教代会常务委员会委员、工会委员会委员、职代会常设委员会委员。

2021 年召开第二次会议：提政治站位，立民主本位。召开第九届双代会，审议《中心工作报告》等 6 项报告、办法。组织 3224 人选举出 17 位中大第十届双代会代表。

2022 年 2 月 26 日召开第三次会议：中心副院长、工会主席彭望清对未来中心天河院区及黄埔院区二期的建设情况进行了介绍，176 名双代会代表表决通过了《中山大学肿瘤医学科学中心（天河院区）建设》和《中山大学肿瘤防治中心黄埔院区二期建设》两项议题，赞成率均达 96%。

2023 年召开第四次、第五次会议：中心副院长、工会主席彭望清对《关于天河院区院内投资及南侧地块租赁场地的汇报》进行解读，并投票通过了《关于投入 4. 93 亿元开展天河院区专项建设》《关于租赁天河院区南侧地块 30000 m^2（用于体检中心及院区辅助功能）》

两项议题，赞成率均达 96%。

6．职代会常设委员会、女工委工作

2014 年工会组织召开《第八届教职工代表大会暨第十九届工会会员代表大会第六次会议》，选举中心职代会常设委员会主任。常设委员会就“优化职工体检项目问题收集、一线抗疫职工困难问题收集、越秀—黄埔双院区职工通勤问题收集、一线临床职工国考/DIP 支付知识学习状况调查、调研青年职工在科研、临床成长道路上遇到的实际困难、调研停车场管理与政策的调整意见、幸福卡使用建议收集问卷、饭堂满意度收集”等进行调研。

女工委自成立以来，积极组织女代会代表参加上级部门女教职工代表大会，参政议政、争创先进。2018 年女代会代表覃惠英提案《争取中大各附属医院合同护士的高级职称实行自主评审》；2019 年广东省教科文卫工会举行“第四届女教职工委员会第三次全体会议”，中心女工委主任赵劲梅被增补为广东省教科文卫工会第四届女教职工委员会委员；2020 年护理部被评为广东省“先进女职工集体”；2023 年儿童肿瘤科被评为广东省“先进女职工集体”。

新时期，中心领导面对新的形势，对工会工作提出新的任务和要求，需进一步夯实群众基础，使各项工作和活动更加规范化、制度化、科学化，逐步实现工会工作由事务型向学习型、服务型、创新型的转变。中心工会将继往开来，赓续辉煌，发挥劳模先进的感召力，以文化建设与文化自信哺育这片沃土，以期培养造就更多的知识型、技能型、创新型人才，为早日建设世界一流肿瘤中心，为世界医学事业的高质量发展，贡献中肿力量、中国力量！

（撰写：赵劲梅　周承远　审核：彭望清）

（二）共青团

1．概况

中心团委由最初的团支部再到团总支发展而来，1964 年肿瘤医院成立后，团支部随后成立。1980 年，中心成立团总支，开始组织团员活动，并定期召开团员代表大会。中心团员代表大会一般于盛夏 5 月召开，2021 年 5 月选举产生第八届团委会，刘焱任团委书记，万壮、施楠任团委副书记，郭姗姗、谢琬菲任组织委员，郑迪楠、黄可维任宣传委员，肖铭哲、李锡照任文体委员。同年 8 月，中心遵循党建带团建的建制对中心团支部进行组织架构调整，并完成换届选举。截至 2023 年底，中心智慧团建系统共有 44 个团支部，1653 名共青团员。

中心团委围绕中心各阶段的工作，始终认真履行引领凝聚青年、组织动员青年、联系服务青年的职责，不断创新工作思路，增强对青年的凝聚力、组织力、号召力，着力加强团的自身基础建设，针对性地开展一些实效性的活动，引导和激励广大团员青年坚定信念，锐意进取，为青年的成长和发展搭建舞台，为实现中心的可持续发展做出贡献。中心历届共青团负责人名录见表 1 –1 –2 –3。

表 1－1－2－3　中心历届共青团负责人名录

姓名	职务	任职时间
何丽容	团总支书记	1980—1982 年
陈志明	团总支书记	1982—1984 年
李丽音	团总支书记	1984—1986 年
刘继红	团总支书记	1986—1989 年
魏海燕	团委书记	1989—1992 年
许光普	团委书记	1992—1994 年
周楠生	团委书记	1994—1997 年
戴军进	团委书记	1997 年 7 月—2005 年 9 月
曹蔚玮	团委书记	2005 年 9 月—2010 年 6 月
孔丽丽	团委书记	2010 年 6 月—2015 年 10 月
姜晓勃	团委书记	2015 年 10 月—2021 年 5 月
刘焱	团委书记	2021 年 5 月至今

2．职能管理

（1）加强团的组织建设，努力提高团组织的凝聚力和战斗力。

以党建带团建，筑牢青年思想根基。中心团支部设置始终紧跟党支部架构步伐，根据党支部变化及时调整团支部架构，在此基础上积极在“智慧团建”系统上落实团员报到、组织关系转移等团务工作，并积极督促团支部青年开展党史学习、青年大学习等理论学习。延续团委委员联系团支部制度，每名委员定点联系团支部，立足“小切口”书写“大文章”。

中心团委与广东省团校、广州市团校合作开发培训课程，定期组织素质拓展、讲座论坛，提高青年团干的理论水平和综合素质。创新建立“青年学习社”品牌活动，围绕青年政治思想、基础团务知识、新媒体宣传实操等方面开展培训讲座，内容与工作实际紧密结合，获得中心青年广泛好评。中心团委多次获评中山大学“五四红旗团委”。

（2）围绕中心、服务大局，“青年文明号”助力世界顶尖肿瘤中心建设。

中心于 2007 年启动青年文明号创建工作，并制定了相关管理办法。随着创建工作不断深入，在完善相关制度的基础上，中心团委根据国家级“青年文明号”考核指标，结合中心管理与青年实践，进一步规范了青年文明号和青年岗位能手的创建及选拔管理制度。

重症医学科“青年文明号”在 2009 年以全省第二的优异成绩荣获广东省卫生系统“青年文明号”称号，2012 年代表广东省赴北京参加国家级青年文明号评审会，以全国第一的优异成绩通过评审，成为中山大学系统首个国家级“青年文明号”。

放疗中心“青年文明号”于 2009 开始创建，2011 年获评省级“青年文明号”。鼻咽科“青年文明号”于 2015 年正式启动创建工作，2018 年获评省级“青年文明号”，2023 年 2 月以全省第一的优异成绩获评国家级“青年文明号”。ICU 团支部与鼻咽科团支部先后获得“广东省五四红旗团支部”称号，这是广东省青年团体的最高荣誉。

2022 年 7 月，财务处综合收费处“青年文明号”在中山大学校团委的考核中拔得头筹，成功创建省级“青年文明号”。随着越来越多青年加入创号并从中得到锻炼和提升，越来越多科室在创建过程中收获了有力的科室管理抓手，中心的“青年文明号”创建蔚然成风，医疗服务的能力与活力也从中获得提升。2022 年 7 月，中心新一批的市级“青年文明号”进行成果展示以及授牌仪式，充分展现了青年团队充满朝气活力、勇于担当作为的青春风貌。

“青年文明号”的创建进一步发挥了中心青年合力，提升了服务水平，并融入了数字化医院服务手段，开辟了多渠道宣传途径，不断激活和扩展青年力量在医疗服务工作上的张力，也助力医院形象得到综合提升。

中心“青年文明号”名单（截至 2023 年 11 月）：

国家级“青年文明号”：重症医学科、鼻咽科。

省级“青年文明号”：放疗中心、财务处综合收费处。

市级“青年文明号”：药学部、检验科、日间化疗中心（黄埔院区）、泌尿外科、妇科、华南恶性肿瘤防治全国重点实验室公共服务平台、防癌体检管理中心。

（3）凝心聚力，扎实开展“青年志愿者”服务活动，不断激发和汇聚广大青年团结奋进的力量。

中心团委一直注重广大青年社会服务意识的提升，并积极搭建志愿服务平台，曾组织赴广州市社会福利院参与服务，以及参与广交会志愿服务等。在团省委和原广东省卫生厅的带领下，2011—2013 年连续三年，参与“幸福广东，健康同行”活动，先后到河源、潮州等地送医送药，2012 年组织“肿瘤防治进社区”志愿服务，中心青年进入社区进行科普知识宣教，内容涉及各种单病种的防治及家庭康复护理等知识。2023 年 4 月，中心团委联合抗癌协会开展广东省首届肿瘤防治科普大赛，并培训科普讲师团，定期开展肿瘤防治知识科普活动。

改编自中心真人真事的原创微电影《初心》2016 年首映，该影片用光影见证生死接力创造生命奇迹，彰显了大爱无疆的医者情怀，荣获第二届广东医生微电影大赛一等奖，全国卫生计生微电影大赛“剧情片”铜奖。“音乐也是力量”抗癌主题音乐会为中心青年品牌活动，2022 年新冠疫情期间，以云端音乐会的形式与患者携手，一起“看见”音乐的力量。

华南恶性肿瘤防治全国重点实验室定期举办“公众开放日”活动，吸引多所中学师生走进全国重点实验室，科学认识和了解肿瘤，打开青少年对科学研究的兴趣之窗；放疗科师生党总支部、儿童肿瘤科党支部联合团支部共同举办“六一”游园会，让患者在游戏中找回童真，切实将“文明优质服务”落到实处。志愿服务的不断推广，吸引了越来越多的青年人加入志愿者队伍，让青年人在帮助他人的过程中牢固树立正确的价值观，培育青年甘于奉献的精神、帮助青年实现自我价值，发挥个人特长，同时也促进了中心医疗服务提升，提高了患者的就医体验。

（4）以人为本、融入青年，始终把竭诚服务青年作为工作的出发点和落脚点。

中心团委以培养“学术道德与社会服务并重，创新精神与创新能力并存”的新时代青年医务工作者为目标，不断推出主题鲜明、精彩纷呈的青年品牌活动——“青年文化节”，促进我院“同心、幸福、文化”建设。通过举办科研讲座、国考/DIP 支付知识竞赛、青年医师病例演讲比赛、肿瘤专科联盟青年学者论坛等活动，拓展青年医务工作者岗位技能，练就过硬本领。在此基础上，中心团委通过广泛调研，与中心人事处协同推出“青年优创”计划，旨在培养一批业务精干、具有创新精神的青年人才。2020 年迄今已举办 2 届，申报题目覆盖医院管理、医院文化、技术创新等多个领域，更好地凝聚了青年智慧，助力中心发展。通过前期培育，在共青团中央与国家卫健委共同举办的第八届“创青春”中国青年创新创业比赛卫生健康行业专项赛中，中心荣获组委会大奖 1 项及铜奖 3 项。

在中心党委、工会与各级领导的支持、关怀下，青年文娱文体活动精彩纷呈：组织开展三人篮球赛、五人足球友谊赛、职工趣味运动会等活动，在运动健身的同时，增强了团队的凝聚力。组建“医声传奇”乐队、举办“中心好声音”歌曲大赛，让青春乘着歌声的翅膀飞翔。先后与广州地铁、越秀区机关单位、黄埔区公安局等十余家单位开展“秋日私语 · 只如初见”等系列联谊活动，丰富了青年教职工生活、拓宽了可靠可爱的朋友圈，展示了青年医务工作者的精神风貌。见图 1 –1 –2 –2。

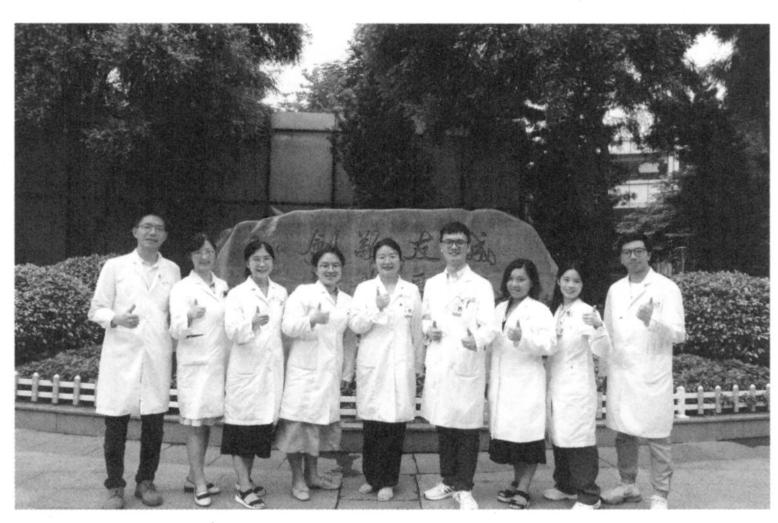

图 1 –1 –2 –2　第八届团委委员合照

（撰写：谢琬菲　审核：刘焱）

（三）广东省抗癌协会

1983 年 8 月，时任中山医学院附属肿瘤医院院长的李振权教授牵头成立了我国第一个群众性防癌组织 ——“广东省防癌协会”，李振权教授为独立法人并出任会长。协会依托中山医学院附属肿瘤医院设立。1992 年 7 月 23 日，在“广东省肿瘤防治工作会议”期间，举行了“广东省防癌协会特别代表大会”，大会决议将“广东省防癌协会”改名为“广东省抗癌协会”。广东省抗癌协会是在业务主管单位广东省科协及登记管理机关广东省民政厅（现为广东省社会组织管理局）指导下，由全省各学科的肿瘤科技工作者和热心于抗癌事业的各界人士和相关企事业单位及社会团体自愿结成的学术性、地方性、非营利性社会团体法人，是党和政府联系肿瘤科技工作者的桥梁和纽带，是广东省科学技术协会团体会员，是发展我省肿瘤防治事业的重要社会力量。见表 1 –1 –2 –4、图 1 –1 –2 –3。

表1－1－2－4　历届理事会主要负责人名单

姓名	职务	任期
李振权	第一届理事会会长、法人代表	1983—1986 年
管忠震	第二届理事会理事长、法人代表	1986—2009 年
万德森	第二届理事会副理事长、秘书长	1986—2009 年
李特优	第二届理事会副理事长	1986—2009 年
杨乃普	第二届理事会副理事长	1986—2009 年
沈忠英	第二届理事会副理事长	1986—2009 年
吴一龙	第二届理事会副秘书长、办公室主任 第三届理事会副理事长 第四届理事会副理事长	1986—2009 年 2009—2014 年 2014—2022 年
张社尧	第二届理事会副秘书长	1986—2009 年
曾益新	第三届理事会理事长	2009—2014 年
徐瑞华	第三届理事会副理事长、秘书长、法人代表 第四届理事会理事长、法人代表 第五届理事会理事长	2009—2014 年 2014—2022 年 2022 年至今
罗荣城	第三届理事会副理事长 第四届理事会副理事长	2009—2014 年 2014—2022 年
崔书中	第三届理事会副理事长 第四届理事会副理事长 第五届理事会副理事长	2009—2014 年 2014—2022 年 2022 年至今
曾木圣	第四届理事会秘书长、常务理事 第五届理事会副理事长	2014—2022 年 2022 年至今
张国君	第四届理事会副理事长	2014—2022 年
黄金娟	办公室主任	2014 年至今
黄金华	第五届理事会副理事长、秘书长、法人代表	2022 年至今
匡铭	第五届理事会副理事长	2022 年至今
钟文昭	第五届理事会副理事长	2022 年至今
李从铸	第五届理事会副理事长	2022 年至今
苏士成	第五届理事会副理事长	2022 年至今
蔡开灿	第五届理事会副理事长	2022 年至今

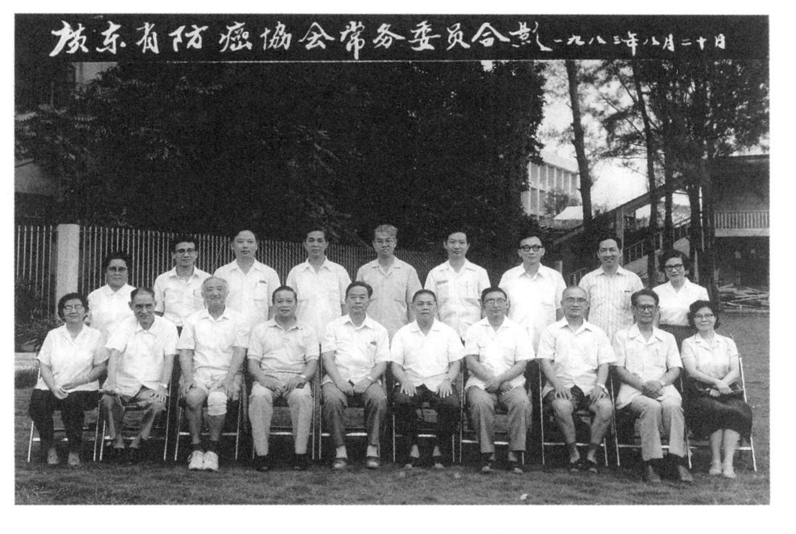

图 1 -1 -2 -3　1983 年 8 月，广东省防癌协会第一届委员会常务委员合影

协会在册会员从 2009 年 7 月的 791 名增加至 8979 名，其中专业会员 2230 名，学生会员 760 名，分支机构（专业委员会）47 个，辐射全省 100 多家医疗机构、研究单位。

成立之初，在以老一辈学科带头人为核心的前两届理事会的带领下，协会着力推广诊疗规范，同时注重传播科学防癌的理念。第三届理事会健全协会管理机制，壮大组织队伍，致力于肿瘤防控，"以会促会"，活跃了我省肿瘤学界的学术氛围，促进了多中心科研合作。

迈入新的历史时期，特别是党的十八大以来，医疗体制迎来新一轮的深化改革，对肿瘤等重大疾病的防控机制提出了新的要求。广东省抗癌协会积极响应国家政策，在第四、第五届理事会的带领下，以整合发展学术、教育、科研、科普四大平台为新的方向和格局，勇立潮头，壮阔前行。其开展的主要活动形式：

一是打通学术交流屏障，促进学术繁荣。协会充分发挥平台优势，2013—2023 年共举办 1104 场学术会议、逾百场学术沙龙，定期开展 MDT 病例讨论，推行多学科规范化诊疗。协会打造了广州国际肿瘤学会议、广东省大肠癌学术会议、广州淋巴瘤高峰论坛、广东省抗癌协会放疗专业委员会春/秋季学术研讨会等系列品牌学术会议，树立了一个又一个学术先锋阵地。在 2004 年首度承办中国肿瘤学大会（CCO）之后，2020 年再度成功承办，其中 2020CCO 得到了各级政府部门的大力支持，建立 20 个会务工作组，从 12 个维度对会务工作进行创新。大会云集 24 位两院院士、近 2800 位知名专家学者，有 25921 人注册参会，13536 篇论文投稿；围绕群众关心的热点，普及肿瘤防治知识，主动承担社会责任，实现了"百医、百城、百场、百万"的目标，极具社会影响力。会议的成功举办，获得广州市商务局商务发展专项资金会展事项 50 万元奖励。见图 1 -1 -2 -4。

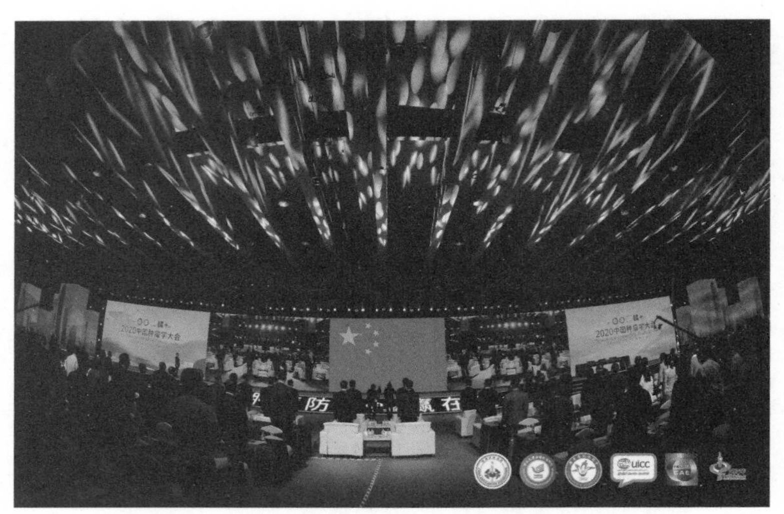

图 1－1－2－4　2020 年 11 月，中国肿瘤学大会开幕式现场

二是竭诚服务会员，促进人才成长。协会以推行肿瘤规范化治疗、培养肿瘤学人才为己任，第四、第五届理事会任职期间，通过主办、承办 319 项继续教育项目，注重推进规范化诊疗，推广新技术、新服务、新项目，结合基层医院的实际需求，将课堂下移至佛山、东莞、深圳、湛江、惠州、珠海等地；打造了中山大学造口学校、FISH 诊断技术培训班、全国胸腔镜肺手术 COE 研修班等多个小规模、零距离、深交流的精品学习班，逾 10 万人次参加了培训；并通过设立青委会、举办青年论坛、辩论赛等方式，促进青年人才的成长。协会善于发现优秀肿瘤防治工作者，积极推荐其申报广东省科学技术协会、中国抗癌协会等部门的各类评奖活动、基金项目。各专业委员会分别主办了《中国神经肿瘤通讯》《结直肠癌》《胃癌》《肿瘤化疗通讯》《血液肿瘤通讯》《中国肿瘤影像与微创治疗杂志》等，免费发放给全国各家医疗机构，为会员提供前沿学科知识。

三是开展科普宣传，深化肿瘤防控。协会每年组织逾百场科普活动、数十场义诊，传播科学防癌理念，打造了肿瘤防治宣传周、三八义诊、世界淋巴瘤日等系列品牌活动；积极开展城癌筛查，深入肿瘤高发区实地调研；同时，编辑出版拥有正式刊号的肿瘤防治科普报纸——《防癌报》（创刊于 1983 年 8 月），并通过网站、微信公众号等互联网媒体进一步拉近了群众与科学防癌知识的距离。积极推荐优秀项目申报科普基金，其中欧晓芳、黄金娟分别获批广东省科协 2023 年度、2024 年度基层科普行动计划项目。

2009 年 4 月 12 日，受中国抗癌协会的委托，中心与协会承办的第十五届全国肿瘤防治宣传周启动仪式暨抗癌科普系列丛书首发式在英雄广场举行，其间举办了大型义诊咨询、14 场科普讲座。

2023 年 4 月，协会与中心、省癌症中心共同组织策划广东省肿瘤防治科普大赛，来自 21 个地市 48 家医疗机构的逾 500 位医护人员投稿作品近 300 件；大赛旨在通过“科普训练营”“大师课”等形式，培养一支优秀的科普宣传队伍，并于 8—11 月组织 10 场“广东省肿瘤防治科普大讲堂”，线下逾 2000 人参与，线上逾 115 万人次观看。

2023 年 4 月，协会作为制片人，与中心团委、宣传科共同组织创作《癌症那些事》主题 MV，用“歌曲＋动画＋情景小剧场”结合的形式，并加入反转幽默的元素，增加歌曲的趣味性，向大众普及科学防癌知识，在中国科学报、广东广播电视台、南方日报、广州日报等各大平台的播放量突破 100 万。该 MV 荣获 2023 年广州地区卫生健康系统第六届“健康杯”讲科学、秀科普大赛三等奖。

四是承担社会职能，拓宽科技服务。各专业委员会通过继续教育项目、学术沙龙、对口帮扶等活动在基层医院推广规范化诊疗。食管癌专业委员会的挂靠单位成立“广东省食管癌研究所”（副处级编制）；肺癌专业委员会的挂靠单位获卫生部批准成为“原发性肺癌规范性诊疗治疗控制中心”；癌症康复与姑息治疗专业委员会推行规范化诊疗培训，开展每年一度的“无痛过年”活动；大肠癌专业委员会正副主委单位承接肠癌筛查任务。协会理事、委员组织编写各类肿瘤学教材，积极参与国家、省市卫健委组织的肿瘤临床路径、诊疗指南制定，推行规范化治疗方案；开展临床研究，促进科研协作，解决疑难重症问题，并积极向政府建言献策。多位专家在国际会议上进行学术报告，发出中国声音，并多次改写国际诊疗指南。

五是加强自身建设，推动健康发展。协会设办公室（秘书处）、财务部，专职人员 3 名，制定了《广东省抗癌协会章程》《广东省抗癌协会专业委员会组织条例》《广东省抗癌协会财务管理办法》等 7 项制度，进一步加强规范化管理，并开通线上审批流程，推动电子化办公，提高服务效率。2020 年 5 月，在中共广东省科技社团委员会的指导下，成立广东省抗癌协会党支部，曾木圣同志任书记，以“党建强会”，发挥党员先锋模范作用。2010—2022 年间，协会共计 11 次被中国抗癌协会评为“先进抗癌协会”；2021 年在广东省科协科技社团综合能力评估中，获“四星级学会”荣誉称号。

（撰写：欧晓芳　黄金娟　审核：黄金华）

第三节　统战工作

1．概况

中心坚持党对统战工作的全面领导，党委书记分管统战工作，党委设置统战委员 1 名。2020 年前，由党委办公室负责统战具体工作。2020 年 8 月，中心党委根据中办《关于加强公立医院党的建设工作的意见》及各级实施办法，在党委办公室内设组织统战科，正科级建制，负责中心各项统战工作。2021 年 5 月，中心党委在新一届党支部委员会中设统战委员（兼任组织委员），进一步完善统战组织机构，压实工作职责，切实推动中心统战工作行稳致远。

近年来，中心党委深入学习贯彻习近平总书记关于做好新时代党的统一战线工作的重要思想，把统战工作纳入党建工作计划和总结，扎实推进党外知识分子思想政治引领、党外代表人士发现培养使用和民族宗教工作等统战工作，充分发挥统一战线重要法宝作用，为建设世界顶尖肿瘤中心凝聚统一战线智慧和力量。

2．凝心聚力，支持统战对象发挥作用

近年来，中心民主党派成员人数逐渐增多，截至 2023 年底，有 7 个民主党派的成员共 52 名。其中，农工民主党党员人数较多，2004 年起在中心单独成立支部，2019 年起，由王树森任主委，现有党员 28 名。同时，现有九三学社社员 8 名、民主同盟盟员 8 名、致公党党员 3 名、民主促进会会员 3 名、国民党革命委员会会员 1 名、台湾民主自治同盟盟员 1 名，还有无党派人士 4 人。

中心努力加强同党外人士的团结合作，坚持每年召开统一战线座谈会，邀请民主党派成员、无党派人士、政协委员、人大代表、归侨人士等相关人员参加，通报中心年度重点工作情况，同时为他们的活动提供一定的经费支持，对他们提出的建设性意见建议给予充分考虑、及时采纳，充分调动他们在推动中心事业高质量发展中的积极性、创造性。

中心抓好党外人士的培养使用，积极推荐经过培养锻炼、条件成熟的党外代表人士。2018 年培养产生了 1 名广东省政协常委、1 名广东省人大常委、1 名越秀区政协委员，2022 年培养产生了 1 名广州市政协委员，2023 年培养产生了 3 名广东省政协委员。多名同志担任农工党、九三学社、民主同盟等民主党派的党内职务。

3．铸魂育人，做好中心民族宗教工作

围绕铸牢中华民族共同体意识和抵御防范院内传教及宗教渗透，中心坚持每年召开党委会专题研究，加强整体统筹和长远规划，扎实推进民族宗教工作高质量发展，营造中心平安、和谐、稳定的环境。将民族宗教政策法规纳入师生员工教育培训内容，教育引导师生员工正确认识和对待宗教问题，严格落实党员不能信仰宗教的规定。积极动员全体师生员工参加学校党委统战部举办的民族宗教知识竞赛，中心党委在 2021 年举办的首届竞赛中获评“优秀组织奖”。

（撰写：陆润亭　审核：张宁）

第二章 行政后勤管理工作

第一节 概述和历任行政领导简表

华南肿瘤医院于1964年3月1日正式成立。建院初期，人员较少。医院工作人员除来自中山医学院第一附属医院肿瘤科外，部分抽调于中山医学院第二附属医院、日坛医院（现中国医学科学院肿瘤医院）和全国各地其他单位。谢志光出任院长，廖月琴任副院长，医院组织机构初见雏形。

医院设立院长办公室，医务部、总务科：院长办公室主任兼党支部书记黄瑛，负责政治学习、文书收发、秘书、人事保卫等工作；林剑鹏任医务部主任，李国材任副主任，谭道彩、钟国华、李振权、王尚德分别担任医疗、教学、科研、护理秘书，总务科由司徒宏担任科长，负责后勤、财务等工作。

“文革”期间，原有的管理体制被打乱，行政工作由党支部书记兼办公室主任黄瑛及干事吴方华统管，医务管理工作由革委会负责，总务科改称院务处。

1980年，科室职能得以恢复，先后成立基建办公室、财务科、膳食科、门诊部和人事保卫科。1980年10月，医院实行“专家治院”的体制改革，建立“院长直接领导下的不脱产秘书制”，由院长挑选一批中年业务骨干分别担任医疗、教学、科研及行政后勤秘书，同时医务部改称医教处。

1981年，医院的职能科室调整为院长办公室、医教处、总务科、基建办公室、财务科、膳食科、人事科和保卫科。

1984年，护理部正式成立，同年9月，设备采购功能从总务科分出，成立设备科。

1985年11月，成立基建科。

1986年，撤销不脱产秘书制，医教处改称医教科。

1990年7月，成立监察科。

1991年1月，成立保健科。

1992年1月，成立审计室。

1993年8月，基建科改称基建房管科，医教科撤销，分别成立医务科和教务科，信息科也同时成立。

1993年11月，保健科改称预防保健科。

1994年，按照“三甲”医院的有关要求，医院调整职能科室设置，设置院长办公室、医务科、护理部、教务科、科研科、信息科、人事科、监察科、设备科、财务科、审计室、基建房管科、保卫科、总务科、预防保健科、膳食科。

1998 年，审计室改称审计科，成立科研科、研究生科。

1998 年 2 月，房管维修工作从基建房管科分离出来，分别成立房管维修科和基建科。

2000 年，研究生科与教务科合并。

2003 年 1 月，成立质控科，同年研究生科从教务科脱离。

2005 年 5 月，中心调整部分科室设置，将医务科和质控科合并为医务质控科，总务科改称为物流科，房屋维修科改称物业管理科。

2005 年 11 月，预防保健科更名为控感与职工保健科。

2007 年 12 月，中心职能科室设置如下：中心办公室、人事科、监察科、医务质控科、护理部、控感与职工保健科、教务科、研究生科、科研科、信息科、保卫科、财务科、审计科、设备科、物业管理科、基建科、物流科、膳食营养科。

2009 年 4 月，中心整体升格为副厅级建制。设置 7 个副处级管理机构，27 个专业科室。7 个副处级管理机构分别是办公室（与党委办公室合署）、人事处、科教处、医务处、总务处、财务处、监察审计处。

2010 年 8 月，中心成立国际合作与公共关系办公室，隶属科教处。

2013 年 9 月，中心成立医务处医院感染管理科、医务处职工保健科，分别履行原“控感与职工保健科”的职能，原“控感与职工保健科”自然撤销。2014 年，成立病案统计科、医疗保险管理办公室，隶属医务处。2021 年 6 月，医院感染管理科从医务处分离，调整为正科级独立建制。

2013 年 9 月，中心成立伦理委员会办公室，隶属科研科；2017 年 2 月成为独立科室，隶属科教处。

2016 年 11 月，中心成立纪委办公室。

2018 年 9 月，财务处下设财务管理科、结算管理科、资产管理科、经营管理科四个科室，均按正科级建制。2022 年 5 月，新设立财务处黄埔院区财务办公室。

2018 年，中心办公室更名为党政办公室，2020 年党政办公室分为党委办公室和中心办公室两个处室。中心办公室下设综合督办科、秘书科、干部保健科；党委办公室下设组织统战科、宣传科。

2020 年，中心撤销医务质控科，单独成立医疗质量管理科，隶属医务处。

2020 年 1 月，成立黄埔院区管理办公室（副处级建制），下设黄埔院区行政办公室。

2020 年 8 月，信息科更名为信息中心，从医务处分离，调整为单列正科级部门。

2020 年 8 月，监察室（与纪委办公室合署）独立正科级建制，监察审计处更名为审计处；中心设立纪委办公室（监察室），单列为正科级部门。

2020 年 8 月，中心成立采购与招投标管理办公室（单列正科级建制）。2022 年 5 月，采购与招投标管理办公室更名为采购与招投标办公室。

2020 年 8 月，中心成立学科建设办公室，隶属科教处。

2020 年 8 月，中心成立新院区建设办公室、黄埔院区总务办公室，隶属总务处。

2020 年 8 月，中心成立黄埔院区医务办公室，隶属医务处。

2021 年，中心成立行风建设办公室，隶属医务处。

2021 年，中心成立临床技能培训中心、毕业后与继续教育科，隶属科教处。

2022 年，党委办公室内增设综合科；人事处下设人事综合科、劳资保险科、人才工作科

（人才办）、人事服务科。

（撰写：陈妙玲　林倩倩　审核：黄金娟　彭望清）

历任行政领导简见表1－2－1－1。

表1－2－1－1　历任行政领导简表

姓名	职务	任职时间
谢志光	院长	1964年2月—1967年8月
梁伯强	所长	1964年4月—1968年
廖月琴	副院长	1964年2月—1966年7月
鲁　帆	革委会主任	1967—1970年
李湘文	革委会主任	1971—1973年
蒲广寒	革委会副主任（1980年9月后改称副院长）	1971年7月—1983年3月
李天顺	革委会主任	1974—1975年
杜冠一	革委会副主任（1979年12月改称副院长）	1973年—1987年6月
陈应瑞	革委会主任	1975年—1980年5月
胡万寿	革委会副主任	1975—1978年
谢　海	革委会副主任	1978—1980年
宗永生	所长	1976—1980年
陈华燮	副所长	1976—1978年
李振权	院长（1984年8月始兼所长）	1980年9月—1986年9月
李国材	副院长	1980年9月—1984年6月
李　凌	副院长	1980年9月—1984年5月
潘启超	副所长	1980年9月—1989年9月
朱家恺	中心主任（1987年7月成立肿瘤防治中心后）	1986年9月—1993年6月
祝家镇	所长	1986年9月—1987年7月
管忠震	副院长	1984年8月—1987年7月
	院长、中心副主任	1987年7月—1993年6月
区宝祥	中心副主任	1987年7月—1988年10月
	所长	1987年7月—1989年9月
孙先意	中心副主任、副院长	1986年9月—1991年9月
郑国梁	中心副主任、副院长	1987年7月—1991年9月
严瑞琪	中心副主任、研究所副所长	1988年10月—1989年9月
	中心副主任兼研究所所长	1989年9月—1993年6月
万德森	中心副主任、副院长	1991年9月—1993年6月
	中心主任、院长、所长	1993年6月—1997年3月

续上表

姓名	职务	任职时间
吴荫棠	副所长	1989 年 9 月—1992 年 3 月
戎铁华	中心副主任、副院长	1993 年 7 月—1995 年 7 月
汪慧民	中心副主任、副所长	1992 年 3 月—1997 年 3 月
曾宗渊	中心副主任、副院长	1991 年 9 月—1997 年 10 月
何友兼	中心副主任、副院长	1991 年 10 月—1997 年 10 月
张流祥	中心副主任、副院长	1993 年 12 月—1995 年 7 月
谢汝华	中心副主任、副院长	1995 年 7 月—2003 年 4 月
曾益新	中心副主任、所长	1997 年 3 月—1997 年 10 月
	中心主任、院长、所长	1997 年 10 月—2014 年 2 月
吴一龙	中心副主任、副院长	1995 年 7 月—1997 年 10 月
	中心常务副主任、常务副院长	1997 年 10 月—1999 年 5 月
李锦清	中心副主任、副院长	1997 年 10 月—2004 年 10 月
姜文奇	中心副主任、副院长	1998 年 3 月—2004 年 10 月
林桐榆	中心副主任、副院长	2004 年 10 月—2008 年 10 月
刘继红	中心副主任、副院长	2004 年 10 月—2008 年 10 月
卢泰祥	中心副主任、副院长	2004 年 10 月—2008 年 10 月
傅剑华	中心副主任、副院长	2004 年 10 月—2013 年 6 月
徐瑞华	中心副主任、副院长	2008 年 10 月—2014 年 4 月
	中心主任、院长、所长	2014 年 4 月至今
马骏	中心副主任、副院长	2008 年 10 月—2013 年 6 月
	中心常务副院长	2013 年 6 月至今
彭望清	中心副主任、副院长	2008 年 10 月—2010 年 7 月
	中心副主任、副院长	2019 年 1 月至今
李升平	中心副主任、副院长	2010 年 9 月—2019 年 1 月
廖振尔	中心常务副主任、常务副院长	2010 年 11 月—2013 年 6 月
钱朝南	中心副主任、副院长	2013 年 6 月—2019 年 1 月
曾木圣	中心副主任、副院长	2013 年 6 月至今
丁朝霞	中心总会计师	2016 年 7 月—2023 年 6 月
孙颖	中心副主任、副院长	2019 年 1 月至今
刘卓炜	中心副主任、副院长	2019 年 1 月至今
贾卫华	中心总会计师	2023 年 9 月至今

注：2023 年底更新。

（撰写：陈鋆　林倩倩　审核：黄金娟　彭望清）

第二节 行政后勤科室

（一）中心办公室

1964 年建院时同时设立院长办公室，主要负责医院的日常行政管理工作，由黄瑛任办公室主任。1987 年，经中山医科大学批准，肿瘤医院和肿瘤研究所实行院所合一，院长办公室也相应更名为中心办公室（以下简称“中心办”）。

“文革”时期，院办与医务部、科教科等合并成为革命委员会办公室，由黄瑛任革委会办公室主任，吴方华任干事，负责履行行政及医务、护理、科研、教学等方面的管理职能。“文革”结束后，随着各项工作逐渐走向正轨，医疗、护理、教学、科研等方面的管理职能逐步从办公室分离出来，独立组建成科。办公室的职能以文书、会务、接待、宣传等为主。

2009 年，党委办公室与中心办合署办公；2018 年中心办更名为党政办；2020 年党政办分为党委办公室和中心办两个处室，中心办下设综合督办科、秘书科、干部保健科。见图 1－2－2－1、表 1－2－2－1。

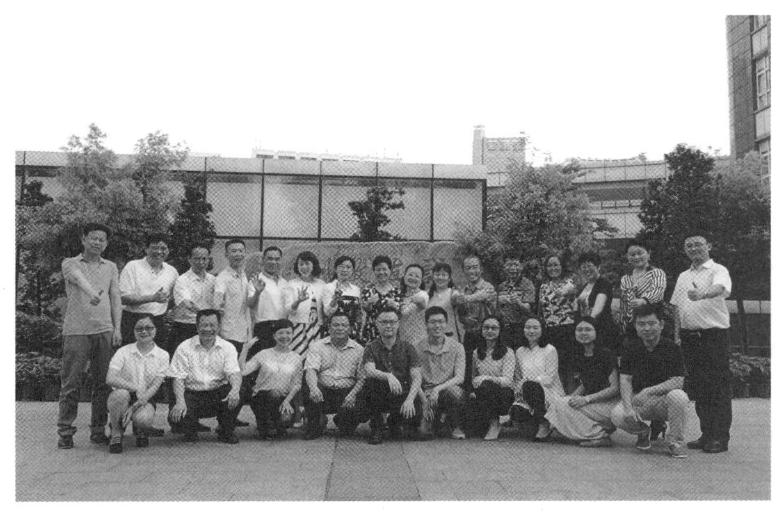

图 1－2－2－1　中心办职工合影（2016 年 5 月）

表 1－2－2－1　历任处、科室负责人名录

姓名	职务	任职时间
黄瑛	院长办公室主任	1964—1983 年
吴方华	院长办公室主任	1983—1984 年
林奕中	院长办公室主任	1984—1987 年
黄火文	中心办主任	1987—1988 年
吕宝祥	中心办副主任（主持工作）	1988—1991 年

续上表

姓名	职务	任职时间
黄燕坤	中心办主任	1991—1993 年
张流祥	中心办主任	1993—1994 年
谢汝华	中心办主任	1994—1998 年
彭望清	中心办主任	1998—2009 年
符世仁	中心办主任	2009—2011 年
张秋艳	中心办主任	2011—2016 年
黄金娟	中心办主任	2016—2018 年
黄金娟	党政办主任	2018—2020 年
黄金娟	中心办主任	2020 年至今
蒲恒颖	中心办副主任兼秘书科科长	2022 年至今（2020 年起任秘书科科长）
欧晓芳	中心办综合督办科科长	2020 年至今
陈艳贞	中心办干部保健科科长	2020 年至今

在建院初期，办公室积极参与建章立制，为早期医院的运行提供制度保障。在医院的建设发展过程中，中心办会同其他职能科室在管理制度建设方面做了大量工作。1992—1994 年，医院开展创建“三级甲等专科医院”（以下简称“三甲”）评定工作，彭望清作为重要参与者，牵头组织编印各类管理制度汇编。此次编印的制度涉及的工作范围较广，修订也比较细，历时近三年。同时，办公室组建了中心文书档案室，制定了档案室的相关规章制度，搜集了建院以来的珍贵文书材料，进行立卷归档。2005 年，为更好地贯彻中心的发展战略，进一步做好中心的规范化、制度化和科学化管理，中心办牵头进行了第二次规模较大的制度修订工作，编辑完成《中山大学肿瘤防治中心规章制度汇编》上、下两册，共收录制度 117 条。2011 年，中心组织了第三次修订与完善工作，使之成为员工工作中的助手与指引。2021 年，为进一步加强医教研管各项工作的规范化建设，同时迎接“三甲”复评工作，中心进行了第四次制度修订工作，编印规章制度共计 6 册。

21 世纪初，为提升行政职能部门的工作质量与效率，彭望清主任牵头建立了职能部门季度交叉检查实施办法，这一制度旨在运用第三视角看管理，征集一线业务科室对管理工作的建议，不断提升职能部门的工作理念，改进工作方法。这一制度在运行中不断完善，每年督促解决各类事项近 80 项，在提高行政后勤管理效能、提升服务质量方面，发挥了重要作用，使得临床科室对职能管理部门的工作满意度不断提升。2010 年，黄金娟主任跟随廖振尔书记一行赴复旦大学交流学习，回来后起草《科室综合目标管理考核办法》，并与医务科、科研科及相关职能部门一起制定数据化的考核指标，在全院开展综合目标管理考核。

中心办积极发挥承上启下的枢纽作用，及时传达上级文件精神，负责中心周会及党政联席会议（2020 年始改为院长办公会议）的组织与记录、纪要，传达领导的决策意图，并对重要事项进行督办。2022 年，中心办与信息中心一起开发了院长办公会信息系统，成功申请国内首个院长办公会议系统软件注册权，也是中心行政领域首个实现转化的信息化项目。自

2021 年开始，中心周会改为月度工作会议，主要由中心领导向科室主任、支部书记传达上级的政策及决策精神、部署月度工作重点等。同时，中心办发挥注重联系实际这一优良传统，建立行政查房制度，协同中心领导深入科室进行调研，解决科室医教研工作中遇到的难题。

中心办还积极致力于医院文化建设，为加强团队的凝聚力、树立中心的品牌做了大量的工作。2002 年，新大楼落成，时适逢院、所成立 38 周年，中心办组织策划了庆典活动及对外宣传报道，编印了中心画册，扩大了中心的影响力。随后，中心办编印了第一本《员工手册》；组织编撰中心志《征程》，第一次纵向、横向系统地梳理了院、所成立以来 45 年的历史，呈现了每个专科发展的历程；组织十一大元勋肖像揭幕仪式，致敬前辈先贤，激励后辈学人传承优异的历史文化；组织院所成立50 周年庆典活动，在23 楼建成展现院所发展50 年历程的开放式院史陈列馆。

在 2003—2020 年，中心办同时负责对外宣传工作，加强了与专业及大众传媒的联络，拓宽宣传渠道与平台，形成了报纸、电视、电台、网络全媒体多维报道效果，提升了中心的美誉度与影响力。

中心办承办了中心各类大型会议、活动及仪式，每年牵头组织年度工作会议，根据会议的主题策划会议的形式并组织召开；组织完成每年的广州国际肿瘤学会议会务工作；完成2 号楼、黄埔院区奠基仪式，协助天河区完成天河院区开工仪式；与广东省抗癌协会共同策划组织每一年“肿瘤防治宣传周”的大型义诊咨询活动及科普宣传活动，扩大中心的影响力。2000 年始，广东省抗癌协会办公室挂靠中心办，省抗癌协会办公室主要负责协会会员管理及与中国抗癌协会、广东省科协及各分支机构的联络，同时履行服务会员、服务大众的职责。2020 年，中心办作为中国肿瘤学大会的承办方秘书处，在各级领导的指导下，负责大会的会务统筹与协调，与 20 个会务工作组共同积极筹备，出色完成办会任务，大会的成功举办获得总会和社会各界的高度赞誉。中心因开创在琶洲国际会展中心成功举办大型会议的先河获得广州市商务局 50 万元奖励。

中心于 2015 年成立干部保健科，陈艳贞担任副科长，承接中央及省内外保健任务。干部保健科每年服务 3000 多人次，经过不断地实践探索，形成了一套规章制度科学规范、服务模式立体连贯、保健资源优质充足、专家队伍精益充沛的科学高效工作机制，实现对保健对象全方位、全生命周期的健康管理模式，圆满完成各项保健任务。

文字工作是中心办的核心工作之一。中心办负责公文的收发、处理、草拟与归档，中心年度总结与计划的草拟，年度职工代表大会院长工作报告的草拟，中心年度报告的编印、中心发展规划的编印工作等。此外，中心办还负责上级单位及兄弟单位的来访接待，23 楼会议厅的综合管理，中心车队、收发室的管理。见图 1 -2 -2 -2。

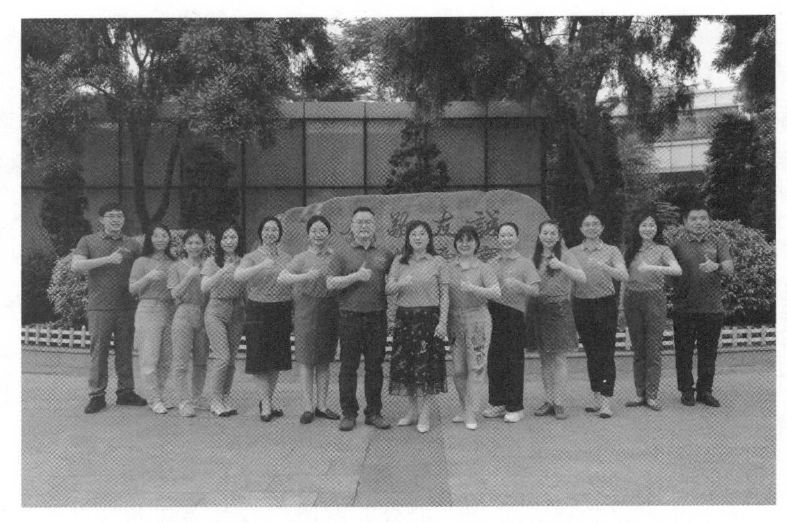

图 1-2-2-2　中心办创作《也是孤勇》MV，为医师节献礼（2022 年 8 月）

（撰写：黄金娟　审核：彭望清）

（二）医务处

2009 年中心整体升格为副厅级建制，共设置 7 个副处级管理机构，医务处于 2009 年 8 月成立，当时下设医务质控科、护理部、控感与职工保健科、门诊部及信息科。目前下设 8 个科室，分别为医务科（与医患关系办公室合署）、门诊办公室、医疗质量管理科、病案统计科、黄埔院区医务办公室、医疗保险管理办公室、职工保健科、行风管理办公室。2009 年 8 月—2012 年 12 月，其间何韵、覃惠英任医务处副处长，何韵负责主持工作。2012 年 10 月 17 日，护理部升级为副处级部门，从医务处分出。2012 年 12 月，何韵担任医务处处长。2013 年 9 月，中心撤销控感与职工保健科，分别成立医院感染管理科和职工保健科。2013 年，新一轮三级肿瘤医院等级评审办公室挂靠医务处。2014 年，正式成立医疗保险管理办公室，其前身为“公医医保办公室”，由何韵担任主任。2014 年，质检编码室、病案库、统计室和随访室合并成为病案统计科，属医务处下设二级科室，赵雁梨任副科长。2019 年，韦玮担任医务处处长。2020 年，周峰、庄爱华任医务处副处长；医务处增设黄埔院区医务办公室，由周峰担任主任，陈举达担任副主任；医务质控科分设为医务科（与医患关系办公室合署）和医疗质量管理科，医务科由周峰担任科长，应宗衍担任副科长，医疗质量管理科由曾广基担任科长；赵雁梨任病案统计科科长。2021 年，根据上级卫生管理部门的要求，将医院感染管理科分出医务处，调整设置为一级科室，正科级独立建制。2021 年，增设行风管理办公室，由韦玮担任主任。见图 1-2-2-3。

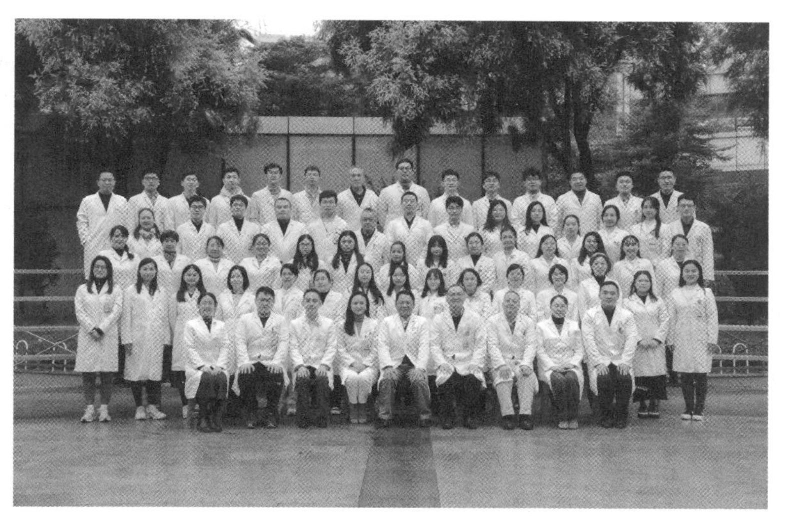

图 1－2－2－3　医务处职工合影

医务处在医院党政领导及医疗分管副院长的直接领导下，具体负责组织实施全院的医政管理与医疗质量管理工作，保障医疗安全和医疗工作正常进行，是进行院内业务工作协调、联系的主要职能部门。在院长和分管院长的领导下，一是根据医院的发展规划和目标，制订全院医疗工作计划，医疗规章制度，常态化监管医疗行为规范、医疗技术操作规程和医疗、医技人员工作职责的贯彻执行情况，旨在提高医疗质量和医疗技术水平，积极防范医疗事故，杜绝医疗缺陷等。二是定期总结医疗工作现状和对策，报院领导班子作为决策依据。三是组织有关科室制订和修订全院医疗质量管理方案、标准、评价检查办法和肿瘤单病种诊疗指南，报院长批准后组织实施。四是负责组织院内、院外各种医疗协调会、处务会及其他医疗会议，及时为临床第一线解决医疗上的问题，以及加强临床、医技各科室之间的协作关系。五是组织全院性会诊、突发公共卫生事件和突发重大灾害事故的应急救援和诊治工作。六是配合医院学科建设，合理配置医疗资源，优化门诊以及住院的诊疗流程和服务流程，参与医院门（急）诊诊区、住院部科室设置，调整医务人员，并予动态管理。

●医务科

1．科室概况

医务科设立于 1964 年，是中心医疗业务、医疗质量与安全管理的内设职能部门。现有科长 1 名，副科长 1 名，职员 6 人。

1964 年 3 月，中心建院即设立医务部。1972 年，中山医学院附属华南肿瘤医院革委会成立后，医政管理工作由革委会负责。1980 年 10 月，医院实行专家治院的体制改革，精简医政管理机构，设置医疗秘书两名。1985 年，医院撤销不脱产秘书制，成立医教管理部门。1986 年，成立医教科。1993 年，成立医务科。2003 年，成立质控科。2005 年，医务科与质控科合并为医务质控科。2020 年，医务质控科分设为医务科和医疗质量管理科。历任科室负责人名录见表 1－2－2－2。

表 1-2-2-2　历任科室负责人名录

姓名	职务	任职时间
区深明	医疗秘书（主持工作）	1980—1985 年
刘广森	医疗秘书（主持工作）	1980—1985 年
闵华庆	医教科科长	1986—1990 年
何友兼	医教科科长	1991—1992 年
崔念基	医务科科长	1993—1996 年
谭辉	医务科科长	1997—2003 年
傅剑华	质控科科长	2003—2004 年
郭荣平	医务科科长	2004 年
郭荣平	医务质控科科长	2005—2008 年
何韵	医务质控科科长	2009—2013 年
周峰	医务质控科副科长（主持工作）	2013—2020 年
周峰	医务科科长	2020—2023 年

2．职能管理历程

（1）建院至“文革”前（1964—1966 年）。

医务部在建院之初即制定医疗工作各项规章制度，并积极理顺医疗工作管理流程。组织各医疗团队成立了胸部肿瘤、乳腺癌、妇科肿瘤诊疗小组及肿瘤化疗小组；制定门诊与病房一贯制和主任、高年资医生带班制度；建立了挂号、收费、检验、发药“四到手”的制度；建立门诊病房医生包干负责制、住院医生 24 小时值班制；参与制定临床科室工作制度及确定各级人员职责。

（2）“文革”期间（1966. 5—1976. 10 月）。

1972 年，医院革委会成立后，建立了工农兵就诊的制度，扩充病床，提升门诊量，健全发药制度，杜绝药物浪费。1974 年，革委会开展“百日无差错”的劳动竞赛，推广计划诊疗、民主医疗和中西医结合的治癌方法等经验。1975 年，革委会继续完善相关医疗工作制度和流程，如规定放射机修组定期轮流检修机器；检验室必要门诊检验即复的措施；放射诊断组配合临床科室，增设中午值班；后勤修理组实现“五送上门”等。

（3）80 年代早期（1980—1985 年）。

1980 年 10 月，医院进行专家治院的体制改革，建立了“院长直接领导下的不脱产秘书制”，精简医政管理机构，设置医疗秘书 2 名，定期轮换。医疗秘书行使相当于医务处主任的职能，受院长委托主管全院医疗方面的工作，平时在各科室工作，每周由院长主持召开一次全院的秘书会议，分管各项工作的秘书即在会上汇报管理工作。1985 年，医院撤销不脱产秘书制，成立医教管理部门。1983 年，为解决看病难的问题，医院取消门诊限额，开设防癌门诊，对高危人群进行癌症筛查，开展防癌宣传、咨询，组织有关专家到农村基层、工厂开展群众性防癌普查。创办外宾、华侨门诊和港澳华侨病区，吸引大批华侨、外宾、港澳台同胞来治疗。制定“高级医师门诊挂牌应诊制”和“门诊直落制”，科主任和主治医师挂牌门诊，患者可选择就诊医生。

（4）80 年代后期至 2013 年（1986—2013 年）。

1986—1989 年，医教科组织对各项医疗规章制度进行修订，狠抓病历书写制度、值班制度、疑难病例会诊制度、出院及死亡病例讨论及消毒隔离制度的落实。设立每周全院大会诊，对全院疑难病例进行讨论。开设专科医生门诊，放宽了挂号限制。协助妇科开展防癌普查及癌前病变治疗。

20 世纪 90 年代初，医务科加强医患关系管理，妥善处置医疗纠纷，保障了医院正常工作秩序。1993 年，医务科组织建立规范化、制度化、标准化的质量管理体系，重新设计全院的《医疗质量检查表》及相关管理文件，定期组织召开医疗形势分析会，迎接三甲评审。在全体医务人员的努力下，中心于 1994 年顺利通过"三甲医院评审"，成为国内第一所三级甲等肿瘤医院。为使医院适应市场经济的发展，满足不同层次患者的需求，医务科组织开设各类门诊和住院特需服务。牵头组织开办肿瘤分院 3 间［广州市第六人民医院（1995 年）、广州市第八人民医院（1998 年）、广州市第十二人民医院（2001 年）］，拓展医疗服务领域，解决肿瘤患者住院难问题。90 年代后期，医务科牵头组织创"百佳"医院，起草全院以患者为中心，创百家文明医院的措施，并组织实施。1998 年，医务科牵头设立九个肿瘤单病种管理小组，建立肿瘤单病种首席专家负责制。2007 年，医务质控科组织开设肿瘤病种的首席专家多学科联合门诊，规范肿瘤的综合治疗。2008 年，医务质控科组织各病种管理小组修订和补充各大肿瘤治疗指南，并在同年第三季度增设单病种专家组检查项目。2012—2013 年，医务质控科制定及组织实施各大肿瘤病种的诊治临床路径，每月组织全院单病种典型病例讨论。

（5）2014—2023 年。

2014—2023 年，中心医疗工作进入高速发展期，医务科以提高医疗服务质量、保障医疗安全为核心，创新管理和服务模式，保障医疗工作稳步、健康发展。

建立健全各项医疗管理制度。根据中心发展需要，医务科分别于 2014 年和 2023 年修订《主诊教授负责制》，完善主诊教授岗位考评体系。2020 年制定《医疗行为监督管理规定》，建立起常态化的医疗行为监督模式。

倡导肿瘤治疗的规范化和标准化。医务科持续推进单病种多学科诊疗模式，由最初的 9 个病种增加到 19 个病种，制定单病种诊疗规范，持续改进单病种医疗质量，保障医疗安全。推进实验室管理的标准化、国际化建设，组织检验科、病理科和分子诊断科顺利通过国家（CNAS）实验室专家组的评审，获得国家 CNAS 认可。

以患者为中心，推进"平安医院"建设。医疗机构及其医务人员持证诊疗，依法行医。对医疗证照进行档案管理，定期更新。构建和谐医患关系，发挥沟通桥梁作用，对医疗风险实行分级管理，建立医疗纠纷三级处理体系，制定恶性医疗事件应急处理预案。积极引入第三方调解机构调处医疗投诉和纠纷模式，将医疗纠纷的处置有效转移至院外进行，自 2015 年 7 月起购买医疗责任保险，医疗纠纷交由第三方定责定损后直接由保险公司理赔，有效减轻医务人员压力，避免财务风险。

推进常态化医疗行为监督管理。医务科制定《医疗行为监督管理规定》，对违反医疗卫生法规及中心规章制度、违反医德医风及存在其他不合理医疗行为的个人或集体进行日常监督管理，促进医疗活动规范化、合理化。

践行公立医院公益性，发挥公立医院的使命与担当。医务科积极落实中心扶危济困的服务宗旨，积极为中心困难患者拓展救助渠道。中心除设立特困患者救助金之外，另与慈善基金会签订救助协议4项，有效减轻患者治疗负担，为患者带来生的希望，为医院带来良好的社会效益。

做好抗击新冠疫情期间医疗运行和复工复产工作。2020年在中心新冠疫情防治领导小组的统一领导下，医务科牵头制定了全院医疗流程并落实。严格落实门诊预检分诊要求；加强发热患者的排查工作；严格落实住院患者管理；定期对高风险科室/部门医护人员进行核酸检测；做好院内防控宣教和培训。根据国内疫情形势，不断调整门诊及住院规模，适时推出“云诊室”“药品安心递”“全院邮寄服务”“线上用药咨询”“就医咨询系统”等线上便民惠民服务，在保障医疗质量与安全的基础上，让基本医疗工作量稳中有增。

发挥示范引领作用，提升区域肿瘤防治水平。为缓解医院高速发展过程中医疗资源紧张导致的“肿瘤患者看病难、住院难”问题，也为推进落实中心国考专项提升工作方案、提高资源利用效率，以“提高医疗效率，兼顾公平”为目标，医务科积极与公立医疗机构合作共建针对性的合作病区，满足临床和患者需求。为促进医疗资源上下贯通，中心于2017年9月牵头组建泛中南地区肿瘤专科（单病种）联盟，截至2023年12月，已由成立之初的13个省级行政区的56家医疗机构，拓展到15个省级行政区共计75家医疗机构。医务科作为秘书部门，积极与不同层级医院之间建立联系，开展远程协作，下沉帮扶，进修交流，科研创新，在学科建设及人才培育等方面开展合作，通过牵头在专科联盟内搭建远程MDT平台，免费为联盟医院开展多学科远程会诊，扩大了肿瘤专科联盟的辐射力和影响力，助推“大病不出省”目标的加速实现。

●门诊办公室

1. 处/科室概况

自1964年肿瘤医院成立以来，门诊部经历了多个发展阶段。由于医院业务规模的扩大，1973年中心建成了综合医疗楼，年门诊人次增长4倍左右，业务范围也逐步拓展，门诊急需规范和细化管理。基于此，中心门诊部于1980年正式成立。

经过多年发展，门诊部目前共涵盖急诊、采血中心、日间化疗中心、导管门诊、门诊综合服务中心、口腔室等多个业务单元，下设门诊办公室负责统筹全院门急诊业务和安排，包括日常门急诊工作管理、流程优化、数据分析、提升患者体验等相关工作。

随着肿瘤发病率的不断升高以及诊疗技术手段的日新月异，加上中心在肿瘤学业界影响力的不断提升，2022年中心双院区门诊量达到168.3万人次。门诊部始终坚持“以患者为中心”的理念，持续改善医疗流程，不断优化服务模式，围绕诊前、诊中、诊后全周期改善患者就诊体验，实现患者满意度的提升。历任科室负责人（主持工作副主任）名录见表1-2-2-3。

表1-2-2-3 历任科室负责人（主持工作副主任）名录

姓名	职务	任职时间
张锋	主任	1980—1986年
范顺发	主任	1986年6月—1993年10月

续上表

姓名	职务	任职时间
吕宝祥	主任	1993 年 10 月—2002 年 12 月
黄汉腾	主任	2003—2004 年
陈凯	主任	2005 年 11 月—2009 年 8 月
陈悦姝	副主任（主持工作）	2009 年 8 月—2014 年 3 月
庄爱华	副主任（主持工作）	2014 年 7 月—2020 年 8 月
庄爱华	主任	2020 年 8 至今

2. 职能管理历程

（1）初具规模。

建院初期，医院门诊主要设有头颈门诊、胸腹门诊、妇科门诊和放疗门诊，由相关科室调派主任级专家到门诊承担诊疗工作，按周期开诊；并开设急诊室、口腔室和门诊手术室，口腔室负责对放疗患者的口腔问题进行处理，急诊室负责接诊各专科急诊患者，门诊手术室每周以预约形式开展门诊小手术。

由于门诊场地空间有限，挂号不得不采取“限号”模式，为尽可能解决广东省内患者、东南亚及我国港澳台地区患者的“挂号难”问题，1968 年中心设立简易门诊，面向广大没有转诊单以及挂不到号的患者，根据病情进行初次判断筛选后再转至专科门诊进行诊治，大大缓解了患者“挂号难”以及“看病难”的问题。医院还在急诊室设立门诊留观床位，并提供御寒衣物被褥给群众。

1973 年，综合医疗楼启用后，门诊科室类别渐趋细致。此阶段对外开放的门诊科室有内科、鼻咽科、中医科、肝胆科、神经科、泌尿科以及综合科，胸腹科分为胸科和腹科，门诊量从每天 100 多人次增加到 300 多人次，1990 年达到每天 500 多人次。

（2）稳步规范。

1993 年，医院迎来“达标”年，成为“三级甲等”医院，急诊室建立健全各项制度，并由全院各科专家组成了急诊抢救小组，各临床科室在体制上完整建立，门诊正式以专科名义开放对外挂号，各条业务线也逐渐趋于规范。2002 年，新综合医疗大楼的落成使门诊医疗条件有了质的改变，基本实现“一医一患一诊室”。2013 年前后，门诊发展到 16 个专科，诊区也按专病重新布局，门诊设立专家门诊、MDT 门诊等各类门诊满足广大患者不同层次的就诊需求。

（3）快速发展。

2014 年以来，国家对医疗机构提出了更高的要求，要求坚持公立医院公益性，坚持新发展理念，以医疗质量、医疗服务、医学教育、临床科研、医院管理提升为重点，以公立医院高质量发展指数为标尺，促进我国公立医院医疗服务和管理能力再上新台阶。门诊部始终以国家政策为导向，积极响应互联网 + 医疗健康政策，推进门诊业务精细化管理，持续改善患者就医体验。

一是以互联网技术为纽带，锻造一条覆盖诊前、诊中、诊后的完整医疗服务链。

智慧分诊与预约诊疗相结合，拓宽诊前服务内涵。门诊部不断探索预约挂号新机制，

2018 年实现非急诊号源全预约，2022 年与百度健康、腾讯健康合作，提供多渠道预约途径，改善患者挂号的“痛点”，预约率从最初的 37% 提升至目前的 98%。针对肿瘤疾病诊疗方式的多样性以及分诊的复杂性，门诊部创新性地按照病种分布设置门诊布局及预约挂号模式，患者在一个诊区内即能完成病种的所有诊疗。2021 年门诊部建立微信公众号宣传阵地，根据患者需求推送各类门诊就医资讯，提高患者就诊的便利性。

全方位覆盖诊中服务，便捷患者就医。1 号楼建成后，日渐增长的门诊量对诊疗流程提出新挑战，门诊部联合信息中心开发手机自助报到业务，分散门诊就诊“堵点”；采用非定向与定向相结合的电子加号模式保障患者就医，实现医患双满意。门诊部通过多方调研与实地流程模拟，于 2015 年开通日间化疗，患者按照医生预约日期报到后即可在输液椅上等候治疗，改善前期反复排队的情况。为便捷患者定期采血复查，2020 年门诊部牵头将中心采血流程全面升级，患者能够通过小程序或 App 自助预约并报到采血，就医体验明显改善。

多措并举完善诊后服务，患者体验更舒心。2018 年 5 月，门诊部率先推出中心自主研发的全国首家肿瘤专科医院云诊室，受到卫健部门的肯定和患者的广泛欢迎。门诊部持续完善云诊室功能，有效降低了患者的费用负担，上线至今已服务患者超 43 万人次。2019 年，门诊部牵头成立门诊综合服务中心，整合多项窗口功能，并开通线上客服业务，以智能回复与人工客服相结合的模式为患者提供帮助，人工客服日接待患者近 300 人次。门诊部总结患者就诊“难点”，制作了各类宣教手册，目前累计发放超过 2 万册。2023 年起，双院区同步开展“愈你同行”大讲堂与“送你一朵小红花”关爱活动，为患者提供心理支持。

二是推进门诊业务精细化管理，优化环境布局，提升医疗服务能力。

关注医患切实需求，优化管理模式。为缩短患者等候时长，门诊部将预约时段精细化至半小时，并设置提前 30 分钟报到，使患者能够有序就诊。在此基础上，门诊部启动门诊医生签到系统，2020 年起门诊部定期对各科室医生准时出诊与坐诊率进行统计，并反馈给各科室整改。经过长期规范管理，医生出诊行为规范性显著提升。2020 年，上线推广钉钉“停改诊申请”，累计使用量已经破万，实现办公无纸化。在信息中心的支持下，开发了初诊患者挂号通道功能，精细化调整号源比例，开诊前未预约的初诊患者号源回归总号源池，确保号源得到充分利用，同时保障更多患者享受优质的医疗服务。正式上线以来，我院初诊患者比例从 7% 提升至 9%。

对门诊区域进行改造，改善就医体验。2016 年中心顺利完成首次门诊区域改造，升级诊区通风系统以及天面灯光系统，门诊诊区新增至 6 个，有效缓解了原诊区的拥挤状况，同时新增两间 MDT 诊室，为推广 MDT 门诊奠定硬件基础。随着中心出诊医生需求的不断增加，诊室资源捉襟见肘，2022—2023 年利用既有空间完成七、八诊区改造，新增 20 间诊室，缓解了现有诊区排诊压力，实现越秀院区诊室扩容。同期门诊部将急诊从二楼搬至一楼，优化就医动线，保障急诊患者救治时间，提升医疗安全。

综合改善日间化疗服务，打造中肿品牌。日间化疗中心自 2015 年成立以来，年服务量增速保持在 10% 以上，但医疗用地有限，为此门诊部联合各部门多次调研，持续调整预约周期以及剂量规则，并根据患者情况进行分区注射，加强患者症状管理，提高患者生命质量，双院区日均服务患者数超 700 人次。2023 年上线患者随访管理平台，建立三级随访管理体系，形成就医闭环。在流程持续改进的基础上，升级日间化疗中心环境，开设儿童注射专区，点亮人文关怀，陪伴患儿成长。双院区同质化管理，助力黄埔院区行稳致远，黄埔院区开业前期，门诊部结合临床科室出诊需求与黄埔院区医疗业务发展需求，制定了差异化的黄埔院区出诊要求，在充分利用诊室的同时实现患者分流的目标。黄埔院区开业后，门诊各项业务运行平稳，业务量屡创新高。

门诊部将立足新发展阶段，全面贯彻新发展理念，构建新发展格局，始终把人民群众生命安全和身体健康放在第一位，贯彻新时代党的卫生健康工作方针，为群众提供全方位、全周期的健康服务，不断提高人民健康水平。

●医疗保险管理办公室

1. 科室概况

为适应新形势下医保管理需求，推进中心医保管理高质量发展，提升医保治理体系和治理能力现代化水平，中心于 2014 年 6 月正式成立医疗保险管理办公室（以下简称“医保办”），隶属于医务处，现有正式职工 7 人，第三方人员 2 人。科室前身为公医医保办公室，成立于 2007 年 7 月；2007 年 12 月，医院成立新型农村合作医疗办公室；2012 年 4 月，医院成立医疗保险办公室，挂靠于医务处质控科。

医保办主要职能包括但不限于：制定中心医保及公医管理制度和制订计划、方案；定期开展面向患者及全体医务人员的医保政策培训宣传；医保及公医患者门特等医保业务办理；按病种分值付费（DIP）基础数据的审核上传、结算数据的分析培训及相关数据简报的制作；医保日常审核问题跟进及质控体系建设；定期组织开展医保工作内部自查及整改；协调跟进医保信息系统改造、维护及更新管理；参与院内药耗采购、物价审批、绩效管理、结算管理等工作，从医保管理的角度提供政策建议。历任科室负责人名录见表 1－2－2－4。

表 1－2－2－4　历任科室负责人名录

姓名	职务	任职时间
郭荣平	办公室主任	2007 年 7 月—2012 年 4 月
何韵	办公室主任	2012 年 4 月—2020 年 9 月
韦玮	办公室主任	2020 年 9 月至今

2. 职能管理进程

（1）医保覆盖范围逐步扩大，患者权益得到有效保障。

我院作为广东省内异地患者流入最多、资金量最大的医院，始终把保障参保患者待遇放在首位。在省市医保管理部门的统筹部署下，医保办全力推进，信息中心、财务处结算管理科等职能部门通力配合：2017 年 6 月，我院开通了“跨省新农合异地就医结算”业务，陕西、甘肃、贵州、四川、安徽、吉林、辽宁、海南、西藏等省（区、市）城乡居民基本医疗保险（新农合）参合人员均可在我院即时结算；2017 年 8 月，中心开通了“全国跨省异地就医结算”业务，湖北、湖南、海南、重庆、四川、贵州、云南等 32 个省（市）参保人员可在我院即时结算；2021 年 11 月，率先在黄埔院区上线“省内异地门诊联网结算”业务；2022 年 1 月，两院区全面开通“省内异地门诊联网结算”业务；2022 年 5 月，中心正式开通“跨省异地门诊联网结算”业务。

为提高医保政策知晓度，保障参保患者知情权，医保办与门诊办深度合作，充分利用中山大学肿瘤防治中心门诊服务公众号、门诊大讲堂等平台宣讲。2021 年起，医保办自主撰写文案、制作视频，共发布公众号文章 20 多篇，累计阅读量超 7 万人次（含转载阅读量），其中关于“穗岁康”的介绍视频还获得官方媒体转载。同时，医保办积极创新医保宣传渠道，探索由临床科室与医保管理部门共同主导的医保宣传新模式，利用“全国爱肝日”“世界抗癌日”等契机，有针对性地开展医保药品报销政策、穗岁康报销待遇等内容的宣传。此外，医保办系统梳理了广东省 21 个地市医保待遇、异地备案、门特申办流程等相关政策文件，在此基础上，制作相应宣传手册、海报、台卡，大批量投放至门诊诊室、收费窗口及医保咨询窗口，取得了良好的宣传效果。

为减少患者排队等候时间，提升患者就医满意度，在医务处和护理部党支部的支持下，医保办联合信息科自主开发了广州医保门特在线申请功能，并于 2019 年 11 月上线运行。该功能不仅有效节省了门诊医生填写门特申请表的时间，也可更好地保障申请内容填写质量，是我院医保业务信息化的一项重要尝试。如今随着公医结算系统的完善以及异地门诊联网结算业务的开通，门特在线申请功能逐步延伸至省直医保、市直医保及异地医保门特并仍在持续优化中，已接待多批同行前来学习交流。此外，医保办积极优化医保结算流程，协同信息科、财务处改造上线新国家标准移动支付，并通过国家平台验收，该功能现已覆盖广州医保和省直医保。

（2）医保支付方式改革不断深化，DIP 精细化管理赋能公立医院高质量建设。

2007 年起，广州市在平均定额结算的基础上，经过科学遴选、归类及统一标准，推出了恶性肿瘤住院医疗费限额结算等病种付费项目；2018 年起，广州市全面实施总额控制下的按病种分值付费工作；2022 年，按病种分值付费支付方式延伸至广东省医保住院患者。新的医保支付方式按照疾病诊断和治疗方式的不同，通过大数据手段，将全市病例进行归类处理，形成相应病种，每个病种设定相应的分值，医保部门以病种为单元，按分值与定点医院结算费用，不同于既往按项目付费方式，新的医保支付方式给中心支付管理带来了新的挑战，如何实现医保基金使用效率高、参保人医疗费用负担小、医疗服务行为更加规范、医疗机构和医生均有收益成为新形势下医保支付管理的最终目标。

为实现这一目标，医保办着力打造全流程、全周期的支付管理体系，以 DIP 精细化管理为突破口，完善“点对点”工作机制，全面推行“科室包干制”，分工到人，积极探索事中预警模式。自 2021 年起，医保办结合成本控制、诊疗规范等开展科室费用精细化分析，每年开展 DIP 培训约 25 场，下发临床科室 DIP 分析报告超 30 份。医院整体支付系数始终处于合理区间，大多数科室支付系数均呈现向好趋势。同时，在中心党委和党支部的号召下，医保办联合病案统计科，以党建促业务，与全院各手术科室召开了 20 多场专题讨论会，对各科室的主要手术名称和编码规则进行逐一梳理，最终形成了可覆盖 80% 以上手术量的手术名称书写和编码规则库并推动执行，使 2022 年手术科室核心病种占比同比提升 5. 5%，CMI 同比提升 8. 2%。

（3）从严从实，织牢织密医保基金监管网。

2021 年 1 月，国务院颁发《医疗保障基金使用监督管理条例》，医保基金监管日趋严格和规范，对医疗机构内部监管也提出更高要求。医保办高度重视医保基金监管工作，报经中心领导班子同意后，于2023年11月8日正式发文《中山大学肿瘤防治中心开展集中整治违法违规获取医保基金三年专项行动工作方案（2023—2025）》《中山大学肿瘤防治中心规范获取医疗保障基金监管暂行办法》。2018年以来，广州市及省内各地市陆续上线智能审核平台，对各医疗机构疑似违规数据逐月筛查，2022年、2023年我院受理医保智能审核数据均超过2万条。为了更好应对逐年上升的医保智能审核数据，减轻临床工作负荷，医保办建立了临床科室与职能部门的双复核工作机制，所有与医保相关的待审核数据均由医保办初审筛选后，再下发临床复核，有效减少了临床复核工作量。此外，除组织人员每月核查反馈外，对不合理规则及时向医保经办机构提出意见，对违规医务人员及时通报和培训。

在做好智能审核工作的同时，医保办协同相关职能部门定期开展自查自纠工作，对核查发现的疑似违规诊疗行为，如超医保限定支付范围记账、违反诊疗规范开药、超常处方以及不合理收费等，及时反馈至相关职能部门或当事医生整改，并推动职能部门完善了相关管理制度。2021年，医保办组织财务处、药学部、审计处开展了三轮自查自纠工作，发出核查通报邮件40多份，提请纳入医疗行为监督6例。2022年，医保办共组织开展六轮大范围的自查，并撰写自查整改报告及审计反馈材料等数10份，促进了我院医保基金使用的规范化。同时，逐步完善门特待遇复核机制，始终致力于强化信息系统对基金监管工作的支撑作用，上线重复入院、轻病入院以及医保患者住院收取放疗费监管平台，规范门诊患者代开药和提前开药的审批流程，制定医保限定支付范围院内共识等，以查促改，进一步降低违规风险。

●医疗质量管理科

1. 科室概况

1964年建院时即设立医务部，是医疗技术与医疗行政管理的机构。1972年，医院成立革委会，负责医务管理工作。1980年10月，医院实行专家治院的体制改革，建立“院长直接领导下的不脱产秘书制”，设置医疗秘书两名（区深明、刘广森），分管医疗工作。1985年，医院撤销不脱产秘书制，成立医教管理部门，负责医疗、教学及科研的管理工作，万德森教授协助医疗管理工作。1986年成立医教科，1986—1990年闵华庆担任医教科科长，1989年谭辉担任医教科副科长，1991年何友兼任医教科科长，吴一龙、谭辉担任医教科副科长。1995年成立医务科，崔念基担任医务科科长，谭辉、邵华中担任副科长。1997年谭辉担任医务科科长、邵华中担任副科长。2003年成立质控科，傅剑华担任科长，邵华中担任副科长。2005年质控科与医务科合并为医务质控科，郭荣平担任科长，邵华中、陈明担任副科长，2006年何韵担任医务质控科副科长。2009年成立医务处后，何韵兼任医务质控科科长，曾广基担任副科长，2014年增加周峰担任副科长。2020年中心撤销医务质控科，单独成立医疗质量管理科，曾广基担任医疗质量管理科科长。见表1-2-2-5。

表1-2-2-5　历任科室负责人名录

姓名	职务	任职时间
区深明	医疗秘书	1980—1985年
刘广森	医疗秘书	1980—1985年

续上表

姓名	职务	任职时间
闵华庆	医教科科长	1986—1990 年
何友兼	医教科科长	1991—1992 年
崔念基	医务科科长	1993—1996 年
谭辉	医务科科长	1997—2003 年
傅剑华	质控科科长	2003—2004 年
郭荣平	医务科科长	2004 年
郭荣平	医务质控科科长	2005—2008 年
何韵	医务质控科科长	2009—2013 年
曾广基	医务质控科副科长（主持工作）	2013—2020 年
曾广基	医疗质量管理科科长	2020—2023 年

注：医疗质量管理科既往与医务科合并，于 2020 年独立建科至今。

2．职能管理历程

医疗质量管理科在中心领导班子、分管副院长及医务处处长的统一领导下开展工作，根据上级卫生健康主管部门及中山大学的工作要求，结合医院的实际情况，建设医疗质量管理机制体系，制定适合本院的医疗质量管理制度和标准，监督、培训、分析评估、协调解决医疗质量问题，推动医疗服务质量持续改进。

（1）建院后到“文革”期（1964—1979 年）。

建院初期，医务部设立后，即组织制定门急诊工作制度、消毒隔离病案管理、病例随访、查房、疑难病例讨论、出院及死亡病例讨论、医疗差错事故报告、药品管理及卫生检查等基本医疗制度，统一医疗操作规程。其后陆续组织制定值班交接班制度、门诊与病房一贯制和主任、高年资医生带班制度等基本医疗制度。推动成立胸部肿瘤、乳腺癌、妇科肿瘤诊疗小组及肿瘤化疗小组等医疗单元，明确各级人员职责，组织制订工作计划，完善诊疗规范。

“文革”时期，革委会成立后，对不合理的规章制度进行改革，建立工农兵就诊制度、发药制度等，持续组织完善医疗工作制度及工作流程，每季度分析医疗形势，加大病历书写、查房会诊、疑难、危重、死亡病例讨论制度的执行力度。通过开展“百日无差错”的劳动竞赛，推广计划诊疗、民主医疗和中西医结合的治癌方法等经验。

（2）20 世纪 80—90 年代（1980—1999 年）。

80 年代，逐步健全医疗规章制度与管理机制。1980 年 10 月，医院建立“院长直接领导下的不脱产秘书制”，医疗秘书定期轮换，行使相当于医务处主任的职能，院长每周主持召开全院秘书会议并由秘书汇报分管工作。1985 年，医院撤销不脱产秘书制，成立医教管理部门，每季度组织实施临床医技科室医疗质量交叉检查，重点检查病历书写质量及各科室值班制度的落实情况。1986 年医教科成立后，持续推动医疗质量安全核心制度落实，定期组织医疗护理质量交叉评比检查，提高医疗质量水平。

90 年代，建立规范化、制度化、标准化的质量管理体系。制定并完善医疗技术操作规程及制度，制定院科两级差错事故登记报告、处理制度及差错事故奖惩办法，采取措施有效控制医疗缺陷，减少差错事故。完善医疗质量管理评价工作，每月组织病友座谈会，每季度组织患者问卷调查，每半年组织召开社会监督员会议，多渠道、多层面地收集医疗质量评价意见；开展常态化、全流程医疗质控及医疗行政查房，重点检查医疗质量安全核心规章制度执行落实情况。1993 年，成立三甲办公室，以“三甲医院评审”为导向，细化质量管理指标，组织制定各业务科室《季度医疗质量检查表》《病历质量评分标准》等系列文件。1994 年，医院首次通过“三甲医院评审”，成为国内第一所三级甲等肿瘤专科医院。1998 年，建立肿瘤单病种首席专家负责制，组织成立常见九大肿病单病种管理小组。

（3）21 世纪以来（2000 年至今）。

推动单病种规范化管理。2007 年起开设肿瘤单病种首席专家多学科联合门诊；2008 年起组织各单病种专家修订、补充各肿瘤单病种诊疗规范、操作指南及质控标准，开展单病种专家组专项检查工作；2009 年起组织院内外专家开展肿瘤单病种诊治规范化季度检查，重点检查单病种诊疗临床指引及临床路径的执行情况；2012 年起完善并推动各大肿瘤病种的诊治临床路径实施，每月组织全院单病种疑难病例研讨会，规范肿瘤的综合治疗。

一是发挥专业质控促进作用。2011 年 3 月，经广东省卫生健康委（原广东省卫生厅）批准并组织，广东省肿瘤性疾病医疗质量控制中心成立并挂靠我院，在广东省卫生健康委的领导、管理下，协助开展全省肿瘤性疾病诊疗管理和质量控制工作，现任主任为徐瑞华。2012 年 1 月、2022 年 4 月，广东省放射治疗专业质量控制中心、广东省核医学专业质量控制中心陆续成立并挂靠我院，协助广东省卫生健康委进行全省放射治疗专业、核医学专业质量控制工作，现任主任分别为陈明、樊卫。

二是加强医疗技术分类及备案管理。建立医疗技术损害处置预案及医疗技术风险预警机制，健全动态评估机制，持续完善医疗技术绩效评价与质量控制体系，发扬技术创新优势，提升临床服务能力。2016—2022 年医院开展新技术、新项目 112 项，其中国际层面创新项目 18 项、国内层面创新项目 45 项；2022—2023 年共 6 项医疗技术获选广州市卫健委公布的广州地区临床高新、重大和特色技术项目建设名单，其中高新技术 4 项（马骏、孙颖、黎建军、李升平），特色技术 2 项（刘卓炜、曹新平）。

三是健全评价管理机制体系。2005—2008 年，持续完善、修订科学、合理的医疗交叉质量检查项目和评分标准，完善对医疗服务质量全程监控、评估及持续改进的管理机制。2019 年后，以全国三级公立医院绩效考核工作为导向，组织修订科室综合目标管理责任书（医疗工作部分）的指标并开展考核工作，完善手术分级授权管理，医疗质量评价工作步入新阶段。

四是强化医疗质量安全意识。建立院内 VTE 综合防治管理体系，降低医院 VTE 发生率，保障医疗安全。加强手术患者快速康复管理（ERAS），优化手术患者术前、术中与术后管理，促进患者术后快速恢复。推进医学实验室质量管理工作，组织检验科、病理科及分子诊断科分别于 2018 年、2019 年、2022 年通过国家实验室评审（CNAS），促进实验室管理及检查诊断水平达到国际化标准。强化不良事件管理，建立不良事件上报、管理系统，定期组织临床科室培训，于 2022 年开展医院首届不良事件管理案例评选活动，强化各级人员对不良事件的防范和上报意识，提升对不良事件的分析改进能力。

五是推进医疗质量持续改进。持续修订医疗质量安全核心制度，组织医疗质量与安全管理委员会相关工作，定期召开工作会议，对医疗缺陷、新技术项目等关键事项进行讨论和表决。近年来，根据医疗质量“万里行”活动、创建平安医院、抗菌药物使用专项整治活动、三级医院等级评审标准，全面组织修订医疗制度、服务流程及诊疗规范，强化院科两级的质量管理组织体系，组织制定科室《医疗质量与安全持续改进活动手册》，持续推进落实。于2021年6月全面启动三甲复审迎评工作，形成了全院上下高度凝聚、积极推进评审工作的良好态势，并于2022年10月24日顺利通过三级甲等肿瘤医院复审，获广东省卫健委授牌“三级甲等医院”，其后继续抓好整改落实，推进日常工作三甲化，三甲工作常态化。2023年至今，根据国家全面医疗质量提升行动计划（2023—2025年）的要求，进一步完善医疗质量安全管理组织体系和管理机制，提升医疗质量安全管理的精细化、科学化、规范化水平。

●病案统计科

1．科室概况

病案统计科正式成立于2014年，下设病案质检编码室、统计室、随访室和病案库。

病案统计科的成立史可追溯至建院初期。1964年建院初期，随访室和统计室便初具雏形。1993年，伴随信息科成立，随诊室更名随访组纳入信息科管理，林妙卿任组长，共有员工7人。因创三甲医院的需要，成立统计室，邱小兰、赵雁梨接任从事医院统计工作，邱小兰任组长。同年6月，病案质检室成立。2009年中心整体升格为副厅级建制，共设置7个副处级管理机构，其中包括医务处，并下设医务质控科、护理部、控感与职工保健科、门诊部及信息科。随访室、病案质检室、统计室相继从信息科分离，随访室和病案质检室并入门诊部，温冬梅任随访室组长，邱小兰任病案质检室组长，门诊部郑丹苗护士长统管质检编码室和随访室，统计室则并入医务质控科管理。

2014年，中心根据各方面业务发展需要，将业务工作紧密连接的质检编码室、病案库、统计室和随访室合并成为病案统计科，属医务处下设二级科室，赵雁梨任科长，共有员工17人。至2023年底，科室共有员工24人，其中硕士学历7人，高级职称1人，中级职称4人，初级职称14人。同时积极推动科室相关业务工作向信息化、智能化发展。见表1－2－2－6。

表1－2－2－6　历任科室负责人名录

姓名	职务	任职时间
赵雁梨	副科长（主持工作）	2014—2020年
赵雁梨	科长	2020年至今

2．职能与工作情况

病案统计科自成立以来，在分管院领导及医务处的领导下，深入贯彻落实相关法律法规与中心规章制度，主要承担医院病案管理、出院病案的编码质检、医疗数据的上报、医疗信息统计与分析、出院患者随访以及面向中心内外提供高效、准确的决策支持和病案信息服务。同时与时俱进，创新工作方法，推动病案流程再造，改善患者的就医体验，以满足医院和社会不断增长的需求，为提升病案服务质量和数据安全做出积极贡献。

（1）病案管理工作。

病案管理工作主要职责之一是根据相关规范和标准对出院患者的病案质量进行管理和核

查，并对病案首页的疾病诊断和手术操作进行正确的 ICD 的编码病案质检编码工作。

对内，加强科室内部人才队伍建设，统一病案质检编码标准。病案统计科业务覆盖范围广，人员岗位复杂，至 2019 年，病案统计科实现所有岗位全员持证上岗，极大地提升了科室人才队伍的专业化水平。2020 年，科室迎来首批硕士学历专业人才。至 2023 年底，科室共有员工 24 人，其中硕士学历 7 人，高级职称 1 人，中级职称 4 人，初级职称 14 人。至此，初步完成自上而下、多学科、多层次、高水平的人才队伍体系搭建。此外，于 2018 年建立科室内部疑难编码讨论制度及交叉检查制度。加强对编码人员的管理及考核，统一编码口径，不断提高编码质量。

对外，病案统计科主动深入临床开展病案书写规范化培训。2018 年 5 月，完成全院 18 个临床科室，48 个病区的病案首页规范填写培训。同年，针对全院新入职医护和“三生”开展岗前培训，随后每年开展常规培训，平均每年培训场次 30 ～ 40 场，覆盖全院医护及“三生”约 1500 人。2021 年开始借助信息化手段，开放相关病历书写和管理制度的视频课程。2022 年针对“三生”轮科轮岗设置培训考核制度。同时，为激发病历规范书写热情，于 2022 年举办中心首届优秀病历评比大赛，通过院内外专家交叉互评，评选出 21 份优秀病历，予以嘉奖并供全院参考学习。

积极推进病案归档突破瓶颈，制定我院病案归档奖惩管理规定，清理我院 2015 年至今的历史病历。2021 年 8 月起通过考核出院病历 7 天归档时间与绩效奖金挂钩等措施，使我院出院病历归档率达 100% 的历史新高，7 天归档率达到并稳定在 95% 以上，病案返修率也逐年降低，各项病案管理指标向好发展，促进病案归档上新台阶。

促进实现精细化病案管理。2015 年，开始尝试探索电子病历系统建设方案。2017 年 11 月，开始门诊病历的无纸化归档，2018 年 1 月起，协助信息科完成住院电子病历（临床一体化工作站）在全院临床科室的推广应用工作，初步实现检查检验报告单、非医疗类知情同意书以及护理病历的无纸化归档。2019 年，在刘卓炜副院长和医务处韦玮处长的领导下，病案统计科主导推进住院病历无纸化归档建设进程，实现医生病历线上归档分步实施工作、病案质检人员在线质检病历、病历质量检查、病案首页线上编码。至此，全院出院病例中约 88% 的出院病历实现线上归档。

在成立至今 9 年的时间里，病案统计科通过创新工作方法，管理流程再造等方式，建制度、立指标、抓成效，使得中心的病案管理水平实现阶段式的跨越提升。

（2）医疗数据统计工作。

医疗数据统计工作认真执行统计报表制度，及时、准确地向上级卫生行政机关报送统计报表和上传病案首页数据。按时保质完成各类数据统计上报工作。2019 年起，每年常规上报 HQMS 三级公立医院绩效考核病案首页数据、三级医院绩效考核数据填报。2020 年起，新增国家儿童肿瘤监测数据上报、国家医疗服务与质量安全数据填报等工作。2023 年起，新增三甲评审数据常态化填报、广东省死亡医学证明信息上报以及广州市卫健委应急救治医疗日报上报的工作。

准时撰写阶段性医疗统计分析，按季、半年、全年总结分析医院门诊、住院和医技科室工作量的医疗质量基本情况和发展趋势，为领导提供决策参考服务。完善适合我院管理应用的医疗统计指标体系，提供医院和科室季度交叉检查医疗质量、年度综合目标考核和临床科室年终总结的数据和指标。

统计室积极配合三级公立医院绩效考核（国考），对全院各个临床专科的国考数据，进行数据精细化的分析，提出具有针对性的提升方案反馈给科室进行整改，出色地履行统计咨询和统计监督的工作。

（3）肿瘤患者生存随访工作。

随诊室的主要业务工作包括为恶性肿瘤出院患者提供院外服务延伸，建立随访资料卡、分类统计和进行肿瘤生存随访。随着全院就诊和住院患者数量攀升，随访人数也相应增加，各科研究生和研究课题不断增多，随访室不增加人力资源的情况下，依旧采用电话、网络和发信息相结合的方式保质保量完成各项科研随访工作，并积极寻求更加高效的随访方法。2019 年电话随访已实现去电名片显示工作。2020 年为解决历史失访问题，整理建院至今的失访患者资料约 5 万条，送公安户籍部、疾控中心死因登记处进行匹配，实现对随访资料库的有效维护。在信息中心的支持下，2022 年构建大数据随访平台，整合院内外五个大数据库的接入匹配，包括广东省 CDC 死亡数据库、全国医保信息数据库、穗康码和疫苗注射数据库、广州市健康大数据平台等，数据匹配率 60% ～ 70%。随访室下一步将着力开发 AI 智能管理随访系统，进一步提高有效随访率，提升随访质量。同时，对随访数据进行深入的、多维度的数据挖掘和数据分析。

（4）病案信息服务工作。

为院内提供病案借阅，为院外公安、检察、法院、保险公司以及患者个人或单位提供病案复印服务是病案统计科的病案信息服务职能。

2018 年以前，患者个人或委托单位复印病历资料需要通过人工现场排队，等候时间长，医院场地不足，复印窗口较拥挤，复印效率低，患者就医体验差。2018 年，病案库开始尝试通过医院 App 在线提交病历资料复印申请，以此方便患者获取复印病历资料，改善患者的就医体验。2019 年 4 月，开始推广病历“在线申请、审核、缴费，后台复印，预约领取/邮寄到家”服务。现场复印窗口只限老年人、死亡患者家属和手机无法申请的人群，目前对 CT/MR/X 光胶片、PET-CT 融合图像也可以提供 App 线上申请—审核—打印—邮寄的服务。

病案内涵与数据质量在医疗质量安全、医保支付方式改革、医疗服务评价等领域受到越来越多的关注，病案统计科应当坚持为人民服务的宗旨，以信息化建设为抓手，以人才队伍建设为核心，秣马厉兵，砥砺前行，持续推动病案管理水平提质增效，保障医疗数据质量，为人民和中心提供更优质的病案信息服务。

●职工保健科

1. 概况

控感与职工保健科的前身是始建于 1970 年的保健室与防癌门诊，1993 年 11 月为配合医院三甲评审工作成立保健科。保健科成立之初，负责职工保健和防癌普查工作。随着医院各部门的完善，中心把控感办公室挂靠在保健科，2005 年 11 月保健科更名为控感与职工保健科。2007 年 1 月，中心防癌健康体检管理中心成立，该科逐渐将防癌普查任务移交给体检中心。2013 年 9 月，随着医院的发展完善，医院感染管理科成立，控感办公室相关工作移交其负责。

职工保健科主要负责中心职工及直系亲属的医疗、护理、保健工作，包括职工的诊治及出诊；职工每年1次体检；职工住院、门诊医疗费用的管理；办理职工及家属统筹医疗证。自1984年起全院职工每年实行1次健康体检，重点是防癌检查。1993年，我中心成为肿瘤患者劳动能力鉴定点，是广东省、广州市最早的肿瘤患者劳动能力鉴定点。1995年肿瘤患者劳动能力鉴定的办理由医务科转交预防保健科负责。自2002年11月起，每月对从事放射工作者以及55岁以上的高级职称人员发放善存片。参与医院组织的各类大型会议、运动会、20年以上放射工龄人员的疗养以及离退休人员外出活动的医疗保健工作。

保健科最初由各临床科室选派医生轮流坐诊。1988年以后先后调入王康蓉、陈伍金2位专职保健医师。1989—1993年，保健室主任先后由院办公室主任黄火文、黄燕坤兼任，余述柳任副主任，曾灿光医生任科长。2002年5月保健科迁至1号楼M层，设有诊疗室、注射治疗室、控感办公室等。2005年5月，林焕新接任保健科科长。2021年9月，张颖任保健科副科长。见表1-2-2-7。

表1-2-2-7　历任科室负责人名录

姓名	职务	任职时间
黄火文	主任	1987—1988年
黄燕坤	主任	1991—1993年
曾灿光	科长	1993年11月—2005年5月
林焕新	科长	2005年5月—2021年9月
张颖	副科长（主持工作）	2021年9月至今

2. 职能管理发展历程

控感与职工保健科成立以后，在中心领导及控感委员会的领导下，其作为控感办公室的挂靠科室，逐步完善了各项工作分工和规章制度，出台了《传染病报告制度》《传染病应急处理措施及控制预案》和《感染管理质量评分标准》等控感方面的相关文件。1994年，为加强传染病管理，保健科制定了传染病管理制度，建立传染病诊断、报告和登记制度，建立健全了传染病信息报告管理组织，每科设有控感管理人员至少2名（1名医生和1名护士）。每季度进行医院感染交叉检查评分；制定我中心急性传染性疾病应急预案，启动有关的应急机构；加强全院医务人员院感知识及重点传染病防治知识培训；制定医疗废物处理流程及职业暴露处理流程。2008年，《中山大学附属肿瘤医院控感（内镜消毒）改造工程》获卫生部财政资助项目300万元。我科多次在广东省预防医学会消毒年会、广州市医院预防消毒总结年会上做经验分享。2006年被推荐作为广州市两所代表医院之一参加“创建国家环境保护模范城市”活动并受到好评。

80年代以来，控感与职工保健科负责健康教育工作，不定期组织医务人员进行防癌宣传、咨询和义诊，不定期组织保健讲座，提高职工保健意识。1997年保健科主任余述柳撰写的《职工乙肝二对半检测情况报告》发表于《中华流行病杂志》。保健科不仅负责中心职工及直系亲属的医疗、护理、保健、体检工作，对体检结果及时处理，跟踪回访，同时还负责医院的控烟及配合医院感染管理科对职业暴露进行处理。保健科对职工住院、门诊医疗费用按规章制度进行管理。2005年7月出台《职工医疗保健管理办法实施细则》和《肿瘤防治中心家属统筹医疗管理办法》。结合既往的管理经验，2021 年进一步修改完善了《职工医疗保健管理办法实施细则》。在新冠疫情期间，不仅参与新冠核酸检测的医疗保障工作，还积极参与医院发热门诊及新冠疫苗接种工作。随着黄埔院区建立开业，2023 年 5 月在黄埔开设职工保健门诊，为中心职工提供医疗保健服务。

（撰写：应宗衍　邵子杰　施楠　陈香凝　邹进超　宁杰　邓颖斐
审核：韦玮　周峰　庄爱华　赵雁梨　曾广基　丁小倩）

（三）人事处

1．概况

1964 年华南肿瘤医院成立时，由院长办公室负责人事保卫工作。1980 年 8 月，人事保卫科设立，刘端华、肖振强任副科长；1981 年，人事科设立，刘端华为首任科长。2009 年 4 月，中心整体升格为副厅级建制，人事科也因此升格为人事处，成为当时首批设置的 7 个副处级管理机构之一。2022 年，处室下设人事综合科、劳资保险科、人才工作科（人才办）、人事服务科四个科室，首任副科长分别为万壮、黄清、胡献之、黄颖，具体负责人力资源规划、招聘与配置、培训与开发、绩效管理、薪酬管理、员工关系管理等模块工作，为中心经营与发展提供人力资源支持和保障。见图 1 –2 –2 –4、表 1 –2 –2 –8。

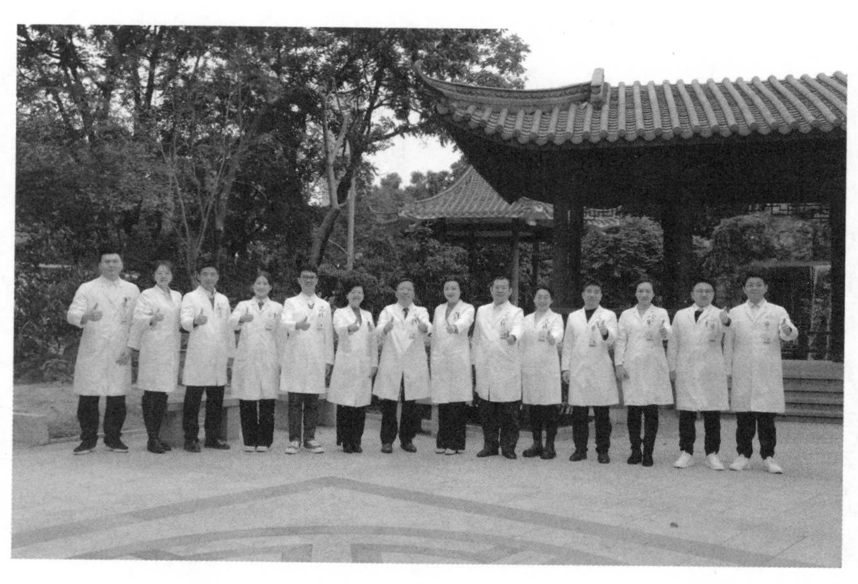

图 1 –2 –2 –4　中心分管领导与人事处员工合影

表 1 –2 –2 –8　历任处、科室负责人名录

姓名	职务	任职时间
刘端华	科长	1981 年—1981 年 6 月
徐全	科长	1981 年 6 月

续上表

姓名	职务	任职时间
崔丽萍	科长	1985 年 7 月—1985 年 12 月（科长）
汪惠云	科长	1986 年 9 月—1995 年 1 月
周可稳	科长	1995 年 1 月—1996 年 3 月
吴秋良	科长	1996 年 3 月—1998 年 2 月
符世仁	科长	1998 年 2 月—2006 年 11 月
文朝阳	科长	2006 年 11 月—2009 年 4 月
2009 年 4 月，人事科升格为人事处		
文朝阳	处长	2009 年 4 月—2020 年 1 月
陈秋燕	处长	2020 年 8 月至今

2．工作职责和主要工作

（1）人力资源规划管理。

建院至今，人事处一直致力于根据医院发展战略及人力资源现状，为医院制定相应的人力资源战略规划；同时负责起草及完善人力资源政策及相关规章制度，承担人事工作委员会和人才工作委员会的秘书工作。随着三院区格局的建立，人事处深入临床一线，通过座谈、业务量分析等方法，为每个科室量身分析现有人力资源情况，针对性地提出人员配置建议，科学配置多院区人力。

完善人才制度建设：完成修订中心人才制度，优化高层次人才分层分级支持方式。搭建人才培养计划、人才提升计划、人才支持计划有机衔接的“三层八级”人才培育体系。

强化人才选拔考核及人才项目申报：引育结合，负责国家级、省部级、校院级人才工程与人才项目的遴选、申报、考核及日常管理和人才服务等工作。目前已形成由 3 位两院院士、1 位医科院学部委员，以及“长江学者”特聘教授、“万人计划”领军人才、国家杰青等国家级高层次人才和广东省特支计划杰出人才等省级高层次人才共同组成的高水平人才队伍。

博士后和专职科研人员管理工作：修订完善博士后和专职科研人员管理制度，协助组织博士后管理工作小组会议，制订博士后招收计划和转聘中山大学副研究员计划，做好博士后和专职科研人员接收、博士后待遇管理、博士后人才及科研项目申报、博士后出站以及转聘副研究员等工作；协助中山大学完成对博士后流动站及博士后的评估工作。2022 年，新设立“志光计划”杰出青年医师—科学家项目，首批遴选 7 位优秀临床博士后，开启中心青年拔尖医师科学家人才培养新纪元。

科室内设管理岗位管理：出台《业务科室内设管理岗位聘用工作实施办法》，进一步对区长、技师长、区护士长、科秘书等岗位明确聘用条件与聘期管理，有效提高业务科室管理效能。

（2）招聘配置管理。

人事处高度重视人力资源配置工作，出台《中山大学肿瘤防治中心人员补充工作办法》，科学指导中心人力资源配置工作。坚持开展全中心人力资源调研，通过数据分析、实地访谈等多种方式，结合文件制度、行业规范、专家共识，结合自主开发的人力资源数据大屏 2.0，科学指导人力配置，实现了长远规划、精准需求、量体裁衣的人力资源配置模式。

在招聘宣传上，持续扩大中心影响力，会同多名临床专家前往全国多所知名高校进行专场宣讲，利用新媒体渠道组合化招聘宣传，通过推文、视频、空中宣讲的全平台推流，不断扩大招聘宣传范围，实现了简历投递数量屡破中心记录、海内外知名医学院校优秀毕业生云集的良好局面。

在考核面试上，秉持专家治院的先进理念，在尊重用人部门意见的基础上，由中心领导、人事委员会进行最终把关，严格执行落实各项回避、用人制度，保障招聘面试工作的公平、公正、公开。

（3）培训与开发管理。

岗前培训：为让中心新入职员工尽快适应医院环境、建立文化认同、树立职业操守、激发工作热情并胜任工作岗位，由人事处组织相关科室对新入职员工进行脱产培训与考核。

职务与岗位聘用管理：组织各系列专业技术的资格考试报名、职务评审及聘任工作。2022 年，卫生专业技术职务评聘首次增加劳务派遣（院聘）职工，非卫生专业技术（含小系列及管理系列）职务评聘增加合同聘用职工，打通不同人员类型晋升通道。

员工在职学习及研修管理：规范在职学历（位）培训申请，及时修订《人才出国（境）研修管理暂行规定》，鼓励青年人才出国境研修。

青年优创计划：出台《中山大学肿瘤防治中心“青年优创”项目管理办法》，针对中心非医教研系列实施“青年优创”培养模式，旨在培养爱岗敬业、业务精干、具有创新精神的青年人才，自开展以来已累积资助各类项目 60 项，项目覆盖医院管理、文化制度、技术创新、绩效管理等多个专业领域，有力地激发了中心各岗位人才干事创业的热情。

（4）薪酬管理。

薪酬管理：拟订医院薪酬计划和拟定制度，按照制度进行全院职工的工资晋级增资、新员工工资的确定与起薪、离院人员的工资停薪等薪资调整工作；审核、发放职工基本工资及津补贴；全院遗属困难补助的发放；管理全院职工工资数据库。

职工社保与年金管理：严格按照法律法规要求，实现全员社保管理。按照上级要求进行机关事业单位社保改革，于 2014 年 10 月起为事业编制人员缴纳养老保险与职业年金。

福利管理：制定医院保障性福利与奖励性福利规划；审核办理各类职工社保基金；办理全院残疾人员的体检、办证以及各种报表的填报；办理职工退休审批工作及办理退休证工作；办理职工的伤、残、亡的善后工作。

休假管理：办理职工病事假、探亲假、教学假、放射假等各类假期的报批、销假等手续；整理、审核、上报考勤报表，为薪酬发放提供考勤数据。建立完善的考勤管理系统，实现全员钉钉打卡考勤，实现全员休假、外出等线上审批流程，进一步实现精细化管理。

（5）绩效管理。

中心绩效岗位制度得以持续完善，现已拓展至 13 个系列共 110 个（级）绩效岗位，并定期对多个系列绩效岗位组织竞聘。人事处监督各科室员工考核制度的实施；定期汇总各科室绩效考核的结果，及时将员工的绩效考核结果进行反馈；同时负责组织中心的评先和评优工作。

（6）员工关系管理。

及时掌握最新的劳动法规和人事政策，打造员工和中心之间和谐的劳动关系，在一定程度上保障中心战略目标的有效执行。具体职责包括员工入离职、调动、转岗、试用期考核、劳动合同签订、员工信息的收集与更新、员工成长沟通、员工关怀、人员流动统计分析、人员优化、劳动纠纷处理等。

（7）其他工作项目。

员工满意度管理：完成满意度调查、改善、跟进。通过采用员工满意度调查、员工代表座谈会、深入科室访谈调查等多种形式，收集员工满意度信息，针对员工不满意事项提出改善建议。截至2022年，中心已连续4年在三级公立医院绩效考核中的“员工满意度”项目上取得满分，连续八届获评中国医疗机构“最佳雇主”殊荣。

十佳员工评选：人事处自2019年起开展中心“十佳员工”评选，以表彰在中心平凡岗位上长期默默付出、为中心发展无私奉献的员工。

离退休职工的管理：上门慰问离退休职工；做好专家延聘、返聘工作；组织离退休职工活动，举办离退休职工迎春聚会等；协助单位和遗属办理职工丧葬、抚恤工作。

援疆援藏援外人员管理：为贯彻落实党中央决策部署，加强民族团结，我中心长期积极响应号召，坚持落实各项对外援助任务，修订《外派人员管理办法》，指导援疆援藏援外工作开展，采取多方座谈、现场接送机、定期沟通联络、深化宣传的立体化工作模式，强化援派干部的使命感与责任感。截至2023年，中心共派出援疆援藏援外专家37人次，为受援地区医疗的跨越式发展持续不断地贡献中肿力量。

国家肿瘤区域医疗中心建设：人事处积极响应上级单位及中心对甘肃医院建设的各项要求，在人员派驻、人才引育方面“花大力气、下苦功夫”。截至2023年12月，中心已连续派出4批共20多位领导和专家常驻甘肃省肿瘤医院，涵盖医疗、护理、医技、管理等多个专业领域，其中副高级以上职称人员占比达到90%以上。为保障各派驻专家能够迅速投入工作，把主要精力放在援助事业上，人事处特别推出《甘肃省肿瘤医院派驻专家行前温馨提示》文件，就待遇保障、医疗保险、子女入学、探亲休假等专家关切度较高的问题进行答疑解惑，流程指引，全方位、无死角地关心与照顾派驻专家，真正做到从实际出发，切实解决具体问题。派驻工作的开展，显著提升了甘肃省肿瘤医院的医疗水平和服务质量，使甘肃省肿瘤医院的现代化建设迈向了新的高度。

计划生育工作：办理计划生育证、准生证、独生子女证等各种证件；完成计划生育数据库建设，并做好日常维护工作；做好医院计划生育函调及计划生育证年审工作，并配合其他单位做好计划生育函调工作；审核、管理计划生育假期；完成计划生育各种报表工作。

档案合同管理：人事档案管理及临时档案管理，完成档案数据库的建设与维护；2023年人事档案管理系统建立并投入使用，实现人事档案信息化管理。

3．主要特色

（1）为中心发展提供人力规划参谋：结合中心现状，多措并举，进行了全院的走访调研。收集各科室对于黄埔院区以及天河院区的人员配置建议和规划，提前做好人员储备方案，为中心三院区发展科学高效地做好人力配置。

（2）为中心职工提供细致贴心服务：想职工所想，将日常办公流程线上化，简化职工业务办理流程，同时为职工婚育假期、子女入学等方面做好服务工作。

（3）建立公开、平等、竞争、择优的选人用人制度。政府依法监管，中心自主用人，人员自由择业，科学分类管理，并通过实实在在的政策措施，选拔和任用与岗位相匹配的优秀人才。

（4）建立高质量精细化的育人机制。为员工在职称、职务、绩效岗位等多方面设计发展路径。让大部分员工平均3～5年就有新的职业小目标，充分调动员工的积极性、创造性。

（5）建立事业编制、合同聘用、劳务派遣多种用工形式并存的用工体系，于2023年提出“内部编制”方案，科学地进行人力资源分配。

（6）智慧赋能，不断提高信息建设水平。以智能人事系统为抓手，提升人事管理信息化、智能化水平，推出人事数据大屏，分析中心各部门人力资源配置情况，辅助领导决策。以员工为中心，推出智能人事自助服务系统，方便员工快捷掌握人事政策、自助打印证明，为员工提供更加高效全面的智能人事服务。

（撰写：陈秋燕　审核：曾木圣）

（四）科教处

●教学与研究生科

1．科室概况

1993年以前，中心的医学教育管理职能归属医教科，医务质控科史料有详细记录。教务科从医教科独立分出之前，医教科科长为何友兼（教学副院长兼任），副科长是吴一龙（负责教学）与谭辉（负责医疗）。

1993年9月中心成立了教务科，后在职能调整过程中更名为教学与研究生科。当时教务科的职能主要是负责本科生、研究生、进修生等的教学管理以及肿瘤学各门课程的教学辅助工作。随后，随着医学教育任务的不断增加，教务科职能逐渐发展并涵盖了中心各层面的医学教育管理工作。历任科室负责人见表1－2－2－9。

表1－2－2－9　历任科室负责人名录

姓名	职务	任职时间
曾宗渊	教学副院长兼任科长	1994—1995年
苏义顺	科长	1995—1998年
张晓薇	科长	2000—2008年 2021—2023年

2．职能管理

（1）建院之初至90年代初（1964年—1993年8月）。

从建院初期至80年代后期教学管理职能未独立前，中心教学管理职能的归属经历了医务部、医教处、不脱产秘书制、医教科等阶段。建院初期由谢志光院长直接负责教学工作；“文革”后至80年代前期时段，医院实行“院长直接领导下的不脱产秘书制”（教学秘书2名）；80年代后期，教学管理工作改革，由院长直接委任医教研管理部门负责人全面管理教学工作；90 年代初起，中心领导班子中专门设置 1 名副院长主管教学，全面负责肿瘤学医学教育。90 年代初期医院对医疗、教学、科研三项管理职能重新进行划分，独立分出了科研科，此时的医教科只负责教学及医疗管理工作。详请可见医务质控科史料。

（2）教务科成立时期（1993 年 9 月—1998 年 1 月）。

1993 年 9 月，为了适应当时三级甲等医院分级管理的需要，同时能够更好地开展教学管理工作，中心将医教科医疗、教学两项管理职能重新进行划分，教务科正式成立。当时教务科的职能主要是本科生、研究生、进修生等的教学管理以及肿瘤学各门课程的教学辅助工作，保障教学工作正常运转。

（3）教务科与研究生科时期（1998 年 2 月—2009 年 8 月）。

1998 年 2 月，教务科分离出研究生科，但此时研究生教育等管理工作并未独立从教务科职能范围内划出，仍然归属于教务科工作职能范围。2000 年，中心为了更好地整合教学管理资源，两科合并，只保留教务科建制。2003 年，为适应合校以后研究生工作需要，研究生科再次从教务科独立分出。

2003—2008 年，教务科的工作职能范围主要包括组织完成中山大学医学教务处（教务处）、医学继续教育中心等学校管理部门下达的本科生、长学制医学生（七年制/八年制）、进修生、继续医学教育、住院及专科医师培训等各层面的医学教育任务，负责医学教育全程管理，保障教学工作正常运行；研究生科作为中山大学研究生院二级管理工作，主要负责组织完成研究生教育各项管理工作。

2008 年 12 月，中心部分机构调整，教务科与研究生科重新合并，新组建职能管理机构教学与研究生科。总而言之，此段时间教务科与研究生科的职能范围主要包括组织完成中山大学医学教务处（教务处）、医学继续教育中心等学校管理部门下达的本科生、长学制医学生（七年制/八年制）、进修生、继续医学教育、住院及专科医师培训等各层面的医学教育任务，组织完成研究生教育各项管理工作，负责医学教育全程管理，保障教学工作正常运行。

（4）科教处教学与研究生科成立（2009 年 9 月—2021 年 3 月）。

2009 年 9 月，中心整体升格为副厅级单位，行政管理机构重新设置与调整，教学与研究生科及科研科组建科教处。中心各层面医学教育管理职能归属科教处教学与研究生科。科教处教学与研究生科作为中山大学医学教育的二级管理机构，其职责是完成中山大学研究生院、医学教务处（教务处）、医学继续教育中心、中山医学院教学与研究生工作办公室、就业指导中心、学生工作部等上级部门下达的研究生、本科生、长学制医学生（七年制/八年制）、进修生、继续教育、住院及专科医师培训等各层面的医学教育任务及教学与学生管理工作。

（5）科教处教学与研究生科职能调整（2021 年 3 月至今）。

2021 年 3—4 月，中心分别增设科教处临床技能培训中心、毕业与继续教育科，相应职能归入新增科室，教学与研究生科职能调整为完成中山大学医学部、教务部、研究生院、党委学生工作部等上级部门下达的本科生、长学制医学生（七年制/八年制）、研究生等层面的医学教育任务与学生管理工作。

（6）毕业与继续教育科。

2021 年 4 月，中心为更好开展住院医师培训及继续教育工作，增设科教处毕业与继续教育科，科室职能为完成国家卫生健康委、中国医师协会、广东省卫生健康委、广东省医师协会、中山大学继续教育办公室下达的住院及专科医师培训、进修生、继续教育等层面的医学教育任务与学员管理工作。

（7）临床技能培训中心。

2021 年 3 月，中心为更好开展临床技能模拟培训工作，增设科教处临床技能培训中心，科室职能为完成国家卫生健康委、中国医师协会、广东省卫生健康委、广东省医师协会、中山大学继续教育办公室下达的及中心内需求的各层面的医学教育模拟教学培训任务。临床技能培训中心首任主任为黄婉（2021 年 8 月起任职）、副主任为李瑭（2022 年 6 月起任职）。

（撰写：李星辉　审核：张庆龙　黄婉）

●科研科

1. 科室概况

（1）成立背景与成立时间。

90 年代之前，医院没有专门的科研管理机构，科研工作纳入医教处工作范畴。根据医院的功能定位和科技发展规划，应建立完善的医院科研工作体系，加快医疗业务的发展，提高我院医务人员的整体素质和水平。医院于 1992 年成立科研科，作为医院科研工作的具体管理和服务部门。

（2）职能设定。

医院科研发展工作在院长和中心科研工作分管领导的领导下，通过增强科研意识、增加经费投入、实行激励政策等多种措施取得了进步。科研科是负责医院学科建设和科研平台建设、科技成果转化、科研项目、科研成果、科研经费、学术交流等工作的职能部门。

（3）科室规模。

科研科目前设置科长岗位 1 人、副科长岗位 1 人、科员岗位 4 人。学科建设办公室 2002 年成立挂牌，设办公室主任岗位 1 人。科室现有高级职称 1 人，初级职称 4 人。

（4）历史沿革。

科研科正式成立于 1992 年，闵华庆任科长，朱锦柳任副科长，主要负责项目管理、经费管理、成果管理等工作；1993 年 8 月，李锦清任科长，朱锦柳任副科长；1998 年 2 月，朱锦柳任科长，赵丽珍任副科长；2002 年，成立学科建设办公室；2004 年 12 月，符立梧接任科长；2006 年 11 月，符立梧不再担任科长，由周昕熙副科长主持工作；2009 年，周昕熙担任科教处副处长、科研科科长；2020 年，王红梅任学科建设办公室主任，重点推动医院学科建设工作；2023 年，刘乐担任副科长，主要负责知识产权保护与专利转化工作。目前，科研科在院长和分管副院长的领导下，积极开展科研项目管理、科技奖励申报、知识产权保护及成果转化、学科建设与平台建设等工作，医院科研管理、学科建设工作稳步提升。见表1－2－2－10。

表 1-2-2-10 历任科室负责人名录

姓名	职务	任职时间
闵华庆	科长	1992—1993 年
朱锦柳	副科长（主持工作）	1993—1998 年
朱锦柳	科长	1998—2004 年
符立梧	科长	2004—2006 年
周昕熙	副科长（主持工作）	2006—2009 年
周昕熙	科长	2009 年至今

2. 职能管理

（1）不同历史阶段职能管理的发展脉络。

全面提升科研项目管理水平。科研科作为医院科研项目管理部门，自建立之初主要负责科研项目管理工作，随着医院对科研工作的高度重视及各级各类科研项目的增多，科研项目管理逐渐拓展为动员、申报、立项、结题的全过程管理，为提升科研项目的管理质量，科研科采取一系列措施，加大管理力度，实现科研项目全过程的质量控制，持续推进科研项目建设。

促进产出标志性、引领性重大创新成果。2010 年以来，医院充分发挥院所合一的优势，医研结合，围绕临床问题开展研究，带动临床医学、基础医学创新能力持续增强。在此基础上，科研科逐步完善科研激励机制，坚持精神激励与物质激励并举、激励与约束并重的激励模式，以此激发人才活力，产出重大成果。

加强知识产权保护与专利转化。2018 年以来，党中央、国务院就知识产权工作作出一系列重要部署，将知识产权工作提到了前所未有的高度。为落实国家总体战略和医院自身高质量发展需要，科研科逐步探索知识产权保护与科技成果转化体系建设，重点在知识产权保护意识、科技成果转化氛围、培育高价值专利技术、制定转化奖励机制等方面下功夫，以此提升科研人员知识产权创造保护能力与转化积极性。

（2）重要管理制度的建立与完善。

科研科成立以来，起草、颁布了一系列科研管理文件，建立了一套较为完善的科研管理规章制度，并根据国家、部委、省、教育厅、学校等有关科技方针政策和教育改革的要求，不断健全科研管理制度，完善医院内部科研管理文件，建立了适合医院发展需要和符合医院实际情况的科研激励机制，包括《肿瘤防治中心学术委员会成员调整及议事规则》《中山大学肿瘤防治中心课题负责人制度》《中山大学肿瘤防治中心公共科研平台管理暂行办法》《中山大学肿瘤防治中心学术道德规范》《中山大学肿瘤防治中心科技成果转移转化实施办法》《中山大学肿瘤防治中心科研经费管理办法》《中山大学肿瘤防治中心人类遗传资源管理制度》《中山大学肿瘤防治中心学术论文版面费报销规定》《中山大学肿瘤防治中心人类遗传资源管理办法》《中山大学肿瘤防治中心学术交流活动管理办法》等，通过完善的科研管理规章制度，更好地激发医院职工从事科研活动的积极性和创造性，使科研人员的潜能得到最大限度的发挥。

（3）管理取得的成效。

一是高水平科研平台建设。科研科持续推进高水平科研平台建设，将平台建设与医院发展战略相结合，一方面做好科研创新平台的申报和筹建工作，另一方面不断完善和创新现有科研平台管理和服务机制，努力改善科研平台条件，为科研平台的建设和发展增加动力。2014 年以来，医院新增包括广东省鼻咽癌临床研究中心、广东省恶性肿瘤临床医学研究中心等在内的 8 个省部级科研平台，以及广州市鼻咽癌临床医学研究与转化中心、广州市结直肠癌临床医学研究与转化中心 2 个厅局级科研平台。

二是科研项目的申报工作。科研科高度重视科技项目的申报工作，积极动员具有申报资格的科研人员申报科研项目，通过做好政策解读、加大指导力度等服务工作，保证申报项目质量，积极争取立项和资金支持。2014 年以来，中心获资助国家重点研发计划项目 16 项、国家自然科学基金 854 项、省部级项目 959 项、厅局级项目 143 项、校级项目 186 项，获资助经费 10.72 亿元。

三是国家级、省部级和社会重大奖励的申报工作。科研科高度重视各级各类重要科研成果奖项申报的宣传、动员、组织与推荐工作，推动产出更多标志性重要科研成果。2014 年至今，医院以第一单位获得国家级科技奖励 6 项，省部级科技奖励一等奖 24 项，以及何梁何利基金科学与技术进步奖、谈家桢临床医学奖等重大社会科技奖励 7 项。

四是知识产权保护及专利转化工作。2018 年以来，医院知识产权申请与保护成效显著，专利授权量逐年增长，近三年年均申请量、授权量均超百项。随着科技成果转移转化制度的不断完善，医院科技成果转化实现重大突破，2018 年首次实现成果转化，2019 年成果转化合同金额突破百万元；2020 年成果转化合同金额突破千万元；2022 年制备免疫检查点抑制剂的增效剂重大成果转化项目落地，成果转化合同金额突破 5.2 亿元，成为医院首次突破亿元的转化项目；2023 年，基于纳米颗粒设计的 EB 病毒预防性疫苗重大成果转化项目落地，成果转化合同金额再次突破亿元。

五是学术交流活动的组织工作。2020 以来，科研科共组织举办校内、校外学术讲座 82 场。邀请校外专家 117 人次，其中院士 16 人。还协助有关学院、科研机构进行了诸如“教育部科技委生物与医学学部工作会议”“广州国际肿瘤学会议”“华南恶性肿瘤防治全国重点实验室学术委员会”“公立医院学科建设与科研转化院长高峰论坛”“中国病理生理学会免疫专业委员会”“华南恶性肿瘤防治全国重点实验室学术年会”等各种类型的学术交流活动数十场。

（撰写：孟祥伟　冼秀梅　审核：周昕熙　王红梅）

●国际合作与公共关系办公室

1．国际合作与公共关系办公室概况

中山大学肿瘤防治中心国际合作与公共关系办公室成立于 2010 年 8 月。其成立的初衷是为了进一步扩大中心在国际合作领域的建树，包括促进高水平国际学术交流，培养具有国际视野的优秀人才，拓展与国际一流科研机构间的合作伙伴关系及合作科研项目，以期全面提高中心的国际声誉和学术影响力。首任办公室主任为黄蓬教授，来自法国的葛梦蝶女士（Mathilde Guerin，法国籍）是办公室的首位员工，为办公室的创建做出了重要的贡献。建立初期，在时任院长助理钱朝南教授的领导下，国际合作与公共关系办公室的工作有效地促进了我中心许多科室在国际合作领域的发展。见表 1 –2 –2 –11。

表 1 –2 –2 –11　历任科室负责人（主持工作副主任）名录

姓名	职务	任职时间
黄蓬	办公室主任	2010—2012 年
廖爽	办公室副主任（主持工作）	2014—2018 年
廖爽	办公室主任	2020 年至今

2．职能管理

成立初期，国际合作与公共关系办公室代表中心接待了来自美国、加拿大、法国、德国、瑞士、英国、澳大利亚、尼泊尔、新加坡等国的上百位国际专家来我中心参访和学术交流合作，为中心在医疗、科研和教育领域拓展合作机会，深化已有合作。目前，办公室主管中心各项外事相关工作，包括职工因公临时出国境、国境外专家来访、国境外专家讲座及举办国际学术会议等外事活动的审批管理；负责中心与国际机构间的合作伙伴关系拓展与维护、机构层面合作备忘录/战略框架协议的审批管理；中心外事相关数据的统计上报及中心英文网站管理等工作。

国际合作交流工作的有序开展，取得了丰硕成果。

国际合作与公共关系办公室建立后，先后主持了中心英文网站的创建和两次改版工作，有效提升了中心的对外形象。2014 年，我中心英文网站获得中山大学举办的“全校二级单位英文主页评比”一等奖。

2015 年，基于我中心与姐妹医院美国德州大学 MD 安德森癌症中心多年来的深入合作和丰硕成果，国际合作与公共关系办公室牵头，为 MD 安德森癌症中心申报并获得了国务院颁发的“中华人民共和国国际科技合作奖”，MD 安德森癌症中心也因此成为历史上第二个获此殊荣的国际机构。

2017 年，国际合作与公共关系办公室首次在中心层面建立了职工因公临时出国境相关管理规定，为规范中心职工因公临时出国境开展学术交流活动提供了管理依据，该规定于 2023 年进行了更新，进一步完善并与信息化管理平台对接。

自 2010 年成立至今，国际合作与公共关系办公室的工作有效拓展和巩固了我中心与美国德州大学 MD 安德森癌症中心、Fred Hutchinson 癌症研究中心、香港中文大学、英国华威大学、荷兰癌症研究所（Netherlands Cancer Institute）等多个国（境）外重要合作伙伴机构的深入友好交流合作，有效促进了我中心的国际学术交流、人才培养和科研合作等工作的持续开展。

（撰写：廖爽　审核：周昕熙）

●伦理委员会办公室

1. 科室概况

（1）成立背景与历史沿革。

中心伦理委员会成立于1997年12月，是中心常设委员会之一，旨在为中心开展的涉及人的生命科学和医学研究项目提供独立的审查和监督。2013年9月12日中心伦理委员会办公室成立，设在科教处科研科。

2016年12月1日，原国家卫生和计划生育委员会施行《涉及人的生物医学研究伦理审查办法》，进一步明确了医疗卫生机构伦理委员会的职责和任务。为了进一步优化架构，规范伦理审查工作，中心于2017年2月9日增设伦理委员会办公室独立科室，隶属科教处。

（2）职能设定。

伦理委员会办公室是为中心伦理委员会提供审查事务管理和行政服务管理的一个支持部门。在伦理审查中有承上启下的作用，是伦理审查中的“中心纽带”，连接着主任委员、委员、申办者、研究者以及受试者等各参与方。伦理委员会办公室主要从以下几个方面开展工作。

一是完善规章制度，健全伦理审查体系。实时跟进国内外相关伦理政策法规，完善中心伦理委员会规章制度和标准操作规程，确保伦理审查工作规范化和条理化，以促进中心伦理审查工作质量的提高。

二是把关形审关口，严管过程规范管理。负责中心所有涉及人的生命科学和医学研究项目的形式审查，审查范围包括药物临床试验、医疗器械（体外诊断）临床试验、研究者发起临床试验、体细胞临床试验、医疗新技术和科研基金等。形式审查包括审核文件是否齐全、研究方案、知情同意书和招募广告等关键文件是否包含必要的要素和内容等，把关伦理审查环节的第一关口。

安排对研究项目开展首次和持续审查，包括初始审查、修正审查、安全性事件报告审查、方案偏离/违背报告审查、跟踪报告审查和结题报告审查等。负责分类整理研究项目的审查结果和审查意见，传达审查决定。

组织并准备会议审查全过程，包括会前准备、会议安排以及会后处理。准备审查所需要的资料，如会议议程与会议报告、会议记录，并做好文件的整理工作等。

管理中心伦理委员会所有文件档案的整理归档工作。

三是强化伦理培训，做好监督检查协调。跟踪伦理相关领域的最新进展，开展系统性和持续性的伦理培训，包括常见问题培训、专项领域培训、能力提高培训和前沿知识培训等。面向中心从事生命科学和医学研究的人员开展伦理知识宣讲，引导相关人员自觉遵守伦理要求，开展负责任的研究与创新。组织接受上级相关部门的检查和督导。做好伦理委员会委员、研究团队、申办者以及受试者之间的沟通和协调。

（3）科室规模。

伦理委员会办公室目前设置主任岗位1人、秘书岗位2人，工作人员岗位2人。科室现有初级职称2人。见表1-2-2-12。

表 1-2-2-12 历任科室负责人名录

姓名	职务	任职时间
周昕熙	办公室主任	2013—2020 年
陈琼	办公室主任	2020 年至今

2．职能管理

中心伦理委员会办公室自成立之日起，根据中心伦理委员会章程，职能管理延续伦理委员会的职责和使命，保护受试者的合法权益。随着科学技术的发展和临床研究的深入，伦理审查工作面临的挑战不断增多，伦理审查的责任也在不断加大，伦理委员会办公室在提高伦理审查质量中的作用也逐渐凸显，伦理委员会办公室履行职责，提高伦理审查质量和效率。

（1）重要管理制度的建立与完善。

规章制度和标准操作规程是伦理委员会开展工作的依据，伦理委员会办公室根据国内外伦理相关的法律法规，结合本中心临床研究开展的实际需求，制定了一系列规章制度和标准操作规程，包括《中山大学肿瘤防治中心伦理委员会工作制度》《中山大学肿瘤防治中心伦理委员会标准操作规程》《中山大学肿瘤防治中心科技伦理审查制度》《中山大学肿瘤防治中心伦理委员会章程》《中山大学肿瘤防治中心伦理经费管理办法》等，确保中心涉及人的生命科学和医学研究的伦理审查有法可依、有规可依、有章可循。

（2）管理取得的成效。

随着首个国家层面关于科技伦理治理指导性文件的出台，对于伦理的要求达到了前所未有的高度。同时，中心伦理审查也面临着数量大和任务重的挑战，近 5 年中心伦理审查数量年均增长率高达 37%。中心伦理办公室在保证审查效率的同时，兼顾规范与质量。组织信息化平台建设和完善，实现伦理全流程无纸化以及双院区“同质化”管理，确保过程透明、公开、高效，为中心高质量临床试验和科研项目的开展提供高效的支撑和服务。

科教处职工合影见图 1-2-2-5。

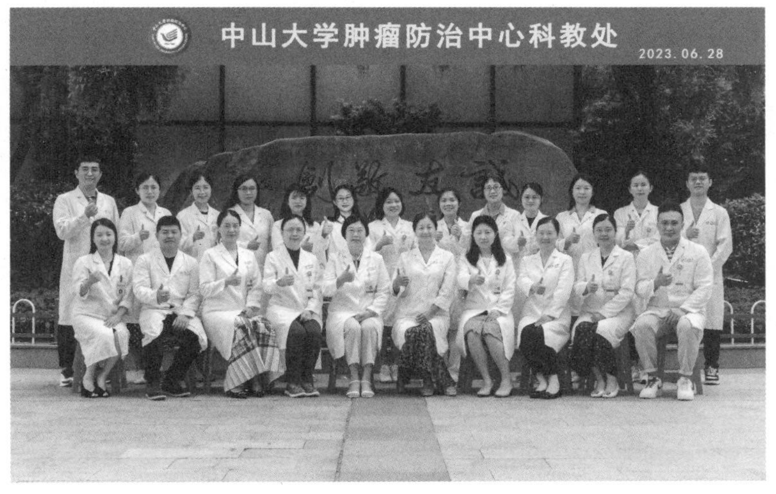

图 1-2-2-5 科教处职工合影

（撰写：潘旭芝 审核：陈琼）

（五）财务处

1964 年建院初期，总务科下设财务组（成员 3 人），负责医院的财务及收费工作，陈岳成任财务组组长。“文革”期间总务科改称院务处，1980 年 10 月，财务组从院务处分离出来，成立财务科，黄扬凯为首任科长。

2006 年 3 月，经中心党政联席会议决定，由财务科统管全院的财务人员（审计人员除外），至此，财务科下辖财务办公室、住院收费处、门诊收费处，兼管基建会计、药品会计和膳食会计。

2009 年 4 月，中心整体升格为副厅级单位，财务科同期升格为财务处，张秋艳出任首任处长。2011 年 12 月，财务处下设财务科和经济管理科，胡克任副处长（主持全面工作），余伟平任财务科科长，朱胤任经济管理科科长。

2014 年 6 月，撤销财务处下设财务科、经济管理科，原职能归并为财务处履行。

2018 年 9 月，财务处下设财务管理科、结算管理科、资产管理科、经营管理科四个科室，均按科级建制。

2022 年 5 月，新设立财务处黄埔院区财务办公室。目前余伟平任财务处处长，谭翠章任经营管理科科长，张德中任财务管理科副科长，刘达灏任结算管理科副科长，吴婉雪任资产管理科副科长，谢新敏任财务处黄埔院区财务办公室副主任。截至 2023 年 12 月末，财务处共有员工 78 人，其中高级会计师 2 人，中级职称人员 8 人，初级职称及未定级人员 68 人。见图 1 –2 –2 –6、图 1 –2 –2 –7、表 1 –2 –2 –13。

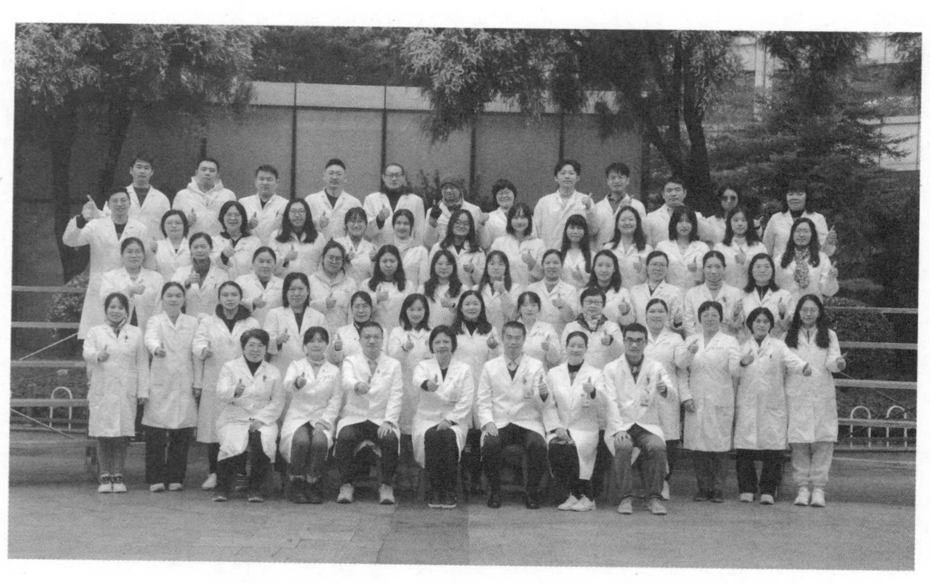

图 1 –2 –2 –6　中心总会计师与财务处员工合影

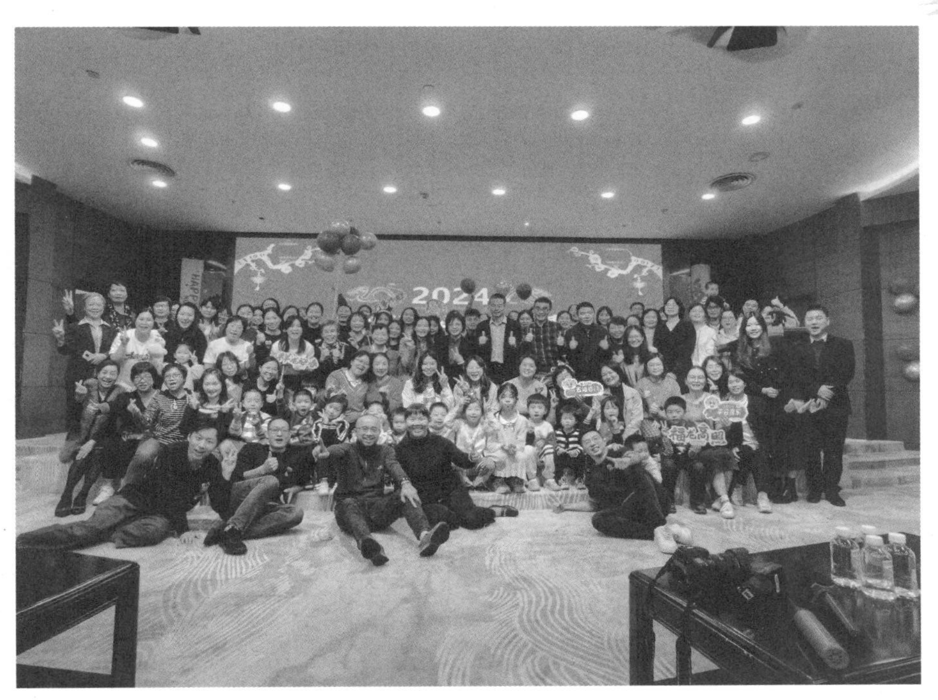

图 1－2－2－7 财务处内部春晚活动

表 1－2－2－13 历任处、科室负责人名录

姓名	职务	任职时间
黄扬凯	科长	1980 年 10－1985 年 12
陈岳成	科长	1985 年 12 月—1993 年 4 月
苏月	科长	1993 年 8 月—2006 年 11 月
张秋艳	科长	2006 年 11 月—2009 年 8 月
张秋艳	处长	2009 年 9 月—2011 年 4 月
胡克	副处长（主持工作）	2011 年 12 月—2014 年 12 月
余伟平	财务科科长	2011 年 12 月—2014 年 6 月
朱胤	经济管理科科长	2011 年 12 月—2014 年 6 月
胡克	处长	2015 年 1 月—2016 年 8 月
丁朝霞（兼）	处长	2016 年 8 月—2017 年 10 月
余伟平	副处长（主持工作）	2017 年 11 月—2019 年 8 月
余伟平	处长	2019 年 8 月至今
谭翠章	经营管理科科长	2020 年 8 月至今

●结算管理科、财务管理科、资产管理科、黄埔院区财务办公室

1．概述

2018 年 9 月，财务处下设财务管理科、结算管理科、资产管理科、经营管理科四个科室，均按科级建制。2022 年 5 月新设立财务处黄埔院区财务办公室。财务管理科负责会计核算、预算、决算、资金管理、内控管理等职能；结算管理科负责医疗收费、医保/公医/对外医疗合作结算等职能；资产管理科负责中心及附属机构（含中心工会、广东省食管癌研究所和广东省抗癌协会等）资产管理、成本管理，兼处内事项督办等职能；黄埔院区财务办公室负责提供属地化财务服务、履行属地化财务监督职责、双院区相关财务分析等。

2．主要工作

（1）结算收费。

医疗收费既是医院业务收入的主要来源，也是会计核算和财务管理的起点，更是患者就医流程中的重要服务环节。1995 年，全院首次使用以财务收费为核心的医院信息系统（HIS）。1998 年，西药计价与收费实现“一站式”服务。2008 年，全新 HIS 系统正式启用，电子处方代替手工录入。2018 年，收费处推行“自助取号、坐等叫号”创新服务模式，交费秩序得到明显改善。2019 年，创新引入“预结算”模式，手机 App 实现出入院结算自助办理，大幅缩短结算办理时间。“诚信就医管理系统”上线，欠费管控效果显著。2020 年，创新推出“AI＋人工客服”智能服务，在线实时响应患者疑问。2021 年，打通跨院区结算业务，避免患者跨院区奔波。2022 年，突破时间、空间和疫情限制，实现线上、线下服务无间断创举，有效减少了患者投诉及负面舆情的发生。2023 年，退费实现窗口“一站式”受理及手机一键申请；深耕交费数据分析，提升收费处高峰应急能力。

结算管理科始终不断加强财务收费的内部管理，对保证中心资金与财产安全有着至关重要的意义，同时持续优化服务流程，提升患者就医满意度，对助力中心高质量发展也起到了加分赋能的作用。历时 4 年搭建“智慧结算”体系，窗口收费模式从“综合收费处（2014）”到“综合收费员（2018）”，再到“综合收费窗（2022）”，历经 3 次服务创新升级。完善科室管理制度，实行多维度绩效考核，推行轮岗制度，搭建多级管理梯队。“互联网＋助力医院运营管理，智慧收费从容应对疫情大考”管理案例获评“全国优秀案例”（中国会计师协会）；“新冠疫情实践案例”荣评“全省最佳实践案例二等奖”（广东省卫生经济学会）；“中山大学附属肿瘤医院智能结算解决方案”项目获评首届广东省职工“五小”活动优秀创新成果推荐（广东省科教文卫工会）；“一种线上退费系统”已申请国家发明专利。财务处收费处于 2016 年获评市级“青年文明号”，并于 2022 年获评“第 21 届广东省青年文明号”荣誉称号。

（2）财务管理。

医院的财务管理工作经历了从计划经济体制时代的被动松散型的管理模式演化到社会主义市场经济时代的主动紧密型、智慧精细化的管理模式，历程漫长。

1998 年 11 月的《医院财务制度》中申明：“医院是承担一定福利职能的社会公益性事业单位”，不以营利为目的。医院实行由政府定价的收费制度，1999 年以前国家对医院实行差额预算管理：由卫生部按照核定的预算计划（床位）拨给“差额预算补助”和“专项补

助”。1999 年起按新的《医院财务制度》规定执行：国家对医院实行核定收支、定额或定项补助、超支不补、结余留用的预算管理办法。从建院至 1997 年底，医院（当时为中山医科大学的附属医院）一直都是卫生部部属（管）医院。1998 年 1 月 1 日起，卫生部与广东省人民政府签订协议，由卫生部和广东省人民政府联合共建中山医科大学，医院的上级拨款管理部门由卫生部规财司改为广东省卫生厅规财处。2005 年 7 月起，医院重新上划为卫生部部属（管）医院，卫生部规财司再次成为医院的经费拨款管理部门。2013 年 3 月，国家大部制改革后，原卫生部更名为“中华人民共和国卫生和计划生育委员会”（简称“国家卫计委”），之后于 2018 年 3 月，国家卫生和计划生育委员会再次改名为“中华人民共和国卫生健康委员会”（简称“国家卫健委”），中心继续成为国家卫健委预算管理单位。

在 20 世纪 80 年代初，财务组从院务处分立建成财务科，开始独立统一管理医院的财务会计和物价收费等工作。90 年代初期，医院开始设立经济管理小组，在分管院长的带领下，进行科室成本核算，负责奖金分配工作。为了加强对医院财经工作的管理，2005 年 6 月，中心成立了财经工作委员会，其主要职能包括完善财务和经济政策，规范财务管理，审议年度经济预算案、重大财务支出和财务分析等经济事项。

一是医院会计核算的发展变化。医院的会计核算工作由财务科负责，主要包括医院的业务收支以及科研经费的统一核算管理。1989 年财政部、卫生部联合颁发《医院会计制度（试行）》，中心的会计核算基础和核算方法随之实现了由收付实现制、资金的收付记账法向权责发生制、借贷记账法的转变。1999 年中心开始执行《医院会计制度》和《医院财务制度》，这对于提高中心的核算水平、提高财务信息的质量都产生了积极意义。2012 年中心执行财政部新修订的《医院会计制度》和《医院财务制度》，该版制度新增医院预算管理办法和成本核算的管理办法，这对提高中心管理水平，完善中心财务管理有着深远的影响。2019 年 1 月 1 日开始执行《政府会计制度》，构建了“财务会计和预算会计适度分离并相互衔接”的会计核算模式。财务会计核算中全面引入了权责发生制，在会计科目设置和账务处理说明中着力强化财务会计功能，对预算会计科目及其核算内容进行了调整和优化，以进一步完善预算会计功能。

二是财务会计核算电算化、信息化。在 80 年代中期，医院开始初步应用电脑管理工资核算工作。1999 年 1 月起，中心财务科正式开始使用“浪潮财务软件”，实现了会计核算电算化。从 2005 年下半年起，中心提出了建设“数字化医院”的发展目标，建设物流、成本核算和固定资产系统等在 2009 年建成实施。2012 年财务核算软件全面升级，新增预算管理和固定资产管理模块。2013 年着手调研网上报销查询系统建设，信息网络改造工程有序进行。2016 年 10 月上线 HRP 系统，打造财务信息一体化管理模式，实现数据的及时、高效、深入利用：建立业务层面与财务层面信息的互联互通，通过与 HIS 系统、人事管理系统、资产/物资/药品采购系统等外部系统的联通，完成医院业务和财务融合管理的信息一体化平台体系搭建，实现高效、及时、准确、安全的财务电子化服务。

三是建立健全的财务管理规章制度。财务工作是一项政策性、原则性和时效性都很强的工作，医院历届领导重视、支持财务部门严格执行《会计法》等国家的财经法律法规和相关的医院管理制度，特别在分管财务的院长曾益新的支持下，在 2004 年 6 月—2006 年 7 月期间，账务管理科根据实际情况，制（修）定了大量的财务管理规章制度，通过建章立制规范了经济管理，使财务工作有章可循。此后，本着与时俱进的原则，根据国家相关政策和制度的要求修订和新增多项制度，形成国家、学校、中心各个层面的法规制度，进一步完善了财经制度，规范了经济行为。

3．资产与成本管理

2018 年底，资产管理科建成以一体化系统为依托的 HRP 科室成本核算体系，推进科室多维度精细化运营分析。2019 年 4 月，秉承业财融合理念，以大型医用设备成本精细化管控为着力点，构建精细至单机维度的大型医用设备全生命周期数字化管理系统，为设备配置预算管理、运行过程内部控制、大型医用设备运营管理的科学合理决策提供精准的财务支撑。2019 年底，首次实现成本与绩效的真正挂钩，有效提高了全员成本管控意识，为科室日常成本监控管理提供了抓手。2020 年，构建 DMIAES 医院综合运营评估系统，统筹各类经济运营数据集成，引入国际先进的疾病风险建模体系，运用大数据方法，寻找管控标杆，实现医疗质量、服务效率、费用管理等方面的全方位多维度监控，为医院高质量发展提供运营决策支撑。2021 年，根据《公立医院成本核算规范》要求，重新修订中心《成本管理暂行办法》，并据以建立起项目成本库和个案成本、病种成本核算体系。

中心资产管理实行“统一领导，综合监管，归口管理，分级负责，责任到人”的管理机制。管理牵头部门自 2018 年设置在财务处，自 2020 年财务处下新设资产管理科后，负责综合监管全院资产管理工作。2021 年，根据《行政事业性国有资产管理条例》《中央行政事业单位国有资产处置管理办法》等制度要求，中心先后印发《中心国有资产管理办法》《固定资产处置管理细则》《中心固定资产损失责任追究细则》等制度，并成立资产管理委员会，由中心主要负责人担任主任，总会计师、分管后勤院领导、分管医疗院领导担任副主任，资产工作职责逐步明确、管理规范逐步细化。

4．黄埔院区财务办公室

2021 年 3 月，中心黄埔院区正式开业，随着新院区各项业务的快速展开，各方对财务服务的需求与日俱增，黄埔院区财务办公室于 2022 年 6 月应运而生。作为一个相对年轻的科室，其职能管理历程的发展脉络尚在不断演进之中，核心职能集中在为黄埔院区员工提供属地化财务服务和履行属地化财务监督职责，主要提供基本的财务服务。科室成立后开始积极参与双院区财务分析工作，为黄埔院区领导层的运营决策提供财务数据支持，将财务管理与业务运营有机结合，以达到降本增效、优化资源配置等目标。黄埔财务办正在对建立一系列重要管理制度进行积极探索，以更好地支持其职能管理发展。随着职能管理的不断完善和明确，黄埔财务办有望继续提高其服务水平，更好地满足各业务方的财务需求，助力黄埔院区高质量发展，在分院区财务运营管理方面形成“中肿特色”。

（撰写：邱干劲　刘达灏　刘倩韵　审核：吴婉雪　余伟平）

●经营管理科

1．概况

2011 年 10 月，财务处属下分设经济管理科，负责中心的经济管理工作。2014 年，因管理需要，财务处撤销下属科室，进行处室归并直管。2018 年 9 月，财务处重新划分科室，设置经营管理科，主要负责绩效管理、物价管理、薪酬核算与发放、税务申报等职能。2021 年中心成立运营管理委员会，并下设运营管理小组，办公室设于财务处经营管理科，自此经营管理科成为中心运营管理的牵头部门。

2．主要工作

（1）绩效管理工作。

在计划经济时期，由于“平均主义”观念盛行，医院几乎不做任何形式的绩效考核。1982 年 1 月，时任院长李振权开始了这方面的探索：在医院发放超额服务奖酬金，以此作为工作激励的手段。1992 年，由院长万德森主持，中心成立了经济管理小组，小组在时任主管副院长曾宗渊的带领下负责开展科室成本核算，制订奖金分配方案，在考核经济指标的同时引入“交叉检查”指标，以考核临床和行政后勤科室的服务质量。彭望清任经济管理小组秘书。

为了适应新时期中心绩效考核和管理工作的需要，中心主任曾益新正式提出建设“管理工程”的要求。2006 年 8 月，医院成立发展计划办公室，由时任主管副院长傅剑华兼任办公室主任，彭望清担任常务副主任，开始探索与业绩相关的绩效奖金方案，这是中心在管理水平全面提升后，寻求内涵发展的标志。

为进一步加强医院的经济管理和绩效考核工作，2011 年 10 月，中心在财务处下设经济管理科，朱胤任副科长。自 2012 年 1 月开始实施新的绩效分配方案，对临床、科研、教学、学术及管理进行全面的量化考核，同时出台绩效管理制度，组建中心绩效管理小组，形成职代会、党委会、院长办公会、绩效管理小组、职能部门等多层绩效管理架构，定期分析绩效方案运行成效，并利用信息技术构建问题反馈平台，打通沟通渠道，践行 PDCA 循环理论，实现绩效闭环管理机制。2015 年，伴随国家对各项津贴补贴的清理工作，中心将岗位和职务补贴、夜班费、加班费、节日费、年终奖等各项薪酬福利整合到绩效中，对原来的绩效奖金进行结构性调整，进一步完善了中心绩效体系。

为了积极响应国家号召，担当社会责任，为“健康中国”的国家战略落地贡献“中肿智慧”和“中肿实践”，我中心进行了战略目标调整，在日常诊疗上导向疑难杂症的诊治，在管理上提高对学科建设的重视，在创新上激励高精尖诊疗的发展，在研究领域激励大项目、大成果、大团队，在内部管理上更加强调运营管理，强化成本考核与医保管理。2018 年，为支撑中心决策落地，在彭望清副院长的指导下，时任经营管理科副科长谭翠章带领团队，联合其他相关科室成员，成立了绩效改革小组，坚持以“面向国际学术前沿、面向国家重大需求、面向经济发展、面向人民健康”为导向，开启了第二次大型绩效改革。中心通过循序、有效、稳步、持续的改革，逐步构建起与医院发展相适应，与医院战略规划、学科建设、人才培养、精细化管理与文化建设相匹配的绩效激励与薪酬管理体系，让绩效激励与发展成果同频共振，支撑员工对美好生活的追求。

在改革过程中，项目负责人共编著了《绩效革命》《绩效解码》2 本著作，相关实践成果获 2023 年中国医院协会医院科技创新奖、第 11 届中南六省（区）医院院长高峰论坛管理创新奖一等奖以及第五届广东省医院协会管理创新奖一等奖，入选国家卫健委现代医院管理典型案例，吸引数十家医院来院参访。项目完成人多次应邀在全国性大会上作专题报告，并应邀到国内近百家三甲医院分享，掀起国内绩效改革热潮。项目团队联合健康界平台，开办两期“实战训练营”线上课程，吸引来自全国 14 个省市共 46 家医院代表参加，累计 9.6 万人次观看，为行业绩效管理水平的提升提供了“中肿方案”。

（2）成本管理工作。

中心自2005年开始开展院科两级成本核算管理工作，由当时的财务科负责。根据中心“信息工程”的规划，2008年8月，由发展计划办公室牵头，中心通过引入医院综合运营管理系统（HBOS），逐步开展了四级五类分摊的全成本核算管理工作，实现以科室、诊次、床日为核算对象的全成本核算。2011年，全成本核算工作移交至新成立的经济管理科。2013年，根据新版《医院财务制度》及《医院会计制度》的要求，中心重新修订了《成本管理暂行办法》及相关的实施细则，成本核算工作逐步规范和细化。2018年成本管理工作划由新成立的资产管理科负责。

（3）薪酬发放工作。

自20世纪90年代末起，中心结束了手工核算、现金发放的薪酬发放模式，使用计算机代码核算、银行划账的方式发放薪酬。随着核算工作日益细化，代码编写难以满足薪酬发放的需求，2007年起使用“数据王”软件进行薪酬数据的核算和存储。2012年，绩效奖金制度实施，中心引入绩效管理系统作为绩效奖金核算的信息化工具，该系统沿用至今。随着2016年HRP系统上线，普通报领单、绩效报领单等单据逐步实现了线上申请、审批。2019年11月院外劳务费由奖金岗以银行导盘发放模式转为由前台以银企直联模式支付，进一步优化了劳务费发放流程，提高了发放效率。2020年薪酬管理系统正式上线，通过与人力资源管理系统进行对接，通过薪酬标准、人员及职称职务变动和考勤数据的互联互通，实现薪酬自动核算，由此中心薪酬发放正式进入信息化、数字化的新时代。2022年，薪酬管理系统升级，拓宽了薪酬数据的应用场景，进一步增强了薪酬数据的可及性，为中心薪酬的智能化管理提质增效。

（4）物价管理工作。

中心作为国家公益性事业单位，医疗收费严格执行国家的医疗物价政策和收费标准，按属地管理原则，接受广东省、广州市物价管理部门的管理和监督。中心自20世纪90年代初开始开展医疗服务价格项目的管理工作，首任专职物价员由刘宝芝同志担任。随着中心医疗事业的发展，以及医疗物价管理规范化要求的提高，刘宝芝退休后，2006年开始由资深主管护理师刘婉清同志接任，进一步提高了中心物价管理的专业化、规范化水平。2017年，广东省发改委等4部门联合发布了第一版市场调节价医疗服务项目目录，公立医院的医疗收费除基本医疗服务项目实现政府指导价外，其余实行市场调节价。由此，作为医药卫生体制改革重要组成部分的医疗服务价格改革正式拉开帷幕。随着2017年7月15日取消药品加成与2018年12月28日取消医用耗材加成的陆续推进，价格改革步入深水区，随之医院物价岗的职能亦发生巨大改变，从简单执行政府制定的收费标准，到组织医疗服务项目成本测算与定价、参与医改价格调整测算和参谋、参与耗材设备招标采购价格谈判等，物价管理人员的角色从政策执行者逐渐转变为医院的运营管理者。

2018年9月起，物价管理职能归入经营管理科。2019年底，为了进一步提高物价管理水平，中心物价管理系统上线，通过建立规则知识库对每个患者的医疗费用进行智能审核，强化对患者费用的事中监控，大幅减少收费差错，有效规避物价风险。2021年，伴随医疗服务项目和编码的进一步规范，通过HIS收费系统升级，以及与HRP系统的进一步对接，实现了耗材采购与收费管理的一体化，物价项目定价、项目上库及变更、医嘱开立、收费行为、智能审核和统计分析实现互联互通，保障临床收费业务稳定运行，这也标志着中心物价管理开始由专业化向智能化转变。2023 年 2 月，中心根据最新文件要求并结合实际情况，修订了《中山大学肿瘤防治中心内部价格行为管理规定》，为中心物价管理保驾护航。

（5）运营管理工作。

2020 年国家卫生健康委会同国家中医药局联合印发了《关于加强公立医院运营管理的指导意见》（国卫财务发〔2020〕27 号），推动公立医院高质量发展，推进管理模式和运行方式加快转变，进一步提高医院运营管理科学化、规范化、精细化、信息化水平。中心积极响应国家号召，相继出台《中山大学肿瘤防治中心关于加强运营管理的实施方案》《中山大学肿瘤防治中心运营管理制度（试行）》等相关文件，建立了运营管理委员会、运营管理小组、运营管理办公室以及运营管理员四级组织架构，明确财务处经营管理科为运营管理的牵头部门。中心以运营管理小组运行机制建设为主线，构建中心运营管理体系，促进中心决策科学化，为中心发展提供支撑。

（撰写：张宇杰　庄爵澜　张欣怡　审核：谭翠章　余伟平）

（六）总务处

●设备科

1．科室概述

设备科成立于 1984 年 9 月，科室成立之初，仅有莊慧媛、许润爱、张咏波 3 人，科长由时任财务科科长的黄扬凯兼任，莊慧媛任副科长。1985 年 12 月黄扬凯退休，设备科先后由莊慧媛、黄腾波、龙江斌、郭朱明、何彩升等主持工作，2014 年 6 月后由干峰主持工作。

设备科成立时，主要工作以大型医疗设备购置为主，后逐步扩大到协办引进外资企业事务，申办进口设备减免海关关税，以及办公设备、交通设备、基建设备、高值耗材、放射性耗材、重点学科设备的购置、维修、使用管理等方面。2009 年医院科室设置调整，成立总务处，设备科隶属总务处，负责对全院医疗、教学、科研以及办公设备的预算、立项、审批、购置、使用、维护与维修、报废处置，进行全生命周期管理，为医疗、科研、教学工作提供设备运维保障。同时，按照科室职能的调整，医用耗材主要由物流科室负责。

截至 2023 年 12 月，科室在编人员共 14 人，硕士以上学历 9 人，以生物医学工程相关专业为主，科室下设采购管理组与运维管理组。采购管理组主要负责设备立项、市场调研、采购、安装调试、验收工作，运维管理组主要负责设备使用过程的保养维修、计量与放射防护、报废处置等工作，运维管理组派驻 1 名工作人员在手术麻醉科，负责手术麻醉设备现场综合管理。见图 1 -2 -2 -8、表 1 -2 -2 -14。

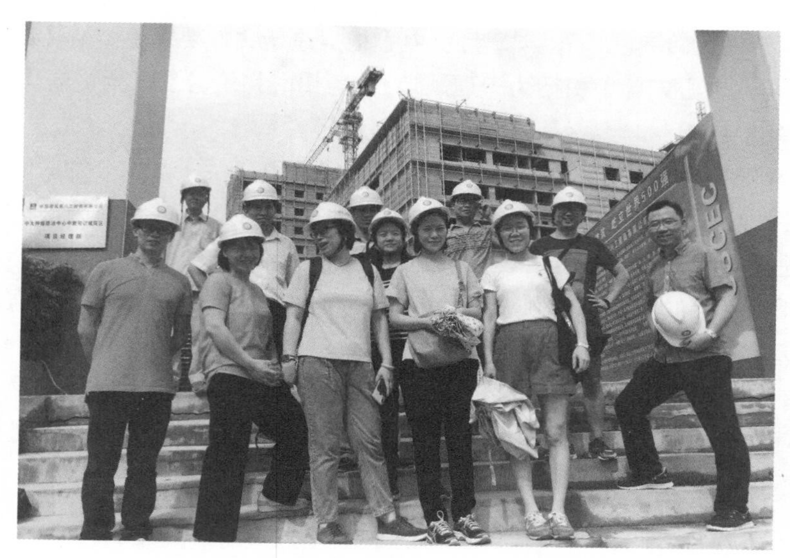

图 1-2-2-8　黄埔院区建设期间，设备科员工前往现场调研

表 1-2-2-14　历任科室负责人名录

姓名	职务	任职时间
黄凯扬	科长（兼）	1984 年 9 月—1985 年 12 月
黄腾波	科长	1987 年 5 月—1993 年 8 月
龙江斌	科长	1993 年 8 月—2002 年 12 月
郭朱明	科长	2003 年 1 月—2006 年 11 月
何彩升	副科长（主持工作）、科长	2006 年 11 月—2014 年 6 月
干峰	科长	2014 年 6 月—2024 年 1 月
张菊	科长	2024 年 1 月至今

2. 职能管理

（1）管理历程。

一是设备购置与技术引进。

先进的医疗设备推动医疗技术的发展，我院在 1964 年成立之初，引进钴 60 治疗机、深部 X 线治疗机，开创放射治疗学科。设备科成立后，逐步形成以发展前沿医疗技术鼓励诊疗技术创新，科学论证，合理配置的指导思想，逐步构建手术麻醉、影像诊断、放射治疗、科研仪器四大核心设备平台，通过引进高尖端医疗装备，已使我院肿瘤微创外科治疗、影像诊断处于国内领先水平，精准放疗处于国际领先水平。2018 年以来，在制造强国和健康中国建设的大背景下，国家大力推动国产医疗器械行业发展，设备科也积极组织技术力量对国产大型医疗装备开展技术评估工作，为医院引入国产医疗装备提供决策分析依据，仅用 4 年时间内我院大型影像诊断设备国产产品占比达 40%，累计节约采购成本达 2 亿元。同时，组织临床科室与国产设备厂家开展合作，参与医疗装备研发、上市前的临床试验和上市后产品性能与功能的优化，推动国产设备的发展。

其中，标志性的设备有：

1964 年：引入钴 60、深部 X 线治疗机。

1979 年：引入医用电子直线加速器（LA）。

1984 年：引入螺旋扫描 X 线电子计算机断层扫描装置（CT）。

1994—1999 年：引入三维彩超、流式细胞仪、天花式大吊臂数字减影血管造影 X 线机（DSA）、遗传分析仪、X 刀、全自动生化分析仪。

2005 年：引入 X 线正电子发射计算机断层扫描系统（PET/CT）。

2014 年：引入螺旋断层放射治疗系统，集 IMRT（调强适形放疗）、IGRT（影像引导调强适形放疗）与 DGRT（剂量引导调强适形放疗）于一体。

2016 年：引入外科微创手术设备达芬奇手术机器人。

2018 年：引入磁共振引导放射诊疗系统。

2020 年：引入医用直线加速器、全身动态 PET/CT、正电子发射断层扫描及磁共振成像系统（PET/MR），均为国产自主品牌产品。

（2）免税。

截至 2013 年 12 月底，全院在用进口免税设备超过 1000 万美元，累计进口免税金额超过 4000 万元人民币。此后因海关政策及产权管理的原因，医院基本停止开展进口免税设备工作。

（3）维护管理。

设备科主要负责全院医教研和办公设备的维护维修管理工作（除物业管理科负责公共通用设备和系统外）。随着固定资产的增加，设备种类复杂、数量多，维修响应要求及时，在 2000 年以后，医院基本确立了购买外包服务的维修模式，大型设备采用原厂厂家维保服务，中小设备采用第三方专业公司维保服务，小型和通用设备采用零星叫修与驻场维修服务相结合的方式，在满足不同设备响应要求的情况下，既保证维修质量，又节约成本。设备维修管理岗人员由直接参与设备维修维护工作逐步改为监管外包服务管理工作。

（4）资产管理。

以专用设备的资产总值为例：1984 年 393 万元，1994 年 1834 万元，2013 年 74189 万元，截至 2023 年 12 月，专用设备资产总值达 235472 万元。

根据国家政府部门和医院关于固定资产管理的相关规定，设备科设立 1 名专职资产管理员。设备科定期开展清产核资工作，实现账物相符、账账相符、账卡相符，开展大型医用设备效益分析，为优化设备配置、提高设备运营价值提供参考。

1985 年，第一台电脑用于设备资产管理，设备资产管理软件历经多次升级换代，2010 年被纳入医院综合运营管理系统，由医院统筹部署。

（5）计量与放射防护管理。

设备科设有专人负责全院计量与放射防护管理，定期组织强检、检定与校准设备的检测，保障设备的安全性能。同时，不断完善对放射设备、放射源的安全管理。

（6）档案管理。

设备科设有兼职档案员，负责设备档案管理，特别是贵重设备，包括设备预算、立项论证、审批、市场调研文件、采购文件、评审报告、供应商三证、医疗器械注册证、合同、计量报告、验收报告、维修记录等重要文件，并广泛采用计算机电子化管理，2015 年设备档案正式纳入全院档案管理信息系统。

2．设备管理制度完善和修订

根据政府和学校相关部门的规章制度，设备科不断完善和修订设备管理制度，做到规范管理、依规行事，截至2023年12月，共建立设备管理制度9项，定期修订完善，其中核心制度为《中山大学肿瘤防治中心仪器设备管理规定》，涉及设备全生命周期管理内容。

3．管理成效

设备科自成立以来，持续开展创新探索，开源节流、提质增效。

（1）在购置论证方面。

1984—1995年期间，合理引进外资共334万美元，既解决了自有资金困难，又充分利用国家免税政策节约采购成本。为提高资金使用方式，降低运营成本，在2007年以全院复印机租赁管理为试点，开展不同种类设备租赁管理工作。在购置环节引入公开、公平、公正的竞争机制，2007年在中山大学附属医院中率先实行网上竞价采购10万元以下的设备以及耗材，进一步规范日常零星采购工作，合理节约购置成本。2012年起大型设备采购率先采用院内选型谈判形式，2015年后演变为市场调研形式，为产品选型与采购限价提供决策分析依据，合理有效地降低采购成本。

（2）在运维管理方面。

探索后勤服务社会化，1996年在中山大学（原中山医科大学）附属医院中，率先将制冷类设备外包给专业公司维修保养，逐步形成设备服务外包的模式，有效地降低了维修成本。2009年，引入驻场外包服务，在广东省率先建立手术室第三方驻场运维管理队伍，保证手术麻醉平台的安全、高效运转。引入业务流程重组（BPR）理念设计医疗设备运维管理体系，2019年借助信息化系统将设备、管理者、使用者、工程师纳入系统管理，实现在线报修、在线评价、信息追溯，提高了维修效率。2023年作为“诚信计量示范单位”协助广州市市场监督管理局承办全市大型医疗机构诚信计量倡议会议，并获得人民日报、新华网、广东卫视、广州日报等官方媒体的宣传报道。

（3）在人员培养方面。

2018年起，构建科室内部人员培训体系，通过外出培训、邀请专业人员到院培训和内部集体集中学习的方式，提高本科室人员技术管理水平，同时对于新入职人员，均由指定老师带教，并按期考核。

（4）在技术创新方面。

2000年、2008年、2009年设备科先后自行设计医用耗材的管理软件、设备管理信息系统、大型设备论证购置管理系统和内部任务管理系统，通过信息化手段提高管理效率；同时，在2004年、2021年、2022年设备科先后获得3项实用新型专利，开发的产品广泛应用于临床。

（撰写：张咏波　罗小瑜　审核：干峰）

●物流科

1．概况

物流科的前身为总务科，于1964年建院时成立。人员组成为从中山一院、中山二院抽调的部分管理干部和工人及接收的转业干部和校外调入的部分人员，司徒宏任科长。总务科下设财务（收费）组、保管供应组、事务组、住院处、膳食组5个班组，负责全院包括财务、收费、物资设备采购供应、膳食供应、洗衣房、基建维修、水电泥木工修缮、车队、环卫、锅炉、库房及临时工管理等在内的全院所有后勤管理工作。见图1-2-2-9、表1-2-2-15。

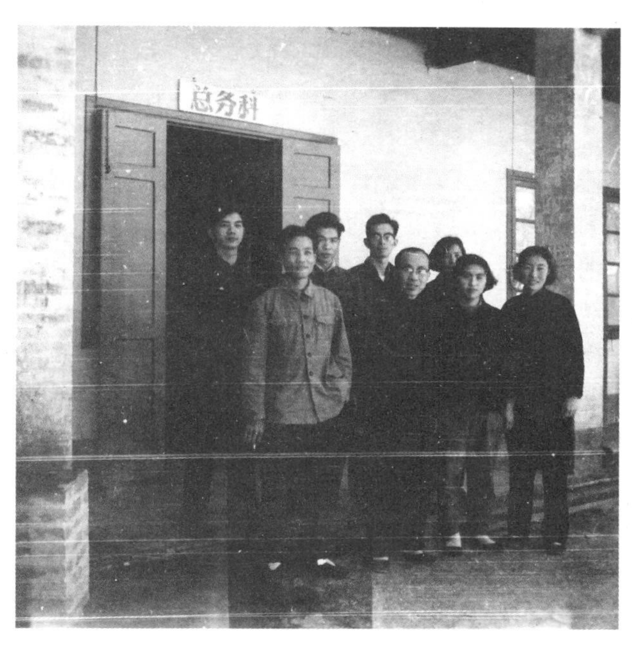

图1-2-2-9　1964年总务科门前合照

表1-2-2-15　历任科室负责人名录

姓名	职务	任职时间
司徒宏	科长	1964—1968年
李德胜	科长	1969—1986年
任光伟	科长	1986—1992年
廖雄泉	科长	1992—2008年
戴军进	副科长（主持工作） 科长	2008—2009年 2011—2014年
余伟平	科长	2009—2011年
张菊	副科长（主持工作） 科长	2014—2018年 2018—2024年
孔丽丽	科长	2024年至今

1968年，总务科改称为院务处。

1980年，总务科恢复为职能机构。财务组、基建组、膳食组分出，分别成立财务科、基建办公室和膳食科。1984年9月，设备采购业务分出，成立设备科。

2005 年 4 月，医院调整科室设置，总务科改称为物流科。

2009 年 4 月，医院建制升级为副厅级单位，物流科归属总务处管理。

2016 年 7 月，接管一次性低值无菌医用耗材储存发放工作，增设物流科无菌库房。

2017 年 2 月，启动院内二级库管理工作，全面实施物资精细化管理。

2018 年 7 月，接管医用织物储存发放、回收送洗发放工作，增设被服中心库房。

2021 年 3 月，黄埔院区开业，增设（黄埔）物流科总库房、无菌库（黄埔）物资库房、被服中心（黄埔）物资库房，主要负责黄埔院区各类物资的采购、供应管理。

2. 职能管理

随着医院的发展变迁，从成立初期负责全院所有后勤管理工作的总务科，逐步过渡成为医院物资、家具用具类固定资产采购供应的服务保障部门。在中心党政领导班子的领导下，物流科贯彻执行国家和地方有关的法律、法规和政策，根据学校各项事业发展的需要，结合中心实际情况，建立和健全各项管理制度，理顺和规范各项工作流程并推进执行，保障供应、控制成本、提高效率、精细管理，为中心医教研等各项工作提供可靠、优质的后勤保障服务。

1）主要工作和职能。

（1）负责全院医用耗材的新增准入、使用监管等相关管理工作。2007 年 5 月组织成立院内医用耗材统筹管理机构——中心医用耗材管理委员会，负责医用耗材各项组织管理工作，加强对医用耗材院内审批、采购、使用、流通全程的管理。2020 年，加入广州公立医疗机构医用耗材采购联盟，积极参与并严格执行国家、广东省、广州市开展的多项医用耗材集中带量采购工作；截至 2023 年 12 月末，已开展执行 9 批集采，覆盖的医用耗材降幅 10. 37%～93. 88%，首年节约采购成本超 7000 万元，切实减轻患者负担。

（2）负责全院办公用品、日用品、桶装饮用水、印刷品、消防器材、五金维修材料、气体、医用织物等物资的新增准入、售后服务等管理工作。按相关规定组织采购活动和梳理供应清单，保证医院正常运行、充分满足医院发展需要。

（3）物流科下设物资总库房，负责全院各类物资的采购、验收、仓储、输送、退货等院内供应管理工作，全面保障中心各项工作的正常运行。2016 年 7 月，接管无菌库房，承担全院一次性使用低值无菌医用耗材的储存和发放工作，接管后重新梳理低值无菌医用耗材的工作流程和发放规则，严格规范执行，保证院内医用耗材安全有效地使用。2020—2022 年新冠疫情期间，物流科充分发挥“平急结合”能力，第一时间响应并完成每个计划内或临时的物资需求：医院正常运行的所有物资，援鄂、援沪、援港、市八医疗队的随队物资，核酸检测支援队的防护物资，东新方舱医院的医疗和生活物资等。

（4）负责全院办公家具、实验室家具及设施、病床和治疗车类用具设施等固定资产的新增审批、采购、结算、盘点、报废等相关管理工作。积极配合全院各项新建、改造项目的资产配置工作。按规定引导科室正确使用资产，统筹资产调配，不定期组织报废，使医院资产配置最优化。结合医院发展要求，根据科室需求，不断调整供应产品结构和选型，使资产配置统一、协调、美观、实用。

（5）2018 年 7 月起，接管被服中心，承担全院医用织物洗涤服务，主要负责所有职工工作服、患者用品以及医疗用织物的回收、送洗、发放、存储等相关管理工作。不定期梳理在用医用织物的品种、尺寸和材质，规范院内医用织物流通和储存，确保院内医用织物安全有效使用。

（6）1964—2011 年，负责全院蒸汽生产和供应，用于医用消毒、热水供应、大楼供暖。2010 年 7 月，进行锅炉改造，取消燃油锅炉，改为供热班组。2011 年 11 月，将相关业务移交给物业管理科管理。

2）科室建设。

（1）规章制度。科室建章立制，平均 2 年更新修订一次现有的管理规定和办法，根据管理需要及时增加新制度；编制《物流科工作手册》，不断建立更新完善岗位职责和工作流程，并严格按规范执行。

（2）科室管理。加强科室内部管理，建立每周周会制度，及时通报科室各项工作，加强各岗位工作的沟通和交流；成立物流科科务会，对科室重要议题进行讨论和民主决议，促进科室可持续发展；建立每月新产品业务学习制度，做好岗位培训工作，提高员工业务素质；建立物流科应急预案并演练，提高人员应急防患意识和能力；建立科室内部岗位轮转制度，加强敏感重要岗位管理，同时增强员工综合能力；不定期开展廉洁纪律教育讲座和主题活动，坚决抵制行业不正之风，防患于未然。

（3）信息系统。2003 年 1 月，开始使用“金蝶”财务管理软件核算物资的“收、发、存”情况，初步实现了物资的信息化管理。2008 年 12 月，医院启动全院物流信息系统建设，望海物资管理系统上线，物流科全面实现了物资信息化管理，开始对中心物资进行精细化管理。2016 年 10 月，医院上线“汉得人”财物一体化管理平台，物流科全面推广物资二级库房管理，形成了以物资库房为单元的管理机制，对全院物资院内流通过程进行追踪和监管；同时基于系统功能和物资管理模式，开发了物资定期自动补货功能，帮助使用科室节约物资申领时间和管理物资库存，提升全院物资管理效率和能力。

（4）文化活动。在科室开展多种形式的文化活动，如员工生日会、户外团建、晚会表演、开年抽奖等，打造和谐团队，增强科室凝聚力。2020 年底，创立科室微信公众号，用于发布物流科业务工作、各类通知、科室操作指引、相关产品介绍、员工风采等，是物流科重要的宣传窗口。

（5）科研工作。2018 年开始，在工作之余，科室积极开展多项科研活动并取得成果，如获各级科研基金资助，发表期刊论文，成功申报典型案例。

（撰写：邱晶青　审核：张菊）

●物业管理科

1．概况

1988 年以前，医院的水电维修、土建修缮、职工住房及集体宿舍的管理均由总务科负责。1989 年，因医院服务公司撤销，医院安排时任该公司副经理（副科级）的李跃进到基建科从事房管工作。1998 年 2 月，为理顺后勤管理，医院决定设房管维修科，由李跃进担任副科长（主持工作）。房管维修科由当时总务科的电工班（氧气）、木工班、绿化班、环卫班和基建科的房屋管理及小维修项目组成，负责医院水电维修、房屋修缮、房屋管理等工作。2000 年 5 月，李跃进任房管维修科科长，李加任副科长。2005 年 5 月，中心重新调整了后勤管理架构，将房管维修科改为物业管理科，先后将中控室、高压班纳入物业管理科统一管理，李跃进任物业管理科科长，张志斌任副科长。2006 年 11 月，中心任命刘仲斌担任副科长。随着 2008 年中心升格为副厅级单位，2009 年 7 月李跃进升任第一任总务处处长，2009 年 8 月张志斌任物业管理科科长，刘仲斌任物业管理科副科长。2011 年 11 月，医院再次进行岗位调整，团委书记孔丽丽任副科长（主持工作），原基建科副科长吴志明调任副科长，同时将工程维修工作划入基建科，将原膳食营养科管理的餐厅和物流科供热班划入物业管理科管理。2014 年 6 月，孔丽丽升任物业管理科科长，房屋零星修缮工作划归物业管理科管理。2020 年 7 月任命杜勇为物业管理科副科长，吴志明调任黄埔总务办任副主任。见表 1 -2 -2 -16。

表 1 -2 -2 -16　历任科室负责人名录

姓名	职务	任职时间
李跃进	副科长（主持工作）	1998 年 2 月—2000 年 4 月
	科长	2000 年 5 月—2009 年 6 月
张志斌	科长	2009 年 8 月—2011 年 10 月
孔丽丽	副科长（主持工作）	2011 年 11 月—2014 年 5 月
	科长	2014 年 6 月—2024 年 1 月
何彩升	科长	2024 年 1 月至今

2．部门概述

物业管理科成立后，各个班组进行优化重组，按工种类别成立动力部、水电维修部、工程部及环保绿化部，周社锋、王文深、刘仲斌及雷仲怡分别担任主管（组长）。2006 年 10 月，冼世峻接任工程部主管（组长）。2007 年 7 月，因业务需要，动力部分拆为智能传输部与空调管理部，周社锋任智能传输部主管（组长），袁水汉任空调管理部主管（组长）。2007 年 11 月，黄卫民接任智能传输部主管（组长），赖伟龙任环保绿化部主管（组长）。2011 年 11 月，因职能范围调整，增设膳食部、供热班，工程部划入基建科。2012 年 4 月，物管科根据工作需要，再次进行班组调整，取消环保绿化部，将原工作内容按性质划归其他部门管理，供热班与水电维修部组成动力部，智能传输部（部分）、空调部组成机电部，至此，物管科设有膳食部、动力部、服务部、机电部、综合办公室 5 个部门。随着社会化外包服务不断推进和后勤专业化水平提升，2019 年物业管理科实行去部门化，将人力分为管理与执行两层，执行层主要由外包服务公司驻场员工及本院工勤人员组成，负责落实运行保障和后勤服务；管理层主要由有专业技术背景的高素质人才团队组成，负责项目实施和管理提升。物业管理科业务范畴划分为机电运维、工程项目、物业服务、膳食服务、房屋资产管理等方面。2020 年底增设黄埔院区驻场团队，实行双院区延伸管理。

3．工作业绩

（1）至 2000 年底，房管维修科完成医院职工享受福利分房 5 批次共 522 人，房改面积共 34651.94 平方米。2000 年，为职工办理住房差额面积货币补贴共 569 人，发放金额共 13541 116元，并向广州市房改办申请了 600 万元住房基金。2006 年起，为职工发放住房货币补贴。

(2) 2016 年 10 月，组建广东省第一个一站式后勤服务中心，黄埔院区开业后成为广东省首家医院实现固定电话跨区短号互通和统一后勤调度，2000 号、3000 号为双院区年服务近 30 万次。

(3) 2019 年 2 月，医院荣获由国家机关事务管理局、国家发展和改革委员会、财政部联发的“节约型公共机构示范单位”，充分肯定了后勤部门在节能管理工作方面的表现。

(4) 物业管理科致力标准化后勤建设，日常工作注重贯彻国标、行标等执行，并积极参与多项标准的修订工作。

(5) “十三五”期间，全面梳理中心房屋固定资产不动产权，解决历史遗留产权登记问题，完成房产证办理 200 多项。2022 年，突破性解决 19 号大院 7 栋（建设时间为 1965 年）产权登记，先后完成 2 号楼、放疗中心等确权。

（撰写：张志斌　刘一帆　孔丽丽　审核：孔丽丽）

●基建科

1. 科室概况

1964 年建院后，医院总务科负责所有的后勤工作，根据发展需求，1980 年成立了基建办公室，负责基建方面的工作，1985 年 1 月基建办公室改称房屋科，1992 年 11 月房屋科改称基建房管科。1998 年 2 月，医院成立房管维修科，基建房管科改称基建科。2020 年 3 月，黄埔院区正式投入运营，负责建设新院区的建设办公室完成任务，于 2020 年 8 月并入基建科，同时基建科部分成员加入负责天河院区和黄埔院区二期建设的总务处新院区建设办公室。见表 1 -2 -2 -17。

表 1 -2 -2 -17　历任科室负责人名录

姓名	职务	任职时间
梁宁	主任	1980—1984 年
李振仁	科长	1985 年 12 月—1992 年 11 月
黄汉腾	科长	1992 年 11 月—1994 年 6 月
张流祥	科长	1994 年 6 月—1996 年 3 月
周可稳	科长	1996 年 3 月—2005 年 5 月
李加	科长	2006 年 11 月—2010 年 11 月
张亘石	科长	2010 年 10 月—2014 年 6 月
辜锦燕	副科长（主持工作）	2014 年 6 月—2020 年 8 月
张亘石	科长	2020 年 8 月至今

2. 职能管理

1）工作范畴。

2021年9月中心发布《中山大学肿瘤防治中心修缮工程项目管理规定》，基建科负责中心升级改造且单项金额10万元以上的单项改造工程，放射防护、净化系统、实验室等专项改造工程，以及结构加固、防水补漏等专业维修翻新工程。

2）重要管理制度的建立与完善。

除积极参与中心层面建设相关建章立制工作以外，不断完善科室内控制度：

（1）2022年11月，基建科贯彻落实党风廉政建设工作要求，进一步加强和规范中心修缮工程项目管理，控制和降低工程项目的管理风险，结合科室工作特点制订《重点岗位人员轮岗管理方案》，按照“分事行权、分岗设权、分级授权”原则，形成有效的岗位牵制机制。

（2）2022年12月，基建科根据科室项目特点，结合《廉洁风险防控工作手册》和《工作缺陷责任追究办法》，制定《总务处基建科修缮工程项目全生命周期管理及廉洁风险防控流程图》，以工作缺陷和廉洁风险为点、全生命周期管理为线、质量控制体系为面，设定关键的质量控制指标，建设“流程清晰、风险明确、科学合理、制度规范、措施有力、重点突出”的廉洁风险防控体系。

3. 建设成效、重点项目介绍

1）建证艰苦奋斗，助力中肿高质量发展模式（1964—2013年）。

（1）一期工程建设。

1997年底一期工程奠基并正式开工，1998年医院成立一期工程指挥部，工程于2002年初竣工并交付使用。该大楼为框架结构，共23层（不含2层地下室），高97米，总建筑面积89000平方米，设计病床1051张。

（2）二期工程建设。

本工程第一期为放射治疗中心建设，总建筑面积8942平方米；第二期为辅助医疗大楼建设，总建筑面积76182.4平方米，新增病床656张。2006年8月31日成立二期工程基建办公室，负责放射治疗中心的建设。2010年底成立了西大楼建设领导及工作小组，副院长李升平任组长，并专门从中山大学基建处抽调该处工程管理科科长张亘石担任基建科科长。工程2011年1月10日奠基，2011年2月21日开工，2012年6月5日完成主体结构封顶（较合同工期提前6个月），2013年5月11日完工（较合同工期提前410天）。

（3）广东省交通医院移交中心后的装修改造。

2011年11月，基建科接手青菜岗预防医学部（原广东省交通医院）装修改造任务。从2011年10月至2012年8月，完成装修改造并投入使用，累计改造面积8761平方米。

（4）职工宿舍。

截至2000年福利分房政策取消，医院已建职工宿舍面积为43476.32平方米，解决了617户职工住房。

2）建证逐梦云端，打造中肿多院区发展蓝图（2014—2023年）。

（1）黄埔院区一期建设。

2008年中心成立新院区建设办公室，负责黄埔院区一期的建设工作，2016年11月黄埔院区一期正式开工，2018年5月项目主体结构实现封顶，2021年3月16日黄埔院区开业。建设完成后项目总建筑面积104828平方米，投资概算为8.9亿元，设计床位633张，建设内容包括医技用房、住院用房、科研用房以及室外配套工程。华南肿瘤学国家重点实验室黄埔院区实验室于2019年开始建设，2020年4月16日投入使用并形成面积近1.3万平方米，含6个大型综合实验区、1个公共实验区、29间细胞培养室、2间P2实验室的规模，可以容纳28个基础课题组和20个以上的临床研究组共同进行实验研究。黄埔院区的建成标志着中心正式迈入多院区发展格局，是中心高质量发展的里程碑之一。见图1-2-2-10。

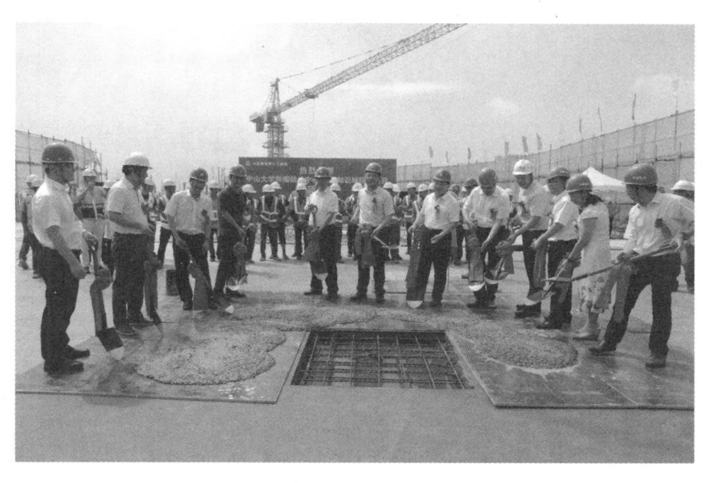

图1-2-2-10　2018年5月黄埔院区封顶仪式

（2）越秀院区1号楼加建电梯项目。

为提高服务水平和改善就医环境，基建科在1号楼西侧外墙新增4部垂直电梯（13#、14#、15#、16#电梯）。项目于2018年11月开工，2019年12月交付使用，建筑面积1991.6平方米，建筑总高度99.6米，采用钢结构框架结构，建筑层数为地上24层，建设完成后极大地改善了垂直交通效率，提高了病患就医体验及满意度水平。

（3）越秀院区1号楼重症医学科升级改造。

为满足患者需求，基建科通过空间优化，将原10层图书馆区域改为重症医学科二病区，改造面积约400平方米，项目于2015年1月开始施工，于2015年7月交付使用。2023年5月对重症医学科一病区进行改造，改造面积600平方米，改造完成后从原来18张病床增加到20张，项目于2023年8月完成施工并交付使用。项目的建成有效提升了医疗供给能力，同时改善了职工工作环境。见图1-2-2-11。

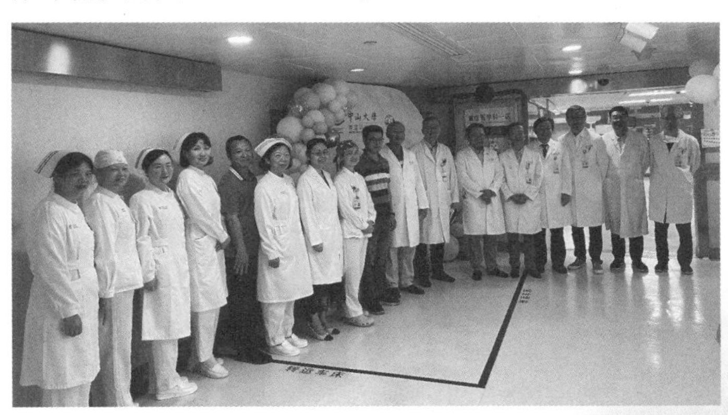

图1-2-2-11　2023年8月重症医学科一病区改造完成后开业仪式

（4）越秀院区1号楼手术室升级改造。

该项目分三期施工：第一期，2022年将1号楼8层原行政后勤办公室改建为手术麻醉科办公生活区，并新增2台手术专用电梯；第二期，2023年将1号楼6层原手术麻醉科办公生活区、肿瘤资源库和一期临床实验室改建为手术室，扩建新增10间手术室，包括8间万级手术室和2间百级手术室，并将7层1间放射防护万级手术室升级为千级手术室，扩建面积约1500平方米；第三期，2023—2024年对1号楼7层18间旧手术室进行整体改造翻新。项目的建成极大提升了手术供给能力，改善了手术安全环境。

（5）两院区机房建设专项。

目前，越秀院区有65间大型医疗设备机房和63台大型医疗设备，黄埔院区有33间大型医疗设备机房和25台大型医疗设备，共有98间大型医疗设备机房和88台大型医疗设备。

2014年前，我中心配有7间CT室、5间MR室、2间DSA介入手术室和12间直加治疗室，共有37间大型医疗设备机房。2014年至今，共完成70间大型医疗设备机房建设，建筑面积约5200平方米。其中，MR加速器是全国第二台，联影2米PET-CT是全国第一台，乳腺CT是全国第一台。

（6）黄埔院区人工智能培训中心及患者服务中心。

该项目建设周期为2023年5—12月，包含手术机器人培训中心、临床技能培训中心、大动物实验中心、患者服务中心四部分，总建筑面积3137平方米。手术机器人培训中心建成后可颁发上机证和上岗证，是全国第三家、华南第一家同时拥有2个证照的医疗机构；临床技能培训中心包含腔镜技能培训中心及3个示教室，建设完成后可进行微创手术培训及基本技能培训，有效提升中心国考成绩；大动物中心建设完成后可解决手术训练大动物使用需求的同时，补齐中心科研短板，助力科研高质量发展；患者服务中心的疗愈环境和便民服务能有效降低患者不满情绪和投诉量，提高诊疗体验和满意度。

（7）越秀院区放疗中心装修升级改造项目。

作为目前亚洲规模最大、年收治肿瘤患者最多的放疗中心，自2010年落成至今已有14年，设施设备已逐渐老化破损，功能性和可靠性都存在较大风险。为此，中心启动放疗中心装修升级改造项目，改造面积约1446平方米，范围主要为负一、负二层公共区域。除了提升环境安全系数，项目也切实践行人文关怀主义，提升工作环境、就医体验：使用更贴近自然光的灯光系统，赋予放疗中心环境生命与活力，让人们感觉到心安而又充满力量；观光电梯及中庭区域顺承原有“高山流水”的设计理念，改造布置充满自然气息的石花池，让患者心情愉悦的同时，感受生命的涌动。

（8）近十年两院区结算情况。

自2014年至2023年，基建科与审计处协同完成结算120项，送审金额8.59亿元，审定金额7.21亿元，审减1.38亿元，审减率16.1%，控制成本支出卓有成效。

（撰写：杨奋　何钦博　审核：张亘石）

●保卫科

1. 科室概况

建院初期，保卫工作归政工组管辖；1980 年，医院成立人事保卫科；1981 年，保卫科独立建制；2009 年，保卫科成为总务处下设科室之一，现保卫科统筹负责中心的消防、治安、反恐、危险化学品、交通、户籍及流动人员管理等工作。见表 1 –2 –2 –18。

表 1 –2 –2 –18 历任科室负责人名录

姓名	职务	任职时间
肖振强	科长	1981 年—1984 年 8 月
潘玉珍	主持工作	1984 年 8 月—1985 年 11 月
符文儒	科长	1985 年 12 月—1993 年 6 月
陈平定	科长	1993 年 6 月—1998 年 12 月
杨伏秋	科长	2006 年 11 月—2019 年 8 月
肖爱良	科长	2020 年 8 月至今

保卫科历来重视并不断加强队伍管理及科室文化建设。2001 年，科室首先提出了“以理服人、以情感人、以制度管人”的人性化管理理念；2007 年，为进一步提高安保队伍素质，科室提出了“智、仁、责、诚、勇、严”六字工作方针；2008 年，科室再次提出了“自信、自省、自律”六字警言，与时俱进提升管理队伍素质。为提升保卫队伍综合能力，科室按照“一专多能”要求，组织人员积极参加上级部门的相关业务培训，鼓励科室管理人员及安保队伍考取各类相关资格证书，要求重点岗位人员至少持有一项资格证，每年组织开展专业技能比武，经常与兄弟单位保持交流等。多措并举，不断提升中心人防、物防、技防建设水平。中心整体安全生产形势持续向好，安全工作也获得中心领导及各级政府部门的认可与好评，曾先后于 1995 年、1996 年、1998 年、1999 年、2000 年、2001 年、2003 年、2009 年、2011 年、2012 年、2014 年、2016 年被广州市公安局越秀区分局（原东山区分局）评为“先进集体”；2007 年被广州市公安消防局评为“广州市消防宣传工作先进单位”；2020 年、2021 年、2022 年被广州市公安局评为“广州市重点单位内保工作先进单位”；2018 年、2019 年、2020 年、2021 年、2022 年被广州市消防救援支队等评为“广州市消防安全工作先进单位”“广州市消防安全重点单位标准化管理先进单位”。保卫科领导及管理人员也曾多次被评为“广州市重点单位内保工作先进个人”“广州市消防安全工作先进个人”等。

2. 主要工作情况

近 60 年以来，在各级领导的关怀指导及全体员工的支持配合下，保卫科始终贯彻落实“安全第一、预防为主”的工作方针，积极推进建立健全安全管理体系，广泛开展安全宣传教育，深入开展隐患排查，持续完善人防、物防、技防、制度防等建设，保证了中心长期安全稳定。

（1）安全管理体系及制度建设情况。

1992 年，组织建立了中心社会安全综合治理领导小组，各科负责人兼任治安责任人和防火责任人，安全管理体系初步建立；1999 年，组建中心义务消防队，由各科室骨干力量及保卫人员等组成，并明确相关消防宣传、训练、隐患排查等职责，专兼职应急队伍体系初步建成；2005 年，组织修订建立了《中心消防安全管理规定》《治安安全管理规定》《安全事故应急预案》《防火应急预案》等文件，对中心消防、治安管理及相关应急处置工作起到了较好的指引作用；2013 年，修订《灭火自救应急预案》《恶性治安事件应急预案》，对应急处置措施及职责分工进一步明确细化；2015 年，对《消防安全管理规定》《治安安全管理规定》进行修订细化，并组建中心微型消防站，同年，建立特勤队伍选拔考核机制，进一步提升了应急处置能力；2019 年，组织建立科室安全员队伍，中心三级安全管理架构体系搭建完成，推进落实层级安全责任制建设；2020 年，再次修订《消防安全管理规定》《治安安全管理规定》《危险化学品管理规定》等制度，明确相关层级安全管理体系，安全管理措施落实更加到位；2022 年，对《消防应急预案》《治安事件应急预案》进行修订，更贴合中心多院区实际情况并进一步明确各部门分工及细化应急处置措施，并制定《电动自行车安全管理规定》，对电动车、自行车等易发生火灾的重点事项加强监管；2022 年，随着中心信息化体系建设，统筹搭建了钉钉科室安全管理平台、保卫科安全管理平台，进一步指导各科室有效落实安全工作、对保安队及相关维保单位工作加强监管，确保中心安全管理横向到边、纵向到底，落实到位。

（2）安保队伍建设情况。

1987 年，保卫科下辖保安队设有 12 人。2007 年，随着中心的快速发展及安保工作需要，将保安队进行社会化委托，由物业服务公司管理，并核定保安员人数 57 人。2014 年，2 号楼投用，保安队扩增至 111 人（保安服务合同中核定人数，下同）。2021 年，黄埔院区开业运营，保安队扩增至 218 人，由保卫科统筹管理负责越秀院区、黄埔院区及相关租赁区域等的消防治安巡查、门岗安检、应急抢险、安全保卫等各项工作，并承担中心各项重大活动的安保工作等，如 2002 年中心医疗科研大楼的搬迁工作、中心 38 周年院庆暨医疗科研大楼落成隆重庆典、2009 年放疗中心落成使用安保工作、2011 年原广东省交通医院整体移交安保工作、2013 年 2 号楼搬迁及后续安保工作、2020 年筹备黄埔院区开业及相关各项安保工作、2020 年中国肿瘤学大会、历届广州国际肿瘤学会议、中心疫情防控、三甲评审等各项安全工作。同时，持续加强应急队伍建设，每月组织多次专业消防安防技能训练及应急拉练，做好各项抢险救灾及突发警情处置，有效保障中心安全稳定。

（3）安全文化建设情况。

推进中心安全文化建设，常态化组织开展各类安全宣传教育，前期采用联合科室开展培训送上门服务，每年联系重点科室开展针对性培训演练，后期更是多措并举充分利用宣传册、海报、邮箱、微信、线上平台等广泛开展安全教育。2005 年，与广州市公安消防局首次联合举行了全院大规模消防演习，出动各类消防车 12 辆、参演消防官兵 80 人、中心员工 1000 多人；2008 年，又开展了以“安全服务送上门”为主题的宣传活动，将相关法律法规、消防安全及应急常识等宣传到每个科室及家属区每家每户；2012 年，联合手术麻醉科组织开展了 6 台手术中突发火情的消防应急演习，随后每年至少联系十余个重点科室开展安全培训及消防应急演练；2018 年起，每年结合消防宣传月开展全员消防器材实操培训，单次培训人数

3000 多人次；2020 年起，每年结合安全生产月开展全员安全知识考核，考核合格人数 4000 多人次；2022 年起，充分发挥各科室安全员队伍作用，营造中心安全文化氛围，联合各科安全员每年至少开展两次以上的安全宣教及应急演练等，多措并举提升全体员工安全意识及应急处置能力。见图 1 –2 –2 –12。

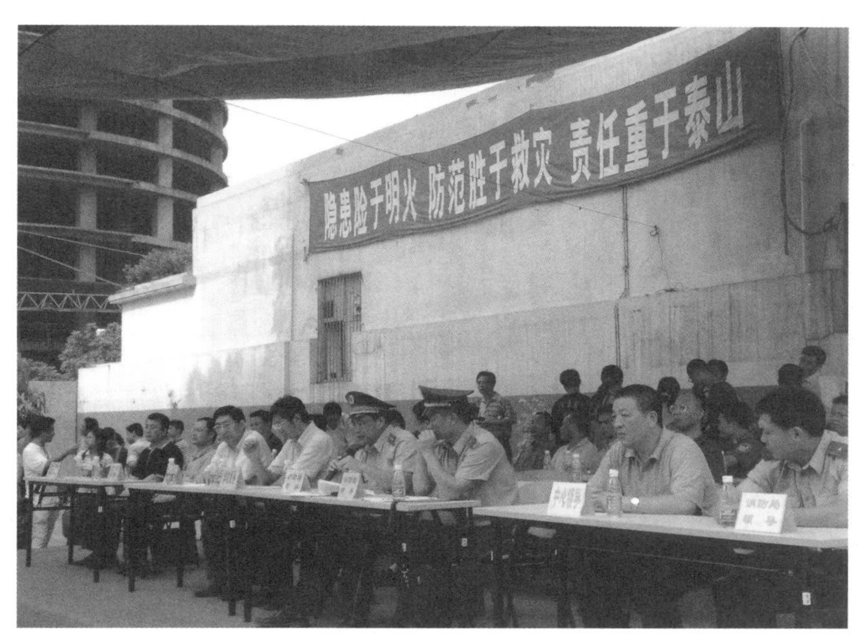

图 1 – 2 – 1 – 12　2005 年中心首次与广州市消防救援支队（原广州公安消防局）联合开展全院消防应急演练

（4）消防安防系统技防建设情况。

中心持续投入资金全面加强消防安防系统建设，不断提升物防技防水平。在中心医疗科研大楼（现 1 号楼）建设期投入 1000 多万元建设各类消防系统；2007 年，投入约 400 万元对 1 号楼安防系统进行升级改造，共设有监控 821 支、门禁 218 处，重点部位基本覆盖；2013 年，2 号楼建成投用，将 1 号楼原老旧消防报警系统更换并入 2 号楼“海湾 9000”系统，共设有自动报警系统探测器 6000 多个，自动喷水灭火系统喷头 31000 多个；2017 年至 2022 年，投入近 1000 万元对越秀院区安防系统进行多次升级改造，现越秀院区共设置高清摄像枪 1373 支、治安报警点位 281 处、门禁 596 套；2021 年 3 月，黄埔院区投入使用并设有高清摄像枪 1055 个、治安报警点位 319 处、门禁 455 套；2021 年 9 月，双院区安检系统落成并正式投用，双院区年安检近千万人次，年检出各类刀具 11600 多把，均先收缴，待出院时领回，有效降低了伤医等安全风险。

（5）加强警医联动建设情况。

2011 年，保卫科与属地公安华乐派出所联合建立医院警务室，并有警务人员定期驻场办公协助加强医院安保工作等；2021 年 3 月，黄埔院区开业，同步与龙湖派出所联合建立黄埔院区警务室；2021 年 11 月，中心进一步与属地公安部门分别签订警医联动协议，约定双方职责，并保持常态化信息沟通和情况通报机制，及时报备我院存在的矛盾纠纷风险，定期开展警医联席会议，共同对医院及周边安全形势进行会商研判，认真做好相关预防预警工作；并邀请公安部门加强对我院安保工作的业务指导、加强对我院及周边的巡逻防控工作等，共筑平安医院。

（撰写：司李星　审核：肖爱良）

（七）审计处

1. 概况

1983 年 9 月，中华人民共和国审计署成立，审计监督工作正式在全国开展，各地政府和单位纷纷建立了独立的审计机关或内审机构。1992 年 1 月，我中心在中山医各附属医院中率先成立审计室，卓美川任第一任审计室副主任。见表 1 -2 -2 -19。

为适应新时期审计工作的需要，加强审计工作，中心于 1998 年将审计室改制为审计科，卓美川任科长。2005 年 1 月，张秋艳从财务科调至审计科接任科长；2006 年 11 月，陆卫红升任审计科科长。

2009 年 5 月，广东省机构编制委员会下发《关于印发〈中山大学肿瘤防治中心机构编制方案〉的通知》（粤机编〔2009〕7 号），监察科和审计科合并为监察审计处，陆卫红、朱胤、胡克先后担任处长。

2020 年 8 月监察室（与纪委办公室合署）独立正科级建制，监察审计处更名为审计处，胡克担任审计处负责人至今。

表 1 -2 -2 -19　历任处（科）室负责人

姓名	职务	任职时间
卓美川	副主任、科长	1992 年 1 月—2005 年 1 月
张秋艳	科长	2005 年 1 月—2006 年 11 月
陆卫红	科长、处长	2006 年 11 月—2014 年 6 月
朱胤	处长	2014 年 6 月—2016 年 9 月
胡克	处长/处室负责人	2016 年 9 月至今

目前中心审计处有专职审计人员 7 名，分别具有高级会计师、建造师、造价师、经济师、审计师、注册会计师等职称或资格。见图 1 -2 -2 -13。

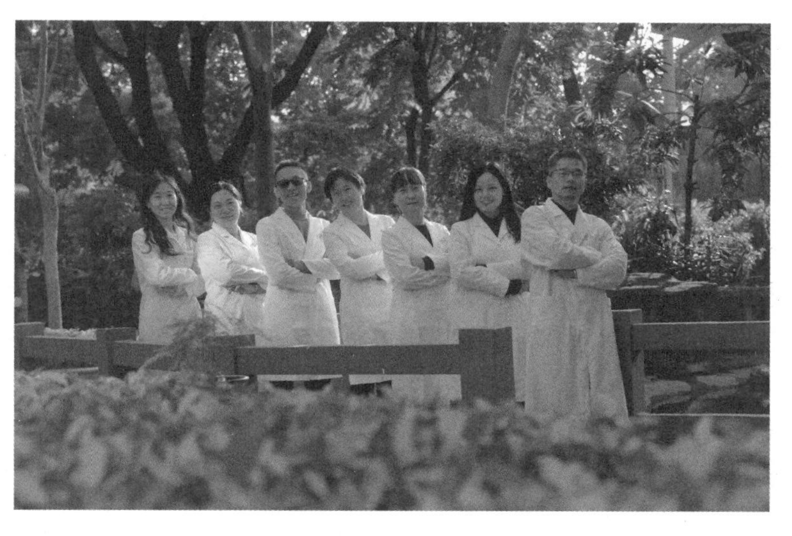

图 1－2－2－13 专职审计人员合影

2．主要工作

中心审计以“围绕中心，服务大局，全面审计，突出重点”为指导思想，聚焦“监督、评价和建议”三大职能，以常规审计拓展审计广度，以专项审计挖掘审计深度，全力落实审计问题整改，在有效防范中心经济风险、维护中心利益、促进中心提升内部管理等方面，发挥经济监督“特种部队”作用。

（1）建章立制，依法依规审计。

没有规矩，不成方圆。中心审计成立初期，为使审计工作规范化和制度化，制定了《审计室内部审计工作制度》《审计室工作人员工作准则》等最早的中心审计制度。为了加强和规范审计工作和流程，1999 年 5 月制定了中心《内部审计工作暂行规定》，保证了审计的独立性和权威性。

2004 年 12 月，中心审计对《内部审计工作暂行规定》进行修订。2011 年 10 月，根据卫生部审计工作 51 号令的精神，对 2005 年发布的《内部审计工作暂行规定》进行再次修订，进一步完善了中心内部审计工作的职责和权限。

2005 年 6 月，中心审计制定了《合同管理办法》2011 年 4 月，对《合同管理办法》进行修订，新办法对合同的分工管理、审批管理、签订管理、履行管理等做了更加详细的规定，比原办法更具指导意义，同时也更具约束力和操作性。

2018 年以来，中心审计处不断完善内部审计制度，促进审计工作规范化，对《中山大学肿瘤防治中心合同管理办法》《中山大学肿瘤防治中心内部审计工作规定》《中山大学肿瘤防治中心建设工程审计实施办法》《中山大学肿瘤防治中心非建设工程类经济事项审计实施办法》等制度进行多次修订。2021 年新增《中山大学肿瘤防治中心风险评估和内部控制评价工作管理办法》《中山大学肿瘤防治中心审计整改工作实施办法》，填补了中心内控评价和审计整改等方面的制度空白。

（2）经济活动全过程审计，切实发挥常态化“经济体检”作用。

成立初期，中心审计主要以财务收支审计为主，包括工会财务账、基建财务账、膳食营养科财务账、产业办和冠华公司财务账等。

1994 年以后，随着中心建设规模扩大，中心审计重点开展了工程全过程审计，有效地控制工程造价，防范经济风险，充分发挥内部审计“增值”作用。

2003 年以后，随着 1 号楼的投入使用，中心规模进一步扩大，大量医疗配套设施急需补充。为此，根据中心发展的需要，中心审计也相应扩大了审计工作范围，不再仅局限于工程审计和财务审计。日常经济事项的审计范围涵盖设备采购及维保服务、日常物资及医用耗材采购、信息系统软硬件采购、膳食材料采购、职工餐卡及工会幸福卡物资采购、物业配套服务采购、试剂采购、科研经费等经济活动。

通过对中心经济活动的事前、事中、事后审计，中心审计在规范采购流程、预防和控制经济管理风险、降低采购成本、维护中心经济利益方面切实发挥“经济体检”作用。

（3）聚力焦点，有序开展专项审计工作。

2008 年以后，中心审计逐步开展各项专项审计。中心审计以专项审计为抓手，挖掘审计深度，聚焦重点领域的关键环节，发现采购管理、合同履行、内控等方面存在的问题，提出改进意见和建议，发挥审计监督“强服务、控风险、堵漏洞、提效益”的作用，有效防范了中心的经济管理风险，提升中心管理效能。

（4）夯实基础，跟进落实审计问题整改。

2018 年以来，中心审计针对历年来发现的审计问题，建立审计整改工作台账，实行动态清单管理，定期监督追踪整改情况，督促审计问题整改到位。

2021 年 8 月，中心审计新增制定了《审计整改工作实施办法》，通过组织召开审计整改落实会，督促责任部门严格落实审计整改责任，制订有效的整改计划和措施，形成常态化的审计整改工作机制。

中心审计通过加强内部审计与纪委监察、财务处等部门的协作配合，在信息共享、成果共用、问题整改等方面形成监督合力，做好审计“下半篇文章”。

（5）积极沟通，有效对接国家审计。

2018 年以来，中心审计处负责对接国家审计调查工作，对提供给审计组的资料建立台账，逐一复核把关，做到“心中有底”“考虑周详”。对审计组提出的问题，积极组织相关部门讨论，与审计组“据理力争”，维护中心利益。

2018 年以来对接的国家审计调查工作主要有：国家卫健委财务司开展的预算执行和财务开支审计以及其他专项审计；广东省审计厅关于广东省第一期高水平医院建设省财政支持资金管理使用情况的专项审计调查；审计署关于广东省医疗保险基金和“三医联动”改革专项审计调查、广东省药品和高值医用耗材生产经销使用情况专项审计调查。

（6）勇于创新，实现项目审计线上管理。

中心审计处立足审计监督职能，树立科学审计新理念，利用信息技术推动审计工作提质增效，强化审计监督服务支撑能力。2019 年提出合同管理系统建设需求，2021 年 4 月在信息中心统筹下上线项目合同管理系统，实现立项、采购、合同、结算等经济管理关键环节线上审计目标，提升了日常审计工作效率，优化了项目全生命周期管理流程。

继往开来，审计处将围绕中心的各项经济工作重点开展工作，继续发挥“监督、评价和建议”的审计职能，为中心的健康和持续发展保驾护航。

（撰写：何美红　审核：伊翠萍　胡克）

（八）黄埔院区管理办公室

1．处室概况

为实现中心优质医疗资源扩容，建设世界顶尖癌症中心，中心于2010年启动首个新院区——黄埔院区项目建设。为更好推进黄埔院区的筹备建设及启用运营，黄埔院区管理办公室（副处级建制）于2020年1月18日正式成立，下设黄埔院区行政办公室，协管黄埔院区医务办公室、黄埔院区总务办公室。遵从中心发展目标要求，黄埔院区管理办公室围绕“延伸式管理、同质化服务、差异化发展”的总体原则，实行“职能延伸、属地统筹、延伸与属地条块结合”的矩阵式管理模式，履行黄埔院区综合管理、统筹协调、督查服务、对外联络、院区整体形象及品牌宣传、院区文化建设等职能，积极发挥领导的参谋助手、决策的督促检查、部门的综合协调作用，保障院区安全、稳定、有序运行及持续、长远、稳步发展。见图1－2－2－14、表1－2－2－20。

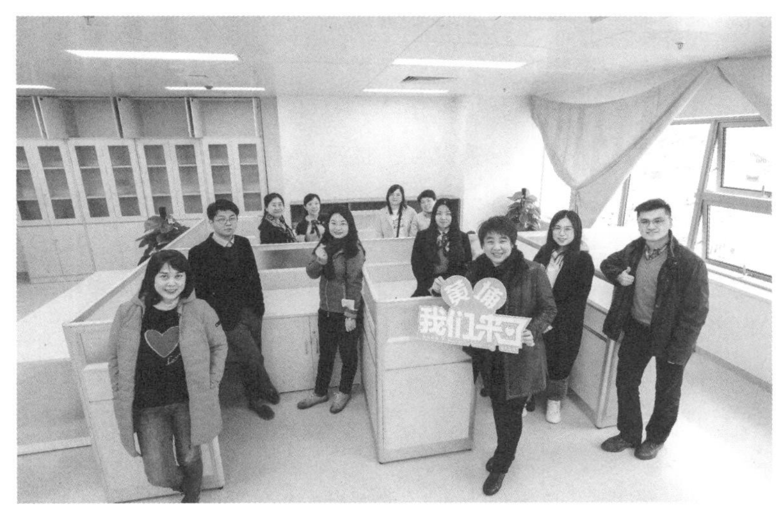

图1－2－2－14　2020年12月首批“黄埔君”进驻黄埔院区
图为孙颖副院长与管理办同事合影。

表1－2－2－20　历任处、科室负责人名录

姓名	职务	任职时间
曹蔚玮	黄埔院区管理办公室主任/处长	2020年6月10日至今

2．职能管理

（1）黄埔院区启用前：筹备阶段（2020年1月—2021年3月）。

院区启用前，黄埔院区管理办公室组建黄埔院区开业筹备团队，建立管理与业务纵横交错、延伸与属地有效协作的矩阵式工作模式；形成例会、专题会、现场实地踏勘等多种类型互融共通的工作模式；组织制订实施黄埔院区筹备工作计划，有效统筹协调开业筹备过程中十五大板块百余项重点任务的落实与推进；发挥综合协调职能，针对开业前各项问题，逐项调研、重点突破、有效协调，凝聚合力解决各项制约院区启用的问题，并全面做好职工工作生活保障与服务，最终实现院区试运行和如期正式启用目标。

策划组织驻场"破冰"仪式等团队建设与文化建设举措，迅速聚拢队伍，凝聚文化认识，并有效营造了良好的创业氛围，为黄埔院区筹备工作的顺利开展及院区如期启用打下良好基础，成为黄埔院区平稳运行、高质量发展的重要驱动力。

（2）黄埔院区启用后：运行发展阶段（2021 年 3 月至今）。

院区正式启用后，依照分管院领导要求，黄埔院区管理办公室作为院区全员性、全域性的需求方，收集消化、过滤传递、督促验收院区各类需求信息；作为院区内全部职能部门总代表，对接院区内各业务科室，自下而上传递需求、自上而下传导压力，得以让自上而下的管理压力和自下而上的需求的传递不因距离而衰减，发挥属地协调管理的有效作用。基于此，黄埔院区管理办公室工作聚焦院区运营综合管理与长远发展，以"为患者办实事、为员工谋幸福、为黄埔院区谋发展"为目标，对外积极争取资源，对内做好组织协调工作，持续提升患者就医体验、改善黄埔职工工作生活体验、提高院区运行效率，对外提升黄埔院区知名度与美誉度，对内提升黄埔院区员工归属感与获得感。

办实事，全面提升黄埔院区患者就医体验：持续推进院区环境景观提升计划，建设人文型美好医院环境范本，提升患者就医体验；牵头打造患者服务中心等项目，全面提升院区服务能力与影响力；持续推进优化医疗业务流程，提高患者就医效率。

谋发展，积极推动院区可持续发展：积极整合院内资源，提升院区空间效能；积极拓展外部资源，主动争取获得黄埔区政府对黄埔院区二期项目资金资源支持及扩宽二期建设用地范围，助力黄埔院区进入优质医疗资源扩容发展新阶段；并依照上述战略合作协议要求提供就医保障及优质服务。

多协调，凝聚多部门力量攻克各类运行发展问题：以"扩体量、填空白、补短板、做特色"为目标，协调中心各部门、各科室间有关黄埔院区的综合管理事务；在院区启用中心整体服务体量扩增 30% 的基础上，推动完善院区专科布局，形成"一个专科，一个特色"的新格局；推动建立院区运营管理"两会"机制，聚焦解决院区运行与管理中遇到的"卡脖子"问题，促进院区业务健康、高效发展。

育文化，促进文化融合创新，凝聚内部集体认同：持续促进多院区文化融合与创新，在传承中心"同心、幸福、奋斗"三大文化基础上，注入创业文化内涵，形成具有黄埔院区特色的、朝气蓬勃的创业精神文化；全面改善职工食、住、行体验，策划、建成多功能职工服务中心并持续提升服务，全方位提升黄埔职工工作获得感与幸福感；继续深耕做有温度、有触角、有记忆点的文化项目，探索落地院区文化品牌活动，进一步凝聚集体认同，提升黄埔院区知名度与美誉度。见图 1 -2 -2 -15。

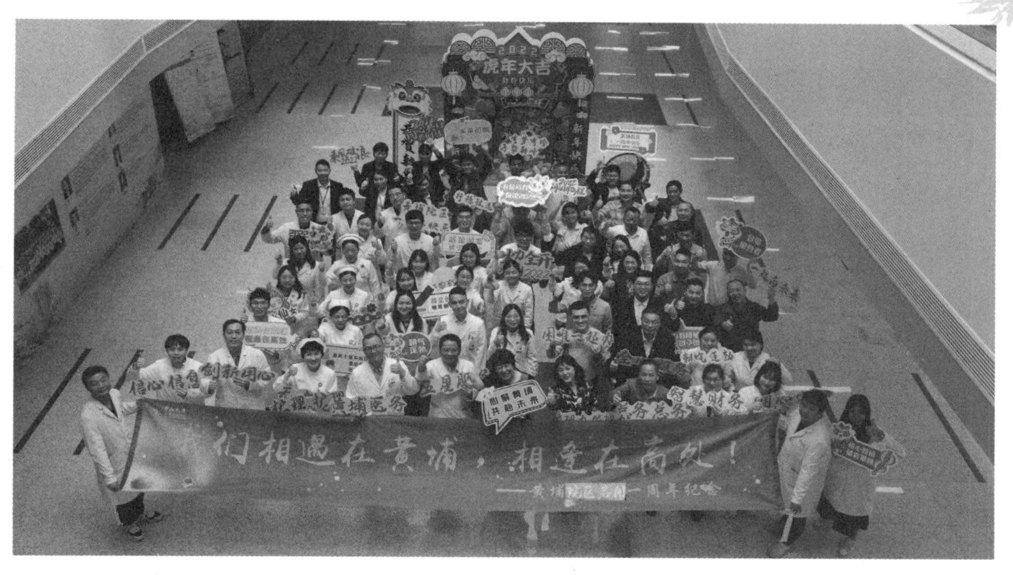

图 1-2-2-15　2022 年 3 月黄埔院区启用一周年管理团队合影

（撰写：王垚　审核：曹蔚玮）

（九）医院感染管理科

1．概况

1993 年 11 月，中心在原有的预防保健科中增设控感办公室，曾灿光教授兼任预防保健科科长，主持控感办公室工作。2005 年 5 月，中心任命林焕新副教授兼任预防保健科科长。同年 10 月，“预防保健科”更名为“控感与职工保健科”，赵擎宇副教授兼任副科长，负责院感管理工作。见图 1-2-2-16、表 1-2-2-21。

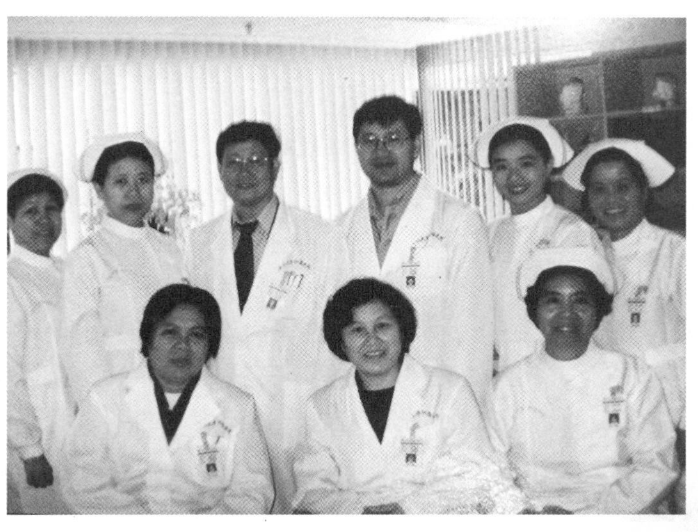

图 1-2-2-16　控感办公室成立初期预防保健科合照

表 1－2－2－21　历任科室负责人名录

姓名	职务	任职时间
曾灿光	预防保健科科长（兼任，主持控感办公室工作）	1993 年 11 月—2005 年 5 月
林焕新	预防保健科科长（兼任）	2005 年 5 月—2013 年 9 月
赵擎宇	控感与职工保健科副科长（兼任，主持院感工作）	2005 年 10 月—2020 年 8 月
李欢	医院感染管理科副科长（主持工作）	2020 年 8 月—2022 年 6 月
	医院感染管理科科长	2022 年 6 月至今

2011 年，中心设立医务处，控感与职工保健科作为二级科室隶属于医务处。2013 年 9 月，依据卫生部《医院感染管理规范》要求，中心撤销控感与职工保健科，成立医院感染管理科（简称“院感科”）和职工保健科。院感科负责传染病报告和医院感染管理工作。2014 年 7 月，周敏敏作为专职人员任院感科副科长。

2020 年 8 月，李欢兼任院感科副科长，主持院感管理工作。2021 年 6 月，院感科正式被单列为一级科室（正科级建制）。2022 年 6 月，李欢兼任院感科科长。

2．主要职能与工作情况

1）医院感染管理制度和标准操作规程的制定与更新。

控感办公室成立以来，根据有关法规、标准，拟订全院院感管理规划和工作计划，组织制定、完善医院感染管理和传染病管理规章制度，并定期对其进行更新和修订。

2005 年，中心建立“控感委员会”（现医院感染管理委员会），并健全了一系列工作制度。自此，控感与职工保健科在控感委员会的领导下开展工作。2013 年，每个病区和医技部门设立 2 名兼职控感员（1 名医生和 1 名护士），负责院感规章制度的具体实施与防控措施的落实。

2020 年起，新冠疫情防控期间，院感科依据国家发布的相关诊疗指南及规范性文件，撰写中心《新型冠状病毒感染的肺炎诊治与防控工作方案》手册，以指导临床新冠疫情防控工作落实落细。2022 年 3 月，院感科修订并更新中心《医院感染管理规章制度与防控措施和传染病疫情管理制度与防控措施》。

2）医院感染监测与感染防控。

院感科负责对医院开展感染综合性监测和目标性监测，严密监控院感发病趋势和暴发预警，定期或不定期对医院感染防控措施（包括但不限于清洁消毒、灭菌与隔离、无菌操作技术、医疗废物管理、医护人员手卫生等）进行督导检查，以及职业暴露登记与处理指引工作。

2008—2012 年，院感科先后申请了《中山大学附属肿瘤医院控感（内镜消毒）改造工程》《中山大学附属肿瘤医院控感（手术室、供应室）改造工程》和《中山大学附属肿瘤医院信息化二期（院感信息化、病案信息化）工程》三项卫生部专项基金，用于中心内镜室、手术室、供应室的院感环境改造工程、先进清洗、消毒设备的购置和医院感染监测系统的搭建。

2014 年前后，院感科在全院，特别是重点科室推进手卫生管理工作，设立公共洗手池并推动感应式水龙头改装，完善洗手流程图、洗手液及速干手消毒剂等配置。2019 年，在重症医学科（ICU）率先实施以“三大导管”感染为主的目标性监测，并逐步实现对全院住院患者的监测。

2021 年 3 月，院感科在黄埔院区率先推动环境卫生学监测无纸化管理，后逐步实现两院区同步。2022 年 8 月，建立院感质控指标数据反馈机制，院感专员每月监测、整理、分析各病区院感及相关危险因素数据，形成有针对性的报告反馈至控感小组成员。2023 年 4 月，院感科联合信息中心搭建医院感染智慧管理平台，规范工作标准流程，实现多院区同质化；全流线闭环管理流程，提高管理质量效率。

3）多重耐药菌监测与感染防控。

院感科负责对多重耐药菌感染进行目标性监测，督促临床科室对多重耐药菌感染来源进行判断并落实接触隔离措施；依据多耐监测结果，参与抗菌药物临床应用的管理工作。

2013 年，院感监测系统上线，实现对患者多重耐药菌感染的实时监控。2018 年，院感科联合检验科、药学部成立的抗菌药物多学科协同工作团队，分析抗菌药物使用及多重耐药菌检出数据并定期全院发布，供临床经验性用药参考。此外，院感科联合信息中心搭建了多重耐药菌感染自动化识别、动态标记管理及可视化防控指引系统，协助临床医生及时发现多耐患者，落实隔离措施。

4）传染病的监测与报告、疫情的管理与防控。

（1）法定传染病的监测与上报。

院感科负责传染病疫情登记、报告以及对传染病预防控制落实情况进行监督管理，对传染病疫情报告漏报、迟报情况进行统计与反馈。1994 年，中心开始向东山区防疫站寄送传染病卡，后传染病报卡方式由寄送转为网络直报。2015 年，为减少传染病迟报、漏报，院感科全面承担法定传染病报告工作。2017—2018 年，院感科陆续推进传染病系统与检验、影像、病理、一体化系统对接，实现对常见传染病的初步判定与预警。2020 年，增加传染病诊断强制弹框报卡功能，传染病转变为“院感科＋临床医生诊断上报”双途径上报。2022 年 8 月，建立个性化月度反馈机制，通过每日监测，实现迟报、漏报病例的早识别、早预警。2023 年，院感科联合信息中心开发并搭建传染病自动化识别、动态标记管理及可视化智能指引系统，帮助临床医生及时发现传染病患者并落实隔离措施。

（2）传染病疫情的管理与防控。

院感科负责对重大疫情防控进行组织和协调工作。非典期间，控感办公室全力以赴、抗击非典。2003 年 6 月，曾灿光科长被中共广州市委、广州市人民政府授予“广州抗击非典先进个人”称号。新冠疫情期间，院感科制定应急处置流程、应急演练预案，开展专题培训、考核、应急演练、自查与督查等工作，协助对发热哨点的可疑、发热人员进行筛查、处理及转诊工作，联合多个职能部门搭建疫情防控智慧平台建设，实现对院内职工健康情况和健康码的实时追踪和统计。院感科负责人及职工多次参与新冠疫情防控外出支援任务，并作为番禺东新方舱医院院感专班成员，负责方舱医院的布局规划、流程标识制作和运行期间感染防控等工作。2020 年 10 月，李欢副科长被中共广东省委、广东省人民政府授予“广东省抗击新冠肺炎疫情先进个人”称号。同年 11 月，中心举办中国肿瘤学大会，院感科制定大会新冠疫情防控应急预案，多次牵头组织实地演练，保障大会圆满完成。院感科获评“2020 中国肿瘤学大会杰出贡献奖”。见图 1－2－2－17。

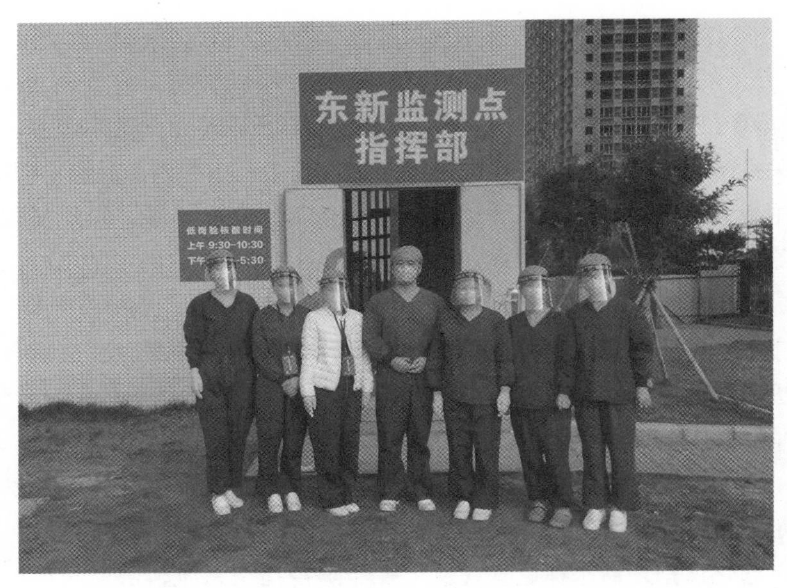

图 1-2-2-17　2022 年 11 月中山大学肿瘤防治中心成立方舱院感队伍

5）宣教培训及学科建设。

（1）宣教与培训。

院感科制订培训计划并展开宣教，形式包括“走进临床·科学防控”系列培训、新入职员工专项培训、进修生岗前培训、抗感染沙龙与讲座、传染病报告管理专题培训、高质量病原学送检专题培训、知识与案例竞赛、重大疫情防控专题培训及应急演练等。

（2）学科建设。

历任院感科负责人积极参加院感领域学术会议，担任学术任职，持续提升中心在医院感染管理体系方面的影响力。赵擎宇副科长任中国医院协会医院感染管理专业委员会常委、广东省医院协会医院感染管理专业委员会第四、第五届副主任委员，广东省医疗安全协会院感专业委员会副主任委员。李欢科长任广东省医院协会传染病管理专业委员会常委、广东省医学会医院感染预防与控制分会常委、广东省医院协会传染病管理专业委员会常委、广东省医院协会医院感染管理专业委员会第六届委员以及《中国感染控制杂志》青年编委。院感科职工也积极参与市、区疾控及高校举办的专业培训，前往省内外医疗机构进修学习，重视科研成果产出，合计发表相关研究论文十余篇，多次在国家、省、市级医院感染相关学术会议上进行学术报告、壁报展示和经验介绍，多篇论文摘要和壁报被收录并获奖，在不断提升感控专业能力和业务水平的同时加强各医疗机构院感科之间的学术经验交流。

截至 2023 年，院感科连续 2 年获得中心年度科室“综合目标管理一等奖”，传染病报告管理工作曾在市、区疾控中心年度总结会上获得嘉许，开发的传染病监测患者手环获得国家专利。2023 年，院感科联合消毒供应中心申报《广东省护士协会 2023 年第一批团体标准内镜清洗消毒器使用技术规范》立项，同年再次联合消毒供应中心申报的《2023 年度广东省护士协会科研课题·重点项目》获批立项。

（撰写：李昭润　审核：李欢）

（十）信息中心

1．处/科室概况

信息部门的成立可追溯至 1984 年。当年鼻咽癌专家梁培根教授牵头与广东省科委合作的课题《计算机用于鼻咽癌常规分析系统》获 10 万美元基金，医院由此建立了电脑室，并建设了多用户的鼻咽癌电子病历系统。

1993 年 8 月，医院对全院信息资源和技术进行整合，成立信息科。信息科下设网络中心、图书馆、统计室、病案质检室、随访室和《癌症》编辑部。其中，《癌症》编辑部于 1997 年从信息科分离成为独立科室，统计室、病案质检室、随访室于 2009 年划分至医务处。

2009 年起，信息科组织架构调整为软件组、硬件组和图书馆，负责医院的信息系统建设及维护、信息基础设施建设和网络安全保障、图书文献管理等工作，逐步向专业化方向发展。

2020 年起，信息科更名为信息中心，在软件组、硬件组和图书馆等原有组织架构基础上，增设大数据和 AI 组、黄埔院区管理组，加强新技术应用和多院区管理支撑。

40 年来，信息人薪火赓续，使信息中心的职能设置日趋完善、专业化程度大幅提升、人员队伍持续壮大。在职能设置方面，主要负责医院信息系统建设和运维、IT 基础设施建设和运维、网络和数据安全管理、大数据和人工智能应用、IT 技术服务、图书文献管理和服务、无形资产管理等工作。在人才队伍方面，现有科主任 1 名、副主任 2 名、职员 19 名，包含博士 2 人、硕士 17 人、本科 3 人，研究生以上学历占比 86.4%。其中，硬件组 7 人（含黄埔院区信息管理 1 人）、软件组 10 人、大数据和 AI 实验室 3 人、图书馆 1 人。

2．历届处/科室负责人名录

历届处/科室负责人名录见表 1－2－2－22。

表 1－2－2－22　历任科室负责人名录

姓名	职务	任职时间
马国胜	电脑室组长	1984—1990 年
罗江安	电脑室组长	1990—1992 年
吴一龙	信息科科长	1993—1995 年
马国胜	信息科科长	1995—2009 年
干峰	信息科科长	2009—2014 年
何彩升	信息科科长	2014—2020 年
李超峰	信息中心主任	2020 年 8 月至今

3．职能管理历程

初心如磐担使命，信息化建设历经三次规划、四个阶段。在历任院领导的重视和支持下，信息部门紧跟数智化发展的时代潮流，按照“总体规划、分步实施”的策略稳步推进信息化建设，经历了信息初建、夯实基础、整合发展、智慧升级的四段建设历程，初步建成了全数字化智慧医院。第一阶段是积极探索、信息初建阶段（1993—2005 年），该阶段开始统筹全院计算机网络的整体规划、建设、管理、运行和维护，保障网络系统的完好、线路通畅和安全，负责医院 HIS 系统的引进、改造开发、运维及培训等工作，主要工作是网络基础设施建设和以收费为核心的 HIS 系统建设。第二阶段是全面建设、夯实临床信息化基础阶段（2005—2014 年），在时任主管副院长刘继红教授的大力推动下，医院与 IBM 公司签订了“医院数字化信息系统咨询”合同，对医院 IT 的战略规划、技术架构、实施计划以及相关流程再造方面进行全面规划；信息科根据 IBM 公司给出的总体规划，开展了一系列医院信息网络系统改造，包括：一期构建了双链路、双核心的光纤主干网络；二期重新部署存储设备、刀片服务器和机架服务器；三期部署小型机、磁带库、备份软件、数据库软件和防病毒软件，并对机房内供电线路进行改造，部署了 UPS 和精密空调。在信息化方面，先后建设了 HIS、LIS、PACS/RIS、CIS（电子病历）、体检管理等系统。基于“天晴杯”管理创新项目，信息科前瞻性地规划了互联网医院（含患者就医服务体系、医生移动互联网服务体系）的建设路径和主要内容，为后续整合应用提升及互联网医院大发展奠定了基础。第三阶段是架构升级、全面整合、优化提升阶段（2014—2020 年），在时任主管副院长钱朝南教授的推动下，医院与埃森哲（Accenture）签订了新一期的信息化建设咨询规划合同，制定了《中山大学附属肿瘤医院信息化战略规划报告》。对医院应用架构、技术架构、基础架构和管控架构进行了整体设计，制订了未来五年的详细实施计划。2015—2017 年期间，开展了集成平台、HIS & CIS、HRP、互联网医院和远程医疗平台等项目的建设，以及相关配套的基础设施的构建与升级，是医院信息化架构大调整、数据大整合、数字化大发展的时期。第四阶段是全面数字化、智能化提升，智慧医院建设阶段（2020 年至今），在孙颖副院长的指导下，信息中心结合行业规范和技术发展趋势，进行了第三次信息化建设的整体规划。在智慧医院方面，以高性能硬件平台和高可靠信息集成平台为基础，围绕智慧医疗、智慧服务、智慧管理和智慧科研开展四位一体信息化建设。在学科支撑方面，建立科研机房，从大算力、大存储、大数据促进学科发展；建立 AI 小组，以新算法、新应用支撑医学创新。在管理方面，建立以信息工作思维导图、月度 KPI 指标体系为核心的数据化管理体系。见图 1 -2 -2 -18。

医院信息化建设历经三次整体规划

2006—2014年　　2014—2019年　　2020年至今

IBM 第1次医院信息化建设整体规划

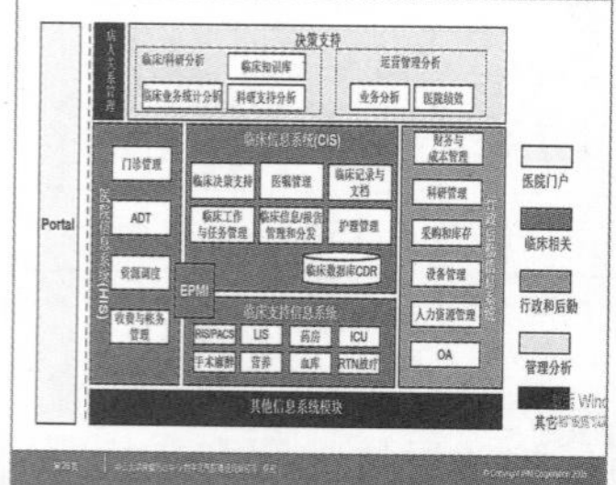

打基础，横向建业务系统

信息化覆盖全院业务
初步建成数字化医院

accenture 第2次医院信息化建设整体规划

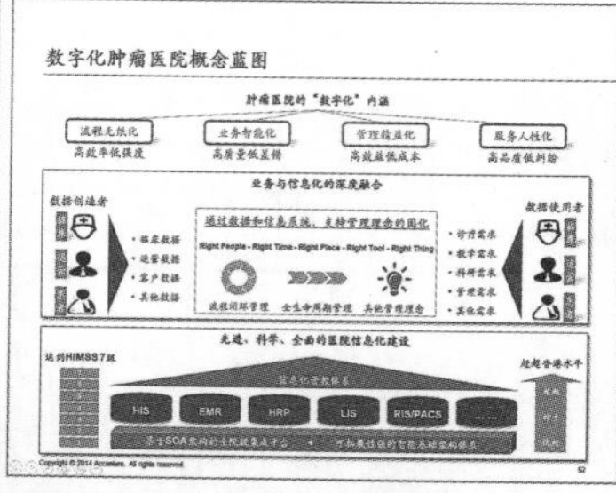

建平台，纵向整合数据应用

整合深度信息化建设
全面迈向智慧化医院

中山大学肿瘤防治中心 第3次医院信息化建设整体规划

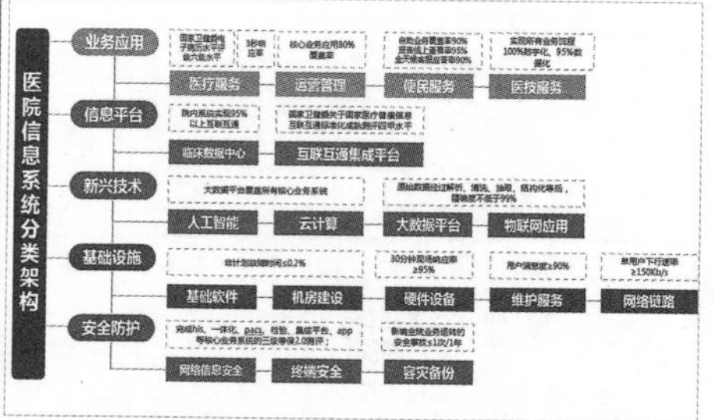

重应用，建成智慧化医院

明确未来医院信息建设思路
分5大类、18小类、3层结构

图 1 -2 -2 -18　信息化建设历经 3 次整体规划

信息中心始终以医疗质量水平、患者体验、医院管理能力、临床科研能力“4 个能力提升”为目标，以医护、患者、管理者、研究者“四个服务对象满意”作为信息化建设落脚点，整体形成三大板块的管理职能：一是稳步推进医院信息化建设和全力保障网络数据安全；二是利用大数据和 AI 等新兴技术赋能医院发展；三是为全院职工提供图书和文献服务。见图 1 –2 –2 –19。

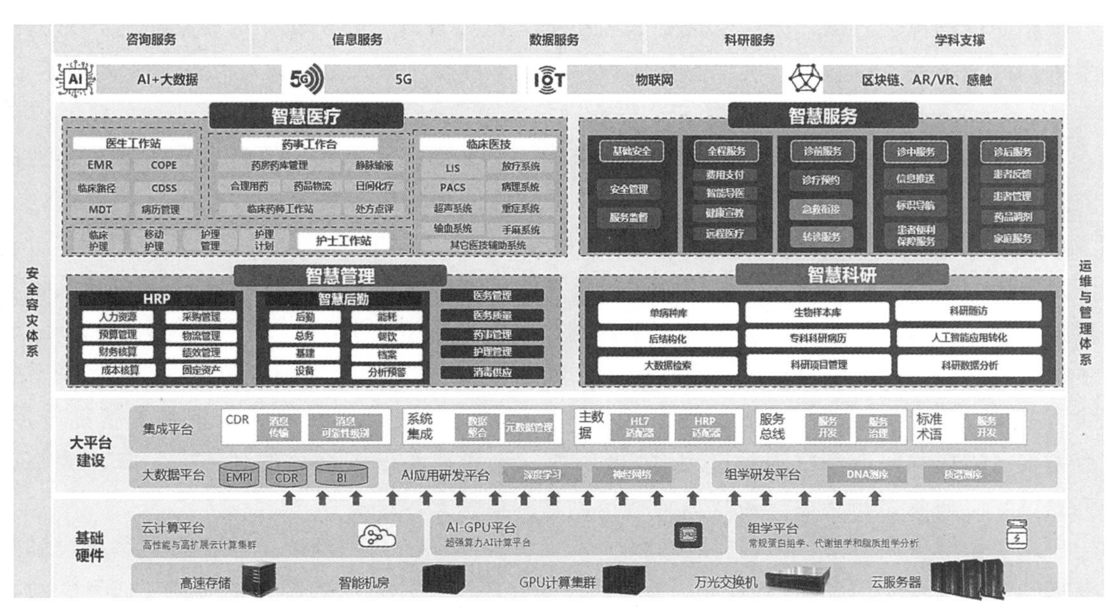

图 1 –2 –2 –19 信息化建设主要内容

(1) 躬行践履始玉成，稳步推进医院信息化建设和全力保障网络安全。

基础设施和网络安全方面，从 1993 年统筹全院计算机网络的整体规划、建设、管理、运行和维护，到 2021 年完成三级等保网络安全体系建设，服务器、存储、网络带宽等基础设施实现倍增。黄埔院区开业，两院区采用垂直延伸模式，通过光纤将黄埔院区与越秀院区互联，以共享数据库模式实现院间互联和同质化管理，大大减轻了建设及维护成本，为新院区顺利开业奠定了坚实的基础。2023 年，开展天河院区、甘肃院区信息化规划，未来一院四区多院区信息化格局初步形成。

临床信息化方面，从 1995 年 HIS 系统的建立，到 2021 年通过电子病历五级，2022 年通过互联互通四级甲等，2023 年跻身成为国内少数几家通过电子病历六级评定的医院之一，建立全面临床决策支持、全面闭环、全无纸化归档，数字化成效显著，临床效率显著提升，标志着医院信息化建设再上新台阶。

互联网医院方面，从 2012 年关注移动互联网等新技术的潜在发展趋势，“基于互联网的患者综合服务体系研究”全面规划未来互联网医院，到成为领先上线云诊室和第一家上线自助出入院业务的医院、到 2023 年通过智慧服务 3 级。我院在互联网医院方面的实践，开创了国内公立医院互联网医院建设的先河。目前，实现线上服务 100% 覆盖，其中手机预约挂号、门诊缴费、自助出入院人数均超过线下，成为主要服务方式；建立预问诊、智能客服、床位预约、自助退费等智能服务，患者体验大幅提升；体检服务、居家护理、智慧康复等功能将优质医疗服务延伸到患者家庭，取得良好成效；设立《临床研究》专栏，促进受试者招募；开设“知多点”“加油吧”，提升人文关怀。

智慧管理方面，建立以钉钉为核心的行政管理平台和以 HRP 为核心的运营管理平台，行政办公线上业务办理率超过 90%，财务凭证电子化率超过 90%，实现精细化、高效益的数字化管理。

临床研究信息化方面，先后上线受试者招募、伦理管理、随机化、远程访视等一系列信息系统，形成了完备的临床研究信息化体系，高效支撑多个项目顺利通过 FDA、欧盟检查。

（2）行而不辍终致远，大数据 +AI 等新兴技术赋能智慧医院发展。

在探索和运用大数据、人工智能等创新技术的过程中，信息中心正走在国内医疗行业的最前沿。2015 年起，以“863 计划”课题“常见恶性肿瘤大数据分析和处理”为基础，制定了常见恶性肿瘤数据标准，实现了 30 多个业务系统全覆盖式的数据采集、清洗和集成，建成了以患者为中心、以唯一主索引为关联、覆盖诊疗全过程数据且 T +0 实时更新的真实世界大数据平台，已汇聚了 190 万例患者全量数据，数据总量超过 1 PB。基于该数据平台，还建立了涵盖肺癌、肝癌、结直肠癌、鼻咽癌、乳腺癌等 42 个常见恶性肿瘤的专病库，实现了智能病历书写、患者全景视图、智能病案质控、智能随访系统、受试者智能招募等智能应用。大数据平台支撑科研查询日访问量超过 1500 次，全景视图日查询超过 3 万次，年均为临床研究提供 500 多次数据检索服务，成为科技创新的重要支撑。

在人工智能应用方面，引进并整合多个人工智能产品应用到临床，其中脑转移瘤、肺结节等辅助诊断系统应用率超过 80%，大幅提升了临床诊疗效率。孙颖副院长牵头研发的放疗靶区智能勾画系统已推广至 270 家单位，应用患者约 30 万人次；在放疗科，医生选择 AI 正常器官勾画的比例达到 77. 3%，鼻咽癌等器官勾画的使用率达到 75%，成为必备临床工具。信息中心团队在智能医学研究方面申报国家自然科学基金、省市科研基金 4 项，授权专利 12 项，发表高水平论文 10 多篇；其中，鼻咽癌辅助诊断系统实现临床转化应用。

（3）厚积薄发战难关，利用信息技术为全院职工提供图书和文献服务。

1964 年建院时即设立了图书馆，1993 年并入信息科，主要工作是负责收集、整理医学书刊资料、图书资料采编和管理、读者服务、参考咨询和检索服务等，为医务人员和职工提供医学文献信息服务。图书馆 1996 年引进了深圳大学图书馆的 SUL3 管理系统；1999 年，引进清华同方“中国期刊全文数据库”及重庆维普公司的“中文科技期刊全文数据库”；2002 年建立多媒体电子阅览室；2009 年引进“外文生物医学文献数据库”，在局域网上提供全文检索服务。2021 年，图书馆在信息中心的技术支持下全面进行数字化服务转型，以中山大学数字馆藏和医院自采文献数据库为资源，引入 AI 技术，通过互联网、移动终端、办公平台、邮箱系统等方式为中心多院区读者提供全方位的文献信息服务，日均为医院职工提供文献检索及全文下载 300 多篇。

4. 展望未来

奋楫笃行启新程，信息中心将以流程无纸化、业务智能化、管理精益化、服务人性化、院区同质化为原则，持续深化“智慧医院建设、学科建设支撑、信息技术服务响应和科研创新支持”四大重点工作内容，通过建设多院区智慧医院提升服务能力，实施“新基建”战略促进学科建设升级转型，开展信息服务促进学科发展，建立智能诊疗新模式提升医疗能力，为医院高质量发展提供全面信息化支撑。

（撰写：石文娟　审核：何仲廉　任忠敏　李超峰）

（十一）采购与招投标办公室

1．科室概况

为推进全面从严治党向纵深发展，进一步强化对重点部位、关键环节的监督，中心党政领导加强顶层规划，于2020年8月率先成立采购与招投标管理办公室（单列科室建制），首任分管领导为曾木圣副院长。办公室以贯彻落实国家政府采购与招标投标的法律法规和方针政策为立足点，建立并完善中心采购廉洁风险防控长效机制，完善本中心采购与招标投标制度体系，归口管理，监督中心各职能部门的工程、货物和服务项目采购与招标投标工作。

2022年5月11日，“采购与招投标管理办公室”更名为“采购与招投标办公室”（以下简称“采招办”），逐步推进办公室实体采购职能。2022年5月20日，中山大学召开附属医院采购廉洁风险防控专题会议，吹响了推进医院归口采购改革的号角。2022年8月31日，院长办公会及党委会议审议通过采招办职能定位和职责，明确办公室职能由“归口监管”变更为“归口实体采购”，承担除集采、药品、试剂及医用耗材外的20万元以上货物、服务及工程项目归口采购工作。采招办职能调整是中心积极推进归口采购改革的一项重要举措，对切实加强中心采购领域廉洁风险防范具有重要意义。

中心领导高度重视采招办人才队伍建设工作，强调配足配强采购队伍，2023年6月1日起先后从中心职能部门调配4名骨干人员至采招办承担采购岗工作。采招办有序接管实体采购工作，实现“采管分离”的内控管理目标。截至2023年12月，办公室落实岗位编制7人，设立主任、副主任各1人，采购岗4人，综合管理岗1人。见图1－2－2－20、表1－2－2－23。

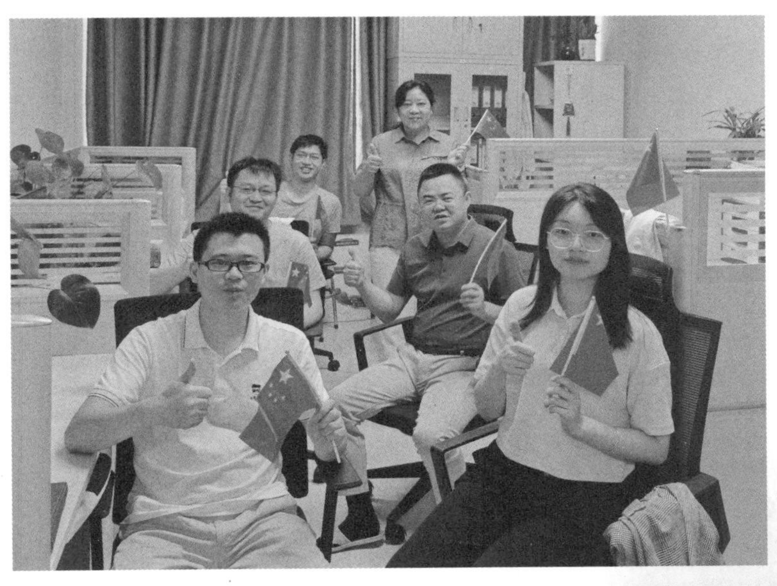

图1－2－2－20　2023年7月采招办职能转变首批实体采购人才队伍合影

表 1-2-2-23　历任科室负责人名录

姓名	职务	任职时间
李东梅	主任	2020 年 8 月至今

2023 年 10 月 25 日，院长办公会和党委会议审议通过关于落实廉洁风险防控要求，完善中心招标采购管理若干措施，通过搭建中心统一电子采购平台，加大采招办对分散小额采购统筹管理力度。同时，逐步延伸将集采药品外放射性药品、中草药、颗粒剂及“集采目录”项目（2024 年 3 月 1 日）纳入归口采购管理，采招办迈出“全口径归口采购管理”坚实的一步。

2. 职能管理

（1）建章立制，强化内控。

自成立以来，在分管领导曾木圣副院长的坚强领导下，采招办深入开展调查研究，全面摸查中心采购工作情况，实现了多项“从 0 到 1”的工作突破。2021 年 5 月 20 日采招办牵头制定《中山大学肿瘤防治中心采购管理办法》《中山大学肿瘤防治中心评审专家管理办法》和《中山大学肿瘤防治中心招标代理管理办法》三项制度，其中《中山大学肿瘤防治中心采购管理办法》是中心层面第一部采购制度，明确了政府采购及招投标限额以下的采购和招投标行为依据，填补了中心内控管理采购制度的空白。2021 年 9 月 1 日出台《中山大学肿瘤防治中心院内采购实施细则》。在四项制度的牵动下，各部门更新、修订分支采购制度达 13 项，夯实中心采购行为的内控体系。

采招办不断推进采购制度建设工作，根据国家卫健委“三年专项行动”及中心“采管分离”的整体工作部署精神，2023 年 6 月，采招办牵头修订《中山大学肿瘤防治中心采购管理办法》《中山大学肿瘤防治中心采购评审专家管理办法》《中山大学肿瘤防治中心采购代理机构管理办法》3 项采购制度，同时，针对采购源头管理新立《中山大学肿瘤防治中心采购需求管理实施办法（试行）》；为不断规范和加强供应商管理，采招办又牵头制定《中山大学肿瘤防治中心供应商不良行为管理办法（试行）》，筑牢采购风险防范屏障，有效行使采购主体责任人权力，实现了采购行为有依据的规范管理。

（2）梳理流程，规范采购。

采招办不断梳理规范化、精细化、程序化采购管理流程。一是结合 2023 年修订的采购制度，联合相关职能部门梳理确定《中心统一采购工作流程》——“采购 28 步”，明晰“采管分离”的工作界面，并为中心采购信息化建设提供依据；二是进一步规范院内采购行为，汇编院内采购文件范本，梳理并编制了《院内采购流程指引》，内容涵盖院内各采购方式，包括院内询价、院内谈判及院内单一来源采购操作流程规范，提效增质；三是聚焦关键点，防风险、堵漏洞，进一步加强院内开标评审会议管理，办公室制定《院内开标评审会议工作规范（试行）》，逐步形成采招工作手册，做到范式化的高效管理。

（3）有序开展中心规范和加强政府采购管理三年专项行动。

2020 年 8 月以来，采招办深入贯彻《国家卫生健康委关于进一步规范和加强政府采购管理工作的通知》和《国家卫生健康委办公厅关于全面落实规范和加强政府采购管理三年专项行动工作的通知》文件精神，根据中心总体行动部署方案，联合各职能部门推进专项行动有序开展，全面规范中心政府采购行为。采招办保质保量按月递交“三年专项月度报告”“三年专项年度报告”至国家卫生健康委项目监管中心，截至 2023 年 12 月，累计达 40 次。2022 年 8 月 8—10 日，采招办牵头顺利通过国家卫生健康委政府采购三年专项行动现场督查，于 2023 年 5 月 25 日顺利通过国家卫生健康委政府采购三年专项行动现场复查。在中心党政班子领导下，通过三年努力建立健全的采购风险防控机制和采购监管长效机制，顺利通过了国家卫生健康委三年专项行动的督查检查。

（4）扎实采购功底，做好采购服务。

在中心分管领导曾木圣副院长的坚强领导下，采招办作为中心采购归口管理部门有力统筹开展采购业务。2022 年中心完成年度代理委托采购业务 135 项，累计采购金额达 4. 97 亿元；全年抽取并派出采购评审专家 130 场次，累计 168 人次。在新冠疫情人力不足和多区域封控的情况下，采招办充分发挥主观能动性，积极协调并落实采购代理人员调配及场地落实，实现全年委外采购项目 100% 按时开标、评标，疫情期间项目“0 停摆”；牵头组织政府采购需求审查 64 项（含重点审查 8 项）；监督院内采购 77 项，审核单一来源采购事项 25 项；协助药学部开展试剂、中药颗粒剂等采购市场调研及谈判 21 项，合计采购金额约 3. 5 亿元。自 2023 年 6 月 1 日开展实体采购工作以来，相继顺利完成越秀院区放疗中心装修升级改造项目、核医学科核素药物生产装备及配套系统采购项目、影像科 5T MRI 采购项目、放疗科直线加速器采购项目、软件运维外包服务采购项目（2023—2025）及临床应用规范化培训中心全领域配套设备等重大项目采购招标工作，依法合规落实每一项采购工作，把维护好中心发展利益作为工作的出发点和落脚点，实现中心采购工作的开源节流战略目标，同时，不断提升采购执行率和资金使用率，充分发挥中心政府采购综合效益。

（5）强化制度引领，提升采购信息化水平。

采招办致力于不断推进采购信息化、数字化、智能化建设，突破固有思维局限，不断创新采购管理模式。2023 年，采招办以制度为依据、以优化的工作流程为准绳完成采购代理管理系统、采购评审专家管理系统、采购需求审查系统等信息模块开发。同时，搭建中心在竞价采购系统、快速采购系统及科研采购系统的统一管理的电子集成采购平台，实现 0 元以上的网上直购、网上竞价、综合评审等各类采购活动功能。通过采购信息化建设，逐步打通院内审批流与供应商采购活动的通道，实现项目全生命周期信息化闭环管理、全过程留痕及动态监管，助力阳光采购，提高采购能效。

（撰写：邓慧媚　审核：李东梅）

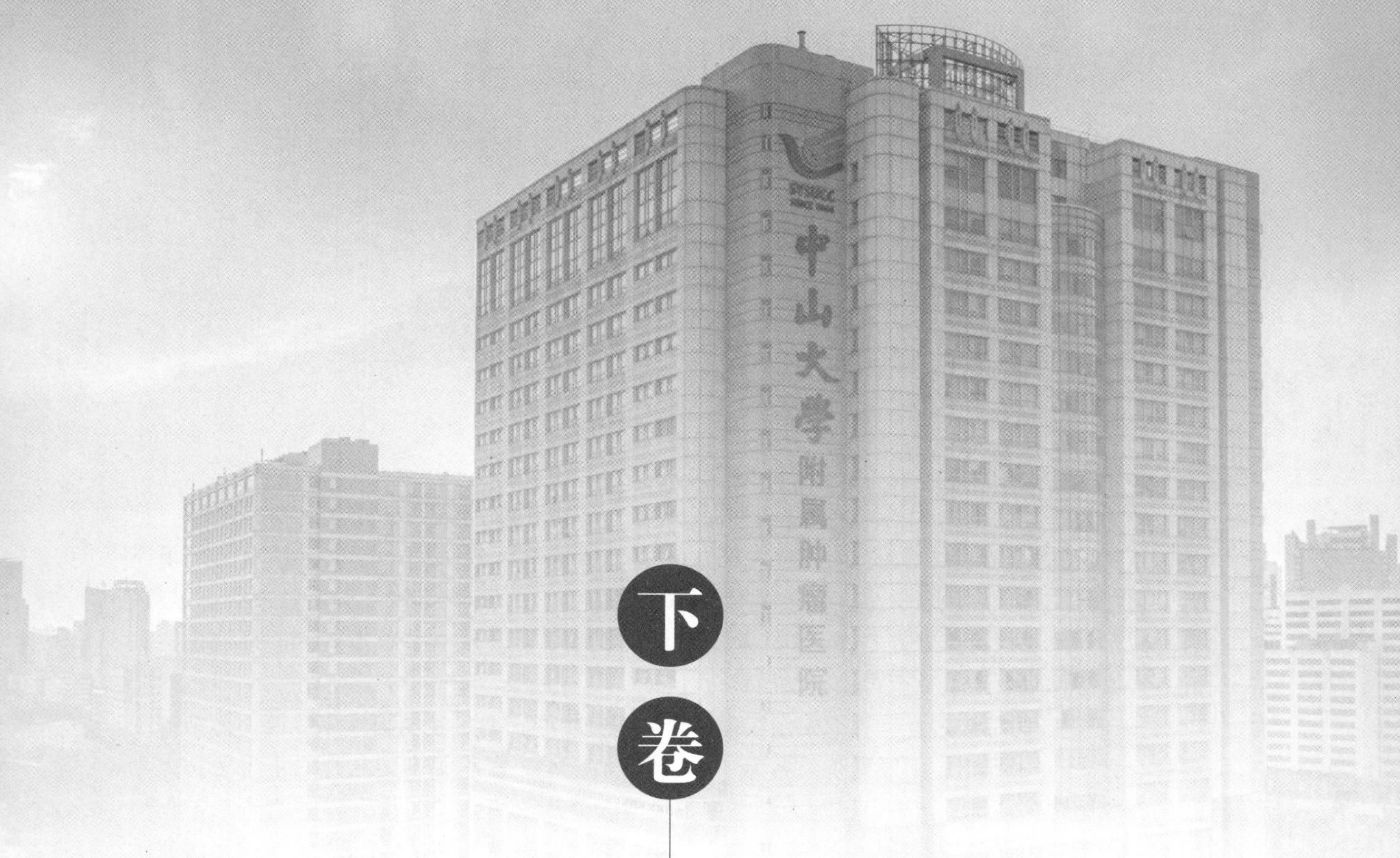

下卷

第二编

医疗篇

第一章　概　　述

中山大学肿瘤防治中心前身——中山医学院“华南肿瘤医院”在成立之初，倡导“严格、认真、紧张、科学”的院风，想方设法解决华南地区肿瘤预防、诊治、教学的严重不足，肩负起广东及周边省份癌症防治的使命。在“文革”的特殊年代，医院也未停止运行，还完成了大量农村医疗普查工作。“文革”后，新的领导班子成立，狠抓规章制度建设，医院各方面工作重返正轨并取得长足发展。

1980 年，医院被定为世界卫生组织癌症合作研究中心，它是我国国际癌症合作研究的主要中心之一。1985 年中山医学院易名为“中山医科大学”，医院相应更名为“中山医科大学附属肿瘤医院”，2002 年中山医科大学与中山大学合并后改名为“中山大学肿瘤防治中心”，即“中山大学附属肿瘤医院”。1999 年中心肿瘤学成为广东省重点学科，2001 年成为国家重点学科，2001 年中心成为“国家抗肿瘤药物临床试验研究基地（GCP 中心）”，2005 年成为华南肿瘤学国家重点实验室。2003 年与美国 M D. Anderson 癌症中心结为姊妹医院，与日本、法国、英国、瑞典等世界先进的癌症防治机构亦有合作和交流。

中心占领医疗技术前沿。放射治疗方面，现配备 16 台直线加速器，年放疗病例数逾 1. 7 万，居亚洲前列，并助力国产高端放疗设备研发和应用；内科治疗方面，取得多项原创性研究成果，累计 86 项成果被国际指南引用，肿瘤诊疗水平显著提升，包括鼻咽癌、肠癌、肝癌等多个癌种的疗效达到世界先进水平；外科方面，成为广东首家拥有达芬奇手术机器人“双机”的医院，肿瘤规范化微创治疗处于国内顶尖水平，获批成为全国第三家、华南第一家手术机器人国际培训中心。截至 2023 年，中肿累计机器人手术量居全国肿瘤专科医院及广东全省第一。

经过 60 年的努力，现在医院已成为中国规模最大，学术力量最雄厚的肿瘤防治中心之一。现设有越秀、黄埔两个院区，实际开放病床数 2239 张（越秀院区 1556 张，黄埔院区 683 张）；获批成立国家区域医疗中心——中山大学肿瘤防治中心甘肃医院，并积极推进天河院区建设。2023 年度门、急诊量达 201. 9 万人次（包含云诊室），年住院量达 18. 5 万人次，医疗业务量居全国肿瘤专科医院前列。医疗技术水平领先，拥有软、硬件条件亚洲一流的放射治疗中心，开展多个专科机器人微创手术。1998 年率先在全国推行肿瘤单病种首席专家负责制，组织制订各大病种多学科综合诊疗方案，为广大肿瘤患者提供个体化、最优质的诊疗服务。

第一节 医疗任务

（一）医学普查

为响应全国肿瘤防治工作“以中西医合流和预防普查为纲”的号召，1969 年，华南肿瘤医院共派出两批医疗队下乡为广大农民防治疾病，较好地完成了任务。1970 年 4 月，华南肿瘤医院组织了第一支肿瘤防治队，奔赴农村防癌第一线，建立了广东省第一个农村肿瘤防治站。防治队工作卓有成效，采用定点医疗、巡回医疗和建立家庭病床等方式，为当地治疗 230 多例恶性肿瘤。

1970 年 9 月，医院派出医务人员和中山县医务人员一起组成 57 人普查队，在中山县开展肿瘤普查工作，基本摸清了普查地区肿瘤发病情况，发现了一批早期恶性肿瘤患者，并建立健康档案，使之得到及时治疗，为广东省农村开展防癌工作提供了依据，同时普及了防癌知识，培训了一批防癌“赤脚医生”。随后，肿瘤防治队出征揭阳，为 12 万人进行了肿瘤、麻风的普查。年底，普查队前往廉江县车板公社，筛查出一批患甲状腺癌的患者。

至 1971 年，中山县、德庆县已在全县范围建立了肿瘤防治网，也设立了各级的肿瘤防治机构。群众亲热地称呼防治机构队伍是“永不离村的肿瘤防治队”。肿瘤防治队运用普查和办点的形式，探索肿瘤病因、早期诊断和防治方法，并在鼻咽癌及子宫颈癌的诊断方面取得进展。1971—1972 年，在医院的努力下，广东省的中山、德庆、花县等县成功完成了全县群众性肿瘤普查，广州、四会、揭阳、廉江、徐闻等地也开展了大规模的肿瘤普查。南海、从化、开平、新会等县在部分地区进行了普查，普查也深入到工矿、企业、学校、机关等地。上述普查工作摸清了广东省的肿瘤发病情况，并为鼻咽癌流行病学、病因学研究打下基础。

1976 年，医院根据毛泽东主席关于“预防为主”的指示，到云浮硫铁矿、三水农场、硫溪河水电站、石油化工厂、陆丰、大沥公社等厂矿农村进行肿瘤普查，共计 3 万多人次。

70 年代初，广东省卫生厅在肿瘤医院成立“广东省肿瘤防治办公室”，与肿瘤防治研究基地联手，积极开展广东省肿瘤防治工作。1973 年，广东省对全省 110 个县（市、区）4500 多万人口进行了为期 3 年（1970—1972 年）的死亡人员死因回顾调查，基本摸清了全省常见肿瘤的死亡率与地理分布情况。1988 年 12 月，由肿瘤防治办公室组织，再次对全省 10 个市、县（区）570 多万人口进行死亡回顾抽样调查。这一次调查结果显示，全省恶性肿瘤粗死亡率平均为 111.22/10 万，比 70 年代增加 146.8%。

80 年代中期，中山在全国较早地开展了鼻咽癌筛查和登记工作，并在全市逐步建立筛查队列。1986—1999 年，中山市建立了一组 4.2 万人的鼻咽癌筛查队列，这是全国首个癌症筛查队列。2009 年起，一场覆盖 13 个镇街 90 万户籍人口的鼻咽癌筛查在中山持续开展至今，并以平均每年增加 2 个筛查镇区的规模推进。

2016 年，广东省癌症中心依托中山大学肿瘤防治中心正式成立。作为省级癌症早诊早治项目管理和技术指导单位，广东省癌症中心同时承担了 2 个国家重大公共卫生项目——农村癌症和城市癌症早诊早治项目。2016—2023 年，癌症早诊早治筛查项目覆盖的地市和癌种逐渐由原来的 6 地市 4 癌种扩大到 11 地市 7 癌种，完成初筛 57.8 万例，临床筛查 34.2 万例。

其中农村癌症早诊早治完成初筛 39.8 万例，临床筛查 18.8 万例；城市癌症早诊早治完成初筛 18 万例，其中临床筛查 7 万例。开展人群筛查，可使癌症总体早诊率达到 76.9%，有效改善了肿瘤患者的预后和生存质量。

（二）三级公立医院绩效考核

以三级公立医院绩效考核为导向，我院在发展的过程中，更加注重内涵建设，从粗放式管理转到精细化管理上，主动思索优化医疗服务流程、规范医疗服务行为、控制医疗费用不合理增长以及加强学科建设的新举措、新模式。

目前，三级公立医院绩效考核已开展 5 个年度，我院在 2018—2022 年度的考核中均获批 A 等级，分别位列全国肿瘤专科医院第 5 位、第 3 位、第 5 位、第 3 位、第 2 位，稳居第一方阵。

（三）高水平医院建设与广东国际肿瘤医学中心建设

高水平医院建设项目以及五大国际医学中心项目是我省实施“建设健康广东、打造卫生强省”的重要发展战略。中心分别在 2018 年、2020 年获批高水平医院建设项目以及广东国际肿瘤医学中心项目，借助项目支持，着力瞄准肿瘤防治事业前沿，围绕“医疗技术、科研水平、医学人才、学科建设、规范制度、示范引领”六大建设任务主动作为。

建设期间，科研成果实现了 NEJM、JAMA、LANCET、BMJ 四大医学顶级期刊的全覆盖，鼻咽癌、胃癌、结直肠癌、肝癌等多个优势病种 5 年生存率达到或接近世界先进水平，基本达成建成国内专科布局最全、服务规模最大、诊疗水平最高、世界一流（简称“三最一流”）的目标。

（四）对口帮扶与人员下沉

为促进医疗资源上下贯通，推动基层医院诊疗水平有效提升，我中心自 2018 年至今，累计派遣 10 批次有中级以上职称的卫生技术人员，至肿瘤专科联盟单位、对口帮扶贫困县县级医院、合作病区医院进行对口帮扶工作，共计 110 人次。深入山区对口帮扶，促进学科服务能力提升。2016—2021 年，中心先后派遣 46 名帮扶干部前往海南省第二人民医院开展短期交流、长期驻点等帮扶工作，共完成教学查房 775 次、授课 213 次、手术指导 272 例、病例讨论 286 次、远程会诊 25 例、学术讲座 63 次，培训医务人员超 5000 人次。

2019—2023 年，派遣手术麻醉科、乳腺外科、肿瘤内科以及分子诊断科的 6 名优秀卫生专业技术人才至云南省临沧市凤庆县人民医院开展医疗帮扶工作，完成了开展可视化麻醉技术、完善当地普通外科乳腺方向学科建设规划、积极建设肿瘤多学科会诊模式的科室建设纲领、成功开立肿瘤科并步入正轨、规范当地病理分子科诊断流程等帮扶工作。

（五）泛中南肿瘤专科联盟建设

为响应国家推进分级诊疗以及医疗联合体建设和发展政策的要求，提高优质医疗资源的辐射能力，2017 年 9 月，中心在广东广州牵头组建了“泛中南地区肿瘤专科（单病种）联盟”，致力于构建区域内高效的肿瘤防治网络。截至 2023 年，专科联盟已涵盖全国 15 个省级行政区共 75 家医疗单位。

联盟充分利用“互联网 +”技术，建立联盟内远程多学科协作诊疗（MDT）平台，免费为联盟医院开展多学科远程会诊服务，真正做到“专家在身边，大病不出县”。每月组织全院病例讨论会，定期举办单病种病例临床讨论会、内科大查房、“刀客秀”达芬奇机器人肿瘤外科手术直播周等临床讨论教学活动，并通过联盟门户网站，向成员单位免费开放点播，将全球肿瘤诊疗标准与指南采用的临床一线研究成果、诊疗规范，以及 8000 多台机器人的手术经验和创新术式倾囊相授。

（六）改善医疗服务行动计划

中心按照改善医疗服务行动计划统一部署，积极落实各项重点工作，大胆创新思路，推动多项改革举措直击患者就医痛点。多管齐下，提升预约挂号模式。提出“线上加号”设想，患者在医生出诊当天可在手机 App 上申请加号，通过后再按就诊时间到院候诊，医生则可根据患者类型（初诊、出院复诊、门诊复诊等）一键审批通过，大大节省了医生审核加号的时间以及患者在院等候时间，也进一步降低了黄牛炒号的风险。通过设立“初诊患者预约通道”，个性化设置初诊患者号源数，仅供初诊患者预约，开诊前未用完的初诊患者号源再并流回总号源池，供所有患者预约。“云诊室”开创肿瘤专科医院网上复诊服务的先河，为异地复诊患者提供了更便捷的看诊方式，在疫情期间更是发挥了关键作用。分时段检验预约，减少患者等候时长。系统上线运行后，患者只需要按时一次报到即可完成采血全流程，等候时长缩短至 10 分钟。精细化日间化疗规则，提高运行效率，输液中心运行效率提高近 50%，双院区服务量由 500 人次提升至 750 人次，在预约周期缩短的情况下反而提高了诊疗计划性，为各医疗机构建立日间治疗的预约制度提供了新样板。

（七）三甲复审

1994 年，医院首次通过“三甲医院评审”，成为国内第一所三级甲等肿瘤专科医院。

2022 年 10 月 24 日，中心顺利通过三级甲等肿瘤医院复审，获评广东省卫生健康委员会授牌“三级甲等医院”。其后以三甲复审工作为新的起点，全力抓好整改落实，以评促建，以评促改，不断强化内涵建设，推进日常工作三甲化、三甲工作常态化，以高标准、严要求健全各项管理机制，保障医疗质量和安全，提升医疗服务水平。

（八）疫情支援

2019 年末，新冠疫情席卷而来。3 年抗疫，中心积极响应上级号召，持续支援抗疫一线，高效统筹好疫情防控与日常诊疗工作。

1．跨省支援

2020 年 2 月 7 日，我院 16 名医护人员登上了前往武汉的班机，驰援前线。我院援鄂医疗队获评“全国卫生健康系统新冠疫情防控工作先进集体”。

2020 年 8 月 27 日，选派叶祖禄、邵琼两位技术骨干赴港支援核酸检测。

2022 年 4 月 3 日，派出马将军、黄马燕、钟观清 3 位技术骨干，支援上海核酸检测工作。

2．大规模核酸采样支援

2021 年，中心共计派出 19 批次 2034 人次支援大规模核酸采样工作，累计采样逾 45 万份次；2022 年，中心共计派出 78 批次 13351 人次支援大规模核酸采样工作，累计采样逾 478 万份次。

3．打好本土疫情歼灭战

中心组建 238 人的支援队接管番禺东新方舱医院，于 2022 年 11 月 21 日进驻，奋战 22 个日夜，收治 5775 人次；选派 49 名医护人员（医生 14 名，护士 35 名）支援广州医科大学附属市八医院隔离病区工作；选派 3 名技术人员至广州琶洲方舱气膜检测实验室支援核酸检测工作；并派出白云采样突击队、荔湾采样突击队、海珠采样突击队、中大南校采样突击队、荔湾流调志愿队共 184 人开展中高风险地区上门核酸采样及荔湾区流调溯源作业工作。

（九）CCO 万人科普活动

2020 年 9—11 月，中心以“健康中国、科普先行”为主题，组织开展万人科普系列活动，包括万人科普进基层、“同一天一起行健步走”、科普大会三部分主要内容。在万人科普进基层项目中，中心集合广东省内 43 家医院的 146 位医护专家组建 8 支巡回科普队，足迹遍布粤北、粤西、粤东及珠三角地区，同时依托中国抗癌协会青年理事会、泛中南地区肿瘤专科联盟，在全国范围内组织开设科普义诊分会场，实现“专家送医上门”。在“同一天一起行健步走”活动中，由樊代明院士领衔，由肿瘤防治专家代表与来自全国各地的 300 名癌症康复者代表一起，以步为笔，共绘“生命之树”，号召社会关注癌症科普与预防。科普大会以“绝处逢生”为主题，邀请四位重量级嘉宾，从人文、科技、患者、医者四个方面，展开一场关于肿瘤的多元深度对话。活动由全国范围内的超过 559 名医务人员直接参与，科普热潮席卷全国 26 个省份，101 个市县，线下科普分会场 136 场，现场参与群众 5. 15 万人次，科普进基层新闻阅读量近 470 万次，科普大会直播累计观看量逾 211 万次，实现了做老百姓听得懂、记得住、学得会、用得上的科普，收获了“百医、百城、百场、百万、为了百姓”的五“百”科普成果。科普工作组获评中心“2020 中国肿瘤学大会卓越贡献奖”。

防疫保健工作组组织多次实地演练，收到参会人员的电子健康声明书 14821 份、会务伙伴健康声明书 400 多份，现场核查健康码与防疫行程卡超 2. 5 万人次。防疫保健组共招募医生21人、护士41人、志愿者20人，安排7个医疗组为各会场提供会议期间医疗保障，2个医疗组为大会VIP提供24小时医疗保障，与大会场馆周边医院（广东省第二人民医院、中山六院、祈福医院、中山一院）协调建立医疗与急救绿色通道，有力地保障了会议顺利圆满完成。防疫保健组获评中心“2020中国肿瘤学大会杰出贡献奖”。

第二节　病床的发展

随中心高速发展，医疗业务规模不断扩增。2023年双院区开放总床位数2239张，其中越秀院区1556张，黄埔院区683张。总床位数较2013年增加79.8%，主要床位变动情况见表2-1-2-1。

2014年越秀院区2号楼投入使用，同时开办Ⅰ期病房，设置12张床位，全院床位增长至1454张。

2015年核医学科住院病区开办，设置8张床位。

2017年骨与软组织科开办，设置15张床位。

2019年肝胆胰外科更名为肝脏外科，并独立出胰胆外科，设置16张床位。

2021年3月，黄埔院区建成并投入使用，全院开放总床位数2133张。越秀院区1494张，黄埔院区639张。

2022年受新冠疫情影响，双院区开放总床位数仅1987张。

2023年疫情后恢复床位开放，双院区开放总床位数2239张。其中越秀院区1556张，黄埔院区683张。

表2-1-2-1　床位发展过程一览表

年份	床位数（单位：张）																					
	鼻咽科	头颈科	胸科	乳腺科	重症监护室	胃外科	结直肠科	肝脏外科	胰胆外科	妇科	内科	放疗科	综合科	泌尿外科	神经外科	微创介入科	血液肿瘤科	儿童肿瘤科	生物治疗黑色素瘤肉瘤科	内镜激光科	骨与软组织科	核医学科	Ⅰ期病房	总数
2013	127	72	103	36	18	35	35	62	—	70	193	201	46	72	36	47	32	33	18	9	—	—	—	1245
2014	127	72	102	72	18	70	70	62	—	105	193	201	46	72	60	54	32	32	36	18	—	—	12	1454
2015	127	72	102	72	30	70	70	62	—	105	193	201	62	72	60	54	32	32	36	18	—	8	12	1490
2016	118	72	102	72	30	70	70	62	—	105	198	210	62	72	60	54	32	32	36	18	—	6	12	1493
2017	118	72	102	72	30	55	70	62	—	105	198	210	60	72	60	54	32	32	36	18	15	—	12	1485
2018	118	72	102	72	30	55	70	62	—	105	198	210	58	72	56	54	32	32	36	18	15	6	12	1485
2019	118	72	102	72	30	55	70	46	16	105	203	210	58	72	56	54	32	32	36	18	15	6	12	1490
2020	118	72	102	72	30	55	70	46	16	105	203	210	58	72	56	54	32	32	36	18	15	6	12	1490
2021	141	116	145	116	52	94	102	106	47	105	276	276	58	116	72	78	52	44	36	18	44	6	33	2133
2021越秀	119	72	101	72	30	69	70	62	0	105	202	210	58	72	72	54	0	44	36	18	0	6	22	1494
2021黄埔	22	44	44	44	22	25	32	44	47	0	74	66	0	44	0	24	52	0	0	0	44	0	11	639
2022	148	114	90	116	52	58	102	106	47	92	251	306	44	116	36	75	52	45	36	18	44	3	36	1987

续上表

年份	床位数（单位：张）																						
	鼻咽科	头颈科	胸科	乳腺科	重症监护室	胃外科	结直肠科	肝脏外科	胰胆外科	妇科	内科	放疗科	综合科	泌尿外科	神经外科	微创介入科	血液肿瘤科	儿童肿瘤科	生物治疗黑色素瘤肉瘤科	内镜激光科	骨与软组织科	核医学科	Ⅰ期病房	总数
2022 越秀	148	72	66	72	30	33	70	62	0	70	174	240	44	72	36	54	0	45	36	18	0	3	22	1367
2022 黄埔	0	42	24	44	22	25	32	44	47	22	77	66	0	44	0	21	52	0	0	0	44	0	14	620
2023	148	116	146	125	52	99	105	106	47	127	285	318	58	116	72	78	52	45	36	18	44	13	33	2239
2023 越秀	148	72	102	81	30	70	70	62	0	105	211	240	58	72	72	54	0	45	36	18	0	8	22	1576
2023 黄埔	0	44	44	44	22	29	35	44	47	22	74	78	0	44	0	24	52	0	0	0	44	5	11	663

第三节　业务科室的发展

（一）建院初期

中山医学院华南肿瘤医院，是国内四所专科肿瘤医院之一，建院时仅开设了外科和放疗科。林剑鹏为妇科首任主任，妇科除施行妇科肿瘤的手术和化疗外，还需承担腔内放疗（镭疗）工作。头颈科建于 1964 年，是我国最早成立的头颈肿瘤外科之一，首任科主任李振权，护士长刘国珊。初期有病床 20 张，医生 9 名，与妇科同在一个区。1964 年 4 月以中山医学院附属第一、第二医院放射工作人员为班底组成肿瘤医院放射科，分成放射诊断组和放射治疗组，由我国著名放射学家、首任院长谢志光教授兼任科主任，放射治疗组由梁培根教授负责，半年后正式成立放射治疗科，开始放射治疗的临床和科研工作。1964 年建院时设立胸腹科，李国材任主任。医院病理室成立于 1964 年建院初期，我国著名病理学家梁伯强指派陈灼怀教授筹建病理室并主持工作。医院成立初期，时任广东省委书记陶铸亲自批准下拨 100 万元人民币作为筹建医院的资金，其中 10 万元用于检验科采购仪器、器皿、试剂等。检验科在编的工作人员有王南、陈伟明、杨非比、李钊常和马婉兰 5 人，王南任肿瘤医院检验科负责人。医院自成立之日起就开始了肝癌的临床治疗与研究，1965 年开始运用肝切除术治疗肝癌。1965 年在院长谢志光的积极倡导下，肿瘤医院组建了化疗专业组，管忠震、关令娴、李宝光等担负起组建化疗组的重任。

（二）“文革”期间

1968 年胸腹外科主任李国材为了能提高肝脏肿瘤的诊断及鉴别诊断率，派陈孝岳医师到中山一院超声科进修学习，并开始应用汕头超声仪器厂生产的 CTS –5 型、18 型 A 型超声诊断仪，在住院大楼二楼正式挂牌成立超声诊断室。

1969 年医院组建“新医区”，人员包括临床医生和肿瘤研究所的部分人员，主要任务是开展以鼻咽癌为主的常见恶性肿瘤的中西医结合诊治、抗癌新药的临床观察和肿瘤标志物的检测研究等。1969 年底“文革”期间，各学科专业分组被取消，人员被下放。

1970 年开始，医院黎建成、邓满泉开设不定期中医门诊及病房会诊，同时聘请外院名中医陈效莲来院参加及指导中医临床工作。同年中药房成立。20 世纪 70 年代初，医院在“新医区”的基础上成立了鼻咽癌病区，隶属头颈科，时任头颈科主任系李振权。

1971 年，李国材组织成立了“广东省肝癌防治研究协作中心”。

1972 年恢复学科分组管理后，医院正式成立“肿瘤内科”，设立专门病区，管忠震任科室主任。

1975 年医院组建激光室，由孙振权主持工作。激光室隶属鼻咽科。

（三）“文革”后到20世纪80年代后期

1977年，胸腹科成立肝癌协作小组。

1978年，陆献瑜教授调入肿瘤医院病理室任主任，医务人员增加至6人，教学、科研和病理诊断工作得到长足发展。

1980年中医科正式成立，陈效莲担任负责人。11月，医院在全国率先创办港澳、华侨门诊及病区，开设病房床位7张，专门接待东南亚地区回国看病的华侨，为他们提供高水平的医疗和优质的服务。科室首任主任为李佩莲教授。

1983年7月医院成立内窥镜室，由张斌及郑庆萱医生专职负责食管镜、支气管镜及结肠镜的检查。1987年吴雪强调入内窥镜室任主任。1987年成立激光科，由孙振权任主任。

1984年12月胸腹科分为胸科和腹科，1985年腹科正式成立，主任朱少立，副主任李国辉。胸科主任则为周晖楠，副主任为刘广森。

1986年肿瘤医院和研究所病理室合并成立了病理科，冯本澄任主任。

20世纪80年代中期，妇科腔内放疗室并入放射治疗科，由专门的放射治疗医生负责妇科肿瘤的放疗。

1986年11月闵华庆任头颈科（含头颈外科和鼻咽癌区两个病区）主任。

1987年医院成立中医激光科病区，中医科由黄火文任主任，激光科由孙振权任主任。

1987年胸科吴一龙与肿瘤研究所免疫研究室蔡体育合作，开始进行肿瘤生物治疗的研究试验工作。

（四）20世纪90年代至2013年

1990年腹科分出病床18张，以收治肝癌患者为主，逐步开展了肝切除术、肝癌血管介入治疗、经皮瘤内酒精注射术、术后辅助性肝动脉栓塞化疗等。

1992年2月，中心成立ECT室，主任由放射科曾其祥兼任。

1993年头颈科分为头颈科和鼻咽科两个独立的科室。头颈科由曾宗渊担任科主任，陈福进、赖国强任科副主任。鼻咽癌科由闵华庆担任科主任，专门诊治鼻咽癌。

1994年，放疗科分成放疗病区和放疗门诊两部分，实行统一管理。核医学科成立，由樊卫任科室主任。生物治疗中心成立，分实验室和临床治疗两部分，副院长吴一龙、何友兼分别兼任生物治疗中心主任、副主任，由吴一龙任临床治疗小组组长，5张床位挂靠在介入科病房。生物治疗中心实验室挂靠于肿瘤研究所实用技术研究室，由该研究室主任冼励坚负责协调生物治疗实验室的全面工作，蔡体育负责生物治疗技术上的指导和具体实验室工作。

1998年6月29日，肝胆科从腹科分出，正式成立，李锦清任主任，文朝阳任护士长。

1999年5月周芳坚作为学术带头人受聘组建泌尿肿瘤外科。同年内镜激光科由激光科和内窥镜室合并而成。

1999年激光科和内窥镜室合并成立内镜激光科，徐国良任主任。同年医院筹备开设神经外科，自海内外招聘学科带头人，陈忠平教授任主任。2002年泌尿外科成立，周芳坚任主任。

2007 年卫生部消化系统及呼吸系统内镜培训基地成立。2008 年 1 月，中心泌尿、消化和呼吸三个内镜诊疗技术培训考试基地顺利通过现场验收。2008 年 9 月 1 日，中心乳腺科正式成立，这是学科建设规划研讨会后结出的第一枚硕果。

2009 年中心新成立了血液肿瘤科和儿童肿瘤科，明确了专业方向，实现专病专治，学科建设再上一层楼。

2009 年 12 月 21 日，亚洲最大的放疗中心正式落成并开始收治患者。放疗中心建筑面积 8942 平方米，共有 7 台直线加速器、2 台 CT 模拟机、3 台核通模拟机。“华南生物治疗基地”顺利通过国家级验收并于 12 月 10 日正式挂牌，这是国内第二个正式挂牌的国家级生物治疗基地，承担卫生部生物治疗行业标准制定任务（获 500 万元资助）。

2011 年胸科获国家级临床重点专科建设项目资助，妇科、麻醉科、临床护理获广东省临床重点专科建设项目资助。

2011 年 7 月 25 日“先诊疗，后结算”项目正式上线，12 月 1 日放疗科诊疗流程优化整改方案启用。

2011 年广东省肿瘤性疾病医疗质量控制中心及广东省放射治疗质量控制中心挂靠我院。

2011 年 5 月，广东省交通医院整体移交我院，我院在该院区成立预防医学部，下设体检中心、体细胞治疗中心及流行病学研究室。

2012 年中心普外科、病理科、泌尿外科获评“广东省临床重点专科”，肝胆科获评广东省“十二五”医学重点学科。2012 年 10 月 8 日经全面装修改造的预防医学部防癌体检中心正式对外营业。11 月 21 日，内科获颁首批“卫生部癌痛规范化治疗示范病房”。广东省机构编制委员会批准我院设立直属事业单位广东省食管癌研究所。

2012—2013 年期间我院对各大肿瘤病种开展临床路径管理，规范诊疗行为，缩短平均住院日，控制医疗费用不合理增长，促进医疗质量管理向科学化、规范化、专业化、精细化发展。

2013 年肿瘤学科获评国家临床重点专科建设项目单位，医学影像科获评“2013 年度广东省临床重点专科”。

（五）2013 年至今

2014 年越秀院区 2 号楼投入使用，中心开办 I 期病房；2015 年核医学科住院病区开办；2017 年骨与软组织科开办；2019 年肝胆胰外科更名为肝脏外科，并独立出胰胆外科；2021 年 3 月，黄埔院区建成并投入使用，全院开放总床位数 2133 张。

截至 2023 年，我院共有 5 个国家临床重点专科（胸外科、肿瘤科、放射治疗科、普通外科、泌尿外科）以及 10 个省临床重点专科（妇科、临床护理、麻醉科、胸外科、病理科、泌尿外科、普通外科、肿瘤科、医学影像科、神经外科）。

质控中心建设方面，2011 年 3 月，经广东省卫生健康委（原广东省卫生厅）组织并批准，广东省肿瘤性疾病医疗质量控制中心成立并挂靠我院，现任主任为徐瑞华。2012 年 1 月、2022 年 4 月，广东省放射治疗专业质量控制中心、广东省核医学专业质量控制中心陆续成立并挂靠我院，现任主任分别为陈明、樊卫。

第四节 技术队伍的发展

（一）人员配备情况

华南肿瘤医院 1964 年 3 月成立后至当年 8 月，已初步完成医院各科室的人员配备，保证了日常工作的正常进行。卫生部批准病床 120 张，实际开设病床 104 张：一般病区 82 张、镭疗区 10 张、综合区 12 张。配备人员 115 人：医生 24 人、护士 41 人、技术人员 13 人、行政人员 11 人、工友 22 人。

2013 年，越秀院区一、二期工程均已完工并投入使用。在职职工总数在近 50 年间增加了约 2000 人。截至 2013 年底，中心共有员工 2190 人，其中正高 119 人，副高 220 人。

2021 年 3 月，黄埔院区一期项目启用，在职职工（包括事业编制、合同聘用、博士后及劳务派遣）总数达 3453 人。其中正高 189 人，副高 320 人。

2023 年底，在职职工（包括事业编制、合同聘用、博士后及劳务派遣）总数达 4192 人，正高 253 人，副高 407 人。具体构成见表 2 –1 –4 –1。

表 2 –1 –4 –1　2023 年人员配备情况

（单位：位）

项目	总数	女	年龄情况								学历情况					
			30 岁以下	31 ～ 35 岁	36 ～ 40 岁	41 ～ 45 岁	46 ～ 50 岁	51 ～ 55 岁	56 ～ 60 岁	60 岁以上	博士	硕士	大学	大专	中专	其他
在职职工总数	4192	2750	1450	1157	581	405	268	190	125	16	1012	733	2002	340	78	27
女	2750	2750	987	811	362	293	165	105	26	1	440	432	1531	284	59	4
正高	253	88		1	23	36	66	50	61	16	201	35	16	1		
副高	407	196	1	76	130	77	54	41	28		255	80	62	9	1	
中级	1111	849	14	401	291	214	101	70	20		140	208	592	126	45	
师级	1163	851	634	358	92	42	17	18	2		14	143	886	107	13	
士级	4	3				1	2	1					1	2	1	
未聘职称人员	1254	763	801	321	45	35	28	10	14		402	267	445	95	18	27

（二）职务晋升聘任

卫生部于 1986 年颁布“卫生部及部直属单位实行专业技术职务聘任工作”方案，中山医科大学人事处于 1986 年 2 月开始布置实施专业技术职务聘任工作。我院积极响应并严格遵照学校的职务聘任办法及实施细则，致力于人员成长及人才梯队建设。近年来，高级职称人员稳步增长。2023 年底，中心高级职务人员已达 660 人。见表 2 -1 -4 -2。

表 2 -1 -4 -2　1991—2023 年中心各系列职称人员情况

（单位：位）

职称		1991 年 5 月	2002 年 6 月	2008 年 12 月	2013 年 12 月	2023 年 12 月
教学系列	教授	3	16	30	46	61
	副教授	16	23	18	11	3
	讲师	32	6	5	3	1
	助教	2	1	241	—	—
医疗系列	主任医师	1	5	19	44	184
	副主任医师	8	38	76	127	235
	主治医师	41	76	134	139	203
	医师	84	76	9	18	12
	未聘	—	—	3	101	363
科研系列	研究员	—	5	11	21	42
	副研究员	1	10	7	16	67
	助理研究员	2	17	14	13	22
	研究实习员	—	5	7	5	111
护理系列	主任护师	—	—	1	2	12
	副主任护师	—	4	9	28	48
	主管护师	13	55	137	212	648
	护师	87	144	165	315	725
	护士	125	60	264	417	157
医技系列	主任技师	1	1	—	2	4
	副主任技师	—	8	13	11	37
	主管技师	15	72	78	86	146
	技师	73	98	66	109	208
	技士	61	13	63	85	105
药学系列	主任药师	—	—	—	1	3
	副主任药师	—	—	—	2	3
	主管药师	—	—	—	20	40
	药师	—	—	—	20	64
	药士	—	—	—	11	12

续上表

职称		1991 年 5 月	2002 年 6 月	2008 年 12 月	2013 年 12 月	2023 年 12 月
编辑、工程、财会系列	正高	无数据	无数据	1	1	2
	副高	无数据	无数据	6	20	12
	中级	无数据	无数据	28	29	26
	初级	无数据	无数据	55	87	44
	未聘	无数据	无数据	—	—	64
行政、后勤系列	管理	30	40	52	85	207
	后勤	131	90	135	103	68
总数		765	926	1467	2190	4192

第五节 医疗管理

（一）20 世纪 60—80 年代医院管理制度建设

中山医学院附属华南肿瘤医院成立后，一直重视各项制度的建设。建院最初的各项管理制度是参照兄弟医院的经验建立，随后结合本院实际，逐步建立了新的医疗工作制度。

医院先后与中山一院、二院以及学院有关教研组订立协作关系，成立胸部肿瘤诊疗小组、乳腺癌小组、妇癌小组、化疗小组等协作小组。各科室根据院负责人的指示进行了“三基”基本功计划的制订与学习，并制定了主要的医护常规。1964 年 7—9 月，医院在抓好医疗新制度的基础上，进一步健全基本制度，如值班交接班制度，设立交班簿，建立了随诊门诊以及规范统计病案室的随诊工作。1964 年住院患者出院后的随诊率达 90%。

1965 年，医院积极贯彻卫生局关于三班门诊制度的精神，健全门诊管理制度（包括急诊、门诊患者须知、入院须知、登记入院制度、随诊制度、宣教工作等），巩固和健全医院各项医疗制度。各医疗科室在 1964 年基本功学习的基础上制订了 1965 年基本功学习计划并认真贯彻执行。医院还注重提高主攻三大癌瘤（鼻咽癌、乳腺、子宫颈癌）的医疗研究质量，做好各项基本建设，制订全面计划，定期检查，贯彻住院医生 24 小时负责制的精神，试行住院医生 24 小时负责制与值班制相结合的医疗制度。

1965 年华南肿瘤医院进行门诊改革，组织下门诊蹲点，取消造成患者到处排长龙的各个小窗口，实行了挂号、收费、检验、发药“四到手”的制度，方便农民患者前来就诊。同年，打破旧框，建立门诊病房医生包干负责制及主任高年资医生带班制，使门诊与病房的工作更加协调。

1965 年 9 月，医院参照兄弟医院的经验，制定了一系列规章制度，如急诊工作制度、消毒隔离、病案管理、病例随访、查房、疑难病例讨论、出院及死亡病例讨论、医疗差错事故报告、药品管理、物资请领、卫生检查制度等，并在实践中不断修订，统一各项医疗操作规程。

1972年中山医学院附属华南肿瘤医院革委会成立后，经过清理阶级队伍，下放医务人员到农村安家落户，改革规章制度，扩充了病床，增加了门诊额，建立工农兵就诊相关制度。健全发药制度，杜绝药物浪费现象。健全护理制度，促进医护间合作，并通过落实晨间护理、重病护理，消除褥疮发生的可能。1974年，医院进一步落实医疗护理规章制度，开展“百日无差错”劳动竞赛，推广计划诊疗、民主医疗和中西医结合的治癌方法等经验。加强病历书写、查房会诊、基础护理、三级护理、危重及死亡病例讨论工作，每季进行医疗形势分析（科室每月分析一次），防止漏诊、误诊，提高医疗质量。1975年建立必要的规章制度，如放射机修组定期轮流检修机器；检验室制定必要门诊检验即复的措施；放射诊断组增设中午值班送报告上门；后勤修理组实现“五送上门”；等等。

1981—1989年期间，医院大抓规章制度的建设，大力支持科室负责人执行各项制度，恢复和坚持下来的有医院各级人员职责、病历书写制度、值班制度、疑难病例会诊制度、出院及死亡病例讨论、护理上的基础护理、重病护理、消毒隔离制度等。实行各科挂号，分科门诊：分鼻咽癌、头颈、胸腹、妇科、放疗、中医专科，由各专科医生负责，其次是放宽了挂号限制，妇科还开设防癌普查·癌前病变治疗项目。门诊开设化疗补液室，部分晚期患者可在门诊进行系统化疗。1982年门诊首次设立“询问处”，为解决小手术问题增加手术时间。1983年健全各级医务人员职责，重点贯彻医师三级负责制，各科实行病例讨论及死亡病例讨论，每季度组织一次医疗质量交叉检查。1984年实行门诊直落制度，从上午7：30出诊至下午5：30，特别方便外地患者；实行主治医师以上医师门诊挂牌立诊制度，开设防癌门诊。

（二）20世纪90年代医院管理制度建设

1993年医院根据《全国医院工作制度与医院工作人员职责》的要求，起草制定了医疗规章制度、医疗技术操作规程和各类医务人员职责等文件100多个，组织建立、健全医疗规章制度、医疗技术操作常规、各类人员的职责400多种。1993—1995年建立规范化、制度化、标准化的质量管理体系，制定全院30多个科室的《季度医疗质量检查表》《病历质量评分标准》等一整套医疗质量管理文件，并坚持每季度定期组织召开医疗形势分析会。

20世纪90年代医院开始建立院、科两级差错事故登记报告，处理制度及差错事故奖惩办法，采取措施有效控制医疗缺陷，减少差错事故。

1998年医院结合本院实际，率先在全国推出肿瘤单病种首席专家负责制，形成一系列肿瘤综合治疗规范。

（三）21世纪初至今

随着医改向深水区推进，公立医院运行和管理机制面临多重变革，我院医疗管理模式更加注重内涵建设，从粗放式管理转到精细化管理上，主动思索优化医疗服务流程、规范医疗服务行为、控制医疗费用不合理增长以及加强学科建设的新举措、新模式。

医务处持续推动深化医改措施，开展医疗质量精细化管理、单病种多学科协作模式、医保改革、改善就医流程、加强医德医风建设等重点工作。通过管理“组合拳”，全面提升医疗质量、医疗安全性以及医疗服务水平。

1．医疗质量精细化管理

加强医疗技术的分类及备案管理。持续完善医疗技术绩效评价与质量控制体系，发扬技术创新优势，提升临床服务能力。2016—2022 年医院开展新技术、新项目 112 项，其中国际层面创新项目 18 项、国内层面创新项目 45 项；2022—2023 年医院共 6 项医疗技术获选列入广州市卫健委公布的广州地区临床高新、重大和特色技术项目建设名单，其中高新技术 4 项（马骏、孙颖、黎建军、李升平）、特色技术 2 项（刘卓炜、曹新平）。

健全评价管理机制体系。持续完善、修订科学、合理的医疗交叉质量检查项目和评分标准，完善对医疗服务质量全程监控、评估及持续改进的管理机制。2019 年后，以全国三级公立医院绩效考核工作为导向，组织修订科室综合目标管理责任书（医疗工作部分）的指标并开展考核工作，完善手术分级授权管理等工作，医疗质量评价工作步入新阶段。

强化医疗质量安全意识。建立院内 VTE 综合防治管理体系，降低医院 VTE 发生率，保障医疗安全。加强手术患者快速康复管理（ERAS），优化手术患者术前、术中与术后管理，促进患者术后快速恢复。推进医学实验室质量管理工作，组织检验科、病理科及分子诊断科分别于 2018 年、2019 年、2022 年通过国家实验室评审（CNAS），促进实验室管理及检查诊断水平达到国际化标准。强化不良事件管理，建立不良事件上报、管理系统，定期组织临床科室培训，于 2022 年开展医院首届不良事件管理案例评选活动，强化各级人员对不良事件的防范和上报意识，提升对不良事件的分析改进能力。

推进医疗质量持续改进。持续修订医疗质量安全核心制度，组织医疗质量与安全管理委员会相关工作，定期召开工作会议，对医疗缺陷、新技术项目等关键事项进行讨论和表决。推动单病种规范化管理，完善并推动各大肿瘤病种的诊治临床路径实施，每月组织全院单病种疑难病例研讨会，规范肿瘤的综合治疗。近年来，根据医疗质量万里行活动、创建平安医院、抗菌药物使用专项整治活动、三级医院等级评审标准，全面组织修订医疗制度、服务流程及诊疗规范，强化院科两级的质量管理组织体系，组织制定科室《医疗质量与安全持续改进活动手册》，持续推进落实。2023 年，根据国家全面医疗质量提升行动计划（2023—2025 年）要求，进一步完善医疗质量安全管理组织体系和管理机制，提升医疗质量安全管理的精细化、科学化、规范化水平。

2．单病种多学科协作模式

随着亚专科体系的逐步形成，中心开始探索多学科协作诊疗模式在肿瘤专科医院的实践。1997 年，中心在国内同行间率先推出首版《肿瘤单病种首席专家负责制》，制定与实施单病种综合治疗规范，为患者打造个性化的治疗方案，为肿瘤专科医院发挥特色开辟了一个方向。经过 20 多年的发展，MDT 理念逐渐深化到日常诊疗业务中，配套的医疗业务流程及管理制度也趋于成熟。目前已形成“纵横结合、四专三定”的中肿单病种多学科诊疗模式，并建立了 26 个肿瘤单病种 MDT 团队（鼻咽癌、喉癌、肺癌、乳腺癌、食管癌、肝癌、卵巢癌、宫颈癌、胃癌、肠癌、淋巴瘤等）。

3．深化医保改革

（1）医保覆盖范围逐步扩大，患者权益得到有效保障。

我院作为广东省内异地患者流入最多、资金量最大的医院，始终把保障参保患者待遇放在首位。2017 年 6 月，开通“跨省新农合异地就医结算”，陕西、甘肃、贵州、四川、安徽、吉林、辽宁、海南、西藏等省（区、市）的城乡居民基本医疗保险（新农合）参保人员均可在我院即时结算；2017 年 8 月，开通“全国跨省异地就医结算”业务，湖北、湖南、海南、重庆、四川、贵州、云南等 32 个省（市）的参保人员可在我院即时结算；2021 年 11 月，率先在黄埔院区上线省内异地门诊联网结算；2022 年 1 月，两院区全面开通省内异地门诊联网结算；2022 年 5 月，中心正式开通跨省异地门诊联网结算。

为提高医保政策知晓度，保障参保患者知情权，中心充分利用中山大学肿瘤防治中心门诊服务公众号、门诊大讲堂等平台。自 2021 年，医保办自主撰写文案、制作视频，共发布公众号文章 20 多篇，累计阅读量超 7 万次（含转载阅读量）。积极创新医保宣传渠道，探索由临床科室与医保管理部门共同主导的医保宣传新模式，利用“全国爱肝日”“世界抗癌日”等契机，针对性地开展医保药品报销政策、穗岁康报销待遇等内容的宣传。此外，医保办系统梳理了广东省 21 个地市医保待遇、异地备案、门特申办流程等相关政策文件，在此基础上，制作相应宣传手册、海报、台卡，并将其大批量投放至门诊诊室、收费窗口及医保咨询窗口，取得了良好的宣传效果。

2019 年 11 月中心上线运行广州医保门特在线申请功能，不仅有效节省了门诊医生填写门特申请表的时间，也可更好地保障申请内容填写质量。此外，医保办积极优化医保结算流程，协同信息科、财务处改造上线新国家标准移动支付，并通过国家平台验收，该功能现已覆盖广州医保和省直医保。

（2）医保支付方式改革不断深化，DIP 精细化管理赋能公立医院高质量建设。

2007 年起，广州市在平均定额结算的基础上，经过科学遴选、归类及统一标准，推出了恶性肿瘤住院医疗费限额结算等病种付费项目；2018 年起，广州市全面实施总额控制下的按病种分值付费工作；2022 年，按病种分值付费支付方式延伸至广东省医保住院患者。

自 2021 年起，医保办结合成本控制、诊疗规范等开展科室费用精细化分析，每年开展 DIP 培训约 25 场，下发临床科室 DIP 分析报告超 30 份。医院整体支付系数始终处于合理区间，大多数科室支付系数均呈现向好趋势。与全院各手术科室召开了 20 多场专题讨论会，对各科室的主要手术名称和编码规则进行逐一梳理，最终形成了可覆盖 80% 以上手术量的手术名称书写和编码规则库并推动执行，使 2022 年手术科室核心病种占比同比提升 5.5%，CMI 同比提升 8.2%。

（3）从严从实，织牢织密医保基金监管网。

中心高度重视医保基金监管工作，报经中心领导班子同意后，于 2023 年 11 月 8 日正式发文《中山大学肿瘤防治中心开展集中整治违法违规获取医保基金三年专项行动工作方案（2023—2025）》《中山大学肿瘤防治中心规范获取医疗保障基金监管暂行办法》。2018 年以来，广州市及省内各地市陆续上线智能审核平台，对各医疗机构疑似违规数据进行逐月筛查，2022 年、2023 年我院受理医保智能审核数据均超过 2 万条。医保办建立了临床科室与职能部门的双复核工作机制，有效减少了临床复核工作量。此外，除组织人员每月核查反馈外，对不合理规则及时向医保经办机构提出意见，对违规医务人员及时通报和培训。

协同相关职能部门定期开展自查自纠工作，对核查发现的疑似违规诊疗行为，如超医保限定支付范围记账、违反诊疗规范开药、超常处方以及不合理收费等，及时反馈至相关职能部门或当事医生整改，并推动完善相关管理制度。2022 年，医保办共组织开展六轮大范围的自查，同时逐步完善门特待遇复核机制，始终致力于强化信息系统对基金监管工作的支撑作用，上线重复入院、轻病入院以及医保患者住院收取放疗费监管平台，规范门诊患者代开药和提前开药的审批流程，形成医保限定支付范围院内共识等，以查促改，进一步降低违规风险。

4．持续改善就医流程

始终贯彻以患者为中心的服务理念，定期梳理门诊区域亟待解决的布局规划与诊疗流程问题，结合双院区布局及诊疗特点积极整改。在门诊区域改造的同时，优化双院区诊区标识指引、区域规划以及动线设计。根据临床需求，实现泌尿外科、妇科等专科需求定制改造，为医患双方提供舒适的诊疗环境与服务体验。持续优化诊疗流程，简化越秀院区日间化疗中心集中皮下（肌内）注射流程，减少患者往返路程，降低药品领用、保存风险；增设黄埔院区日间化疗中心报到时间系统限制，优化报到规则，提高门诊化疗资源使用效率；按照疫情常态化防控要求，多次搬迁核酸检测场地，优化动线及流程，最大限度保障患者检测需求并提升采样效率；与腾讯医典、百度健康等平台展开合作，实现号源共享、规则同质、渠道拓宽，让患者能够通过腾讯健康小程序、百度健康等渠道预约正规号源，满足患者诊疗需要。

5．加强医院文化和医德医风建设

建设长效机制。中心于2021年12月成立行风建设办公室，并组建以院领导为核心的行风建设领导小组，建立了党委主导、院长负责、党务行政工作机构齐抓共管的医德医风工作机制。实施医疗行为监督管理，对违反医疗卫生法规及中心规章制度、违反医德医风及存在其他不合理医疗行为的个人或集体进行日常监督管理。依托钉钉设置行风建设专栏、行风建设信箱，畅通意见反馈途径，全面营造共建氛围。

落实医德考评。根据《医疗机构工作人员廉洁从业九项准则》（以下简称《九项准则》）内涵及新形势下的行风建设要求，于2022年修订《中山大学肿瘤防治中心医务人员医德考评实施细则》，落实医德医风“一票否决”制，将医德表现与医务人员晋职晋级、岗位聘用、评先评优和定期考核等直接挂钩，提升监管质效。

深化专项治理。以推进落实落细《九项准则》为重点，开展“红包”问题专项治理、药事管理“回头看”、纠正医药购销领域和医疗服务中不正之风专项行动、医保基金监管自查、行风巡查等专项工作，排查廉洁风险，杜绝不正之风。

（五）近十年核心业务量变动情况

近十年核心业务量情况见表2－1－5－1。

表2－1－5－1　近十年核心业务量情况表

年份	主要业务指标							
	门诊人次	住院人次	住院化疗人次	放疗人次	住院手术量（病案首页手术编码总数）	病床使用率（%）	病床周转次数	平均住院日
2014	685920	76343	43407	—	22336	99.70	53.93	6.49
2015	772317	86553	48926	—	25630	101.64	58.95	6.12
2016	864265	93972	51827	—	29895	106.14	63.17	6.18

续上表

年份	主要业务指标							
	门诊人次	住院人次	住院化疗人次	放疗人次	住院手术量（病案首页手术编码总数）	病床使用率（%）	病床周转次数	平均住院日
2017	981816	105463	59546	—	33582	110.70	70.85	5.72
2018	1107751	118712	70814	269494	47902	110.91	80.15	5.20
2019	1290821	132810	80956	300476	60880	114.58	89.34	4.79
2020	1370433	124955	76566	283667	60237	91.08	87.67	3.93
2021	1802460	180325	115796	347824	97081	92.82	89.90	3.86
2022	2182101	179579	114881	368967	119884	83.56	84.07	3.74
2023	2003563	185408	116449	412681	99878	91.05	83.92	3.96

（撰写：应宗衍　邵子杰　施楠　宁杰　邓颖斐　邹进超　陈香凝

审核：韦玮　周峰　庄爱华　曾广基　赵雁梨　张颖　丁小倩）

第二章　临床科室

第一节　内科系统

（一）内科

1．概况

华南肿瘤医院 1964 年建院时，仅开设了外科和放疗科。1965 年医院在院长谢志光的积极倡导下组建了化疗专业组。管忠震、关令娴、李宝光等医生承担了组建化疗专业组的重任。医院高度重视，聘请了肿瘤研究所药理学专家潘启超担任顾问。此外，还安排外科的钟国华医师加入化疗组中。

虽然化疗组最初仅有 15 张病床且与妇科共用一个病区，床位有限，但是各科均有患者需接受化疗。为保障全院化疗安全，谢志光每周亲自主持“化疗汇报会”，对需化疗的疑难病例进行讨论。以管忠震、钟国华为首的化疗组逐渐发展壮大，何友兼、刘宗潮等医生先后加入化疗组。

1969 年底，各学科专业分组被取消，人员被下放。1972 年恢复学科分组管理后，医院正式成立“肿瘤内科”，设立专门病区，管忠震医生任科室主任。

80 年代以后，经管忠震、喻丽华、何友兼、姜文奇为代表的内科人员的努力，科室进入稳步发展阶段，病床规模由最初的 20 张扩大至一个病区约 57 张。

2002 年底医院新大楼建成后，科室发展成为 6 个病区，逐步分出了实体瘤（肺癌、乳腺癌、消化系统肿瘤、头颈部肿瘤等）、淋巴瘤、儿童肿瘤、血液肿瘤、造血干细胞移植和新药临床试验 I 期病房等专科病区。2009 年内科筹备成立了日间化疗病房，合理利用病房资源，解决患者入院难、报销难的问题，取得了很好的社会效益。

2010 年内科全面落实主诊教授负责制，设立了淋巴瘤、消化系统肿瘤、肺癌、乳腺癌等 9 个主诊教授岗。

2013 年，随着中心 2 号楼的正式启用，内科各专业组增至 13 个主诊教授岗，床位增加至 193 张。

2021 年 3 月，随着中心黄埔院区的正式启用，内科进一步扩容。目前在越秀和黄埔两个院区设有以消化系统肿瘤、肺癌、淋巴瘤和乳腺癌等病种为主的 6 个病区、26 个主诊教授岗，拥有 278 张病床及 1 间日间化疗病房（12 张病床）。

近 30 年来，内科医师已由最初的 3 名增加到 78 名（含返聘医师 1 名），其中教授、主任医师27人，副教授、副主任医师28人，主治医师8人，住院医师15人，护士近110人。逐步建立健全每个主要病种的专业组和亚专业组的基本架构，培养了一批国内著名的学科带头人，实现了学科的全面发展。见表2-2-1-1。

表2-2-1-1　历届科室主任（主持工作副主任）名录

姓名	职务	任职时间
管忠震	内科主任	1980年11月—1995年1月
何友兼	内科主任	1995年1月—1998年1月
姜文奇	内科主任	1998年2月—2017年11月
张力	内科主任	2017年11月—2023年7月
王峰	内科主任	2023年7月至今

2．医疗

1965年建院不久，为了对晚期鼻咽癌患者进行治疗，在谢志光、李振权的倡议下，头颈科、化疗组一批年轻医师大胆开展了“阻断腹主动脉循环，肘静脉注入氮芥疗法”（以下简称“半身化疗”），治疗了数以千计的患者。由于疗效突出，1966年初，卫生部在肿瘤医院召开了“半身化疗”现场会议，大大提高了医院的声誉。

70年代，国内抗肿瘤药物还非常有限，内科开始引入国外的先进成果，先后使用了20多个抗肿瘤新药，并探索了一系列新的化疗方案。内科率先在中国肿瘤患者中使用“阿霉素”，获得了与国外相当的临床疗效，并在全国肿瘤学术会议上进行介绍推广。此后，许多进口药物进入国内市场的注册临床试验多由内科人牵头或参与完成。80年代初，内科开展了“长春花碱”的全国多中心临床研究，取得了令人满意的结果，促成该药上市。内科还协助国内制药厂共同研制出国产“长春新碱”，填补了国内空白，大大降低了费用，使广大肿瘤患者获益。90年代，管忠震在国际癌症大会上提出何杰金氏病治疗“中国模式”。此外，内科不断摸索传统化疗药的新用法，如“大剂量醛氢叶酸生化调节疗法”和每2周一疗程的5-FU/CF持续48小时静脉灌注，并在全国推广应用。

1991年在内科倡议并积极推动下，中心成立了广东省肿瘤化疗协作组，该协作组后来发展成中国抗癌协会下属的化疗专业委员会。管忠震、姜文奇曾被推选为该专业委员会主任委员，徐瑞华为候任主任委员。现如今，内科有多位教授在国内重要学术团体担任重要职位。

1994年，内科开始开展造血干细胞移植研究。经多年努力，现已拥有规模大、设备先进的造血干细胞移植病房，服务规模在国内名列前茅。2000年，血液肿瘤病区独立成科。2007年，白血病及骨髓瘤研究中心成立。2010年，儿童肿瘤病区独立成科。

2009年，内科开启“无痛病房”创建活动，并于2012年获颁首批“卫生部癌痛规范化治疗示范病房”；后续在国内率先设立了呕吐规范化治疗示范病房（无呕病房）。2011年末，内科创新性引进国际知名胃肠肿瘤专业内科教授Sharlene Gill，对临床诊疗规范化、国际化及深化学科建设有着长远的意义。2014年，林桐榆团队提出预防靶向化疗相关性肝炎发生的有效方法。2016年，徐瑞华团队建成了晚期肠癌全程治疗体系，荣获国家科技进步奖二等奖；张力团队提出晚期鼻咽癌全球标准一线化疗GP方案。2020年，袁中玉、王树森团队提出将节拍化疗用于早期三阴性乳腺癌的治疗。2022 年，徐瑞华、王峰团队创建了晚期食管癌精准免疫治疗中国方案，入选 2022 年中国重要医学进展。2023 年，徐瑞华团队、张力团队创建了晚期鼻咽癌一线免疫联合化疗标准方案；徐瑞华、王峰团队提出将 Claudin 18. 2 单抗用于晚期胃癌的治疗，建立了基于晚期食管癌 EGIC 基因分型的精准免疫治疗策略。

自创科以来，内科一直保持着每周大查房的传统，在部分专科每周安排疑难病例讨论，由内科、放疗科、病理科和影像科等专家进行多学科会诊，开启国内肿瘤多学科诊疗模式的先河。同时派出专家参加院内其他科室组织开展的多学科单病种及全院 VIP 大会诊，推进中心临床诊疗水平提升。此外，内科多位专家经常参与广东省和原广州军区保健办组织的疑难病例会诊。见图 2 –2 –1 –1。

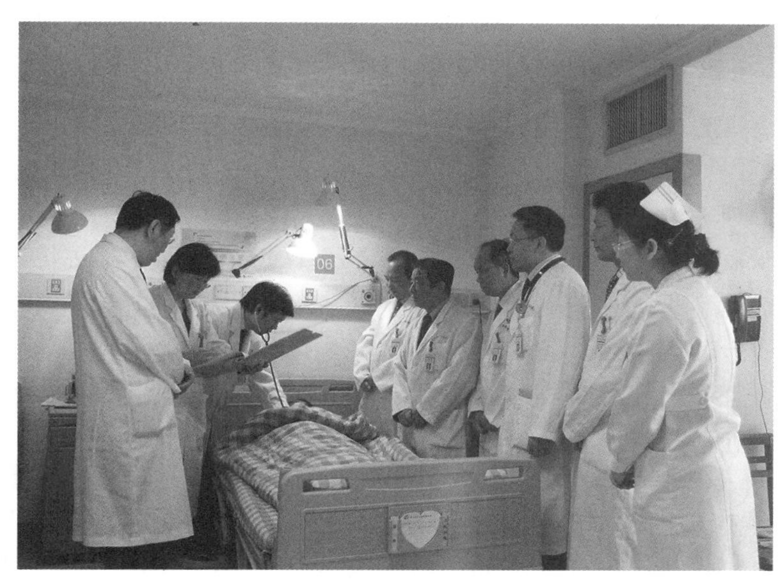

图 2 – 2 – 1 – 1　管忠震教授、何友兼教授率内科医务人员查房

内科的医疗服务能力不断提高，门诊量由 20 世纪 80 年代的 3058 人次/年增加到 2023 年前后的 236357 人次/年，入院人数从每年几百人增加到 43833 人/年，临床研究入组率达到 46. 2%。诊疗辐射面逐渐扩大，近年来，每年约有 30% 的住院患者来自省外、港澳台地区甚至国外。

3．抗肿瘤新药临床试验

经过以管忠震、何友兼等为代表的肿瘤内科专家的不断努力，内科早在 20 世纪 70 年代就已开始了新药临床研究工作，而当时国外的药物临床研究也才刚刚进入规范实施阶段。

肿瘤内科是我国主要抗肿瘤药物临床试验研究机构之一。1983 年被卫生部确定为我国首批“抗癌新药临床试验基地”，1997 年内科开始立项筹建临床试验中心，2001 年通过国家科技部验收，正式挂牌成为全国首个“国家新药（抗肿瘤药物）临床试验研究基地”。2005 年临床试验中心被认定已达到药物临床试验机构资格要求。2012 年 9 月通过 SFDA 的机构资格复核现场检查。2014 年 3 月，Ⅰ期病房正式成立，是当时国内首个医院独立管理的抗肿瘤新药Ⅰ期病房，主要负责抗肿瘤新药早期临床研究项目。多款重磅抗肿瘤新药都是在我院完成早期临床研究后在我国成功获批上市的。2015 年，中心设立临床研究部，Ⅰ期病房由其单独管理。见图 2－2－1－2。

国家新药（抗肿瘤药物）临床
试验研究中心审评验收会

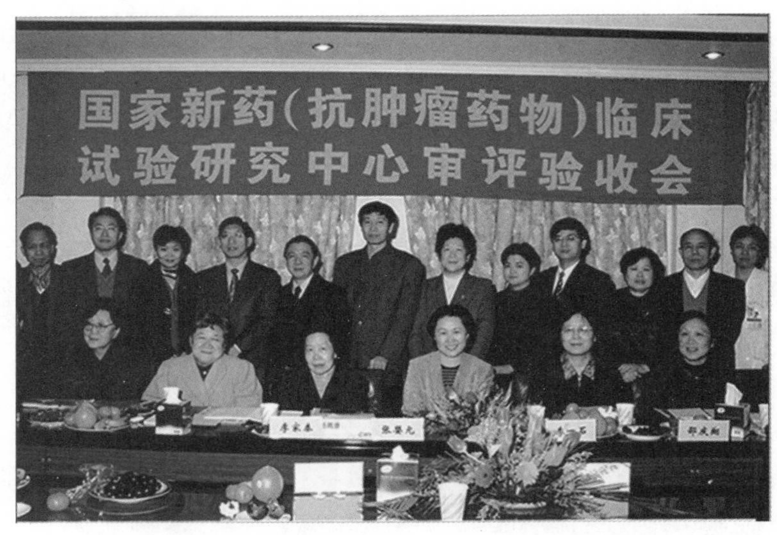

图 2－2－1－2　抗肿瘤新药临床试验中心（GCP 中心）2001 年通过科技部专家组验收

自 2008 年以来，内科在科技部新药创制平台项目的支持和指导下进行了大量的新药临床试验工作，还开展了大量研究者发起的临床研究，并通过学习国外成熟临床试验中心的模式，成为国内最早培养、启用研究医师、研究护士及专业统计师的临床试验中心之一。近年来，临床研究从牵头开展国内多中心逐渐向参与、牵头开展国际多中心临床研究，进而牵头开展国际 Ⅲ 期新药研发试验转变。2023 年由徐瑞华作为全球临床试验 Leading PI，中国医药企业自主研发的抗 PD－1 单抗药物特瑞普利单抗获得美国食品药品监督管理局（FDA）批准，用于复发或转移性鼻咽癌含铂治疗后的二线及以上治疗，以及联合化疗用于一线治疗。这是 FDA 有史以来批准的第一个鼻咽癌适应证，也是 FDA 批准的第一个中国本土自主研发、生产的创新生物药。

卫生部分别于 1985 年和 1992 年两次委托中心内科起草《抗癌药物临床研究指导原则》（由管忠震负责牵头），该指导原则已成为国内开展抗肿瘤药物临床试验必须遵守和参考的主要规范，具有很高的权威性。管忠震教授还参与编写了 1998 年卫生部颁布的《药品临床试验管理规范（试行）》，该规范是国内最早的临床试验法规。

4．医学教育

自创科以来，在管忠震医生的带领下，内科一直保持着每周大查房的传统。从 2000 年开始，内科还利用每周三中午的休息时间开展午间会议（Noon Conference），安排中级以上职称、在读博士研究生等人员进行专题讲座，在科室形成良好的学习氛围。2018 年 5 月内科推出“中肿内科大查房”网络课程，将最真实的查房内容呈现给全国肿瘤领域同道，目前已制作 74 期，点击率过百万。

内科每年派出多名副高以上职称医师参与对中山医学院肿瘤学课程本科生的大课讲授，由高年资主治医师负责本科生的临床见习带教任务。1978 年设立硕士学位点，开始招收肿瘤学硕士研究生，截至 2023 年，有硕士研究生导师 39 名，招生人数从最初的 2 名/年发展到 24 名/年。1986 年设立博士学位点，2023 年有博士研究生导师 23 名，招生人数从最初的 1 名/年发展到 18 名/年。王树森在 2022 年荣获“中山大学教学名师”称号。

在住院医师规范化培训方面，内科于2014年获批国家级住培基地，每年招收30～40人，结业考核通过率居全省前列，社会化学员就业三甲医院及深造率达100%。

在继续医学教育方面，内科于1964年开始接受院外医师进修。1964年—1995年每年招收进修医生2名，共44人。2000年后随着学科的发展，每年都超过60名，共培养进修生912名，为全国各地培养输送了一批优秀的肿瘤医学人才，其中很多成长为当地各医院的学术带头人。

5．学科建设

1964—2023年，内科共发表SCI论文超过1500篇，分别发表在JAMA，*Lancet*，*Nature Medicine*，*Nature Materials*，*Journal of Clinical Oncology*，*JAMA Oncology*，*Lancet Oncology*，*Lancet Respiratory Medicine*，*Lancet Gastroenterology & Hepatology*，*Science Translational Medicine*，*Cancer Cell*，*Cancer Communications*，*Gut*，*Journal of Thoracic Oncology*，*Leukemia*，*Blood*等高水平期刊。内科主持各级别科研基金276项，总资助金额超2亿元，其中国家级基金110多项，总资助金额超9000万元。内科累计获得授权专利28件，发明专利21件，实用新型7件，其中徐瑞华获得专利授权18项，3项已转化，肝癌甲基化试剂盒已经获国家NMPA医疗器械注册批准。科技成果先后获得2项国家级科技奖励，13项省部级科技奖励，3项市、校级科技进步奖，其中：消化系统肿瘤领域，徐瑞华团队获得国家级科技奖励2项、省部级科技奖励6项；淋巴瘤领域，林桐榆团队获得省部级科技奖励3项，黄慧强团队获得省部级科技奖励1项；肺癌领域，张力团队获得省部级科技奖励2项；鼻咽癌领域，张力团队获得省部级科技奖励1项。

内科先后主编和参与编写多部肿瘤学教材和专著。2020年，徐瑞华与万德森教授共同主编了本科生教材《临床肿瘤学》。2021年，徐瑞华与陈国强院士共同主编了研究生教材《肿瘤学》；管忠震参与编写《肿瘤化学治疗新进展》《实用临床药理学》《肿瘤化学预防与药物治疗》《临床血液学》；徐光川参与编写《肺癌多学科综合治疗的理论与实践》《现代感染性疾病与传染病学》；何友兼、姜文奇参与编写《临床医生用药大全》。2003年，姜文奇、孙晓非、张力、黄慧强主编了《实用肿瘤内科处方用药手册》。2005年，姜文奇、李志铭主编了《肿瘤生物治疗学》，成为国内该领域比较重要的学术专著。2014年，徐瑞华、姜文奇、管忠震主编了《临床肿瘤内科学》。2016年，张力主编了《姑息医学的艺术与科学》；林桐榆主编了《恶性肿瘤靶向治疗》。2017年，姜文奇、黄慧强主编了《淋巴瘤诊疗学》。2023年，张力主编了《肿瘤免疫治疗思路及用药安全》。此外，内科多位教授参与了国际及国内多项肿瘤治疗指南或共识的编写。

在学术期刊建设方面，1989年始，内科开始出版《癌症（化疗专辑）》，该刊物是当时国内唯一的化疗专科期刊，在普及和报道肿瘤化疗最新研究结果和热点等方面具有学术领先优势。另外，内科有多位教授在国内多家肿瘤学刊物担任主编、编委。徐瑞华是我院主办的*Cancer Communications*杂志主编，该杂志自2014年被SCIE收录，目前已成为亚洲影响因子最高的综合肿瘤学期刊。

近年来，内科多位教授登上了国际肿瘤学术大会的讲台：2011年，姜文奇在第八届世界霍奇金淋巴瘤大会代表中国发言，张力在2012年ASCO年会上发言。2013年，林桐榆、黄河等在ASCO年会上发言。黄慧强在2013年美国血液年会（ASH）会议和2014年美国T细胞淋巴瘤论坛上发言，2016年，张力在ASCO年会上汇报了全球首个晚期鼻咽癌化疗的Ⅲ

期临床研究。2021 年，徐瑞华在 ASCO 年会全体大会环节进行口头报告发言，实现中国学者零的突破。此外，近年来黄慧强、袁中玉、王峰、史艳侠、蔡清清、杨云鹏、陈丽昆、方文峰等教授均在 ASCO、ESMO、AACR、ASH 等国际学术会议上进行了口头报告，展示了中肿内科最新科研成果，彰显了内科极强的国际影响力。

内科每年还承办了广州国际肿瘤学大会、广东省化疗年会暨 POST-ASCO 信息交流会、肿瘤内科高峰论坛、POST-ASH、淋巴瘤进展学习班等，在广东省乃至全国都起到了传播学术进展、提高同行整体专业素质的作用。

在人才队伍建设方面，近年来内科也收获颇丰，青年人才辈出。科室成员担任或曾任国家级学会主任委员 7 名、国家级学会副主任委员 14 名。管忠震教授荣膺中山大学首届“十大感动杏林人物”称号。姜文奇获中国科技协会颁布的“全国优秀科技工作者”称号。徐瑞华荣获全国创新争先奖、何梁何利基金科学与技术进步奖、吴阶平医药创新奖、谈家桢临床医学奖、CSCO 年度成就奖及中山大学芙兰奖。张力荣获吴阶平－保罗・杨森医学药学奖。王峰荣获中国抗癌协会青年科学家奖、广东青年“五四”奖章。王峰、方文峰、蔡清清先后入选国家级人才项目。见图 2－2－1－3。

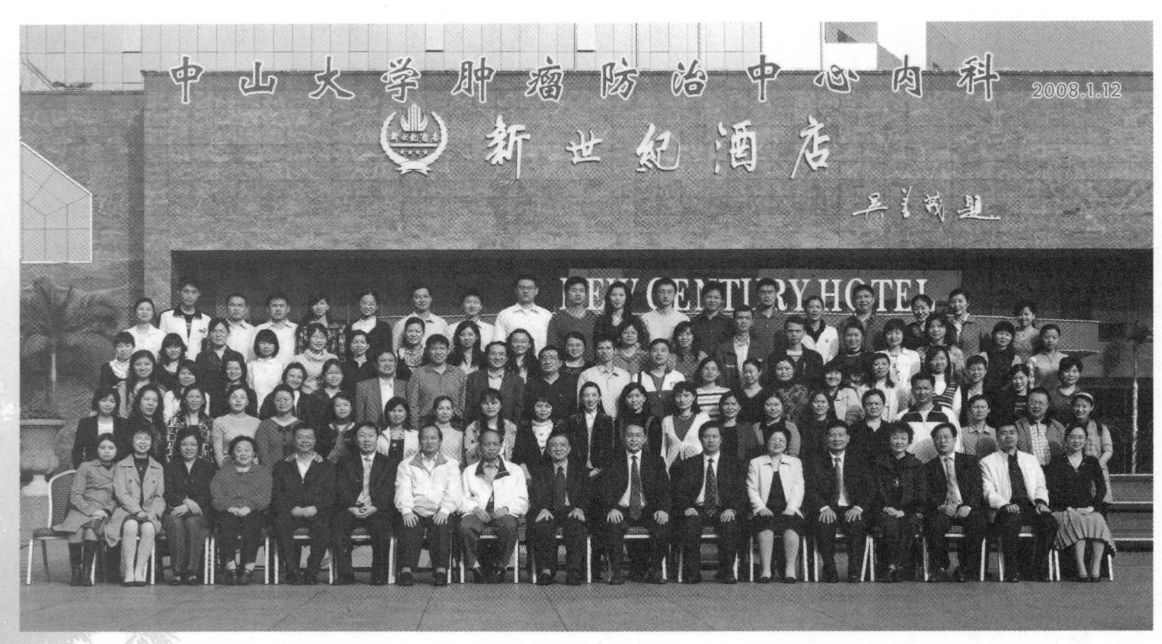

图 2－2－1－3　内科合家欢

（撰写：张力　周华强　审核：徐瑞华　王峰　史艳侠　蔡清清　杨云鹏　姜文奇　管忠震）

（二）生物治疗中心

1．概况

生物治疗是继传统的手术、化疗、放射治疗之后，于 20 世纪 90 年代蓬勃兴起的又一新的肿瘤治疗方法。1987 年胸科吴一龙与肿瘤研究所免疫研究室蔡体育合作，开始进行肿瘤生物治疗的研究试验工作。1994 年生物治疗中心正式成立，分实验室和临床治疗两部分，何友兼、吴一龙分别兼任生物治疗中心主任、副主任，实验室有 3 名副研究员、1 名助理研究员和 2 名技术员。临床治疗小组由吴一龙任组长，5 张床位挂靠在介入科病房。生物治疗中心实验室挂靠于肿瘤研究所实用技术研究室，由该研究室主任冼励坚负责协调生物治疗实验室的全面工作，蔡体育负责生物治疗技术上的指导和具体实验室工作，开展的项目主要有过继免疫治疗——淋巴因子诱导的杀伤细胞（LAK）。

1995 年，生物治疗中心通过了国家卫生部审查，成为当时国内经卫生部审批合格的可进行临床生物治疗工作的少数几家实验室之一。1997 年，曾益新担任肿瘤研究所所长，高度重视生物治疗的发展，指导开展以 p53 基因为基础的基因治疗研究工作，并大力引进在国外学有所成的生物治疗方面的专家，1998 年留美学者黄文林在生物治疗中心开展研究工作。

1999 年，院长曾益新兼任生物治疗中心主任，副院长姜文奇和冼励坚任副主任，分别主管临床和实验室工作，实验室治疗项目增加了病毒修饰的自体肿瘤细胞疫苗、树突状细胞免疫治疗、细胞因子诱导的杀伤细胞免疫治疗。2001 年 4 月 1 日开设生物治疗门诊。2001 年，黄文林正式回国参加生物治疗工作并积极开展基因治疗的基础研究和临床试验，建立了以病毒载体和新型小环 DNA（minicircle DNA）载体为基础的基因治疗研究和基因药物研发平台。

2002 年 6 月 1 日，生物治疗病区正式成立，设病床 18 张。同时，符合 GMP 要求的生物治疗实验室启用。2004 年夏建川开展 DC/肿瘤融合细胞疫苗的研究，该生物制剂于 2004 年申报国家食品药品监督管理局开展临床试验批件；通过对现有生物治疗项目的制备方法进行改良，建立了包括自体细胞因子诱导的杀伤细胞免疫治疗（CIK）在内的五种免疫细胞改良的生物治疗项目的制备方法。这五种生物治疗项目获得了广东省卫生厅的批准，收费标准获得广州市物价局的批准，使肿瘤生物治疗在规范化道路上迈出了重要的一步。

2006 年，生物治疗中心更名为生物治疗研究中心。2009 年 11 月，生物治疗研究中心成立了以张晓实牵头的黑色素瘤内科病区，成为华南地区首家恶性黑色素瘤专科收治单位。黑色素瘤内科病区从规范黑色素瘤诊断和治疗入手，开展了黑色素瘤的细胞因子治疗、生物化疗、小分子靶向药物治疗、靶向免疫治疗和综合治疗等工作。见图 2 -2 -1 -4。

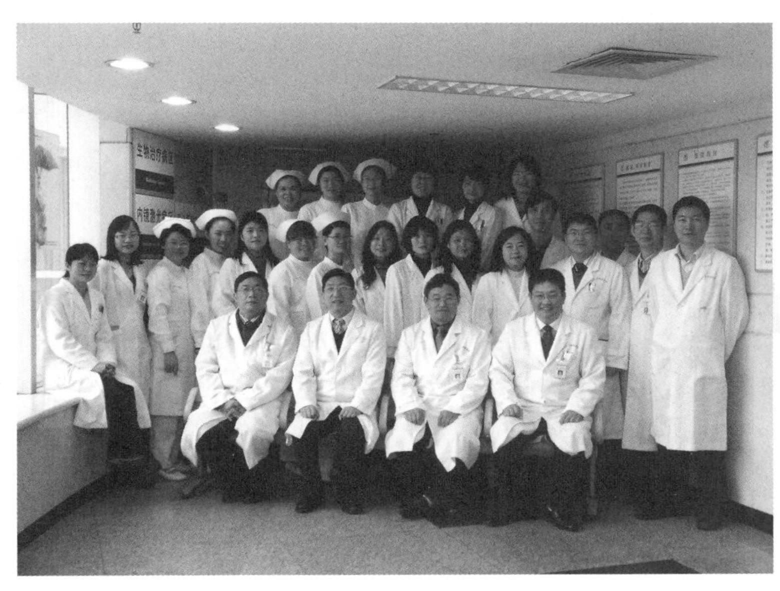

图 2 -2 -1 -4 生物治疗研究中心全家福

2013 年 10 月，体细胞治疗与保健中心正式成立，作为独立的业务科室。2015 年生物治疗研究中心更名为生物治疗中心，同时体细胞治疗与保健中心撤销科室建制，归属于生物治疗中心。

2016 年 6 月，在张星牵头组建肉瘤亚专科发展的基础上，成立了黑色素瘤与肉瘤病区，科室最终形成了目前的体细胞治疗、黑色素瘤和肉瘤三个学科并进的发展格局。科室床位数增加至目前的 45 张，共有三个亚专业治疗组，科室人员 40 名，其中具有副高级以上职称人员 12 名。

经过近些年的发展，生物治疗中心/黑色素瘤与肉瘤科逐步形成以体细胞治疗为特色、黑色素瘤和肉瘤为动力的学科布局，积极开展黑色素瘤与肉瘤的临床试验，深耕黑色素瘤与肉瘤的创新治疗手段，促使我院黑色素瘤与肉瘤诊疗水平与国际接轨。见表 2 –2 –1 –2。

表 2 –2 –1 –2　历届科室主任（主持工作副主任）名录

姓名	职务	任职时间
何友兼	主任	1994—1999 年
曾益新	主任	1999—2006 年
黄文林	主任	2006—2008 年
郑利民	主任	2008—2015 年
夏建川	主任	2015—2020 年
张　星	主任	2020 年至今

2. 医疗

生物治疗已成为肿瘤治疗的第四种治疗手段。早在 20 世纪 90 年代，生物治疗中心就在历任主任的带领下，积极探索并开展生物治疗新技术。

基因治疗是肿瘤生物治疗的一个重要方向，2001 年中心积极开展基因治疗的基础研究和临床试验，研发出 20 多种候选基因药物，其中重组人内皮抑素腺病毒、重组腺病毒载体 SARS 疫苗、SARS 病毒 DNA 疫苗获得国家发明专利；重组人内皮抑素腺病毒注射液已完成Ⅰ、Ⅱ期临床试验，正在开展Ⅲ期临床试验。

2002 年生物治疗中心实现了实验室与临床治疗的对接，提出构建生物治疗实验室网络系统的设想以及生物治疗技术资源共享的思路，严格实行规范化管理，保证了生物治疗的安全性和疗效。

2004 年中心开展 DC/肿瘤融合细胞疫苗的研究，同年获得国家食品药品监督管理局开展临床试验的批件，同时在肿瘤抗原的制备研究方面取得突破，建立了一种人肿瘤细胞的纯化方法并获得国家发明专利；通过对前期生物治疗方法的分析和总结，建立了自体细胞因子诱导的杀伤细胞免疫治疗（CIK）、自然杀伤细胞（NK）免疫治疗、自体树突状细胞疫苗（DC）、自体 DC-CIK 细胞免疫治疗（D-CIK）经修饰的自体 DC 细胞刺激的 T 淋巴细胞治疗（DC-T）五种改良的生物治疗项目的制备方法。

2005 年在成立“中山大学 – 瑞典卡罗琳斯卡医学院肿瘤学合作实验室”的基础上，生物治疗研究中心与瑞典 Karolinska 大学细胞与分子生物学中心免疫学教授 Maria G Massucci

合作，成立了研究鼻咽癌免疫治疗的合作组，组长分别由中方的曾益新和瑞方的 Maria G Massucci 担任，生物治疗研究中心向国际化合作方面迈开了重要一步。

2009 年起，中心参与了由卫生部组织、曾益新院士牵头的《中国体细胞免疫治疗行业标准》研究。本中心具体负责 CIK 细胞、DC-CIK 细胞治疗肿瘤的相关标准的研究，以及体细胞治疗基地评审标准的制定。该行业标准为规范体细胞免疫治疗提供依据，使得生物治疗也有了国家标准。

中心目前开展多项如 TCR-T、CAR-T、TIL、NK、MASCT 细胞免疫治疗等临床试验，其中 3 项为注册细胞治疗临床研究：①国内首个 NY-ESO –1 抗原特异性 TCR-T 细胞治疗软组织肉瘤的注册临床研究，目前已完成 I 期临床研究，正在开展 II 期临床研究；②国内首个获得国家药监局临床试验默示许可的肿瘤新生抗原自体免疫 T 细胞（Neo-T 细胞）治疗晚期实体肿瘤的临床研究；③国内首个获得临床试验许可的 NK 细胞（E10H）治疗晚期消化道肿瘤的 I 期注册临床研究。

科室积极开展临床试验研究，临床研究入组率逐步提高，医疗业务量也逐步增加，2014—2023 年，门诊量由 6868 人次增长至 22767 人次，出院人次由 2943 人次增长至 7000 人次。

3．医学教育

生物治疗中心承担着医疗系医学临床专业本科生（每年 3 ～ 6 学时）、研究生以及肿瘤学进修生的授课（每年 6 学时）及住院医师的学习、带教工作。生物治疗中心现有硕士研究生导师 7 名、博士研究生导师 5 名，每年招收硕士研究生 6 ～ 8 名，博士研究生 4 ～ 6 名，博士后 3 ～ 5 名，进修生 2 ～ 5 名。

2013 年起，生物治疗中心每年举办生物治疗新进展学习班，此后相继举办黑色素瘤诊治进展学习班、肉瘤治疗进展学习班，学员来自省内外各地相关专业领域，学习班的举办促进了学术交流，提高了中心的国内影响力。

4．学科建设

生物治疗中心围绕肿瘤免疫与免疫治疗开展多项基础与临床研究工作。2014 年郑利民等完成的“组织免疫微环境促进人肝癌进展的新机制”荣获国家自然科学奖二等奖。2018 年夏建川牵头国家重点研发计划项目“靶向恶性实体肿瘤免疫细胞治疗新技术的研发及其临床转化路径的规范化建立”。张星于 2021 年承担国家重点研发计划课题“术后免疫微环境影响肿瘤复发的关键机制”。这些研究系统阐明了肿瘤免疫微环境与免疫治疗的特点、调控机制，以及对肿瘤发生发展的作用，为开发肿瘤免疫治疗新方案奠定了基础。至今科室人员已获得国家自然科学基金项目 40 多项。见图 2 –2 –1 –5。

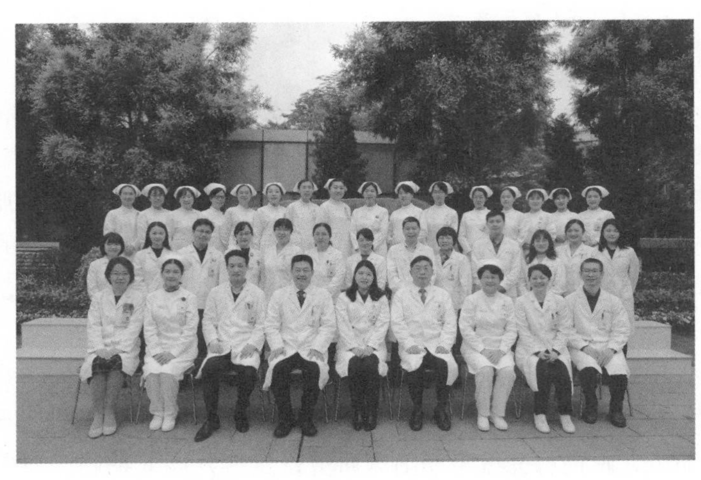

图 2－2－1－5　生物治疗中心大家庭

生物治疗中心现有 1 名广东省“医学领军人才”、2 名广东省“杰出青年医学人才”、1 名广东省“特支计划”人才，2 人入选中心“特支计划”人才，1 人获“国之名医”称号，3 人获“羊城好医生”称号。

（撰写：潘求忠　审核：张星）

（三）综合中医科

●综合科

1．概况

改革开放之初，为满足港澳台胞和海外华侨的需要，在李振权院长的领导下，中心于 1980 年 11 月成立综合科，在全国率先创办港澳、华侨门诊及病区，开设病房床位 7 张，李佩莲教授任科室主任。科室设立之初专门接待东南亚一带回国看病的华侨，年门诊量达 5000 人次左右。综合科病房的建立和发展得到了华侨的大力资助，与香港黄河有限公司合作，采取经理负责制，经济独立核算，为医院创收了大量外汇（至 1984 年共创外汇 56306 万港元），还购置了大批新设备，尤其是 1985 年建立了配有先进设备的全新手术室。见图 2－2－1－6。

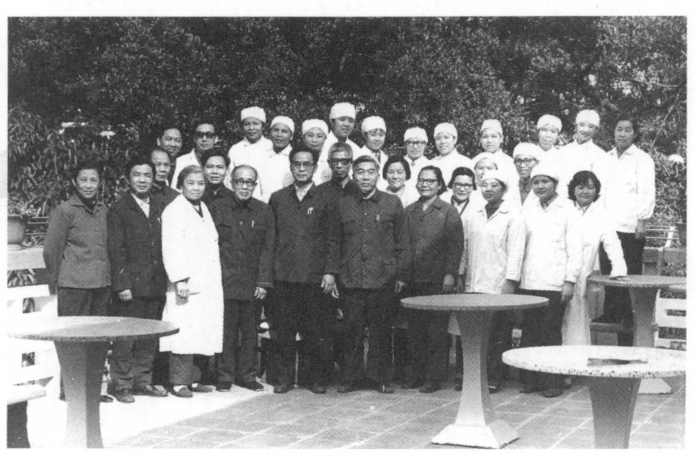

图 2－2－1－6　20 世纪 80 年代综合区成立

1982 年综合科病区扩展为两个病区，到 90 年代，床位发展至 70 张，并逐步过渡到由医院管理，实行特需收费，特需服务提供优先检查和治疗，可为患者点名教授实施诊治。1995 年，在广东省委的支持下成立了综合一科（高干病区），设病床 15 张，主要接诊省内外高干患者。2002 年 8 月，医院启用新的住院大楼，综合一、二、三科也整合成综合一科和综合三科，位于东大楼 16 楼，共 34 张病床，为每位患者进行个体化、最优质的综合治疗。见图 2－2－1－7。

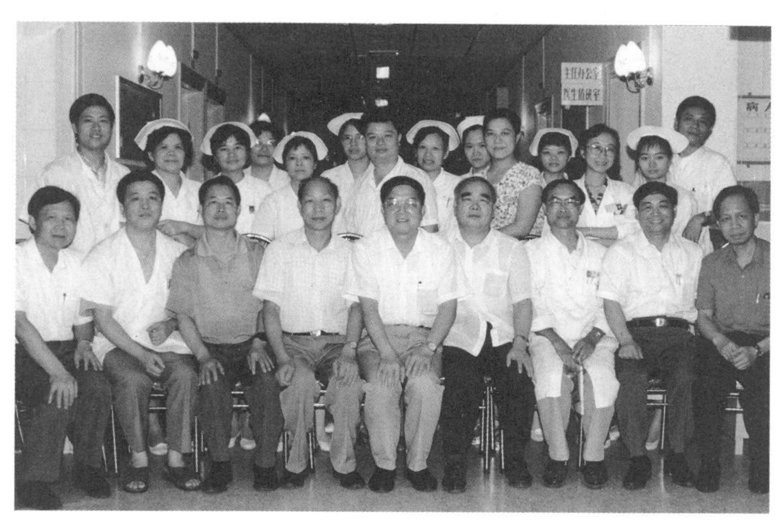

图 2－2－1－7　1995 年 6 月综合一科开科

2006 年 4 月，综合一科和综合三科合并成新的综合科，分一、二区。随着医疗市场的发展和人们对健康的要求提高，综合科面向所有患者开放，服务的患者遍布 33 个国家和地区，并承担国家级的保健任务。2013 年 12 月综合科再次乔迁 2 号楼 18—20 楼，扩大为 3 个病区。截至 2023 年，科室共有 62 张病床，工作人员 96 名，其中副高级以上人员 21 名。见表 2－2－1－3。

表 2－2－1－3　历届科室主任（主持工作副主任）名录

姓名	职务	任职时间
李佩莲	主任	1980—1996 年
陈直华	主任	1995—2006 年
黄火文	主任	1995—1998 年
刘茂珍	主任	1998—2006 年
张 蓓	主任	2006—2023 年
夏良平	主任	2023 年至今

2．医疗

近年来，综合科业务指标持续增长，经济效益和社会效益不断提高，2014 年全年病房收入首次突破 1 亿元。近十年完成保健任务近 1500 人次，收治港澳台、外籍人士超 800 人次。

2018 年 9 月位于 1 号楼 2 楼的特需门诊重新开张，遴选各临床科室知名教授出诊。在综合科接受诊治的患者曾向医院无偿捐赠，合计 2000 多万元人民币，成立了“李丽卿公益基金”（用于我院优秀人才的培养以及医疗科研事业）及“绿洲计划”（为贫困鼻咽癌患者提供帮助）。见图 2 –2 –1 –8。

中山大学肿瘤防治中心特需门诊开区揭牌仪式 2018.9.10

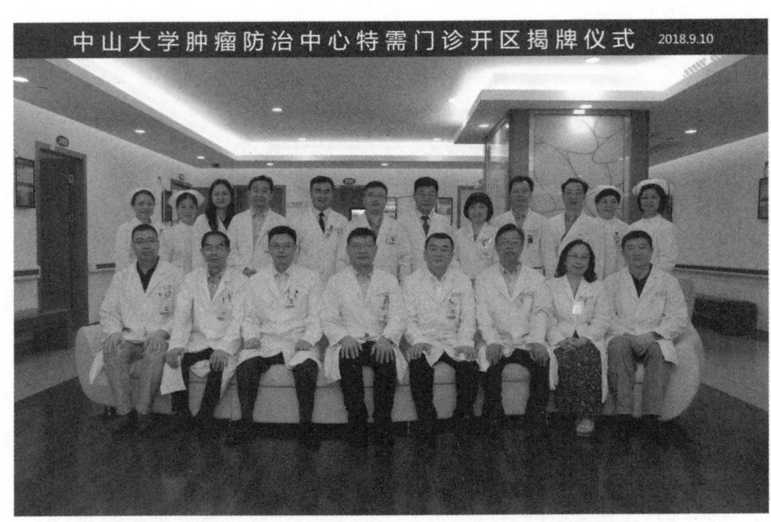

图 2 –2 –1 –8　2018 年 9 月特需门诊重新开张

科室提供由各临床科室最优秀的教授组成的专家组会诊，为患者制订个体化综合治疗方案，作为在国内率先开展泛瘤种多学科会诊的科室，坚持开展会诊制 40 多年，每周一下午准时在综合科会议室进行。不仅解决了综合科患者诊治中的疑难问题，也为全院乃至全国肿瘤领域的疑难杂症提供了权威的诊治方案；提供先进的远程会诊业务，在病情需要时邀请国内或国际上知名的专家进行会诊；为患者提供在全院选择主诊教授的服务，由相应的治疗小组全程负责。综合科还负责高干的肿瘤专科保健工作，并开展肿瘤的中西医结合临床诊疗及探索，年诊疗人次达 6 万多。在护理服务方面，对特需患者开展一对一专业护理服务，2019 年率先启动“互联网 +”护理服务，团队上门服务共 1000 多人次，满意度 100%。

3．教学

科室接收来自全国各地乃至国外的进修医生，承担全院进修医生的授课任务、住院医师规范化培训工作、本科生授课及教学督导、临床带教工作等。蔡修宇曾获本科生英文授课大赛冠军。科室现有博士后合作导师 2 名，博士研究生导师 4 名，硕士研究生导师 7 名。2005 年陈直华及夏良平在全国率先开展静脉输液港植入术，并由夏良平牵头举办了多期“静脉输液港植入术和护理技术培训班”和“海峡两岸输液港技术论坛”，把输液港技术推广到全国。2015 年起，张蓓开展省级名中医师承工作，2018 年起开展国家名中医师承工作。2018 年起，科室每年举办国家级中西医结合肿瘤防治继教项目、肿瘤防治新进展继教项目。

4．学科建设

2010 年夏良平申请到综合科第一个国家自然科学基金项目，截至 2023 年，科室共获批国家级项目 12 项、省部级项目 27 项、厅局级 38 项、校内 6 项及横向基金 2 项，总科研经费近 1500 万元，共发表 SCI 论文 166 篇。临床研究也实现了突破，郭桂芳开展了 SOXIRI 治疗胰腺癌的临床实验（2017），夏良平开展了二甲双胍治疗晚期肠癌（2019）以及 EBV 相关胆管细胞癌患者的免疫治疗的临床实验（2023），张蓓开展了中西医结合临床研究 6 项（2023）。团队研制的“鼻咽清毒剂”“升血调元汤”等疗效确卓，均已成为国家中药保护品种。科室成员主编了《现代中西医结合临床肿瘤学》《实用中西医结合肿瘤学》《中西医结合治疗肿瘤病》《癌症患者的护理与康复》《癌症患者的护理》。

在人才建设方面，科室成员担任或曾任省级学会主任委员 6 名。2 位成员曾赴国外知名机构进修。张蓓荣获广东省人民政府颁发的“广东省名中医”“中山大学名医”及“岭南名医”称号。张蓓、夏良平、郭桂芳获“羊城好医生”称号，蔡修宇、周溢鑫获 CSCO 评选的“35 岁以下最具潜力青年肿瘤医生”称号，戎煜明获“广东实力中青年医生”称号。

5. 科室文化建设

科室文化建设坚持党建引领，加强党建业务双融合。自 2010 年起，每年策划举办科室新年联欢晚会、茶话会，此品牌活动也被评为中山大学 2019 年度“最佳党日活动”。夏良平书记主讲的微党课作品“深悟历史启示，汲取奋进力量”荣获中山大学“学习二十大，奋进新征程”微党课（教师组）三等奖。牵头多单位合作，通过微信公众号、广播电视、走进基层等多种形式连续多年开展义诊帮扶、防癌科普、红色教育活动，提高了大众科学防癌、治癌的健康意识以及基层单位的诊疗水平，相关内容受到国家级、校级官媒报道。

（撰写：郭桂芳　审核：夏良平）

●中医科

1. 概况

1970 年始，黎建成、邓满泉医生开展不定期中医门诊及病房会诊工作，并聘请外院名中医陈效莲来院指导中医临床工作，同年设立中药房。1980 年中医科正式成立，是全国肿瘤专科医院中最早成立的中医药治疗科室，行政上由内科管理，主要负责中医门诊及会诊，陈效莲担任负责人。

1988 年开设中医科病房，设病床 22 张，主要开展鼻咽癌、肝癌、肺癌的中医及中西医结合治疗。1995 年中医科与综合一科合并，设独立病床 15 张，另有 10 张病床先后与放疗科、肝胆科成立合作病区。2002 年 7 月病区搬入住院新楼（现 1 号楼）16 楼，共有病床 17 张。2006 年 4 月再与综合三科合并，病床增加到 34 张。2006 年 8 月，医院成为全国唯一一所“中国中西医结合肿瘤中心”。2007 年获评国家卫生部、国家中医药管理局“全国综合（专科）医院中医示范单位”。见图 2-2-1-9。

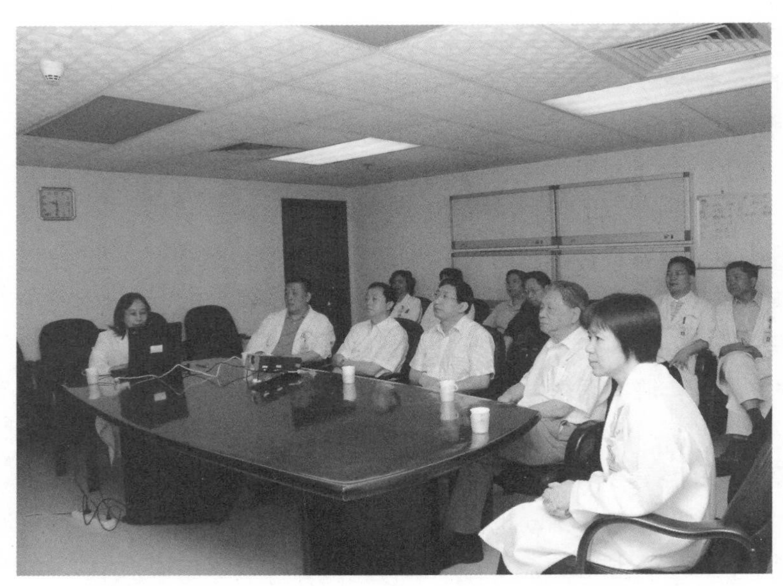

图2－2－1－9 陈可冀院士带队来院评审“中国中西医结合肿瘤中心”，时任院长曾益新院士及医院领导班子成员参加，科主任张蓓做迎评工作汇报

2013 年 12 月综合中医科搬迁至现 2 号楼 18—20 层，扩为三个病区，设有病床 48 张，2015 年 11 月改建后病床总数增至62 张。截至2023 年，中医科在职医师 18 人，其中副高级以上医师 9 人。见表 2 –2 –1 –4。

表 2 –2 –1 –4 历届科室主任名录

姓名	职务	任职时间
陈效莲	主任	1980—1987 年
黄火文	主任	1987—1998 年
张　蓓	主任	1998—2023 年

2. 医疗

从 1970 年开始，中医科即开展肿瘤的中西医结合临床诊疗及探索。重点研究鼻咽癌，尤其对青紫舌患者与预后相关性的研究成绩显著。随着 1988 年开设中医科病房，临床诊疗病种范围逐年扩大，尤其对鼻咽癌、肺癌、肝癌、乳腺癌、大肠癌、胃癌、食道癌、妇科肿瘤、淋巴瘤、癌痛、放化疗相关不良反应等形成独特的治疗方法，以辨证论治为指导原则，辨病与辨证相结合，达到减毒增效、延长生存、改善生活质量的治疗目的。

科室设有中医普通门诊、专科门诊、专家门诊、特需门诊及中医会诊，并承担干部保健工作。截至 2023 年，中医诊疗服务实现双院区全覆盖，病床使用率达 98% ～ 100%，年诊疗人次达 6 万多，在国内肿瘤专科医院中位居前列。其中，张蓓教授自 2014 年起即担任广东省干部保健专家，其专家年门诊量连续多年居全院第一名。

中医护理是科室特色临床护理项目，通过外派学习、医护一体化查房，不断提高护士中医辨证能力，已培养 1 名广东省中医专科护士。科室成立了中医护理工作室，为肿瘤患者开展多形式的中医康复治疗如中药熏洗、外敷、热熨、针刺、特色药灸、音乐疗法等。

3．教学

科室自1985年开始接收国内外进修医生，并承担全院进修医生授课、本科生理论课教学、临床带教以及住院医师规范化培训工作。自2006年起开始招收硕士研究生，2015年起开展省级名中医师承工作，2018年起开展国家名中医师承工作，2021年起招收博士后。现有全国名中医药专家指导老师1名、博士后合作导师1名、硕士研究生导师3名。培养中西医结合肿瘤防治方向硕士研究生19名、博士后5名，联合指导规培生50多名、广东省名中医师承项目继承人2名、全国名老中医经验继承人2名。2018年起每年举办国家级中西医结合肿瘤防治继教项目，已培养学员1万多人次、基层单位进修生数十名。

4．学科建设

中医科多年来一直致力于癌症患者舌象的临床研究。20世纪70年代在国内率先提出青紫舌与癌症患者的预后关系密切；90年代以后至今，开展了中药预防青紫舌的发生、青紫舌患者血液流变学及甲皱微循环的改变、青紫舌与血管内皮生长因子及微血管形成的相关性、青紫舌与生存率的关系等研究，先后引进了血液流变学系列实验仪器、中医舌象专家诊断系统等检测仪器。

中医科拥有白睛无影成像采集系统、舌面诊测信息采集系统、脉象诊测信息采集系统、中医四诊仪、痛证治疗仪等，长期开展临床验方的研发工作，早年供方研制的“鼻咽清毒剂”“升血调元汤”等在临床运用多年，疗效卓确，均已成为国家中药保护品种，并远销国内外。

科室团队先后发表论文200多篇，主编《现代中西医结合临床肿瘤学》《实用中西医结合肿瘤学》《中西医结合治疗肿瘤病》，参编学术专著10多部，其中张蓓教授主编的《现代中西医结合临床肿瘤学》获2019年广东省重点出版物暨“百部好书”扶持项目，参与制定中华中医药学会肿瘤诊疗指南及CACA指南，参编《全国卫生专业技术资格考试指导——肿瘤学》。获批包括国家级在内的各级科研基金项目70多项，累计科研经费700多万元，并牵头开展中西医结合临床研究6项。

在人才建设方面，2012年张蓓教授被广东省人民政府授予“广东省名中医”称号，2016年张蓓教授荣获“中山大学名医”称号，戎煜明获评“广东实力中青年医生”。科室现有省级学会副会长1名，主任委员1名。

在平台建设方面，2019年广东省中医药管理局授予成立“张蓓广东省名中医传承工作室”，后入选“2022中国中医药年鉴”，并获评省市中医药优秀机构与人物。2022年国家中医药管理局授予成立“张蓓全国名老中医药专家传承工作室”。2023年成立中山大学肿瘤防治中心中西医结合研究中心。科室连续3届入选年度“广东医院最强科室推荐”。见图2－2－1－10。

学科发展

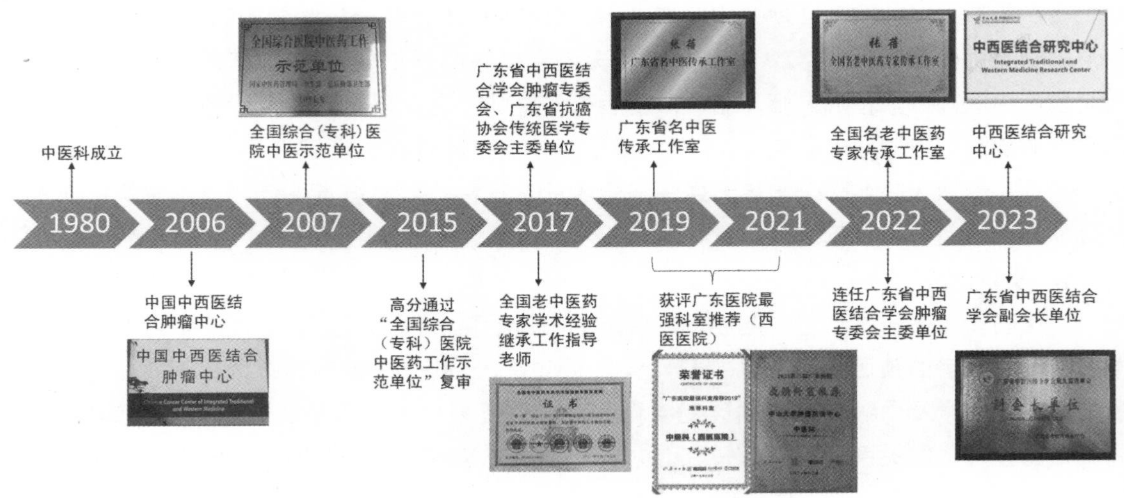

图 2－2－1－10　中医科学科发展历程

5．科室文化建设

张蓓教授担任 10 年广东省人大常委、省人大教科文卫委委员，提交 26 项议案、建议，内容涉及医疗、教育、食品安全及环保等多个领域，解决了本校及本院的一些历史遗留问题，提出的《广东省中医药条例》议案，被列为广东省立法项目，并于 2021 年 10 月 1 日正式实施，对促进广东省中医药事业发展有着重要的意义。见图 2－2－1－11。

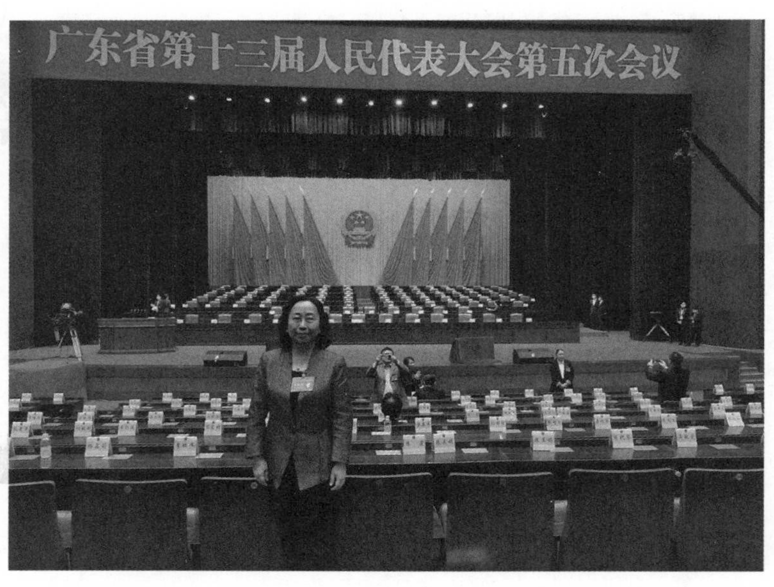

图 2－2－1－11　张蓓认真履职广东省人大代表工作

科室通过微信公众号、广播电视、走进基层等多种形式连续多年开展义诊帮扶、防癌科普、红色教育活动，进而提高大众防癌意识以及基层单位诊疗水平，张蓓教授先后参与央视网等多家大型媒体举办的防癌科普讲座，累计受众达百万人次。见图2－2－1－12。

第29届全国肿瘤防治宣传周暨中国抗癌日——中西医结合肿瘤防治名医义诊
第29届全国肿瘤防治宣传周暨中国抗癌日——肿瘤早筛科普

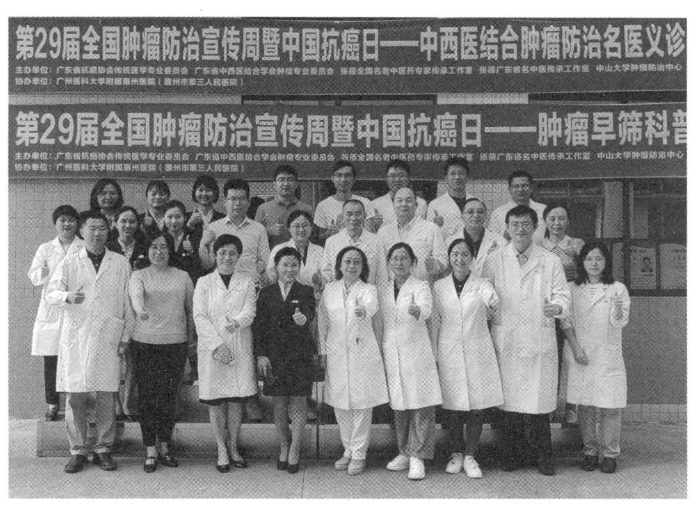

图2－2－1－12　中医科开展义诊及科普活动

（撰写：黄圆圆　审核：张蓓）

（四）血液肿瘤科

1．概况

我国肿瘤专科医院普遍未设血液肿瘤专门科室，2000年，中心以美国著名MD. Anderson癌症中心为蓝本，提出建立国内首个肿瘤医院血液肿瘤专科的战略目标。2000年初，旅日学者吕跃教授被引进本院，创立血液肿瘤专科。

起初因医院场地限制，仅设血液肿瘤专业组，隶属于肿瘤内科，有床位4张，医生2名，主要收治白血病、多发性骨髓瘤、淋巴瘤、骨髓增生异常综合征等血液系统恶性肿瘤患者。随着医院的发展和壮大，2003年5月，肿瘤内科成立血液肿瘤病区（内科五区），床位30张，吕跃教授任区长及肿瘤内科副主任。2009年7月1日，血液肿瘤科正式成立，共有床位30张，医师5名。2013年7月科室迁入新住院楼（2号楼），床位共32张，设有血液肿瘤科专科门诊、骨髓细胞形态室、华南肿瘤学国家重点实验室血液肿瘤研究室，有医师7名，其中教授1名、副主任医师1名，4人具有博士学位，骨髓细胞形态技术员2名，护士13人。

2017年7月，医院向全球公开招聘血液肿瘤科主任及学科带头人，梁洋教授作为广东省高层次引进人才、中山大学“百人计划”引进人才新任科主任及学科带头人，继续带领中肿血液肿瘤团队奋力前行。在梁洋教授的带领下，团队连续5年入围“中国医院学科科技量值（STEM）血液病学专科榜”全国前十，中心成为唯一入围的肿瘤专科医院，并能在代表全球最高水平的美国血液学年会中获得多次大会口头发言的机会，且获得摘要成就奖，创造了科室历史。2021年3月，中心黄埔院区落成，科室整体搬迁至黄埔院区，获得了更大的发展空间，现有普通病床46张，其中层流病床45张，建立骨髓干细胞移植病房、移植仓6个，开展自体及半相合异基因造血干细胞移植新技术，填补了我院在造血干细胞移植治疗上的空白。血液肿瘤科现共有工作人员45名，其中医生15名（硕士研究生导师5名、博士研究生导师3名）、护理人员24名、技术员3名。见图2－2－1－13。

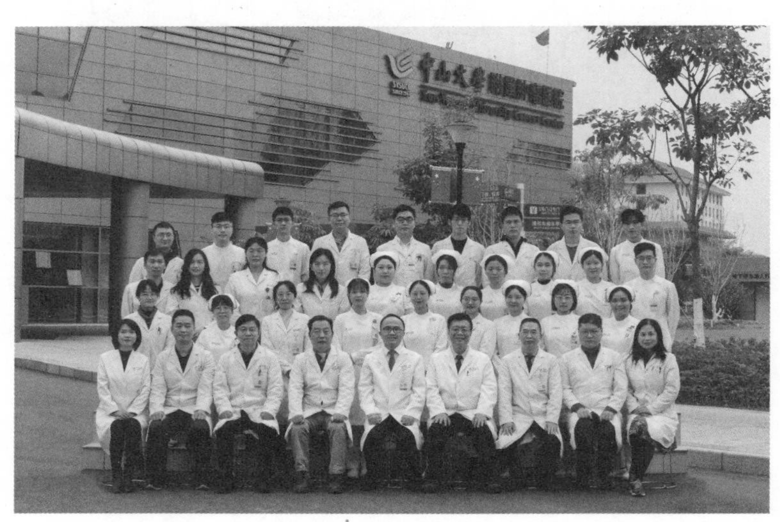

图2－2－1－13 血液肿瘤科医务人员

科室凭借热情的服务态度、精湛的诊疗水平很快建立了良好的医疗声誉，科室的医疗工作量每年快速增长，赢得了血液肿瘤业界和患者家属的认可。经过这20年来的磨炼和创造，血液肿瘤科在国内血液肿瘤界占据一席之地，并将在以后不断发展壮大。

历届科室主任名录见表2－2－1－5。

表2－2－1－5 历届科室主任名录

姓名	职务	时间
吕跃	血液肿瘤科主任	2009年7月—2017年6月
梁洋	血液肿瘤科主任	2017年7月至今

2．医疗

血液肿瘤科是国内首个肿瘤医院血液肿瘤专科，广东及邻近省份大量患有血液类疾病的人士慕名而来，在国内具有明显的优势及良好的声誉。科里拥有一支医术精良和作风严谨的医疗队伍和基础扎实、认真负责的护理队伍，在白血病、多发性骨髓瘤、淋巴瘤等疾病的治疗方面颇有建树；特别是白血病，临床疗效显著，经过多药联合或进入新药临床研究，大部分患者病情可完全缓解，部分患者长期生存。

2006年，科室开始采用ECOG 2993方案治疗成人急性淋巴细胞白血病/淋巴母细胞淋巴瘤，获得了良好的效果，完全缓解率高达90%，多数患者长期生存。2008年，科室在国内率先运用足量去甲氧柔红霉素治疗急性髓细胞白血病，取得了良好的疗效。2010年，起科室采用吉西他滨联合奥沙利铂、左旋门冬酰胺酶方案化疗序贯放疗治疗期结外NK/T细胞淋巴瘤，取得近 90% 的有效率、70% 以上的完全缓解率。2013 年，科室借鉴美国和日本的临床治疗经验，在普通病房应用无菌层流床联合高强度化疗进行自体造血干细胞移植治疗，获得了良好的临床效果，为普通病房在标准的高强度剂量化疗提供有效的治疗途径。随着更有效的治疗方法的出现，门诊量从 2010 年的 3262 人次上升至 2013 年的 6476 人次，医疗水平和质量亦大幅提升。2010 年起，科室拥有自己独立的经行政部门认证的网站。

2014 年，在检验科和分子诊断科的大力配合下，科室建立了白血病患者综合诊断和预后评价体系，开展了免疫表型、微小残留病灶监测和多项预后检测。开展了造血干细胞支持下的大剂量化疗以及多发性骨髓瘤的椎体病变的经皮椎体成形术和复发难治性血液肿瘤恶性疾病患者异体 CIK 细胞免疫治疗。2016 年，中山大学肿瘤防治中心血液病学获得在全国血液病学科排行第 13 名的良好成绩。门诊和病房诊治的患者人数分别增长了 10. 18% 和 14. 75%，达到 12452 人次，往后医疗业务量每一年度都明显提高，门诊和病房诊治的患者人数继续保持增长。护理工作表现优秀，分级护理质量达到 100%。

2021 年，科室在黄埔起航，从零开始开设造血干细胞移植病房，设百级移植仓位 6 张，引进血细胞分离机 1 台，采集床位 1 张。从 2021 年 3 月至 2023 年 12 月完成自体造血干细胞移植 128 例，异基因造血干细胞移植 41 例，居全国造血干细胞移植数量排名第 86 位，肿瘤专科医院第二位。此外，梁洋主任带领全科人员积极响应医院引领的学科发展规划，努力提升临床研究在科室医疗工作中的分量，临床研究入组率从接手科室工作时不到 5%，到目前单季度最高达 70% 以上，极大地推动了科室临床工作高质量发展。

3. 教学

自建科以来，血液肿瘤科各级医师承担本科生、研究生、进修生、肿瘤专科医师培训教学的任务。2002 年获批硕士学位授予点，2009 年科室正式成立后获批博士学位授予点，具有授予肿瘤学、分子医学、生物化学与分子生物学博士资格。现有硕士研究生导师 5 人，博士研究生导师 3 人，已培养多名博士和硕士，以及多名进修生。

自 2008 年以来，血液肿瘤科每年定期举办大型血液肿瘤论坛及多发性骨髓瘤规范化诊治专题研讨会。2017 年以来，对于血液肿瘤更加有效和规范的诊治教育不断地提升，在 2022 年 3 月，由梁洋教授任会议主席开展的粤港澳大湾区造血干细胞移植和细胞治疗高峰论坛，使更多的地区乃至全国对于血液肿瘤治疗中的造血干细胞移植以及细胞治疗有了更高的认知度，并学习到更先进、有效的治疗方法，也为大部分的血液肿瘤医师提供了更好的交流学习平台。同年年末，由梁洋教授、吴秉毅教授组织发起的造血干细胞移植论坛顺利进行。

4. 科研

血液肿瘤科为华南肿瘤学国家重点实验室血液肿瘤课题组所在科室，研究方向主要有：骨髓增生异常综合征、急性白血病的病理生理学分子机制及精准治疗，血液肿瘤转化医学研究等。2000—2013 年，吕跃教授等科室成员以第一作者或通讯作者发表在 *Blood*、*Gene Therapy*、*Cancer* 等杂志的 SCI 论文共有 20 多篇，发表中文核心期刊论文数篇；获得国家自然基金项目 2 项，省部级科研基金 5 项。2018 年梁洋教授团队在国际著名学术杂志 *Nature* 子刊 *Leukemia* 上发表论著，是我院血液肿瘤专科成立以来首篇突破 10 分的 SCI 论文，为科室创造了历史。在梁洋主任的带领下，科室获得的科研成果不断：2021 年科室在美国血液学年会中继续有 2 项研究入选大会口头发言和 5 项研究入选壁报交流，2022 年在美国血液学年会中继续有 6 项研究入选壁报交流，至今团队共发表 JCR 一区高分文章 30 多篇（包括 *New*

England Journal of Medicine、*Nature Reviews Disease Primers*、*Journal of Clinical Oncology*、*Cancer Cell*、*Clinical Cancer Research*、*Leukemia*、PNAS、*British Journal of Hematology* 等），共获得国家自然基金项目 6 项，省部级科研基金项目 5 项以及其他重点培养项目 1 项。

5. 科室人才培养

血液肿瘤科十分重视人才队伍建设，尤其是青年医师的培养，每位年轻培训医师均为临床博士后。2019 年引进中山大学“百人计划”1 名（束玲玲，副研究员、硕士研究生导师），2020 年李欢博士生获得了“广东省抗疫先进个人”荣誉称号。2021 年，引进骨髓干细胞移植主诊教授 1 人（吴秉毅）。2021 年，引进中山大学“百人计划”1 名（宋远斌，海外优青、青年研究员、博士研究生导师），2022 年，引进海外引智计划 1 名（Robert Peter Gale、英国帝国理工大学教授），提供更高质量的教育和引导。在梁洋教授的领导下积极创建和谐科室，强化法制、医德教育和素质教育，不断增强医护人员的服务和责任意识，坚持廉洁行医的服务理念，培育遵纪守法、团结务实的集体氛围。

（撰写：宋远斌　审核：梁洋）

（五）儿童肿瘤科

1. 概况

1989 年 7 月，由管忠震教授提议和牵头，医院在肿瘤内科开设了儿童肿瘤化疗专业，成为国内首家设立儿童肿瘤化疗专业的肿瘤医院。2002 年，儿童肿瘤化疗病区拥有固定床位 18 张，医生 2 名，分别是孙晓非教授和甄子俊医生。2010 年 1 月 7 日，儿童肿瘤专业从肿瘤内科分离出来，成为独立的儿童肿瘤科，由孙晓非教授担任首任科室主任、蔡瑞卿担任护士长。科室主要收治 18 岁以下患恶性肿瘤的儿童、青少年，以化疗为主并与外科和放疗科等学科联合对患者进行综合诊治。2013 年 9 月，中心 2 号楼投入使用，儿童肿瘤科迁至新病房，床位增加至 32 张。至 2018 年 7 月，医生人数增加至 7 人，其中主任医师 1 人，副主任医师 1 人。见图 2－2－1－14。

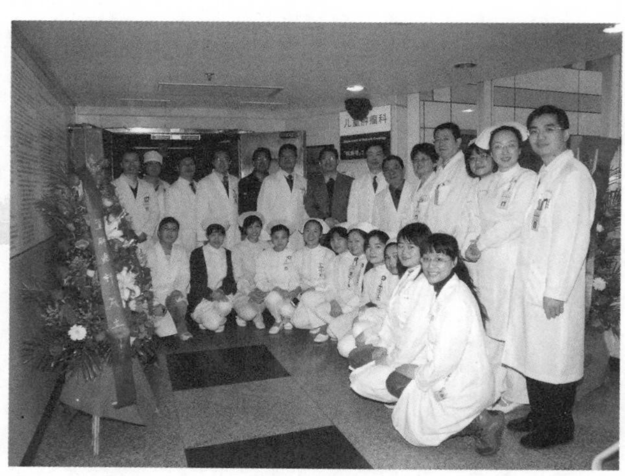

图 2－2－1－14　2010 年儿童肿瘤科独立成科

2018 年，医院向全球公开招聘儿童肿瘤科科主任及学科带头人，2018 年 8 月，当时在天津医科大学附属肿瘤医院担任血液科主任的张翼鷟教授作为中山大学“百人计划”“中山大学肿瘤防治中心高层次人才特殊支持计划”的优秀人才被引进，成为儿童肿瘤科新一任掌舵人。随后，科室进一步发展壮大，目前，科室拥有床位 45 张、医生 12 人、护士 16 人，包括主任医师 2 人、副主任医师 4 人、副主任护师 1 人。见图 2 -2 -1 -15。历届科室主任名录见表 2 -2 -1 -6。

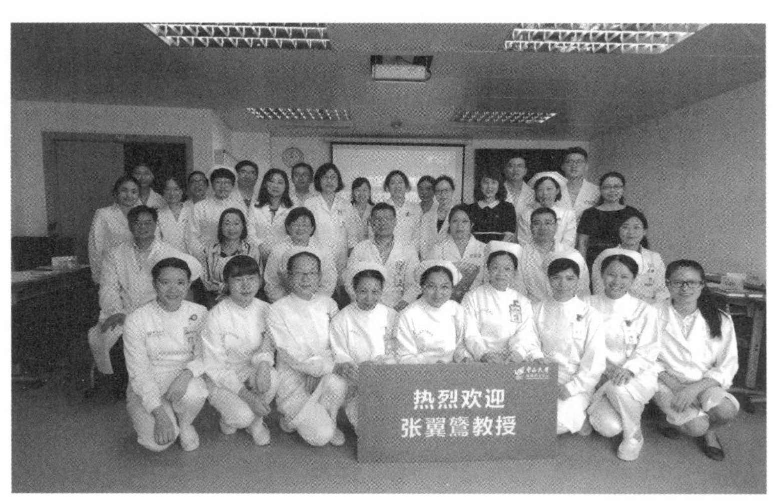

图 2 -2 -1 -15　2018 年中心领导与儿童肿瘤科医务人员合影

表 2 -2 -1 -6　历届科室主任名录

姓名	职务	任职时间
孙晓非	儿童肿瘤科科主任	2010 年 1 月—2018 年 7 月
张翼鷟	儿童肿瘤科科主任	2018 年 8 月至今

2．医疗

随着科室发展，临床工作量大幅上升，门诊量由 2010 年的 3949 人次增加到 2023 年的 19806 人次，入院人数从 2010 年的 753 人次增加到 2023 年的 4329 人次，服务能力显著提升。2019 年 5 月，为推进儿童肿瘤医联体同质化建设，成立了中山大学肿瘤防治中心—广州医科大学附属第五医院儿童肿瘤合作病区，年收治患者 1600 多人次，大大缓解了患儿入院难的问题。2023 年 5 月，广州第一家“雏菊之家”（安宁治疗合作病房）正式挂牌，为儿童肿瘤的舒缓治疗探索经验。

20 世纪 90 年代，国内儿童非霍奇金淋巴瘤（NHL）患者的生存率低，缺乏有效的治疗方法。1996 年，孙晓非教授引进国外的治疗技术，协助建立了检测甲氨蝶呤（MTX）血药浓度的实验室，将儿童 NHL 的生存率从 30% 提高到 80% ～ 90%，早期患者的生存率达到 95%～100%。20 世纪初，在外科、影像科、核医学科、放疗科等相关科室的大力支持之下，成立了国内第一个专业治疗儿童肿瘤的多学科团队。

建科后，科室率先在国内开展儿童肿瘤的临床研究工作。2010—2018 年，孙晓非教授作为主 PI 开展 8 项儿童肿瘤前瞻性临床研究，其中新药研究 4 项，研究者发起的研究 4 项。具有代表性的为2011年中山大学临床医学研究5010计划项目“化疗加或不加放疗治疗预后良好型ⅢA期儿童肾母细胞瘤前瞻性多中心随机临床研究”，研究成果在国际儿科肿瘤学会年会（SIOP）上做口头报告。

2018—2023年，在张翼鷟教授担任科主任后，儿童肿瘤科的临床研究数量实现快速增长，牵头或参与新药和研究者发起的国际、国内多中心/单中心临床研究共30多项，其中新药研究6项。2022年，儿童肿瘤科临床试验入组率达到39.41%。其中，参加全球多中心“一项晚期实体瘤或原发性中枢神经系统肿瘤儿童患者口服TRK抑制剂Larotrectinib的Ⅰ/Ⅱ期研究”，共入组儿童患者10例，在全球所有中心中位列第一；相关研究成果发表在权威杂志*Annals of Oncology*（影响因子51.769）。由张翼鷟教授发起的国内首个PD-1抑制剂治疗复发、难治儿童肿瘤的Ⅰ期临床研究，其成果发表在权威杂志*Signal Transduction and Targeted Therapy*（影响因子39.3）。上述成果曾多次在历届国际儿科肿瘤学会年会（SIOP）、国际儿科肿瘤学会亚洲会议（SIOP-ASIA）、欧洲肿瘤内科学会年会（ESMO）、儿童青少年和年轻成人非霍奇金淋巴瘤国际研讨会（CAYA NHL）等国际会议上做口头报告，推动了国内儿童肿瘤治疗理念的进步。

在临床实践中，张翼鷟主任大力推动儿童肿瘤的精准诊疗，提倡根据肿瘤基因变异、循环肿瘤DNA变化及临床特征等制定个体化的治疗手段，在国内外研究的基础上进行创新，结合化疗、靶向药物、免疫治疗等治疗及药物临床研究，进一步提高儿童肿瘤患者的生存率，降低治疗毒性。

3. 医学教育

2005年始，科室每年举办广东省小儿肿瘤学术研讨会暨广东省抗癌协会小儿肿瘤专业委员会国家级继续教育课程。2010—2023年，共培养肿瘤学硕士20名、博士9名，在站博士后4名，出站博士后2名。接收外院进修医师共计46名。每周定期为研究生和进修医师组织教学查房、讲课及病例讨论。作为中心内科住院医师规范化培训基地的成员科室，向参加规范化培训的住院医师教授儿童肿瘤相关临床思维和临床技能。积极参与中山大学医学院本科生教育，张翼鷟教授作为课程负责人于2020年起开设本科生公选课“癌症的预防和筛查”，并获得课程建设类校级课题一项，接收中山大学临床医学专业本科生预见习共计100多人。

4. 学科建设

（1）科研开展情况及成果概述。

2018年8月至今，团队共计在国内外杂志上发表各类临床研究、基础及转化研究的文章共计90多篇，其中SCI影响因子在10分以上的杂志6篇，5分以上的杂志20多篇。其中，临床科学研究主要聚焦于新型基因检测方法在儿童肿瘤中的应用以及化疗、靶向、免疫治疗及辅助治疗药物在儿童恶性肿瘤患者中的Ⅰ、Ⅱ期临床试验。代表性文章发表在*Annals of Oncology*、*Signal Transduction and Targeted Therapy*、*Journal for immunotherapy of Cancer*等杂志。而基础与转化研究则主要集中在儿童肿瘤表观遗传调控、免疫微环境和免疫治疗这两个方向，代表性文章发表在*Cancer Research*、*Journal For Immunotherapy Of Cancer*、*Theranostics*、*Oncoimmunology*等杂志上。2020—2023年连续四年，张翼鷟教授作为指南工作委员会组长撰写中国临床肿瘤学会（CSCO）儿童及青少年淋巴瘤诊疗指南。

在科研产出增加的同时，团队获得科研基金项目的数量与金额也不断增长，近5年获得包括国家科技重大专项分课题、国家重点研发计划分课题、国家自然科学基金、广东省自然科学基金等在内的国家级、省部级、市级课题共20多项，资助金额总计达到700多万元。

（2）人才培养及队伍建设、对外交流。

科室注重对青年人才的培养，博士后和青年医师在团队的培育下，2020年以来共获得国家自然基金5项、国家科技重大专项分课题1项、国家重点研发计划分课题1项、博士后创新人才支持计划（博新计划）1项、博士后国家交流计划引进项目1项、教育部博士后海外引才专项计划1项、博士后科学基金特别资助1项、博士后科学基金面上项目4项、广东省自然科学基金面上项目、广东省医学科研基金及市级校级基金11项。2019年，选派朱佳医师到美国MD安德森癌症中心做访问学者。2019年，甄子俊教授前往多米尼克援助，帮助当地居民完成肿瘤的规范化诊治工作。团队多次与美国MSKCC、美国MD安德森癌症中心、美国费城儿童医院、西班牙巴塞罗那儿童医院、澳大利亚儿童癌症中心、香港大学、香港中文大学等单位开展学术讨论与交流，扩大了国际视野和在国外同行中的知名度和影响力。

2022年，承办第十四届国际儿科肿瘤学会亚洲会议（SIOP-ASIA），全球百余名儿童肿瘤领域的顶尖专家学者汇聚一堂，分享前沿理念，展示创新成果，共同致力于提高儿童肿瘤的诊断与治疗水平。

2023年4月，孙晓非、张翼鷟、高远红、路素英4位专家分别被选为国家卫生健康委儿童血液病恶性肿瘤专家委员会顾问、委员和青年委员，张翼鷟主任当选为全国副主委。中心获批全国儿童血液病定点医院及广东省儿童实体肿瘤诊疗协作组淋巴瘤、神经母细胞瘤、肾母细胞瘤三个亚专业的牵头单位。

5．科室文化建设

自20世纪初开始，科室与“金丝带”等社工及志愿者组织合作，每周在病房举办公益活动。2018年创办中山大学肿瘤防治中心儿童肿瘤科微信公众号，定期为患者提供关于儿童肿瘤的科普知识；2022年成立“菁菁校园—中肿病房学校”，为患者免费开设文化、美术、心理课程等，创办“同心阁”，教授患儿父母对患儿进行心理游戏辅导；同年，儿童肿瘤科获评广东省第八批“学雷锋”示范点。

2019年以中肿真实医患故事为原型，与苏州良医汇网络科技有限公司联合出品国内首部儿童肿瘤的微电影《勇士》，引起社会各界的广泛共鸣。2021年，中山大学肿瘤防治中心—广州医科大学附属第五医院儿童肿瘤合作病区荣获国家卫健委“改善医疗服务治疗示范科室”。

2023年，与北京新阳光牵牵手公益基金、北京新阳光源公益专项基金和广州易娱公益基金等合作，资助经济困难的患儿家庭。2021年，科室获评“中山大学女教师文明岗”；2023年，科室获评“广东省先进女职工集体”。

（撰稿：孙斐斐　审核：张翼鷟）

第二节　外科系统

（一）神经外科

1. 概况

1998 年中心进一步增设专科科室，曾益新院长高瞻远瞩地筹划开设神经外科，面向海内外招聘学科带头人。1999 年 12 月，陈忠平教授自加拿大麦吉尔大学回国后，于中山大学肿瘤医院创建神经外科/神经肿瘤科。2000 年 7 月，科室在综合二区开始收治患者。2001 年，牟永告及张湘衡医生加入，并聘请中山大学附属第一医院神经外科专家陈明振教授任技术顾问，垂体瘤经蝶显微手术创始人蒙特利尔大学 Jules Hardy 教授以及高雄医学大学神经外科专家关皑丽教授任客座教授。2002 年 9 月，中心越秀院区 1 号楼建成，神经外科与泌尿外科共用病区，独立床位 18 张；同年，赛克医生加入科室。2013 年，中心越秀院区 2 号楼落成启用，科室自 1 号楼 12 楼迁至 21 楼，病床规模扩充至两个病区共 60 张床位，医生增加至 12 名。2017 年，牟永告主任上任后提出“求实、创新、合作、共赢”的科室发展理念，科室亚专业发展明晰化。2021 年中心黄埔院区正式运营，科室床位进一步增加至 72 张。见图 2 –2 –2 –1。

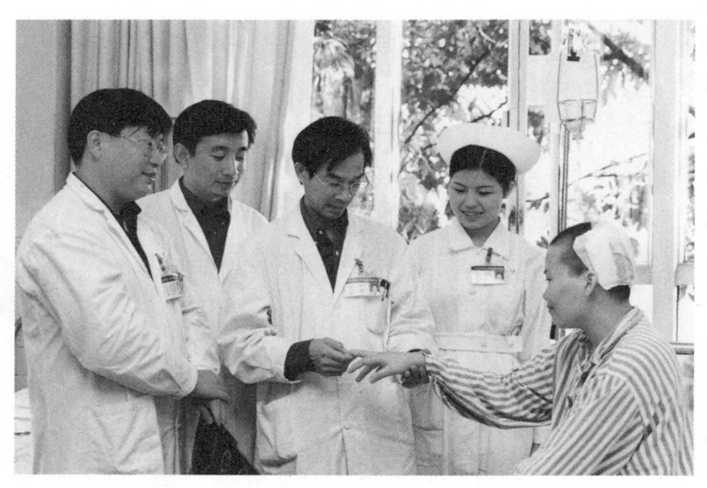

图 2 –2 –2 –1　神经外科建科初期，陈忠平、牟永告、张湘衡三位医生等查房

截至 2023 年，中山大学肿瘤防治中心神经外科/神经肿瘤科共有 2 个病区 72 张病床，医护人员 62 名，其中医生 20 名、正高 5 人、副高 6 人、博士研究生导师 4 人、硕士研究生导师 8 人。科室为广东省临床重点专科，是中国抗癌协会神经肿瘤专业委员会及中国临床肿瘤学会神经系统肿瘤专业委员会创始及主任委员单位。另外，科室挂牌成为全国神经肿瘤会诊中心、胶质瘤会诊中心、脑转移瘤会诊中心及胶质瘤规范化诊疗示范单位，以及肿瘤医院神经外科联盟单位。见图 2 –2 –2 –2、表 2 –2 –2 –1。

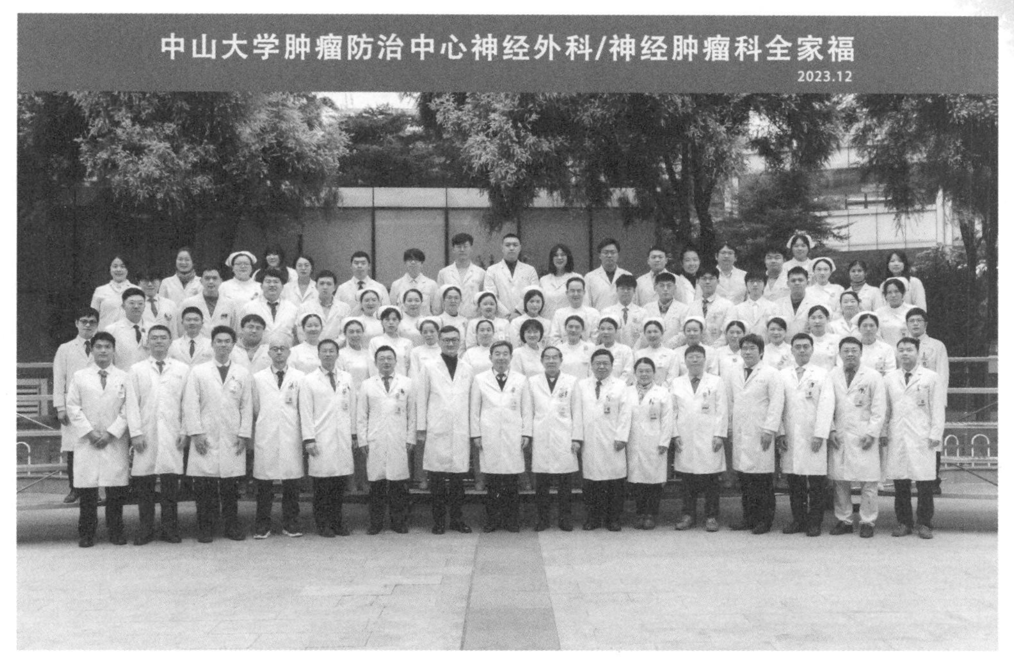

图 2－2－2－2　神经外科全家福

表 2－2－2－1　历届科室主任（主持工作副主任）名录

姓名	职务	任职时间
陈忠平	科主任	1999 年 12 月—2017 年 8 月
牟永告	科主任	2017 年 8 月至今

2．医疗

中山大学肿瘤防治中心神经外科/神经肿瘤科是国内最早开设神经肿瘤专科服务的单位之一，也是最早配置神经肿瘤专科化疗医师的科室。科室临床特色包括胶质瘤个体化治疗、脑转移瘤与儿童神经肿瘤综合治疗、垂体瘤与颅底肿瘤外科手术，以及神经肿瘤化学与靶向治疗等。自 2000 年开科至今，临床业务量逐年增长。2023 年，科室门诊达 13000 多人次，收治患者 2500 多人，完成各类神经系统肿瘤手术 1500 多台，四级手术率超过 90%。

多学科综合治疗是科室临床诊疗的特色。科室于 2014 年挂牌成立“神经肿瘤会诊中心”，并于 2018 年及 2019 年分别成立脑转移瘤 MDT 团队及垂体瘤多学科诊疗团队。团队由神经外科、神经肿瘤化疗、放疗科、影像科、病理科、核医学科、内分泌科等院内外专家组成，坚持“定时间、定地点、定专家”的三定原则，始终以患者为中心，根据患者的病情为其做出最佳的诊疗方案。

胶质瘤是科室的优势病种。在胶质瘤方面，强调以显微外科为基石的个体化综合治疗，是国内最早开展根据分子特征进行胶质瘤个体化治疗的单位之一，具备建制完整的 MDT 体系，是国家胶质瘤规范化诊疗示范中心。胶质母细胞瘤患者五年生存率达到 27.6%，达到国际一流水平。科室目前在研及已完成的临床试验达 30 项。见图 2－2－2－3。

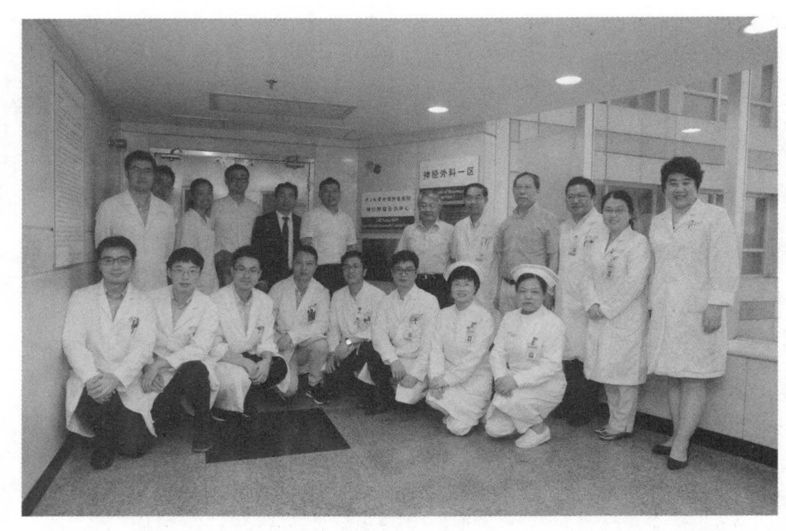

图 2-2-2-3　2018 年 8 月，周良辅院士来访神经外科指导，
并为“中山大学附属肿瘤医院胶质瘤中心”揭牌

科室不断开展新技术新项目，提升神经肿瘤患者治疗的安全性，开展的新技术主要包括：①增材制造（3D 打印）辅助颅脑肿瘤手术。该项目自 2018 年获批至今，已推广到中山大学附属第一医院、中山大学孙逸仙纪念医院等省内大型三甲医院，同时在江门市中心医院、东莞市人民医院等地市级医院开展，有效提高了复杂颅脑肿瘤患者手术的安全性。②荧光素钠辅助脑肿瘤手术。目前广泛应用于脑转移瘤、髓母细胞瘤、恶性脑肿瘤穿刺活检等手术，已完成荧光素钠辅助神经肿瘤手术近 2000 例。通过举办全国学习班，该技术已在国内各大医院推广应用。③基于分子特征的胶质瘤个体化治疗，显著改善胶质瘤患者预后，胶质母细胞瘤患者五年生存率达到 27.6%。举办全国性学习班 16 期，培养学员 300 多名，在全国推广。④肿瘤电场治疗恶性胶质瘤。使复发性胶质瘤患者无进展生存期达到 5.9 个月，中位生存期达到 8.5 个月。成果于美国神经肿瘤年会交流 1 次，并在全国推广。⑤难治性垂体腺瘤个体化治疗。率先建立和报道了垂体腺瘤类器官培养方法，建立垂体腺瘤类器官库，并利用类器官进行难治性垂体腺瘤新药筛选。相关研究结果在美国内分泌协会年会交流。

3．医学教育

科室承担本科生、研究生、进修生、规培医生等的授课与专科带教任务。培养博士 19 名、硕士 45 名、进修医生 16 名，接收轮科规培医生 200 多人次。

科室自 2007 年起举办国家级继续教育项目“脑肿瘤化疗及分子靶向治疗学习班（胶质瘤进展学习班）”，是最早开始神经肿瘤化疗培训的单位，目前已成功举办 16 期，培养学员 300 多名，来自全国各地，成为神经肿瘤领域的“黄埔军校”。作为中国抗癌协会神经肿瘤专业委员会及中国临床肿瘤学会（CSCO）神经系统肿瘤专家委员会创始单位，多次举办中国抗癌协会神经肿瘤专委会年会、胶质瘤与转移瘤羊城论坛等全国性会议。另外，作为广东省抗癌协会神经肿瘤专业委员会、广州抗癌协会神经肿瘤抗癌协会的创始单位，科室自 2000 年开始牵头举办省级继续教育项目“广东神经肿瘤进展学习班”，并在省内组织学术巡讲、学术沙龙和云讲堂等，提升省内神经肿瘤诊疗水平。

科室一直重视教学工作，注重传帮带式的临床带教模式，同时建立规范的教学管理流程，利用3D打印模型进行教学，2022年获“规培优秀带教科室”称号，蒋小兵医生2022年获“授课大赛一等奖”称号，蒋小兵医生（2021年）、陈银生医生（2022年）和陈正和医生（2023年）获“优秀带教老师”称号。

4. 学科建设

科室强调科研与临床并重，重视成果落地转化，具有独立的实验室，并建立了临床数据库及组织标本库。

截至2023年，科室共获得“863计划”分课题、“973计划”分课题、国家自然科学基金项目、广东省自然科学基金和广东省重大科技项目等80多项，其中国家自然科学基金项目22项，总研究项目资助金额3000多万元。已发表学术论文400多篇，牵头编写神经系统肿瘤指南6项。科室申请专利40多项，转化2项，累计转化金额100多万元。

在人才梯队建设方面，科室医师均具有博士研究生学历，80%具有国外知名大学及医疗单位（如哈佛大学、耶鲁大学、加州大学及德州大学，美国MD安德森癌症中心）的留学或进修经验，制定了“资深专家领跑，中青年梯队夯实，培育新生力量”的人才培育策略。

科室是中国抗癌协会神经肿瘤专业委员会、CSCO神经系统肿瘤专家委员会的创办及主委单位，定期与美国、欧洲及日韩神经肿瘤学会进行高层互访及学术交流。

2003年科室创办了我国第一本神经肿瘤领域专业期刊《中国神经肿瘤杂志》，2018年改版为*Glioma*英文期刊；编写《胶质瘤》《神经系统肿瘤》《神经系统常见肿瘤诊疗纲要》《脑胶质瘤诊疗新进展》《脑胶质瘤科普教育手册》等国内专著10多部。

5. 科室文化建设

科室以“求实、创新、合作、共赢”为科训，营造科室文化氛围。定期举办生日会、团建活动、节日聚会、毕业学生欢送会等活动，提升职工师生归属感。全面打造“瞳馨护佑”特色公益活动品牌，以“四个暖心”为载体，关爱神经肿瘤患者。开展“暖心护苗”活动，守护儿童脑肿瘤患儿；开展“暖心护航”活动，关注脑肿瘤患者心理需求；开展“暖心科普”活动，关注社会基层肿瘤防治工作，通过大型义诊活动实现基层帮扶；开展“暖心回家”活动，关注患者生存质量，关注家属照顾需求，通过微信病友群、健康管理平台实现全病程化管理。“瞳馨护佑”项目2022年入选中山大学“对标争先”项目培育并多次受邀参与学术会议进行人文交流分享。

（撰稿：赛克 林羽媚　审核：牟永告）

（二）头颈科

1. 概况

1964年中山大学肿瘤防治中心（原华南肿瘤医院）建院之初，科室作为全国最早的头颈外科之一随之成立。首任科主任李振权带领闵华庆、曾宗渊、区深明、李佩莲、蔡福光、张锦明、张锋、邹华祈8名医师管理病床20张。

1993年，为满足学科发展需要，头颈科重新分为头颈科和鼻咽科两个独立的科室。头颈科由曾宗渊担任科主任，陈福进、赖国强任科副主任，病床增加至56张，医师增加至12名。

2002 年，头颈科搬迁至东大楼，分设一区、二区 2 个病区，床位共 72 张；2021 年黄埔院区正式启用，头颈科在黄埔院区增加头颈三区，设有床位 44 张。

截至 2023 年，头颈科有医师 30 名，其中副高级以上医师 14 名。每年接诊门诊患者 80000 多例、住院手术患者 6000 多例，全年手术量位居全院外科第一。见图 2 -2 -2 -4、表 2 -2 -2 -2。

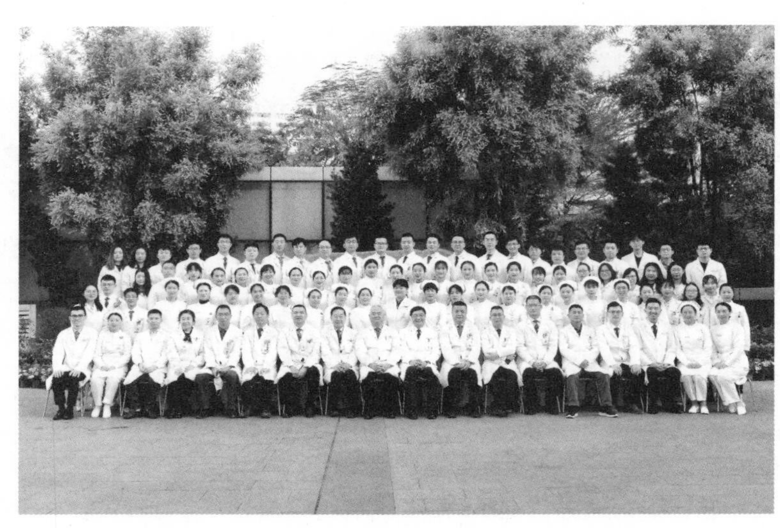

图 2 -2 -2 -4　头颈科医务人员合照

表 2 -2 -2 -2　历届科室主任（主持工作副主任）名录

姓名	职务	任职时间
李振权	主任	1964—1985 年
闵华庆	主任	1986—1993 年
曾宗渊	主任	1993—1998 年
陈福进	主任	1998—2006 年
郭朱明	主任	2007—2014 年
杨安奎	主任	2015 年至今

2. 医疗

头颈科是以外科治疗为主，结合放射治疗及化学治疗等综合治疗手段的头颈肿瘤专业治疗、研究和教学单位，学科创始人李振权教授是我国头颈肿瘤外科奠基人之一。

1964 年建科之始，在当时的困难条件下开展了头颈肿瘤的根治性手术，如舌癌根治手术、甲状腺癌根治术、副鼻窦癌根治术、颈淋巴结清扫手术等。1968 年，头颈科在李振权、蔡纪辕主持下进行了第一例颅面联合手术。1969 年起，李振权探索和改良颈淋巴结清扫术式，相应术式于 1978 年被命名为“李振权式颈淋巴结清扫术”，开创性地提出从上到下、由深及浅、自后向前的颈淋巴结清扫手术模式。该术式显著缩短了手术时间、降低了手术并发症发生率、提高了肿瘤根治率。

1985 年，闵华庆担任头颈科主任、曾宗渊任副主任后，聚焦有“广东瘤”之称的鼻咽癌，联合放射治疗科及化学治疗科制定了鼻咽癌的综合治疗规范，在此基础上提出“92 分期”方案，获得国内同行认可，并成为当时的中国鼻咽癌临床分期标准，荣获国家教委科技进步二等奖。

1988 年，朱家恺、曾宗渊联合主刀完成科室首例喉癌的全喉切除加前壁皮瓣游离修复手术。1992 年曾宗渊主持开展了国际领先的微波固化术治疗口腔癌基础和临床应用研究。1995 年曾宗渊主持开展了口腔癌的多学科个体化综合治疗，首次将诱导化疗、微波固化和手术治疗综合应用于口腔癌（舌癌、口底癌）病例治疗上，在改善治愈率的前提下较好地保留了面部外观及口腔功能，提高患者生存质量。1997 年，由曾宗渊领衔制定并实施了喉癌的单病种诊治规范。2002 年，头颈科开展并普及了头颈肿瘤术后缺损的游离皮瓣整形修复手术，并在全国肿瘤专科医院范围内率先自主完成了头颈部手术后的游离皮瓣重建，使得头颈部手术治疗范围得到拓展，术后的功能性恢复进一步改善。2005 年，郭朱明在广东首先开展了显微镜辅助的支喉镜下 CO_2 激光喉癌微创手术。

为提高患者治愈率和生存质量，提升头颈肿瘤治疗的科学化和规范化水平，科室坚持每周二下午开展头颈肿瘤多学科专家联合会诊制度。目前，利用网络信息技术，已实现了“现场会诊 + 远程会诊”相结合的方式，为全国更多患者提供服务。

科室大力发展甲状腺癌的腔镜手术，2017 年开展了经胸乳入路的腔镜手术，目前常规开展包括经腋窝、耳后、口腔等多种入路的腔镜手术。其中，欧阳电团队开展的经耳郭后沟单孔入路的甲状腺腔镜手术经国家级杂志及 *JAMA Surgery* 认定为国际首创，该入路能在降低创伤的同时连续完整地切除肿瘤，兼顾了根治与美容。

近年来，科室紧跟国际头颈外科前沿，积极开展机器人手术。2017 年 4 月，宋明团队开展了第一例经口机器人口咽肿瘤手术，施术例次国内领先。刘学奎团队已完成 320 多例达芬奇机器人辅助经腋窝甲状腺癌根治术，该术式既兼顾甲状腺癌的根治，同时保证患者颈部无瘢痕。见图 2 –2 –2 –5。

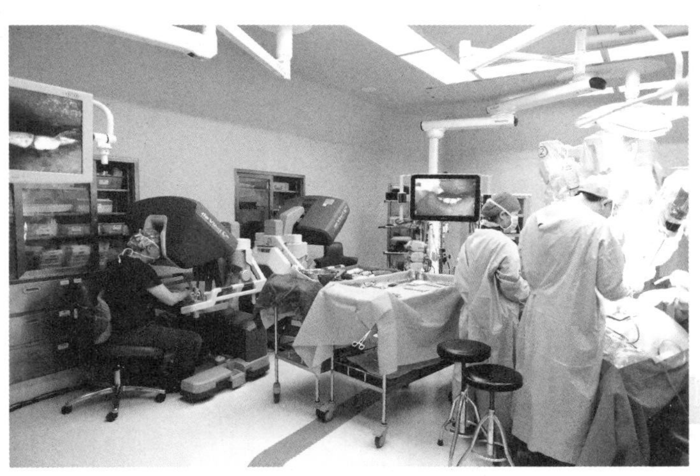

图 2 –2 –2 –5　达芬奇机器人手术场景

随着免疫治疗成为复发和/或转移性头颈部鳞癌的一线/二线治疗推荐，科室开创性地针对局部晚期头颈鳞癌患者开展了新辅助免疫联合化疗方案的研究与应用，在头颈鳞癌的器官功能保全方面显示了良好的初步效果，近期治疗效果也有一定的提升。

为了帮助患者尽快恢复、重建或代偿丧失的功能，科室于 2018 年成立了头颈肿瘤术后功能训练康复室。目前已经开展针对头颈外科术后出现的声音嘶哑、吞咽障碍、面瘫、张口困难等功能障碍的评估与康复治疗。同时，以护理全程管理为理念，着力推进头颈手术患者的快速康复、吞咽评估与早期干预、颈肩部功能康复等。

3．教学

头颈科自 1978 年起承担培训全国各地临床医师的头颈肿瘤进修班教学工作，多次组织国家级和省级的头颈肿瘤继续教育学习班。2006 年，成为首批国家肿瘤学外科专科医师培训基地。科室为全国，特别是华南地区培养了大批优秀的专业人才，每年培养来自全国各地的进修医生 20 多名，累计培养 500 多人。

自 1985 年起，科室承担中山医科大学（中山大学）临床医学系及相关专业的专科生、本科生、研究生的肿瘤学教学任务，是中山大学肿瘤学最早的硕士、博士学位授予点之一。科室现有博士研究生导师 4 名、硕士研究生导师 10 名、博士后 7 名。

4．学科建设

2000 年以来，头颈科承担的课题包括国家级项目 13 项、省部级项目 70 项、院校级 24 项等，获得 16 项专利。

近 30 年来，头颈科先后在国内外杂志上发表各类学术论文 260 多篇，主编著作 5 本，参编著作及教材共 5 本，参编指南 2 本等。

科室近 10 年主持发起近 30 项口腔癌、口咽癌和甲状腺癌等头颈部肿瘤的诊断或治疗相关的临床试验，并参与了多项国内外多中心的新药临床试验。其中，杨安奎与刘学奎分别主持的 2 项临床研究已经在 2023 年 ASCO 会议上以壁报形式公开。

在人才队伍建设方面，科室根据亚专业分工，选派医疗骨干前往美国 MD Anderson 癌症中心等世界知名医疗机构进行进修学习。随着科室发展壮大，越来越多的科室成员在各级学术团体中担任要职，截至 2023 年，科室成员担任或曾任国家级学会副主任委员 3 名、省级学会主任委员的 5 名。

科室积极开展学术交流活动，举办国家级大型会议 30 多次，累计参会 6000 多人次；多次邀请国外知名专家来中心讲学，同时鼓励科室教授受邀赴国外宣讲，促进了国内外头颈肿瘤研究领域的交流与合作。

5．文化建设

头颈科积极响应上级号召，担当医者使命，落实对外帮扶工作。2018 年，宋明积极参与我院开展的新疆医疗帮扶工作；2020 年，杨中元下沉至清远市人民医院担任院长助理一职，参与中心实验室平台建设并开展医疗相关工作；2023 年，宋明进驻中山大学附属肿瘤医院甘肃医院头颈科，参与国家区域医疗中心建设工作。

在人文建设和素质培养方面，科室开展各种拓展活动、生日和新年派对、体育竞赛等特色活动，营造良好的科室氛围。头颈师生党团支部时常组织医患联谊、义诊、科普讲座等活动，包括参加每年肿瘤防治宣传周的义诊科普活动、组织无喉者联谊（新声会）等。见图 2－2－2－6。

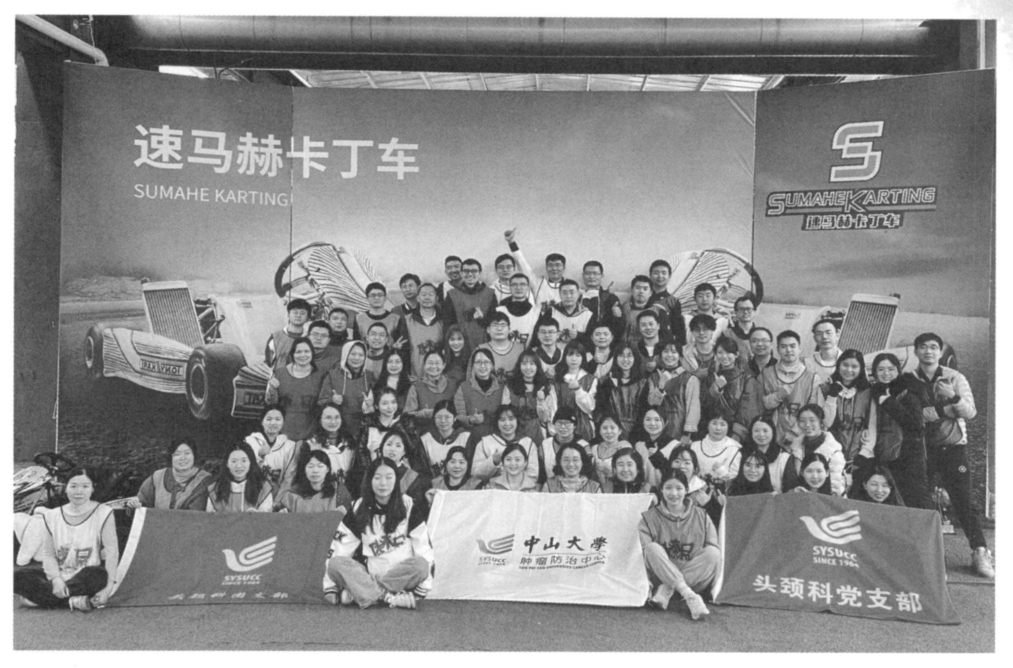

图 2－2－2－6　头颈科团建

在科普宣教方面，科室开设了微信公众号，建立线上线下联动的“头等大事，全力为你”科普健康教育品牌；打造了全院首个“癌症患者及家属正念减压工作坊”系列项目，帮助患者“四个面向”整体康复；并积极开展头颈患者生命教育工作，以促进患者的自我照护与疾病后成长。见图 2－2－2－7。

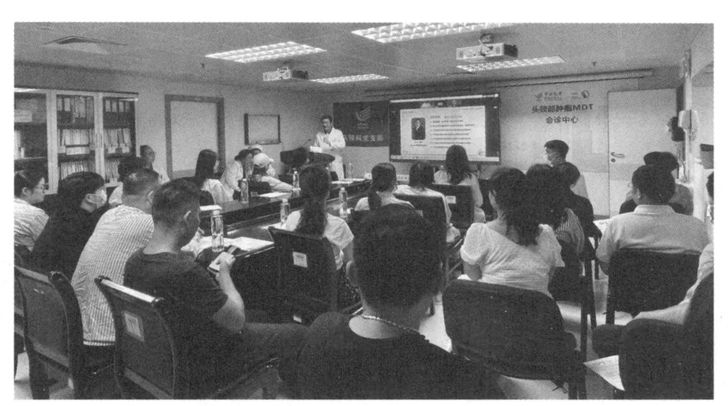

图 2－2－2－7　在“世界头颈肿瘤日”开展患教活动

（撰写：张颖　审核：杨安奎）

（三）胸科

1．概况

1964 年 4 月医院设立胸腹科，病床 36 张。由中山一院普外科调入李国材任主任，中山二院泌尿外科调入周晖楠任副主任，相对固定的医师另有：朱少立、刘广森、李国辉、黄植蕃、陈孝岳 5 名。刘国珊任护士长，有护士 11 名。

1984 年 12 月 3 日，胸腹科正式分为胸科和腹科。胸科由周晖楠任主任，刘广森任副主任，冼慕慈任护士长，彭政峯任副护士长，设病床 52 张，医生 10 名。1986 年 5 月，在刘广森、黄植蕃、王春梅等的努力下，胸科建立了重症监护室（ICU）与肺功能及血气分析检查室，负责监测、处理胸外科重症患者，有效降低了围术期死亡率。ICU、肺功能及血气分析室于 2002 年从胸科分出成为独立科室。

2002 年 7 月，胸科搬迁至 1 号楼，设 3 个病区，病床增至 108 张。2008 年 9 月，乳腺科从胸科分出。2009 年 5 月，建立胸科内镜室，在国内率先发展胸部内镜外科亚专业。2011 年 9 月，胸科获得国内首批“国家临床重点专科”建设项目。2012 年 8 月，成为广东省食管癌研究所依托单位。同年 11 月，成为中山大学肺癌研究所依托单位。2017 年 8 月，胸科获批为“国家临床重点专科”示范单位。

2021 年 3 月，随着黄埔院区启用，胸科设四个病区，床位增至 146 张。2023 年 1 月起，杨弘、王军业、杨浩贤代表胸科参与国家区域医疗中心建设，成为中山大学附属肿瘤医院甘肃医院胸科执行主任。

截至 2023 年 12 月，胸科共有工作人员 117 名，其中医生 43 名、护理人员 67 名、研究人员 4 名、技术员 2 名、科室办事员 1 名、硕士研究生导师 18 名、博士研究生导师 10 名。胸科共有 4 个病区、1 个内镜室，年门诊量 72000 多人次，年手术量近 6000 例，微创手术占比 85.12%，胸外机器人及内镜手术量稳居华南第一，是国内影响力最大的胸部肿瘤诊疗中心之一。见图 2 –2 –2 –8、表 2 –2 –2 –3。

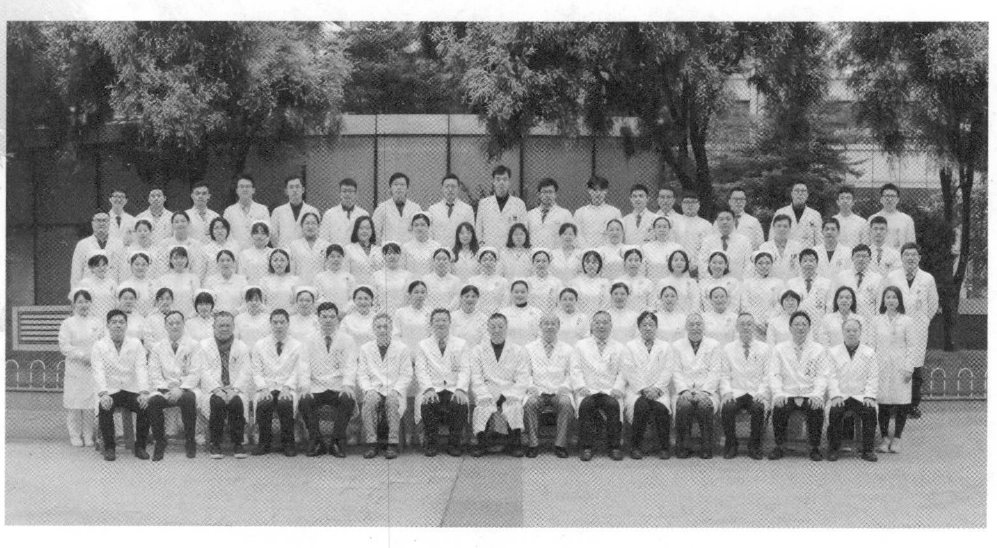

图 2 –2 –2 –8　胸科全体人员合影

表 2 -2 -2 -3　历届科室主任（主持工作副主任）名录

姓名	职务	时间
周晖楠	主任	1984 年 12 月—1991 年 12 月
黄植蕃	主任	1992 年 1 月—1997 年 1 月
戎铁华	主任	1997 年 2 月—2006 年 11 月
傅剑华	主任	2006 年 12 月—2010 年 12 月
张兰军	主任	2011 年 1 月—2022 年 6 月
林鹏	主任	2022 年 7 月至今

2. 医疗

开院初期，我院无胸外专科医师，由中山一院王泰来教授指导手术。1966 年起，周晖楠独立开展胸科手术。1975—1979 年，多位医护人员前往河南省林县、日坛医院（现中国医学科学院肿瘤医院）、河南省肿瘤医院进修，回来后积极开展胸外科新术式。1978 年戎铁华开展第一例支气管楔状切除术；黄植蕃于 1981 年开展第一例右主支气管袖状切除和 1985 年首例肺动脉袖状切除，1993 年气管环形切除。

截至 2023 年，科室先后有十余名医生赴德国、美国、澳大利亚、加拿大等国家的知名专科医院学习，推动了胸科业务技术发展。2014—2023 年，科室在复旦中国医院胸外科排行榜上位列全国第 6 至第 8 名、肿瘤专科医院第二名。现有优势学科如下：

（1）肺肿瘤治疗：①科室率先在国内开展电磁导航支气管镜引下肺结节定位及复合荧光腔镜精准肺段边界显示技术；②电子纵隔镜辅助下双侧纵隔淋巴结清扫手术在国内处于领先水平，并获得国际专业同行的认可；③科室率先在国内开展肺癌新辅助治疗及术后辅助治疗；④科室率先在省内开展隆突成型、肺动脉成型、肺上沟瘤切除、锁骨下血管置换、全胸膜外全肺切除（心包、膈肌切除及重建）等复杂疑难手术；⑤科室率先在华南地区开展机器人辅助肺癌微创根治术（RATS）、纵隔肿瘤切除（RATS）、经胸骨正中切口双肺肿瘤一期切除术、手辅助下胸腔镜治疗双肺转移瘤等创新性手术。

（2）食管肿瘤治疗：①科室率先在国际上开展术前放化疗联合手术治疗局部晚期食管癌，大大提高了该类患者的长期生存率，代表中国食管外科改写了国际治疗指南；②科室率先在国内开展了经纵隔入路应用电子纵隔镜辅助行食管癌根治术；③科室率先在省内开展机器人食管癌根治术、胸腹腔镜食管癌根治术等，总体手术量和治疗效果均处于国际领先水平；④科室率先在国内开展早期食管癌、良性食管肿瘤、食管狭窄以及食管瘘等疾病的内镜外科治疗。

（3）胸壁肿瘤治疗：在胸壁巨大肿瘤切除及骨性胸壁重建方面，率先在国际上开展生物材料人工胸壁重建技术，获欧洲胸外科胸壁重建项目奖励（唯一亚洲国家获奖）。

目前，胸科实行单病种规范管理，根据患者分期进行个体化综合治疗。同时，积极实施快速康复外科护理以及院外延续护理，全周期疾病管理水平位居全国前列。2010 年，胸科荣获“全国优质护理服务病区”及“广东省优质护理服务先进单位”的称号。胸科已经成为华南地区规模最大的胸部肿瘤治疗中心，并辐射全国及港澳台地区。

3．医学教育

20 世纪 70 年代起，胸腹科主任李国材开始主办肿瘤进修班。1985 年，胸科每年独立招收学员 5 ~7 人，并承担本科生“临床肿瘤学”课程中食管癌、肺癌和肿瘤外科治疗等内容的教学及见习。

1993 年，胸科招收首批硕士研究生王祖义、钟少文，导师黄植蕃和戎铁华；90 年代后期杨名添、曾灿光、吴一龙先后被评为硕士研究生导师；2000 年戎铁华获博士研究生导师资格；2002 年以后又增添硕士生导师 7 名。

自 2007 年起，傅剑华、张兰军、龙浩、林鹏等 10 人先后被评为博士研究生导师。近 5 年，胸科共培养博士 27 名（含在读）、硕士 46 名（含在读）、胸外科专科进修医生 12 名。同时，胸科开展欧洲胸外科医师（波兰雅格隆大学）在我科的短期访问培训，初步积累了培训国际专科医师的教学经验。此外，科室每年举办国家级培训班，参训人员遍及全国各地，为中国培训了不少胸外科骨干医生以及优秀护理人员。

目前，胸科既是国家卫健委“基于电磁导航系统的早期肺癌精准诊疗技术”试点推广基地以及“基层医疗机构腔镜技术规范培训”项目培训定点医疗机构，也是广东省健康管理协会快速康复专科护士实践基地以及广东省护士协会胸肺专科护士实践基地。

4．学科建设

80 年代，胸科的科研工作主要重在临床研究，探索胸部外科的各种术式。这一时期共发表科研论文 31 篇，这些文章大多以诊断性试验和治疗方法探讨的回顾性分析为主。这一时期，黄植蕃团队获省科教局科技成果四等奖，刘广森团队二度获校级科技成果二等奖，曾灿光团队获校级科技成果二等奖。

90 年代，科研工作偏重于开发与国际接轨的创新性复杂手术。例如，黄植蕃、戎铁华于 1993 年发表了正中胸骨劈开气管环形切除端端吻合术的病例报告。傅剑华于 1997 年发表了气管支架置入术的病例分析。这一时期发表的科研论文达 98 篇，以临床研究论文为主，同时也有基础研究论文得到发表。在此期间，胸科获国家“九五”攻关课题 1 项、国家“十五”攻关课题分题 2 项、国家卫生部科研基金 1 项、省医学科学基金 5 项、省重点科技攻关项目 4 项、校级及院级项目 13 项。这些项目研究取得了可喜的成绩，共获中山医科大学医疗成果奖 12 项、省级奖励 3 项。其中，戎铁华教授团队获“广东省科学技术进步三等奖”。

进入 21 世纪，科研工作偏重于前瞻性临床研究以及面向国际前沿的基础研究。这一时期共获科研课题立项共 41 项，其中国家级项目 10 项、省部级项目 23 项、其他 8 项，科研经费总额达 1200 多万元。2001—2006 年间发表科研论文达 100 多篇，其中 71 篇被国内核心期刊收录，6 篇在 SCI 收录的国际医学期刊上发表；共获 4 项专利授权。2005 年 6 月，戎铁华教授牵头组建胸科实验室，为胸科科研的发展壮大奠定了更为坚实的基础。2006 年，傅剑华教授团队获“广东省科学技术进步二等奖”。

“十三五”以来，胸科获得协同创新重点项目 1 项，国家自然科学基金 18 项（面上项目 12 项、青年项目 6 项）、省部级项目 24 项、市级项目 9 项、校级项目 5 项，在 *Lancet*、*Journal of Clinical Oncology*、*Journal of Thoracic Oncology*、*Annals of Oncology* 等 SCI 收录的期刊发表论文 100 多篇。

随着胸科的不断发展壮大，多位科室成员在国家级、省级学术团体担任重要职务，历任国家级学会主任委员 1 名（戎铁华），现任国家级学会副主任委员 4 名（张兰军、傅剑华、杨弘及钟就娣），省级学会主任委员 4 名（张兰军、傅剑华、林鹏及龙浩）。

（撰稿：林勇斌　罗孔嘉　审核：林鹏　张兰军　龙浩　杨浩贤　王军业　钟就娣）

（四）乳腺科

1. 概况

中心一直非常重视乳腺癌的临床和基础研究。至 2008 年初，中心已诊治乳腺癌患者万余例，其中不少患者来自东南亚、美国、加拿大和澳大利亚等地，在海内外赢得了较好的声誉。

在 2008 年 4 月中心学科建设规划研讨会上，乳腺癌单病种首席专家杨名添教授提出了成立乳腺科的建议。中心负责人经过深入的调查研究，决定将乳腺病种从胸外科中独立出来。2008 年 5 月 29 日，乳腺科获正式批准成立。

2008 年 9 月 1 日，乳腺科正式成立，来自美国 MD Anderson 癌症中心的谢小明教授任乳腺科首任主任，原胸科王曦教授任乳腺科副主任，原胸科张丽娟任护士长。杨名添、谢小明和王曦立即组建乳腺科，韦尉东副主任医师，唐军、谢泽明、肖祥胜、刘鹏主治医师等加入乳腺科。成立伊始，乳腺科仅有 8 名医生、2 名护士、1 名办事员。在杨名添教授的指导下，经过谢小明、王曦两任科主任的接力引领，乳腺科逐步壮大。至 2023 年末，乳腺科已拥有医生 36 名，其中主任医师 5 名、副主任医师 9 名、主治医师 3 名、住院医师 14 名、助理医师 5 名；拥有护士 42 名，其中主任护师 1 名，副主任护师 2 名；专职办事员1 名；并拥有实验室专职人员 2 名（其中研究员 1 名）。见图 2 –2 –2 –9、表 2 –2 –2 –4。

乳腺科负责中心乳腺癌的临床诊治、教学、科研、普查和社会服务等工作。科室成立之初，因场地限制，暂于东病区（解放军第四五八医院住院部 7 楼）设一个病区，有病床 45 张。2013 年科室迁回越秀院区 1 号楼 20 楼，设两个病区（乳腺一、二区），共有床位 72 张，科室发展跃上一个新台阶。2021 年 3 月 16 日，中心黄埔院区正式启用，乳腺科在黄埔院区新增一个病区（乳腺三区），新增床位 44 张，总床位数达到 116 张。

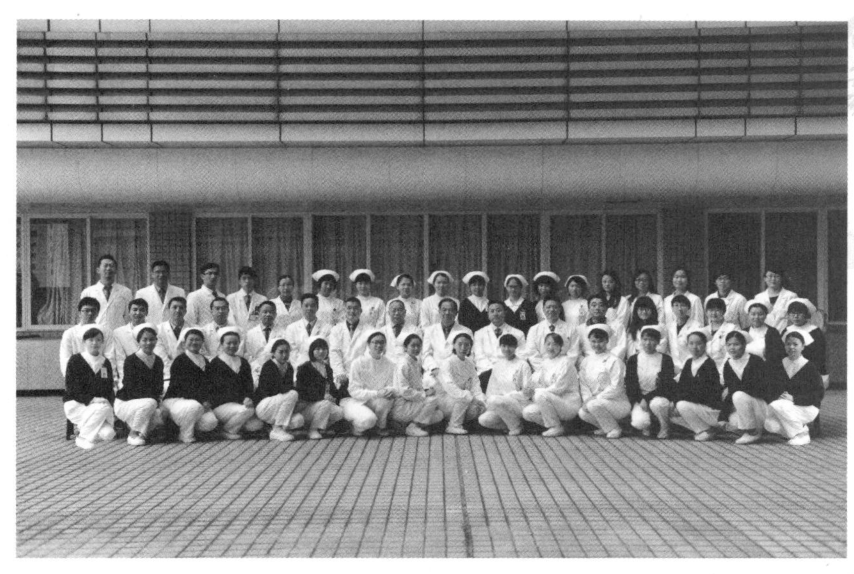

图 2 –2 –2 –9　乳腺科医务人员合影

表 2-2-2-4　历届科室主任（主持工作副主任）名录

姓名	职务	任职时间
杨名添	乳腺科发起人、中心首任乳腺癌单病种首席专家	
谢小明	科主任	2008 年 9 月—2020 年 7 月
王　曦	科主任、乳腺癌单病种首席专家	2020 年 7 月至今

2．医疗

在谢小明、王曦两任科主任的带领下，乳腺科医疗业务量稳步增加。至 2023 年，乳腺科拥有床位 116 张，年门诊量 60000 多人次，年收治患者 5000 多例，手术率近 90%，其中恶性肿瘤患者占 80% 左右，年手术患者近 4000 例。

中心是国内第一批开展乳腺癌保乳保腋窝治疗的单位之一，1986 年杨名添教授率先开展早期乳腺癌的保乳手术，在国家“十五”科技攻关项目中又承担了早期乳腺癌保乳综合治疗的研究，2001 年科室率先在国内开展前哨淋巴结活检。

乳腺科成立以来，积极引进新设备、开展新技术。在国内率先运用乳腺导管镜检查系统；率先在国内采用乳腺钼靶等三维立体定位或彩色 B 超定位核素联合美蓝染色引导下切除活检诊治无肿块的乳腺病灶，诊断的最小肿瘤仅 1.2 mm；是国内第一批开展保留乳头乳晕皮下腺体全切联合假体/扩张器同期重建的单位；率先采用胸腔镜进行内乳淋巴结清扫/前哨淋巴结活检，大大减少了手术创伤，提高了根治率；在国内外率先运用肿瘤整形技术进行保乳治疗，开创了经腋窝入路的保乳手术联合背阔肌下降支转移修复乳房整形修复技术，切口隐蔽、创伤小，功能保留好，得到国内外广泛关注；积极开展经腋窝入路腔镜下乳腺癌根治性手术联合假体重建，使乳腺手术更微创。此外，张丽娟护士长在国内率先开展淋巴水肿综合消肿治疗（CDT），在省内首创淋巴水肿治疗门诊（2017 年 2 月），目前已分别治疗上肢、下肢、乳房、会阴淋巴水肿 1800 多例、1000 多例、70 多例、130 多例。

乳腺科还全面修订、完善乳腺癌专科医疗文书，如“乳腺癌专科电子病历”和“乳腺癌单病种临床指引”等。

乳腺科开展有特色服务，科室对患者进行住院期间的全程宣教（出入院、术前、术后、化疗），并为之制定了相关的流程；开展了心理辅导，以小组座谈形式，鼓励患者之间互动、互助和心理自助；开展音乐治疗，以音乐的形式帮助患者释放压抑情绪，以患者熟悉的老歌、耳熟能详的歌曲帮助其回忆从前的美好和快乐，重建生活的希望和自信；开展感动微笑服务，进行文明礼貌用语规范化培训。

科室为患者编印了“乳腺癌诊疗与康复指南”，编排了乳腺癌术后患肢功能锻炼操，录制了乳腺癌术后患肢功能锻炼操和乳腺癌宣教光碟等。2010 年获中心“文明优质服务月”先进科室，2012 年获批“广东省临床重点专科”。

3．医学教育

乳腺科还承担了教学任务，由中高级职称骨干组成教学队伍，派出多名副高以上职称医师参与中山医学院肿瘤学课程本科生、七年制学生、留学生全英班和研究生的大课讲授，由高年资主治医师负责本科生的临床见习带教任务。学科成立当年开始招收肿瘤学硕士研究生和博士研究生，并接受院外医师进修学习。目前有博士研究生导师 3 名、硕士研究生导师 11

名，已培养博士研究生、硕士研究生50多名，进修生100多名。

乳腺科实行教学改革，探讨一对一的教学模式和实行临床实践与理论相结合的教学方式，使教学取得立竿见影的效果。借助广东省抗癌协会、广东省精准医学应用学会等平台成功举办数十余场省内外学术会议，参加学习的学员万余人，辐射范围涵盖新疆、甘肃、山东、安徽、湖南、江西、广西及港澳台等地区。科室规定每周二下午为业务学习时间，巩固“三基”知识、同步前沿信息，邀请其他友科如CT科、X光科、B超科、临床新药科、生物治疗科、放化疗科等专家教授讲授最新诊断治疗技术及最新科研动态。已组织专题讲座百余次，其中邀请外国专家10多次。

4．学科建设

（1）建立科研管理体系：积极组织申报各项课题，成立专家组把关课题的设计与进展，严格审核科研经费的使用。中心特别重视乳腺科实验室建设，成立肿瘤生物技术研究室，设于2号大楼933室，面积70多平方米，拥有现代化的分子生物学研究设备和仪器，主攻乳腺癌的临床与基础研究。

（2）科研成果、科研基金：科室成立至今，已获科研基金100多项，获资助金额超2500万元；在JAMA、*Molecular Cancer*、*Signal Transduction and Targeted Therapy*、*Advanced Science*、*Nature Communication*等杂志上发表SCI论文超170篇（总IF >700）。谢小明教授获得或申请中国、美国发明专利10多项，是国家自然科学基金委一审和二审评审专家、广东省自然科学基金委评审专家。2021年1月5号JAMA正式发表王曦教授研究成果的当年被NCCN指南引用，改变早期三阴性乳腺癌标准治疗方案。

（3）对外交流：与法国让佩林癌症中心建立中法癌症遗传学联合实验室，联合培养临床医生和博士研究生；与美国MD Anderson Cancer Center进行合作。

5．科室文化建设

每年组织参与三八妇女节全国乳腺癌和子宫颈癌防治宣传咨询活动，参加南海九江义诊和肿瘤防治宣传周义诊活动，协助医院做好对口帮扶医院的工作。2012年科室获中心“对口帮扶传经送宝团队奖”，王曦副主任获中心“优秀帮扶队员”称号。

（撰稿：叶锋　审稿人：王曦）

（五）胃外科

1．概况

1964年建院之初，我院即成立外科胸腹组。1984年，腹科成立，19名医生担当59张病床的安危。1998年，由于专科发展迅速，肝胆科从腹科分出。2002年，随着东大楼的落成，泌尿外科成立，腹科基本不再收治肝胆系及泌尿系肿瘤。至此，腹科病房共70张病床，占地达2600平方米。

2009年，胃胰科在原腹科的基础上独立成科。为进一步强化专科实力，2016年10月胃外科建科。目前，科室设有3个病区，总床位95张，诊治病种包括胃恶性肿瘤、胃肠道间质瘤、恶性黑色素瘤、十二指肠肿瘤、腹腔与腹膜后肿瘤等。现有医生24名，其中教授1名

（主任医师）、主任医师2名、副主任医师5名；护士54名，其中副主任护师2名。现任科主任为周志伟教授，党支部书记为陈映波主任医师，副主任为陈映波主任医师、李元方副主任医师，科护士长为袁秀红副主任护师，二区区护士长为沈芳主管护师，三区区护士长为王玲燕副主任护师。见表2－2－2－5。

表2－2－2－5　历届科室正主任（主持工作副主任）名录

姓名	职务	任职时间
李国材	胸腹科主任	1964—1985年
朱少立	腹科主任	1985—1991年
万德森	腹科主任	1991—2006年
潘志忠	腹科主任	2006—2009年
周志伟	胃胰科主任	2009—2016年
	胃外科主任	2016—2024年
李元方	胃外科副主任（主持工作）	2024年至今

2．医疗

科室始终坚持以质量促发展，近年年均手术量超2000台，其中四级手术占比超74%，微创手术率超60%，并发症发生率低于0.7%。同时，科室大力推进新技术的临床转化，2009年，开展了腹腔镜辅助胃癌手术，之后又相继应用了腹腔镜联合内镜、腹腔热灌注化疗、近端胃癌根治术后消化道重建（功能性空肠间置重建）、腹腔镜脾门淋巴结清扫术等多项新技术。2016年，科室开展了机器人胃癌根治手术，周志伟教授团队成为省内首个完成百例达芬奇机器人胃癌手术的团队。在综合治疗领域，作为国内顶尖的胃癌疑难病诊治中心，胃癌多学科诊疗团队（Multi-Disciplinary Team，MDT）经过10多年的耕耘，开创了独具特色的个体化医疗模式及综合诊疗模式双轨并行的诊疗机制，并逐渐形成品牌效应，处于全国领先地位。同时，为了使规范的MDT理念得到更广泛的推广，从2017年开始胃外科团队通过“泛中南肿瘤专科联盟”协助其他单位开展MDT活动，帮扶辐射广东、湖南、河南、湖北、海南等12个省份的51家医院，以点带面，逐步在全国推广多学科诊疗模式，使更多患者从中受益。同时，作为广东省胃肠外科专科护士培训基地，科室护理团队实施分组责任制整体护理和医护一体化管理患者模式，为患者及其家属提供优质护理服务，连续多年获“优质护理服务病区”及“患者最满意病区”称号。“规范化微创外科＋个体化MDT＋一体化护理”的诊疗模式，极大地提高了胃癌患者的五年生存率和生活质量，科室收治胃癌的病例体量及疗效均已处于国内领先甚至国际先进水平。见图2－2－2－10。

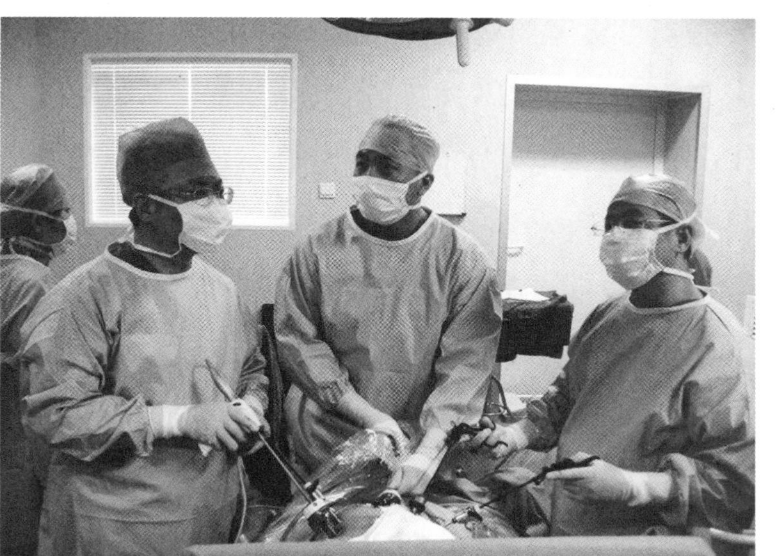

图 2-2-2-10 周志伟教授、陈映波主任医师、李元方副主任医师在进行腹腔镜胃癌根治术

3. 医学教育

科室承担本科生、留学生等的专科见习带教任务，并承担本科生、研究生和进修生的授课培训工作。目前共有博士研究生导师 2 名、硕士研究生导师 9 名。先后共招收硕士研究生 65 名、博士研究生 18 名，其中包括外国留学生 2 名。

为进一步推广胃癌的规范化治疗，2008 年起，科室定期主办国家级医学继续教育项目“进展期胃癌规范化治疗学习班”“胃癌外科治疗新技术新理念培训班”，先后招收学员千余人，均为来自全国各地胃癌专业领域的同仁。2009 年，科室开始主办广东省胃癌学术研讨会，聚焦胃癌领域的前沿和热点，多次邀请国内权威胃癌专家以及来自美国、日本、韩国等地的知名专家进行专题演讲。

周志伟教授组织修订教材《临床肿瘤学》相关章节。科室主编的著作有《社区防癌健康教育》（周志伟主编）、《造口康复治疗——理论与实践》（周志伟主编）、《黑色素瘤的基础与临床》（陈映波主编）等；科室参编的著作有：《个体化医学原则》、《胃癌》《中国现代医学科技创新能力国际比较》等。

科室十分重视临床教学工作，全力培养科室成员的教育意识和教学能力。袁庶强副主任医师和邱海波副主任医师分别获得 2012 年、2013 年中心青年教师授课大赛的三等奖，梁垚副主任医师获得 2016 年授课比赛二等奖及 2021 年度“叶任高—李幼姬”优秀中青年教师奖。2014 年，周志伟教授荣获中山大学“医科优秀临床教学管理人员”称号。

4. 学科建设

作为广东省抗癌协会胃癌专业委员会及黑色素瘤专业委员会的主委单位，科室秉承“顶层设计、整合资源、突出优势、统筹推进”的科研总体思路，已形成了坚实的研究基础和严谨的科研传统，拥有一支梯队结构合理、综合实力较强的发展型学术团队。先后获得科研基金 35 项，其中国家级基金 17 项，省部级基金 18 项；发表 SCI 论文百余篇，其中包括 *Stem Cells*、*Annals of Surgery*、*Annals of oncology* 等著名肿瘤学杂志，并与哈佛大学医学院、香港科技大学等知名医学院校建立了常态化的学术交流及科研合作机制。见图 2-2-2-11。

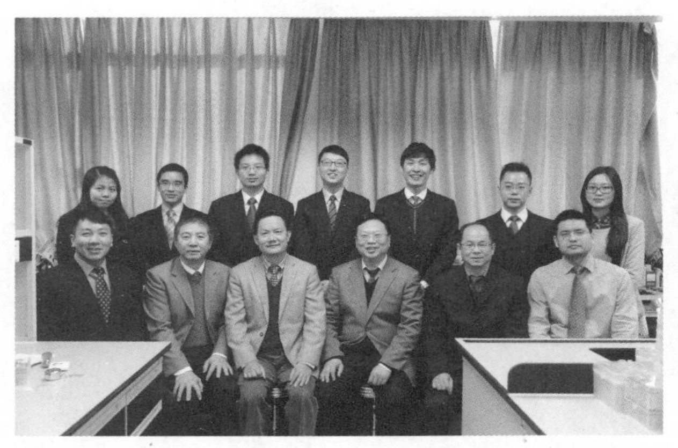

图 2－2－2－11　周志伟教授课题组成员与梁纯客座教授（香港科技大学）合影

另外，作为华南地区重要的胃癌单病种临床实验基地，科室先后牵头多项多中心临床研究，部分临床研究成果已分别在美国临床肿瘤学会大会、韩国国际胃癌大会、日本胃癌学会年会等国际顶级学术盛会上发表，大幅提升了我院胃癌临床试验学术水平及国际影响力。见图 2－2－2－12。

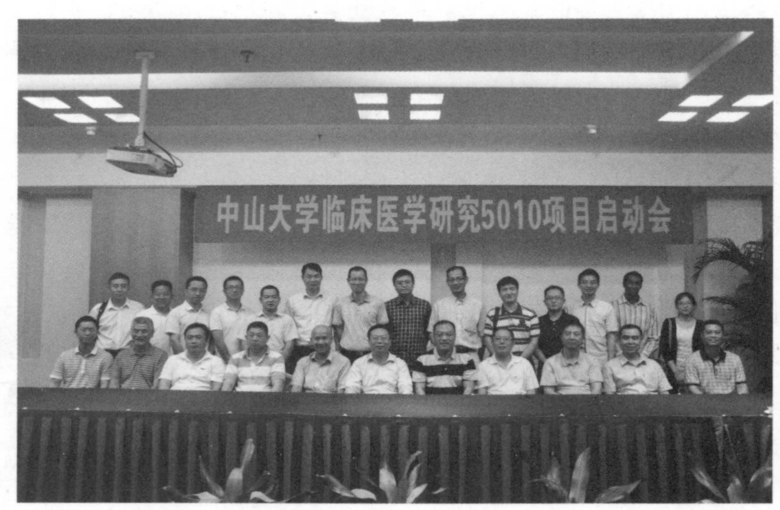

图 2－2－2－12　2012 年 10 月，由科室主持的中山大学“5010”项目启动

5．科室文化建设

科室不断促进党建引领与业务工作和文化建设互融互促，打造“心＋心”（让群众暖心，让医护同心）科室文化品牌。

为了让群众暖心，科室各主诊教授组建立了患者微信群，为患者术后治疗提供咨询，同时搭建科室微信公众号，目前关注人数超 6000 人，内容阅读量超 2 万次。

为了让医护同心，科室设计了名为“胃爱”的科徽，确定了“勠力同心，奋楫笃行”的科室精神以及“创世界一流的胃癌诊疗专科”的科室愿景，形成了以科室为家的融洽氛围。

（撰稿：梁垚　审核：周志伟　陈映波　李元方）

（六）肝脏外科

1．概况

医院自成立之初起就开始了肝癌的临床治疗与研究，1965 年开始采用肝切除术治疗肝癌。1971 年，李国材组织成立了“广东省肝癌防治研究协作中心”，在顺德县设立广东省肝癌防治基地，开展基层医生培训及肝癌防治、流行病学研究等工作。李国材是当时医院肝癌研究的带头人，他在国家及省级肝癌研究平台身兼要职，组织了十次广东省肝癌研究学术会议，出版了五辑《肝癌文集》，为广东省的肝癌防治事业做出了贡献。

1977 年，胸腹科成立肝癌协作小组，人员有李国材、李国辉、陈孝岳等，协作小组每周进行一次肝癌患者大查房，有针对性地对患者制订中西医结合的治疗方案。这一时期，医院分别派遣相关人员到广西、武汉、南京、启东、上海等地参观学习肝癌防治经验。李国辉于 1977 年到上海中山医院肝癌研究室进修学习，师从汤钊猷、余业勤；此后，陈孝岳和李锦清亦先后到上海中山医院进修学习。1979 年，中山医学院在李国材主持下成立了肝癌研究室。1984 年 12 月，胸腹科分为胸科和腹科，1990 年，腹科分出病床 18 张（肝胆组），以收治肝癌患者为主，开展了肝切除术、肝癌血管介入治疗、经皮瘤内酒精注射术、术后辅助性肝动脉栓塞化疗等。

1997 年，李锦清获得国家科委“九五”科技攻关的肝癌研究课题，标志着本院的肝癌治疗进入多学科综合治疗阶段，为日后肝胆科成立奠定了良好的基础。

1998 年 6 月 29 日，肝胆科正式成立，李锦清任主任，张亚奇任副主任兼支部书记，文朝阳任护士长，另有医生 7 名、护士 11 名、技术人员 1 名。新成立的肝胆科位于原住院东楼三楼，病床 42 张，2001 年 4 月—2003 年 6 月与广州市第十二人民医院合作，在该院建立了 38 张外科病床，主要收治肝癌患者。见图 2 -2 -2 -13。

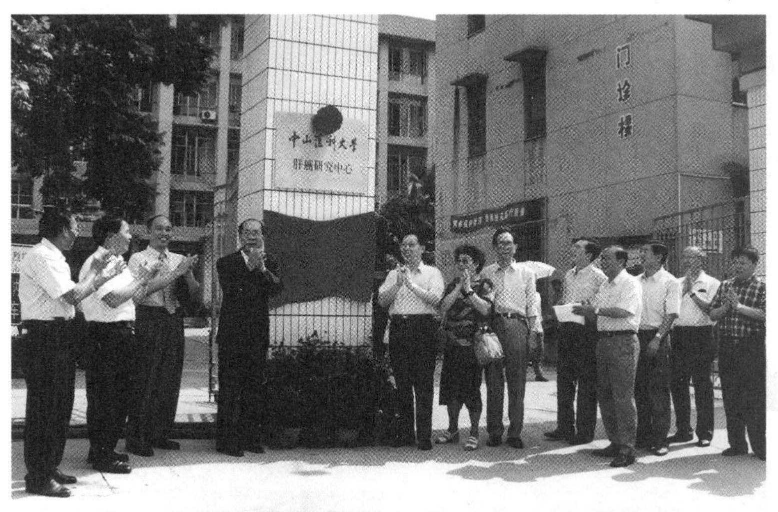

图 2 -2 -2 -13　1999 年中山医科大学校长黄洁夫（后任卫生部副部长）任主任、李锦清教授任常务副主任的中山医科大学肝癌研究中心正式成立，并挂靠于本科室。

图为校长黄洁夫（右八）、校党委副书记陈玉川（右四）、副校长陈汝筑（左三）、汤钊猷院士（左四）、肿瘤医院院长曾益新教授（右三）以及严瑞祺（右五）、李国辉（右二）、李锦清（左二）、罗伯诚（右六）、吴一龙（右一）等教授参加肝癌研究中心成立仪式。

2002 年 4 月，新大楼落成投入使用后，肝胆科搬入新大楼 15 楼，设立肝胆一区和肝胆二区，病床增加到 62 张，并设立了肝胆科的放射介入手术室和超声介入手术室。2015 年，肝胆科更名为肝胆胰科。因业务发展需要，2019 年 2 月科室在胰胆医疗组的基础上成立了胰胆外科，李升平任主任，病床 16 张；原肝胆胰科改称为肝脏外科，病床 46 张。2021 年 3 月，随着中心黄埔院区的落成开业，增设了肝脏外科三区，病床 44 张，这样肝脏外科床位数增加到 106 张。2023 年 1 月黄埔院区肝脏外科放射介入手术室正式启用，形成了双院区同质化的格局。至 2023 年底，肝脏外科共有医生 27 名，副高以上职称 15 名，其中博士研究生导师 10 名、硕士研究生导师 6 名、护理人员 46 人、技术员 3 名、事务管理人员 1 名、院聘研究助理 2 名、课题组自聘研究助理 9 名。见图 2 -2 -2 -14、图 2 -2 -2 -15、表 2 -2 -2 -6。

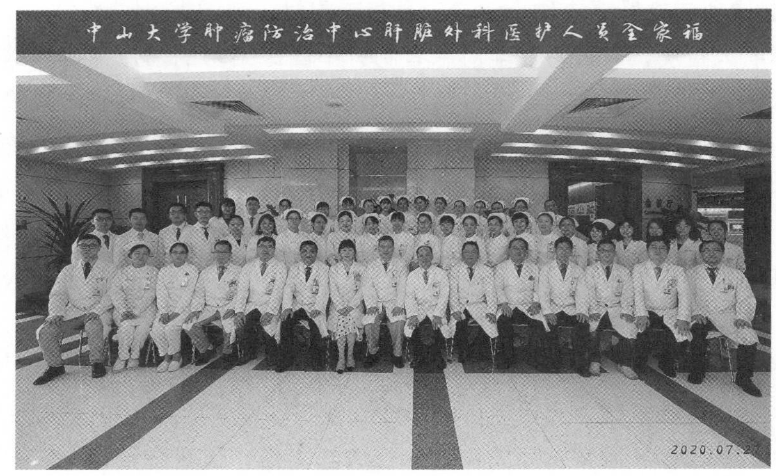

图 2 -2 -2 -14　2020 年 7 月肝脏外科医护人员合影

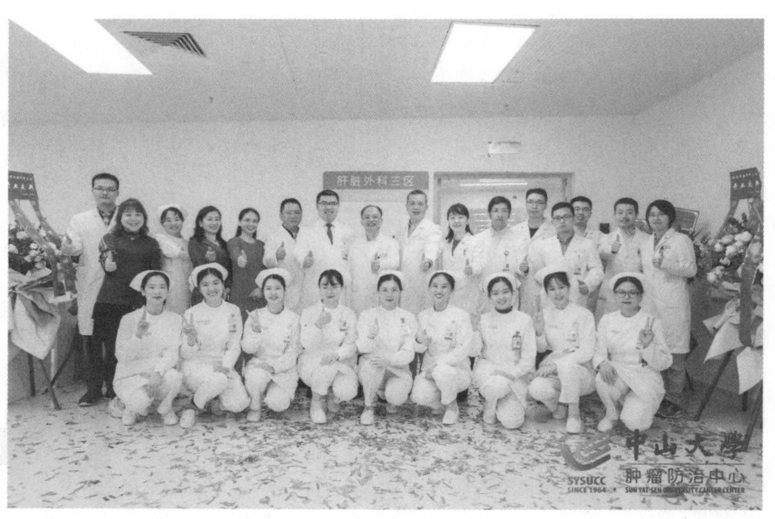

图 2 -2 -2 -15　2021 年 3 月肝脏外科三区成立时部分科室人员合影

2012 年，肝胆科被广东省卫生厅评为“广东省医学重点学科”。2013 年，肝胆科获广州市科技计划重大项目“名院名科特色诊疗技术”专项基金资助。2022 年，肝脏外科协同我院兄弟科室一起被确定为国家临床重点专科（普通外科）项目建设单位。

表2-2-2-6 历届科室主任（主持工作副主任）名录

姓名	职务	任职时间
李锦清	主任	1998 年 6 月—2006 年 11 月
陈敏山	主任	2006 年 11 月至今

2．医疗

肝脏外科（即原肝胆科、肝胆胰科）成立以来，主要临床任务是原发性肝癌为主的肝胆胰脾肿瘤诊断治疗。在肝癌治疗中，肝脏外科坚持以外科为主的“单病种、多学科、综合治疗”方针，李锦清、陈敏山先后任医院的肝癌单病种首席专家，推进肝癌单病种的规范诊治。

肝癌各种治疗手段中外科手术切除的历史最为悠久，李国材于 1965 年率先采用肝切除术治疗肝癌，李国辉于 1989 年采用不规则肝切除术治疗肝癌，简化并普及了肝癌切除手术。1989 年 10 月，张亚奇与 X 光室的张伟章联合开展肝癌的血管介入治疗，随后由李锦清主持开展了肝癌切除术后辅助性肝动脉栓塞化疗（TACE）的临床随机研究，证明术后有选择的辅助性 TACE 可降低肝癌切除术后复发率，提高生存率。1999 年 8 月，陈敏山开展了肝癌的射频消融治疗，并提出小肝癌射频消融微创治疗的观点，开展了小肝癌手术切除与射频消融治疗的随机对照研究以及射频消融结合瘤内无水酒精注射术治疗肝癌的临床研究。2003 年 10 月以来，在兄弟医院的支持下，元云飞主持，陈敏山、李升平、郭荣平等配合开展了肝癌的肝脏移植。林小军等于 2004 年开始开展腹腔镜下肝癌切除治疗。李升平等于 2004 年开始开展肝癌的细胞免疫治疗。2016 年 2 月，石明等开始开展肝动脉灌注化疗（HAIC）及以之为基础的联合治疗，2016 年底，陈敏山等开始开展机器人肝切除术，进一步扩展了肝癌的综合治疗体系。随着肝癌系统治疗的快速发展，多种靶向药物、免疫治疗进入临床，陈敏山、徐立等积极开展抗肿瘤新药的临床研究。除医院手术室及相关先进外科设备之外，肝脏外科还拥有两个放射介入手术室和一个超声介入手术室，配置了两台 DSA 机、两台多普勒超声诊断仪、三台射频治疗仪、两台微波消融治疗仪、两台 ICG 检测仪等先进设备，使肝脏外科成为集肝癌的手术切除、血管介入、局部消融、化疗、靶向药物治疗、免疫治疗及新药临床研究为一体的多学科临床科室，并已成为国内肝癌 MDT 的标杆单位。

近年来，肝脏外科坚持单病种多学科治疗模式，坚决贯彻“大 PI 亚专科”管理，积极研究并推广包括肝癌微创治疗、肝癌围手术期治疗、复杂肝癌及转移性肝癌治疗、晚期肝癌系统治疗等在内的综合治疗模式，形成了一系列受到国内外同行认可的新技术、新策略成果，如射频消融在早期肝癌的应用、FOLFOX-HAIC 用于肝癌新辅助治疗及辅助治疗、HAIC-TACE 用于巨大肝癌的转化治疗、HAIC 联合靶向免疫治疗大幅延长晚期肝癌患者生存时间等。

自科室成立以来，各项临床医疗业务量稳步上升。1999—2023 年，肝胆科门诊工作量从 8434 例次/年提高到 68857 例次/年，收治患者从 896 例次/年提高到 7463 例次/年，平均住院时间从 15 天以上缩短为 4.93 天。肝切除手术从 208 例/年提高到 1801 例/年，其中腹腔镜肝切除手术 923 例/年。血管介入治疗从 440 例次/年提高到 4704 例次/年。截至 2023 年，肝脏外科共完成肝癌手术切除 12223 例次、肝脏移植 39 例次、血管介入治疗 27248 例次、局部消融治疗9016例次。

3．医学教育

肝脏外科承担中山大学研究生、本科生的肿瘤学大课和临床见习教学工作，坚持集体备课，大课教学采用多媒体电化教学，见习带教将手术示教与理论教学相结合，收到较好的教学效果，在中山大学举办的各项教学竞赛中多次获奖。徐立、梁惠宏、周仲国在院、校两级教学竞赛中获奖，李少华在院级教学竞赛中获奖，张耀军获校级教学技能竞赛奖项。

1987年，李国辉取得肿瘤学硕士研究生导师资格，于1991年开始招收硕士研究生；2000年，李锦清取得肿瘤学博士导师资格，于2001年开始招收博士研究生。截至2023年，肝脏外科共有硕士研究生导师6名、博士研究生导师10名，共培养硕士76名、博士81名、博士后5名，在读硕士研究生14名、博士研究生33名。培训肿瘤专科培训医师33名，接收进修医生209名、护理专业大专班学员489名。1名博士研究生获评省级优秀博士论文，2名获评校级优秀学位论文。

肝脏外科培养的研究生中不少成长为优秀的医学人才，包括：广州医科大学附属肿瘤医院院长，广州市高层次卫生人才—医学重点人才崔书中；中山大学附属第一医院放疗科副主任，国家“万人计划”青年拔尖人才彭振维；暨南大学学术委员会委员，广州市“羊城学者”学术带头人洪健；广州中医药大学附属第一医院大外科副主任，广东省杰出青年医学人才钟崇；汕头大学医学院附属第二医院外科副主任，汕头市高层次人才钟小平等。

4．学科建设

肝脏外科成立后已发表学术论文477篇，仅近5年就在核心期刊发表论文149篇，其中121篇以第一作者或通讯作者发表在SCI收录的杂志上，数篇发表在*J Clin Oncol*、*JAMA Oncol*、*Ann Surg*、*J Natl Cancer Inst*、*J Hepatology*、*Cancer Res*、*Radiology*等高水平期刊上。自2016年起，陈敏山有6篇临床研究论文被美国NCCN指南“肝癌”部分所引用，并连续6年名列爱思唯尔（Elsevier）中国高被引学者榜单。在学术专著方面，2017年陈敏山、徐立、郭荣平主编了《小肝癌的多学科治疗》；陈敏山2015年主编了*Radiofrequency Ablation for Small Hepatocellular Carcinoma*，2019年主编了《肝癌多学科治疗陈敏山2019观点》。

截至2023年，肝脏外科累计获国家级科研基金项目44项、省部级基金44项、厅局级项目14项、校级项目18项、院级项目21项、华南肿瘤学重点实验室自主课题4项、“5010”项目8项，其中在研5项；科研总经费超过5000万元，其中李锦清连续获得国家“九五”“十五”和“十一五”科技攻关计划以及国家“863”攻关计划课题。陈敏山主持国家自然科学基金重点课题，陈敏山、元云飞、石明担任国家科技部重大项目子课题负责人；石明获得2016年国家自然科学杰出青年基金资助。在科技奖励方面，肝脏外科共获重要科技奖项7项，其中省部级奖励5项、重大社会奖励2项。李锦清团队获得省部级奖励2项、重大社会奖1项，陈敏山团队获得省部级奖励3项、重大社会奖励1项，元云飞作为主要完成人获得国家级奖励1项、省部级奖励1项。陈敏山在全球学者库中全国普外科领域学术影响力“百强”排名（2021年1月）第七位，中国肝病科领域学术影响力“百强”排名（2021年1月）第八位。见图2-2-2-16。

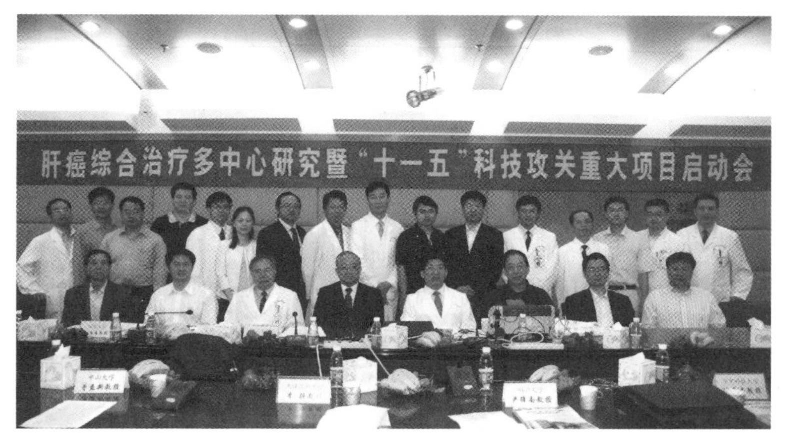

图2-2-2-16 2007年4月，中心召开“十一五”国家科技支撑计划重大项目肝癌综合治疗规范化方案的全国多中心临床研究启动会。中山大学肿瘤防治中心为本研究的牵头单位，李锦清教授为项目负责人。图为曾益新院士（前排左五）、刘允怡院士（前排左四）、李锦清教授（前排左三）和上海复旦大学中山医院樊嘉教授（前排左二）、同济医科大学陈孝平教授（前排右二）、华西医科大学严律南教授（前排右三）、天津肿瘤医院李强教授（前排右一）、北京人民医院冷希圣教授（前排左一）、广东省人民医院陆骊工主任（后排左四）等八家合作单位代表及科室骨干在启动会中合影。

在平台建设方面，2009 年成立的中山（医科）大学肝癌研究所挂靠在科室，后由郑利民、陈敏山先后担任负责人。借助学科影响力，肝脏外科积极打造学术交流平台，2001 年科室首次承办了全国肝癌学术会议，后续举办了 2005 年中山大学院士论坛、2006 年肝癌临床治疗新进展与肝癌局部治疗专题研讨会、第 18 届及第 19 届全国肝癌学术会议等多次重要的全国性学术会议，以及开展十数次与国外、香港和国内学者的双边学术交流。同时，每年举办国家级及省级的学术会议及继续教育培训班，参加人数累计 3000 多人次。作为副主任委员单位参与制定了国家卫健委发布的《原发性肝癌诊疗指南》，主持及负责编写《中国肝癌多学科综合治疗专家共识》等 9 个肝癌全国专家共识，在国内形成较高的学术影响力。

肝脏外科重视人才培养，科室绝大部分教授有出国学习进修的经历，人才队伍力量雄厚。陈敏山、石明先后获广东省“医学领军人才”项目，徐立、李斌奎、张耀军先后获广东省“杰出青年医学人才”称号。陈敏山、石明、元云飞获中心“临床医学领军人才”，徐立获中心“临床医学科学家”，周仲国获中心“青年临床医学科学家”特支人才项目资助。此外，科室成员担任或曾任国家级学会主任委员 2 名（陈敏山、张耀军）、国家级学会副主任委员 3 名（陈敏山、张耀军、徐立）、省级学会主任委员 4 名（陈敏山、元云飞、韦玮、周仲国）。

5. 科室文化建设

肝脏外科一贯重视科室文化建设，在中心“同心、幸福、奋斗”文化的引领下，始终坚持“以患者为中心，视同事如亲人”的工作理念，倡导文明优质服务，屡次在中心“文明优质服务月”活动中获奖。肝脏外科党支部在科室文化建设中发挥重要作用，形成了风清气正的“大家庭”式科室文化氛围，造就了一个团结、务实、创新、奋进的团队，多次荣获中山大学及中心级“先进党支部”、中心“综合目标管理一等奖”等集体奖项。在文化建设成果方面，陈敏山荣获“全国医药卫生系统先进个人”、首届“中山大学名医”、首届十大“广东好医生”称号，并兼任中山医科大学校友会会长；李升平获评“中组部优秀援疆干部”；郑云获评“新疆维吾尔自治区优秀援疆干部”；徐立荣获中山大学“巾帼标兵”称号，并多次获评“中山大学优秀党务工作者”；李锦清、陈敏山、徐立、傅毅振多次获评校级“优秀共产党员”等。

（撰写：陈敏山　徐立　审核：陈敏山）

（七）胰胆外科

1．概况

胰胆外科作为中心最年轻的临床科室，在学科带头人李升平教授的带领下，筚路蓝缕，不断壮大。在原肝胆科主任李锦清的支持下，李升平自 1998 年博士毕业后即以胰腺、胆道肿瘤为重点突破方向，依托肝胆科，成立胰胆专业小组，正式开始收治胰腺胆道肿瘤患者，填补了中心胰腺胆道肿瘤外科治疗的空白。2016 年 9 月 29 日，肝胆科更名为肝胆胰科，胰胆专业小组经过多年的发展与人才梯队建设，在业内取得了较高的知名度。为进一步促进学科发展，实现专病专治，医院领导审时度势，于 2019 年 2 月 28 日正式成立胰胆外科，李升平担任胰胆外科首任主任。2021 年 3 月，胰胆外科搬迁至新开业的黄埔院区，床位 44 张，现有主任医师 3 名（李升平、林小军、劳向明）、副主任医师 2 名（崔伯康、王俊）、住院医师 5 名（曹建中、魏然、黄鑫、何朝滨、宋运达）。2021 年获评“广东最强科室推荐”“中国健康公益星—— 十大公益科室”。见图 2 –2 –2 –17、表 2 –2 –2 –7。

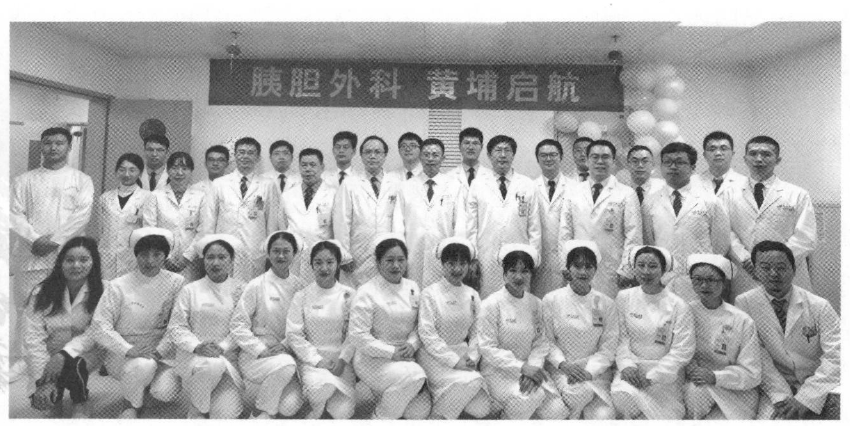

图 2 –2 –2 –17　2021 年 3 月，黄埔院区开业科室合照

李升平教授于 2012 年当选为广东省健康管理学会肿瘤防治专业委员会主任委员，2015 年当选为广东省抗癌协会胆道肿瘤专业委员会首届主任委员，2016 年当选为中国抗癌协会胰腺癌专委会常务委员，2017 年当选为中华医学会外科学分会胰腺外科学组委员，2019 年当选为中国抗癌协会胆道肿瘤专业委员会常务委员，2020 年当选为中国医师协会外科医师分会胆道外科医师委员会常务委员及广东省抗癌协会胰腺癌专委会主任委员；2018 年荣获《医师报》“推动行业前行的力量之十大医学贡献专家”称号，先后 5 次被评为校级、院级“优秀

共产党员”，2017 年、2018 年分别获得“羊城好医生”“广东好医生”“岭南名医”等称号。劳向明教授在 2019 年被评为广东省“杰出青年医学人才”。2020 年林小军主任医师获得医院“十佳员工”称号。2023 年何朝滨医师被评为“第七届优秀青年肿瘤医生”。

表 2-2-2-7　胰胆外科历届科室主任名录

姓名	职务	任职时间
李升平	主任	2019 年—2024 年
劳向明	主任	2024 年至今

2．医疗

在李升平主任带领下，科室坚持“以患者为中心，以质量为核心”，始终专注胰腺胆道肿瘤诊断治疗，以微创手术为重点方向、以纳米刀消融为鲜明特色，形成了以外科为主的多学科综合治疗完整体系，每年完成手术逾 700 台（大部分为四级疑难复杂手术），在华南地区独树一帜。

科室于 2005 年开展院内第一台保留幽门胰十二指肠切除术。2014 年完成动脉优先入路的胰十二指肠切除术，成功切除包绕血管的局部进展期胰头肿瘤；并将胆肠盆式吻合技术应用于肝门部胆管癌根治术中。2016 年，开展机器人辅助下胰十二指肠切除术，是省内最早开展机器人辅助胰腺手术的单位之一；截至 2023 年底已开展机器人辅助下胰腺手术超过 300 台。2022 年开展腹腔镜脾脏部分切除术，最大限度保留脾脏功能。

科室于 2015 年在国内率先开展不可逆电穿孔消融（纳米刀消融）技术，使不能手术切除的局部进展期胰腺癌患者的总生存期从 6 ～ 8 个月延长至 30 个月，是国内开展最早、病例数最多、疗效最好的单位。2017 年开展了首例纳米刀消融联合术中放疗治疗局部晚期胰腺癌。2019 年获得国家重点研发计划专项资助。

2022 年，与肝脏外科、胃外科、结直肠科、头颈外科、乳腺科联合申报中选“十四五”广东省临床专科建设项目及国家临床重点专科建设项目。2023 年，通过国家胰腺癌规范诊疗试点单位建设项目，“不可逆电穿孔技术（纳米刀消融）治疗局部进展期胰腺癌”技术入选“广州地区高新技术”。

2014 年，胰腺癌单病种首席专家李升平教授牵头成立医院胰胆肿瘤多学科诊疗团队（MDT），每周定期召集专家开展诊疗，至今已为千余名来自全国各地的复杂胆胰肿瘤患者提供了最佳的个体化综合诊治。见图 2-2-2-18。

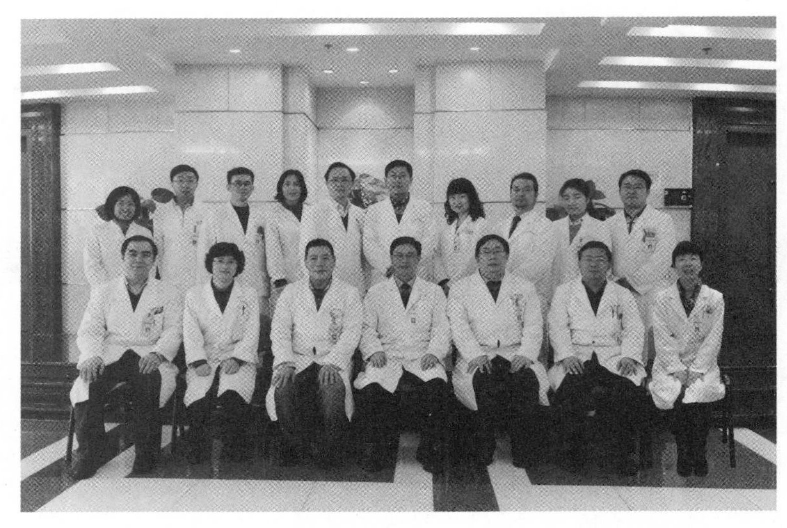

图2－2－2－18　2014年9月，胆胰MDT团队正式成立

3．医学教育

科室承担中山大学研究生、本科生肿瘤学大课讲授、住院医师规范化培训及进修生培训工作，坚持因材施教，将手术示教与理论教学相结合，教学效果良好，获得学生的高度评价。劳向明于2018年获得"'叶任高—李幼姬'临床医学专业优秀中青年教师奖"，王俊、劳向明、崔伯康教授分别于2021年、2022年、2023年被评为"住院医师规范化培训优秀带教老师"。

科室现有博士研究生导师3人、硕士研究生导师1人，目前已培养博士15人、硕士21人，在读博士11人、硕士2人。毕业研究生大部分就职于国内知名三甲医院，如中山大学附属肿瘤医院、浙江省肿瘤医院、浙江大学医学院附属邵逸夫医院、广东省人民医院等。每年接收住院医师规范培训100多名，进修生3～5名。多名学生在读期间获得中山大学奖学金：何朝滨于2016年获得"'泰和诚'企业奖学金"，陈振欣分别于2017年、2018年获得"'泰和诚'企业奖学金""中山大学优秀研究生奖学金"，孙叔昕于2019年获得"'泰和诚'企业奖学金"。王俊在2016年第三届亚洲肿瘤消融大会进行汇报并获得最佳汇报奖。何朝滨多次受邀在国际胰腺病学会大会（IAP 2022）、亚洲肿瘤学联盟大会（FACO 2023）、美国MD Anderson Cancer Center全球学术计划年会（GAP 2019、GAP 2020）、全国胰腺疾病学术研讨会和中国肿瘤学大会（CCO 2020）等国内外著名学术会议上发表口头报告，并荣获ESMO Asia Merit Award、GAP Merit Award、FACO Travel grant、全国胰腺疾病学术研讨会优秀论文等多个奖项。丁虹璐所写论文在2023年中国整合肿瘤学大会上获评"青年优秀论文一等奖"。2023年，雷森发明实用新型专利（专利号：ZL 2023 2 0388298.2）：一种造瘘袋开口置管装置。

从2017年起，每年主办"国家级继续教育培训班－粤港澳大湾区胰胆肿瘤高峰论坛"，邀请多位院士、国内外知名专家发表主题演讲，促进广东省及医院胰胆肿瘤外科的发展，为青年医生学者搭建了顶级学术交流平台，为胰腺胆道肿瘤的防治培养了新的力量。2016年成立了中国大陆首个"纳米刀"技术培训基地，至今已经举办4届纳米刀培训班，培训了300多名来自全国各地的医生。见图2－2－2－19。

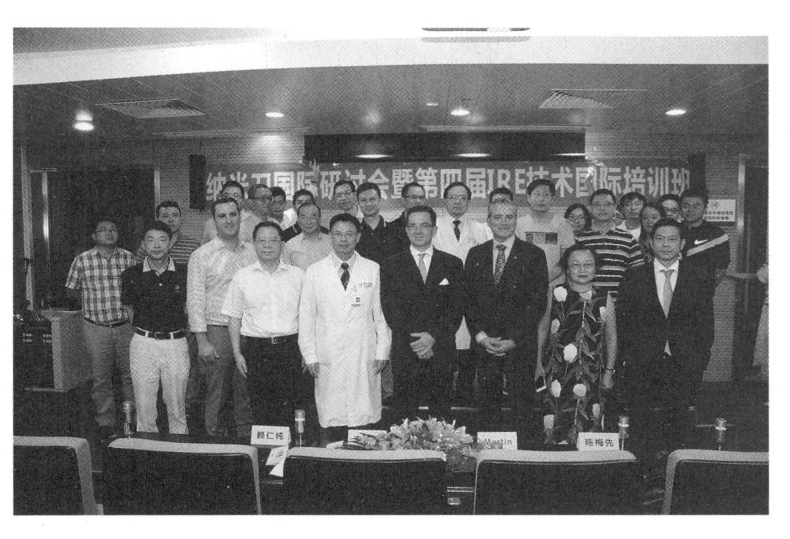

图 2-2-2-19　2017 年 8 月，纳米刀国际研讨会暨第四届 IRE 技术国际培训班开班

4．学科建设

科室建立有专门的基础实验室，配有专职实验员 1 名，依托华南肿瘤学国家重点实验室平台，拥有激光共聚焦显微镜、超速流式分选细胞仪、高通量数字病理玻片扫描分析仪、LSM 980 激光共聚焦显微镜、MoFlo Astrios EQs 超速流式分选细胞仪、Axio Scan. Z1 高通量数字病理玻片扫描分析仪、电穿孔系统设备等仪器。

学科建设以临床热点及难点问题为突破口，围绕纳米刀消融治疗局部进展期胰腺癌（LAPC）这一课题进行深入研究，团队于 2015 年在国内率先开展纳米刀消融治疗 LAPC，是国内完成该治疗病例数最多、效果最好的单位之一。李升平教授牵头全国专家制定“开放下纳米刀消融治疗 LAPC 的专家共识”，进一步促进了纳米刀消融治疗 LAPC 的规范化及标准化；为促进设备国产化、造福更多患者，牵头全国多中心开展“纳米刀消融（国产）联合化疗在 LAPC 治疗中的价值”的前瞻性临床研究，并围绕胰腺癌纳米刀消融中的细胞死亡模式和免疫效应方面进行了一系列基础研究；基础研究方向针对胰腺癌化疗疗效差、免疫治疗疗效不佳的困境，近年来就胰腺癌肿瘤微环境及化疗耐药机制开展深入研究，发现胰腺癌高度纤维化是介导胰腺癌化疗耐药及免疫治疗无效的主要原因之一。基于上述发现，科室积极开展抗纤维化联合化疗的前瞻性临床试验以期提高化疗疗效；同时还深入探索机制，率先发现 B2M 蛋白在胰腺癌免疫逃逸中的重要作用。截至 2023 年底，胰胆外科共获得科研基金 18 项，其中国家级 13 项、省级 4 项、院级 1 项，科研经费逾 1000 万元，近五年以第一作者或通讯作者发表论文 55 篇，其中有论文发表在 *Immunity*、*Cancer discovery*、*Hepatology*、*Gastroenterology*、*Clinical Cancer Research* 等国际权威杂志上。

（撰写：王俊　审核：李升平）

（八）泌尿外科

1．概况

泌尿外科正式成立以前，泌尿系统肿瘤的治疗一直由胸腹科和后来成立的腹科承担。1999 年 5 月，周芳坚作为学术带头人受聘组建泌尿肿瘤外科。同年 8 月秦自科加入泌尿外科专业组。2000 年 8 月，韩辉和刘卓炜加入。四人逐步开展泌尿生殖系肿瘤的诊疗工作。

2002 年 9 月，泌尿外科正式成立，在迁入新大楼（现 1 号楼）时共设有 18 张病床。随着泌尿外科的医疗工作稳健而迅速地发展，2009 年 7 月，中心与解放军第 458 医院签约，在该医院临时挂牌开设了泌尿科二区。该合作病区持续至 2012 年 7 月，其间由中心泌尿外科派出医生和骨干护士收治患者。随着泌尿外科接诊患者数量不断增加、区域影响力不断扩大，泌尿外科于 2013 年在 1 号楼扩充为 2 个病区，病床数量增至 72 张。随着中心黄埔院区的启用，泌尿外科三区于 2021 年正式成立，泌尿外科总床位扩增至 116 张，标志着泌尿外科团队进一步发展壮大。见图 2 -2 -2 -20、图 2 -2 -2 -21、表 2 -2 -2 -8。

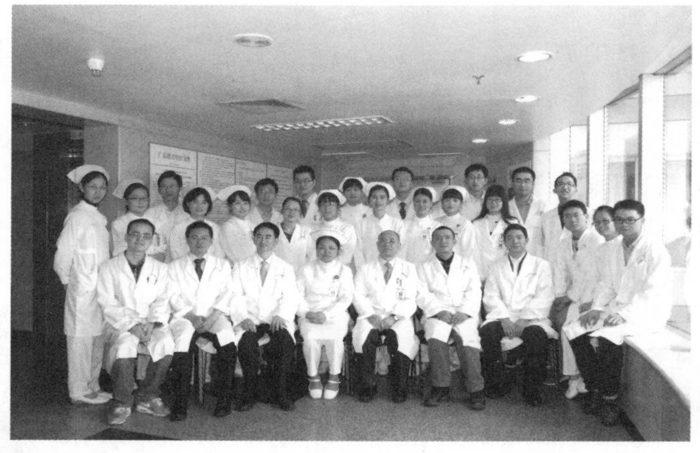

图 2 -2 -2 -20　2013 年泌尿外科二区开区

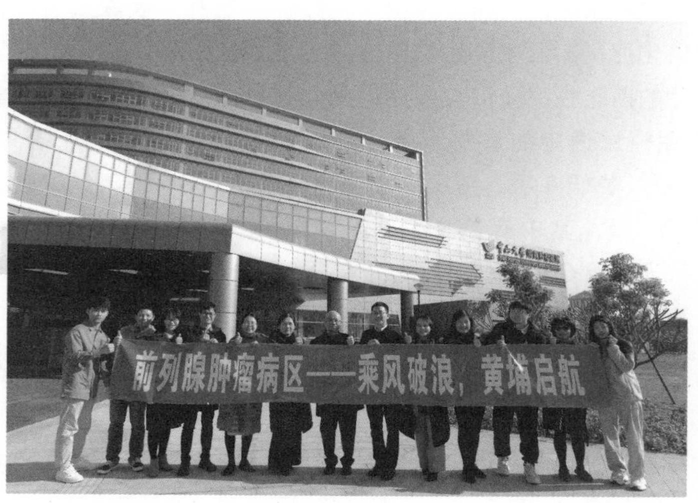

图 2 -2 -2 -21　2021 年泌尿外科三区（前列腺癌肿瘤病区）开区

表2-2-2-8　历届科室主任（主持工作副主任）名录

姓名	职务	任职时间
周芳坚	主任	1999—2022 年
尧凯	主任	2022 年至今

2. 医疗

泌尿外科自成立以来，各项临床医疗业务量稳步上升。截至 2023 年，年门诊接待量已近 50000 人次，年住院患者数逾 5000 人次，年手术量也超过了 4000 台次。泌尿外科在 2002 年被认定为广东省临床重点专科，随着学术和医疗水平的不断提升，2023 年获批为"国家临床重点专科"。

泌尿外科的诊疗范围为泌尿生殖系统肿瘤，包括尿路上皮癌、肾癌、前列腺癌、阴茎癌、睾丸癌及肾上腺肿瘤等，治疗手段多样、诊治复杂，不仅需要外科，也需要放疗科、肿瘤内科、骨外科、病理科、影像科、核医学科、介入科等多个学科共同参与诊疗过程。泌尿外科着眼于多学科合作的必要性，于 2009 年在国内率先成立泌尿肿瘤多学科（MDT）团队，积累了丰富的诊治经验。近几年，每年为超过 200 名患者提供专业的多学科诊疗服务，并为超过 60 名患者提供远程会诊服务，极大地改善了晚期泌尿系统肿瘤患者的预后和生存质量。此外，多学科团队还积极参与全国 MDT 疑难病例会诊活动。目前，泌尿外科已发展成为全国泌尿肿瘤 MDT 四大中心之一，牵头制定了晚期肾癌骨转移诊疗共识，有效推进晚期肾癌骨转移诊疗标准化。

泌尿外科是中心实施单病种管理最为规范的科室之一。2020 年开始，泌尿外科严格按照单病种模式进行医疗业务管理，成立了三大肿瘤（尿路上皮癌、肾癌、前列腺癌）的单病种团队，分别在三个病区开展医疗服务。各治疗团队由相应病种的首席专家牵头，协同各单病种专家、医师和专科护理组成员，有效提升了诊疗服务的规范化与系统化水平。

在机器人辅助手术技术的应用上，泌尿外科将机器人技术广泛运用于前列腺癌、肾癌、膀胱癌及肾上腺肿瘤手术中。自 2016 年中心第一台机器人开机至 2023 年，泌尿外科开展机器人手术累计超过 4000 台，占中心机器人手术总量的 60%，现拥有全院最多的机器人主刀专家（9 人），每年机器人手术量超过 900 台。

为持续改进泌尿肿瘤患者的预后及生活质量，近年来，泌尿外科率先开展了多项国内外领先的医疗技术：

率先在国内针对不可切除或术后复发转移的晚期肾癌患者采用系统药物治疗结合局部病灶立体定向放射治疗（SBRT），将死亡风险率降低了 60%，并将 5 年总生存率由 10% 提高到 57%。针对局部晚期膀胱癌首创术后动脉化疗辅助治疗，并通过临床研究证实其可延缓术后复发、降低 34% 的术后复发率。在全球范围内首次开展 TIP 方案结合免疫和靶向治疗用于局部晚期阴茎癌治疗，目前该方案的治疗例数约为 70 例，治疗效果国际领先。在膀胱癌标准淋巴结清扫的范围内，提出了超扩大淋巴结清扫的概念，并作为主导单位开展了多中心前瞻性随机对照临床研究。对国际上广泛应用 80 年、并发症发生率高达 50%～80% 的传统阴茎癌腹股沟淋巴结清扫术式，做出了显著的改进和创新，提出了改良术式，该改良术式在不降低治疗效果的同时，显著减少了手术相关并发症，这一成就也被 NCCN 和 EAU 指南所采纳，达到了国际领先水平。

3．医学教育

泌尿外科深度参与本科生的临床见习以及本科生、研究生、住院医师培训生和进修生的理论教学和实践培训。自2000年起，科室开始招收硕士研究生，自2008年起，开始招收博士研究生。截至2024年，科室共有7名博士研究生导师和11名硕士研究生导师，已培养了3名博士和30名硕士。在住院医师规范化培训方面，刘卓炜教授和李永红教授分别担任规培外科基地主任和教学主任。泌尿外科有14位取得了带教资质的教师，其中6位获得了“优秀住培带教教师”的荣誉称号。为优化教学效果，泌尿外科建立了教学小组，执行单病种交替教学模式。目前，每年培养住院医师规范化培训医师超过60人，评教均分98分以上。导师每年全程带教学员近20人，住培考核通过率100%。同时，泌尿外科每年接收30多名来自全国各地的进修医师，其中90%来自三级医院。

泌尿外科已成功举办11届前列腺癌规范化诊疗精英班，每年邀请来自全国各地的泌尿外科医生共同研讨前列腺癌的规范化治疗及有关学术前沿。2022年，为提高中青年泌尿外科医生的临床手术技能，泌尿外科举办了“泌尿技艺论坛——泌尿生殖系肿瘤治疗规范化手术演示会”，线上参会人数达117000人次。

4．学科建设

泌尿外科有主任医师7名、副主任医师7名、主治医生3名、住院医师11名，形成一支结构合理、临床和学术综合实力强的团队。累计获得国家级基金27项，省部级基金33项。在人才培养方面，泌尿外科注重高层次人才的培育，已成功培养出1名省级杰出青年基金获得者、3名省级杰出青年医学人才，以及1名“博新”计划获得者。在国际交流合作方面，自2002年以来，积极组织医师出国参观、交流和进修学习，已有医师十余人次拥有长期国外留学及工作经历，促进了医疗服务质量与科研能力的双向提升。见图2－2－2－22。

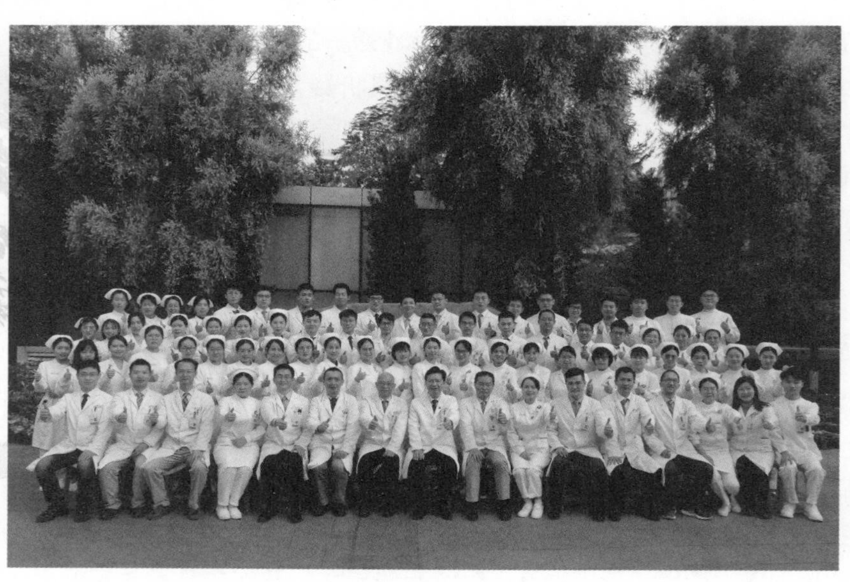

图2－2－2－22　泌尿外科全体医务人员合影

泌尿外科成立至今已发表论文百余篇，科室人员以第一作者或通讯作者在 *European U-*

rology、*Cancer Cell*、*Journal of Urology*、*Clinical Cancer Research* 等国际高水平期刊上发表论文数篇。张志凌教授牵头国际多中心研究，通过对肾实质组织 CKD 评分的改变情况进行评估，发现早期肾癌肾部分切除术后肾功能恢复与术前患者高血压、糖尿病或慢性肾脏疾病等合并症密切相关，而缺血时间及缺血类型对肾功能恢复的影响有限，改变了传统认知，成果发表在 *European Urology* 上；刘卓炜教授在膀胱癌中发现了一种特殊的成纤维细胞亚群，并发现该细胞亚群在肿瘤干性和化疗耐药性中发挥重要作用，研究成果发表在 *Cancer Cell* 上，为开发靶向成纤维细胞的新型治疗方案提供了理论依据。

泌尿外科多项研究被国内或国际指南引用，改写了诊疗标准：韩辉教授和尧凯教授带领的阴茎癌研究团队提出的改良阴茎癌腹股沟淋巴结清扫术及腹股沟淋巴结分区法，自 2016 年和 2014 年起分别被泌尿肿瘤两大国际权威指南 NCCN 和 EAU 指南引用至今；对于阴茎癌淋巴结分期系统的改良于 2017 年被第 8 版 AJCC 采纳为 TNM 分期依据。保留膀胱手术联合辅助动脉化疗治疗 T2 期膀胱癌的长期随访研究结果被 CUA 指南引用。另外，针对转移性去势抵抗性前列腺癌患者从泼尼松转换至地塞米松治疗的效果分析，被 CSCO 前列腺癌诊疗指南引用。

在学术任职方面，科室成员担任或曾任国家级学会主任委员 1 名、国家级学会副主任委员 5 名、省级学会主任委员 2 名，并在多个省级学会任副主委及常委。科室专家主编出版了多本泌尿肿瘤领域的专著：2007 年，周芳坚教授主编了《膀胱癌》，2012 年周芳坚和韩辉教授主编国内第一本全面介绍泌尿肿瘤手术学的专著《泌尿生殖系肿瘤外科手术图谱》。2020 年周芳坚教授牵头制定了肾癌骨转移专家共识（2020 版）。2022 年，周芳坚教授联合全国多家中心，作为主编参与制定了 CSCO 肾癌指南，并作为副主编参与制定了 CSCO 尿路上皮癌指南和前列腺癌指南。

（撰写：黄康博　审核：尧凯）

（九）妇科

1．概况

华南肿瘤医院自成立之初便设立了妇科，建科时，妇科仅有 5 名在编医生。在林剑鹏主任的卓越引领下，团队不仅负责妇科肿瘤的手术与化疗，还承担起腔内放疗（镭疗）的重任。1984 年，随着医疗体系的完善，妇科的腔内放疗业务划归至放射治疗科，并由专业的放射治疗医生负责妇科肿瘤的放疗工作。

随着医院的不断发展壮大，妇科的规模也逐渐扩大，团队力量日益增强。1985 年，妇科的病床数从最初的 27 张扩展至 51 张，为患者提供了更多的住院服务。到了 2002 年，妇科更是实现了重大突破，扩大为 2 个病区，病床数也增加至 70 张，医疗服务能力大幅提升。2014 年，妇科迎来了新的发展机遇，病区数量增加至 3 个，病床数也扩展至 105 张。随着黄埔院区妇科四区的建立，病区扩展至 4 个，床位数达到 127 张。同时，医师队伍也壮大至 32 人，护理队伍发展至 49 人，其中副高级职称及以上医护人员达到 18 人，形成了一支高素质、专业化的医疗团队。见图 2 –2 –2 –23、表 2 –2 –2 –9。

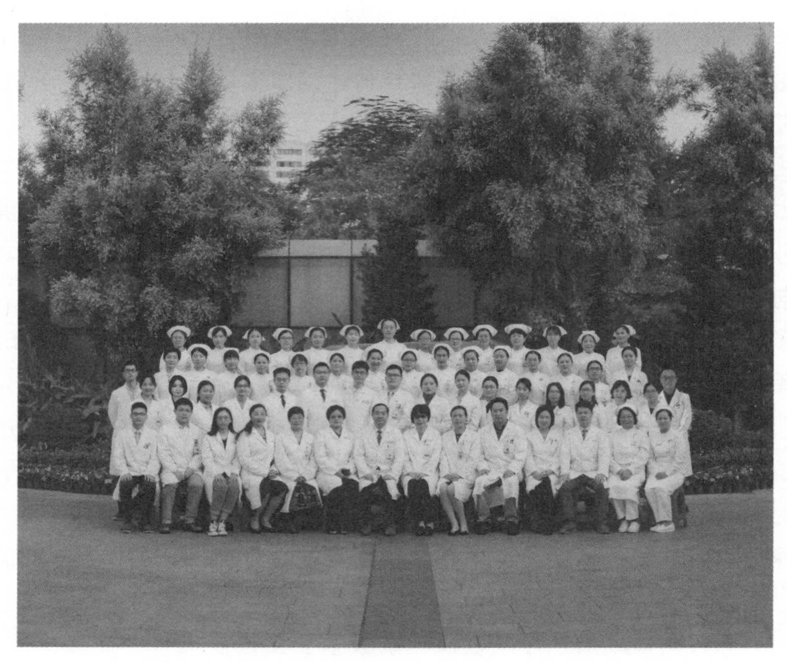

图 2－2－2－23　妇科全家福

表 2－2－2－9　妇科历届科室主任（主持工作副主任）名录

姓名	职务	任职时间
林剑鹏	主任	1964—1967 年
谭道彩	主任	1967—1994 年
李孟达	主任	1995—1997 年
刘富元	主任	1998—2006 年
刘继红	主任	2006—2020 年
李俊东	主任	2020 年至今

2．医疗工作

妇科自建科以来，一直专注于女性生殖道恶性肿瘤的诊治，其临床诊疗技术在国内妇科肿瘤领域处于领先地位。规范化治疗与疑难复发疾病的个性化治疗，成为妇科临床的鲜明特色。近 15 年来，妇科门诊量持续增长，从最初的 2.4 万人次跃升至超过 7.5 万人次，年住院量与手术量也分别实现了从 3000 ～ 5000、1000 ～ 30000 人次的大幅增长。

在技术创新方面，妇科始终走在行业前列。自 1964 年起，科室便在国内率先探索卵巢癌的腹腔化疗。20 世纪 80 年代，刘天霖和李孟达对传统宫颈癌手术进行了改良，形成了独具特色的“岭南派”宫颈癌根治术。此后，科室不断开展新技术，如 2005 年始将单极电刀广泛应用于妇科手术，减少了术中出血，更加精细化的解剖深受同行推崇；同年，开展简便经济的腹腔化疗方法，以及建立宫颈病变专科门诊、开展阴道镜检查和宫颈电环切等手术。同时，在“妇科精神”的引领下，针对复发宫颈癌患者开展的盆腔脏器廓清术、针对晚期卵巢癌患者开展的超盆腹腔的肿瘤细胞减灭术（全身 R0 手术）为复发和晚期妇科肿瘤患者提供了新的治疗机会，形成了科室特色和常规，极大地改善了患者的生存状况。

妇科在微创手术领域也取得了显著进展。2004 年，率先在我院开展第一例可视化腹腔镜手术，随后逐步开展包括广泛子宫切除术、盆腔淋巴结清扫等在内的四级腹腔镜手术。同年，开始开展的宫颈广泛切除术使年轻宫颈癌患者保留生育功能成为可能。2007 年，率先在华南地区开展的腹腔热灌注化疗为晚期和复发性卵巢癌患者提供了新的治疗希望。2014 年起，开展前哨淋巴结示踪及检测新技术，减少了患者术后淋巴回流障碍并发症，同时全面开展早期宫颈癌保留生育功能、局部晚期宫颈癌新辅助化疗、化疗提高宫颈癌疗效等新技术。2017 年，起开展减孔、单孔、经阴道单孔、达芬奇机器人等微创手术技术等新技术，妇科腔镜微创手术在全国肿瘤专科医院中处于领先地位，为患者提供了更为精准微创的治疗方案。2017 年，成立卵巢癌单病种 MDT 联合门诊、妇科遗传咨询专科门诊。2022 年成立妇科肿瘤 MTB 联合门诊，为晚期、疑难的妇科肿瘤患者提供精准、规范、前沿、个体化的治疗，均具有较高的地区影响力。

2021 年开始，妇科大力推进卵巢癌、宫颈癌及子宫内膜癌亚专科建设，推行单病种管理，2022 年成立卵巢癌病区，2022 年、2023 年分别获评国家癌症中心卵巢癌、宫颈癌规范诊疗质量控制试点单位，使三大病种的影响力从省内辐射至全国。近 15 年妇科收治省内（非广州）患者占住院患者的 50% ～ 56%，省外患者占 20% ～ 30%，充分显示了科室在全国范围内的广泛影响力。

2007 年，刘继红组织全科编写了《妇科恶性肿瘤诊治指南》手册，为全科临床医疗的诊治工作提供了规范。该指南自 2010 年至 2018 年历经五版修订，其影响力广泛辐射至全国，成为妇科同行临床实践的重要参考。妇科于 2011 年获评广东省临床重点专科，2019 年更是获评“中国妇科恶性肿瘤 MDT 诊疗中心”及“中国妇科恶性肿瘤临床研究示范中心”，并连续多年获“广东医院最强科室推荐”荣誉。

3．教学

妇科承担着本科生、研究生及进修生的理论教学与实践指导重任，每年为众多学子提供宝贵的学习机会。截至 2024 年，科室有 4 位博士研究生导师和 7 位硕士研究生导师，每年培养硕士研究生 6 ～ 9 名、博士研究生 4 ～ 6 名，为妇科医学领域输送新鲜血液。自建科以来，妇科面向全国广泛招收进修医生，每年培养人数稳定在 20 ～ 30 人，且呈逐年递增趋势，省外进修医生亦明显增多，为提升全国妇科医疗水平贡献了重要力量。

1997 年，妇科率先举办了国家级医学继续教育学习班，引领行业学习风尚。2002 年，更是成功举办了中华医学会首届全国妇科肿瘤高级医师学习班，汇聚了业内精英，共襄盛举。自 2004 年起，妇科坚持每年申报并举办国家级继续教育学习班，至今已成功举办了 20 届，荣获“国家级继续教育项目精品课程”殊荣。2009 年起，妇科每年定期举办华南卵巢癌高峰论坛。2017 年，开始举办广东省妇科肿瘤多学科协作学术论坛暨卵巢癌多学科协作学习班。2022 年，开始举办妇科肿瘤护理临床实践学习班等，为推广卵巢癌的前沿诊疗理念、促进学术交流与合作发挥了举足轻重的作用。2012 年，与欧亚肿瘤联盟携手举办了国际学习班，参会人数保持在 200 人以上，彰显了妇科在国际舞台上的影响力。

4．学科建设

自建院以来，妇科在学科建设方面取得了显著成果。迄今为止，科室荣获各类科技奖项累计 20 项，包括国家级大奖 1 项、省部级荣誉 8 项、厅局级嘉奖 7 项，以及校级表彰 4 项。谭道彩团队获“卫生部医疗卫生奖三等奖”，李孟达团队获“广东省科技重大成果奖”，刘富元团队获卫生厅科技进步三等奖，刘继红团队荣获“广东省医学科技奖一等奖”。在科研项目的申请上，截至2023年，科室已成功获批纵向科研项目109项，其中国家级项目27项、省部级项目44项、厅局级项目11项。

在学术成果方面，科室近年在国际期刊上发表了192篇高质量论文，其中在 *J Clin Oncol*、*Lancet Oncol*、*JAMA Oncol*、*J Clin Invest*、*Cell Reports Medicine*、*Autophagy*，*eClinical Medicine* 等国际顶尖期刊上发表了16篇学术论文，充分展现了科室的研究实力和国际影响力。

此外，科室团队主编了10部学术专著，其中谭道彩主编了《妇科肿瘤学》和《现代妇科肿瘤治疗学》两部佳作；李孟达主编了包括《子宫颈癌的诊断和治疗》在内的4部著作；刘继红亦主编了4部专著，包括《中山大学肿瘤防治中心妇科恶性肿瘤诊治指南》等。同时，科室的医师还参与了多部专著的编写工作。值得一提的是，李孟达教授还出版了音、视频录像《妇科恶性肿瘤根治术》和《外阴癌根治术》，为同行提供了宝贵的视听教材。

在临床研究方面，在2014—2023年，科室的临床研究取得了显著进步并积累了丰富的成果。刘继红教授牵头的前瞻性随机对照临床试验“化疗提高宫颈癌疗效的研究”获得了中山大学“5010”临床研究项目的资助，历经10年的深入研究，其成果为宫颈癌的治疗选择提供了重要依据。同时，刘继红、黄鹤关于宫颈癌术后辅助治疗及过继免疫细胞治疗的研究，黄欣、蓝春燕关于复发性宫颈癌、卵巢癌的研究，李俊东、魏薇关于复发性子宫内膜癌的研究，以及刘继红、刘国臣关于铂耐药卵巢癌的研究，均取得了令人瞩目的成果，相关研究成果相继发表在国际顶级期刊上。此外，科室成员还多次在国际重要会议上发言，展示研究成果，如蓝春燕和黄鹤分别在2018年和2020年的ASCO会议上进行了口头汇报。这些研究成果不仅提升了我科的国际声誉，也推动了临床工作的进步。

在人才培养方面，科室注重培养临床和科研的综合型人才。科室内多位高年资医生拥有国外留学、培训的经历。此外，科室还多次邀请国际知名专家来科室进行交流指导，以提升团队的整体水平。同时，多位科室成员在国家级、省级学术团体担任重要职务，包括担任国家级学会主任委员1名（刘继红）、国家级学会副主任委员2名（刘继红、李俊东）、省级学会主任委员3名（刘继红、李俊东、郑敏），充分展示了科室在学术界的地位与影响力。

5．科室文化建设

科室注重文化建设和素质培养，开展了各种拓展和聚会等科室特色活动，党团支部也时常组织扶贫、义诊等活动。此外，逢年过节探望退休老专家、关爱生病同事也已成为科室传统。自2006年起，妇科每年在“三八”国际妇女节期间组织举办“为了姐妹们的幸福与健康”公益活动，宣传宫颈癌预防知识，开展义诊，并对弱势群体妇女进行免费的宫颈癌筛查，多次获得中国癌症基金会颁发的“公益一等奖”和“杰出贡献奖”。2010年始，妇科开展了“好望角”特色服务，每1～2个月一次，与患者和家属面对面交流，搭建了良好的医患沟通及科普宣教平台。2018年起，每年在5月8日世界卵巢癌日组织举办患教、义诊等公益活动，宣传卵巢癌防治知识。2021年12月，科室开始创建“青年文明号”，并于2022年7月获评“市级青年文明号”。

（撰写：黄鹤　杨帆　黄永文　蓝春燕　涂画　顾海风　赖月容　邓敏婷　审核：李俊东　李艳芳）

（十）结直肠科

1. 概况

1964 年建院时设立胸腹科，李国材任主任，医生 5 名，主要收治肺、食管、纵隔、胃肠、肝、胰、乳腺、四肢软组织恶性肿瘤，兼收治泌尿系、皮肤、骨骼恶性肿瘤，并逐渐开展各类肿瘤外科手术；参与医院组织的各类肿瘤防治培训班，在华南地区推行肿瘤群防群治。

1985 年，胸腹科分科，成立腹科，朱少立任主任，张尉芬任护士长，有医生 19 名，科室位于旧住院东楼 2 楼，共有 59 张病床，占地 544 平方米。1998 年，肝胆科从腹科分出。2002 年，泌尿外科成立，腹科基本不再收治肝胆系及泌尿系肿瘤。2002 年新大楼落成，腹科病房设在 14 楼，分 2 个病区，共 70 张病床，占地 2600 平方米。见图 2 –2 –2 –24。

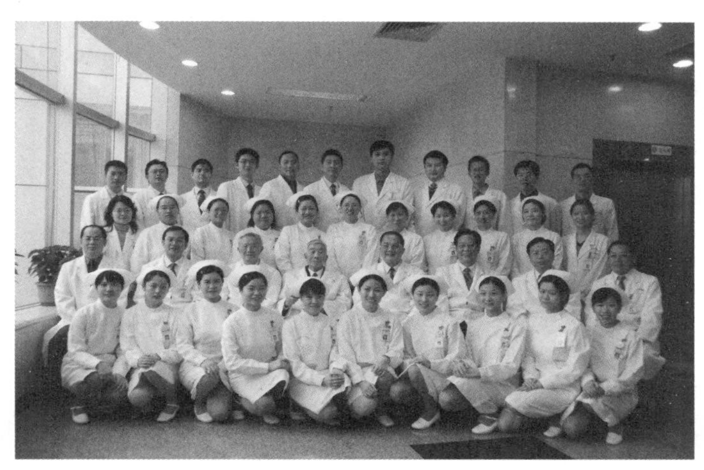

图 2 –2 –2 –24　腹科医护人员合影

2009 年 2 月，正式成立结直肠科，潘志忠任主任，万德森任科主任导师，郑美春任护士长。2013 年新大楼正式投入使用后，科室在 2014 年 6 月新增 1 个病区，有专科病床 70 张。2021 年 3 月，黄埔院区开业，科室增设三区，增加病床 32 张。见图 2 –2 –2 –25。

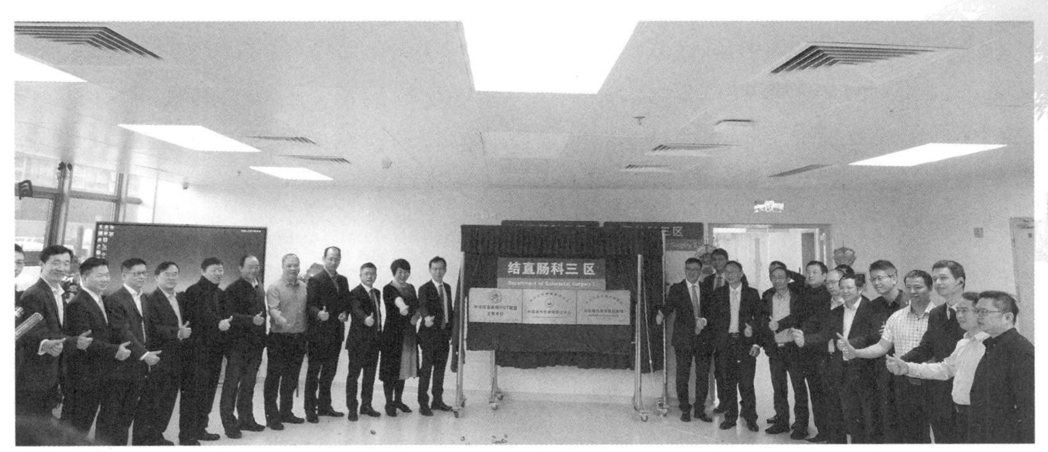

图 2 –2 –2 –25　结直肠科三区开区

科室现有 3 个病区（102 张病床）、1 个造口治疗检查室、1 个肛肠测压治疗室和多个实验室，主要承担华南地区的结直肠癌等消化道肿瘤的规范化诊断治疗及科学研究，被国家卫健委授予“全国改善医疗服务先进典型科室”；被广州日报、信息时报评为“第三届广东医院最强科室”。科室人才梯队健全，技术力量雄厚，截至 2023 年 12 月，共有工作人员 75 名，其中副高级及以上医护 18 名，获得 2016 年度及 2017 年度“中心综合目标一等奖”。见图 2 –2 –2 –26。

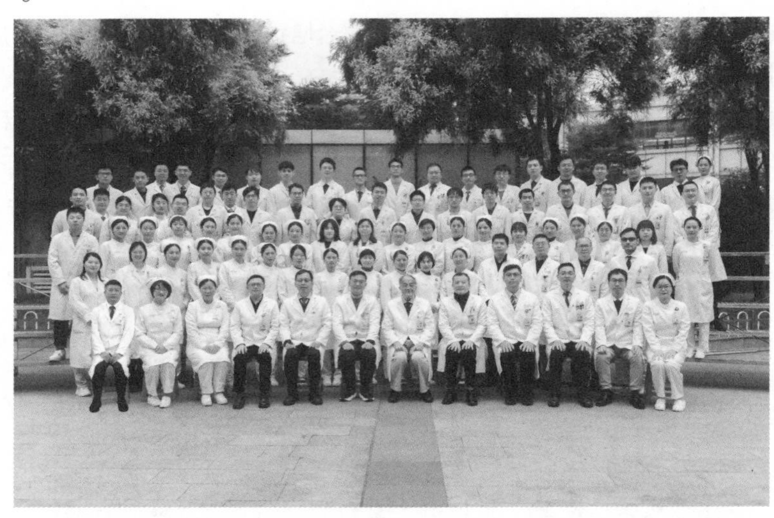

图 2 –2 –2 –26　结直肠科医护人员合影

表 2 –2 –2 –10　结直肠科历届科室主任（主持工作副主任）名录

姓名	职务	任职时间
李国材	胸腹科主任	1964—1985 年
朱少立	主任	1985—1991 年
万德森	主任	1991—2006 年
潘志忠	主任	2006—2024 年
丁培荣	主任	2024 年至今

2. 医疗

科室以结直肠肿瘤为重点，兼顾小肠肿瘤、胃肠道间质瘤、腹膜后肿瘤、神经内分泌肿瘤等的诊治，其中结直肠癌、遗传性肠癌的筛查及治疗和胃肠道间质瘤的综合治疗等领域居全国领先水平。

治疗手段是以外科手术为主，开展的全直肠系膜切除术（TME）、低位直肠癌保肛手术、直肠癌术前放化疗、经肛门微创外科治疗（TEM）等技术，大大提高了保留肛门的机会。在潘志忠主任的领导下，科室率先开展腹腔镜及机器人微创手术，经多年经验累积，多名医生参加腹腔镜比赛并获得全国冠军。

科室自 20 世纪 80 年代起在全国率先开展以 5 –Fu 为基础的术中化疗项目，获得中山大学 2 项“5010”项目资助，预防消化道肿瘤术后肝转移及腹腔种植，取得了良好的效果；在国内率先开展多学科综合治疗模式（MDT），在大肠肿瘤早期发现、早期诊断、减少术后复发转移、提高生存率等方面积极探索，2022 年获得国家卫健委授予的“全国改善医疗服务先进典型科室”，团队多次获得全国结直肠癌 MDT 比赛冠军。2000 年以来，科室结肠癌根治术后5 年生存率 82%，直肠癌根治术后 5 年生存率 71%，直肠癌术后局部复发率仅为 6%～8%。

2006 年，举办“全国结直肠癌临床病理资料录入系统”培训班。2007 年 1 月，建立“全国结直肠癌临床病理资料录入系统”网站，现已登记入库 3 万余例。2011 年，华南结直肠癌病例登记（随访）中心正式成立，目前全国共有 15 家医院加入登记随访中心。截至 2023 年，该系统共收录结直肠癌病例 5969 例，随访 3564 人次。

在肿瘤预防方面，1996 年，获得国家“九五”科技攻关项目基金资助，在国内率先开展社区肿瘤防治研究工作，建立居民健康档案库，编制了社区居民健康档案的数据库。为了更好地在社区开展防癌健康教育，主编国内第一部《社区肿瘤学》。在科普工作上，编写了社区肿瘤防治科普丛书（共 7 册），主编的《中华人民共和国卫生部、中国抗癌协会科普宣传系列（十册）》获 2011 年度“中华医学科技奖医学科普奖”。2022 年，万德森教授主编的《癌症那些事》，获得了广东省首届肿瘤防治科普大赛“突出贡献奖”。

3．教学

科室承担本科生、八年制医学生和留学生的专科见习带教任务，以及五年制本科生、留学生、研究生、进修生及继续教育（包括造口治疗师培训）的授课培训工作。自建立结直肠科以来，面向全国招收腹部肿瘤专业进修生共 125 人次。现有博士研究生导师 7 名、硕士研究生导师 6 名，已培养博士 19 名、硕士 21 名。医生获得校级教学比赛一等奖 4 次，学生获得优秀研究生 4 名。

科室长期致力于开展人工肛康复护理及继续教育工作。1996 年始主办省级医学继续教育项目，1998 年升级为国家级项目，至今已成功举办 25 届国家级继续教育项目。2001 年 2 月，中心联合香港大学专业进修学院、中山大学护理学院创办中国第一所造口治疗师学校——中山大学造口治疗师学校，荣誉校长为万德森，副校长为潘志忠和郑美春；2019 年换届后，覃惠英担任校长，潘志忠、郑美春、张俊娥任副校长。至今已成功举办了 23 届国际造口治疗师课程，为我国培养出 646 名国际认证的造口治疗师，被视为造口界的“黄埔军校”，并出版造口书籍《造口康复治疗——理论与实践》。相关教学项目获得中山大学基金资金资助，获得“中山大学第七届校级教学成果奖二等奖”。此外，为提高造口者生活质量，科室组织探访术后患者，并于 1996 年牵头成立广州造口人联谊会，同时出版《造口之友》，免费赠予患者，至今已出版第五版。见图 2 -2 -2 -27。

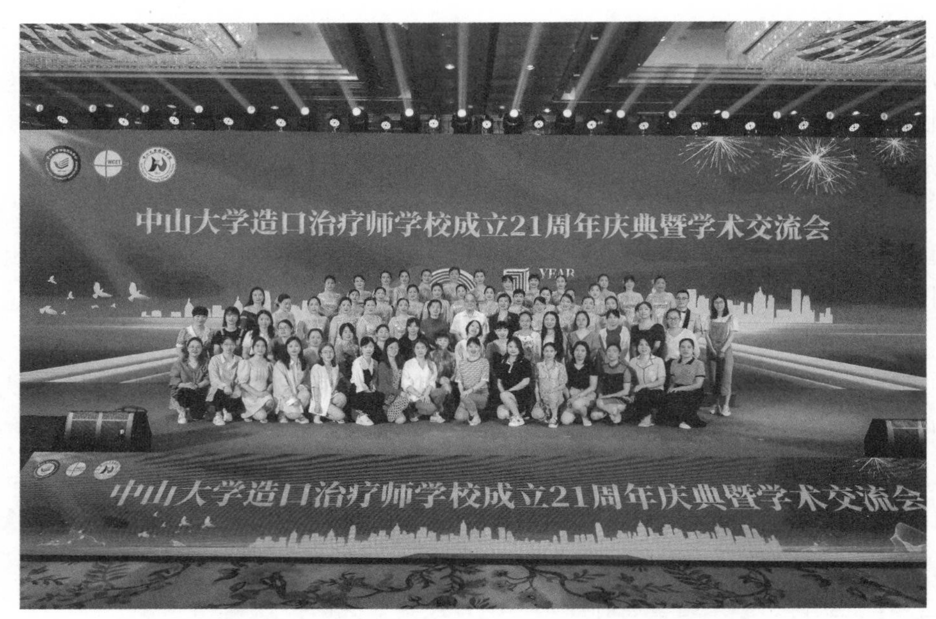

图 2－2－2－27　中山大学造口治疗师学校 21 周年庆典

在教材建设方面，1999 年万德森主编了《临床肿瘤学》（第一版）；2006 年修订第二版，被列入国家“十一五”规划教材；2015 年修订出版了第四版，并被列为“十二五”普通高等教育本科国家级规划教材；2020 年修订出版了第五版。

4．学科建设

科室于 2003 年在实验研究部 606 室与胸科联合建立外科实验室。建立胸腹科以来共获科技奖项 15 项、省部级奖励 6 项、厅局级奖励 5 项、校级奖励 4 项。2009 年，结直肠科正式成立以来，作为主要完成科室获重要科技奖项 6 项，其中国家级奖励 1 项、省部级奖励 3 项、重大社会奖励 2 项。

科室自 2009 年开科以来共获纵向科研基金 69 项，其中国家级基金 22 项、省部级基金 28 项、厅局级基金 5 项、校级 14 项，合计科研经费 3423. 2 万元，其中包含“九五”国家科技攻关计划、参与国家“863”项目及国家重点项目、广州市科技创新项目各 1 项。

2009 年以前，在国内外期刊发表论文共 300 多篇，其中 SCI 论文 14 篇。正式成立结直肠科以来（2009—2023 年），发表 SCI 论文 252 篇；在 *Nature*、*Mol Cancer*、*Lancet Gastroenterol Hepatol* 等 IF 大于 10 分的高水平期刊上发表论文 24 篇；主编、主译学术专著 21 部；建立诊疗规范、指南 3 项，并自 2001 年起不定期出版《结直肠癌》通讯、翻译 NCCN 及 ESMO 指南，免费向同行发放，至今已翻译印发 64 期。

科室多项研究成果在国际舞台展现。陈功作为首批受聘的中国临床医生，2015—2017 年任美国临床肿瘤学会（ASCO）学术委员会国际委员，并在 ASCO 大会上做 2 次学术报告。科室成员分别于 ESMO 大会等重要国际会议上做口头报告 7 次、壁报展示 10 次；2021 年研究成果被英国 NICE 结直肠癌指南引用。

在对外交流方面，1989 年万德森获世界卫生组织奖学金赴美国 Mayo Clinic 医院和 MD Anderson 癌症中心进修；后续，科室持续派出医生到澳大利亚、美国、法国等多个国家进行交流学习。目前，科室与澳大利亚阿德莱德大学医学院、香港中文大学医学院和专业进修学院建立了良好的关系，并与美国、日本、英国、法国、韩国、新加坡等国家的知名专家保持密切来往，先后主办2项大型国际会议，包括已举办6届的中—澳—纽肿瘤外科学术会议和广州国际造口康复学术研讨会。

5．科室文化建设

2014年2月，顺利完成了由原来的结直肠、胃胰科党支部调整为结直肠科支部和胃胰、生物治疗科党支部。配合医院的发展，多位科室成员自愿参加医院下达的扶贫及援疆任务。强化党建引领，在疫情防控期间主动担当作为，冲锋在“联防联控”第一线，积极支援广州市第八人民医院、方舱、核酸等防疫前线；同时，积极推进民主管理，促进精神文明建设，积极牵头开展丰富多彩的文体活动、在病区宣传栏开展科普宣传，科室通讯员在中心党报上发表多篇文章。党支部获评2016年、2018年和2019年中心“先进党支部”。

（撰写：林俊忠　审核：潘志忠）

（十一）骨与软组织科

1．概况

2017年3月，在争创“三最一流”目标的背景下，中心创立了骨与软组织科，并引进了王晋教授作为学科带头人和首任科室主任。在科室成立之初，与胃科二区共用病房，有15张病床、2名医生。在中心的大力支持下，科室迅速构建了骨科手术体系，启动专科护理人员培养，并设置了包括内科、放疗、介入、影像、病理和核医学等在内的亚方向，成立了骨与软组织肉瘤MDT队伍，有效地提高了针对肉瘤患者的诊治水平。见图2－2－2－28。

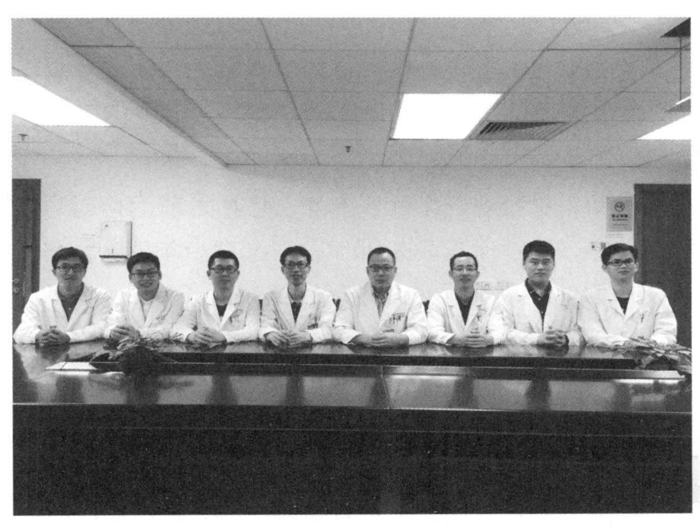

图2－2－2－28　科室成立初期的人员合照

2021年3月，随着黄埔院区正式启用，科室整体搬迁至黄埔院区，成立了独立的骨与软组织肿瘤病房，共47张病床，服务能力大幅提升，年手术量超过1000台。科室确立了脊柱肿瘤为优势病种，成立了脊柱转移瘤MDT团队，脊柱年手术量超过200台，科室现已成为华南地区最大的脊柱肿瘤诊疗中心之一。截至 2023 年，科室共有医生 12 名，其中副高级职称以上医师 4 名。见表 2 –2 –2 –11、图 2 –2 –2 –29。

表 2 –2 –2 –11　历届科室主任名录

姓名	职务	任职时间
王晋	科室主任	2017 年 3 月至今

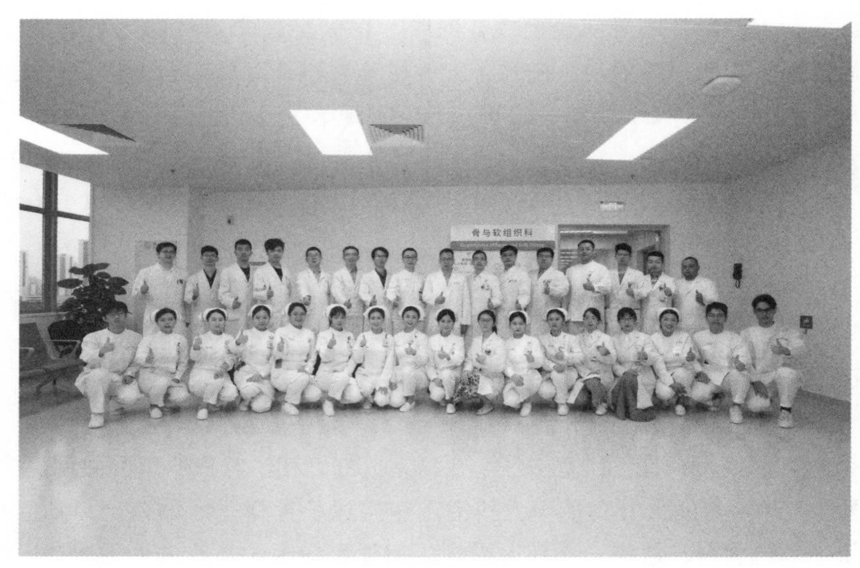

图 2 –2 –2 –29　科室整体搬迁至黄埔院区（2021 年 3 月）

2. 医疗

科室收治的病种主要包括良恶性骨肿瘤、原发脊柱肿瘤、脊柱转移瘤和高级别软组织肉瘤等。截至 2023 年，科室年门诊量达 20956 人次，手术量达到 1299 台，其中四级手术率达 39. 88%。

在原发恶性骨肿瘤方面，推行规范化综合治疗，包括术前活检明确诊断、足量足疗程的化疗以及广泛的外科切除等，使得保肢率达 95%。对儿童少年患者，科室团队通过改进保留关节的定制假体和可延长假体，改善了患儿术后因继续生长而造成双侧肢体不等长的问题。同时，科室团队设计了一种新型的肩关节融合假体，极大地改善了肱骨近端肿瘤切除重建术后患者肩关节的功能。

在脊柱肿瘤领域，科室团队采用超声骨刀、诱发电位监测以及射频止血系统等新技术和先进设备，累计完成近 100 台的脊柱肿瘤 *en-bloc* 切除（截至 2023 年）。针对脊柱骨巨细胞瘤，科室团队探索了短期的舒单抗新辅助治疗在肿瘤 *en-bloc* 切除中的疗效观察，有效降低了术中出血可能及肿瘤切除的难度系数。科室牵头起草了《脊柱骨巨细胞瘤诊疗指南》。

近年来，脊柱转移瘤已成为科室最常见的骨转移疾病，其急性疼痛和瘫痪症状严重影响患者的生活质量。王晋主任牵头成立了脊柱转移瘤 MDT 团队，为患者制订阶梯化的个性治疗方案。此外，科室团队提出了创新性的“徒手置钉微创分离手术”，并结合微创消融技术，减少了患者的手术创伤，加快了伤口愈合。

在骨盆及骶骨肿瘤诊疗方面，科室团队目前已常规开展复杂骨盆肿瘤以及全骶骨肿瘤的切除重建，并在3D打印个性化假体方面持续改进，获得了多项相关专利，实现了骨盆及骶骨肿瘤切除后的精准重建，改善了患者的术后功能。

在高级别软组织肉瘤诊治方面，科室团队严格遵循广泛切除的外科原则，选用适当的重建方法大大提高保肢率和降低复发率，目前已完成背阔肌肌（皮）瓣、腹直肌肌皮瓣、阔筋膜张肌肌皮瓣、腓肠肌内外侧头肌瓣、比目鱼肌顺行及逆行肌瓣、隐神经营养血管复合瓣、股前外侧游离肌皮瓣、人工血管置换等手术。

3．医学教育

科室承担中山大学医学部本科生课程“外科学·骨肿瘤”和研究生课程“肿瘤学研究进展”以及临床见习带教的教学工作，同时还开展了规培医生以及进修生的授课培训工作。至2023年，科室共有博士研究生导师1名、硕士研究生导师4名。建科以来，科室共培养了8名博士研究生、1名硕士研究生、2名科研博士后；现有在读博士研究生5名、硕士研究生1名、科研博士后2名。此前毕业的博士及出站的博士后，均就业于大型的三甲医院。此外，科室还招收了来自全国各地共13名的进修医生，大部分来自省级的三甲医院。

科室自2019年始，每年举办一期“脊柱肿瘤短期精英培训班”，每期招收6～10名来自全国各地三甲医院的学员，授课方式包括专题演讲、病例讨论及手术观摩。截至2023年该培训班已开办4期，培训各地学员近30名。同时，科室还定期联合国内顶尖的脊柱肿瘤中心举办手术展播，分享脊柱肿瘤手术方式和入路的选择、手术的主要难点以及术中可能遇到的问题和解决方案。科室自2018年来，每年举办一届全国性的“中肿脊柱肿瘤高峰论坛”，会议邀请海内外著名的脊柱肿瘤专家，分享脊柱肿瘤最新的治疗理念、改进的手术技术、宝贵的手术经验以及先进的手术器械，2023年现场参会的同行达150人，成为国内脊柱肿瘤领域规模最大的线下会议。见图2－2－2－30。

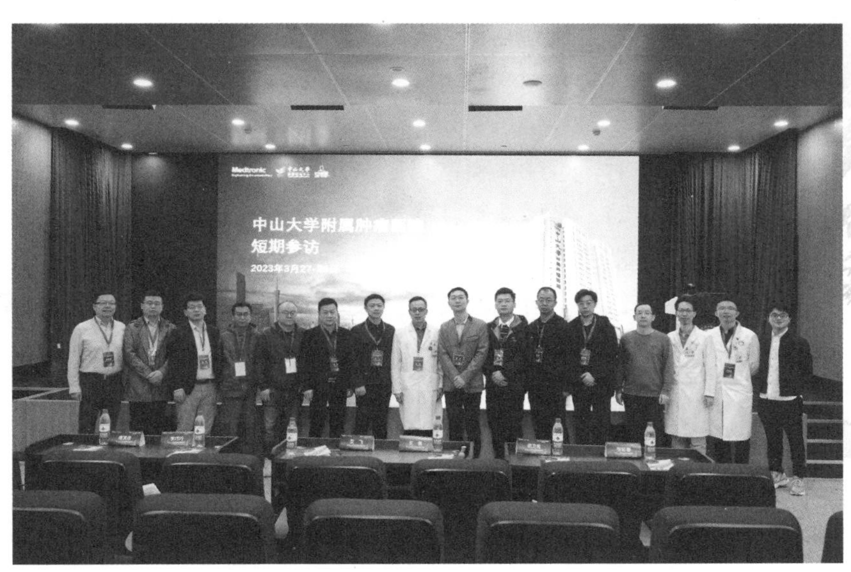

图2－2－2－30 第四期“脊柱肿瘤短期精英培训班”学员合照（2023年3月）

4. 学科建设

科室在实验研究部建立了以王晋教授为 PI 的骨与软组织肿瘤临床转化实验室，具备对骨与软组织肿瘤的病理形态特征、细胞及分子生物学机制、基因工程及临床前动物模型研究的实验条件与技术人才。自 2017 年至今，已经收集保存骨软肿瘤及血液标本超过 2000 份，建立多株原代的肿瘤细胞系以及患者来源的移植瘤（PDX）模型，为骨与软组织肿瘤的基础以及临床转化研究提供了丰富的标本资源。

近年来，科室团队在骨肉瘤基因组学、肿瘤干细胞、肺转移分子机制、肿瘤微环境以及免疫治疗抵抗等方面的研究取得较大的进展，相关研究成果相继发表在 *Cancer Research*、*Oncogene*、*Int J Cancer*、*J Control Release*、*Cancer Sci* 及 *Front Immunol* 等国际权威期刊上，并受邀在国内外多个重要的学术会议做口头汇报交流，包括中华医学会骨科年会（COA）、香港大学国际肌骨肿瘤大会、国际保肢协会年会（ISOLS）及欧洲肌骨肿瘤学会年会（EMSOS）等。王晋主任主编了《区域临床检验与病理规范教程——软组织与骨疾病》，并参与编写了 1 本专著和 3 项诊疗指南。

在临床诊疗技术探索研究方面，科室团队在脊柱转移瘤小切口徒手置钉微创分离技术、脊柱肿瘤的矢状切除、地舒单抗在脊柱骨巨细胞瘤中的新辅助治疗、新型的肩关节融合假体以及骨缺损填充材料等方面开展深入研究，相关研究成果发表在《中华骨科杂志》《中国脊柱脊髓杂志》以及 *Spine*，*Eur Spine J*，*Asian J Surg*，*BMC Musculoskelet Disord* 等骨科领域权威期刊。此外，在 3D 打印个性化人工假体设计、脊柱内固定系统改进和新型骨科植入材料研究等方面获得了 9 项专利。在临床研究方面，科室团队承担 6 项研究者发起的临床研究（IIT）项目，参与 11 项新药临床研究，其中 1 项 IIT 项目的初步研究结果入选 2023 年美国临床肿瘤学会（ASCO）壁报交流。

截至 2023 年，科室团队共获国家级科研基金项目 10 项、省部级基金 5 项、校级基金 2 项及横向经费 2 项，科研总经费超过 700 万元；其中，王晋教授获得了国家自然科学基金重大研究计划培育项目及广东省重点领域研发计划项目（子课题负责人）。此外，王晋教授作为主要完成人获得“教育部高等学校科学研究优秀成果奖自然科学奖一等奖”。

5. 科室文化

科室在重视学科发展的同时，也注重科室员工与患者的人文关怀。在科室党团支部的组织下，扶贫义诊、室外拓展活动、集体观影、病房的节日庆祝及病童的庆生活动已成为科室的特色活动。科室还活跃着一批通讯员，不定期向中心官网及公共媒体发表科普及诊疗新技术的宣传稿件；文体骨干则担任中心新年晚会主持人并代表中心夺得多项体育赛事冠军。

知来路方能启新程，科室在黄埔院区设立了文化展示墙，记录科室的发展历程及年度事件，形成团结向上、开拓进取的科室氛围，积极地为科室发展贡献自己的一份力量。见图 2－2－2－31。

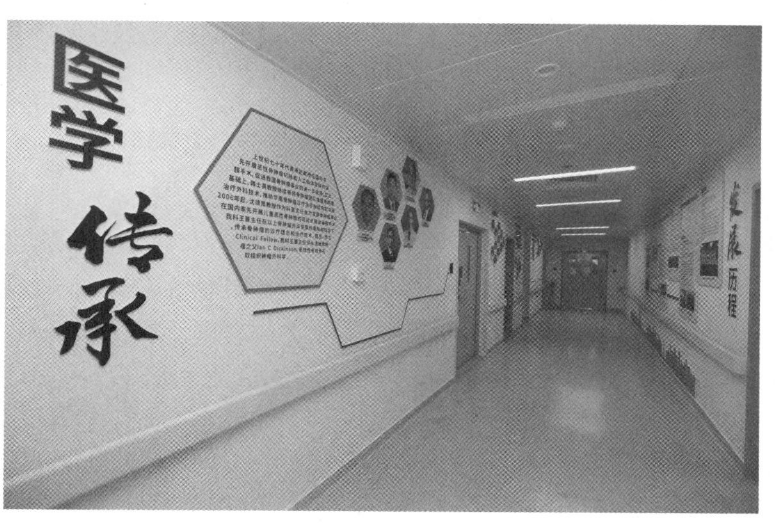

图 2－2－2－31　文化墙记录科室传承和发展历程

（撰写：卢金昌　审核：王晋）

（十二）手术麻醉科

1．概况

1963 年 10 月，毕业于中南同济医学院的余锡扶医师调派到华南医学院（即中山医学院）附属肿瘤医院担任麻醉工作。同时华南医学院附属第二医院调派手术室护士长陈德芳到肿瘤医院筹办手术室、置办麻醉器械，当时设置手术室 5 间、麻醉工作人员 5 名（2 名医生、3 名护士），1964 年正式启用手术室，麻醉工作由黄伙文负责统筹。直至 70 年代中后期，麻醉人员均属手术室编制。后来手术量逐渐增加，而固定麻醉工作人员仍是 5 名，外科医生、手术护士分别轮转麻醉工作。1979 年，麻醉工作改由余锡扶负责。同年，成立麻醉组，余锡扶担任组长，仍隶属手术室管理。1983 年，麻醉科成立，余锡扶任第一届科主任。

麻醉科创立之初，拥有主治医师 2 名、住院医师 4 名。1984 年手术室扩建，手术室间由原来的 5 间增加到 9 间，共 10 张手术台。1998 年，医院成立麻醉复苏室，由 ICU 护士黄荣杏负责筹建，当时床位为 2 张，配置了麻醉呼吸机及监护仪，恢复室护士 2 名。2002 年，中心东大楼建成启用，手术室扩大到 18 个室间，恢复室床位增至 6 张，当时拥有麻醉医生 22 名、技师 4 名、护士 6 名。2004 年，李伟担任胸科、手术室、麻醉、ICU 党支部书记，2005 年 10 月，温济金成为恢复室第一位护士长，2006 年，中层干部换届后，麻醉科具备了完整的行政管理班子，麻醉科梯队初步形成。2010 年，曾维安提任麻醉科主任。2012 年麻醉科部分室间改造，建成一体化手术室，实现麻醉手术管理的一体化。次年，麻醉科与手术室合并成为手术麻醉科，科室拥有 34 名医师、102 名护士、2 名技术人员、1 名办事人员，其中副高级以上职称医师 10 名。2015 年，手术室再次扩建，增加到 26 个室间，复苏室床位增至 9 张。2021 年，黄埔院区开业，新院区共设置手术室 13 间，日间手术室 3 间，复苏室设置 8 张床位。2023 年，越秀院区手术室第三次扩建，增建 10 间手术室，增设复苏室床位 8 张。

截至2023年10月，手术麻醉科有麻醉医师76名，其中副高以上职称医师21名、护士204名。见图2-2-2-32、表2-2-2-12。

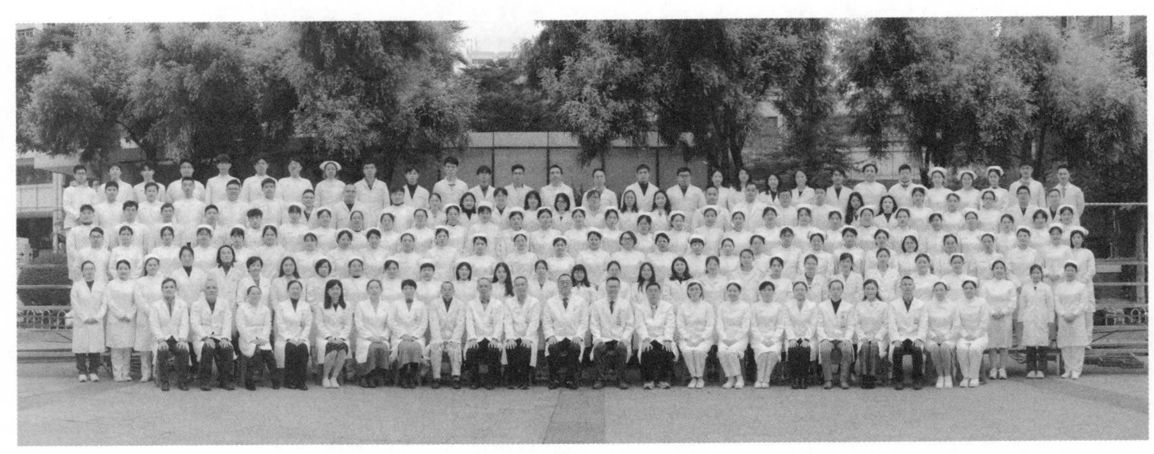

图2-2-2-32　手术麻醉科医护人员合照

表2-2-2-12　手术麻醉科历届科室主任（主持工作副主任）名录

姓名	职务	任职时间
黄伙文	麻醉组组长	1966—1979年
余锡扶	主任	1979—1994年
许梅曦	副主任（主持工作）	1994—2010年
曾维安	主任	2010—2020年
谢敬敦	副主任（主持工作）	2020—2024年
谢敬敦	主任	2024年至今

2．医疗/医技

华南肿瘤医院第一例手术于1964年3月6日在硬膜外麻醉下进行的，第一例全麻手术用的是口罩乙醚点滴。1964年3月24日，医院开展了第一例双管高位硬膜外麻醉，行乳腺癌根治术，当年开展的麻醉方式有乙醚全麻、硬外麻、腰麻、骶麻及强化麻醉。1966年6月，医院开展了第一例气管插管全麻胸科手术。

1969—1982年，医院开展针刺麻醉，有单纯针麻、针+局麻、针+硬外麻或针麻+人工冬眠。应用的手术有头颈部手术、乳腺单纯切除、下肢手术。

中药麻醉在1971年8月至1972年间开展，主要应用于乳腺手术、生殖器手术和少部分开腹手术。1979年，医院开展控制性降压技术，主要用于鼻咽纤维血管瘤切除。

1987年，医院开展第一例颈内静脉穿刺置管术，使用针外植入式中心静脉导管，1989年采用套管内植入式中心静脉导管，1996年开始采用导丝植入式中心静脉导管。自此，颈内静脉、颈外静脉或锁骨下静脉置管常规用于胸科、肝胆、神经外科等手术、部分腹部及妇科手术。

单肺通气技术在20世纪80年代初期开展，当时只有一根国产橡胶材料的右侧双腔支气管导管。1996年开始全面应用单肺通气技术，器械使用进口PVC材料的双腔支气管导管、单腔支气管导管及支气管填塞管。1998 年科室开始配备直径 3.5 mm 纤维支气管镜，应用于双腔支气管插管定位、诊断及困难气管插管。

90 年代开始，部分患者采用单次硬膜外止痛及连续硬膜外止痛，1988 年开始术后连续镇痛服务，包括静脉及硬膜外镇痛。1988—1992 年，时任院长管忠震教授牵头成立了癌痛治疗小组，开展疼痛门诊服务，2008 年起麻醉科开设癌痛门诊，并开展外周神经热凝术，解决部分顽固性癌痛的情况。

2002—2006 年，手术麻醉科增加了床边血红蛋白（Hb）监测、血栓弹性图仪 TEG 监测，开始开展肺动脉导管技术和 X 线下临时起搏导管植入术。2007 年开展喉罩麻醉技术。

2009 年，麻醉科开展脑电意识监测，并逐步在麻醉中普及使用，成为麻醉监测发展的趋势。引进便携式视像气管镜，是国内最新引进的可视化技术之一，麻醉技术逐步向可视化发展。同年，彩超引导下神经阻滞技术在科内广泛开展，并引进经食管超声探头，开始开展经食管心脏超声技术。2009 年开展植入式输液港术。2013 年手术室改造，手术麻醉科引进手术室麻醉管理系统，提高麻醉记录的自动化、信息化、规范化水平。

2016 年，手术室引进第三代达芬奇机器人，最早开始运用于泌尿手术患者，2020 年第四代达芬奇机器人装机，广泛运用于泌尿、肠科、妇科、胰胆、肝脏、头颈等手术。2023 年达芬奇手术机器人手术护理教学示范中心落户手术室。

2021 年黄埔院区开业，麻醉科创造性开展麻醉全程管理工作方法，安排复苏室护士作为麻醉助手参与手术麻醉全程，再进行麻醉复苏工作。复苏室护士全程参与麻醉管理，有效提高了麻醉复苏效率。

3．教学

1965 年开始接收全国各地（主要来自湖南、江西、海南与广东等地）的进修医生，进修期 3 个月到 1 年。截至 2023 年 10 月，麻醉科共 32 名医师获得临床带教资格。

1984 年，中山医科大学成立第一届 6 年制麻醉本科班，1986 年开始，余锡扶与詹勋和承担“麻醉与生理”课程中两个章节的理论课教学任务，教材自编；1992 年余锡扶、许梅曦承担惠州市麻醉证书班的教学任务；1994 年蒋艳波承担广州市麻醉学证书班教学任务。同年，为提高住院医师培训质量，麻醉科制定了住院医师培训导师制度，之后每年住院医师需执行住院医师一、二阶段规范化培训计划。詹勋和、蒋艳波、许梅任第一届培训导师。住院医师培训除接受指定或选修理论课程学习（非脱产）外，须参加半年至 1 年的科室轮转。科室麻醉医师外院进修培训包括麻醉、心电图诊断、重症监测与治疗。

自 1996 年开始，麻醉科每年承担中山大学麻醉本科班的生理学及麻醉学理论教学任务中的 12 ～ 17 学时，并承担麻醉本科班见习及实习教学任务 6 个月/年。2002—2003 年承担 2 届中山大学生物医学工程专业实习教学任务。

2003 年，曾维安获得硕士研究生导师资格。2004 年，麻醉科招收了第一个硕士研究生，同年举办第一届省级继续教育项目——胸科麻醉新理论新技术培训班。截至 2023 年 10 月，麻醉科共有研究生导师 12 名。

2008 年，曾维安获得博士研究生导师资格。2009 年招收第一位博士研究生。截至 2023 年 10 月，麻醉科共有博士研究生导师 3 名。

4．学科建设

1984 年，医院聘任中山二院麻醉科主任、省麻醉学会主委高崇善为肿瘤医院麻醉科客座教授。1988 年，林文前从湖北调派到麻醉科工作，是麻醉科第一位具有硕士学位的医师，2013 年兼任输血科副主任，2021 年任输血科主任。1999 年，曾维安被派到麻醉科，是麻醉科第一位具有博士学位的医生，于 2010 年被任命为麻醉科主任。2011 年后，麻醉科人才梯队建设迅速增强，来自全国各大顶尖高校的青年人才加入麻醉科。

2006 年起，麻醉科逐步开展人才培训计划，派出多名麻醉医师到国内外医院及研究所学习相关专业知识，针对小儿麻醉、疼痛治疗等专科知识进行深入学习。

2011 年，麻醉科被评为广东省临床重点专科。

1964—1990 科室参加全国性会议交流的论文有 3 篇，省会议交流论文 4 篇，参编教材（中山医大麻醉本科生讲义）1 部，于市刊物上发表论文 1 篇。1990—2008 年参加广东省和全国性会议交流的论文约 34 篇，于国内刊物上发表论文 62 篇，参加编写专著 4 部，主编专著 1 部。

2009—2023 年，麻醉科发表学术论文将近 300 篇，其中英文的超过 200 篇，SCI-IF 超过 5 分的约 50 篇，涉及疼痛治疗、麻醉机制等各个方面。

1997 年，陆霄云获得手术麻醉科第一个院级基金项目，截至 2023 年 11 月，手术麻醉科共获批基金项目 80 多个，其中国家级基金占比 27%，省级基金占比超过 50%。

2002 年，许梅曦等主编的《胸外科肿瘤麻醉学》出版。曾维安在 2008 年作为副主编出版了麻醉学用书《麻醉学考点》；2013 年作为编委出版《麻醉学新进展》。2018 年谭红鹰、温丽丽、刘佳欣参与编著《临床麻醉管理与技术规范》。

2012 年 6 月由麻醉科牵头成立广东省抗癌协会肿瘤麻醉及镇痛专业委员会。在 2012 年、2013 年举行了第一、第二届岭南肿瘤麻醉及镇痛论坛，主要开展临床麻醉、实验研究、人文关怀等方面的交流。

（撰写：胡俊秋 谢敬敦　审核：谢敬敦）

（十三）重症医学科

1. 概况

中山大学肿瘤防治中心重症医学科（intensive care unit，ICU）是一个集危重病监护治疗临床、教学和科研为一体的综合性 ICU。早在 1986 年，通过香港黄河公司部分捐资，中心建立了胸科 ICU 病房，设中央监护病床 5 张，配备了专职的医生、护士队伍，行政上隶属胸科管理，固定编制的专职医生有马刚、林晖、苏全冠等，护士长为梁祖兰、辛明珠，技师为王春梅等，主要负责胸外科重大手术术后的监护和院内危重患者的抢救治疗。这是广东省乃至全国较早建立的 ICU 之一，各种仪器设备处于当时国内领先水平。

2002 年 7 月，医院新大楼投入使用后，ICU 在人员、床位数、监护治疗设备等各方面均有了质的飞跃，成为一个独立运作的临床科室。ICU 主要从事危重症患者抢救、治疗以及各类肿瘤外科（胸外科、肝胆外科、神经外科、腹外科、泌尿外科、妇科、头颈外科等）手术患者术后常规监护治疗工作。2021 年初，随着医院黄埔院区的建成并投入使用，科室的整体规模及综合实力得到了进一步的提升，建成了一个具备较高的医疗、护理水平，面向全院危重症患者的综合性 ICU，也是广州市乃至华南地区规模最大的综合性 ICU 之一。依托医院的快速发展及科室同仁的共同努力，科室学科发展迅速并取得了较好的成绩，肿瘤重症救治能力已达国内领先水平，医教研综合实力在国内肿瘤专科医院中名列榜首。见图 2 -2 -2 -33、图 2 -2 -2 -34、表 2 -2 -2 -13。

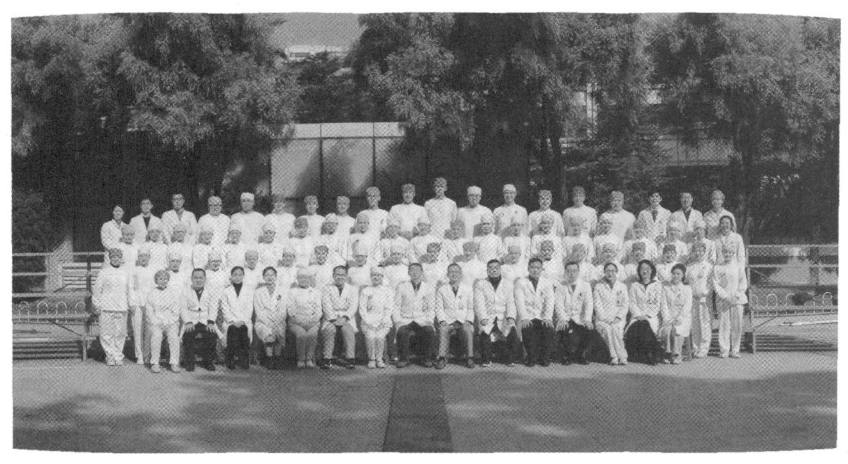

图 2 -2 -2 -33　重症医学科越秀院区集体照

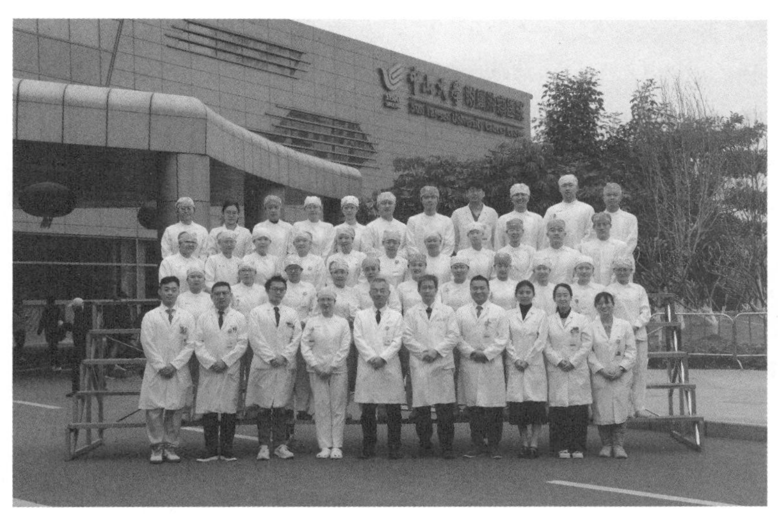

图 2 -2 -2 -34　重症医学科黄埔院区集体照

表 2 -2 -2 -13　科室历届主任（主持工作副主任）名录

姓名	职务	任职时间
马刚	主任	2002 年 7 月至 2024 年 3 月

2. 医疗

截至 2023 年 12 月，重症医学科共有工作人员 142 名，其中医生 33 名、护理人员 105 名、技术员 4 名。医生团队中包含主任医师 3 名、副主任医师 9 名。目前科室设置床位 54 张，配备有体外膜肺氧合仪（ECMO）、多功能有创呼吸机、无创呼吸机、血液净化仪、电子纤支镜、电子胃镜、多普勒超声仪、微创血流动力学监测仪、PICCO等高级监测治疗设备。科室的建立发展大大提高了中心针对各类危急重症（如呼吸衰竭、心力衰竭、心脏骤停、休克、重症感染、脓毒血症、ARDS、MODS、DIC等）的抢救、治疗水平。目前科室年收治患者近7000人次，重症抢救成功率超过98%，为肿瘤患者安全平稳度过围治疗期保驾护航。科室在肿瘤专科医院率先开展恶性肿瘤气管支架植入术，为中晚期肿瘤患者解除呼吸困难、接受抗肿瘤治疗提供了宝贵机会，迄今已多次受邀到全省乃至全国多个地方指导该技术的开展。

2020年初，新冠疫情肆虐全国，中心迅速响应上级号召，组建了以ICU医护人员为主力的团队奔赴抗疫最前线。科室共有10多名医护人员驰援武汉，坚守到武汉解封，圆满完成各项医疗救治任务，所在武汉协和医院西院区ICU团队荣获“全国卫生健康系统新冠疫情防控工作先进集体”。

3．教学科研

2008年，科室开设了国内最早的本科重症医学专业选修课程，同时承担了医院各类研究生、进修生、规范化住院医师培训等教学任务，医院临床医护人员急救技能、“三基”知识和危重症相关知识技能的培训任务，生物医学工程、麻醉专业本科生见习带教任务及护理系学生实习带教任务等。科室于2005年获得硕士研究生培养资质，目前拥有硕士研究生导师5名，迄今已培养肿瘤重症医学专业硕士研究生50多名，不断为肿瘤重症医学专科的队伍建设输送人才。过去10年，科室以第一或通讯作者发表SCI论文60多篇，其中多篇发表于重症医学专业顶级期刊 *Critical Care Medicine*，科室共获得省部级以上科研基金10多项，展示了强劲的科研发展潜力。

科室建立并不断完善肿瘤重症监护救治数据库，实现从基础到临床全方位的肿瘤重症数据研究分析。以肿瘤重症特色为核心，开展辐射基础研究、肿瘤临床、重症医学等多维度的交叉学科研究，为重症医学学科进一步发展打下坚实的基础。

4．学科建设

2017年，中国抗癌协会肿瘤重症专业委员会成立，这是我国肿瘤重症医学学科发展新的里程碑，科室成为第一届专委会副主任委员单位。2019年11月，广东省抗癌协会肿瘤重症专业委员会正式成立，科室作为主委单位，以“规范和创新”作为工作重点，努力推动肿瘤重症救治临床、基础研究，持续推进全省肿瘤重症医学学术交流，组织了多次省级以上学术会议，线上/线下参与人数超千人，有力地推动了肿瘤重症医学学科的发展与进步。2019年度中国医院科技量值（STEM）首次引入重症医学专业排行，全国肿瘤专科医院仅有两家医院进入百强榜，中心重症医学科位列其一。

5．文化建设

ICU团支部连续多年获得“中山大学红旗团支部”称号。2007年，科室开始组织创建“青年文明号”活动，2009年以全省第二的成绩获得省级“青年文明号”称号，2012年以并列第一的成绩通过了国家级“青年文明号”竞标答辩，成为中山大学首个获得国家级“青年文明号”称号的集体。

（撰写：苏全冠　审核：马刚）

（十四）内镜科

1．概况

内镜科由内镜激光科于2015年更名而来，最初是由激光科和内窥镜室于1999年合并而成。内镜科从零开始不断积累、发展，目前是华南地区规模最大、实力最雄厚的消化内镜以及呼吸内镜诊治中心之一。

1975年，医院组建激光室，由孙振权主持工作，隶属于鼻咽科，创立初期主要是应用激光治疗体表良恶性肿瘤，从1984年开始运用光动力治疗肿瘤。当时激光室位于旧镭区，装修后用其中一间做治疗室，其他的改用作光动力治疗患者的观察病房。1987年成立激光科，由孙振权任主任，设病床20张，与中医科共处一病区。

医院内窥镜检查原由胸腹科的医生负责，1983年7月医院成立内窥镜室后，张斌、郑庆萱医生开始专职负责食管镜、支气管镜及结肠镜检查。1987年，吴雪强调入内窥镜室任主任，开展了各项内镜检查及治疗。

1999年，激光科和内窥镜室合并组建内镜激光科，徐国良任主任。2002年，内镜激光科门诊搬往1号楼3楼，设检查室和治疗室共10间；病房则位于18楼，设病床18张，与生物治疗科同处一病区。2007年，内镜激光科通过了卫生部认证，成为卫生部消化系统和呼吸系统内镜诊疗技术培训基地。

2014年，内镜激光科病房迁往12楼，设病床18张，与微创介入二区同处一病区，主要收治内窥镜治疗消化道及呼吸道的良恶性肿瘤以及光动力治疗早期及晚期食管癌等。2015年，内镜激光科更名为内镜科，并将内镜门诊迁往东大楼六楼。2021年，按中心总体部署，黄埔院区内镜中心顺利开业，黎建军任副主任，并兼任黄埔工作驻场主任。同年，全面实行了主诊教授负责制，成立了消化道肿瘤、呼吸道肿瘤、胆胰系统肿瘤三个主诊教授岗（单宏波、张蓉、罗广裕）。2023年，应科室发展要求，同时为天河院区储备人才，黎建军提任科主任，单宏波、贺龙君任科副主任。

截至2023年12月，科室有医生26名（主任医师4名、副主任医师6名、主治医生8名、住院医师8名）、护理人员21名、研究人员3名、技术员2名，共计52名工作人员。见图2－2－2－35、表2－2－2－14。

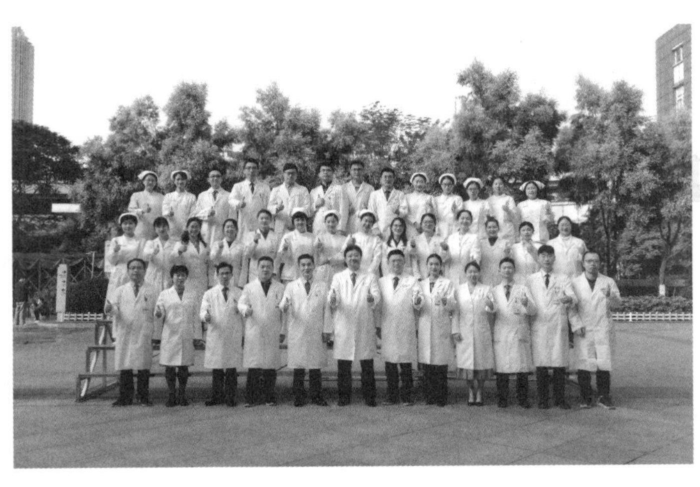

图2－2－2－35　内镜科全体医务人员合影

表 2－2－2－14　历届科室主任（主持工作副主任）名录

姓名	职务	任职时间
孙振权	激光科主任	1987—1998 年
吴雪强	内窥镜室主任	1987—1998 年
徐国良	内镜激光科（内镜科）主任	1999—2022 年
黎建军	内镜科主任	2023 年至今

2．医疗技术

中山大学附属肿瘤医院是国内最早使用激光治疗肿瘤的医院之一。1975—1980 年以治疗体表良恶性肿瘤为主，1981 年引入 CO 激光束进入鼻咽腔，利用 CO 激光热效应，气化治疗鼻咽腔残余小肿瘤，运用氦－镉激光器作为鼻咽癌荧光早期诊断、He-Ne 激光治疗仪开展体表照射治疗放射性皮肤损伤、静脉血管内照射治疗放射性脑病等。1984 年接受国家科委的科研项目，运用国产的“氩离子－燃烧激光器”开展激光光动力学治疗复发性鼻咽癌。

1995 年，逐步开展各类电子支气管镜、喉镜、结肠镜及胃十二指肠镜检查及相关镜下治疗。内镜检查及治疗人数逐年上升，目前科室可独立开展全部消化内镜 IV 手术，包括超声内镜下胆管引流术（EUS-BD）、超声内镜下胃－空肠吻合术（EUS-GE）等高难度内镜手术。每年完成各项内镜检查及治疗近 4 万例；其中在超声内镜（EUS/EBUS）对消化道及呼吸道肿瘤的诊断与治疗方面已处于华南领先地位，并在全国也有较大影响。

2001 年 7 月，在国内较早开展高强度超声聚焦治疗（high intension focus ultrasound，HIFU），主要治疗原发性肝癌等实体肿瘤，取得了较好的疗效。2002 年 7 月，在国内率先开展超声内镜检查，初期主要应用在消化道肿瘤的分期诊断。2008 年前后，逐步开展超声内镜下的各项诊疗技术，包括内镜下胰腺肿物、腹膜后肿物、纵隔肿物穿刺活检术及神经阻滞术。其中超声内镜引导下穿刺术（EUS-FNA）每年开展超 500 人次，在国内处于领先水平。2014 年，独创超声内镜联合黏膜下注水（EUS＋SSI）提高早期食管癌分期的诊断效能，并在此基础上开展了临床基础科研，获得医院的“308”资助计划，次年在全国超声内镜会议上的发言获得国内同行的高度认可。2017 年 6 月，完成全球首例超声内镜引导下肠－肠吻合术，在业内引发巨大反响。同时，也开展了超声内镜引导下胃－空肠吻合术，成为国内屈指可数的可开展此技术的医院之一。2023 年 10 月，完成国内首例超声内镜下非球囊辅助胃－空肠输入袢吻合术，标志着我院该项技术的进一步提升和成熟。

2005 年底，开展内镜下黏膜剥离术（ESD）治疗早期消化道肿瘤，并取得了良好的效果。经过不断发展、提升，目前可开展各项基于 ESD 的手术操作，包括隧道式黏膜下剥离术（ESTD）、内镜经黏膜下隧道肿瘤切除术（STER）、经自然腔道的内镜手术（NOTES 术）及双镜联合手术等。

2007 年，开展经皮胃造瘘术（PEG 术），采用微创手段解决食管癌患者进食梗阻及部分头颈肿瘤患者放疗后张口困难而无法进食的问题，目前每年完成 200 ～ 300 例。

2008 年，开展逆行胆胰管造影（ERCP）、胆管内引流术、胆管支架置入术等检查与治疗，技术达国内先进水平。并在此基础上，于 2014 年开创胆管内肿瘤消融术，2023 年开展胆胰管镜检查术及胆胰管内肿物活检术。目前，科室每年完成复杂 ERCP 手术达 150 台。

2010 年，作为国内首批引进超声支气管镜系统的医院，开展超声支气管镜检查及超声支气管镜下引导穿刺活检术（EBUS-TBNA）。目前，每年完成 EBUS-TBNA 量超 2000 人次，无论是操作数量还是技术水平都位全国前列。2015 年，首创超声支气管镜引导下的咽后淋巴结穿刺活检术（EPUS-TPNA），解决了以往咽后淋巴结或咽旁肿物位置较深，难以穿刺活检、明确分期及确定诊疗方案的问题。截至 2023 年 12 月，已有超 500 名患者从这项新技术中获益，阳性率在 90% 以上。2023 年 9 月，经鼻咽内镜超声引导咽后淋巴结/咽旁肿物细针吸取活检术被列入广州地区高新技术建设名录（2022—2024 年）。

2005 年 6 月，开始开展无痛内镜，检查人次逐年增加。2021 年，首先在黄埔院区推行内镜全面无痛化，在 2023 年实现全院内镜检查及治疗全面无痛化，极大地改善了患者的就医体验。

3. 教学与科研

1991—1995 年承担中山医科大学本科生激光医学教学任务，教学内容包括激光肿瘤学及弱激光的临床应用。承担中心进修班（一年制）的教学任务，内容包括肿瘤的光动力学治疗及内窥镜在肿瘤诊治中的临床应用。2003 年起，每年接受各科的轮科医生、研究生学习培训及各地专业人员进修。其中，以超声内镜的诊治为特色，每年吸引来自全国各地的进修医生、护士 30 多人，进修医护来源辐射华南各省甚至西北、西南地区。截至 2023 年 12 月，科室有博士研究生导师 2 名、硕士研究生导师 5 名，共计培养硕士研究生 18 人、博士研究生 1 人。

2008 年起，科室定期举行全国范围的超声内镜及 ESD 学习班，为各级医院内镜医生提供实践操作机会；2017 年，牵头成功举办了第一届中山大学消化内镜论坛，邀请了内镜领域的国内外知名专家进行授课及手把手操作；积极与国外进行学术交流，派医师到韩国、马来西亚、日本、美国等地参加学术会议或进修学习，并数次邀请日本知名内镜专家前来交流、演示。

科室参与的“上消化道癌内镜 AI 辅助诊断系统”研发初步成功，成果发表在 *Lancet Oncology* 上，并入选“2019 中国医药生物技术十大进展”。开展的黏膜下注射生理盐水联合超声内镜对比单纯超声内镜鉴别 T1a 与 T1b 期食管鳞癌的单中心临床研究荣获 2020 年度“十佳中国消化道临床研究”。近年来，以第一作者或通讯作者在 *Translational Medicine*、*Clinical Cancer Research*、*Endoscopy*、*Cancer Communication* 等高水平杂志上发表论文。科室获得国家自然科学基金资助面上项目 3 项、青年项目 1 项。

（撰写：池隽　审核：黎建军）

（十五）微创介入治疗科

1. 概况

1964 年建院时，在院长谢志光的筹办下，由中山一院和中山二院抽调人员和设备组建放射科，放射科分为放射诊断组和放射治疗组，谢志光兼任放射科主任。1984 年，郑国樑从北京调入中山医肿瘤医院。1986 年，在郑国樑及吴沛宏、张伟章的积极推动下，建立放射介入诊断及治疗室，初期主要开展血管造影及肝癌的血管介入治疗、穿刺活检。

1996 年 11 月，在吴沛宏、林浩皋和张伟章等的努力下，成立介入病区，原先的影像介入科发展为包含 X 光室、CT 及 MRI 室、微创介入病区、微创介入治疗室、微创介入治疗门诊及联合实验室组成的影像与微创介入中心。吴沛宏于 1998 年起担任影像与微创介入中心主任。2015 年，微创介入治疗科与影像科独立建科，黄金华任微创介入治疗科首任科主任，并于 2016 年接任医学影像与微创介入中心主任。张福君于 2021 年接任医学影像与微创介入中心主任。2021 年底，范卫君接任微创介入治疗科主任。见表 2－2－2－15。

经过 30 多年的发展，微创介入治疗科形成了融介入门诊、病房、诊断、治疗、实验室五位一体的完整学科体系。科室开放床位 76 张，拥有现代化的肿瘤微创介入治疗层流手术室，其中 DSA 手术室 3 间、CT 手术室 4 间、MRI 手术室 1 间、海扶手术室 1 间、配备国际最先进的微创介入治疗设备。现有医、护、技人员 110 多人，其中高级职称 11 人、博士研究生导师 7 人、硕士研究生导师 2 人、青年博士 14 名。每年完成微创介入手术超 1 万台，其中包括 3000 多台肿瘤消融手术。常规开展肿瘤诊疗项目 40 多项，目前已形成肿瘤消融治疗、肿瘤放射性粒子植入治疗、肝癌的 HAIC 治疗、TIPS 四大专科优势。牵头或参编了数十项全国肿瘤微创介入诊疗指南及专家共识，专科声誉度在全国同行中名列前茅。

表 2－2－2－15　历届科室主任名录

姓名	职务	任职时间	备注
吴沛宏	主任	1998—2014 年	医学影像与微创介入中心
黄金华	主任	2015—2021 年	医学影像与微创介入中心 微创介入科
张福君	主任	2021—2023 年	医学影像与微创介入中心
范卫君	主任	2022 年至今	微创介入治疗科

2．医疗、医技

1985 年底，吴沛宏与张亚奇合作，开展了首例术中肝动脉栓塞化疗治疗原发性肝癌；1992 年，黄金华加入团队，开展 X 线透视下肿瘤活检术、盆腔肿瘤介入等技术；1996 年，吴沛宏与黄金华筹建病房，启动介入科硬件配置，包括血管造影设备 DSA、导管与微导管以及铅衣等防护措施的购置，工作流程以及规章制度的制定，初期床位 20 张，本科医生 2 名；1997 年张福君加入团队，开展食道/胆道/腔静脉等部位的介入治疗技术；1999 年，范卫君加入团队，开展神经介入技术。

2000 年起，科室开展了一系列影像引导下的介入微创治疗，包括肿瘤的栓塞化疗、灌注化疗、TIPS、恶性阻塞性黄疸、静脉支架植入、食管狭窄内支架植入；射频消融、微波消融、冷冻消融、化学消融、放射性粒子植入、MR 引导下消融、HIFU 治疗等一系列血管性和非血管性微创介入手术，治疗适应证包括肝、肺、肾、胰腺、盆腔、头颈及软组织肿瘤等全身各部位实体肿瘤。

2002 年，成立影像与微创介入中心，病房搬入东大楼 10 层，床位扩充为 36 张；2004 年，成立微创介入二区，初始增加床位 9 张，后扩至 18 张；2012 年，在全国率先开展纳米刀动物实验及临床应用；2014 年，赵明开始探索 HAIC 在晚期肝癌的应用；2015 年独立建科，同年高飞归国，积极推动 TIPS 应用于肝癌伴门脉高压患者的治疗；2017 年，微创介入手术室改造与扩张，手术室数量扩增至 6 间；2021 年，在黄埔院区成立微创介入三区，增加床位 24 张，并扩增 3 间手术室。

自 1998 年科室成立，到 2000 年末，年门诊量为 1665 人次、出院 555 人次、血管介入手术 946 人次；经过 20 多年的发展，截至 2023 年末，年门诊量为 41242 人次、出院 9420 人次、介入手术量 14823 人次。

科室开展的突破性进展医疗项目：

（1）数字化实体肿瘤消融体系的建立。

科室开展的肿瘤消融治疗在国内享有极高声誉和影响力，目前每年完成 3500 多台消融手术，包括射频消融、微波消融、氩氦冷冻消融、康博刀冷热复合消融、纳米刀消融、高强度聚焦超声消融等各类消融技术，引导方式涵盖 CT、磁共振、超声等多种方法。科室基于人工智能创新开发肿瘤消融三维可视化治疗规划项目，并纳入广州市医疗收费服务项目；积极与设备厂家及研发机构合作，研发出一体化 MRI 兼容性微波消融系统并成功应用于临床。

（2）放射性粒子植入联合胆道支架治疗恶性肿瘤胆道梗阻。

科室为国内率先开展（2002 年）放射性粒子植入的单位之一，针对肝门部恶性肿瘤提出粒子植入联合胆道支架的治疗手段，在开通梗阻胆管，充分引流的同时，以粒子内放射技术治疗胆管内肿瘤，相关研究成果获 2019 年“中国抗癌协会科技奖二等奖”。

（3）肝癌肝动脉灌注化疗术（HAIC）联合系统治疗。

微创介入治疗科于 2014 年在全球范围内率先将“奥沙利铂联合氟尿嘧啶（FOLFOX）肝动脉灌注化疗”方案应用于晚期肝癌临床研究，牵头制定“中国肝癌动脉灌注治疗规范的专家共识”，还开创了 HAIC 联合靶向免疫组合治疗 BCLC-C 期肝癌的 TRIPLET 治疗方案，以上成果发表于 *GUT*、*JoH*、*JCO*、*STTT*、*IJS* 等国际顶尖杂志，被中国原发性肝癌诊疗指南（2022 年版）和 CSCO 原发性肝癌诊疗指南（2022 年版）引用。

（4）门体分流术（TIPS）。

科室首次在国内外提出癌栓相关性门静脉高压的概念及肝癌合并门静脉高压症的“三纵三横”介入全程管理模式，得到国内外学者的广泛认可；证实门体分流术（TIPS）能有效控制门静脉高压相关症状，为患者后续的抗肿瘤治疗创造条件。在国内外首次证实经左颈静脉入路 TIPS 治疗肝内超短穿刺道患者的优势，提高手术成功率，改善患者生存质量。近三年均开展 TIPS 手术约 100 例/年，参与制定《中国门静脉高压经颈静脉肝内门体分流术临床实践指南（2019 年版）》。

3．医学教育

科室每年都承担医学本科生的教学任务，培养了大批影像介入专业的人才。拥有影像医学与核医学专业硕士点和博士点，目前共有博士研究生导师 7 名、硕士研究生导师 2 名，培养硕士、博士研究生 100 多人。

作为国内肿瘤介入治疗的高地，以及中国医师协会肿瘤消融和放射性粒子治疗专业技术培训基地，科室吸引了大批进修医生前来学习，截至 2023 年底，科室已培养进修医生 500 多人，尤其在消融、粒子治疗方面，更是被誉为肿瘤介入的“黄埔军校”。从 2002 年起，科室每年主办中国肿瘤微创治疗学术会议、肿瘤影像诊断及微创治疗、实体肿瘤消融治疗、放射性粒子植入治疗、TIPS 新型支架应用、恶性阻塞性黄疸介入治疗等国家级继续医学教育项目，同时还举办了第四届亚洲肿瘤消融大会、中国肿瘤微创治疗学术大会、中国肿瘤消融论坛、南方 TIPS 论坛等学术大会，显著提高了科室的国内外影响力。

4．学科建设

近年来，科室科研立项连创新高，已获得国家级及省部级课题 100 多项，其中以首席科学家主持国家重点研发计划 1 项，主持国家自然科学基金重点联合项目 1 项、面上项目及青年科学基金项目 20 多项，省部级课题 70 多项，总体纵向科研经费超过 4402.8 万元。

自建科至今，以第一作者或通讯作者发表 SCI 论文和国内核心期刊论文 300 多篇，其中包括发表在 *Journal of Clinical Oncology*、*Journal of Hepatology*、Gut、*Advanced Materials*、*Radiology*、STTT、IJS 等国际高水平杂志上的论文 10 多篇，顶尖杂志论文数量位居全国肿瘤介入专科前列。主编参编专著 10 多部，其中吴沛宏、黄金华主编的《肿瘤介入诊疗学》，吴沛宏主编的《不可逆电穿孔的实验与临床研究》，张福君主编的《放射性粒子组织间近距离治疗前列腺癌》，范卫君主编的《肿瘤微波消融治疗学》和《肝脏肿瘤消融治疗》等书籍在国内外引起热烈反响，成为业内"经典教科书"。

科室成员牵头成立多个国家级学术委员会，并担任主任委员：吴沛宏 2001 年牵头成立广东省抗癌协会肿瘤影像与介入诊治专业委员会；2003 年，他牵头成立广州抗癌协会肿瘤微创治疗专业委员会；2006 年，他牵头成立中国抗癌协会肿瘤微创治疗专业委员会，并担任主任委员；吴沛宏 2013 年联合中国香港、日、韩等国家及地区的微创介入专家成立亚太影像导引肿瘤微创治疗协会，并担任大会轮值主席和常务理事；黄金华任中国抗癌协会肿瘤超声治疗专业委员会第二届主任委员；张福君任中国抗癌协会肿瘤微创治疗专业委员会第四届主任委员；范卫君任中国抗癌协会肿瘤消融治疗专业委员会第二届主任委员、中国临床肿瘤学会（CSCO）消融治疗专家委员会第二届主任委员及 CSCO 放射介入专家委员会候任主委。见图 2－2－2－36。

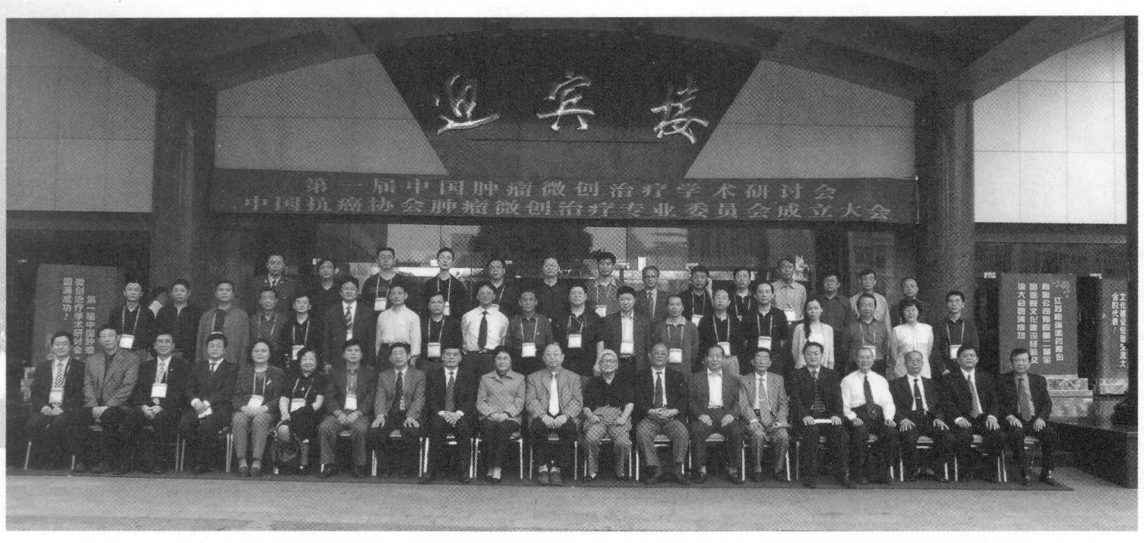

图 2－2－2－36　中国抗癌协会肿瘤微创治疗专业委员会成立大会

5．科室文化建设

科室策划医护患特色交流活动，如病房图书角、趣味知识竞赛、大咖谈医患共同决策等，有效提升了患者的满意度与信任度。在抗击新冠疫情期间，完成社区核酸采样 570 人次、入驻方舱医院 9 人、支援市八医院 1 人、派出荔湾与海珠突击队员 3 人。积极开展公益活动，自 2018 年 5 月至 2023 年 5 月，共举办 14 次义诊、帮扶等党日活动，文化建设为科室的发展有效增加凝聚力、拓展影响力、注入新动力。见图 2 –2 –2 –37。

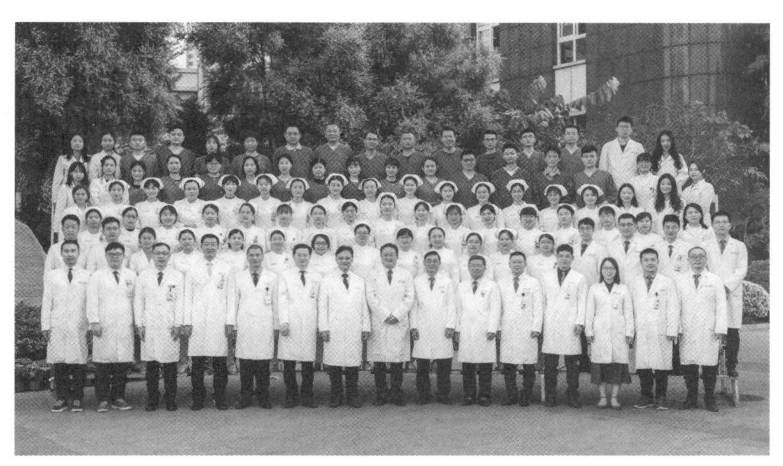

图 2 –2 –2 –37　微创介入治疗科医务人员合影

（撰写：张天奇　审核：范卫君　赵明）

（十六）临床营养科

1．概况

1964 年建院时成立了膳食组，隶属总务部，膳食组内设患者营养室和职工饭堂，提供患者的饮食和职工餐食，营养室配有 1 名专职营养护士（黄秀桢），负责膳食组的全面工作。

1980 年，成立膳食科，司徒宏任科长。1982 年，陈汴鹰作为专职营养护士到营养室任职。因司徒宏推许，1984 年 9 月陈汴鹰、李行洲同时任膳食科副科长，李行洲主持全面工作，陈汴鹰负责营养室的工作。1986 年 12 月，李行洲调离膳食科，欧石金任膳食科副科长，1987 年医院将职工饭堂搬迁到先烈南路 19 号大院，营养室留在原址。1991 年欧石金任膳食科科长，1993 年 8 月欧石金调离膳食科工作，陈茂祥任膳食科科长。1993 年设立了营养咨询门诊，1996 年改称为膳食营养科。陈茂祥任科长，叶文锋任副科长。1998 年 3 月，陈茂祥调离膳食营养科，叶文锋任膳食营养科副科长并主持全面工作。2002 年，新大楼竣工投入使用后，膳食营养科搬进新大楼 23 层，建立了肠内营养配置室。2008 年，叶文锋任膳食营养科科长。2010 年，科室改名为临床营养科，叶文锋任副主任。2013 年，越秀院区 2 号楼新大楼竣工投入使用后，临床营养科搬入 2 号楼 10 楼，肠内营养配置室有 2 名营养护士负责肠内营养配置，1 名营养专科护士朱亚萍任营养专科护士组长。2014 年，全院设立了营养专科护理小组。2020 年，叶文锋任临床营养科主任。2021 年，黄埔院区竣工，黄埔临床营养科建立，实现了黄埔越秀双院区管理。见图 2 –2 –2 –38。

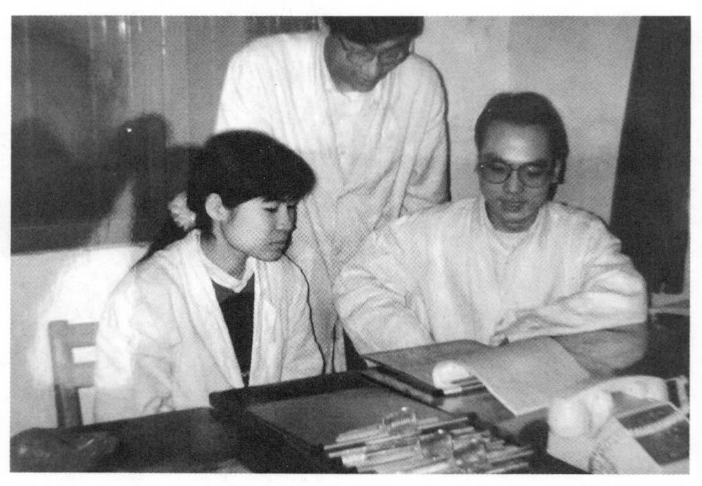

图 2 –2 –2 –38　膳食营养科工作场景

1991 年，医疗系临床营养专业本科毕业生叶文锋被分配到膳食营养科工作，营养科的工作也逐渐走向专业化，1993 年开设了营养咨询门诊，为广大患者及亚健康人群提供营养咨询服务。1999 年，公卫专业研究生毕业生韩宏裕入职膳食营养科，营养科医生队伍进一步壮大。经过 20 多年的发展，营养科已是医院临床学科的重要分支学科，承担危重及特殊疾病的营养支持和代谢调理任务，主要负责医院住院患者的营养支持治疗、营养咨询工作及膳食营养管理。至 2023 年 11 月，临床营养科共有工作人员 9 名：医生 5 人（高级职称 2 人、中级职称 1 人、初级职称 2 人），专业涵盖了临床营养、公卫、临床医学等，其中博士 3 人、硕士 2 人；护士 4 人（高级职称 2 人、中级职称 1 人、初级职称 1 人），其中本科 3 人、大专 1 人。见图 2－2－2－39、表 2－2－2－16。

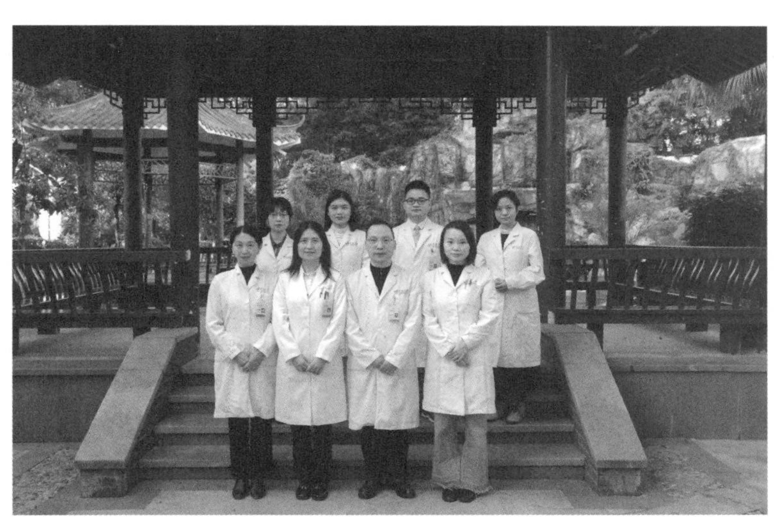

图 2－2－2－39　临床营养科医护人员合照

表 2－2－2－16　历届科室主任（主持工作副主任）名录

姓名	职务	任职时间
司徒宏	膳食科科长	1980—1984 年
李行洲	膳食科副科长（主持工作）	1984—1986 年
欧石金	膳食科科长	1991—1993 年
陈茂祥	膳食科科长	1993—1998 年
叶文锋	膳食科副科长（主持工作）	1998—2008 年
	膳食科科长	2008—2010 年
	副主任	2010—2020 年
	主任	2020 年至今

2．医技

科室的临床特色包括营养风险筛查、人体组成分析、营养综合评定、营养宣教及营养治疗和管理。开设营养门诊，配备体成分分析仪，通过营养门诊、营养会诊等方式对肿瘤放疗、肿瘤围手术期患者进行营养评估与营养治疗。2023 年中心正式通过“特殊食品验证评价技术机构备案信息系统”备案，成为特殊食品验证评价技术机构，可正式开展特殊医学用途配方食品注册或备案有关的临床试验等验证评价工作。

构建临床营养科参与医疗机构多学科综合诊疗（MDT）模式，参与食管癌、腹膜转移癌、头颈肿瘤的 MDT 团队；参与胸外科与结直肠科开展的加速外科项目，对患者进行术前术后营养干预，为患者术后恢复提供营养保障；参与放疗科和鼻咽科的“营养示范病房”建设，负责患者的营养综合评定工作，并辅助我院放疗科和鼻咽科获得“营养示范病房”称号；积极参与泛中南肿瘤专科联盟，帮扶辐射广东、湖南、河南、湖北、海南等12个省份的51家医院，以点带面，逐步在全国推广多学科诊疗模式，使更多患者从中受益，营养科参与线上会诊和病例讨论，体现了营养支持在肿瘤治疗中的重要作用。营养支持人数持续增长，2023年越秀院区肠内营养治疗达9481人次，会诊量达672次，黄埔院区肠内营养治疗达3312人次、会诊量达255次。越秀、黄埔院区肠内营养配置安全、规范，零差错、零事故。

3．医学教育

科室十分重视临床教学工作，叶文锋承担了中山大学公共卫生学院本科生临床营养的教学工作，朱亚萍承担了中山大学护理学院肿瘤营养的护理教学工作。

自2010年开始，科室共接收27名来自全国各级医院临床营养科的医生进行3～6个月的进修学习。通过临床带教的形式，进一步推广了肿瘤营养的规范化治疗。进修医生的来源也从广东省拓展至全国，由肿瘤专科医院拓展至综合医院。

2021年，叶文锋担任广东省医院协会医院营养管理专委会主委，主办广东省医院营养管理研讨会，会议多次邀请国内权威营养专家进行专题演讲，让广大参会人员获得了权威、实用、全面的前沿信息。

4．学科建设

临床营养科在2020年获得国家自然科学基金面上项目1项，2022年获得中国博士后科学基金第72批面上资助项目1项、广东省基础与应用基础研究基金省市联合基金青年基金项目1项，2023年获得国家自然科学基金青年项目1项。

（撰写：刘琛　审核：叶文锋）

第三节　放疗系统

（一）放疗科

1．概况

1）科室创立。

20世纪50年代中山医学院附属医院已开展放射治疗，随着1964年3月中山医学院华南肿瘤医院建院，学院以中山医学院附属第一、第二医院放射工作人员为班底组建了肿瘤医院放射科。放射科分放射诊断和放射治疗2个亚专业组，由我国著名放射学家、首任院长谢志光兼任科主任，放射治疗组由梁培根负责，半年后正式成立放射治疗科，开始放射治疗的临床、教学和科研工作。

2）科室沿革。

（1）艰难创业阶段。

科室成立之初，未设病房，患者以门诊治疗为主。放射治疗设备只有1台浅层X线机、2台深部X线机、1台^{60}Co机，后增添了1个镭库和1台^{137}Cs机。20世纪60年代后期，头颈科分出5张病床，由放射治疗医生单独管理。放射治疗以^{60}Co机为主，实施等距离照射治疗技术。在谢志光、李振权、潘国英和梁培根等人的主持下，科室提出了鼻咽癌临床分型，制定了射野规范，探索合理的照射剂量及分段治疗模式，同时开展了放射生物和放射物理方面的研究。1974 年，遵循谢志光提出的分段放射治疗和筛孔治疗理论和实践，潘国英总结了鼻咽癌分段放射治疗的研究成果，作为中国代表团成员，在意大利佛罗伦斯举行的第 11 届国际肿瘤会议上做了相关报告。1981—1982 年，潘国英参与主编了我国第一部放射治疗教科书——《放射肿瘤学》。

改革开放后，放疗科于 1980 年引进具有电子线和高能 X 线的直线加速器，并配置了 X 线模拟机，成为华南地区最早应用加速器高能射线进行放射治疗的单位，进入等中心照射和规范的二维放射治疗时代，并进一步开展鼻咽癌临床生物学研究；1983 年又引进了后装治疗机，开展了现代近距离放疗。

1980 年开始，放射治疗科设置了 80 张简易病床，1984 年设正式病区收治住院患者。同期，科室成立了放射物理组、后装治疗组和放射设备维修组。1994 年，划分放射治疗病区和放射治疗门诊。其间，以张恩罴和钱剑扬为代表，提出了鼻咽癌新分期建议，促成了 92 分期的制订，并从连续靶区的新概念出发，开展了不规则面颈联合野设计和剂量学研究，为三维适形放射治疗和调强放射治疗奠定了基础。

（2）转型发展阶段。

随着大量设备引进，科室建立了放射物理及放射生物平台，率先在全国实施了放射治疗 QA、QC 制度。1997 年，张恩罴等发表了《制订新的鼻咽癌外照射规范的建议》，开始在科室推广鼻咽癌单病种规范治疗，1997—1999 年，通过举办国家级学习班和开展学术交流，张恩罴、崔念基等将单病种规范治疗向全国推广，并逐渐应用到各常见病种的放射治疗。

1998 年 6 月—2002 年 6 月，为配合中心医疗科研大楼（一号楼）的建设，放射治疗病房曾临时迁往广州市第八人民医院。2002 年 6 月中心一号楼启用，科室设立了鼻咽、头颈和胸腹盆 3 个病区，共设床位 138 张。1999 年以来，依托 CT 模拟机和“孔雀调强放疗系统”等大批先进放疗设备，科室在崔念基、卢泰祥、邓小武的带领下，在全国率先开展了三维适形放射治疗（3D－CRT）和调强放射治疗（IMRT）技术。与此同时，综合治疗受到重视，放化综合治疗方面的研究逐步开展。

（3）快速发展阶段。

2005 年，医院引进中国大陆首台 4D-CT，基于 4D-CT 的呼吸控制技术首先被用于胸部肿瘤放疗。2009 年，亚洲最大的放射治疗中心正式落成，同年 12 月开始收治患者。落成的中心建筑面积 8942 平方米，拥有 7 台直线加速器、2 台 CT 模拟机和 3 台数字化 X 线模拟机等先进放疗设备。2010 年，4D-CT 技术推广到肝癌等其他肿瘤的治疗；2011 年，2 台全新的双光子加速器投入使用，开展了 SBRT、X 刀等新技术。同期，科室开始提高精确放射治疗的比例。

在科室管理方面，在刘孟忠和孙颖等的带领下，放疗科开始实施放射治疗预约新流程，显著优化了放射治疗流程，提高了排期透明度和机器实际运转率。同年，放射治疗科模拟机组创建了“广东省青年文明号”。2013—2014 年，启用放射治疗信息整合平台（mosaiq integrate platform，MIP），逐步实现放射治疗流程无纸化管理。

2015 年，放射治疗中心 12 台直线加速器全部投入使用。2016 年，在夏云飞主导下实现了门诊病房一体化工作模式，患者平均住院日缩短一半，日均放射治疗超过 1000 例，精确放疗比例达 97%，社会服务量全球第一。

（4）高质量发展阶段。

2017 年，全年放射治疗病例数突破 1 万例大关，并作为中国内地唯一的主要会员正式加入 NRG，临床试验纳入了国际质控体系。2018—2019 年，马骏团队开展的鼻咽癌研究成果陆续在国际多个顶尖期刊上发表，包括全球排名第一的临床医学期刊——*The New England Journal of Medicine*。同时，放射治疗科首次在鼻咽癌以外的领域取得突破，刘孟忠团队的食管癌研究成果发表于国际顶尖期刊 *Journal of Clinical Oncology*。

2020 年，放射治疗科严格执行疫情防控的同时，以“专病专收”原则为导向，整合各亚专科业务布局，年放射治疗数量仍保持在 10000 例以上。

2021 年 3 月，在陈明和高远红等科务会成员的带领下，科室发展步入快车道；黄埔院区放疗科正式运行，设 2 个病区，2 台加速器；全年放射治疗病例数突破 15000 例。

截至 2023 年 12 月，科室在越秀院区、黄埔院区共设 5 个住院病区和 2 个门诊治疗区，拥有病床 306 张；全科职工共 427 名，全年培养各类学生 300 多人，目前是华南地区最大的放射治疗中心。见图 2－2－3－1。

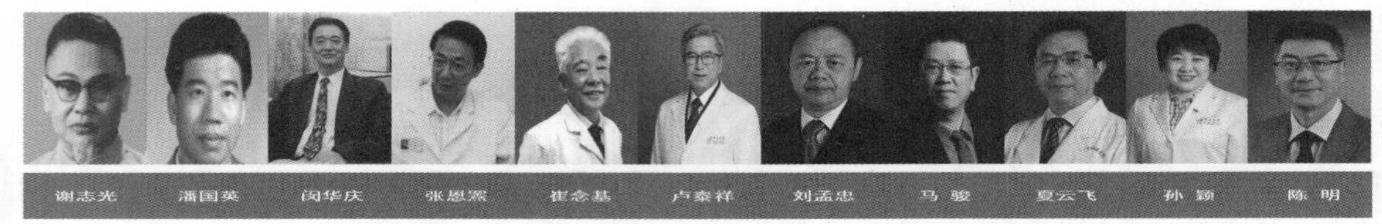

图 2－2－3－1　放疗科历任领导

2．医疗/医技

截至 2023 年底，放射治疗科拥有直线加速器 16 台（含 MR Unity 直线加速器 1 台、TOMO 治疗机 1 台）、CT 模拟定位机 3 台、近距离治疗机 2 台、X 线模拟机 3 台、MR 模拟定位机 2 台、放射治疗计划系统 105 套以及覆盖放射治疗全流程的放射治疗网络管理系统。

科室年收治放射治疗患者超过 17000 例，其中鼻咽癌病例超过 5000 例；门诊量 18.4 万/年，出院人次 3.3 万/年；临床研究入组率达 34%，且呈稳步上升趋势。2002 年和 2007 年，放射治疗科连续获评为广东省医学重点专科。2021 年，科室获评国家卫健委放射治疗学重点临床专科建设项目。2022 年，任广东省放射治疗质量控制中心挂靠单位。

放射治疗科设有肿瘤临床放射治疗学、放射生物学、放射物理学、放射治疗技术学 4 个专业组。在临床诊疗方面，鼻咽癌的诊治水平一直居于国际领先地位，多次改写国际诊疗指南，患者 5 年生存率达到 85%；宫颈癌、肺癌、食管癌、结直肠癌等多个常见恶性肿瘤的诊疗水平在国内处于领先地位，部分达到国际先进水平；实行多学科会诊制度，关注疑难重症诊疗；构建区域放射治疗联盟，形成协同发展；以临床诊治为基础，开展了多项跨学科合作的临床研究。在放射生物学方面，关于鼻咽癌的放射敏感性已完成大量创新性研究，为放射治疗增敏及联合用药的新策略提供了实验依据。放射物理技术方面，率先在国内使用等中心放射治疗技术和不规则野铅模技术；在国内率先开展三维适形放射治疗、调强适形放射治疗、X 刀、4D-CT、图像引导放射治疗、立体定向放射治疗以及自适应放射治疗等现代精确放射治疗技术；首创了发泡胶体位固定、光子线全身皮肤照射等多项新技术，并申请多项专利；

创新了“人工智能 + 精准定位”的放射治疗模式，大幅度提高了精准度和效率，在国内广泛推广应用。见图 2 -2 -3 -2。

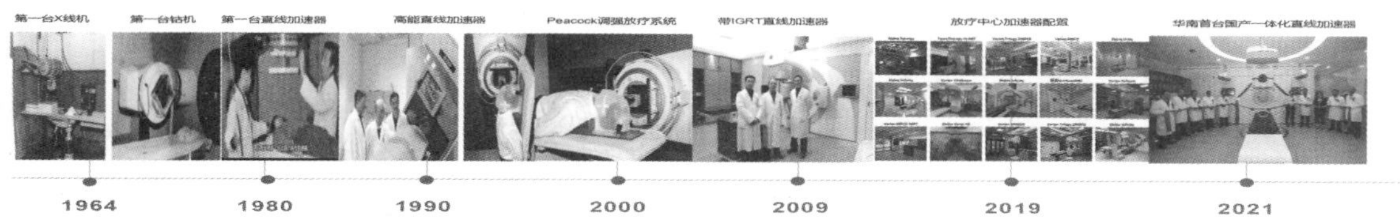

图 2 -2 -3 -2　放疗科使用的历代设备

放射治疗科技术组取得了四方面的首创性成绩。包括：①率先提出个体化体位固定理念并付诸实施，大幅度提高了放射治疗实施过程的精确度；②应用发泡胶在鼻咽癌放射治疗个体化体位固定技术，明显提高鼻咽癌放射治疗的精确度，并扩展到胸腹部其他病种；③个体化口腔支架的研发、临床应用和转化，明显提高头颈部肿瘤放射治疗的精确度和减低毒副作用，获得专利并成功转化；④发明“全身潜水衣”体表补偿技术，为全身皮肤光子线治疗解决了关键难题，并获得专利。

护理团队围绕患者护理需求，开展医护一体化的工作模式，医护联合查房和多学科合作，全面落实责任制整体护理，注重护患沟通及健康教育，强化人文关怀，开展延续护理，科室各个病区连续多年被评为我院“优质护理服务病区”和“服务对象最满意病区”。根据患者的疾病特点、生理、心理和社会需求等，为患者提供医学照顾、病情观察、协助治疗、健康指导、人文关怀等身心整体护理服务。

此外，护理团队形成了具备科室特色的围放射治疗期症状管理、癌痛规范化护理、CINV 预防和处理、全程营养管理等成熟的护理工作模式，于 2018 年获评“广东省 CINV 规范化管理示范病房”，2022 年获得“CSCO 国家级肿瘤患者营养指导中心”的荣誉称号。科室护理人员按照临床护理实践指南和技术标准要求，规范实施各类临床护理技术操作，在放射性皮炎、放射性口腔黏膜炎、放射性食管炎、放射性肠炎的预防及处理方面技术娴熟，熟练配合开展无痛后装、儿童全麻放射治疗，并在国内首次将耐高压 PICC 管应用于放射治疗患者，大大降低了放射治疗定位时高压注射的血管损伤风险，保证了患者放射治疗的高效运作。

在护理质量管理方面，严格落实医疗质量安全核心制度，并不断加强护理信息化建设，通过临床移动终端、智慧护理大屏、生命体征智能采集、电子病历信息化的提升，充分应用新一代信息技术，加强智慧病房建设，优化流程，提质增效。

截至 2023 年，科室有护理人员 135 人，其中副高级及以上职称 6 人。自“十三五”以来，科室累计选拔 18 位优秀护士完成专科培训，并于 2023 年 7 月开设放射治疗护理门诊。牵头成立了广东省抗癌协会放射治疗专委会护理学组、广东省护理学会放射治疗护理专委会、中国抗癌协会鼻咽癌整合护理专委会。

3．医学教育

1999 年，中山医科大学放射肿瘤学教研室成立，教研室主任为崔念基，副主任卢泰祥、梁碧玲（中山大学附属第二医院）。2006 年，刘孟忠出任放射肿瘤学教研室主任，副主任为邓小武、夏云飞、孙颖和黄晓延。在理论教学方面，放射治疗科承担了中山大学本科生、研究生的“临床肿瘤学”教学任务，开设研究生选修课程“肿瘤放射治疗基础”。实践教学中，承接中山大学本科生和八年制研究生以及外校本科生的放射治疗的临床见习教学，多名教师获“广东省柯麟医学教育基金会临床医学优秀中青年教师奖”。

1985 年，放射治疗科开始招收肿瘤学硕士研究生。截至 2023 年，放射治疗科累计培养硕士研究生 323 人、博士研究生 168 人，现放射治疗科有博士研究生导师 24 名、硕士研究生导师 41 名，年招生数量均在 30 人以上，多位研究生获得国家奖学金、“中山大学优秀毕业生”等奖励和荣誉。2023 年 8 月，放射治疗科获“中山大学首届研究生教育教学成果奖二等奖”。

2005 年，放射治疗科成为首批专培基地并正式招收第一批学员，2015 年，获批全国首批住院医师规范化培训基地，开始招收住培学员，近 5 年累计培养住院医师 105 人。2020 年 3 月，基地成为广东省住院医师规范化培训骨干师资培训基地，并于 2021 年举行首期广东省专业基地骨干师资培训班。2022 年，放射肿瘤专业基地获评院级优秀基地，多位教师、学员获评中心优秀带教教师与优秀学员。

从 1980 年开始，放射治疗科每年招收 1 期一年制进修班，以科室编撰的《放射肿瘤学》及《实用临床放射肿瘤学》为教材开设理论课程，每期学员数为 100 ～ 130 人；2017 年开始招收半年制进修学员，增设个体化专项培训项目；每年接受各类进修人数超 150 人。同时，科室多次举办国家级继续教育学习班，并定期举办省级继续教育学习班。此外，科室是各类专科护士的培训基地，每年接受各地护理人员前来进修，并持续帮扶医联体内基层医疗机构提高放射治疗护理服务能力。

在教材建设方面，科室成员主编了《放射治疗技术学》第一版和第二版、《放射治疗设备与放射治疗技术学》案例版、《放射治疗设备与放射治疗技术学》《肿瘤放射治疗技术操作规范》，并牵头制定了《CT 模拟定位技术临床操作指南中国专家共识 2021 版》，这是国内首个关于放射治疗技术方面的指南。

4．学科建设

科室以第一单位发表第一作者/通讯作者 SCI 论文超过 500 篇，发表于包括 *The New England Journal of Medicine*、*The Lancet*（2 篇）、JAMA、BMJ、Nat Med、Lancet Oncol（8 篇）、J Clin Oncol（3 篇）、Cell Res 等在内的国内外高水平期刊；作为牵头单位制定国内外诊疗指南 10 项，24 项研究成果被 NCCN 等国际指南采纳；获授权中国/香港/国际 PCT 发明专利/实用新型专利 22 项；马骏和孙颖团队的鼻咽癌系列研究于 2007 年获得了科室历史上首批省部级科技成果一等奖，包括“中华医学科技奖一等奖”“广东省科技进步奖一等奖”和“教育部科技进步奖一等奖”；陈明领衔的肺癌团队于 2008 年首次实现了鼻咽癌以外病种研究的突破，获得“教育部科技进步奖二等奖”。此后马骏和孙颖团队再接再厉，不断创新，获得 3 项“国家科技进步二等奖”等一系列重要成果奖励。

在人才培养方面，科室培养了中国科学院院士 1 名、教育部“长江学者”奖励计划特聘教授 2 名、“万人计划”领军人才 2 名，成为高层次人才的蓄水池；并引进海外高层次人才计划青年人才 3 名，3 名博士后入选国家博士后创新人才计划。其中，马骏于 2023 年当选中国科学院院士；邓小武于 2021 年当选国际医学物理组织会士。近年来，科室先后派出多位医师下沉帮扶，促进双向转诊制度发展；陈明、高远红和黄晓延前往中山大学附属肿瘤医院甘肃医院驻点帮扶。

在平台建设方面，2022 年创建了中山大学第一个医工结合联合实验室“中山大学—国科离子放射治疗前沿技术联合实验室”，陈明担任实验室主任。同年，科室与联影医疗共建“精准放射治疗全球培训与示范中心”与“云协同全球创新中心”双中心。

科室在“十三五”期间首创基于大数据和人工智能的远程放射治疗服务模式，2021 年牵头制定了《远程放射治疗服务规范》；进入“十四五”，在孙颖和陈明的带领下，科室在智慧放疗技术研发和国产创新放射治疗设备应用示范方面处于领先地位。

在学术交流方面，科室组织了第五届国际头颈肿瘤研讨会等各类学术交流活动 20 多次，累计参会人数 4 万多人次。17 名科室成员在国家级、省级学术团体担任重要职务，包括担任或曾任国家级学会主任委员 8 名、国家级学会副主任委员 14 名、省级学会主任委员 2 名。

5．科室文化建设

放射治疗科定期开展季度、年度全科工作会议，举行科主任答疑，执行科务会信息公开，提高员工对科室管理的参与度。多次组织全科摄影大赛、文艺汇演等活动，帮助职工放松身心。每年举行新职工入职欢迎仪式、临退休职工送别茶话会，科务会领导集体探望生病员工、慰问退休职工、定期举办集体生日会等，积极营造“以人为本、和谐互助”的科室文化。

医、护、技团队常态开展义诊、健康宣教，每逢假日带动患者与家属共同联欢，鼓舞患者积极抗癌。为减少患者治疗痛苦，妇瘤组开展、推广无痛插植技术。放射治疗中心特别装修儿童机房、举行“六一”儿童联欢活动。见图 2 –2 –3 –3。

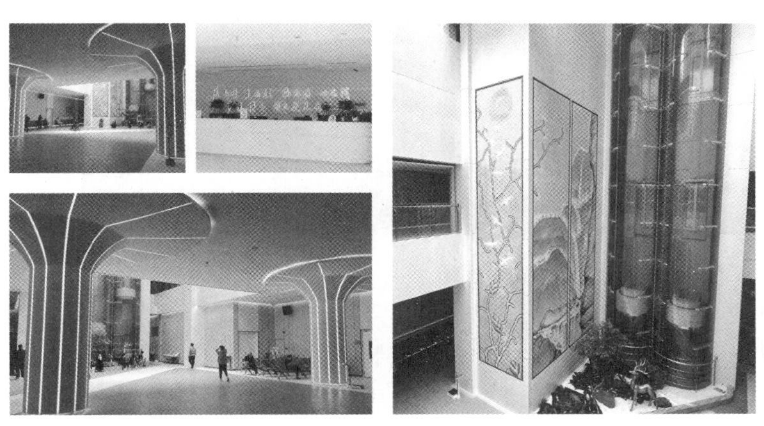

图 2 –2 –3 –3　放疗中心温馨的治疗环境

2016 年，科室开设“中肿放射治疗”微信公众号。2021 年，科室与宣传科开展放射治疗专项宣传活动，在广州日报等主流媒体及各类平台发布文稿、视频，单篇稿件最高阅读量达 124.4 万次。

（撰写：唐玲珑　刁勉　肖巍魏　陈雨沛　陈利　裴多多　迟锋　林懿珊　李珺芸　张汝柠

审核：高远红　陈明）

（二）鼻咽科

1. 概况

1957 年，谢志光、梁伯强在广州组织召开了“开展鼻咽癌各项工作”的座谈会，并于 1961 年、1962 年主持召开了第一、第二届全国鼻咽癌学术会议，为鼻咽癌专科的建立和其后科研工作的开展奠立了基石。

1969 年，医院开始组建以鼻咽癌为主的常见恶性肿瘤中西医结合诊治、抗癌新药的临床观察和肿瘤标志物的检测研究的“新医区”。20 世纪 70 年代初在头颈科成立鼻咽癌病区，1986 年闵华庆任头颈科主任并出任中国抗癌协会鼻咽癌专业委员会第一届主任委员。1994 年鼻咽科正式成立，1996 年获批广东省卫生厅“五个一科教兴医工程”重点专科，2003 年被选拔为“广东省医学重点专科”，2021 年获批国家临床重点专科建设项目（联合申报）。1998 年第七届全国鼻咽癌学术会议（广州召开）科室参会人员合照见图 2 –2 –3 –4。

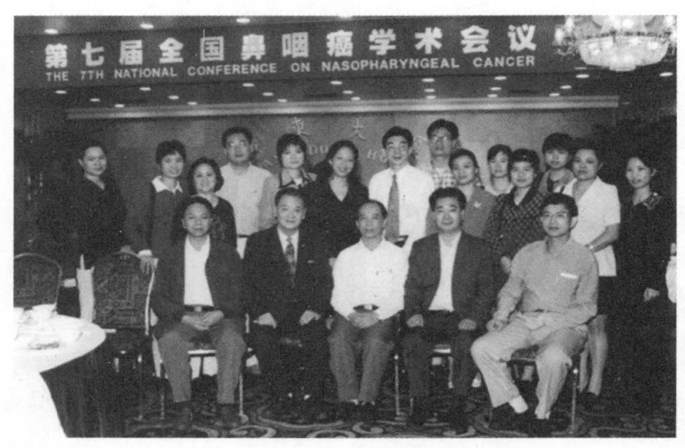

图 2 – 2 – 3 – 4　1998 年第七届全国鼻咽癌学术会议（广州召开）科室参会人员合照

鼻咽科现有职工 89 人、研究生 61 人，编制床位 148 张，拥有 2 间内窥镜室、1 间听力检测室。在岗医生 32 名、护理人员 54 名，其中正高级职称 13 位、副高级职称 13 位。博士研究生导师 10 位，硕士研究生导师 11 位。见图 2 –2 –3 –5、表 2 –2 –3 –1。

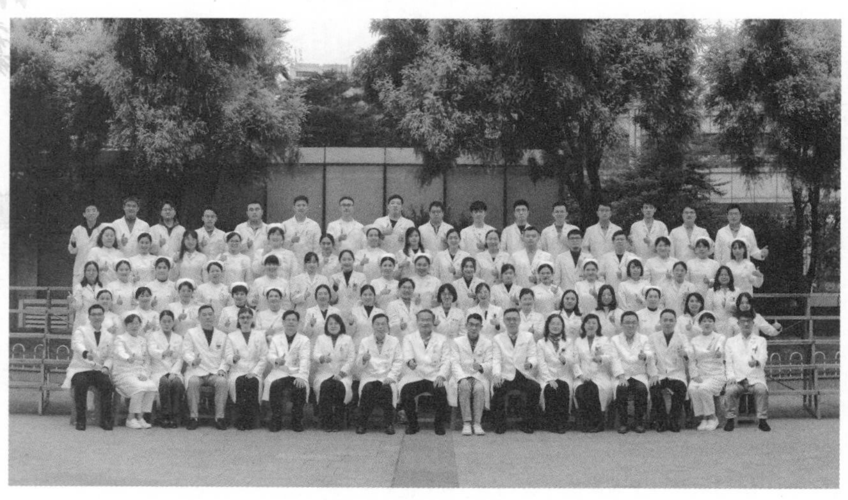

图 2 – 2 – 3 – 5　鼻咽科医护人员合照

表 2－2－3－1 历届科室主任（主持工作副主任）名录

姓名	职务	任职时间
闵华庆	主任	1994—1995 年
张锦明	主任	1995—1998 年
洪明晃	主任	1998—2008 年
郭翔	副主任（主持工作）	2008—2010 年
	主任	2010—2020 年
麦海强	主任	2020 年至今

2．医疗

2023 年，科室门诊量达到 95661 人次，住院量 19658 人次，放疗人次 3704 例。科室开展鼻咽癌的多学科诊断与治疗，特别是鼻咽癌高发现场的早诊早治研究、分层综合治疗、手术及内镜微创救援治疗鼻咽癌放疗后复发及残留等项目有明显的特色。

鼻咽科正式建科之前，即非常重视鼻咽癌的早诊早治，李振权、闵华庆、黄腾波等在高发现场发现了大量的早期病例，提出并不断优化鼻咽癌的筛查方案。1992 年，闵华庆、洪明晃等研制并推出"鼻咽癌 92 分期"，随后在全国推广使用。1997 年，洪明晃、闵华庆等针对不同 TNM 分期患者出现不同复发和转移的情况，结合大量病例的长期随访研究，首次提出了鼻咽癌分层综合治疗的概念与方案，并推广应用，鼻咽癌个体化的分层综合治疗成为鼻咽科的特色治疗之一。2008 年，赵充、麦海强参与制定目前国内普遍使用的"鼻咽癌 2008 临床分期"。2010 年，鼻咽癌的精确治疗——适形调强放射治疗全面铺开。

鼻咽科现任科主任麦海强从鼻咽癌患者迫切需要解决的实际问题出发，规划了 4 个亚专科：

（1）局部区域晚期鼻咽癌的放化综合治疗。

70%～80% 的鼻咽癌患者在确诊时已是局部区域晚期（Ⅲ－Ⅳa 期），本科室针对局部区域晚期鼻咽癌，主要建设内容如下：①创建了基于临床资料、分子标签的鼻咽癌疗效预测新方法，显著提高局部区域晚期鼻咽癌的预后预测水平；②建立了局部区域晚期鼻咽癌治疗新体系，使我国鼻咽癌治疗处于国际领先水平，5 年生存期达到 85% 以上。本科室作为最后通讯单位在国际顶级肿瘤学杂志 *Lancet Oncology*、*Journal of Clinical Oncology* 上发表多篇论文，并数次改写国际鼻咽癌治疗指南。在局部区域晚期鼻咽癌的治疗中，以顺铂为基础的同期化疗毒副反应大，给患者带来了极大的身体和精神负担。为了在不影响疗效的情况下减轻药物的治疗毒性，科室开展的多项随机对照的Ⅲ期临床试验证实了第二、第三代铂类药物（奈达铂、洛铂）在治疗局部区域晚期鼻咽癌患者的疗效和安全性；利用 EBV DNA 筛选低危局部区域晚期鼻咽癌患者，进一步证实低强度化疗治疗低危患者的可行性。科室的一系列研究为局部区域晚期鼻咽癌患者在"等效低毒"的治疗策略上提供了明确的循证医学证据，具有非常重要的临床指导意义，相关成果被美国、欧洲及中国指南采纳。

（2）转移性鼻咽癌化学治疗。

科室还针对转移性鼻咽癌患者开展一系列研究，主要研究内容如下：①明确免疫治疗联合化疗是转移性鼻咽癌新一线治疗方案（*Nature Medicine*，JAMA）；②率先提出化疗后卡培他滨维持可有效提高初治转移患者疗效（*JAMA Oncology*）；③首次证明化疗联合尼妥珠单抗可明显提高治疗后转移患者疗效（*Annals of Oncology*）；④证明化疗联合阿帕替尼加特瑞普利单抗亦可提高转移患者近期疗效（*Journal of Clinical Oncology*、*Nature Communications*、*JAMA Oncology*）。研究成果多次发表在肿瘤学领域顶级期刊并被国内和国际指南采纳，在全球范围广泛应用，达到国际领先水平。

（3）局部复发鼻咽癌微创外科及放疗新技术研究。

科室在国内外率先开展局部复发鼻咽癌的手术治疗，开展多项大型临床研究，将局部复发可切除鼻咽癌患者五年总生存率提升 16.6%，研究成果发表在 *Lancet Oncology* 等国际权威肿瘤学杂志上，并且系列研究成果被 2016 年英国和美国放射学会鼻咽癌治疗指南、2020 年欧洲肿瘤内科学会（ESMO）鼻咽癌指南采纳，入选了中国临床肿瘤学会（CSCO）鼻咽癌诊疗指南，将复发鼻咽癌手术的推荐级别由原先的 2A 类提升至最高的 1A 类，还被美国著名临床循证医学数据库 UpToDate 采纳（UpToDate 是协助医师诊疗的临床循证医学数据库，美国超过 90% 的医疗机构在使用），建立了可手术复发鼻咽癌首选微创外科治疗的新范式，目前处于国际领先水平。

复发鼻咽癌患者再次进行放疗，往往会产生严重的毒副反应，从而抵消了放疗的整体获益。与常规分割调强放疗相比，超分割调强放疗技术显著减少复发鼻咽癌患者再程放疗的晚期毒性反应，3 级以上严重晚期毒性发生率从 57% 降低到 34%，3 年总生存率从 55.0% 提高到 74.6%，为这一类难治的鼻咽癌患者群体提供一个更安全有效的治疗手段（*The Lancet*）。

（4）鼻咽癌康复治疗。

在鼻咽癌康复治疗方面，科室的主要举措如下：①成立鼻咽癌康复门诊；②成立鼻咽癌康复治疗室；③全院范围内成立吞咽康复专科小组；④开展头颈部肿瘤吞咽功能障碍筛查、评估与康复训练；⑤中心静脉导管置管技术研究；⑥中心静脉导管的维护及并发症的处理；⑦鼻咽癌防治宣传，康复、静疗帮扶接力，促进优质护理资源下沉。成效：①临床业绩突出。康复护理专科年门诊量累计达 2160 人次；近三年开展吞咽康复专科筛查与评估 4800 例，吞咽专科康复护理操作 9240 例；解决头颈部吞咽困难康复疑难个案累计 105 例，院内吞咽困难会诊 102 例，组织吞咽专科护理查房 21 次。②科研产出卓著。共发表相关学术论文 8 篇，获得国家专利 3 项（其中 1 项已转化）、省级以上（含）课题 3 项，开展新技术 5 项、广东省健康适宜新技术 1 项。③专科带教卓越。省静疗培训基地，近 3 年负责慢性病、老年、康复、肿瘤、静疗等专科护士、进修护士带教累计百余人次。

3. 医学教育

鼻咽科常年承担肿瘤学本科生、研究生和进修医生的“鼻咽癌”“肿瘤流行病学”等课程的教学任务，承担本科生、七年制、八年制等学生的见习带教任务。

临床流行病学及科研设计测量评价（DME）教研室自 1985 年以来，一直承担研究生、七年制医学生（后改为八年制）和住院医生的 DME 课程，前届主任洪明晃主编了相应的教材《临床科研设计测量评价》，也参与了全国统编教材《临床流行病学》和《循证医学》等的编写。

科室组织编写专著及教材 9 部：《鼻咽癌》《鼻咽癌微创外科学》《鼻咽癌研究》《生物制药有“神迹”——基因药物的诞生与发展》及《鼻咽癌诊疗规范手册》，参与编写了《鼻咽癌筛查方案》《鼻咽癌诊治规范》《新编鼻咽癌诊治规范》和《鼻咽癌诊治指南》。

1986 年，闵华庆开始招收硕士研究生，1994 年开始招收博士研究生。目前科室有博士研究生导师 10 位，硕士研究生导师 11 位。获国家级奖学金的学生 5 名，省级优秀研究生 1 名、校级优秀研究生 6 名；培养临床博士后 6 名，均获中国博士后科学基金资助，其中 2 人入选博士后创新人才支持计划。

4．学科建设

鼻咽科先后获得“国家科技进步二等奖”1 项、“广东省科技进步二等奖”1 项，承担“七五”“八五”“九五”“十五”“十一五”“十二五”“十三五”及“十四五”科技攻关项目。

科室连续 3 年获评“广东省最强科室”，单病种学术影响力鼻咽癌领域世界排名第一。科室拥有国家自然科学基金杰出青年科学基金获得者 1 名、国家“万人计划”科技创新领军人才 2 名、教育部“新世纪优秀人才”2 名、国家自然科学基金优秀青年科学基金获得者 1 名。近 5 年获得纵向基金 59 项，其中国家重点研发计划项目 1 项、国家重点研发项目子课题 1 项、国家自然科学基金国际合作项目 1 项、国家自然科学基金重点项目 1 项、国家自然科学基金优秀青年科学基金项目 1 项、国家自然科学基金面上及青年项目 13 项、广东省科技计划项目重点项目 1 项、广东省广州市科技重大专项 1 项、广东省自然科学基金杰出青年科学基金 1 项。近 5 年新增科研经费 7800 万元。近 5 年发表 SCI 论文 146 篇，其中影响因子 > 10.0 的论著 16 篇，多个临床试验结果刊登在 Nat Med、Lancet、JAMA、Lancet Oncol、JCO 等国际肿瘤学顶尖杂志上；改写国际/国内指南 10 项，在全世界推广应用。见图 2－2－3－6。

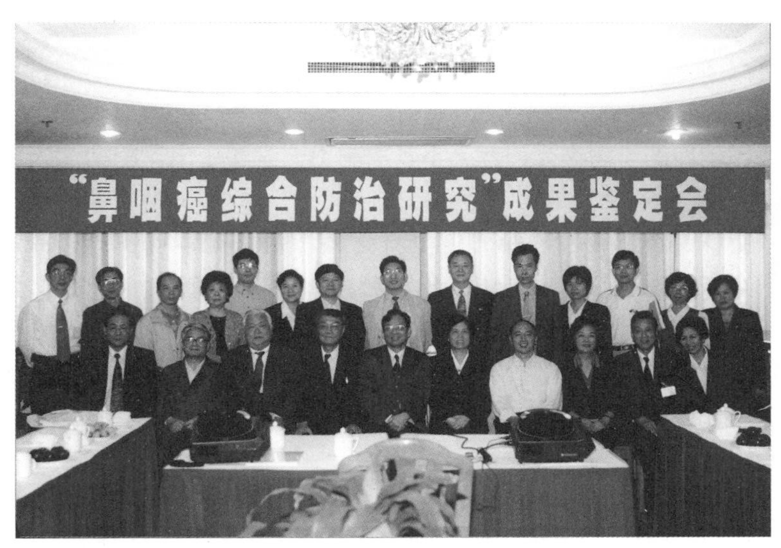

图 2－2－3－6　2000 年鼻咽癌综合防治研究成果鉴定会合照

5．科室文化建设

2018 年，鼻咽科获“广东省五四青年奖章集体”“广东省卫生健康系统青年文明号”称号；2019 年，科室所属党支部获“中山大学双创样板党支部”“广东省双创样板党支部”称号；2022 年，麦海强获评“第八批广东省岗位学雷锋标兵”；2023 年，鼻咽科获“国家青年文明号”称号。科室积极开展集体活动，见图 2－2－3－7。

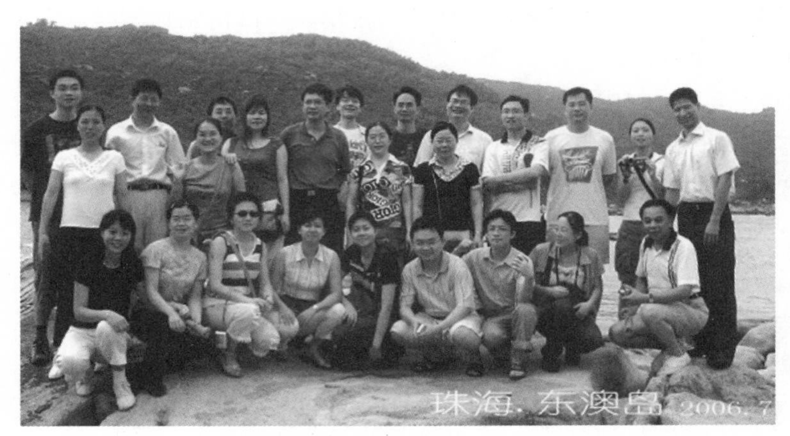

图 2－2－3－7　2006 年科室集体活动（珠海）合照

（撰写：吕星　审核：麦海强）

第四节　平台与研究科室

（一）影像科

1．概况

1964 年建院时，在院长谢志光的筹办下，由中山一院和中山二院抽调人员和设备组建放射科，放射科分为放射诊断组和放射治疗组，谢志光兼任放射科主任。

1964 年，放射科诊断组有林浩皋、曾其祥、顾之岳医生，以及刘裕兴等技术员 3 人。1983 年放射诊断组和放射治疗组发展为放射诊断科和放射治疗科。1984 年引进了华南地区第一台全身 CT 扫描机，并组建 CT 室，科室医疗工作由单纯 X 线诊断发展到 CT 诊断。同年，郑国樑从北京调入中山医学院附属肿瘤医院，郑国樑和曾其祥在 CT 诊断，特别是在鼻咽癌的 CT 诊断及分期研究方面进行了许多开拓性的工作，使其处于国内外领先水平，并对科室的建设及人才培养做出了重要贡献。

1996 年 11 月，在吴沛宏、林浩皋和张伟章等的努力下，成立了介入病区，放射科由单纯的影像诊断科室发展为集肿瘤影像诊断与微创介入治疗为一体的临床科室。2002 年，X 光室和 CT 室搬入中心东大楼 4 楼，介入病区搬入东大楼 10 楼。受场地的限制等因素影响，直到 2002 年 10 月，中心才安装使用第一台 MRI 扫描仪，放射诊断室分为 X 光室、CT 及 MRI 室两大部分。2013 年，影像与微创介入中心分子影像实验室正式成立，实现了由影像诊断、微创介入病房、门诊、微创介入手术室和微创介入与分子影像实验室构成的整体布局；同年，科室获评“广东省临床重点专科建设项目”。

为了更好地服务于临床科室，影像科于 2014 年独立于影像与微创介入中心，并在谢传淼的带领下进一步成长壮大。2021 年，黄埔院区影像科正式启用，实行延伸管理，为患者提供同质化服务。见图 2 -2 -4 -1。

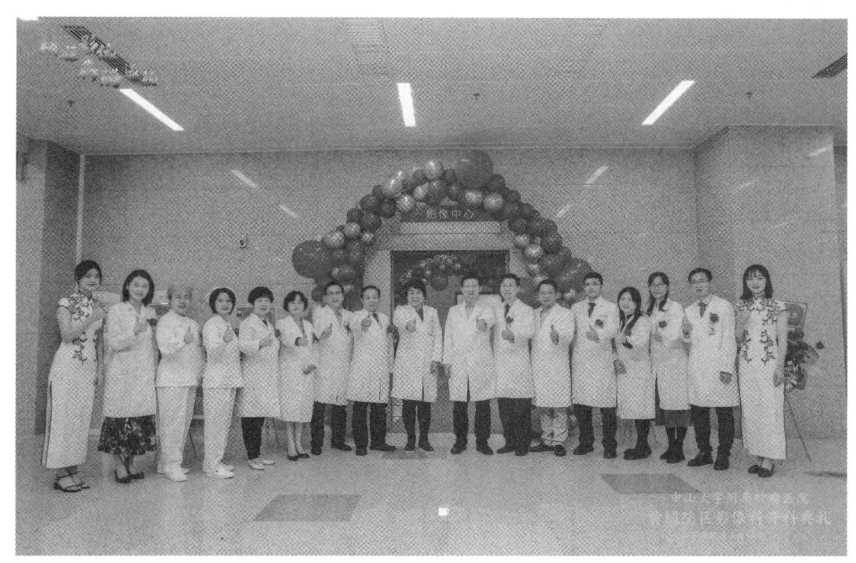

图 2 -2 -4 -1　2021 年黄埔院区影像科开科

经过 60 年的发展，影像科科室人员由 1964 年的 7 人增加至 2023 年的 235 人。影像科目前拥有医师 92 名、技术员 92 名和护士 51 名，医技护比约为 1.8∶1.8∶1，形成了良好的医务人员配备结构。见图 2 -2 -4 -2、表 2 -2 -4 -1。

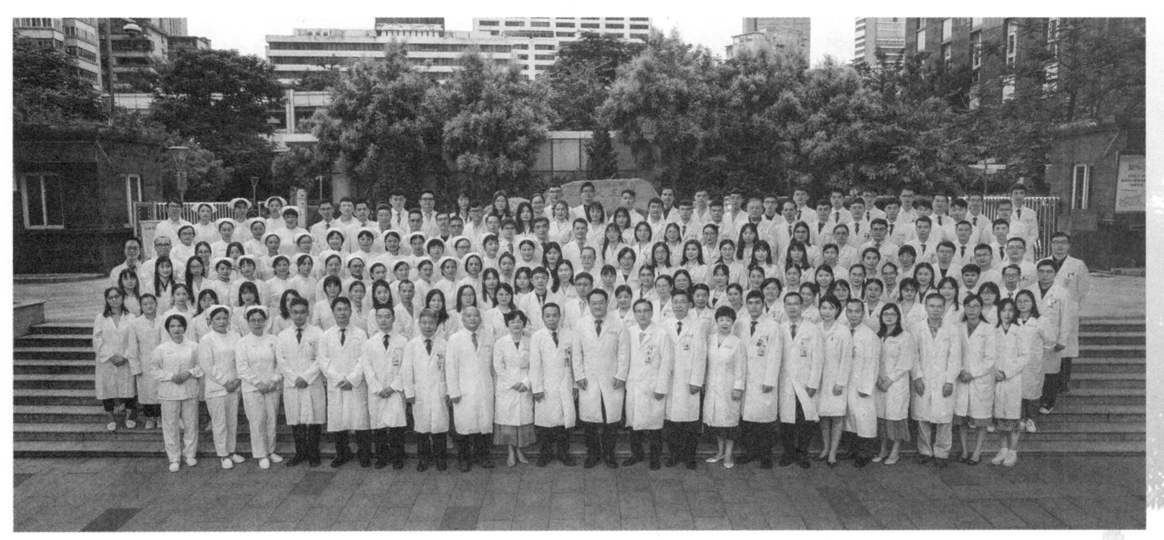

图 2 -2 -4 -2　影像科医务人员合影

表 2 -2 -4 -1　历届科室主任名录

姓名	职务	任职时间	备注
谢志光	主任	1964—1967 年	放射科
潘国英	主任	1967—1984 年	放射科

续上表

姓名	职务	任职时间	备注
郑国梁	主任	1984—1994 年	放射诊断科
曾其祥	主任	1991—1998 年	放射诊断科
吴沛宏	主任	1998—2014 年	影像与微创介入中心
谢传淼	主任	2014 年至今	影像科

2．医疗技术

1964 年成立的放射科主要承担 X 线诊断工作，并协助放射治疗射野靶区的勾画，开展的主要诊疗项目有全身各部位摄片及透视、脏器断层摄影、胃肠、泌尿及胆道造影。1975 年开展乳腺钼靶 X 线摄影和床旁摄影。1980 年开展消化道气钡双对比造影。1984 年添置了首台全身 CT（GE，8800）后开展 CT 诊断。90 年代以后，科室陆续添置了新的大型设备，1994 年购入螺旋 CT，1998 年引入数字减影血管造影 X 线机，2002 年搬入新大楼，添置了 MR 机、2 台数字 X 线摄影仪、1 台数字乳腺钼靶 X 线摄影仪、多功能数字 X 线机，2005 年购入 16 排螺旋 CT 扫描仪。为满足不断增长的业务需要，科室在 2007 年引入第 2 台 MR 机，2008 年引进 64 排螺旋 CT，2009 年全院级的 PACS 系统投入使用。见图 2 -2 -4 -3。

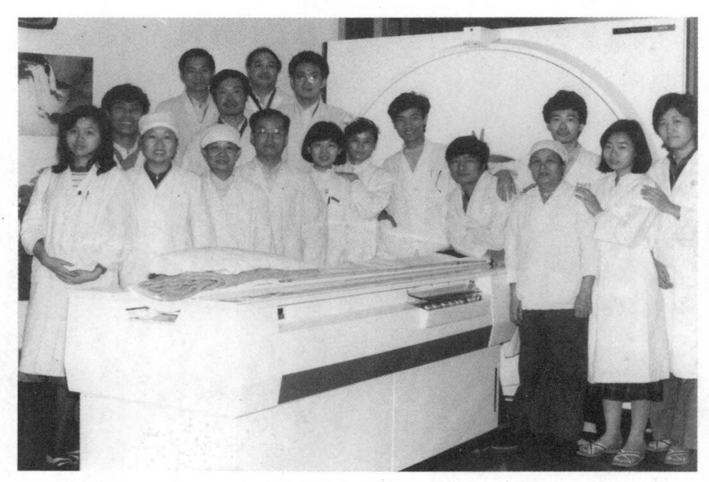

图 2 -2 -4 -3　1984 年影像科引进第一台体部 CT

经过 60 年的发展，影像科目前已拥有 42 台各类影像检查设备，包括高端 MRI 设备 19 台（其中 5.0T MR 1 台，3.0T MR 16 台，1.5T MR 2 台）、高端/超高端 CT 设备 12 台、乳腺钼靶设备 3 台、DR 设备 7 台、胃肠机 2 台，设备按照功能需求分布在越秀院区、黄埔院区及体检中心。见图 2 -2 -4 -4。

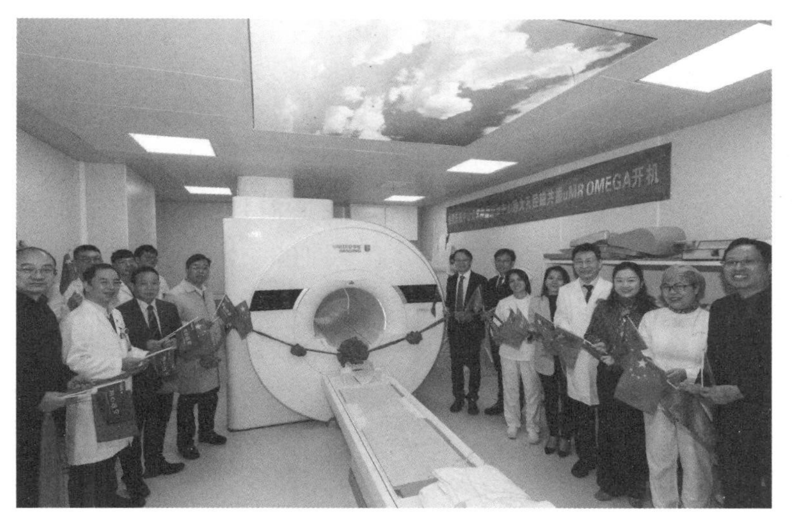

图 2-2-4-4　2022 年超大孔径 MRI 开机仪式

近年来，影像科以众多先进的数字化成像设备为基础大力发展医学影像信息化，建立健全图像储存与通信系统（PACS）、放射信息系统（RIS），并与医院信息系统（HIS）整合，实现了影像无胶片化，有效降本增效。同时，科室完全实现了全院影像数字化读片诊断、全院影像电子化管理、诊断报告无纸化，并可与国内多家三甲医院及多家对口帮扶医院实现资源共享，推进院内诊疗、远程会诊、教学辅导、院区影像报告同质化。影像科医生及各临床科室医生通过联网系统可以实时调阅患者影像图像及临床诊疗相关资料，及时了解患者病情，极大地提高了诊疗效率。此外，患者可通过自助机打印检查报告或手机 App 直接调阅检查图像与影像报告，从而方便患者就医。

2023 年，科室年度 X 线/CT/MR 总检查人次超过 50 万，总检查部位数达 81 万，医疗业务量常年居全国肿瘤专科医院前列。科室积极发挥专科优势，通过运用先进的诊断设备、整合各学科大数据与优化的人工智能算法，开展各类影像新技术，助力肿瘤精准诊疗。

3．医学教育

影像科于 1984 年成为教育部医学影像专业硕士学位授予点，2004 年吴沛宏被聘为博士研究生导师，现科室共有硕士研究生导师 15 名、博士研究生导师 3 名，每年招收硕士及博士研究生共 6 ～ 10 名。

影像科承担了中山大学临床专业本科生及研究生（含八年制）的大量教学工作，每年至少承担中山大学临床医学专业 3 ～ 5 个班次的影像本科教学任务。从 1998 年起，每年均接收若干医学影像专业本科生进行为期 1 年的毕业实习。

2014 年，影像科获批全国首批放射专业住院医师规范化培训基地，致力于为社会培育高素质、同质化的优秀医学影像人才，基地各项考核指标位列全省前茅，基地学员多次荣获住培医师技能竞赛奖项，累计培养学员 82 名，其中结业 52 名、在培 30 名，同时年均接收非专业基地轮转学员逾 180 名。2019 年，科室落实中心新入职医师博士后培养制度，培养出更多高层次新型青年人才。目前，影像科是国家级住院医师和专科医师培训基地、全国乳腺影像培训基地、中国医师协会放射医师分会放射住院医师规培师资培训中心、中华医学会放射分会腹部放射专业委员会腹部影像质控中心和肝脏影像示范培训中心。

此外，自建科以来，科室接收来自全国多地省级及市级医院选派的进修生，为这些医院在肿瘤专科诊断方向培养了业务骨干，近五年共培养进修生 30 多名。

4. 学科建设

自建科至 2008 年，医学影像与微创介入中心共发表科研论文 259 篇，其中，发表于 SCI 收录期刊的论文 16 篇、中华期刊 64 篇、其他国内核心期刊 95 篇、省级期刊 74 篇。2009—2013 年期间，影像与微创介入中心发表于 SCI 收录期刊的论文 118 篇、国内核心期刊 38 篇。2014 年至今，影像科发表于 SCI 收录期刊的论文 200 多篇，其中影响因子大于 10 分的论著 12 篇，5 分以上的共 51 篇，被指南采纳 1 篇。

1964—1989 年期间，获得院校级基金共 8 项，累计资助科研经费 2. 18 万元。1990—1999 年期间，获得省部级基金 5 项、院校级基金 14 项，累计获得科研经费 110. 955 万元。2000—2008 年期间，获得国家自然科学基金 2 项、省部级基金 26 项、院校级基金 6 项，累计获得科研经费 125. 65 万元。2009—2013 年期间，影像与微创介入中心获得国家自然科学基金 11 项、省部级基金 35 项。2014 年影像科独立以来，获得多项省部级以上科研项目资助，累计资助总金额达 1277 万，其中牵头国家重点研发计划项目 2 项、国家自然科学基金项目 10 项。

自 2016 年起一直在开展基于大数据的人工智能在肿瘤方面的研究及应用工作。2021 年 5 月，由谢传淼牵头联合联影公司研发的基于深度学习的 MR 脑转移瘤辅助检测软件成功落地临床，为国内首次实现了基于 AI 的 MR 脑转移瘤辅助检测新技术，并获得软件著作权，该项 AI 技术现已推广应用于全国各地约 250 多家医疗单位。科室刘立志团队基于 MR 对鼻咽癌的系列研究为国内外鼻咽癌精准诊治提供了价值参考，其 2 篇代表作被国际抗癌联盟/美国癌症联合会（UICC/AJCC）鼻咽癌分期所采纳。

在人才建设方面，影像科现已逐步建成一支拥有不同层次人才、梯队建设合理的高素质队伍，其中医师队伍具有高级职称 10 人、副高级职称 17 人、中级职称 24 人、初级职称 41 人，博士学历 60 人，全部医师均具有硕士学位。科室目前有国家级学会主任委员 1 名，国家级学会副主任委员 2 名，省级学会主任/副主任委员 3 名，国家级/省级学会常委 3 名、委员 16 名，广东省高等学校“千百十工程”省级培养对象 1 名。

在国际合作交流方面，坚持以“引进来”和“走出去”相结合的国际化发展战略，把握国际最新科技前沿，带动影像科学科发展，提升科室的国际影响力。为深化国际合作交流，影像科与 MD 安德森癌症中心、哥伦比亚大学、德国癌症研究中心等国外知名大学及研究机构保持长期的亲密合作伙伴关系，并在癌症的医疗、科研及教学等领域开展了广泛、深入的各类合作项目。

（撰写：李琼　刘立志　审核：谢传淼　伍尧泮）

（二）核医学科

1. 概况

1992 年 2 月医院成立 ECT 室，主任由放射科主任曾其祥兼任，梁培炎、曾肖圆、胡清伦及张伟光自医院放射科抽调到 ECT 室，同年 7 月樊卫留校分配至 ECT 室。

1993 年底，医院成立核医学科，樊卫任核医学科副主任（主持科室工作），2001 年任核医学科主任。至 2023 年 12 月，核医学科共有员工 75 人，其中正高级职称 1 人、副高级职称 5 人、中级职称 23 人；25 人有博士学位，8 人有硕士学位。科室现有医师 32 人、技师 20 人、护士 18 人、化学师 3 人、物理师 2 人。见图 2－2－4－5。

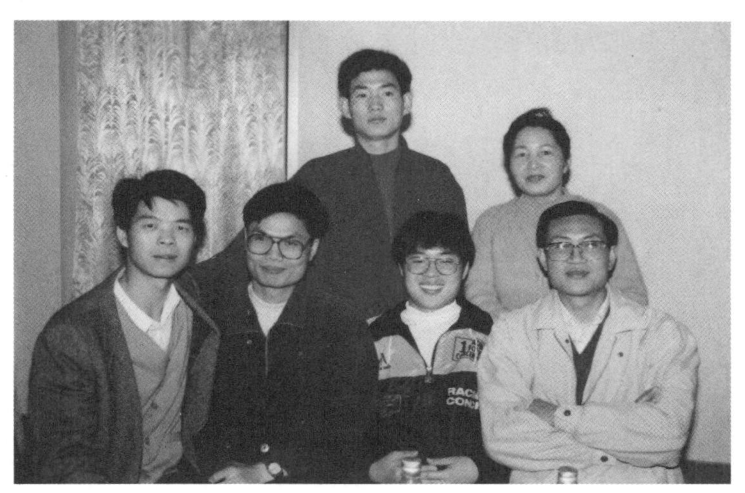

图 2－2－4－5　1994 年初代核医学科人员合影

1992 年 2 月，医院购买法国 SOPHY 公司 SPECT 机 1 台，开展 SPECT 显像工作。2003 年 2 月，引进带有符合探测功能的 SPECT/CT 诊断系统 1 套，在原有工作的基础上拓展多项业务，并开展肿瘤正电子显像临床诊断工作，之后相继购置 3 台高性能 SPECT/CT，进一步提升 SPECT/CT 诊断效能。2005 年 5 月，医院首次引进核医学专业 PET 显像设备——GE DST16 型 PET/CT 诊断系统 1 套，全面开展肿瘤分子影像临床和科研业务，之后医院又引进多套 PET 显像诊断仪，并开展国产新型 PET/CT 的临床验证工作。2019 年，医院购置的 uEXPLORER 型全视野 PET/CT，使科室真正地进入低剂量、全身动态 PET 显像的新时代。同年，PET/MR 的引进完成了医院核医学科全套核医学显像设备的配置。见图 2－2－4－6。

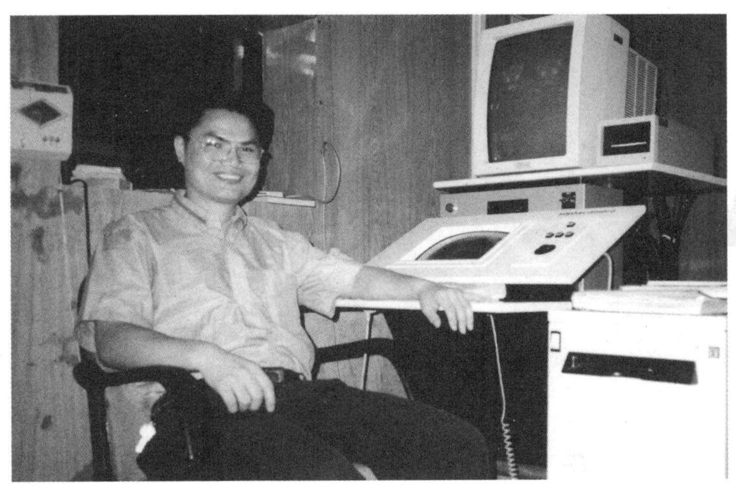

图 2－2－4－6　第一台 ECT 操作台留影（张伟光）

从 1994 年起科室开展肿瘤核素内放射治疗临床工作，1996 年开设骨转移瘤和血管瘤的核素治疗专科门诊，2015 年越秀院区核素诊疗病房建成并投入使用，除开展甲状腺癌等临床诊治外，还参与镭 -223 治疗前列腺癌骨转移的国际多中心临床研究项目。2023 年，黄埔院区核素治疗病房投入使用，为放射性药物临床研究的进一步开展奠定了基础。

核医学科是集临床诊断和治疗的综合类科室，也是临床转化研究的重要平台。2015 年 2 月，科室首次引进小动物 micro PET/CT，开展动物分子影像和药物代谢的研究。2021 年，引进自动伽马计数仪（WIZARD2480 型）、高效液相色谱系统及气相色谱系统，科室将于 2024 年建成热室系统 1 套，引进回旋加速器 1 台，届时，核医学高端临床诊疗与科学研究平台将搭建完毕。

经过 30 年的发展，核医学科拥有一支训练有素、有专业精神的高素质医技护人员队伍，已建成以核素诊断以及核素内放射治疗为主要特色的集诊断、治疗和科研于一体的综合性科室，并朝着核素诊疗一体化方向大踏步前进。见图 2 -2 -4 -7、图 2 -2 -4 -8、表 2 -2 -4 -2。

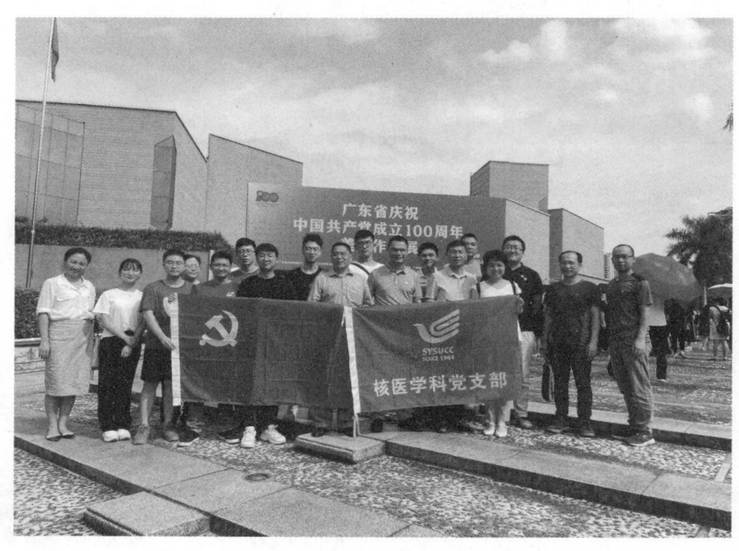

图 2 -2 -4 -7　2021 年核医学科党支部参观广东省美术馆

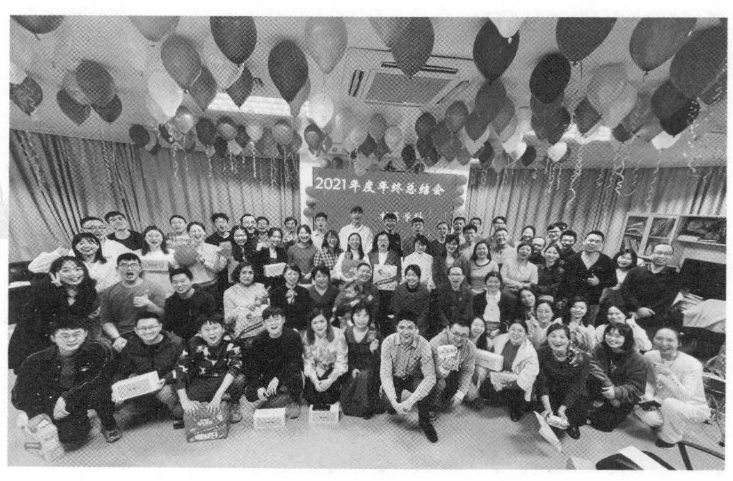

图 2 -2 -4 -8　2021 年核医学科年终总结

表2－2－4－2 历届科室主任（主持工作副主任）名录

姓名	职务	任职时间
樊卫	副主任（主持工作）	1994—2001年
	主任	2001年至今

2．医疗/医技

1992年始，科室利用SPECT机开展全身骨显像，心、肝、肺、肾及涎腺功能显像，甲状腺癌全身转移显像以及67Ga淋巴瘤显像和嗜铬细胞瘤显像等；2004年起相继开展局部骨断层显像、乏氧显像和FES雌激素受体显像以及18F－FDG正电子显像业务；2005年开始开展PET/CT机显像检查，主要服务于肿瘤的临床分期、肿瘤诊断与鉴别诊断、疗效评价与随访、靶向治疗指导等，并利用PET/CT 4D显像指导肿瘤生物调强放疗等。开展多项新技术、新项目，如MET、CHO、FMISO等。2008年参与中山大学“5010”计划项目“低级别胶质瘤的治疗策略研究”，开展PET/CT呼吸门控技术。

参加全国多中心临床研究（肺癌PET/CT多中心研究等）。2010年，开展奥曲肽、MIBG显像的临床应用研究。2011年，开展利卡汀治疗肝细胞肝癌的临床应用研究。2012年，开展^{99}mTc-Octreotide及^{131}I-MIBG显像的临床试验研究。2015年，核素治疗病房建成并投入使用。2019年至今，科室开展了多项新药及新设备的临床试验，并开展了2项新技术。

科室在肿瘤性疾病的核医学诊断方面积累了丰富的经验，在分化型甲状腺癌、转移性前列腺癌、其他恶性肿瘤骨转移等病种的核素治疗方面的临床诊疗能力也位于华南地区前列。自1992年核医学科筹建至今，医疗服务规模显著扩大，至2023年核医学科核素显像年服务患者已达39945人次，目前仍以每年超过10%递增，年服务患者量位居华南地区第一位。科室PET/CT年检查量常居华南第一，2023年PET/CT年检查量达23650人次，率先配备使用世界领先的全视野PET/CT及时空一体PET/MR，探索出患者特别是儿童患者适合的低剂量PET/CT检查方案，参与撰写了全视野PET/CT、PET/MR临床实践专家共识，为降低患者检查的辐射剂量以及提高PET/CT、PET/MR检查的图像质量做出巨大贡献。1994年起，科室开展肿瘤核素内放射治疗临床工作，2013年开设肿瘤内放射治疗专家门诊及专科门诊，年诊疗量达1700多人次，2021年末门诊服务量已达4295人次。2015年核素诊疗病房建成并投入使用，2021年末核素诊疗病房出院人次达359人次，2023年新投入5张核素治疗病床，2023年核素诊疗病房年服务量达573人次，创下新高，并承接了多项新药临床试验。

3．医学教育

2002年起，科室承担中山大学（原中山医科大学）临床医学本科生及研究生核医学课程的教学任务；1997年起承担中山大学生物医学工程及影像医学专业学生临床见习工作；1999年开始承担《肿瘤学》进修生及肿瘤专科医生培训教学任务。2004年科室招收首批硕士研究生，2009年科室招收首批博士研究生，现科室有博士研究生导师1位、硕士研究生导师2位，至2023年末共培养17名硕士研究生及14名博士研究生。自2019年开始招收科研博士后，现已培养出站博士后13位。2014年获批国家第一批住院医师规范化培训核医学专业基地，至今已培养住院医师26名。1999年以来，科室接受来自全国各地的进修人员200多名。2009年，科室首次承办国家级继续教育项目“肿瘤核医学新进展”研讨会，至2023

年已连续成功举办15届。科室也是广东省核医学专业质量控制中心挂牌单位，2023年承办广东省核医学专业质量控制中心第一次会议。

科室先后参与出版专著10多部，包括教育部规划高等医药院校本科生教材《PET/CT诊断学》（樊卫任副主编）、《中国肿瘤整合诊治技术指南CACA》丛书/核素治疗分册（樊卫主编）、《中国肿瘤整合诊治技术指南CACA》丛书/PET显像分册（樊卫主编），《整合肿瘤学》基础卷（樊卫任副主编、张旭任编委），教育部规划本科生核医学教材《核医学教程》《临床肿瘤学》、高等医学院校教材《简明核医学教程》等。樊卫作为参与者，1995年获"国家教委科技进步三等奖"。

4．学科建设

截至2024年初，核医学科共获国家自然科学基金5项、卫生部项目科研基金1项、省自然科学基金2项、广州市重点科技攻关项目1项、广东省卫生厅医学科学研究基金4项、广州市科技计划项目2项、中山大学科研基金1项、院级科研基金5项。发表论文100多篇，其中发表在JCO、EJNMMI等肿瘤学、核医学领域SCI收录期刊上的高质量论文30多篇，发表在中华系列期刊及《中山大学学报》上的论文共40多篇。

（撰写：陈涛　审核：樊卫）

（三）超声心电科

1．概况

1968年，胸腹外科李国材为提高肝脏肿瘤的诊断和鉴别诊断水平，派遣陈孝岳医师前往中山一院超声科进修学习，这一举措奠定了科室发展的基础。1972年，医院正式成立超声诊断室，兼做心电图检查，这是科室的前身。随着时间的推移，科室经历多次搬迁和扩展，于2002年迁入中心新大楼，2006年正式更名为"超声心电科"并沿用至今，2021年开启双院区运行模式。截至2023年，科室的人员已达57人，其中副高级及以上16人。

科室超声诊疗技术与时俱进。1968年8月起步，使用A型超声进行腹部肿瘤探查诊断；1981年初引进二维显像超声技术，超声诊断和介入穿刺业务开始快速发展，诊断水平显著提高；1994年购置新型彩色多普勒超声诊断仪，开展对肿瘤的三维超声成像的应用研究。至2023年，科室共有台式彩超26台、便携式彩超2台，可开展常规超声、心脏彩超、腔内超声、超声造影、超声介入及彩超引导下消融治疗等多种超声诊疗技术。

1972年至今，心电图室由最初1张诊床，每日完成约10例检查，到现在6张诊床，每日完成500多例检查；从单纯心电图检查，扩展到包括24小时动态心电图、24小时动态血压监测在内的多种检查技术。

从初创期到高速发展，科室在科研领域及业内影响力方面也取得了不菲成绩。至2023年底，科室共获得国家自然科学基金16项（含重点项目1项）、教育部"新世纪优秀人才支持计划"1项、广东省"杰出青年"人才1人、广州市"科技新星"1人。2003年起，科室数度承办国家级、省级学会专题会议，起到了学术带头作用。2018年11月，广东省医学会百年纪念学术大会上，超声心电科创始人陈孝岳被大会授予"突出贡献专家"称号。见

图2－2－4－9。

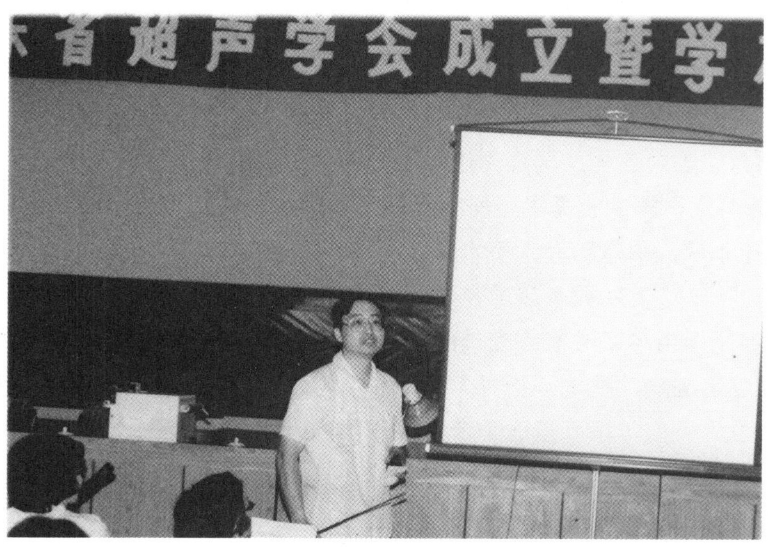

图2－2－4－9　创科主任陈孝岳教授当选广东省超声学会主任委员

科务管理方面，科室制定完善了核心小组议事制度，工作量、奖金分配公示制度以及奖金二次分配制度，极大提升了管理效能。见表2－2－4－3、图2－2－4－10。

表2－2－4－3　历届科室主任（主持工作副主任）名录

姓名	职务	任职时间
陈孝岳	科主任	1968—2006年
李安华	科主任	2006—2018年
周建华	副主任（主持工作）	2018—2020年
周建华	科主任	2020年至今

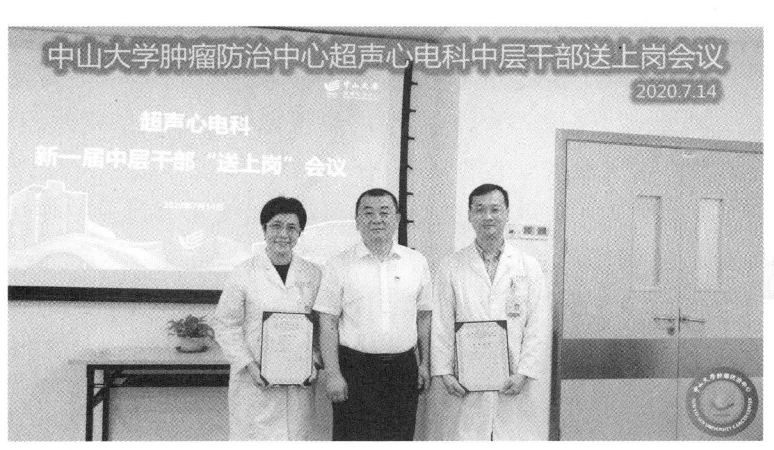

图2－2－4－10　中层干部上岗

2．医疗业务

近20年来，科室的医疗业务迅速发展。2004年，在全国范围内率先开展超声造影技术，在提高病灶的诊断准确率、精准穿刺率和及时无创评价肿瘤治疗效果等方面起到重要作用。2019年，科室成为国内首家应用新型微泡造影剂示卓安的医疗机构，目前已累计完成超声造影4万多例。科室开展超声造影在甲状腺、乳腺、淋巴结、子宫和卵巢肿瘤的应用研究，肝脏超声造影影响力居国内领先、国际先进水平，已成为全国超声造影技术培训基地。

2001年，为满足临床诊断需求，科室开展了各个脏器彩超引导下肿物的组织活检和置管引流。截至2023年底，科室年介入手术量2万多例，居国内前列。2016年开展甲状腺细针抽吸细胞学检查（FNA），发挥了超声介入的技术优势，与国际指南接轨，填补了我院空白。自2016年起开展超声引导下浅表病变消融治疗，2022年首批获批国家卫健委能力建设与继教中心甲状腺微创消融培训基地，指导13个省内外建设中心开展甲状腺消融工作，作为华南地区首家入选单位，目前年手术量近千台，位居国内专科第一梯队。2018年开设了超声介入日间手术病房，介入超声的开展为临床解决了许多术前诊断和术后并发症处理的难题，受到广泛好评。

自2016年开展直肠肛管超声检查，累计完成检查4000多例。2020年起开展口服造影剂和经静脉注射造影剂联合应用的胃超声检查，实现胃癌检出及T分期，预测和评价新辅助治疗的效果，累计完成检查500多例，胃癌双重超声造影的相关研究被选中在2023年RSNA会议做口头发言。2023年，中华超声医学培训工程认定科室为胃肠超声培训基地。

2022年，在国内率先开展彩超引导下化疗泵置入术，针对消化道肿瘤及妇科肿瘤等的晚期腹膜转移患者，进行系统治疗联合腹腔内药物注射治疗，对腹膜转移灶治疗效果更佳，有效预防和控制腹水，手术安全、便利、创伤少，大大改善了患者的预后及生活质量。

2023年，科室的工作量再次创下新高，超声总量达33万例/年，心电图达24万例/年，动态心电图900多例/年。超声、心电图工作量持续上升，科室发展持续向好。

3．医学教育

科室始终坚持立德树人，持续深耕医学教育。1993年，陈孝岳主编省高等院校医学影像系本科超声诊断教学大纲，并承担医疗系、医学影像专业本科生、研究生和肿瘤学进修生的授课、带教工作（每年3～6学时）。2022年2月，周建华牵头申报的中山大学本科通识课程“神奇的超声”在中山大学北校区正式开课。

自1982年起，科室举办超声学习班，推广超声诊断技术，所用教材由陈孝岳主编。2007年，科室开始举办国家级继续教育项目——肿瘤超声规范化诊断与介入治疗学习班。2015年，科室成为首批国家住院医师规范化培训超声医学专业基地，李安华担任首任主任。2022年1月，科室获得国家级肿瘤微创介入进修与培训基地资质。

科室还积极培养硕士研究生和博士研究生。2003年5月，李安华聘为硕士研究生导师，是科室首个硕士研究生导师，2004年9月，科室开始招收硕士研究生；2016年7月，周建华成为科室首个博士研究生导师。至2023年，科室有硕士研究生导师5名、博士研究生导师5名，培养硕士研究生51名、博士研究生16名、在职博士6名、出站临床博士后5名。见图2－2－4－11。

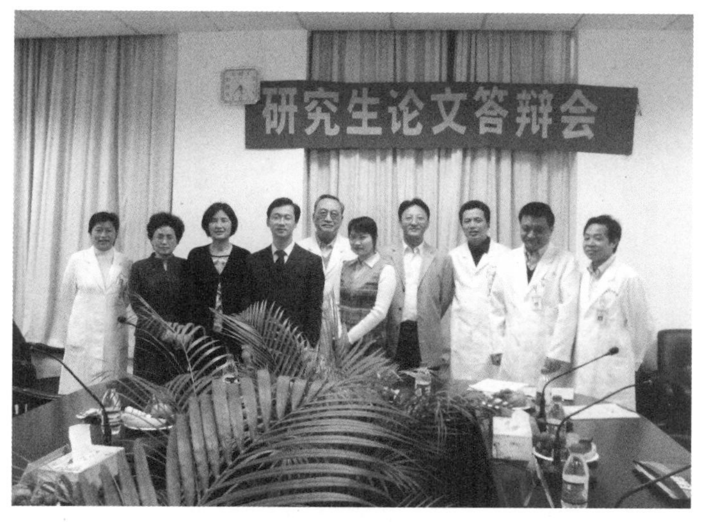

图 2－2－4－11　科室首次组织研究生答辩

4. 学科建设

科室始终坚持医教研协同发展的方针。1982 年，陈孝岳应用超声对北京鸭体腔检查研究，发现种鸭体腔肝癌、卵巢癌等病变，获得“全国优秀论文奖”。1986 年，陈孝岳的“肝癌的 B 超诊断研究”获得科室首个广东省科研基金，同年该课题获“广东省超声学会一等奖”。2007 年，李安华的“肝癌超声造影增强模式与肿瘤血管和微灌注相关性研究”获得广东省自然科学基金资助。2010 年，周建华获得国家自然科学基金青年基金项目。2013 年 10 月，周建华获得“教育部新世纪优秀人才支持计划”资助。2023 年 9 月，周建华获得国家自然科学基金国际合作与交流重点项目资助。

自 2004 年起，科室深耕超声造影，肝动—静脉渡越时间、肿瘤血管微灌注和甲状腺肿瘤造影定量分析方法学的研究文章均为国内首次报告。2006 年 1 月，科室研究成果首次亮相于国际舞台，在荷兰阿姆斯特丹“第十一届欧洲超声造影研讨会”进行口头发言。2008 年 2 月，周建华为第一作者、李安华为通讯作者的关于超声造影定量分析肝动脉和肝静脉血流动力学参数诊断肝转移瘤的研究发表在 *British Journal of Radiology* 上，是科室首篇发表在 SCI 收录期刊上的论文。2011 年，周建华为第一作者、李安华为通讯作者的研究发表在影像学顶刊 *Radiology* 上，进一步提升了科室在超声造影领域的声誉。2016 年，由美国放射学会（ACR）发布的第一版 LI-RADS（*Liver Imaging Reporting and Data System*）正式颁布，其中引用了周建华团队的关于利用肝脏病灶超声造影诊断的研究成果，这是科室科研成果首次入选国际指南。同年，林僖在第 102 届北美放射学年会（RSNA）上进行口头发言，在顶级影像学国际学术会议上传递“中肿声音”。科室数度牵头开展全国范围多中心前瞻性临床研究，相关研究在 SCI 收录期刊上发表多篇论文。见图 2－2－4－12。

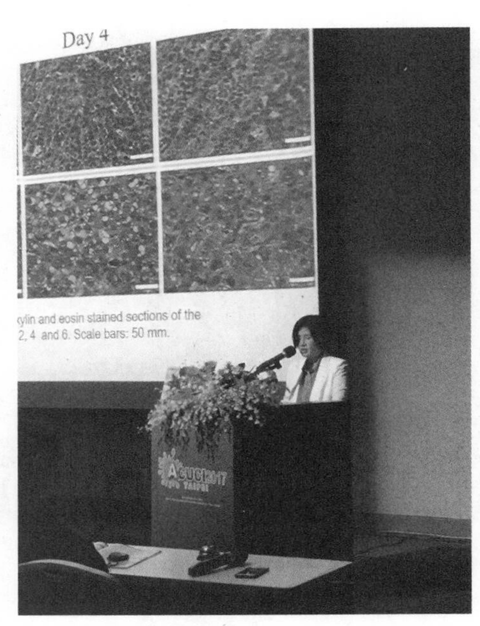

图 2－2－4－12　李安华主任在 WFUMB 发言

（撰写：林敏　审核：周建华）

（四）病理科

1. 概况

1964 年医院建立之初，我国著名病理学家梁伯强指派陈灼怀筹建医院病理室并主持工作。建科初期，只有 3 名病理人员开展常规肿瘤病理诊断工作，为病理学科的发展奠定了基础。1978 年，病理人员增加至 6 人，病理诊断工作稳步推进，先后创办全国肿瘤病理进修班和编写临床病理电化教材。1986 年，医院病理室与中山医科大学肿瘤研究所病理室合并，成立病理科。2010 年，病理科获批为广东省卫生厅住院医师培训基地。2011 年，分子病理实验室从病理科中独立，成立分子诊断科。

2010 年底，病理科制定十年全面发展规划，大量招聘引进和培养病理人才，逐步形成超过百人的病理队伍，涌现一批优秀中青年病理才俊，4 人（曹云、蔡木炎、黄雨华、孙鹏）先后获得全国“杰出青年病理医生”称号；在华南地区率先构筑了以 CNAS 为核心的病理流程管理体系，率先施行以亚专科轮转为核心的病理诊断制度，率先招聘助理医师规范标本处理，构建以培养“优秀病理人”为目标的病理培训模式；聚焦“为病寻因，为医寻理，追求创新”的研究体系，促进人人参加病理研究。经十余年跨越式的发展，病理科已成为国内知名的肿瘤病理医、教、研基地，综合实力位居全国肿瘤专科医院病理科前列。

2021 年 3 月，黄埔院区正式启用，张惠忠担任黄埔院区驻场主任，2022 年 11 月荣休后由蔡木炎接任。黄埔院区病理科以创新为引领，建立数字病理工作站，中心成为国内率先开启“数字病理”的肿瘤专科医院之一。科室现已建立国内一流的远程数字病理会诊平台，已实现多院区高效、精准、同质化的病理诊断。见图 2－2－4－13。

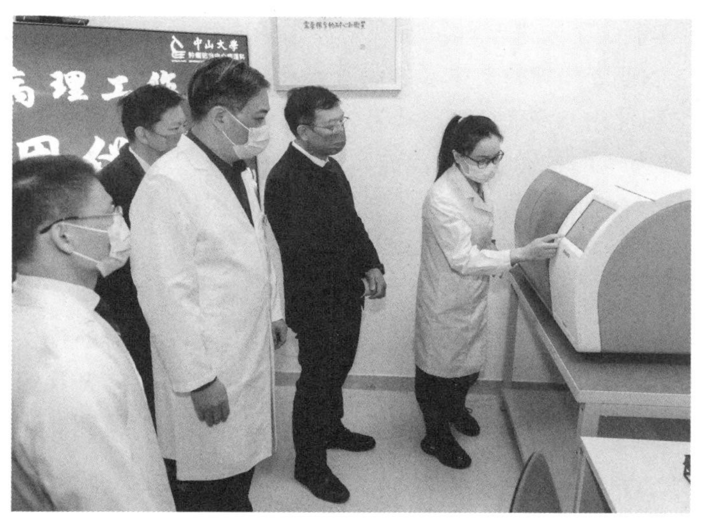

图 2 -2 -4 -13　2023 年 1 月，徐瑞华院长在黄埔院区病理科为“数字病理工作站”揭牌，中山大学肿瘤防治中心成为国内率先开启“数字病理”的肿瘤专科医院之一

病理科医疗服务团队力量雄厚，目前在岗人员 130 人，其中医生 59 人（助理医师 6 人、在站临床博士后 7 人）、技术员 71 人（辅助人员 16 人、办事员 1 人）。医生中有教授/主任医师 8 名（其中博士研究生导师 3 名）、副教授/副主任医师 17 名、主治医师 14 名、住院医师 14 名。具有博士学位者 42 人、硕士学位者 9 人，在读博士 3 人。见表 2 -2 -4 -4。

表 2 -2 -4 -4　历届科室主任（主持工作副主任）名录

姓名	职务	任职时间
陈灼怀	主任	1964—1978 年
陆献瑜	主任	1978—1986 年
冯本澄	主任	1986—1989 年
张汝逢	主任	1989—1994 年
林汉良	主任	1994—1996 年
吴秋良	副主任（主持工作）	1996—2000 年
	主任	2000—2010 年
云径平	副主任（主持工作）	2010—2012 年
	主任	2012 年至今

2. 医技

病理科 20 世纪 90 年代开展了电镜在肿瘤病理诊断中的应用，使病理诊断精确至亚细胞水平。1994 年，推动免疫组化技术在临床病理诊断中的应用。2000 年，积极开展分子病理检测服务，业务检测量逐年提升。

病理科在 2011 年制定了未来十年发展规划：在华南地区率先构筑了以 CNAS 为核心的病理流程管理体系、以亚专科轮转为核心的病理诊断制度。科室健全各项医疗制度，逐步推行病理技术自动化与标准化、病理诊断路径及诊断报告规范化，持续促进病理诊断质量提升。2012 年，病理科获评为“广东省临床重点专科”。

科室秉承“精准、敬业、高效、创新，为患者及临床提供准确及时的病理服务”的宗旨，2016 年，病理科开始筹备中国合格评定国家认可委员会（CNAS）认可，于 2019 年成为华南唯一通过 CNAS 认可的病理实验室，并在曾敬和姜辰的带领下，进一步改善病理信息化建设，完成了从预约就诊到储存管理的全链条信息化，为精准诊断提供高效保障。技术组在卢佳斌的带领下，追求“稳、快、新”的高质量发展理念，日常开展组织病理学诊断、细胞学诊断、术中快速冰冻诊断和病理会诊等病理服务，推出多个与靶向治疗、免疫治疗及预后等密切相关的项目，以满足临床日益增长的需求。见图 2 –2 –4 –14。

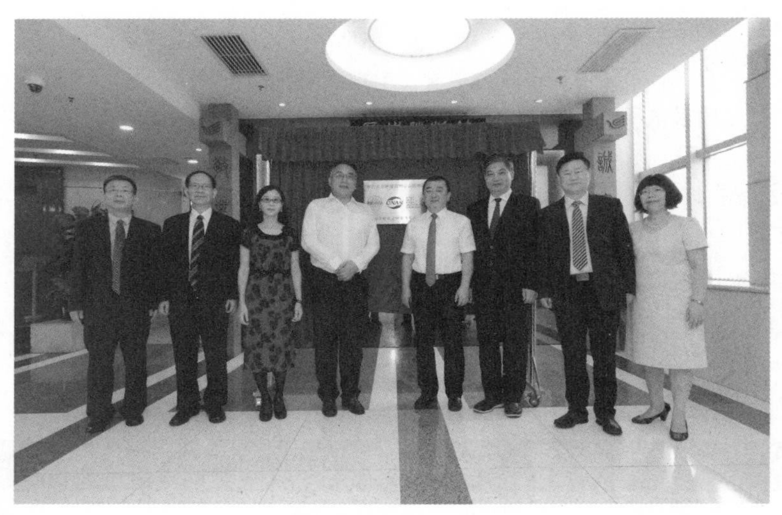

图 2 –2 –4 –14　2019 年 9 月，中山大学肿瘤防治中心党委书记武少新、中国抗癌协会肿瘤病理专业委员会主任委员杜祥等共同为病理科进行 CNAS 揭牌

病理科于 2016 年开始试行亚专科病理诊断模式，建立以组织学及部位为基础的亚专科分类，先后成立了 13 个病理亚专科。各级医师按亚专科进行取材、报告签发及会诊，常规参与临床单病种多学科讨论，为各临床科室提供更准、更全、更快、更新的病理服务。各亚专科带头人推进病理报告规范化，实现胃肠道肿瘤、乳腺肿瘤、肺肿瘤等的规范化病理诊断报告，与国际前沿接轨。在满足中心医疗需求的同时，病理科面向外院患者开展病理会诊服务，由副高级及以上医师进行亚专科会诊，并面向华南地区乃至全国开展疑难病例会诊服务。

2019 年，病理科获评广东省高水平临床重点专科。近 10 年来，临床病理工作量每年以 10% 以上的速度增长。2022 年，病理科会诊工作量跃居肿瘤专科医院病理科首位，常规病理工作量居肿瘤专科医院病理科第二位，且无医疗责任事故。此外，病理科研平台为中心科研提供强有力支撑，调阅科研病例数每年超过 2 万例。

3．医学教育

构建以培养“优秀病理人”为目标的病理培训体系是病理科的使命和担当。科室现有博士研究生导师3名，分别为云径平、蔡木炎和曹云；硕士研究生导师24名，其中1名为技术组陈杰伟。2015年，病理科成为首批国家住培专业基地，同年8月，正式开始招收第一批学员。病理科具有住培带教资格的人员共34名。近年来，科室培养了一批热衷教学的青年骨干师资力量，曾敬获评全国住院医师规范化培训“优秀带教老师”，李梅和金杰烟分别荣获中山大学教师教学竞赛通识组一等奖及全英组二等奖。2015年至今，病理科累计培养博士后6名、博士研究生15名、硕士研究生40名、规培生94名。

立足医学教育“三早”倡导，孙鹏作为课程负责人开设本科生病理通识课程“病之判官”，深受学生们的喜爱。蔡木炎、孙鹏作为指导教师组织本科生申报的2021年、2023年大学生创新训练项目（校级）获推荐立项资助。孙鹏、李梅、王春华分别作为项目负责人主持校级教学质量工程类建设项目（2022—2023年）。

为扩大科室行业影响力，科室常年招收进修人员及本科实习生，设置全科进修、专科进修、科研进修及科室管理进修4种模式，每年接收进修医生及技术员约8名，累计接收本科实习生近90人。2016—2020年，病理科主办或承办国家级学术会议10次，累计参会人员（含线上）超30000人次。见图2-2-4-15。

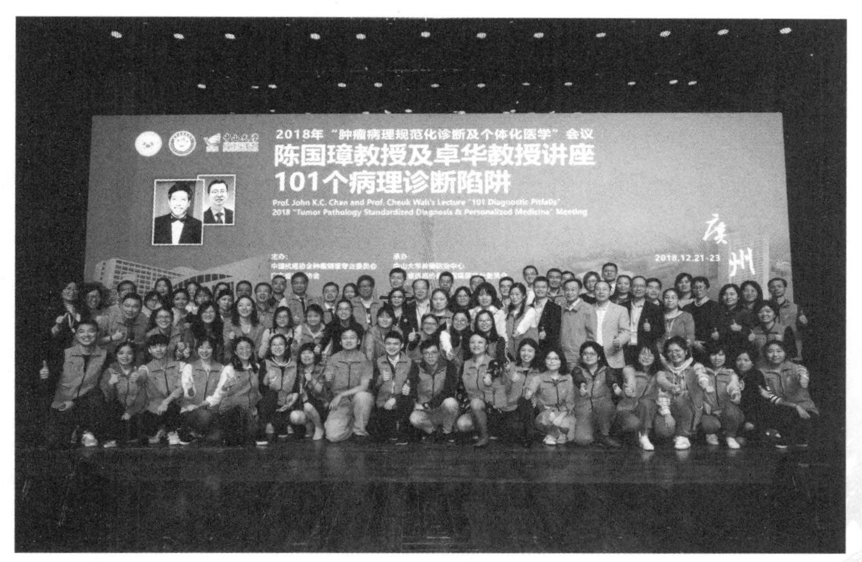

图2-2-4-15　2018年12月，由病理科承办的“101诊断陷阱”专题会议参会人员达近1300人，来科室参观人数达近300人次，是病理学界的一次盛会

4．学科建设

病理科以“辨认病、培养人、出成果”为科室使命，力抓病理学科建设，尤其在人才招聘及科室培养发展方面下大功夫，近10年病理医生由16名增加至59名，大胆招聘本科生担任病理医生，率先招聘助理医师规范标本处理，并大力提拔中青年病理医生担任亚专科病理负责人，从而加强人才储备，提高培养效率。饶慧兰、黄雨华受邀担任世界卫生组织淋巴造血系统肿瘤分类编委，云径平等多名专家参加CACA肿瘤指南编写，蔡木炎参与国家权威CSCO胃癌、肠癌指南的撰写。2015年，蔡木炎获得广东省自然科学杰出青年基金资助。

2018 年，云径平荣获“广东省医学领军人才”称号，曹云和蔡木炎获评“广东省杰出青年医学人才”称号。

聚焦“为病寻因，为医寻理，追求创新”，科室构建病理研究体系，鼓励医生兼顾临床和科研工作。云径平课题组全面描绘肝内胆管癌 EBV 相关特殊亚型，为该亚型临床治疗策略的选择提供了重要的依据，并被国家原发性肝癌诊疗指南（2022）所引用。病理医生积极探索数字病理向智能病理的转化，走在病理研究前沿。云径平、蔡木炎和孙鹏等多人在应用智能病理研发上获得专利或发表高水平文章。2017 年 1 月至 2023 年 12 月，病理科发表在 SCI 收录期刊上的论文总影响因子（IF）达 1052.85，其中 IF >5 的论文 72 篇，IF >10 的论文 11 篇，部分研究成果发表在 *Gut*、*Journal of hepatology*、*Hepatology*、*Nature communication*、Signal Transduct Target Ther 等高水平杂志上。科室成员累计获得发明专利 19 项，其中 2 项为国际专利；主持国家自然科学基金项目共 33 项（其中面上 14 项、青年 15 项）、省级基金项目 21 项，总科研经费资助达 1628 万元。病理科与境外多家机构建立科研合作，定期安排医生到境外进行临床进修或科研学习。

（撰写：孙鹏　黄雨华　蔡木炎　曾敬　段金玲　审核：云径平）

（五）分子诊断科

1．概况

分子诊断科成立于 2011 年 6 月 16 日，前身为分子病理实验室。2003 年，病理科邵建永负责组建基因扩增实验室并于 2006 年 8 月成功获得卫生部临检中心颁发的“核酸扩增检测实验室技术验收合格证书”，正式于临床开展病原体核酸扩增检测。实验室随后陆续搭建荧光原位杂交、Sanger 测序等分子技术平台，开展肿瘤染色体易位、基因拷贝数及基因突变检测。继 2010 年“华南肿瘤分子检测中心”建立后，2011 年中心率先在全国三甲医院中创建分子诊断科，将其作为独立科室。

2012 年分子诊断科联合病理科获评“广东省重点学科”，2013 年一体化实验室建成并投入使用。2014 年，建立中山大学—华大基因癌症基因组学转化研究联合实验室，科室与国内 9 家三甲医院合作成立中山大学肿瘤防治中心联合分子病理检测中心，同年开展高通量测序项目。2015 年，实验室获得“广东省临检中心分子诊断示范实验室”“广东省肿瘤精准治疗分子靶点检测工程技术研究中心”称号，由卫计委批准成为“肿瘤基因测序临床应用试点单位”。2016 年，国家发改委批复建立“国家肿瘤精准医疗基因诊断示范中心”，在 2015 年、2017 年、2019 年和 2021 年，实验室连续四届被评为“PQCC 示范分子病理实验室”。

2021 年 3 月，分子诊断科搬迁至黄埔院区，建有万级净化 GMP 标准核酸扩增实验室（PCR 实验室）、一代测序实验室、高通量测序实验室、基因分型实验室、分子病理形态学等专用实验室，总占地面积约 1923 平方米。2022 年 3 月，分子诊断科通过 CNAS 现场评审，同年 6 月，获得 CNAS 实验室认可证书，2023 年 6 月，顺利通过 CNAS 监督评审，标志着中心分子诊断的检测能力和管理能力迈上了新台阶。

科室拥有一支经验丰富的分子专业人才队伍，涵盖肿瘤学、病理学、临床检验、生物技术、生物信息等多学科人才，共 36 人，硕士、博士占比 66%，其中医生系列 7 人，含副主任医师 4 名（入选广东省“珠江人才计划”1 名，入选中山大学“百人计划”人才 2 名，博士研究生导师 2 名，硕士研究生导师 3 名）、主治医师 1 名、住院医师 2 名；生信系列 3 人，含博士 1 名、硕士 1 名、本科学历 1 名；技术系列 26 人，含副主任技师 2 名、主管技师 14 名、技师 9 名、助理技师 1 名（技术系列博士 1 名、硕士 14 名、本科学历 11 名）。见图 2－2－4－16、表 2－2－4－5。

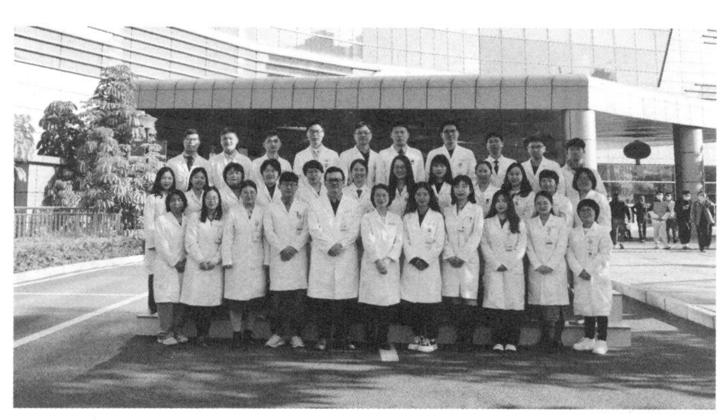

图 2－2－4－16　分子诊断科医务人员合影

表 2－2－4－5　历届科室主任（主持工作副主任）名录

姓名	职务	任职时间
邵建永	主任	2011—2021 年
王芳	副主任（主持工作）	2021—2022 年
王芳	主任	2023 年至今

2023 年末，围绕临床应用不同需求，结合专业技术和专业平台的差异，融合专业技术人才的特长，科室已建成 6 个功能完善、技术领先的分子诊断亚专科，包括遗传筛查亚专科、肿瘤早筛亚专科、病原微生物亚专科、辅助诊断亚专科、靶向新型治疗亚专科、预后监测亚专科。亚专科的设立标志着分子诊断奋进了高质量发展新征程。在各自负责的分子诊断亚专科，专科技术带头人和专业组将精耕细作，彼此取长补短，全面提升科室和中心肿瘤精准检测能力。

2. 医技

分子诊断科开展肿瘤分子检测项目百余项，全面覆盖遗传致病基因筛查、病原微生物、肿瘤辅助诊断基因、肿瘤治疗靶点、新型治疗分子标志物、肿瘤分子分型和预后风险六个方面，精细服务于胶质瘤、鼻咽癌、肺癌、乳腺癌、肠癌、胃癌、肠癌、软组织肿瘤、淋巴造血系统肿瘤等单瘤种的诊疗过程。检测标本可满足血液、骨髓、新鲜组织、石蜡包埋组织、胸腹水、尿液、痰液、心包积液、房水等多元化送检需求。2011 年科室成立至今，分子检测医疗服务节节攀升，工作量每年保持 20% 的增量，2023 年工作量为 158189 例，较 2022 年增长 36.11%。2023 年开展新项目 27 项。见图 2－2－4－17。

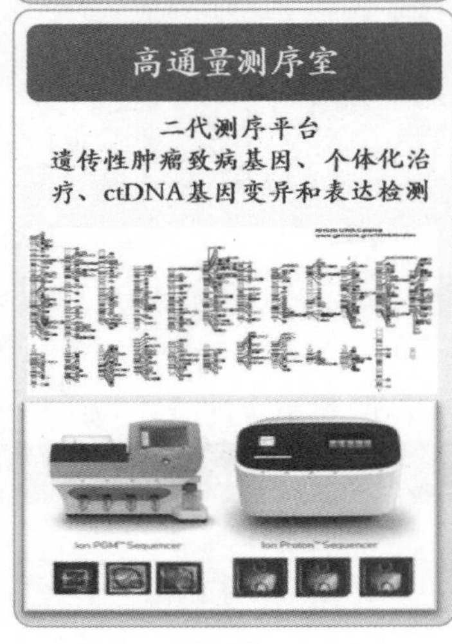

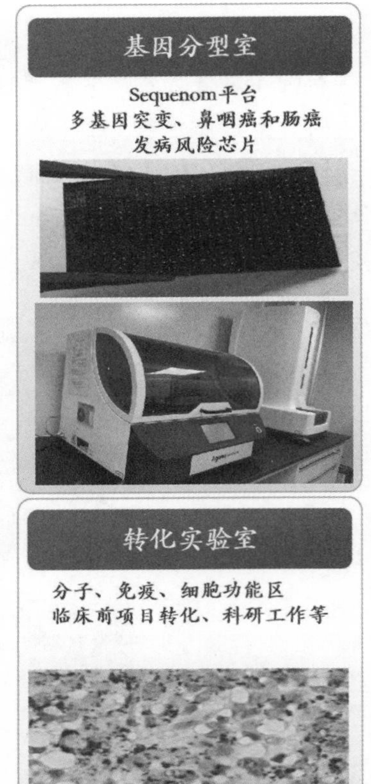

图 2－2－4－17　分子诊断科开展的检测项目

实验室自成立以来，每年参加由国家卫生健康委临检中心和广东省临检中心组织的室间质评活动，覆盖定性 PCR、定量 PCR、FISH、一代测序、高通量测序、生信分析等全方面分子检测能力的考评，均获得优异的成绩。

3．医学教育

2011 年以来，科室已培养博士后 2 名、博士研究生 19 名、硕士研究生 5 名，在站博士后 1 名、博士 1 名、硕士 6 名。在教学方面，分子诊断科承担了中山大学本科“精准医学通识教育”、中山大学硕士研究生“肿瘤学研究进展”等的教学任务，参编参译《分子病理与精准诊断》《现代肺癌诊断与治疗——临床实践与临床研究》《临床肿瘤学》《儿童淋巴瘤诊断与治疗》《分子诊断与肿瘤个体化治疗原则》等教材。2010 年以来，承担国家级继续教育项目，先后举办分子诊断学习班 11 期，传播新知识、新理论、新技术，填补了分子诊断发展早期没有专业培训的空白，培养省内外分子诊断专业人才逾 2000 人。作为广东省临检中心临床核酸扩增实验室示范单位，每年接待的全国 PCR 上岗培训及参观学习人员达 400 人。科室常年接收进修医师及技术员，在行业内培养了一批市级分子检测专业人员。自 2018 年以来，共接收来自全国各地的进修人员 60 多人、各院校实习人员 100 多人、院内病理学专业规培基地轮转人员 40 多人。

4．学科建设

2014 年，分子诊断科牵头组建广东省抗癌协会肿瘤分子诊断专业委员会，每年举办分子诊断领域学术会议，在业界颇具影响力。科室参与制定《BRCA 数据解读中国专家共识》《中国非小细胞肺癌患者表皮生长因子受体基因突变检测专家共识（2016 版）》《中国表皮生长因子受体基因敏感性突变和间变淋巴瘤激酶融合基因阳性肺小细胞肺癌诊断治疗指南（2015 版）》等行业共识与指南共 12 项。自 2011 年以来，科室累计获得各类基金项目 25 项，其中包括科技部资助的重点研发项目 1 项、国家级“863 计划”（国家高技术研究发展计划）“863”专题 1 项、国家自然科学基金面上项目 3 项、国家自然科学基金青年项目 5 项、省部级科研项目 10 项。科室成员作为第一作者或通讯作者（含共同第一和共同通讯）在肿瘤学权威期刊 *Journal of Clinical Oncology* 和自然子刊 *Nature Communications* 等 SCI 收录期刊上共发表 73 篇论文，其中影响因子在 10 分以上的 4 篇，5 分以上的 28 篇。邵建永作为主要完成人（第 10）的项目获 2019 年“国家科学技术进步奖二等奖”、2019 年“广东省科技进步奖一等奖”。2022 年杜紫明入选“广东省珠江人才计划青年拔尖人才项目”。

（撰写：徐玉霞　审核：王芳）

（六）检验科

1．概况

1964 年医院成立时，广东省委书记陶铸亲自批准划拨 100 万元为医院筹建资金，其中 10 万元用于检验科购置仪器、器皿、试剂等。检验科用房在原住院部二楼（两房一厅），门诊部有两间作为门诊检验用房，在编工作人员仅 5 名，首任负责人为王南。广东省卫生厅于 60 年代推行质量检查制度，由广东省检验学会组织发起质量控制运动，当时广州市只有 10 所大医院的检验科参加，科室成为广州市室间质量评价中心首批参与单位。见图 2－2－4－18。

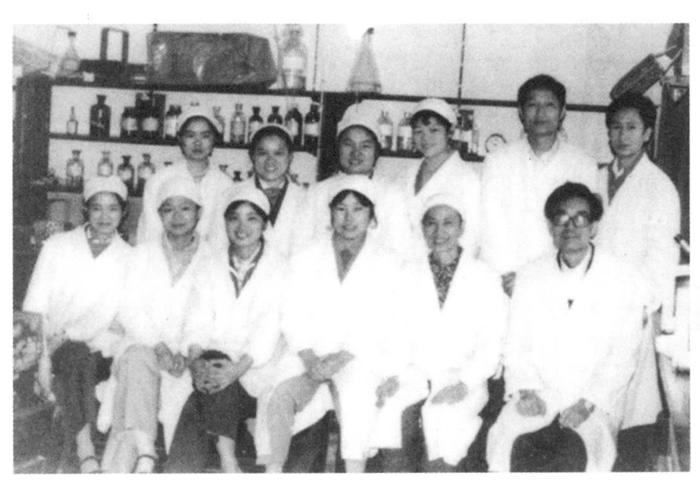

图 2－2－4－18　1984 年检验科医务人员

2004 年始，为适应临床检验实验室标准化及与国际接轨的需要，检验科参考国际标准初步制定了一系列标准化操作程序文件（SOP 文件）及各种规章制度。

2011 年，在刘万里的领导下，科室确立了实验室的质量目标，持续建立、修改、补充《质量手册》《程序文件》《作业指导书》，实验室质量管理体系得到逐步丰富和完善，操作人员的质量标准化的意识和观念不断得到更新和巩固。2013 年 11 月，输血业务从检验科分出，输血科正式成立。2015 年，科室生物安全达到 ISO15189 实验室认可要求。2016 年，检验科开始筹备实验室认可工作，经历了体系试运行、多次质量内审和管理评审，于 2017 年底正式向中国合格评定国家认可委员会（CNAS）提交认可申请。将近 1 年时间里，通过了 CNAS 认可流程的申请审批、文件评审、专家现场评审、认可批准等流程。

2018 年 8 月 5 日，检验科顺利通过中国合格评定国家认可委员会（CNAS）的现场评审，这标志着检验科严格执行 ISO15189 质量管理体系，具备符合认可准则要求的医学实验室检测技术能力，出具的检验报告获得 CNAS 国家实验室认可，以及国际实验室认可合作组织的国际互认。科室是当时中大系统附属医院首家通过 CNAS 认可的检验科，并于 2020 年 12 月、2023 年 3 月顺利通过 CNAS 复评审。2021 年 3 月，检验科在黄埔新院区全面开展工作，双院区运行模式开启。见图 2 -2 -4 -19。

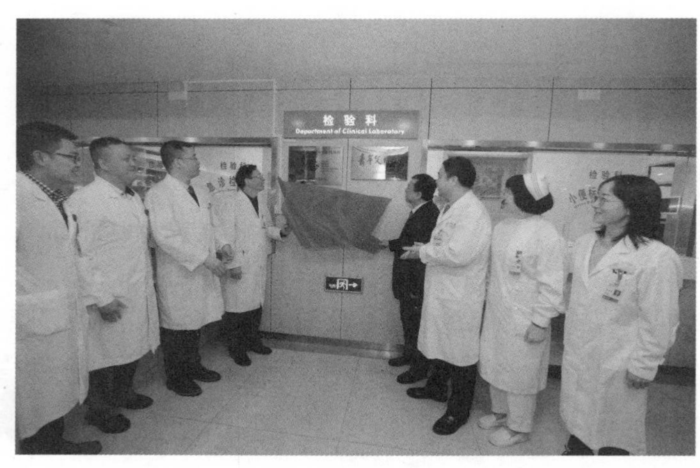

图 2 -2 -4 -19　2018 年 12 月，武少新书记和李升平副院长为检验科 CNAS 认可揭牌

经过 60 年的发展，检验科拥有了一支经验丰富的高素质专业技术人员队伍，越秀院区和黄埔院区共有工作人员 61 名，其中主任技师 3 名、副主任技师 14 名。见图 2 -2 -4 -20、表 2 -2 -4 -6。

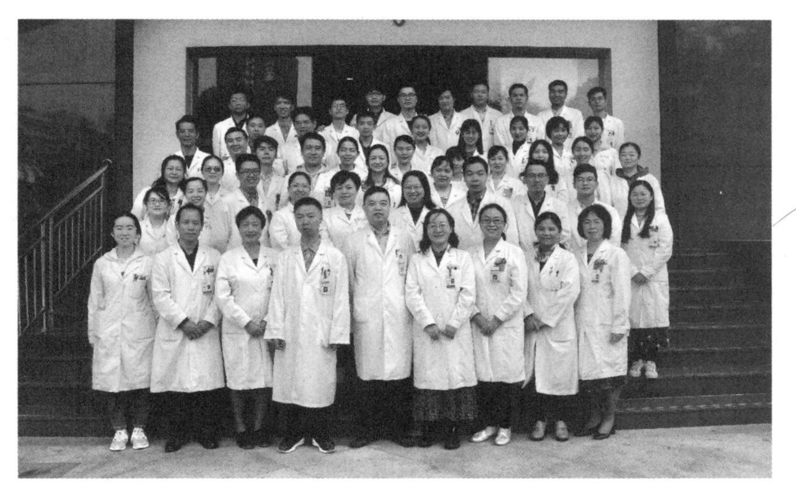

图 2－2－4－20　2021 年检验科双院区全体人员合影

表 2－2－4－6　历届科室主任（主持工作副主任）名录

姓名	职务	任职时间
王南	主任	1964—1981 年
陈爱媚	主任	1982—1986 年
梁伊仁	主任	1992—2004 年
何丽容	主任	2006—2010 年
刘万里	主任	2010 年至今

2. 医技

20 世纪 70 年代初，广东省卫生厅组织成立了“肝癌防治研究协作中心”，领头人是中山医学院附属第一医院王成恩、肿瘤医院李国材，目的在于探讨肝癌的早期发现和早期治疗，检验科马婉兰、王南、梁伊仁、何丽容等参与了协助研究工作。在完成日常工作的同时，他们制备甲胎蛋白（AFP）抗体，用琼脂糖扩散法检测原发性肝癌患者血清中的 AFP 抗原。这种自行配制的抗体一直使用到有商品化的抗血清出现。科室还与中山医肿瘤研究所蔡体育合作，通过电泳原理，对甲胎蛋白进行定性和半定量测定，为肝癌的早期诊断提供了有意义的参考数据。此外，检验科积极投身于肿瘤免疫的科研项目，采集草履虫培养，采用鸡的红细胞做斑蝥虫的皮肤试验，用于检测胃癌患者的免疫功能。

20 世纪 80 年代，检验科引进了两台半自动血球分析仪，检验工作从手工操作转向自动化；同时，还增加了检验项目，不但提高了质量，还缩短了发报告的时间。检验科对每批样品进行严格的质控，以保证检验结果的准确性。

20 世纪 90 年代，检验科平均每年的工作量达到近 300 万项次，肿瘤标志物的检测水平不断提高，从琼脂糖扩增法、琼脂对流电泳、放免法、IMX（微粒子酶免分析），到电化学发光法，逐渐达到全自动的分析水平，近 10 年工作量增幅平均达到 13. 7%，至 2023 年，年工作量超 4823 万项次。

2023 年，检验科设有临床检验、生化检验、免疫检验、微生物检验、分子生物学检验、流式细胞学检验共 6 个专业组，开展 300 多项临床检验项目，除了常规临床检验项目外，还根据我院的病例特点及临床需求，设计各类疾病的检测套餐。此外，还开设白血病、淋巴瘤和多发性骨髓瘤免疫分子分型、循环肿瘤细胞检测、鼻咽癌相关 EB 病毒血清学检测等特色项目。目前，科室是华南地区开展血肿瘤标志物检测数量最大、项目种类最多的实验室。

检验科每年参加卫健委临检中心和广东省临检中心室间质评、正确度验证等质量保证活动；近年来所有室间质评项目均合格，实验室评估历年均为优秀。

3．医学教育

检验科以质量作为立科之本，以人才建设促进学科发展。目前拥有博士研究生导师 1 名、硕士研究生导师 2 名，科室 50% 的人员具备住院医师规范化培训带教资格。

1966 年，医院举办第一期护训班，学员约 20 人，科室负责部分基础医学的教学任务。随着时代的发展，科室继续教育除了通过线下的学习培训班进行外，还有公众号、App、书籍等多种传播载体。

自 2003 年中山大学医学院成立检验系以来，检验科的部分同志承担了检验系临床检验、生化、免疫、微生物、分子诊断学等的教学工作。2008 年以来，科室完成了 250 多人的实习培训。近 10 年来，科室吸引了来自广东、广西等的进修学习人员。

2011 年，科室获批硕士学位授予点，2020 年获批博士学位授予点。2014 年 11 月，科室正式获批成为国家第一批医学检验住院医师规范化培训专业基地，共招收住院医师规范化培训学员 14 人。

4．学科建设

检验科主要研究方向为肿瘤标志物，相关研究成果发表在检验学顶级期刊 *Clinical Chemistry*、胃肠肝病学顶级期刊 *Gut*、*Nature* 子刊等国际知名期刊上。近 10 年共在 SCI 收录期刊上发表论文 88 篇，其中 IF >5 的论文 14 篇，授权专利 8 项，专利转化 1 项。目前，承担国家自然科学基金面上项目及青年基金项目、广东省自然科学基金及市级重大课题共计 11 项。

刘万里担任中国抗癌协会肿瘤临床检验与伴随诊断专业委员会、广东省抗癌协会肿瘤分子诊断专业委员会的主任委员。科室主办 2 次中国整合肿瘤学大会肿瘤临床检验与伴随诊断专业委员会学术年会，4 次分子诊断临床应用前沿论坛暨广东省抗癌协会肿瘤分子诊断专委会学术年会。

检验科肿瘤标志物案例库建设能力已经跃居全国前列。获全国级案例比赛一等奖、三等奖各 1 项，获广东省案例比赛一等奖 1 项。科室参与编写《检验与临床思维案例——内分泌疾病》《肿瘤标志物异常结果分析案例集》等书籍。

在国家卫健委指定的全国医务人员网络培训平台——中国医学论坛报壹生平台，负责肿瘤标志物检验培训系列课程。

5．科室文化建设

检验科作为广州市青年文明号单位，在科内举办“检验与临床案例分析大赛”，提升员工的检验结果辨析能力，锻炼其临床思维，并且与广东省生命之光癌症康复协会合作，录制检验检测系列科普课程，为医护及病患提供可靠、高质量的科普知识。

（撰写：朱苑莹　审核：刘万里　戴淑琴）

（七）输血科

1. 概况

输血科成立于2013年9月，前身为检验科的血库专业组。目前在越秀院区和黄埔院区均设有独立的输血科。两院区共有工作人员19名，其中主任医师1名、主治医师1名、技术员17名（主管技师2名、技师15名）、硕士研究生导师1名。经过10年的发展，输血科正稳步向集医疗、教学、科研于一体的肿瘤医院输血强科的目标前进。见图2-2-4-21、图2-2-4-22、表2-2-4-7。

科室前身为检验科血库专业组。当时人员除组长为固定工作人员外，其余为流动工作人员。主要业务是存储及发放血液、复查血型及交叉配血。后按照国家卫健委的要求，以及我中心不断发展壮大的需要，成立了输血科。自成立后，科室业务迅速增长，全自动血型仪由1台增至6台，另增加了血栓弹力图检测仪4台。除原有项目外，陆续开展了一系列新项目，如血液过滤、储存室自体输血、TEG检测、血小板抗体检测、抗体效价检测等。这些项目对安全输血、凝血功能评估及减少输血不良起到很大的作用。同时，科室承担全院“用血质控”监管工作，大大提升了全院临床用血管理水平。

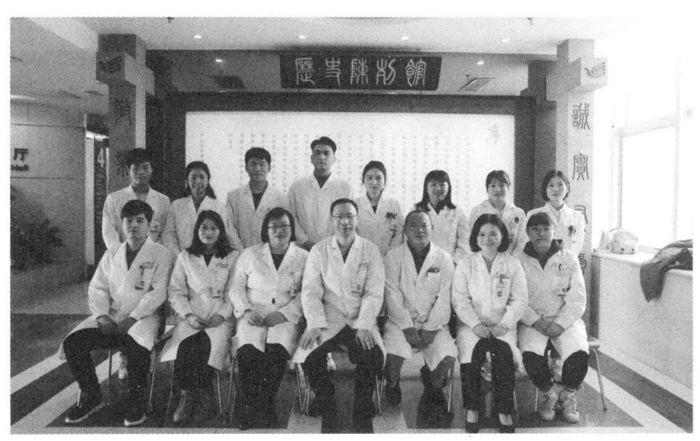

图2-2-4-21　2020年输血科医务人员合影

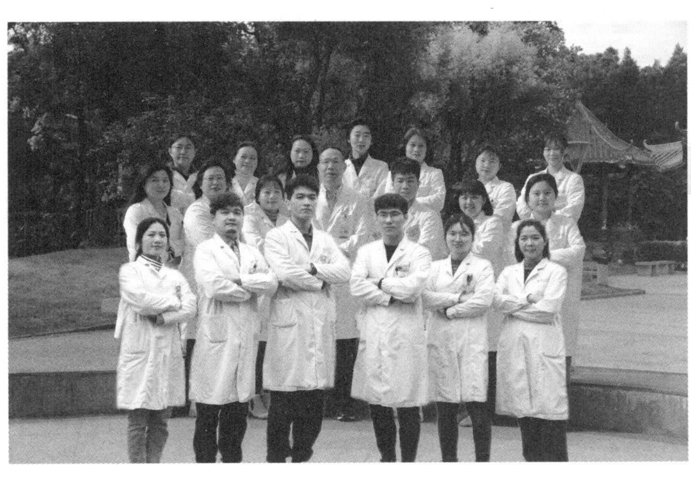

图2-2-4-22　输血科双院区医务人员合影

表 2-2-4-7　历届科室主任（主持工作副主任）名录

姓名	职务	任职时间
刘万里	主任	2013—2021 年
林文前	主任	2021 年至今

2. 医疗/医技

（1）科室业务开展情况。

目前科室主要承担血型鉴定、输血四项、血小板抗体检测以及血栓弹力图等血标本的检测，2023 年血型鉴定以及输血四项等检测标本共 130872 个，用血指标其中红细胞 21584.5U、血浆 2249350ml、血小板 5599U、冷沉淀 2352U，输血科完成患者入院血型检测，为患者术前做好备血，对全院用血进行管理，确保每一位患者输血安全。

（2）医疗技术开展情况。

开展新业务：白细胞滤除、血栓弹力图、血小板抗体检测、深度储存式自体输血等。白细胞滤除：滤除白细胞后的血液成分更加安全，降低发生输血反应的概率。血栓弹力图：围术期凝血功能的筛查，弥补传统凝血检测的不足，与凝血检测相结合来准确判断患者凝血功能及出血风险；也对出血原因进行鉴别诊断，合理指导成分输血。还可以鉴别原发纤溶亢进和继发纤溶亢进，评估成分血或凝血相关药物的治疗效果。

开发新款输血信息系统，输血管理信息系统包括血液的出入库管理、输血医嘱管理、输血前检查、配发血管理、自体血管理等多项功能，并与科室内自动化血型系统和血栓弹力图实时连接，紧密结合临床输血实践。加强对关键环节和过程的质量控制，保证信息的完整性、准确性、适用性和时效性等，利用信息技术保障输血安全，实现输血闭环管理，提升输血安全，构建更加完善的医疗服务体系。

3. 医学教育

每年承担中山大学、广东医科大学本科生临床教学任务，同时承担进修生教学及全院临床用血知识培训任务。理论与实操相结合，问题导向及小讲课、案例分析相结合。内容包括：血型鉴定的标准检测方法、临床用血的全流程闭环管理、血栓弹力图操作及诊断、血小板抗体检测操作以及自体输血等技术的应用与操作。

4. 学科建设

围绕“提升肿瘤患者及与肿瘤治疗相关的疑难血型诊断及疑难交叉配血”“肿瘤患者血液管理”及“肿瘤单病种精准输血”等核心问题进行学科建设，以提升肿瘤患者输血治疗疗效；建立肿瘤患者稀有血型档案库，打造肿瘤患者输血教学及培训特色基地；未来将进一步开展血液治疗及输血门诊。大力加强人才培养及建设，目前科室大部分人员具有医师及技师双证。科室成立以来共获得广东省医学科学技术研究基金 2 项、广东省科学技术基金 2 项，共发表 SCI 论文 16 篇，专利 1 项。

（撰写：陈琦　审核：林文前）

（八）临床研究部

1．概况

我院临床研究中心由管忠震、赵香兰等创建，1983 年被卫生部确定为首批部属“临床药理基地”。在中心创建初期，我院抗肿瘤药物临床试验的管理一直依托肿瘤内科，由医院的院长/科研副院长分管，历届及现任的机构主任分别是管忠震、何友兼、姜文奇、刘继红、徐瑞华。管忠震参照 MD 安德森癌症中心的模式，于 1999 年就开始聘用专职的 GCP 秘书、统计人员、药代分析检测人员等。2001 年，中心被科技部认定为国内首家“国家新药（抗肿瘤药物）临床试验研究中心”。2004 年，在国内首创设立专职“研究医生”“研究护士”岗位，培养一批具有丰富经验的临床试验专职人员。2008 年，获得原国家食品药品监督管理局（SFDA）颁发的“药物临床试验研究机构”证书。

2008 年 12 月，为规范药物临床试验，推动临床研究，医院建立了独立运作、具有一定管理职能的业务科室——临床试验研究中心，首任主任为洪明晃，对全院涉及人的临床试验/临床研究进行统一管理，提出“服务、监管、支撑、协调”的管理方针，科室从原来主要负责注册类临床试验（以下简称 IST）管理工作，拓宽到上市后临床研究的管理，在国内较早开始关注和鼓励研究者发起的临床研究（以下简称 IIT），进行合规审核、设计辅导以及合同审查、经费管理等重点环节监管。

2012 年起，科室开始布局临床试验信息化建设，主要包括机构管理、专业应用、项目实施管理三大部分，贯穿所有涉及人的临床研究的立项审查、合同审查、财务管理、人员管理、实施管理、质量管理、试验用药品管理、数据管理等过程，逐步实现临床研究数据采集、记录和保存的及时、可溯源。2015 年，临床研究部上线“临床研究管理平台”，实现临床研究项目立项、协议审核、SAE 上报等在线办理，提高临床研究的管理效率和流程规范性。临床研究部先后开发了国际首个研究数据备案平台（www. researchdata. org. cn）、中心随机化系统和 EDC 系统、受试者智能招募系统、远程监察系统。个体化定制开发嵌入医院 HIS 的系统，如 GCP 药物管理、GCP 经费管理、GCP 长期随访、AE/CM 记录等，提高临床试验实施过程的便利性和规范性，信息系统走在全国前列，吸引更多的临床试验项目。

2019 年，科室规模进一步扩大，下设办公室、Ⅰ期病房、Ⅰ期实验室、临床研究日间治疗中心、质控组、研究护士组、统计组，区域包括办公区域、监察区域、病房区域等，面积达 1229m^2。同年，科室被国家科技部授予“重大新药创制科技重大专项药物临床评价示范平台”。2020 年，科室在国家药品监督管理局药物/器械临床试验机构备案系统中完成首次备案，药临床机构备字：2020000213，包括肿瘤、影像和麻醉三个专业。2021 年，科室将三块牌子合并为“临床研究部/药物临床试验机构办公室”。2023 年，“特殊医学用途配方食品临床试验机构”备案申请获国家市场监督管理总局审查通过。2024 年，科室通过国家首批体细胞临床研究机构备案。

截至 2023 年，科室人数从创建初期的 15 人发展壮大到 90 多人，研究护士、Ⅰ期病房医护人员、办公室管理人员、统计人员的配置全面提升，平台建设日趋成熟和规范。2009—2020 年，科室管理的 IST（含新药、医疗器械、体外诊断试剂）共 641 项，IIT 共 992 项；2020—2023 年，增长势头更为强劲，由科室管理立项的 IST 共 880 项，IIT 共 1443 项，支持了国家过半数的抗癌新药上市，IIT 的数量和成果产出位居国内肿瘤专科医院的前列。我院临床试验量在“全国临床试验量值排行榜”（2023 年总榜）、“牵头榜”排名均为第四，在肿瘤专科医院中排名第二，持续位列全省第一。2023 年度，我院临床研究支撑发表国外论文 529 篇，其中 87 篇的影响因子大于 10 分；有 37 项临床研究结果被各指南采纳，其中 9 项被 NCCN 指南采纳。见图 2 –2 –4 –23、表 2 –2 –4 –8。

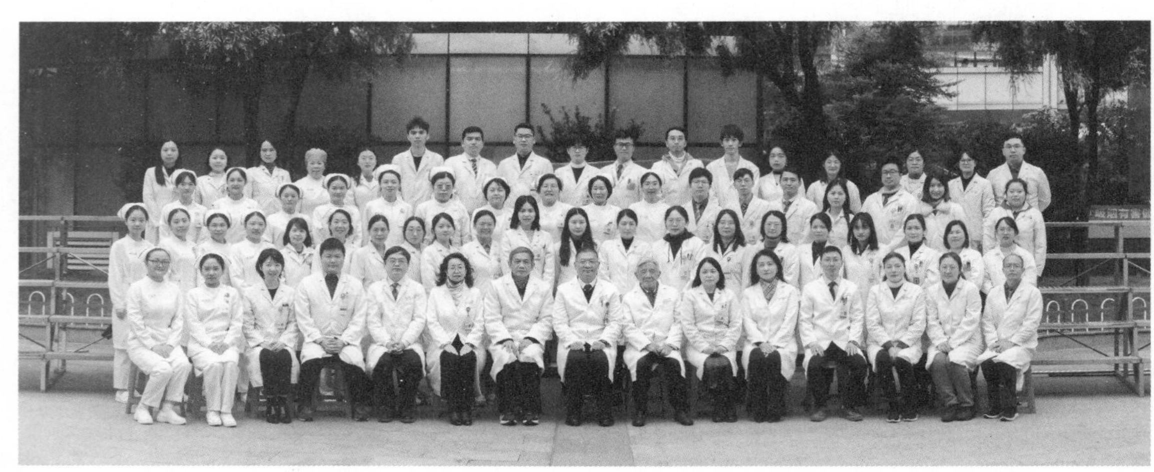

图 2 –2 –4 –23　临床研究部医务人员合影

表 2 –2 –4 –8　历届科室主任（主持工作副主任）名录

姓名	职务	任职时间
洪明晃	主任	2008—2019 年
李苏	主任	2019 年至今

2．医疗/医技

Ⅰ期病房成立于 2014 年 3 月，为国内首家医院独立管理的抗肿瘤新药Ⅰ期临床试验病房，床位数 12 张，首位主任由内科张力兼任，护士长为邹本艳。2021 年Ⅰ期病房扩充，床位数增至 33 张（越秀院区和黄埔院区），病房主任为赵洪云，护士长为刘倩雯。

截至 2023 年底，Ⅰ期临床试验病房已推动包括艾维替尼、奥西替尼、恩沙替尼、特瑞普利单抗、伊匹木单抗等多个抗肿瘤新药成功在我国/美国获批上市，涵盖肺癌、消化道肿瘤、乳腺癌、淋巴瘤、妇科肿瘤、泌尿系肿瘤等多个瘤种。其中，我国国产原研的第一个 PD –1 单抗 –特瑞普利在实体瘤及鼻咽癌中的临床研究于 2017 年在Ⅰ期临床试验病房开始第一例受试者入组，2021 年 2 月特瑞普利单抗获批用于既往接受过二线及以上系统治疗失败的复发/转移性鼻咽癌患者的治疗，2023 年 9 月通过 FDA 核查，成为国内首个成功出海美国的自研 PD –1 单抗药物，也是 FDA 批准的首款用于治疗鼻咽癌的药物。

2014 年成立之初，Ⅰ期病房年住院量为 529 人次，在研Ⅰ期项目数为 18 项。2015—2020 年，Ⅰ期病房住院人次与新立项数继续攀升，年住院量达到 1500 ～ 1800 人次，每年新立项Ⅰ期项目数维持在 15 项以上，最多达到 39 项，在研项目数最多达到 65 项。2021 年 7

月，Ⅰ期病房（越秀）乔迁至新病区，同年，黄埔院区新病区启用，Ⅰ期病房在两院区共设病房 14 间，医疗服务能力进一步提升。截至 2023 年，Ⅰ期病房年住院量达 2801 人次（越秀）+1186 人次（黄埔），全年新立项Ⅰ期项目 74 项，在研项目 164 项。Ⅰ期病房的项目数、病例数均已排在国内专科医院的前列，成为医院的品牌。

3．医学教育

DME 教研室是临床研究部的重要组成部分，1984 年，中山医学院成立“DME 咨询委员会”，校长彭文伟任主任，胡孟璇、侯灿为副主任，洪明晃为教员。1987 年，改名为临床流行病学/DME 教研室，1991 年，教研室挂靠肿瘤医院，黄腾波、洪明晃先后担任过教研室主任。1986 年，开设研究生 DME 选修课，1993 年，DME 为住院医生继续教育的四门必修课程之一。2020 年，组建成立“临床研究方法学教研室”，挂靠临床研究部，教研室主任为洪明晃。

教研室先后开设“临床科研设计、测量与评价（DME）”“循证医学与临床流行病学”“Evidence-Based Medicine”“临床研究概论（核心通识）”课程，教学重点聚焦在“临床研究方法学”，着重讲授临床研究设计和实施过程中的方法学和关键技术。目前，教研室承担医科硕士生、临床医学八年制、留学生（全英）班、非医科本科生通识教育等的教学工作。在教材建设方面，1994 年洪明晃主编《临床科研设计测量评价》，2002 年更新内容后出版第二版。2020 年，教研室联合中山大学公共卫生学院主编《临床研究方法学》，入选中科院规划教材，后《临床研究方法学（2 版）》入选科学出版社“十四五”普通高等教育规划教材。2021 年，曹烨主编《临床试验知识考核题例及解析》，2022 年和 2023 年洪明晃分别主编《药物临床试验受试者小宝典》和《肿瘤药物临床试验受试者小宝典》。

教研室累计承担广东省教育厅教学研究项目 1 项、中山大学本科教学质量与教学工程项目 7 项，连续 4 年（2020—2023）获评中山大学肿瘤防治中心优秀教研室，教改项目荣获 2021 年中山大学第十届教学成果奖一等奖，获评校级一流本科课程 1 项，建成《临床研究方法学》在线开放课程。

临床流行病学/DME 教研室还开办各类教学活动，包括临床骨干 DME 培训班、临床研究沙龙、GCP 培训班等。其中，临床研究沙龙截至 2023 年已举办 168 期，聚焦对临床研究领域法律法规文件的学习、行业热点难点讨论，参与范围广，高居国内同类学术活动首位；GCP 培训班已举办 31 期，培训 7000 多人次，获得全国各地学员的广泛好评，为我国培养了一批 GCP 后备力量。

在研究生培养方面，2000 年，洪明晃招收了第一位硕士研究生；2004 年，洪明晃招收了第一位博士研究生。截至 2023 年，共培养硕士研究生 20 位、博士研究生 18 位。目前临床研究部具备博士研究生导师资格的 2 人，具备硕士研究生导师资格的 5 人，在读博士研究生 3 人。自Ⅰ期病房成立以来，至今为止共接收住培医师 241 人次、进修医师 247 人次、临床预见习医学生 16 人次，得到了学员的一致赞许。

4．学科建设

临床研究部非常重视肿瘤学临床试验的学科建设，特别在恶性肿瘤的免疫及靶向药物的临床、转化及基础研究方面取得了优秀的科研成果。2013—2023 年，临床研究部团队在国内外期刊共发表论文 130 多篇，分别发表于 *Cancer Cell*、*Lancet Oncology*、JAMA *Oncology*、*Journal of Clinical Oncology*、*Journal of Thoracic Oncology*、*Journal of Hematology &*

Oncology、*Nature Communication* 等知名国际期刊上，其中 23 篇发表在影响因子 10 分以上的刊物。同时，申请专利 2 项，获批科研基金 1480 多万，包括国家级基金 12 项、省部级基金 24 项、校级基金 2 项。

多位教授参与了中国多项肿瘤治疗指南、临床研究相关指南或共识的编写。洪明晃、曹烨等执笔了广东省药学会的《药物临床试验 安全评价 · 广东共识（2020 年版）》《药物临床试验 信息安全 · 广东共识（2023 年版）》等。科室成员担任或曾任国家级学会主任委员 1 名、国家级学会副主任委员 2 名、省级学会主任委员 4 名，在行业内的学术影响力不断增强。近年来，科室承担的项目成果多次登上国际舞台，7 项研究获得美国临床肿瘤学会、欧洲肿瘤内科学会等国际大会口头报告。

5．科室文化建设

临床研究部重视人文关怀，组织新春年会、春游踏青等活动，送健康送温暖，走访慰问患病、生育、家庭事故的职工，提升员工幸福感。开展支部平台多部门联动，促进党建与业务融合。每年的“520”临床试验科普宣传周，通过义诊、讲座等形式，向病友传播健康知识，提高健康意识，开展社会公益活动。临床研究部通过开展一系列科室特色文化活动和公益活动，提升了科室团队的凝聚力，保障医疗服务质量的同时回馈社会，展现了白衣天使关爱生命、回馈社会的精神风貌。

（撰写：曹烨　赵洪云　李济宾　审核：李苏）

（九）实验研究部

（参见：下卷第四编第三章肿瘤研究所/实验研究部）

（十）肿瘤预防研究科

1．概况

肿瘤预防研究科（广东省癌症中心办公室）为原肿瘤流行病学室，最早建立于 20 世纪 70 年代初。1976 年 1 月，中山医学院为加强肿瘤流行病学的研究，正式发文在肿瘤研究所增设“临床流行病研究室”，将其挂靠在鼻咽癌病区。研究室开展以鼻咽癌为主的大规模人群筛查和早诊早治工作、肿瘤病因危险因素的流行病学调查，并指导中山、四会市当地卫生部门建立三级防癌网及肿瘤发病与死亡登记制度。

2006—2011 年，流行病学室挂靠于临床试验研究中心。2011 年 6 月划归预防医学部，更名为“肿瘤预防研究室”。2013 年 11 月，为加强肿瘤预防工作，实现防治并重的目的，中心将肿瘤预防研究室划分为独立运作的科室。2016 年 2 月，广东省癌症中心依托中山大学肿瘤防治中心正式成立，中心下设办公室，挂靠在肿瘤预防研究室。2020 年 7 月，科室正式更名为“肿瘤预防研究科”。

科室现有工作人员 15 名，包括科主任（兼广东省癌症中心办公室主任）1 名、副研究员 1 名、研究实习员 1 名、技术员 1 名、肿瘤登记员 1 名、项目助理和实验员 10 名。科室下设办公室、肿瘤登记室、实验室、生物标本库、会议室和资料室。见表2－2－4－9。

表2－2－4－9　历届科室主任（主持工作副主任）名录

姓名	职务	任职时间
李振权	主任	1980—1987 年
闵华庆	主任	1987—1993 年
黄腾波	主任	1993—1997 年
洪明晃	主任	2008—2011 年
曹素梅	副主任（主持工作）	2011—2020 年
曹素梅	主任	2020 年至今

2．业务

科室主要工作任务为探索和发现华南地区常见肿瘤的病因危险因素、发病机制；研发和评价肿瘤预防新指标、早诊和筛查方法；示范和推广肿瘤预防新模式、新措施，以及评价肿瘤防控效果。省癌症中心办公室的日常职责包括：与国家癌症中心、省卫生健康委、区域癌症防治机构联络，协助制定全省癌症防治规划；协调中心内部各相关部门开展肿瘤防控工作；管理全省癌症早诊早治基地和项目，开展项目督导、质量控制和效果评价；开展癌症规范化筛查与早诊早治培训，强化人才队伍与综合能力建设；组织制定和发布各项肿瘤防控工作相关指导文件和技术标准；监测和分析全省肿瘤发病趋势和负担；组织开展肿瘤防治的科普宣传和健康教育活动。

科室长期立足于高发现场人群开展鼻咽癌人群筛查研究，先后承担了国家“七五”至“十四五”鼻咽癌筛查和早诊的科技支撑计划及重点研发计划课题，建立起覆盖7.5万人群的筛查队列和生物样本库，推出了简便、易行、稳定性高的以ELISA联合检测VCA/IgA及EBNA1/IgA为基础的新筛查方案，2011年起被卫健委纳入筛查规范在全国推广应用。建立了基于EBV抗体的鼻咽癌风险预测模型，使筛查检出患者早诊率提高至79.0%，5年生存率达95.7%。相关成果获“国家科技进步二等奖”。

2006年，科室开始承担我省的国家重大公共卫生项目——农村癌症早诊早治项目，2016年起承担城市癌症早诊早治项目，筛查范围覆盖11个地市7个高发癌种（鼻咽癌、肺癌、乳腺癌、肝癌、胃癌、食管癌和结直肠癌）。2016—2023年，全省共完成初筛57.8万例、临床筛查34.2万例，在广东省建立了社区—疾控—三级医疗机构的医防融合筛查模式，获得2018年“国家城市癌症筛查项目优秀组织管理奖”。2020年起，科室协助广东省卫健委逐步成立了21家地市级癌症防治中心和57家区（县）级癌症防治中心，完成了癌症防治中心工作规范、经费使用指导办法等系列工作文件的制定，推动了广东省实现地市级癌症防治中心全覆盖。见图2－2－4－24。

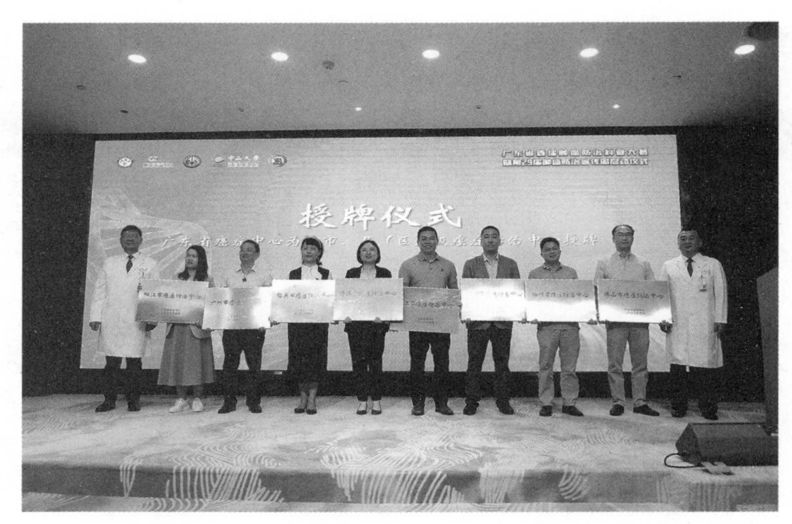

图 2－2－4－24　广东省癌症中心为各市、县级癌症防治中心授牌

依托省—市—县癌症综合防治体系，全省癌症筛查覆盖面不断扩大，高发区重点癌症早诊率持续提高，形成了“初筛在基层，临床检查在专科医院，省癌症中心整体协调、组织”的癌症筛查模式；每年与 21 个地市癌症防治中心及相关部门同步开展全国肿瘤防治宣传周大型科普主题活动，如健康科普直播、肿瘤防治科普大赛等，营造积极向上的防癌抗癌社会氛围，受众广泛，影响深远。2020—2023 年，科室连续四年承担国家慢病健康管理－癌症筛查与早诊培训项目，共向基层输送 808 名癌症筛查与早诊专业人才，推动肿瘤筛查规范化水平不断提升。2023 年 4 月，科室《探索多样化的筛查模式，推广癌症早诊早治》入选为健康广东推进委员会“健康广东行动典型案例”。

3．教学

肿瘤预防研究科常年承担流行病学、卫生统计学本科生和研究生的有关课程教学工作，如“流行病学”“卫生统计学”“肿瘤学”；科室曹素梅教授为博士研究生导师，于 2007 年开始招收研究生，已毕业研究生 16 名，在读研究生 6 名；李萌萌副研究员为硕士研究生导师，于 2022 年开始招收研究生，在读研究生 2 名。

2015 年，科室举办国家级继续医学教育项目“鼻咽癌规范性筛查培训班”，培训学员 54 人。2019 年再次举办“鼻咽癌规范性筛查培训班”，培训学员 80 人。2022—2023 年，连续 2 年举办国家级继续教育项目“常见恶性肿瘤早诊早治与规范化筛查培训班”，共培训基层单位学员 400 多人，其中来自西部省份的学员约 80 人。

4．学科建设

1991—1996 年，黄腾波负责国家“八五”“九五”科研攻关项目，开展鼻咽癌高发现场的综合防治及癌前病变阻断研究，推出鼻咽癌筛查方案。2001—2008 年，洪明晃等承担国家“十五”科研攻关项目及“十一五”科技支撑计划，在高发现场建立新的“鼻咽癌筛查示范基地”，优化了高危人群筛检方案，被卫生部纳入筛查规范在全国推广应用。

2009 年，科室承担中心与美国哈佛大学、瑞典卡罗林斯卡医学院合作 NIH 项目“基因－环境－EB 病毒的交互与鼻咽癌病因的研究”，负责广东地区 2700 例病例与对照的现场调查和标本收集工作。2014 年，与美国国立癌症研究院合作开展两项鼻咽癌筛查研究，评价

EBV DNA 作为鼻咽癌生物标志物的可行性及鼻咽内镜筛查鼻咽癌的敏感性和效果。

2013—2019 年，曹素梅在原有筛查工作基础上承担中山大学“5010”项目，运用准确性更高、更经济简便的筛查指标 VCA/IgA 联合 EBNA1/IgA，开展华南地区多个现场的鼻咽癌整群随机对照筛查试验；主持两项国家自然科学基金面上项目，阐明 EBV 再激活促进鼻咽黏膜癌前病变的机制，揭示 HLA 基因多态性介导的 EBV 慢性感染及其交互作用与鼻咽癌的发病关系，为制定鼻咽癌预防措施提供参考。2020 年，承担“十四五”重点研发计划课题，评价“EBV 双抗体联合 EBV－DNA 初筛，鼻咽内镜联合 MRI 精筛”的二阶段策略在高发区大规模人群中的筛查效果。2021—2024 年再次承担两项国自然面上项目，开展大型前瞻性流行病学研究，阐明 HLA-DQ 基因序列特异性甲基化诱导 EBV 免疫逃逸及鼻咽癌发生的机制，探讨 gp42-IgG 抗体双向抑制 EBV 感染鼻咽上皮及 B 淋巴细胞对降低鼻咽癌发病风险的作用。相关研究成果被 NCCN、CSCO 等临床指南多次引用。见图 2－2－4－25。

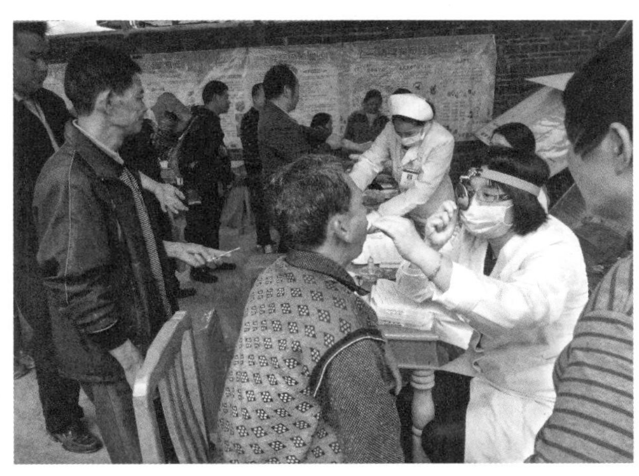

图 2－2－4－25　科室在四会市为当地居民开展免费鼻咽癌筛查

科室于 2020 年引进中山大学“百人计划”青年学术骨干 1 名，2022 年牵头向广东省抗癌协会申请成立了癌症筛查与早诊早治专委会，搭建癌症筛查领域高水平学术交流平台。曹素梅当选专委会主任委员。2023 年，实现“一种检测 EBV 中 C 启动子甲基化水平的试剂盒及方法”等三项专利成果转化，解决现有筛查指标的特异性不足、阳性预测值低等问题，助力鼻咽癌精准筛查。

5. 科室文化建设

自 2013 年起，科室每年定期安排职工前往鼻咽癌高发区四会市为当地居民开展鼻咽癌免费筛查，持续 10 年未间断。2022 年 11 月，在严峻的疫情形势下，科室积极响应政府和中心号召，派出 9 名职工前往荔湾区支援流调工作达一个月，充分发挥科室流调本职工作经验优势，圆满完成疫情防控任务，受到了有关部门的肯定和赞扬。

（撰写：李彤　审核：曹素梅）

（十一）防癌体检健康管理中心

1．概况

为适应社会需求，提升肿瘤预防水平，中心于 2007 年 1 月成立防癌体检部，地点设在门诊二楼，与特需门诊共享资源，由刘宇英专职负责筹建。防癌体检部的主要工作为组织全院相关学科专家，协调相关科室场地、设备、人员组成临时团队，利用节假日、周末开展团队来院或上门体检；探索肿瘤筛查与防癌体检的规范、癌症风险评估、早期干预等。

2011 年，随着院区空间的扩大，防癌体检业务迎来了难得的发展机遇。当年 6 月，中心成立预防医学部，下设体检中心与肿瘤预防研究室、体细胞保健中心等。经过 1 年多的软硬件准备，体检中心于 2012 年 10 月正式迁至青菜岗对外营业，主要开展专业化、系统化、“一站式”的防癌体检、健康体检、防癌健康教育、健康管理、防癌咨询等项目。

体检中心的独立环境和专用设备，成功实现“医检”分离，有效地保护健康受检人群，避免交叉感染，受到社会各界人士的欢迎。2013 年 10 月，为进一步发挥预防医学优势，中心重新调整预防医学部组织架构，将体检中心升格为临床业务科室，由预防医学部综合协调管理。2014 年 11 月正式更名为“防癌体检健康管理中心”。科室于 2019 年获“全国健康管理学科建设与科技创新基地”称号。目前体检中心共有 73 名工作人员，其中医生 29 名（含退休返聘人员 1 名、雇请人员 1 名）、护理人员 13 名、技术员 4 名、体检助理 4 名、委派驻场人员 23 名。见图 2－2－4－26。

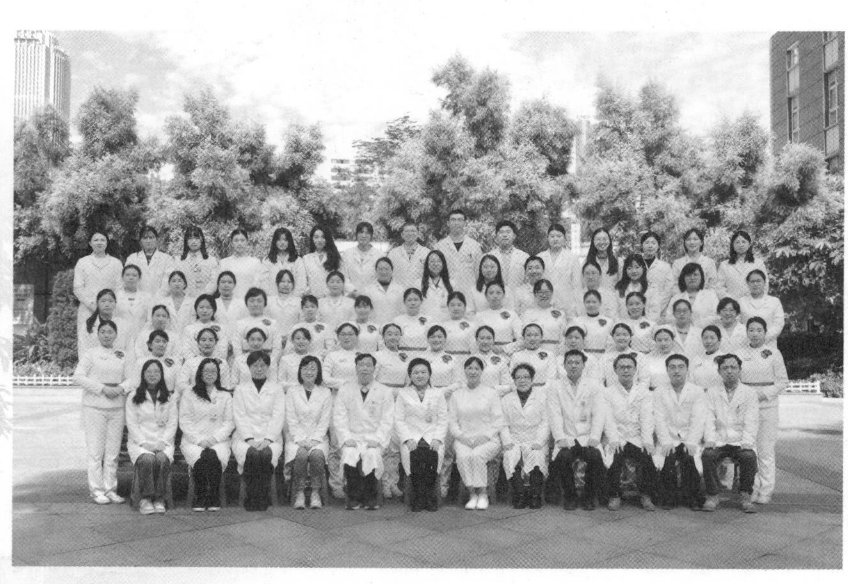

图 2－2－4－26　防癌体检健康管理中心医务人员合影

2．医疗

防癌体检健康管理中心自 2012 年迁址至今已经走过了 10 年的发展历程，年体检量由创建初期的 12232 人增加到 2023 年的 59678 人。2018 年取得成人疫苗接种门诊资质，开展 HPV 疫苗、乙肝疫苗、新冠疫苗的接种任务。尤其是新冠疫情期间，多次承担政府指派的外出核酸检测任务和新冠疫苗接种任务。

体检中心主要承接团队体检、个人体检和城癌筛查，其中以团队体检为主，体检对象主要来自省直单位、中大系统、企业、政府机构、学校等。近年来，体检项目开展较多的有超声、心电图、裂隙灯、DR 等，筛查出的恶性肿瘤超过 80% 为早期癌。

体检中心配备以下设备专为体检人群用，包括：1 台原装进口短磁体大孔径核磁共振、1 台双源低剂量 CT、1 台 128 排低剂量 CT、三维断层乳腺钼靶、可移动的平板 DR、彩超、胃肠镜、磁控胶囊内镜、电子鼻咽镜、全自动免疫生化分析仪、人体成分分析仪、颈动脉血流动力学检测仪、裂隙灯等。2023 年投入使用的西门子双源 CT 扫描速度快、分辨率高、辐射剂量低，可实现全身各部位的无创成像。配置专用体检信息系统，体检人员可通过登录网站、微信或电话咨询预约体检，体检过程实现了全程智能导检。体检中心独立设置胃肠镜检查室，并配置高频手术系统，检查出息肉的同时可同步治疗。2023 年 11 月，体检中心改造 4 楼侧翼为内镜贵宾区，进一步提高就医舒适度。新的内镜区采用先进的高清内镜成像系统，成像稳定、清晰，同时具有 LCI、NBI 两种成像技术，可实现胃肠道肿瘤的精确筛查。新的内镜区环境温馨、舒适，配备了独立的复苏室。截至 2023 年，体检中心已配备 2 套胃肠镜系统，大幅缩短了体检预约时间。

3. 医学教育

体检中心自成立以来先后承担中山大学五年制和八年制临床医学专业以及留学生的本科授课任务，开设“临床研究方法学”“Evidence-Based Medicine”“‘病之判官’通识课”“循证医学与临床流行病学”等课程，其中，“临床研究方法学”被评选为“中山大学校级精品课程”。有硕士研究生导师 1 名，同时承担实习生带教任务。

4. 学科建设

科室先后承担广东省自然科学基金面上项目、广东省自然科学基金粤穗联合项目、广东省科技计划项目、广东省科普项目、省医学科研基金项目、中山大学青年教师培育项目等 12 项省部级、校级科研基金项目。相关研究发表在 *Clinical Cancer Research*、*Cancer Communications*、BMC *Medicine*、*Cellular Oncology* 和《中华预防医学杂志》《中华健康管理学杂志》《中华疾病控制杂志》等期刊上。其中，泛癌种筛查标志物系列研究，发现巨噬细胞因子 *Apo*10 和 *TKTL*1 在筛查早癌方面具有较高的灵敏度和特异度，成果先后发表在 *Cellular Oncology* 和 BMJ *Open* 上。历届科室主任（主持工作副主任）名录见表 2－2－4－10。

表 2－2－4－10　历届科室主任（主持工作副主任）名录

姓名	职务	任职时间
刘宇英	负责人	2007—2011 年
	主任	2011—2013 年
邵建永	主任	2014—2016 年
刘宇英	副主任（主持工作）	2016—2020 年
	主任	2020 年至今

（撰写：谢传波　审核：刘宇英）

（十二）药学部

1. 概况

1964 年医院成立同时设立药剂科，当时科室仅有面积约 30 m^2 的西药房，负责药品采购、供应管理、处方调配，由中山一院药剂科陈宝珍兼任科室主任。1969 年，药剂科建立了中药房、普通制剂室、灭菌制剂室和药品检验室。

70 年代始，药剂科逐步建立了各项规章制度及技术操作规程。1976 年医院大楼建成，科室随之迁入大楼，总面积约 300 m^2。1985 年设立中心药房，并开始向各临床病区发药。1992 年按照当时卫生部“三级甲等”医院的标准要求，成立医院药事管理委员会，由何友兼担任主任委员。1995 年，中心药房开始实行口服药物单剂量摆药。1996 年，药剂科初步实现药品管理的信息化，门诊西药房、中药房实行电脑划价，并与挂号处和收费处联网。

2002 年，科室搬迁至中心新大楼 1 号楼，总面积约 3000 m^2，门诊中、西药房实行开放式窗口发药服务。2003 年，黄红兵担任药学部主任，进一步推进“医教研”协同发展，加强科室学科建设和人才培养。2004 年建立独立试剂库，统一管理试剂的采购、出入库验收及领用。2008 年，正式成立临床药学室。2011 年药剂科更名为药学部。见图 2 -2 -4 -27。

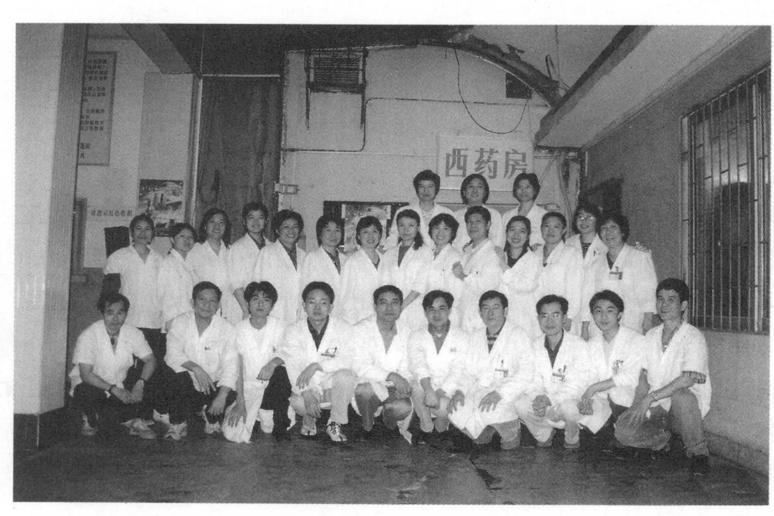

图 2 -2 -4 -27　2002 年药剂科医务人员合照

2014 年，中心新大楼 2 号楼建成，药学部成立 2 号楼 3 楼一体化药房、2 号楼 1 楼西药房，输液发放中心搬迁至 2 号楼负 3 楼。2016 年，2 号楼 1 楼西药房与一体化药房合并成统一的一体化药房，优化门诊注射、日间化疗和放疗患者的药品配置和使用流程。

2019 年，中心药房与西药房整合成为综合药房，中药房上线中药配方颗粒业务，并配备相应的智能调配系统。2020 年，刘韬担任药学部主任，积极推行药品管理信息化、药学服务智能化建设，推进药事精细化管理，提升服务质量。2020 年 9 月，综合药房自动摆药机正式投入使用，逐步实现药房药品智慧化管理，同年，全面启动黄埔新院区药房的建设及人才培养。

2021 年，我院进入“一院多区”新发展阶段，黄埔院区药房正式启用，建立了综合药房、中药房、静脉用药集中调配中心、临床试验药房，为新院区临床用药提供有效保障。截至 2023 年 12 月，药学部共有药学专业人员 120 名，其中副高级及以上职称药师 6 名，硕士以上学历占 25%，本科以上学历占 92. 5%。见图 2 –2 –4 –28。历届科室主任名录见表 2 –2 –4 –11。

党建引领鼓干劲 凝心聚力勇争先
药学部内镜科党支部黄埔院区开业动员会
黄埔院区
试运行倒计时
等不起

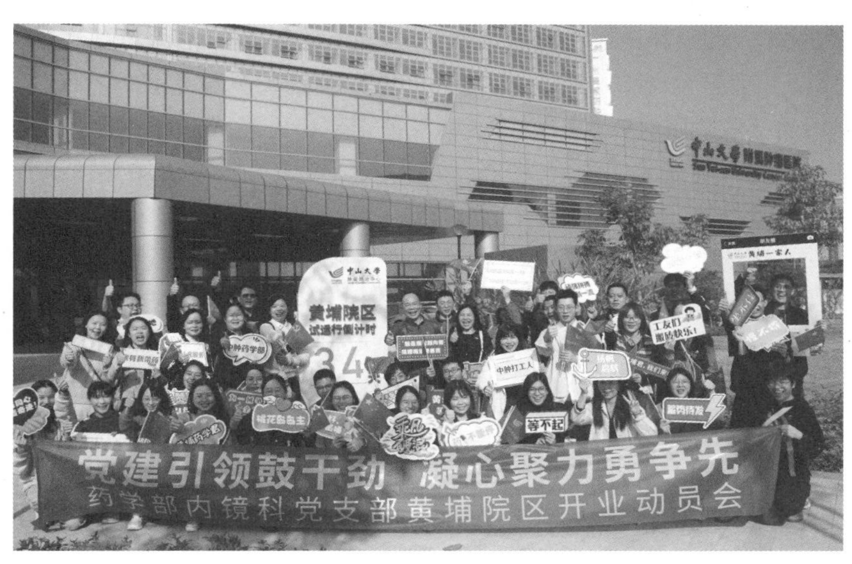

图 2 –2 –4 –28　2021 年黄埔院区药学部开业动员

表 2 –2 –4 –11　历届科室主任（主持工作副主任）名录

姓名	职务	任职时间
陈宝珍	主任	1964—1972 年
龚耀华	主任	1984—1997 年
鲍辛南	副主任（负责全面工作）	1998—2003 年
黄红兵	主任	2003—2020 年
刘韬	主任	2020 年至今

2. 医技

1）科室发展情况。

药学部是集综合药房、中药房、静脉用药集中调配中心、一体化药房、临床试验药房、临床药学室等多个部门为一体的重要医技科室，负责组织实施包括药品和试剂采购供应、药品调剂、药品质量控制及开展药品不良反应监测、临床药学监护等多项药事管理工作，配合肿瘤防治中心各临床医技科室、临床研究部和实验研究部开展肿瘤预防、治疗、康复、教学和研究等工作。

1970—1989 年是药剂科成立初期发展阶段，科室逐步完善组织架构与制度的建设，实施“药品经济管理制度”，配备了专职药品会计，对药库发放到药剂科各部门的药品按部门设立明细管理账目，应用微型终端电脑实现药品的编码定价，麻醉药品和贵重药品均设立专用登记卡。

1990—1999 年，药剂科建立健全科室制度建设，建立完善的药品质量控制体系，制定、审议、监督、落实医院药品管理及新药引进制度，制定和编撰了《癌症三级止痛用药集则》《新药管理制度》《肿瘤医院用药手册》（一、二版）等；制定处方书写标准，并负责指导、监测临床用药，落实执行“药品不良反应监测制度”，指定专人负责临床用药中出现的药品不良反应。

2000—2009 年，药剂科进入快速发展时期，逐步完善《阳光用药管理规定实施细则》《抗菌药物临床应用管理实施细则与分级管理目录》等各项制度建设。2003 年成立化疗药房，实施电脑网络接收病区医嘱，采用药学部与护理部协作模式，集中配置细胞毒药物，逐步建立起《静脉药物配置中心工作规范》；同年出版《中山大学附属肿瘤医院用药手册》第三版。2006 年开始，科室逐步建立起临床药师制，派出兼职临床药师到化疗科和 ICU 查房，中药房逐步实现中药饮片单剂量小包装，引进自动化煎药机，优化中药房调剂、煎药流程。

2010 年开始，药剂科实现快速成长，逐步形成优势和特色。2011 年化疗药房建立条形码扫描系统，提高静配中心工作的信息化和无纸化运营。2014 年建立医院药品冷链监控管理系统，实现冷链药物在院内药房流通过程的全程温度监控；协助组织召开药事管理与药物治疗学委员会扩大会议，按照要求完成我院国家基本药物遴选与交易规则的制定与实施，确保临床用药的平稳有序过渡。2018 年制定《重点监控药品限量使用管理办法》，降低药占比；实现麻精处方电子化，启动药品配送服务链及自动化药房建设项目。2019 年启动新型抗肿瘤药物临床应用综合评价。

2）部门特色业务。

（1）建设智能化药房。

2019 年开始，药学部逐渐向信息化、智能化药房转变。综合药房实现零库存管理，引进自动包药机、智能麻醉药柜、全自动整盒发药机，开展“互联网 +”药学服务，提升了综合药房的整体运行效率以及准确性和安全性，为患者提供更便捷的药学服务；中药房引进中药配方颗粒及智能调配系统，开展代煎代配服务，发挥智能药房现代化服务优势。2023 年，越秀、黄埔院区综合药房运用信息化手段构建了住院药房新调剂管理体系，建立“护士－药师－后勤配送”高效沟通协作机制。

（2）开展临床药学服务，促进合理用药。

2012 年起，临床药师初步开展以合理用药为核心的临床药学工作，参与“癌痛病房”建设，上线 PASS 合理用药监测系统，构建基于现行 HIS 的用药拦截系统软件，建立前移的合理用药防火墙。2016 年开始，科室进一步加强合理用药信息化建设，临床药师参与癌痛规范化治疗专家小组，在医院 App 系统开发肿瘤患者用药教育推送模块，建设临床药学工作平台，逐步上线基于药师主导的路径式模块构建抗菌药物管控系统和中国医院药物警戒系统（CHPS），实现口服抗肿瘤药物居家自我基础管理以及用药后不良反应智能搜索与主动监测。2023 年，临床药学服务已覆盖消化内科、妇科、神经外科等 10 个临床专业科室，通过构建专科化智慧型全链条药学服务与药事管理体系，实现各类药物管控信息化、药学服务信息化、用药科普立体化。

（3）建设临床试验（以下简称 GCP）药房。

GCP 药房作为临床试验开展的重要角色，承担着本院国内和国际抗肿瘤新药临床试验研究项目的药物管理任务，其在日常的试验用药品管理上严格按照相关 SOP 规范操作，保证各项纪录的完整性、真实性。我科在越秀院区和黄埔院区都有设置临床试验药房，为临床试验提供专业的药学服务。从 2022 年起，智能化临床药物管理模块引入 HIS 系统，在此基础上实现从项目启动、药品出入库、回收等全流程闭环可溯源的药物信息化管理系统，实现了 GCP 药房的智能化转型。

3. 医疗教学

2000 年，我科开始接收中专、大专、本科等各类人员见习、专题实习及专题实验等工作，每年接收 2 批本科生、1 批大专及中专毕业生开展教学实习，每年招收 1 ～ 2 名药剂学、药理学硕士研究生。截至 2023 年 12 月，药学部与中山大学药学院共同培养硕士研究生 19 名。

自 2012 年起每年与广东省药学会共同主办继续医学教育项目，向来自全国各地的药学工作者进行有关当前肿瘤化疗和靶向治疗的前沿动态和肿瘤专科临床药学服务实践进展及抗肿瘤药物的合理使用的授课与交流。

2014 年，在广东省率先创建抗肿瘤药物专业的临床药师培训基地，同年 8 月成功获批国家卫计委临床药师培训基地，成为北京、上海、广州三地大型专科医院中首家具有临床药师培训基地资格的医院，也是我省唯一具有抗肿瘤药物临床药学专业的培训基地。自 2015 年招生以来，致力于规范培养临床应用型药学专业技术人才，至 2023 年 12 月，已为全国 12 个省、直辖市培养了 45 名高素质的抗肿瘤专业临床药师。见图 2 –2 –4 –29。

中山大学肿瘤防治中心
临床药师培训基地学员毕业典礼

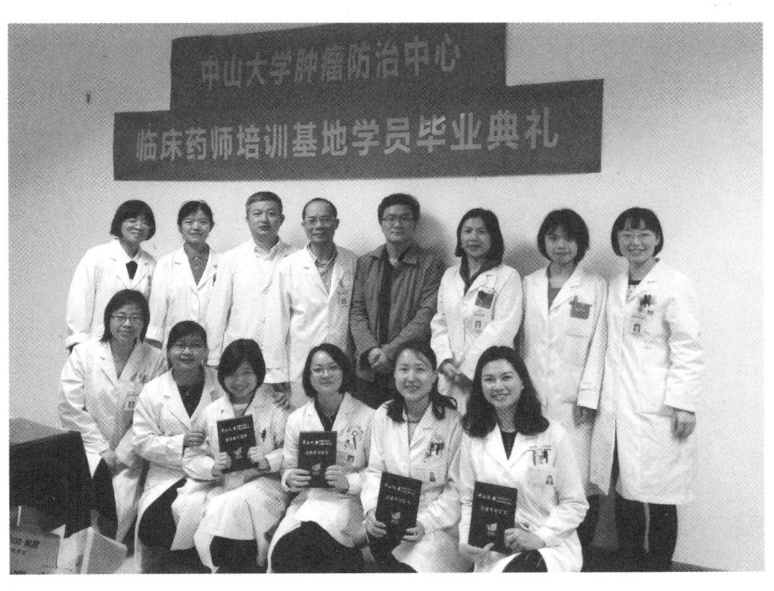

图 2 –2 –4 –29　2016 年首届临床药师培训基地学员毕业照片

4. 学科建设

2000 年以来，药学部多次获得国家自然科学基金、广东省科技计划项目、广东省自然科学基金等资助，其中 10 多项研究项目获得广东省药学会医院药学科学奖以及广东省药理学会新技术应用成果奖。

随着药学研究的不断深入，药学部重视部门科研论文撰写工作，并在国内外重要学术期刊包括 *British Journal of Pharmacology*、*Journal of International Medical Research* 等发表多篇论文，其中以第一作者或通讯作者发表 SCI 论文 35 篇。药学部积极参加各类学术活动，多篇论文获得优秀论文奖，并多次荣获科普、创新、药学服务类等奖项。药学部坚持以高效、安全为主，不断探索新的工作模式，2022—2023 年获得实用专利 1 项、计算机软件著作权 4 项。

近年来，部门学科带头人及学科骨干参加多项国家级指南、药事法规、行业共识及标准规范的制定和编写，先后主编了《临床药物治疗学肿瘤（分册）》《防癌抗癌药知道》《外科药学》《认识药物不良反应——教您远离药物伤害》《外科临床药师肿瘤精准用药速览》等，参编了《癌痛合理用药指南》《肿瘤专科药师临床工作手册》《医疗机构静脉用细胞毒性药物调配质量管理工作规范》等。

药学部重视临床药学学科带头人、骨干青年药师等药学人才的培养，先后派遣药师 2 人次远赴美国伊利诺伊大学芝加哥分校学习先进的临床药学服务理念，前往美国芝加哥大学参加院派长期访学 1 人次，跟随表观遗传学开拓者何川学习 RNA 甲基化相关研发技术，将最前沿的药物研发技术带回科室。

5．科室文化建设

药学部传承前辈药师的优良传统，重视科室文化氛围的营造和凝聚力的培养。在科主任、支部书记的带领下，以党团支部、工会小组为主导，在全体同事的配合下，积极开展“创先争优”“三好一满意”“最佳党日”“青年文明号”等活动，举办癌痛患者健康知识讲座、药学知识竞赛、药师人文素质培训等一系列文化活动。科室积极主办不同主题的科普宣教活动，包括原创抗肿瘤药物合理使用系列科普视频、创立科室公众号“中山大学肿瘤防治中心药学部”、开展院外科普宣教以及帮扶活动等，坚持“立足专业岗位，服务肿瘤患者”。

（撰写：廖梦雅　　审核：刘韬　黄红兵　陈卓佳）

（十三）护理部

（参见：下卷第二编第三章护理工作）

（十四）编辑部

（参见：下卷第四编第四章第一节《癌症》、*Cancer Communications*）

第三章　护理工作

第一节　护理部的建制

1963 年，王尚德、陈德芳参加华南肿瘤医院的筹建小组，全面负责护理相关的各项工作。1964 年 4 月，华南肿瘤医院正式成立后，护理工作正式展开。建院初期，全院的护士只有 41 名（其中 63 届毕业护士 12 名，从其他附属医院调入 21 名，省外调入 8 名）。之后医院才开始陆续接收护士学校的毕业生，护士队伍逐渐壮大。

1964—1974 年，由医院医务部直接管辖护理工作，廖月琴担任分管领导，王尚德担任首任医务部护理秘书；各病区下设区护士长。

1975 年，护理部合并到医教处，仍由王尚德担任总护士长，专职从事护理管理工作。

1984 年，护理部正式成立，王尚德成为护理部的首位主任，实行护理部主任—护士长二级管理。1995 年由二级管理改为护理部主任—科护士长—病区护士长三级管理，并延续至今。2021 年黄埔院区开始运营，护理部实行同质化延伸管理的模式。见图 2 –3 –1 –1。

目前护理部下设 1 名正主任、3 名副主任、22 名科护士长和 54 名区护士长。

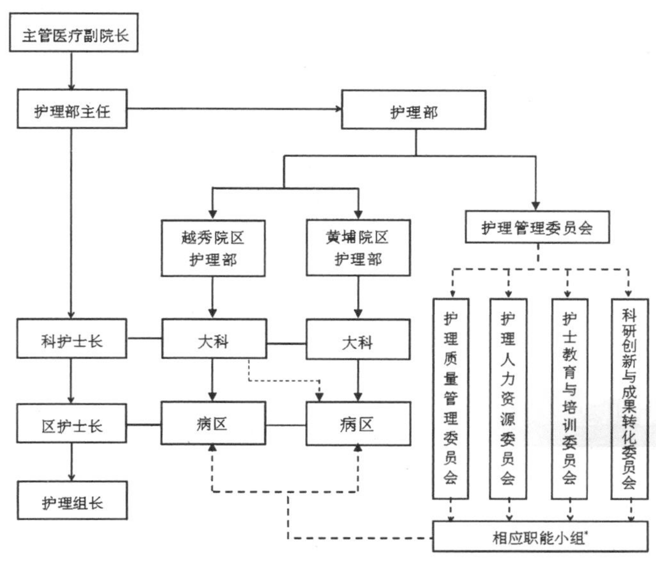

（虚线代表护理技术管理；实线代表护理行政管理）

图 2 –3 –1 –1　越秀 – 黄埔双院区的护理管理架构

第二节　护理的发展

（一）建院初期至2002年初

建院之初，医护工作由副院长廖月琴全面主持，医务部护理秘书王尚德具体负责护理管理工作以及制度的贯彻实施（1964—1969年）。1969年，大批在任的护士长、高年资护士响应“6.26”指示精神，上山下乡，奔赴基层。1969—1970年，医院成立“新医科”——抗肿瘤治疗，以黄玉英、李彩芳、冼慕慈为主要成员加入新医科小组，开始在恶性肿瘤的护理方面迈出了第一步，并开始跟随专家，致力于肿瘤的防治工作。1972—1977年，王尚德、冯惠珍、黄丽源、李丽容、卫宝婵、曾肖园、周菊梅、崔伟儿等先后参与到在广西、汕头、中山等地进行的肿瘤防治网宣传、普查活动中。

1984年，护理部成立后，边抓学科建设，边抓制度建设，加强护理质量管理、标准制定、人才培养等，健全管理各项规章制度和管理架构，全面推行护理部主任—科护士长—区护士长三级行政查房制度、各级人员岗位责任制管理，对护理人员进行全院性考核，并开展技术竞赛活动。见图2-3-2-1、图2-3-2-2。

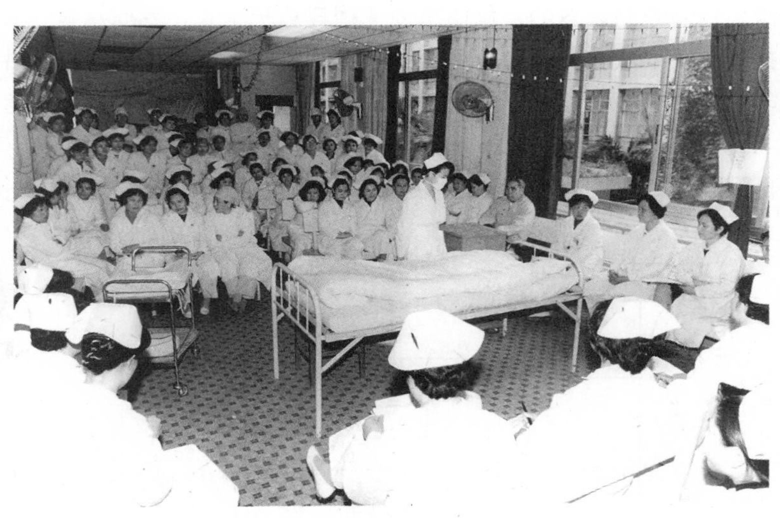

图2-3-2-1　开展护理技术竞赛活动

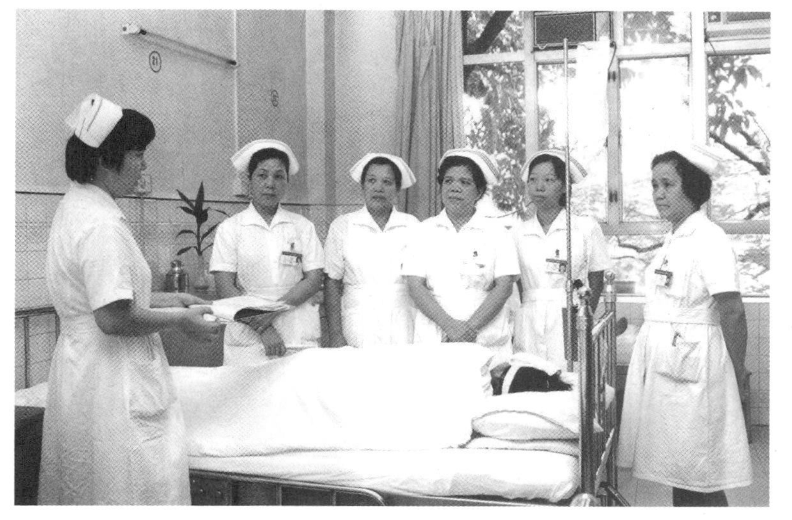

图 2－3－2－2 护理部主任—科护士长—区护士长三级行政查房

1991 年，广东省卫生厅医政处下达《医院分级管理护理评审标准》。1991—1994 年，全院各级护士对照《三甲医院评审标准》的有关内容，查漏补缺，积极应对，先后完成了《护理管理制度》《护士规范和护理质量控制标准》和《护理管理制度及各级护理人员职责》等的编印工作，并选派了 7 位护士长前往天津肿瘤医院学习"取经"。1994 年，医院终于顺利地通过了三级甲等医院的评审。

1996 年起，医院的信息系统开始在医疗、护理工作中应用，科室设立"电脑护士"岗位，负责医嘱的处理，逐渐摆脱了人工转抄，减少差错的发生。同时护理模式逐渐发生改变，从传统的以疾病为中心转变为以患者为中心，开展整体护理，护理部成立了整体护理领导小组，开展对护理程序、工作模式以及护理文书等方面的一系列的改革。见图 2－3－2－3。

整体护理的开展，对护士的能力提出了较高的要求。责任护士分管患者，工作在病房，以鼻咽科作为试点，开展系统化整体护理及规范化病房管理探讨，并对鼻咽癌放疗患者开展了非常有特色的音乐治疗。见图 2－3－2－4 至图 2－3－2－6。

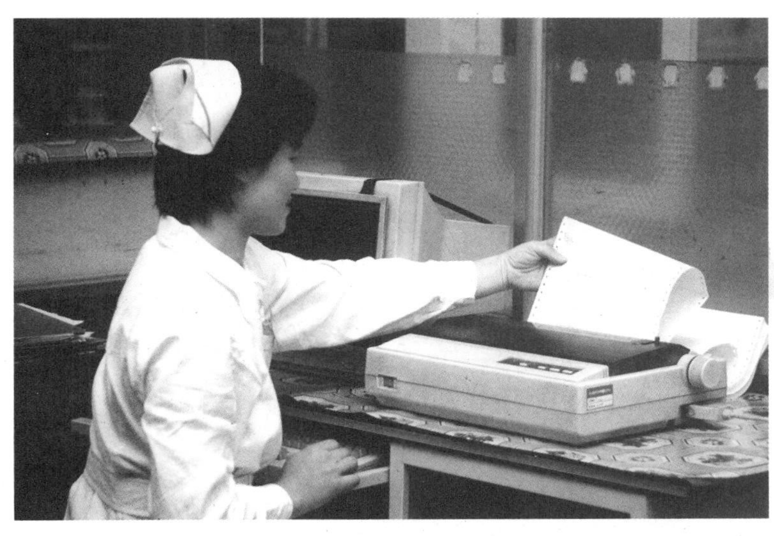

图 2－3－2－3 "电脑护士"在处理医嘱

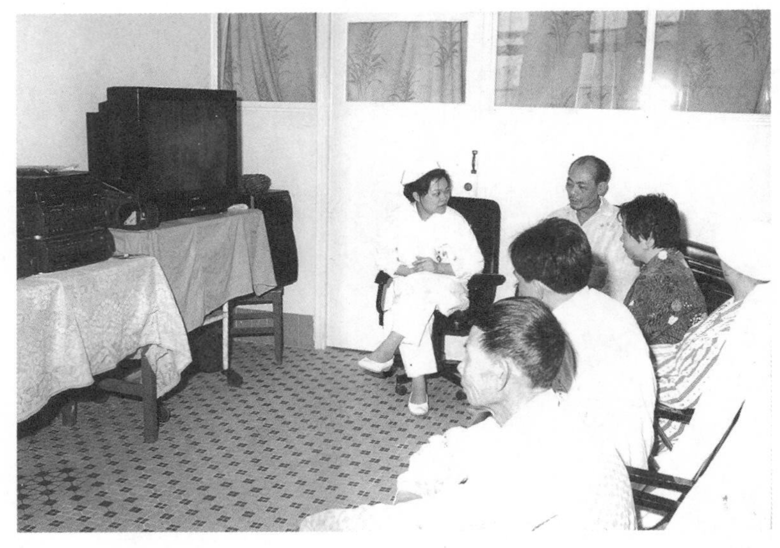

图 2-3-2-4　主管护士在为放疗患者进行音乐治疗

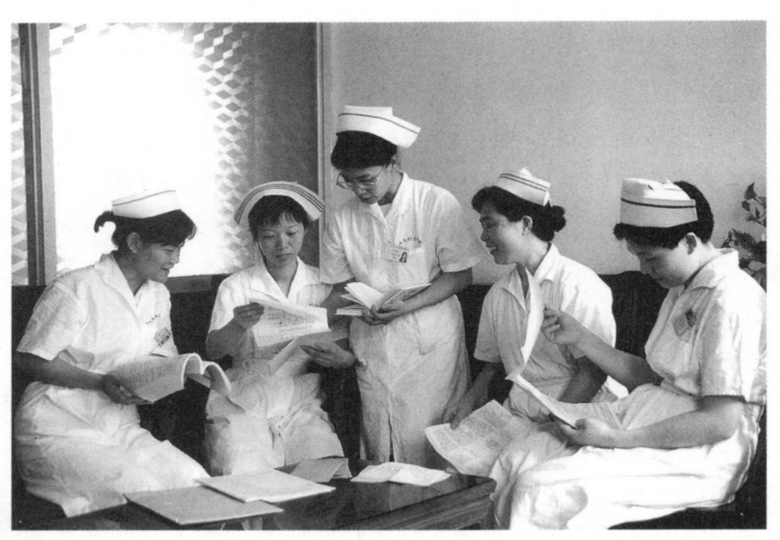

图 2-3-2-5　系统化整体护理小组在讨论护理表格

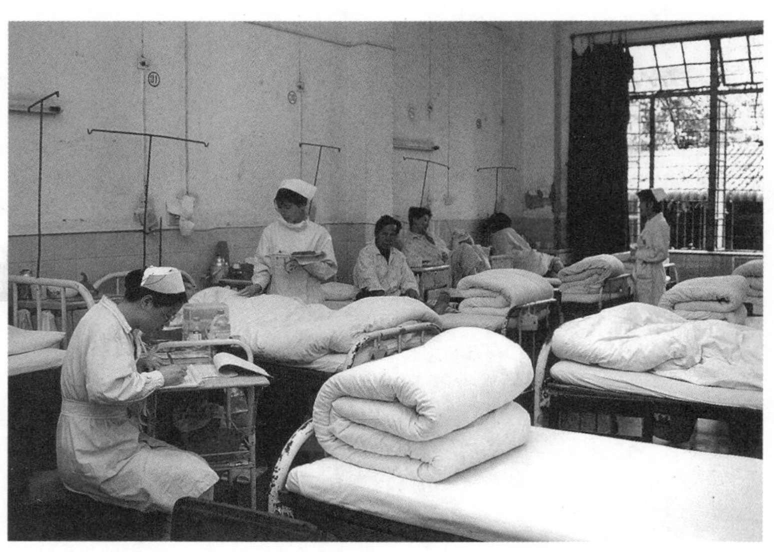

图 2-3-2-6　护理工序重组，责任护士在病房办公

1998 年，全院临床科室均开展整体护理，推陈出新地编写了一套新的肿瘤护理常规以及适合肿瘤专科护理特点的、实用性较强的各病种标准护理计划、健康计划、护士行为评估等；重新修订了九大病种（鼻咽癌、喉癌、肺癌、食管癌、肝癌、大肠癌、乳腺癌、淋巴瘤、卵巢癌）的健康教育资料。

随着医院业务量的不断增加，护理的分科也越来越细，服务半径越来越大。1998—2001 年间，医院不但在院内筹建了新的介入病房、肝胆科、内镜－激光－生物治疗病区、神经科、泌尿科等业务科室，业务工作还拓展到院外，先后派出覃惠英、练小荷到广州市第六医院主持肿瘤护理工作；冯惠霞到广州市第八人民医院主持肿瘤放疗护理工作；陈秀云、刘玉珊到广州市第十二人民医院主持肿瘤护理工作。

（二）2002—2023 年

1．护理规模进一步扩大

2002 年，医院旧貌换新颜，全面搬迁到中心综合大楼（1 号楼）。2013 年，2 号楼投入使用，医院的规模迅速扩大，从原来 12 个临床科室增至 48 个，从 500 张病床增至 1485 张病床，护士队伍从原来 311 人增加至 1045 人。2 栋新大楼的投入使用使医疗服务能力持续增长，护理部为尽快跟上医疗发展的节奏，保证患者安全和护理服务质量，对原来的质控模式进行了改革，成立了医院的护理管理委员会，构建了护理三级质控体系，落实护理工作核心制度，建立无惩罚性的不良事件报告制度和护理总值班与二线值班制度，将质控的重点前移至临床一线，由“结果质控”转变为重视“过程质控”，预防不良事件的发生。2021 年，黄埔院区开业，床位增至 2156 张，护士人数增至 1568 人，两院区实行同质化的延伸管理模式，护理质量、专科发展由各专科的科护士长负责管理，人力资源调配由驻场科护士长负责。

2．优质护理服务

2010 年，国家卫计委倡导在全国护理系统开展“优质护理服务”活动，我院积极响应，先在内科三区、放疗一区、综合一区、妇科一区、结直肠科、胸科一区和 ICU 6 个病区试点开展优质护理示范病区，护理部配置多功能治疗车，实行责任护士管床、床边工作制，每个护士分管不超过 8 个患者，全程负责患者的治疗、沟通、健康教育、基础护理等工作。2011 年，中心成为卫生部“优质护理服务示范工程”重点联系医院，中心荣获广东省首批“优质护理示范医院”称号，胸科一区被评为“广东省卫生系统优质护理服务示范病房”，并在 2010 年度优质护理服务考核中获得“优秀病房”称号。之后，优质护理服务工作稳步推进，全院所有临床病区和医技科室也相继开展优质护理服务，取得了良好的成绩。2017 年，中心获国家卫健委“优质护理表现突出医院”称号。见图 2－3－2－7。

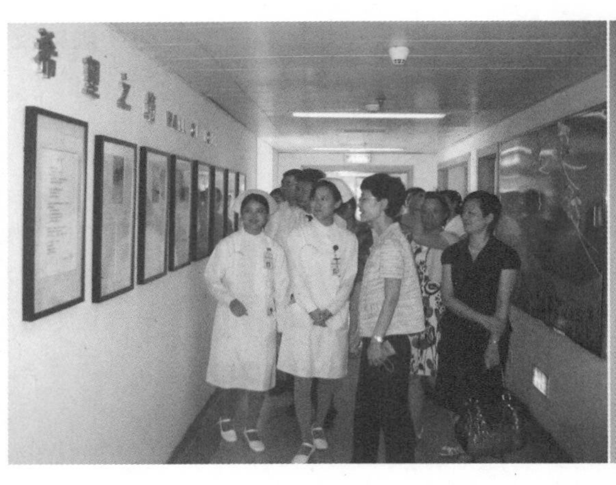
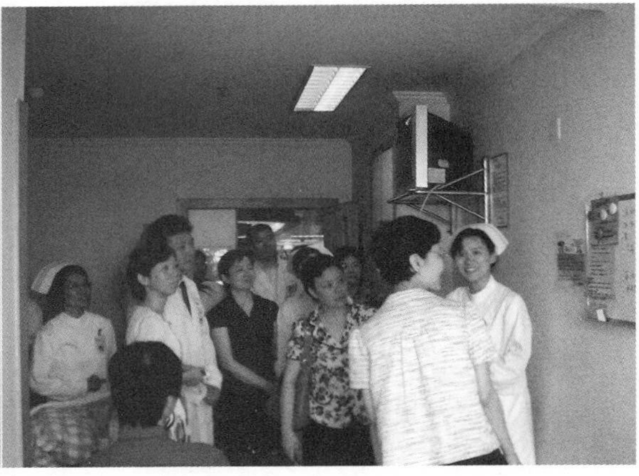

图 2-3-2-7　2011 年卫生部和卫生厅专家对医院护理工作进行督查

3．加强各环节的风险管理，保证患者的安全

（1）配合卫生部等级医院评审，并针对肿瘤专科医院的特点，重点加强了麻醉药品、化疗药品的使用管理。制定了《2013 年患者护理安全目标》，重新修订了《常见肿瘤疾病护理常规》《专科护理操作规范》以及《抗肿瘤药物使用管理规范》等，并加强学习和层层抓落实。实行了麻醉药品专人管理，保险柜专柜加锁保管等“五专”管理；化疗药品集中配置，专人运输；针对患者不同情况，设置了各种识别标志（如各种引流管道、防压疮、防外渗、防跌倒等标志）；对涉及各项侵入性操作、跌倒、约束、压疮风险等的患者均落实告知制度，并由患者及家属签署知情同意书。

（2）开展临床护理服务全过程管理，完善各类风险评估与预防措施，提高护理的预见性与风险控制能力。为提升护理质量，规范护理行为，控制医疗风险，促进患者健康，我院从 2010 年起，依据《广东省医院临床护理服务质量评价指南》（粤卫函〔2010〕244 号）和《优质护理服务评价细则（2014 版）》，建立我院临床护理服务质量体系、质量评价指标体系、质量评价方法，制定临床诊疗护理服务全过程 14 条评价标准，护理部层面细化 14 条评价标准，临床病区依据标准拟定单病种的服务内涵，形成肿瘤单病种护理质量标准。在实施管床责任制整体护理的前提下，肿瘤单病种护理质量标准贯穿患者入院至出院及出院后延续护理的全过程，指导护士的护理行为。在早期评估与风险预防方面，依托完善的临床决策支持系统（Clinical Decision Support System，CDSS），院内一体化信息平台设有营养风险筛查评估单、住院跌倒风险评估、压疮风险评估单、VTE 风险评估模型等内容，责任护士依据住院患者在院期间的风险评估等级动态制定相应预防与治疗护理措施。

（3）2011 年，门诊移动式输液信息管理系统上线，对门诊输液患者使用 PDA 扫条形码管理，减少差错的发生。2013 年，电子病历全面上线，并不断更新迭代，多功能移动护理系统的应用大大方便了临床护理工作的开展，减少了护士书写的时间，提高了直接护理时数和护理效果。

（4）重视护理质量的评价与持续改进。护理部及各临床科室以质量指标为抓手，用数据体现质量监管结果，提升护理质量的可评价性。2014 年，不良事件信息管理系统上线，对各类不良事件进行实时监控、闭环管理，定期进行 RCA 分析，预防恶性不良事件的发生。

4．探索护士岗位管理和绩效考核管理

对应护士工作资历和工作能力，将护士划分为 N0 ～ N6 7 个层级，分别制定各层级护士的岗位职责、培训计划和工作质量评价标准。护理部建立了护士岗位管理和全院护士绩效工资集中管理的分配制度，依据全院各护理岗位的专业工作内涵、技术含金量、风险程度和工作量，以及责、权、利统一的原则，统筹建立并合理划分全院护理工作的专业岗位、层级岗位和绩效岗位，并每年动态调整，确保在高技术含金量、高风险和工作量大的岗位上的护士获合理薪酬，稳定临床一线护士队伍，促进护士合理流动。

5．做好患者出院后的延续护理

我院不断延伸护理服务范围，如利用“互联网＋”护理服务平台、多媒体或 App 开展多种形式的防癌治癌相关知识宣传，提升健康教育的覆盖率和效果。根据患者的诊疗情况开展有针对性的个案管理，在患者从入院到出院到居家期间开展多种形式和多种渠道的健康教育、出院后随访和延续护理，为患者提供更多的人文关怀。

第三节　护理队伍人才培养

（一）各时期护理人员的学历教育

1964 年开院时，护理骨干均来自中山医学院几家附属医院，而大部分护士都是中山医卫生学校的应届毕业生。1966—1970 年中山医卫生学校停办，护士来源短缺。为缓解人员短缺问题，1970 年、1971 年、1973 年由中山医学院校本部招收了一批本省市初中、高中毕业生和海南农场知识青年作为培训对象，其中分配到肿瘤医院的有 40 名。医院组织有经验的医生、护士长对他们进行理论知识培训和临床实践带教，培训 1 ～ 2 年后分配到各病区从事护理工作。1980—1984 年这批护士按照中等护士学校要求完成全部课程的学习，经过考核，均获得护士职称。

70 年代中后期，中山医科大学卫生学校复办，一批批从正规护校毕业的护士陆续入职肿瘤医院。医院对新毕业分配或新调入的护士，都要进行为期 3 个月的专科理论知识培训和带教，经考核合格才能独立上岗。

1980 年前毕业的护士基本都是中专学历起点，护理部非常重视护士的在职教育，除了定期组织院内的培训学习外，也鼓励低学历的护士积极报读夜大、自考或网络课程，提升自己。一批学习能力较强的护士，边学习边工作，通过非全日制的途径（夜大、自考、函授等）完成了大专或本科课程的学习。另外也积极创造机会，选派护理骨干到国内外医院进修学习。2000 年后，已先后有超过 20 名的护士长或护理骨干到美国、新加坡、韩国、印度、马来西亚等国家以及台、港、澳地区进修或参加国际会议。见图 2－3－3－1。

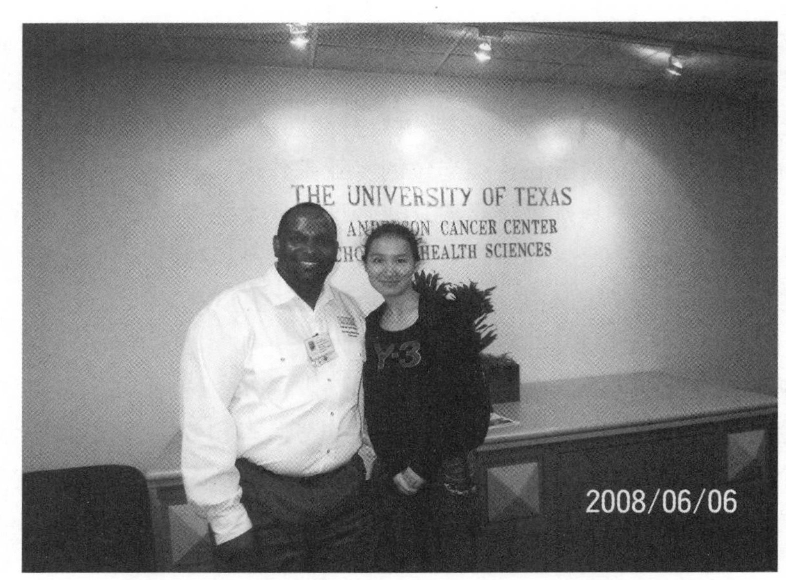

图 2－3－3－1　刘莉在美国 MD 安德森癌症中心进修学习

1989 年，覃惠英作为第一个全日制护理本科生来到医院工作，2004 年在职研究生毕业，开启了我院护士队伍学历提升的里程碑。之后，全日制本科生、大专生陆续加入护理队伍。2012 年开始，护理队伍有了全日制护理研究生；2013 年开始，入职新护士学历均为全日制本科生；2019 年开始有了全日制博士生。同时，在职的护士不断加入学历提升行列中，非全日制硕士毕业或在读人数不断攀升，至 2023 年 12 月，全院护理队伍人数为 1593 人，本科及以上学历人数比例提升到 84. 21% 以上，其中研究生及以上学历人数比例达到 6. 37%，学历结构得到了很大的提升。

2016 年起，护理部有机会参加到一些国际合作培养项目，先后选派辛明珠等多名护士到新加坡国立大学、爱尔兰特拉利理工学院、英国伯明翰城市大学等学府深造，攻读硕士学位。见图 2 –3 –3 –2。

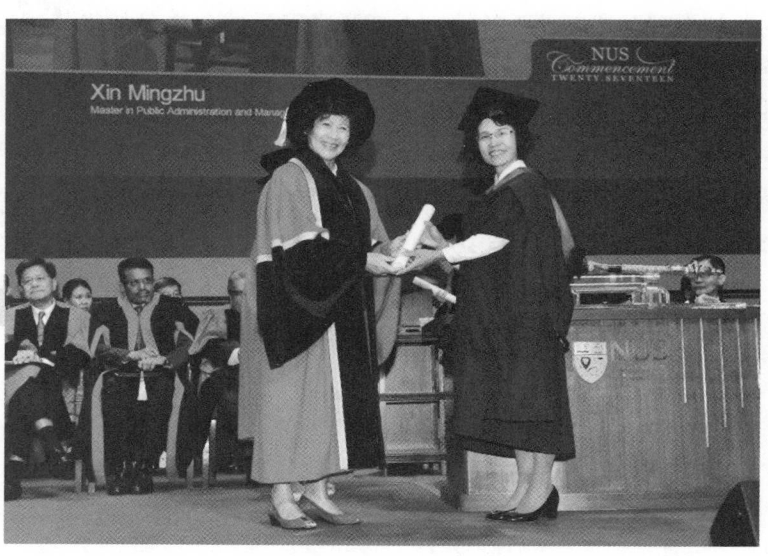

图 2－3－3－2　2017 年，辛明珠获得新加坡国立大学硕士学位

护理部为顺应护理新时代发展对人才的需要和我中心的发展战略规划，建立中心优秀青年护理人才库，提升临床护理实践的动力和活力，最终达到推动专科护理人才与国际接轨和搭建合理的后备护理管理梯队的目的，2018 年启动了“优秀青年人才培养计划”。分别在 2018 年和 2023 年共选拔了 25 名“优青”，对她们采取“五个一”的培养模式。

一个专业方向：每一位“优青”选择一个相关的专业方向。

一系列院内专项培训：护理部每年设立专项系列培训方案，涵盖管理、教学、科研等内容。

一次 ICU 轮转：提升对重症患者的管理能力和应急处理能力。

一项基金支持：护理部会在 3 年培养期内，给予每位“优青”院内基金资助，提升科研能力。

一位导师：每一位“优青”配备德才兼备的护士长导师，从做人、做事层面培养他们成为具有领袖气质、家国情怀的人才。

（二）专科护士的培养

护理学科的高质量发展，人才是关键。护理部以前瞻性的眼光，2000 年开始，陆续培养专业型护理人才，其中：2000 年选派了郑美春、张惠芹、王玲燕参加国际造口师的培训，成为国内首批造口治疗师；2002 年选派了辛明珠到北京参加危重症护理学培训，成为国内首批 ICU 专科护士；2006 年选派了孙仲文、郭素萍、黄薇、黄蔚华、杨天珍到香港分别参加了重症监护专科护士和肿瘤专科护士的培训。之后陆续培养了肿瘤专科、静脉治疗专科等专科护士，并分别设置了造口/伤口、重症、静脉治疗、肿瘤、心理安宁、淋巴水肿、吞咽、老年、营养等 13 个专科护士岗位，其中造口/伤口专科和静脉治疗专科已分别在 2001 年和 2008 年开设了护理专家门诊。见图 2 –3 –3 –3、图 2 –3 –3 –4。

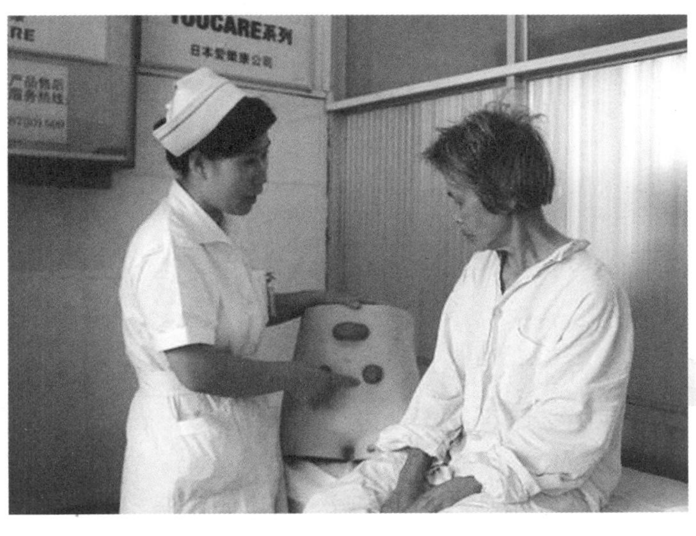

图 2 –3 –3 –3 国内首个造口伤口护理门诊

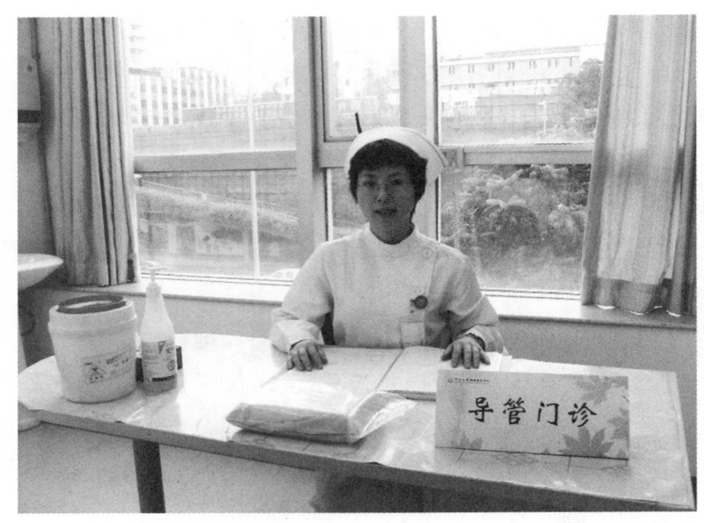

图 2-3-3-4　导管专科门诊

截至 2023 年，全院已经培养了肿瘤护理、造口/伤口、静脉治疗等 20 个专科领域 192 名专科护士，为护理学科的可持续发展储备了人才；成立了肿瘤护理、造口/伤口、静脉治疗、安宁疗护、肿瘤康复、老年护理、慢病管理等 14 个专科护理小组；设立专职的专科护士岗位，开设了造口/伤口、静脉治疗、淋巴水肿治疗、吞咽障碍筛查与康复、乳腺癌康复、肿瘤营养、心理咨询等十大专科护理门诊，门诊量与服务质量处于全国护理专科门诊前列。心理/安宁专科、造口/伤口专科、静脉治疗专科、淋巴水肿专科、吞咽康复专科等都取得了显著成绩，打造了有肿瘤医院特色的专科护理品牌，使得中心的护士队伍整体素质有了明显的提高。专科护理品牌产生了很好的社会效应，也大大提升了中心护理的学术地位和科技影响力，在国内专科护理的发展方面起着很好的模范作用。

目前中心已经牵头成立全国肿瘤护理专科联盟、造口康复护理联盟和肿瘤血管通路联盟，建成国家级的肿瘤专科护士、造口伤口专科护士培训基地以及省级的静脉治疗、安宁疗护等 23 个专科护士培训基地，发挥国家区域医疗中心的辐射作用，为国家培养了大批的专科护理人才。凭借着这些专科的特色，2013 年中心成功申报成为广东省高水平专科医院，2019 年护理学科获批广东省高水平临床重点专科［护理专科（专科）］，2023 年护理部获批广州市护理重点专科建设单位。

（三）护士长的培养

护理部非常重视护理管理队伍的建设，不断探索护理管理创新模式，提高护理管理队伍的综合素质。自 1995 年实行护理部主任—科护士长—区护士长三级管理模式以来，护理部每年都会分别制订科护士长和区护士长的培训计划，通过“请进来”或“送出去”方式选送护士长参加各种护理管理培训。1996 年，护理部派出核心成员到香港大学护理学院进修交流学习。2011 年，选派资深科护士长到新加坡国际管理学院接受短期的管理培训，让护理管理者们开拓视野，从提高自身专业水平、熟练运用管理工具、增强团队凝聚力、锻炼服务礼仪、提高沟通艺术以及心理学等方面接受培训，进一步地提高护士长的护理管理水平。见图 2-

3－3－5、图2－3－3－6。

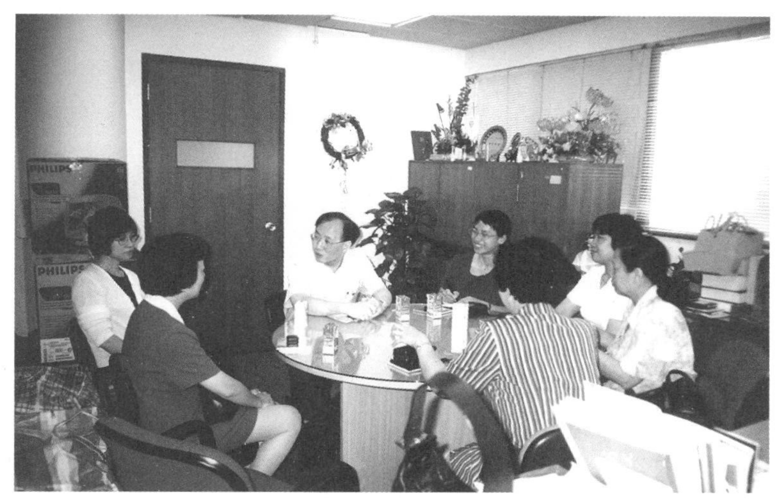

图2－3－3－5 1996年护理部管理团队赴港交流

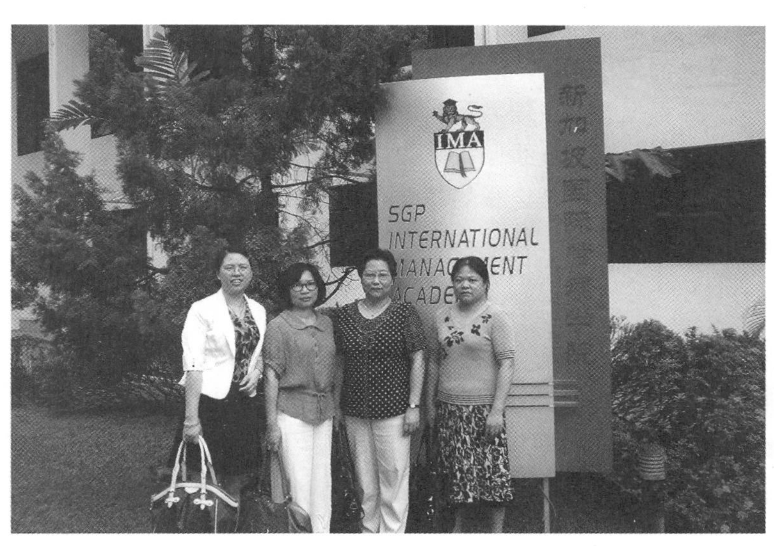

图2－3－3－6 2011年科护士长到新加坡国际管理学院培训

护理部也加强对护士长管理能力的督导考核。从2005年起，就对护士长实行科室综合目标管理，每年科护士长与护理部签署目标管理责任书，区护士长与科护士长签署责任书。护理部每季度不定期地对科室完成的目标任务进行全面考核与评价，各科室目标管理完成情况将与科室年终奖挂钩，并作为护士长晋升、评优的参考条件。

同时给每一位护士长配备《护理质量管理手册》《护士长行政管理手册》《护士长核心能力培训手册》，记录护士长的日常工作和学习情况。

（四）护理人员的职称晋升和岗位管理

1980 年前，护理人员没有职称之分，只有高年资护士和低年资护士之分。1980 年全国恢复护士职称晋升这项工作。1980—1999 年间，经广东省卫生厅统一考评，我院共晋升了副主任护师 8 人、主管护师 82 人、护理师 243 人。

2000 年后，随着护理队伍学历结构的提升，整体素质的提高，护士晋升速度的加快、人数的增多，至 2023 年 6 月，护理队伍已经拥有 12 名正高级职称（0.81%）和 50 名副高级职称（3.8%）的护士，中级职称以上的护士比例超过 48%。职称的晋升不但调动了护士学习进取的积极性，而且对稳定护理队伍、促进护理学科的高质量发展起到了不可估量的作用。

2009 年以后，护理部根据广东省卫生厅护理管理规范要求，对护士由传统的身份管理转变为岗位管理，将护士按资历和工作能力划分为 N0 ～ N6（其中 N0 为未经执业注册，见习期未满及未通过护士执业考试者；N1 为国家注册护士，护龄≥1 年的护士；N2 为担任护理师≤3 年者；N3 为担任护理师 > 3 年者；N4 为主管护师；N5 为副主任护师或专科护士；N6 为主任护师或具有硕士研究生学历的专科护士），实行层级管理，制定每个层级护士的岗位职责并制订在职培训计划，与职业进阶挂钩，让护士保持终身学习的习惯。

护理部根据各病区的工作量和风险程度的不同，把全院护理单元分为六大类，根据岗位等级配置人力资源，并根据患者护理需要、护士人员资历结构、经济效能等指标动态调配人力资源；护士的绩效分配向临床一线倾斜，与护士的岗位风险、岗位层级和工作量、工作质量挂钩，并给予了专科护士和护理组长的津贴，体现相对的公平、公正、同工同酬、多劳多得、优绩优酬，临床护士获得相对公平的绩效报酬，充分调动了护士的积极性，也留住了护理人才，稳定和发展临床护士队伍。

第四节　护理教育

1990 年起，护理部就建立了临床护理教研室，配合中山医科大学完成中专、大专、本科和研究生的教学与临床实践工作。2017 年，教研室完善管理架构，由护理部主任分管、科护士长主管，各科设总带教老师，各病区设专职带教老师。除了学历教育的教学管理外，还承担在职护士的层级培训、新护士的岗前培训和规范化培训管理，并不断提升护理教学管理水平和教育能力，培养专业的教育护士，根据不同教学对象的教学大纲制订具有肿瘤专科特色的教学计划，各科再按护理部教学要求制订出切实可行的具体施教计划。护理教研室主要承担的教学工作如下。

（一）临床教学工作

1. 实习生教学

1964—1966 年完成了中山医学院附设护士学校分配的教学任务。1970—1975 年完成了中山医学院三届护训班部分课程和临床护理实习任务。医学院校恢复招生后，1979—1984 年承担了中山医学院附设卫生学校教学任务。

1985 年以后，常态化承担了中山医科大学护理系、中山大学护理学院全日制本科及大专护生的临床预见习、基础护理实习、毕业实习等教学任务。

2017—2020 年，中山大学护理学院每年有境外交换生前来实习，中心也先后承担过粤港护理学专业师生暑期联合夏令营以及澳大利亚纽卡斯尔大学、瑞典索菲亚大学、美国印第安纳大学等国家高校的学生见习带教任务。

自 2002 年开始，中心的临床护理教学开始对外招生，先后接收过江西萍乡卫校、江西宜春卫校、湖南湘潭卫校、益阳卫校、广州市职业卫生学院、广州医学院护理学院、南方医科大学、广州中医药大学、广州新华学院、广州南方学院、广东医科大学等院校的应届实习学生，每年招生人数在 80 ～ 100 人，这些实习毕业生经过 1 年的临床实习后，大部分已经成为中心护理队伍的优质后备人才。

2．继续教育

1983 年恢复高等护理教育以后，护理部承担了中山医学院夜大高级护理班、网络函授班、自学考试班和广州医科大学护理学院等高校专升本学员的临床实习。2017 年恢复非全日制硕士研究生招生后，护理部也承担了中心护士研究生阶段的临床实践带教任务。

随着国内专科护士的蓬勃兴起，中华护理学会、广东省护理学会、广东省护士协会、广东省健康管理学会等各类学术团体组建的专科护士培训基地纷纷落户中心。中心从 2011 年成为广东省护理学会首批静脉治疗专科护士临床实践基地后，目前每年承担国家级肿瘤专科护士、造口/伤口专科护士以及安宁疗护、心理、癌痛等 20 多个省级专科护士临床实践带教项目。

3．分层级培训与教育

（1）新生规培。

新入职护士是护理事业发展的重要新生力量和后备军。为帮助护士快速适应临床工作，早在 2001 年，护理部就开始规范对新入职护士的岗前培训，要求新护士必须先进行为期两个半月的“三基”理论知识学习和护理技术操作技能训练，取得护士执业证后才能独立当班。

为完善新入职护士培训的管理，推进新入职护士培训的规范化，2016 年起，根据国家卫计委《新入职护士培训大纲（试行）》及广东省《新入职护士培训方案》，护理部按要求对所有新入职护士实行 2 年规范化培训：0 ～ 6 个月的岗前培训 + 岗位培训；7 ～ 24 个月的 N1 层级通科培训；然后再定科，进入专科培训阶段。

（2）层级培训。

护理部将全院护士划分为 N0 ～ N6 层级：N0 ～ N1 为规培护士，执行规培轮训计划；N2 为担任护理师≤3 年者；N3 为担任护理师 >3 年者；N4 为主管护师；N5 为副主任护师或专科护士；N6 为主任护师或具有硕士研究生学历的专科护士。护理部为每个层级的护士都分别制订有针对性的个人成长培训计划，让她们保持终身学习的习惯，不断提升自己的综合能力，并根据各自的意愿，选择在专业、教学、科研、管理等方面的发展方向，实现个人价值。见图 2 –3 –4 –1。

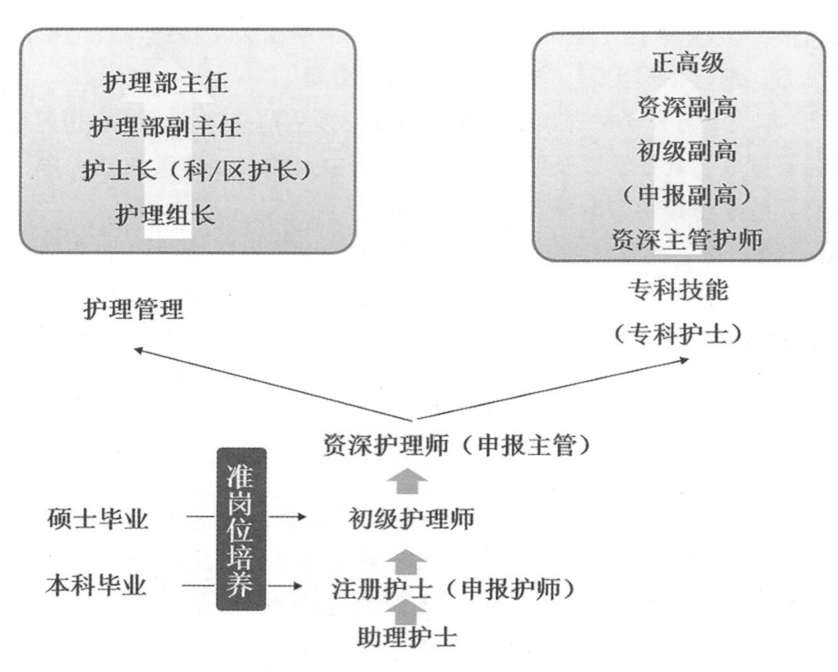

图 2－3－4－1　护士职业进阶路径

4．进修教学

1985 年，作为中国抗癌协会肿瘤护理专委会的主委单位，护理部第一次主办了继续教育项目——全国肿瘤护理研讨会，来自北京、黑龙江、上海等地的肿瘤护理工作者参加了学习与交流。同年，吸引了全国各地的肿瘤护理专业人员前来进修学习。从 2010 年起，护理部开始每年面向全国分别在 3 月、6 月和 9 月招收 3 期的肿瘤专科进修生，现每年接收兄弟医院选派参加进修班的学员平均在 100 人左右，生源大多来自全国各地的三甲医院，学员的职称从护理师到主任护师。她们学成后，在自己的岗位上发挥很好的学科带头作用。中心护理逐渐形成品牌效应，也吸引更多的兄弟单位同行前来参观交流。

护理部还积极发挥专业龙头作用，影响力辐射全国。

2010 年，广东省卫生厅启动对口帮扶计划，护理部积极响应，主动承担社会责任，参与技术帮扶工作。

1972—2013 年，护理部先后选派上百名护理骨干到广东汕头、中山、韶关、广西梧州等地下基层进行现场业务指导，培训肿瘤防治专业人员，协助建立肿瘤防治网点。

2013—2017 年，护理部共派出了 23 次、20 名护理专家参加帮扶工作，其中 2014 年响应广东省卫计委委派的护理人员帮扶计划，中心派出石思梅到新疆喀什第一人民医院进行了为期 3 个月的帮扶工作，通过讲学、护理查房、会诊及赠送资料等各种形式对受援医院给予技术及管理上的帮扶指导，并免费为这些医院培养了 12 名护理骨干。

2017 年，广东省卫生计生委下发《关于开展第二期太平洋岛国医学高级人才培养项目的通知》（粤卫外〔2017〕130 号），中心积极申请并成功获批，2018 年 3 月 9 日至 2018 年 5 月 31 日，护理部承担了 1 名来自汤加的儿科护士为期 3 个月的进修带教工作，并顺利完成培训任务。

2017 年 9 月，中心根据《国务院办公厅关于推进医疗联合体建设和发展的指导意见》，调整优化医疗资源结构布局，促进医疗卫生工作重心下移和资源下沉，通过跨区域的专科联盟的形式，成立了国内规模最大的肿瘤专科联盟——泛中南地区肿瘤专科［单病种（肿瘤护理）］联盟暨肿瘤临床研究协作网，首批有 12 省 51 家医院签约加盟。之后，加盟的医院数量在持续增加，达到 21 省（自治区、市）71 家，覆盖到新疆维吾尔自治区和澳门特别行政区。中心又先后分别于 2019 年和 2023 年牵头成立了全国肠造口护理联盟（100 家）和全国肿瘤血管通路专科联盟（127 家）。几个联盟成立后，护理部加大了对联盟单位的帮扶力度，既有牵头组织的组团式帮扶，也有专科专人的定向帮扶。护理部也落实执行中山大学的相关文件要求，对所有晋升高级职称的护理人员，要求其在晋升前后的 1 年时间内下沉基层医院工作半年，对这些单位进行专业技术和行政管理指导，其他护理专家则以不定期、短期的形式对他们进行现场指导。2017—2023 年，中心已经先后派出 17 名护理专家下沉基层驻场工作、上百位护理专家参与短期交流指导，范围覆盖省内省外 20 多家肿瘤专科医院或肿瘤科；而对于这些联盟单位选送上来进修学习的护理人员，中心则采取“来者不拒、免费教学”的原则，因此也为选送单位培养了大批的专业护士，基本实现了由输血式帮扶向造血式帮扶的转变。

（二）造口治疗师学校

在万德森教授的倡导下，经多方寻找支援、联络和筹备，中山大学造口治疗师学校于 2001 年 2 月成立。见图 2 –3 –4 –2。

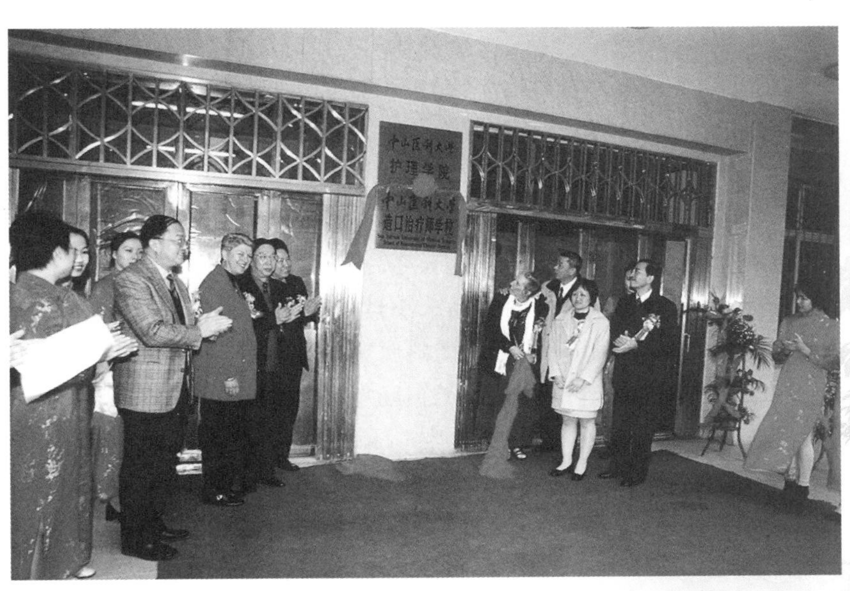

图 2 –3 –4 –2　中山大学造口治疗师学校成立

造口治疗师学校由我院牵头，联合中山大学护理学院、香港造口治疗师学会、香港大学专业进修学院共同创办，为国内第一所造口治疗师学校，是得到世界造口治疗师协会认可的国际性办学机构。2005 年，学校的合作单位变更为中山大学附属肿瘤医院、中山大学护理学院、香港大学专业进修学院。

中山大学造口治疗师学校每年开办 1 期造口治疗师文凭课程。截至 2023 年，该校为全国培养造口治疗师 500 多名，有着“中国造口治疗师摇篮”的美誉。在这所专业学校中，中山大学附属肿瘤医院作为主导方，一直扮演着重要角色，肩负学校70% 以上的教学任务。医院的造口专科护理小组负责学校的招生、理论授课以及临床实习的教学安排工作，并承担造口治疗师学校临床实习带教和考核等教学职责。

（三）护理继续教育培训班

1999 年，在广东省抗癌协会的支持下，由护理部牵头，成立了广东省抗癌协会肿瘤护理专业委员会，冼慕慈任第一届的主任委员。接任的主任委员覃惠英、辛明珠也一直秉承着“引领肿瘤护理专业发展、培养专科护理人才和造福肿瘤患者”的宗旨，坚持将肿瘤专科的继续教育项目延续下去。

1999 年，中心成为广东省抗癌协会肿瘤护理专业委员会的主委单位，由此奠定了其自身在华南地区肿瘤护理的学术地位，先后成为中华护理学会、广东省护理学会以及广东省护士协会等机构中肿瘤护理相关专委会的主委单位。尤其是近 10 年来，中心的护理学科飞速发展，学术影响力越来越大，护理部也不断搭建学术平台、开展学术交流，由护理部主任、护士长们分别牵头主办的继续教育项目超过 100 项，其中国家级继续教育项目 35 项，有些项目甚至已经成为护理部的品牌项目。

第五节　护理科研

1964—2000 年，护理团队共获得过中心资助课题 6 项、合作课题 7 项，还先后参与了“七五”“八五”“九五”的鼻咽癌攻关课题及“九五”疾病危险相关因素监测调查等攻关课题。先后参与编写《中国医学百科全书护理学》《中西结合治疗肿瘤》《造口康复治疗》《癌症患者的护理》《肿瘤患者的康复与护理》以及《社区癌症康复治疗》等专著，制作了《肿瘤患者康复护理》科普 VCD 光盘 1 套。护士获得专利 7 项。

2001 年后，随着护士学历和职称的提高，护理科研有了质的飞跃。2010 年，覃惠英的论文《家庭护理干预提高肠造口患者生活质量的研究》获“广东省护理学会第二届护理科技进步奖二等奖”；2011 年，郑美春的论文《结直肠癌社区预防与综合治疗应用研究》获“广东省科学技术二等奖”；郑美春的论文和李佳、覃惠英、范育英的论文分别被 *European Journal of Oncology Nursing* 收录，实现了护士 SCI 论文“零的突破”！

2013—2023 年，护理部在国内外护理核心期刊上累计发表论文 640 多篇，其中在 SCI 收录期刊上发表论文 129 篇。

2015 年后，护理团队在护理科研课题和基金申请方面也取得了喜人的成绩。护理获得的广东省科委、广东省卫健委、广东省护理学会、广东省护士协会等资助课题每年都超过 10 项；授权专利近 3 年来都接近 100 项；教材编写等如雨后春笋般涌现，护理的科技影响力进一步增强。为鼓励广大护士积极开展科研工作，护理部从 2012 年起，每年拨出 3 万元设立院内科研基金，资助 5 个科研项目，大大地提高了护士开展科研工作的积极性，也带动了护理科研工作跃上新的台阶。2020 年起，为鼓励护士开展 PDCA 质量持续改进工作，每年拨出

10 万元资助 10 个项目开展工作。

第六节　任职情况

（一）学术团体任职

2008 年，中心护理团队的学术影响力还比较弱，只有少数人能在省内的学术团体担任委员职位；随着医院学科建设的完善和护理专科的发展，医院护理队伍的学术地位也在不断提高，护士长在国内各种学术团体中任职的越来越多，尤其是近 3 年来，越来越多的主任、护士长在全国的学术团体中担任副主委及以上职位。

（二）护理部历任管理者情况

1984 年护理部正式成立。王尚德成为首届护理部主任。之后分别由冯惠珍、冼慕慈和覃惠英接任，历经 4 届。见表 2 –3 –6 –1。

表 2 –3 –6 –1　历届护理部主任名录

姓名	职务	任职时间
王尚德	主任	1984—1989 年
冯惠珍	主任	1991—1997 年
冼慕慈	主任	1998—2005 年
覃惠英	主任	2005 年至今

护理部成立之初，实行护理部主任、护士长二级管理。

1995 年，护理管理由二级管理改为护理部主任、科护士长、区护士长三级管理。

2014 年，随着 1 号楼和 2 号楼的落成投入使用，各临床科室的规模扩大，有 2 个及以上病区的科室都设立了科护士长，使得护士长的队伍不断壮大，到 2013 年，全院护士长的人数已经达到 47 人。2020 年开展护士长换届。目前越秀院区、黄埔院区共设护理部主任 1 名、副主任 3 名以及科护士长 22 名、区护士长 54 名。

2013 年前历任科护士长名单：

黄丽源　周菊梅　吴燕萍　区爱武　何曙云　邹本燕　冯惠霞　范育英　黎燕芳
李振炎　郑美春　陈梅先　陈秀杰　辛明珠　陈爱琴　王耀兰　郭秀泉　练小荷
刘　莉　何杏勤

2014 年至今在任的科护士长名单：

曹慧娇　石思梅　冯惠霞　范育英　陈爱琴　黄雪芳　周志欢　卢惠明　张丽娟
赖月容　袁秀红　陈梅先　阳　霞　方雪梅　钟就娣　何晶晶　刘艳玲　孙仲文
严朝娴　黄中英　张杏兰　李艳红

第七节 人才培养和对外交流

随着护理队伍素质的提高，专科护理得到了很好的发展，取得了瞩目的成绩，医院护理队伍的学术地位也不断提升。2009 年以来，护理部的对外交流越来越频繁，2010—2013 年，护理部已派出近 100 名护士长或骨干护士到境外参加学术会议；国内外的护理同行也慕名前来参观交流，其中不乏国际同行。医院先后接待过美国、法国、瑞士、新加坡和台港澳地区的护理同行来访。医院的护理骨干也走出国门，走上了国际讲坛进行学术交流。近年来，造口专科的郑美春、张惠芹、王玲燕，心理纾缓专科的黄薇，静脉治疗专科的辛明珠等都先后在本学科的国际学术会议上进行过大会发言，向国内外护理同行展示了医院护理方面的研究成果。

此外，护理部一方面通过主办或承办一些国际性学术会议提升国际影响力，如在 2009 年 12 月护理部成功地主办了第三届亚太造口师会议；另一方面，护理部也积极选送优秀的护士到国外进修学习，接受新的理念和学习新的技能。美国休斯顿的德克萨斯州立大学 MD 安德森癌症中心是中心的姐妹医院，2008 年起，护理部先后选派了刘莉、温济金、李娜、李佳、蒋超南等护士到 MD 安德森癌症中心进行短期的访问学习。2018 年，选派了周志欢、刘玉到英国华威大学研修。

2016 年起，护理部继续加强平台建设和国际合作交流，先后选派辛明珠、赖雁玲、李颖贤、胡泽吟、吴珍明、王聪、李婉珊等优秀护理骨干到新加坡、英国、爱尔兰等国家攻读硕士学位。每年也有优秀的护理研究成果在国际学术会议上进行口头发言或壁报展示，先后有郑美春、张惠芹、黄薇、刘倩雯、刘玉、蒋超南、蒋梦笑、罗宝嘉、李佳等在国际舞台上发出“中肿好声音”。

第八节 文化建设

1982 年以来，每逢“5. 12”国际护士节，中心都为全院护士举行丰富多彩的庆祝活动，形成了“中肿护理”的文化名片，让人感受到“中肿护理”的温度和厚度。中肿护理人也在各自的专业领域里深耕，为护理事业发光发热，历年来先后有 68 人获得市级以上的“先进个人”荣誉和称号。参加各项省级及以上比赛获三等奖及以上的超过 60 人次。

护理部集体、导管专科小组、心理纾缓专科小组、造口伤口专科小组、危重症专科小组等先后获得广东省总工会、广东省妇联颁发的“南粤女教职工文明岗”“巾帼文明岗”“五四奖章集体”“全国优质护理表现突出单位”等荣誉和称号。

（撰写：王尚德　冯惠珍　冼慕慈　黄丽源　吴燕萍　周菊梅　覃惠英　辛明珠）

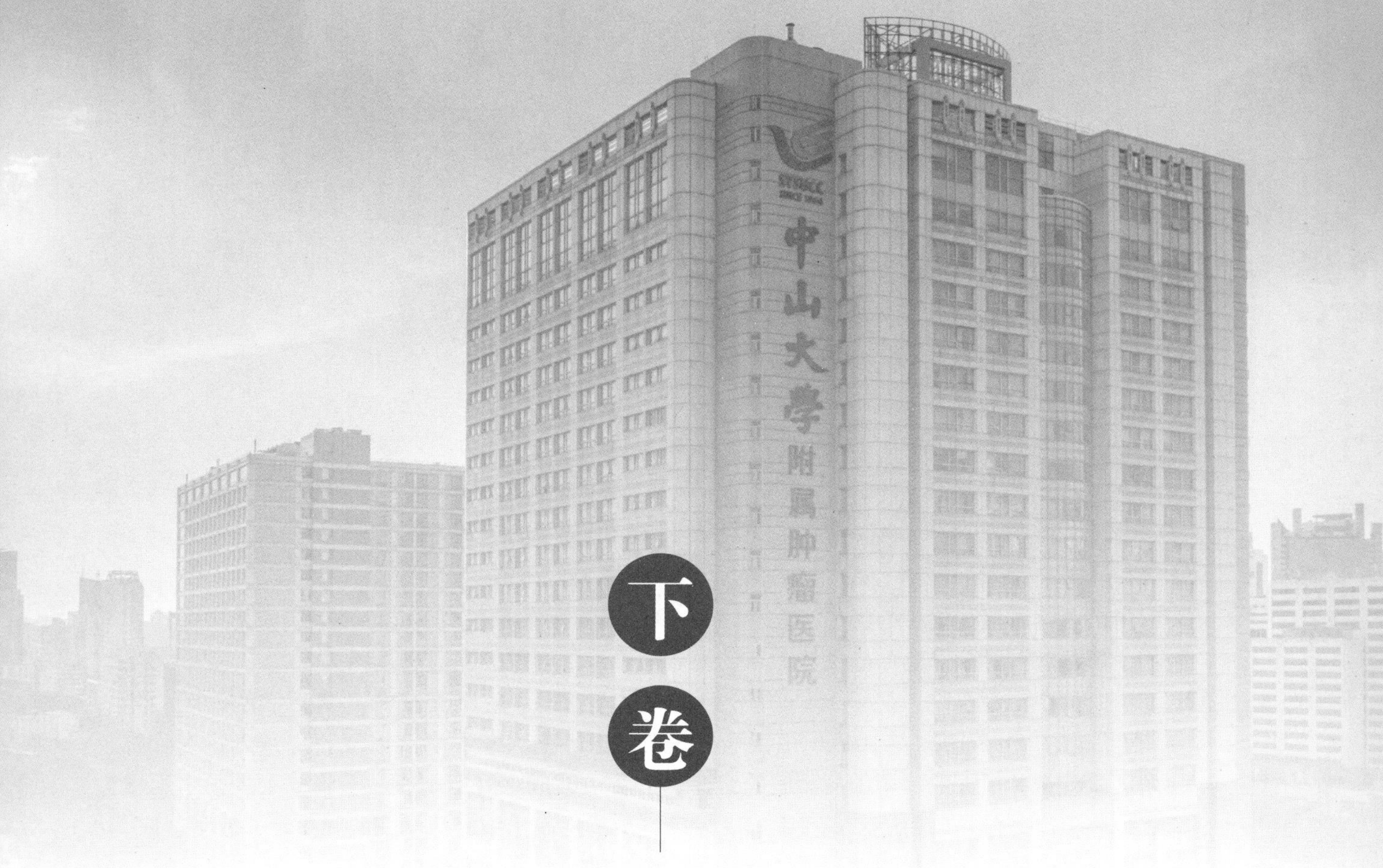

下卷

第三编

医学教育篇

第一章 概 述

第一节 医学教育的发展与管理

中山大学肿瘤防治中心的前身之一，为1964年建院的原“华南肿瘤医院”，是中山医学院的附属医院。肿瘤防治中心医学教育的发展与中山医学院的变迁息息相关。

当时的中山医学院，是于1957年3月由原“华南医学院”正式命（更）名的；而“华南医学院”又是在1954年由原中山大学医学院、原岭南大学医学院以及原广东光华医学院三所医学院合并成立的。中山医学院的组建，是新中国成立后中国医学教育史上的一个里程碑式的事件。肿瘤防治中心从成立之初，就已经成为附属于中山医学院的肿瘤专科教学医院，是中山医学院的临床教学基地，肩负着神圣的中国肿瘤学医学教育的使命。

1985年，中山医学院改名为中山医科大学；2001年10月26日，原中山医科大学与原中山大学合并组建新的中山大学，两所同样以中山先生名字命名的中国著名高等学府，血脉交融，重聚在一起，中国华南地区的医学教育从此翻开了新的篇章。肿瘤防治中心的医学教育也开启了崭新的一页。

肿瘤防治中心医学教育任务的实施主要由教研室及各科室负责完成。有关资料记载，肿瘤医院首任院长谢志光教授，在1954—1963年期间先后担任了华南医学院、中山医学院放射学和肿瘤学教研组的主任。1981年，肿瘤学教研室成立，教研室主任由当时的中山医学院（中山医科大学的前身）任命，李国材、李振权、管忠震、闵华庆、万德森、戎铁华、曾益新等教授曾历任主任，目前由徐瑞华教授担任主任。2020年，为更好地落实各项教学任务和教学过程监管，成立临床研究方法学、医学影像学、临床核医学、临床药学、麻醉学和临床病理学6个教研室，至此中心共有7个教研室。

医学教育是本中心医疗、教学、科研三大主要任务之一。中心历届党政领导班子高度重视肿瘤学医学教育工作。建院之初，谢志光教授亲自抓教学；“文革”后的80年代前期，医院曾实行“院长直接领导下的不脱产秘书制（教学秘书2名）”；80年代后期，由院长直接委任医教研管理部门负责人全面管理教学工作；从90年代初起，中心领导班子中专门设置1名副院长主管教学，全面负责肿瘤学医学教育，何友兼、曾宗渊、李锦清、姜文奇、傅剑华、钱朝南、马骏等历任副院长主管教学工作。2001年10月26日，原中山医科大学与原中山大学合并组建新的中山大学，为了进一步规范合校以后各项医学教育管理工作，中心先后成立了肿瘤学科学位评议组、肿瘤防治中心教学工作委员会、肿瘤防治中心教学督导专家组、肿瘤防治中心教育与学位委员会、肿瘤防治中心毕业后医学教育委员会。目前中心承担了本科生、长学制医学生（七年制/八年制）、研究生、住院医师、专科医师、进修生、继续教育等各层面的医学教育任务，开展教学与学生管理工作。

肿瘤学科学位评议组成立于2003年，其职责主要是协助学校学位评议委员会及医科分委会进行研究生学位评定与导师资格遴选认定等相关工作。肿瘤学科学位评议组共设15位委员，其中院长曾益新、书记戎铁华分别担任第一、第二召集人。2007年6月，由于中心领导及中层干部换届，学位评议组也相应调整了部分成员，曾益新继续担任第一召集人，书记廖振尔担任第二召集人。

肿瘤防治中心教学工作委员会成立于2005年，首任主任为戎铁华，副主任为曾益新及傅剑华。2007年，教学工作委员会主任调整为廖振尔，副主任仍为曾益新、傅剑华。教学工作委员会职责主要是审定肿瘤防治中心包括研究生、本科生、长学制医学生、进修生、肿瘤专科医师、住院医师、继续医学教育等各个层面的教育教学培训工作发展计划，审定各层面教育教学培训管理制度及办事程序，审定各层面教育教学培训方案、教学大纲、教学目标、招生、考试及考核办法以及审议与教学相关的其他事宜。

肿瘤防治中心首届教学督导员专家组成立于2007年1月，首届聘任万德森等8位教授为成员，目前聘任李力人等7位教授为成员。教学督导员专家组由本中心具有丰富临床教学经验、熟悉医科教育规律、对教学工作热心负责的高年资教师组成，由主管教学的副院长聘任，每届任期2年，任期内在教学副院长及教学管理部门的组织下履行相关工作职责。具体包括以本中心高年资教师的身份对教学工作进行检查、监督和评价，及时、客观地向中心负责人、教学管理部门反馈教学工作信息，提出改进建议；在教学管理部门组织安排下参加由主管教学副院长主持的教学督导工作会议，落实督导任务；参加本中心理论课程及实践教学的听课、评教、评学活动，对教师的教学态度、教学内容、教学方法、教学效果等方面进行认真评价，填写“医科督导员听课记录”和“课堂教学质量评价表”，真实反映教风、学风等情况；引导中青年教师提高课堂授课水平及临床实践教学质量。

肿瘤防治中心教育与学位委员会成立于2013年9月，共设15位委员，由曾益新教授、常务副院长马骏分别担任第一、第二召集人，现任第一召集人为徐瑞华院长。该委员会的成立旨在完善教育与学位管理架构的组织和职能，整合人才培养和学位管理机制，推动本科与研究生教育及相应管理体制的有机衔接，建立培养单位行政正职领导统筹管理本科和研究生教育的管理体制。其职责是统筹本中心的人才培养与学位管理工作，负责指导本中心本科教学，研究生招生、培养及学位管理的日常工作，并讨论决定相关重要事宜。原“肿瘤学科学位评议组”“肿瘤防治中心教学工作委员会”的职能也从2013年9月起归属至“肿瘤防治中心教育与学位委员会”，中心不再设立“肿瘤学科学位评议组”及“肿瘤防治中心教学工作委员会”。

肿瘤防治中心毕业后医学教育委员会成立于2021年3月，由中心院长、书记任组长，分管教学副院长、纪委书记任副组长，成员包括党政领导班子成员、各专业基地主任、各职能处室正职负责人。该委员会主要职责为贯彻落实国家、省、学校住培制度相关政策规定，研究部署本并统筹协调本中心住院医师规范化培训工作的开展与实施，并对培训质量进行严格有效的监控。

（撰写：张晓薇　张庆龙）

第二节　师资队伍与教学条件

创院初期的华南肿瘤医院是一间只有约 100 张病床、150 多名职工的小型院所，而现在已发展成为具有教学病床 2100 多张、教职员工约 4000 名的教育部部属高校附属教学研究型肿瘤专科医院。

师资队伍精良

中心老一辈师长诸如谢志光、梁伯强、廖月琴等，他们严谨治学的科学精神以及治病救人的仁心仁术，积淀为我院优秀的文化传统，激励着一代代年轻教师为肿瘤学医学教育事业奋斗不息。

目前中心拥有两院院士 3 名，具有招生资格的博士研究生导师及硕士研究生导师分别为 195 名及 293 名；具有医疗、教学、科研系列职称的教师共 1006 名，其中正高级职称 239 名、副高职称 298 名、中级职称 218 名、初级职称 251 名；具有博士学位的教师 748 名，具有硕士学位的教师 193 名；博硕学位数占教师队伍总数的百分比为 93%。

1998 年，闵华庆教授被评为“全国教育系统劳动模范”，并被授予“全国模范教师”称号；2002 年，曾益新教授获评教育部“高等学校优秀骨干教师”；闵华庆、万德森、何友兼、戎铁华等教授曾先后获得“南粤教书育人优秀教师”或“南粤优秀教育工作者”的奖励；2018 年，曾敬副主任医师获全国住院医师规范化培训“优秀带教老师”称号；2019 年，徐瑞华教授获全国五一劳动奖章。2009 年至今，中心教师先后获得“中山大学三育人（教书育人）标兵”1 人次（曾益新教授）、“中山大学校级教学名师”1 人次（王树森教授）、“中山大学优秀博士生导师”3 人次、“中山大学医科优秀临床带教老师”56 人次、“中山大学医科优秀临床教学管理人员”15 人次、“中山大学研究生教育管理先进工作者”1 人次、“中山大学医科优秀本科教务管理员”3 人次、“中山大学优秀辅导员”3 人次。年轻教师的教学水平也在不断提高，在学校举行的各种教学比赛中屡次夺冠，如先后获得中山大学医科中青年教师授课比赛英文授课一等奖（2006 年、2012 年、2013 年）、普通话授课一等奖（2007 年）、中山大学教师教学竞赛通识组一等奖（2022 年、2023 年）、临床床边教学比赛住院医师指导学生技能一等奖（2006 年）及副主任医师组织教学查房一等奖（2008 年）。教师们的学术水平在国家自然科学及科技进步获奖中得到充分的体现，获省部级以上科研成果奖励 62 项。中心拥有一支老、中、青三结合的结构合理、德才兼备、素质精良的肿瘤学医学教育教师队伍。见图 3－1－1－1。

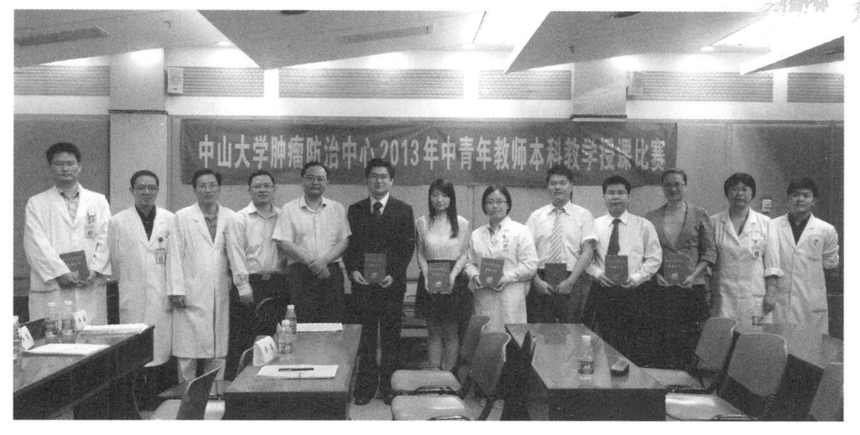

图 3－1－1－1 中青年教师本科教学授课比赛

1. 教材建设显效

建院初期，在谢志光教授的组织下，医院就已经开始着手进行肿瘤学概论教学大纲及教案的编写工作，并开始组织编写进修生肿瘤学讲义。10 年动乱期间此项工作被迫停滞。

80 年代初期，肿瘤学教研室成立，教学工作得到了加强，教研室在“文革”前教材工作的基础上组织编写了肿瘤学讲义。1981 年又编写了胸腹肿瘤专科班讲义，1985 年编写了六年制医疗系肿瘤学教材，1988 年、1991 年及 1997 年经过几次重大修改，肿瘤学教材逐渐趋于成熟完善。

1998 年，曾益新教授受卫生部教材办公室及人民卫生出版社的委托，牵头组织全国知名肿瘤学专家编写研究生《肿瘤学》全国规划教材；同年，肿瘤学教研室安排万德森教授牵头主编本科生《临床肿瘤学》教材。这两本针对不同层次对象的教材，在主编、副主编、编者及中心行政教学职能管理部门的共同努力下，经过一年多的时间终于在 1999 年正式由出版社出版发行，实现了中心历届党政领导班子、历任肿瘤学教研室与教学职能部门负责人以及全体教师、教学管理人员多年的愿望。

曾益新教授主编的高等医药院校研究生《肿瘤学》全国规划教材（1999 年第一版，2003 年第二版，2012 年第三版，2014 年第四版；人民卫生出版社），获 2002 年“教育部全国普通高等学校优秀教材评选二等奖”；列入卫生部“十一五”“十二五”国家级规划教材及全国高等医药教材建设研究会规划教材。2020 年，由徐瑞华教授接棒任主编，完成组织修订出版第五版。见图 3－1－1－2。

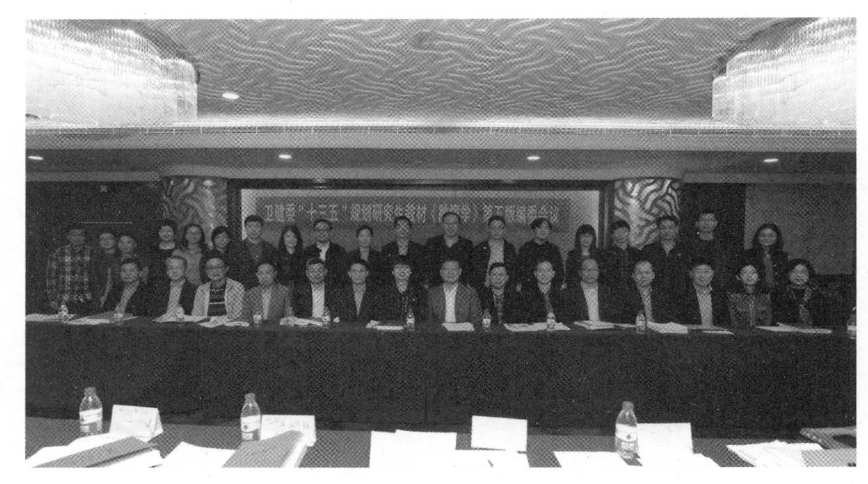

图 3－1－1－2 《肿瘤学》第五版编委会议

万德森教授主编的本科生教材《临床肿瘤学》（1999 年第一版，2005 年第二版，2010 年第三版，2015 年第四版；科学出版社），现已有多所高校作为本科生教科书使用，如新疆医科大学、汕头大学医学院及广西医科大学等，印尼一名医生将该教材翻译成印尼文提供给印尼医学院医学生使用。该教材被列为教育部普通高等教育“十一五”“十二五”国家级规划教材。2020 年，由徐瑞华教授及万德森教任主编，完成组织修订出版第五版。

黄文林教授主编的高等医药院校研究生《分子病毒学》全国规划教材于 2002 年（第一版）由人民卫生出版社出版，2006 年发行第二版，2016 年发行第三版。林承光主任技师主编的医学影像技术专业《放射治疗技术学》卫计委“十三五”国家级规划教材于 2016 年（第一版）由人民卫生出版社出版。李济宾副研究员主编的本科生及研究生《临床研究方法学》中科院规划教材于 2020 年（第一版）由科学出版社出版。

2．教改研究成果

1983 年，李国材、梁培根教授等组织编写的论文《论肿瘤学在现代医学教育的地位》被原中山医学院选送参加 1983 年的全国医学教育学术会议。

1991 年，由医院编写并与中山医科大学电教中心合作制作的教学录像片《肿瘤概论》，通过卫生部组织的专家评审，被作为教学录像片在全国推广使用。

1998 年，本科生“肿瘤学”课程被评为中山医科大学校级重点课程。

近 20 多年来，中心教师开展的校级及以上教学改革研究课题共计 50 项，如以下课题获得校级优秀教学成果：“肿瘤学基础教学经验”（1989）、“发扬我院优势，为广东省培训肿瘤防治专业人才”（1997）、“抓好三个环节，促进肿瘤学课程建设”（2000）、“中国造口治疗师培养模式的探讨”（2008）。

2009 年，本中心针对目前我国临床医学专业学位研究生临床能力训练不足的问题，开展了广东省学位与研究生教育改革研究项目“肿瘤学临床医学专业博士生临床能力培养引入专科医师培训模式的探索研究”，作为临床和科研能力高层次复合型人才培养类成果，2013 年 3 月获得“中山大学第七届校级教学成果奖一等奖”，并获学校推荐参评“第七届广东省高等教育省级教学成果奖一等奖”。

2021 年，临床研究方法学教研室总结多年的临床研究方法学课程建设及改革经验，凝练教学成果，“筑牢五个意识、夯实科研能力——基于 TBL 的临床研究方法学课程体系建设”获校级“教学成果一等奖”，“临床研究方法学”课程 2022 年获校级一流课程认定。

2023 年，中心在总结多年来在医学研究生教育领域持续努力和研究生培养成效的基础上，凝练不断探索和实践“中肿范式”肿瘤医学创新人才研究生培养体系的教学成果，在“中山大学首届校级研究生教育教学成果奖”中，“以国家需求为导向的高层次肿瘤医学创新人才培养体系的探索和实践”获评一等奖，“科研创新与临床实践‘双能共健’的放疗高质量人才自主培养体系构建与实践”获评二等奖。

3．科室设置合理

建院初期，临床科室的设置只有头颈科、胸腹科、妇科、放射科，中心发展至今，目前已设有头颈科、胸科、乳腺科、胃外科、结直肠外科、肝脏外科、胰胆外科、妇科、泌尿外科、神经外科、骨与软组织科、鼻咽科、放疗科、内科、血液肿瘤科、儿童肿瘤科、生物治疗中心、综合中医科、手术麻醉科、重症医学科等临床肿瘤专科以及病理科、分子诊断科、检验科、影像科、核医学科、超声心电科、内镜科等平台医技科室，还有以课题负责人“负责制”开展肿瘤学临床和基础研究工作的实验研究部。以上各科室都承担着中心各层面的医学教育任务。

4．设备仪器先进

中心教学仪器设备经历了从无到有、从少到多、从简陋到先进的过程，目前已经拥有 PET/CT、CT、MR、DSA、全数字化乳腺机、三维彩超、SPECT/CT、流式细胞仪、全自动基因测序仪、全自动生化分析仪、全自动酶标仪、病理图像自动分析系统、直线加速器、TPS 放疗计划系统、适形调强放疗系统、X 刀、后装放疗系统、超声聚焦刀、多弹头消融仪、层流无菌骨髓移植病房、手术机器人等国际先进的医疗设备。各临床教学科室及教研室设置了课室，已经全部配备了先进的多媒体教具。临床技能培训中心模拟设备齐全，能满足各层次人员的模拟培训需求。

5．科研氛围浓郁

中山大学肿瘤防治中心是国家抗肿瘤新药临床试验研究中心、国家重点学科、华南恶性肿瘤防治全国重点实验室、全国研究生规划教材《肿瘤学》主编单位，先后获得“973 计划”首席科学家项目、“863 计划”项目、国家科技支撑计划项目、国家重点研发计划项目、国家自然科学基金重大重点项目资助，具有临床与基础相结合的特色，学术氛围浓郁而活跃。

中心年手术量、门诊量及住院患者数逐年增加并已位居国内肿瘤专科医院的前列。在 60 年来中心几代人的不懈努力下，中心现已发展成为中国华南地区规模最大的肿瘤学医、教、研基地之一，其临床与基础相结合的传统，浓郁而活跃的学术气氛，一流的技术设备，先进的治疗手段，合理的科室设置，充足的病源、齐全的病种，优秀的教学团队，成熟完善的教材以及教学大纲等教学基本规范指导资料，为肿瘤学医学教育提供了良好的人才培养平台及条件。60 年来，中心为全国各地培养了大批肿瘤防治专业技术人才，为我国肿瘤学医学教育事业做出了突出贡献。

（撰写：张晓薇　张庆龙）

第二章　教学任务

第一节　本科生与长学制医学教育

建院初期，由院长谢志光教授等直接组织安排，肿瘤医院首次接收了近 100 名中山医学院毕业的实习生来院实习。实习生分期分批，每批 6 名，每批实习两周。头颈科及胸腹科是当时接待安排实习的主要科室。当时医院还承担了中山医学院医疗系四年级学生“肿瘤学概论”的授课（6 学时）以及临床见习示教（2 周）任务。为了贯彻当时提倡的“少而精”的教学原则，谢志光教授还亲自组织修改“肿瘤学概论”（6 学时）教学大纲和教案，精选见习示教病例，取得了良好的教学效果。

80 年代初期学校（原中山医学院）率先在全国高等医学院校本科生中开设了“肿瘤学”课程（必修课），并率先组织编制了本科生“肿瘤学”教学大纲及教科书。

“肿瘤学”课程教学包括理论课、临床见习两部分，教学总时数 80 学时，其中理论课 32 学时、临床见习 48 学时，理论课与临床见习学时之比为 1∶1.6。每年参加“肿瘤学”课程学习的医学生 400 多名，到目前为止已有 12000 多名本科生学习了这门课程。

本科生“肿瘤学”课程教学目标一方面要求通过理论课教学，使医学生掌握肿瘤病因发病学、病理学的基本理论以及临床诊断的基本方法；掌握肿瘤的外科治疗、放射治疗、化学治疗的基本原则及其综合应用原则；熟悉鼻咽癌、食管癌、肺癌、乳腺癌、肝癌、胃癌、肠癌、子宫颈癌、淋巴瘤九大常见恶性肿瘤的临床表现、综合性诊断及治疗方法；了解肿瘤的预防战略措施。另一方面通过采取临床病例示教、临床病例讨论、病历采集书写、诊疗操作实践、参观诊疗设施等多种临床见习形式，使医学生将课堂理论与临床实践有机结合，巩固理论知识，开阔视野境界，初步培养临床思维能力。在教学中，注重基本理论、基本知识、基本技能的训练，强调树立全心全意为患者服务的宗旨。

中心每年选拔素质优良的教师组成“肿瘤学”课程师资队伍，理论课主要安排教授、副教授授课，副高及以上职称的教师授课占总学时比例 90% 以上（其中正高占 30%），每年还安排新教师参加培养性讲课，培养性讲课的比例控制在总学时 10% 以下。见习课安排临床经验丰富的中级以上职称教师负责带教。

1999 年，为了进一步加强本科生的教学管理，中心制定了“集体备课”“名师授课”“新教师培养性讲课及预讲”“听课”“教师教学质量评价”“师生座谈评议”“教学研讨会”“业务学习及师德、医德教育”“教学交接班”和“考试管理”等制度。

长学制医学教育包括七年制及八年制两种形式。

七年制是为适应 21 世纪我国医疗卫生事业发展而实施的一种培养临床医学高层次专门人

才的特殊模式。七年制的特色在于实行“七年一贯，本硕融通，整体优化，注重素质，加强基础，面向临床”。中心从1996年开始承担七年制肿瘤学临床定向实习培养任务，至2010年6月，中心最后一批七年制医学生共20名完成2年的临床定向实习并顺利毕业取得学位，至此，中心已有80名学子毕业并取得学位。七年制医学生临床业务培养目标要求具有扎实的肿瘤学基础理论及系统的专业知识；掌握肿瘤学诊疗基本操作及技能，初步独立处理肿瘤学常见病、多发病，在上级医师指导下正确处理急、难、重症，临床技能初步达到肿瘤学住院医师规范化培训三年住院医师水平；掌握医学科学研究的基本方法和技能；结合临床实际完成硕士学位论文并通过答辩，获得肿瘤学临床医学硕士专业学位。

八年制临床医学专业是培养具有扎实深厚的人文自然科学知识、坚实的医学基础理论和熟练的临床诊疗技能，具备较强的临床分析和思维能力、较强的实际工作能力与创新能力，能参与国际竞争的高素质临床医师。其培养特色是秉承中山大学“三基三严”优良医学教育传统并实践“三早”（早期接触临床、早期接触科研、早期接触社会）教育的培养模式，达到文理医渗透，本硕博融通，实行八年一贯制的办学原则，临床能力的训练要求达到住院医师第一阶段第二年规范化培训的水平，符合中山大学相关学位授予条例，毕业授予临床医学博士专业学位。

2004年，学校招收了首批八年制医学生，本中心承担八年制医学生“肿瘤学”理论课程教学、见习及临床二级学科定向培养任务。2008年起，在肿瘤学课程教学及临床见习中，对八年制肿瘤学教学进行PBL教学模式的改革试点；2019年，对临床医学八年制肿瘤学进行教学改革，由原来分阶段进行理论与临床见习课程改为整合课程，理论和临床见习同步进行。2010年10月，首批5名八年制医学生进入本中心肿瘤学临床二级学科接受定向培养。截至目前，本中心已承担共96名八年制医学生的临床二级学科定向培养任务，包括肿瘤学专业81名、影像医学与核医学专业11名、麻醉学专业4名，其中已有12届共79名八年制医学生完成临床二级学科定向培养并顺利毕业，取得临床医学专业博士学位。

中心在本科及长学制医学教育中，一贯坚持“三基”（基础知识、基本理论、基本技能）、“三严”（严格要求、严密方法、严肃态度）的医学教育理念。近年来，中心充分发挥肿瘤学国家重点学科、华南恶性肿瘤防治全国重点实验室的平台优势，为医学本科生及长学制医学生提供“三早”教学活动平台，通过采取指导低年级医学生寒暑假预见习及业余科研活动等多种途径，提升医学生对肿瘤学科学研究的兴趣，达到了增强对医学生职业使命感及早期培养科研思维能力的目的，取得了良好的育人效果。2008年5月及2015年10月中心分别通过教育部本科教学工作水平评估和教育部临床医学专业认证检查，两次检查中专家均充分肯定了中心的医学教育工作。2012年本科生“肿瘤学”课程获批中山大学校级精品课程，2022年“临床研究方法学”课程获中山大学校级一流课程认定。

（撰写：张晓薇　张庆龙）

第二节　研究生教育

1978年，我国恢复研究生招生，中山医科大学恢复招收研究生。1984年1月，肿瘤学获第二批硕士学位授权点。1986 年 7 月，肿瘤学获第三批博士学位授权点。

1978 年，区宝祥、李振权、宗永生、潘启超 4 名教授获首批硕士研究生导师资格。1990 年经国务院学位委员会批准，严瑞琪、潘启超 2 名教授获批为博士研究生导师。至 2023 年，本中心累计获批硕士研究生导师 612 名，累计获批博士研究生导师 240 名。目前，具有招生资格的硕士研究生导师 293 名、博士研究生导师 195 名。见图 3 –2 –2 –1。

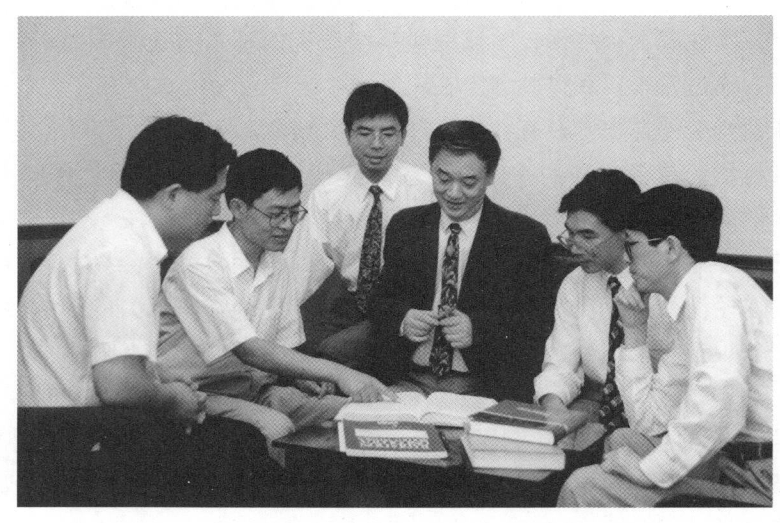

图 3 –2 –2 –1　1996 年闵华庆教授给学生们讲解病例

1978 年，中心首次招收硕士研究生 6 人；1991 年，首次招收博士研究生 1 人。2001 年，中山大学与中山医科大学合校后，中心招生人数快速增长，目前每年博士招生约 170 人，硕士招生约 180 人；至 2023 年底，共招收硕士研究生 2575 人、博士研究生 1977 人，总招生人数达 4552 人。目前中心在校研究生 1160 人。

中心从 1999 年起招收港澳台研究生，至 2023 年共招收港澳台硕士研究生 16 名、博士研究生 4 名；2004 年起招收外籍留学生，至 2023 年共招收尼泊尔、印度尼西亚、毛里求斯、喀麦隆、也门等国的外籍硕士留学生 25 名、博士留学生 9 名。中心研究生招生专业（一级学科）共 4 个，招生方向（二级学科）共 14 个，详见表 3 –2 –2 –1。

表 3-2-2-1 中心研究生招生专业及招生方向

招生专业	招生方向
基础医学	分子医学（学术型）
临床医学	麻醉学（学术型、专业型）
	影像医学与核医学（学术型）
	临床病理（专业型）
	超声医学（专业型）
	放射影像学（专业型）
	核医学（专业型）
	肿瘤实验研究（学术型）
	肿瘤内科（学术型、专业型）
	肿瘤外科（学术型、专业型）
	肿瘤放射治疗（学术型）
	放射肿瘤学（专业型）
医学技术	医学技术（学术型）
特种医学	特种医学（专业型）

招生类别包括全日制（含免试硕士研究生和免试直博生）、委托培养、国家专项计划（如少数民族骨干计划）、港澳台生及留学生。

培养类型包括学术型（科学学位）和专业型（专业学位）两种。对硕士研究生实施相应的转博制度，从学术型（科学学位）硕士研究生中择优实施硕博连读培养。此外，还承担同等学力人员申请硕士、博士学位的答辩及学位授予工作。

在研究生课程教育中，中心目前共承担“肿瘤学研究进展”“肿瘤放射治疗基础”“临床研究方法学”“学术规范与论文写作”4 门研究生公共课程的教学工作。

2004 年，中心举办了“全国首届肿瘤学研究生精品课程班”，该课程是教育部“研究生教育创新工程首批建设项目”，正式学员 80 名，登记旁听学员 40 多名。学员来自全国 11 个省份，分布在 16 所高校、9 个科研机构及医院。

2008 年，中心开始试行根据导师医教研业绩考核结果进行研究生招生指标分配的制度，2011 年，进一步改革并实行首次分配指标及二次分配指标相结合的新举措，此后逐步完善了研究生导师分类管理标准及考核条件，至 2023 年形成了“科技创新成果—奖项类”“科技创新成果—期刊类”“科技成果应用”“承担国家科研任务”“人才项目”“临床诊疗水平”“研究生培养质量”共 7 个导师业绩考核维度。中心研究生招生指标分配制度的改革，促进了导师医疗、科研、教学业绩持续不断地提高，促进了导师自身不断地发展，进一步加强了导师队伍的建设。中心研究生招生指标分配制度的成功经验得到了学校及各附属医院的认可和借鉴。

2009 年，中心开展“肿瘤学临床医学专业博士生临床能力培养引入专科医师培训模式的探索研究”，并于同年获得广东省学位与研究生教育改革研究课题重点项目资助以及中山大学研究生教育教学改革研究课题项目资助。经过几年的实践探索并总结凝练，作为临床和科研能力高层次复合型人才培养类成果，获得“中山大学第七届校级教学成果奖一等奖”，并获学校推荐参评“第七届广东省高等教育省级教学成果奖一等奖”。2021 年，临床研究方法学教研室总结多年的临床研究方法学课程建设及改革经验，凝练教学成果形成的“筑牢五个意识、夯实科研能力——基于 TBL 的临床研究方法学课程体系建设”获“校级教学成果一等奖”。2023 年，中心总结多年来在医学研究生教育领域持续努力和研究生的培养经验和成效，凝练出“中肿范式”肿瘤医学创新人才研究生培养体系的教学成果，在“中山大学首届校级研究生教育教学成果奖”中，“以国家需求为导向的高层次肿瘤医学创新人才培养体系的探索和实践”获评一等奖，“科研创新与临床实践‘双能共健’的放疗高质量人才自主培养体系构建与实践”获评二等奖。本中心是华南恶性肿瘤防治全国重点实验室的依托单位，肿瘤学科是国家重点学科，如何吸引优质研究生生源，壮大优秀研究生队伍，更好地发挥其对本中心学科建设发展的重要作用，是本中心研究生教育管理工作努力的方向。中心通过采取“请进来、走出去”的宣传策略，探索“优生优培资助计划”的资助体系，扩大了中心影响力，进一步提高了生源质量，取得了明显效果。

2012 年，中心在招生宣传服务方面进一步加大力度，精心组织编印了“中山大学肿瘤防治中心研究生招生宣传册”，同年 8 月，成功举办首届优秀大学生暑期夏令营活动。该活动以加强我国高校优秀医科大学生之间的思想交流，增进青年学子对本中心的了解，并以选拔优秀大学生到中山大学肿瘤防治中心继续深造为目的，同时利用夏令营机会组织面试，提前拟录取符合条件的免试硕士生及直博生，进一步提升本中心研究生生源质量。夏令营至今已举办 12 届，通过持续创新活动组织形式及内容，逐步成为中心的品牌招宣活动，吸引全国一流高校优秀本科生前来学习交流。见图 3 -2 -2 -2。

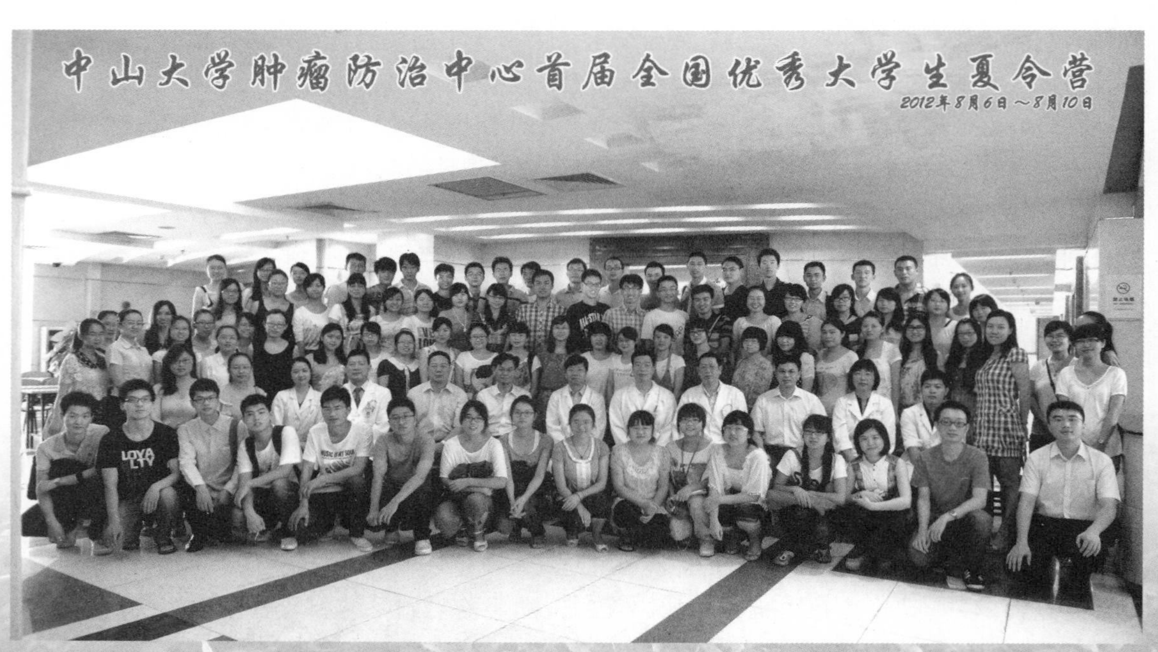

图 3 -2 -2 -2　首届大学生夏令营

2012 年 11 月，为进一步拓宽我中心研究生生源渠道，全面提高研究生生源质量，中心在成功举办首届暑期夏令营的基础上，首次组织以中心肿瘤学基础研究（分子医学）博士研究生导师为主体的宣讲团队，前往武汉大学（生命科学院）、华中科技大学（生命科学与技术学院）、中南大学（生物科学与技术学院）及湖南大学（生物学院）两地共 4 所 985 高校的生命科学相关院系进行招生宣传，对应届毕业硕士研究生及有意向报读直博生的本科生进行现场宣讲。此后 2014 年、2015 年分别前往山东大学、四川大学华西医学院进行了现场招生宣讲，并制作相应资料，发动导师在外出进行学术交流的同时开展招生宣传介绍。为进一步发挥研究生对本中心学科建设及发展的重要作用，吸引最好的学生师从最好的导师，培养创新性人才，2012 年，中心开始实施研究生“优生优培资助计划”。通过综合素质和培养潜能全面考核，从获推荐免试研究生资格且本科成绩综合排名在全年级同专业前 10% 的 985 高校应届本科毕业生中，择优选择免试硕博连读生及免试直博生由试点导师亲自培养，并提供相应资助。2012—2022 年，该计划共资助 44 名硕博连读生及 36 名直博生。2023 年起，因中山大学调整研究生奖助方案，该计划停止招生。2012 年，中心开展首批研究生国家奖学金评选工作，2015 年探索实施研究生奖学金推优预评新模式，经多年对评优模式的逐步完善，2023 年起试行结合推优预评实施研究生评优综合测评，对研究生在读期间的成绩、科研能力、临床能力、参与校园活动和社会实践、德育和体育类获奖及答辩情况进行量化测评，客观公正地评价中心研究生在校期间的综合表现，引导学生“学在中大、追求卓越”。至 2023 年，中心共有 123 名博士研究生、86 名硕士研究生获得国家奖学金。

中心积极组织并全力支持研究生会开展各项有益身心健康的活动，帮助学生身心健康发展。研究生会自 2007 年成立以来，五次获得“中山大学优秀研究生会”称号。2012 年中心首次组织研究生参加“中山大学研究生五四星海之声合唱节”活动，至 2023 年，获特等奖 1 次、一等奖 4 次、二等奖 3 次、三等奖 1 次、最佳组织奖 2 次、最佳指挥奖 3 次。

中心研究生队伍的发展，学生素质的提高，在助医、助研、助教方面均对中心的发展起到越来越重要的作用。中心研究生凭借出色的综合素质水平屡获教育部博士研究生学术新人奖、国家奖学金、校优秀研究生、光华教育奖学金、港澳台奖学金、平安励志奖学金、宝钢奖学金、彭瑞安奖学金、日本第一制药医药学奖学金、广东省研究生优秀学位论文等荣誉，屡获国家建设高水平大学公派研究生项目、学校优秀博士论文培育项目、博士生优生优培项目、博士生创新人才培养项目、博士生访学与国际合作项目等资助。本中心培养并已毕业及获学位的研究生有 3088 名（博士研究生 1338 名、硕士研究生 1750 名），服务于国内外的大型综合性医院或教学科研机构。见图 3 -2 -2 -3。

2021 年，中心凭借完备的人才培养体系和显著的育人成效，荣获中山大学“研究生教育管理工作先进单位”的称号。

中山大学肿瘤防治中心2023届研究生毕业合影留念
2023.6.25

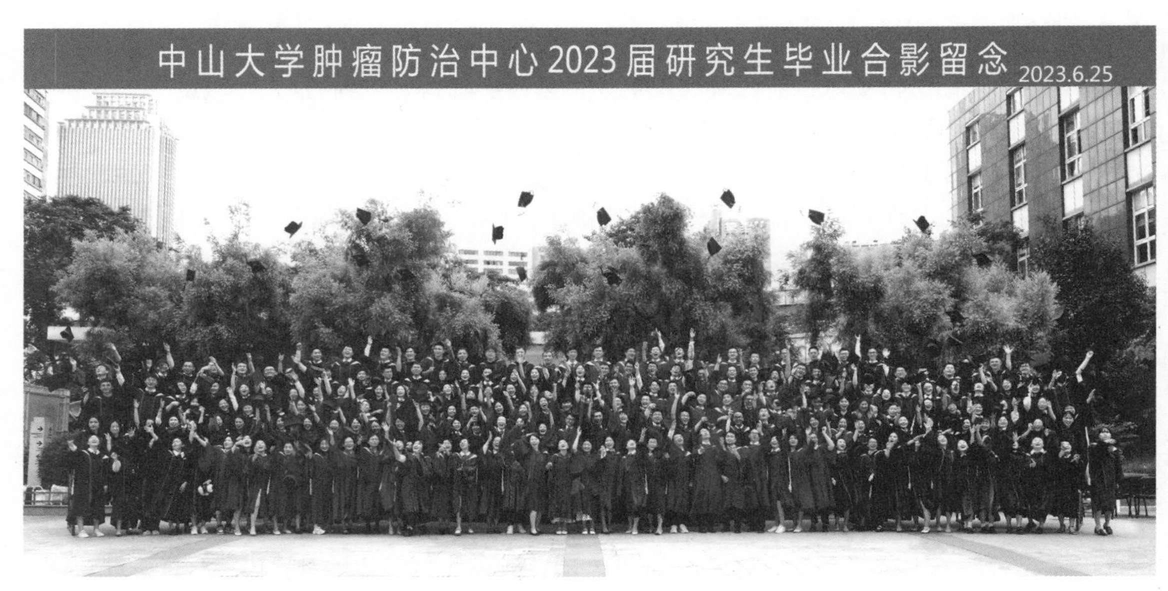

图 3-2-2-3　2023 届毕业生合影

（撰写：张晓薇　郑令仪　张庆龙）

第三节　进修与继续医学教育

1964 年，华南肿瘤医院作为华南地区实力最强的肿瘤专科医院，已开始吸引全国各地、港澳地区乃至国外专业技术人员前来进修学习，从建院初期的每年接收 5 名进修学员，逐渐发展至现在每年招收学员约 600 名（一年制及个别进修学员）。迄今为止，中心已为全国各地培养肿瘤防治进修学员 6100 多名。见图 3-2-3-1。

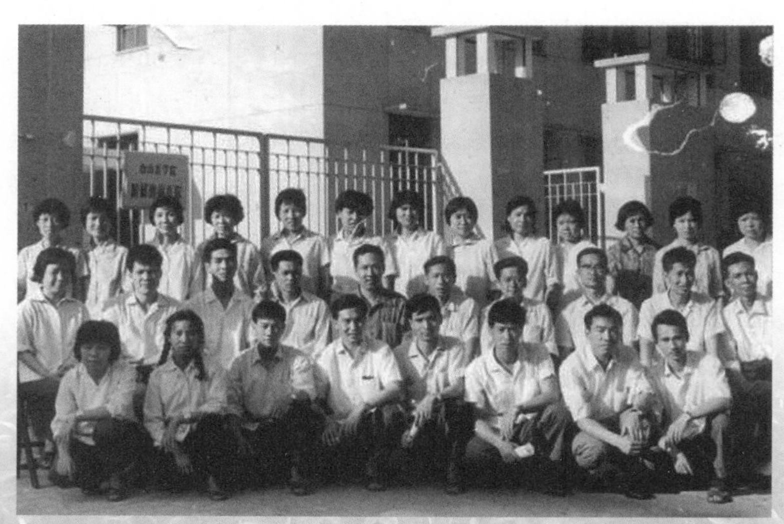

图 3-2-3-1　20 世纪 70 年代的进修班学员合影

1980 年，肿瘤医院被卫生部批准为全国肿瘤学临床医师进修培训基地，每年承办一届

“全国临床医师一年制肿瘤专科进修班”，现已承办第43届。每年进修班招收学员约60名，分别按照头颈外科、胸外科、胃胰外科、结直肠外科、肝胆外科、妇瘤科、化学治疗科或放射治疗科等Ⅲ级专科办班，业务培养目标要求通过一年的系统进修培训，使之成为具有肿瘤学专业理论基础知识、达到肿瘤学Ⅲ级专科初年主治医师水平的肿瘤防治骨干。见图3－2－3－2。

中山大学肿瘤防治中心第三十九届一年制肿瘤专科进修班
2019.01.03 广州

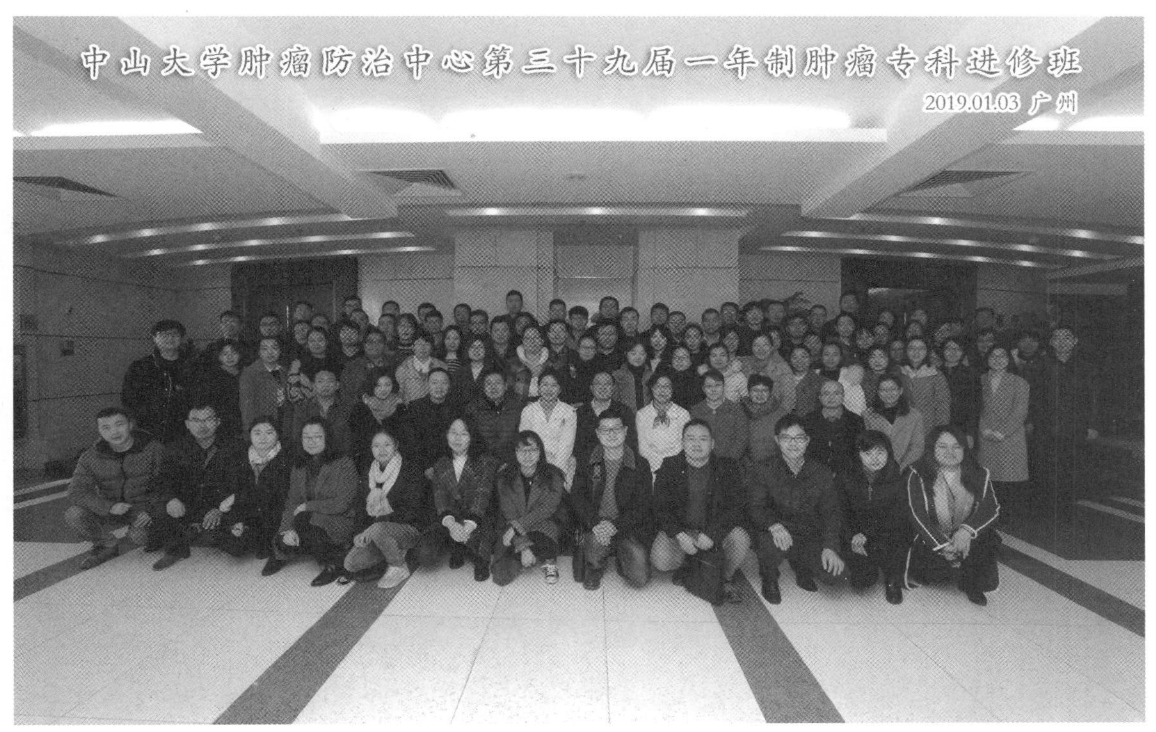

图3－2－3－2　一年制肿瘤专科进修班

此外，中心每年还招收各级、各类“个别进修”人员，进修时限为3～6个月，培训目标要求其掌握肿瘤诊治的基本知识及操作，并可根据进修者的层次、水平及要求的不同制订相应具体的个性化培训计划，有针对性地提高进修者的肿瘤防治能力及水平。

医学教育是一个终身连续的过程，它包括医学院校基本教育、毕业后医学教育（研究生教育或住院医师培训）和继续医学教育三个阶段，被称为“医学教育连续统一体”。继续医学教育是最高层次的医学教育，是继医学院校基本教育和毕业后医学教育之后，针对中、高级专业技术人员以学习新理论、新知识、新技术、新方法为主的一种终身性医学教育。其目的是使卫生专业技术人员在整个医学生涯中，始终保持高尚的医德，不断提高专业工作能力和业务水平，跟上医学科学的发展，更好地服务于社会。

中心于1995年起，受广东省人事厅、卫生厅委托，定期承办“广东省肿瘤防治高新技术研修班”，培训目的是：通过采取专题讲座、诊疗技术或手术操作示教及专题讨论等一周短期学习形式，指导广东省中、高级肿瘤防治专业技术人员及时掌握肿瘤学科的新理论、新知识、新技术、新方法，了解肿瘤学科国内外最新进展，全面提高广东中、高级肿瘤防治专业技术人员的素质和水平，推动广东省肿瘤防治事业的发展。

自1997年开始，中心承办了卫生部批准的“国家级继续医学教育项目”，从开始每年4项发展至今每年近40项，目前累计已有563项，参加项目学习的全国各地学员达14万名；项目范围涉及肿瘤诊断、治疗、护理、基础研究等各个领域，包括头颈部肿瘤、胸腹部肿瘤、妇科肿瘤及肿瘤病理等方面内容。通过开展继续教育项目学习班，充分发挥了本中心资源优势，为基层医院肿瘤防治专业技术人员参加继续医学教育提供了学习交流的平台，更好地服务基层社会。见图3－2－3－3。

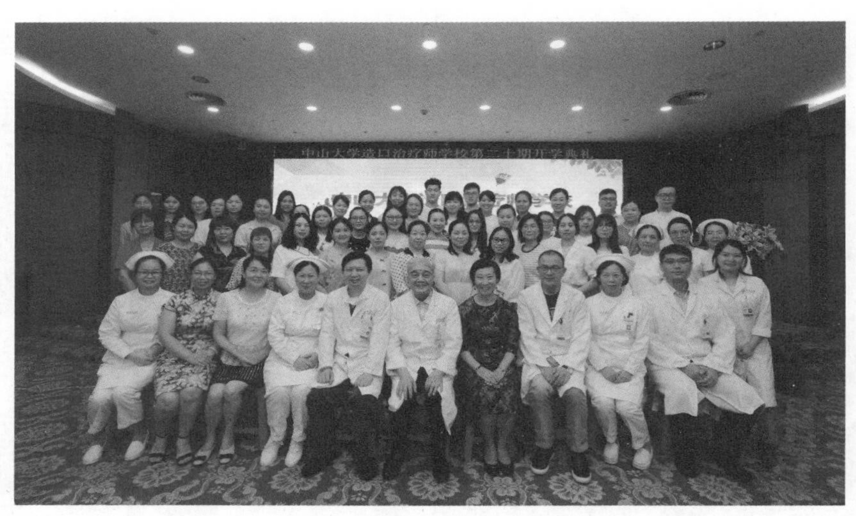

图3－2－3－3　造口治疗师培训班

中心近10多年来，还定期举办各种大型的国际性、全国性、地区性、全省性肿瘤学术会议，通过各种不同的形式，满足全国各地特别是周边地区肿瘤学科专业技术人员终身接受继续医学教育的需要。

（撰写：张晓薇　冯海兵　周敏敏）

第四节　住院医师与专科医师培训

住院医师规范化培训是培养高水平医学专业人才的重要手段和必经途径。

建院初期，院长谢志光就已经非常重视住院医师的培训工作，医院针对当时由于医院新成立而年轻医师特别多的情况，制订了住院医师“三基”培训计划，并安排本院年轻医师随进修医师一起参加培训学习。

1990年，在中山医科大学的统一领导下，肿瘤医院开始了住院医师规范化培训工作。在1993年及1995年，卫生部分别制定了《临床住院医师规范化培训试行办法》及《临床住院医师规范化培训大纲》，开始全面实施我国住院医师规范化培训工作。在国家政策精神的引领下，中心住院医师培训工作也得以深度开展。

1997年，学校申请参加广东省住院医师规范化培训基地的评审，中心申报的8个学科［包括肿瘤科、影像诊断科、中医科、核医学科、康复治疗科（激光科）、放射治疗科、麻醉科、病理科］全部通过评审，被认可为广东省临床住院医师规范化培训基地。中心根据卫生部和学校的有关文件精神，制订了相关的住院医师培训制度及肿瘤学住院医师培训方案，成立了住院医师规范化培训领导小组。

1999 年，在国务院学位委员会颁布的《关于调整医学学位类型和设置医学专业学位的几点意见》及《临床医学专业学位试行办法》两个文件（1998 年）精神的指引下，针对当时医学研究生学位获得者往往侧重于科研能力的训练而临床能力训练存在不足、不能很好适应临床实际工作的情况，中心开始试行临床医学专业学位制度，将住院医师与临床研究生的临床能力培训试行统一培训标准，制定了《肿瘤学培训细则》，使肿瘤学住院医师培训适应社会对高层次临床肿瘤医师的需求。

肿瘤学住院医师规范化培训内容包括医德医风、课程理论学习、临床能力训练、教学能力训练、科研能力训练五个方面，培训历时 5 ～ 6 年，分为两个阶段。

第一阶段为 3 年，以二级及三级学科各专业轮转培训为主，强调临床能力训练；培养解决临床实际问题的工作能力，要求掌握肿瘤学科的基础知识、基本理论和基本技能；熟悉各种物理诊断、常规检查、常用功能检查的临床意义；掌握常用药物的应用及各种检查标本的采集、保存和送检方法；掌握肿瘤学常见病、多发病的诊治；在导师的指导下，能进行各种特殊检查和基本手术操作；实行 12 小时负责制。

第二阶段为 2 ～ 3 年，以三级及四级学科专科培训为主，着重培训专业理论、专业知识和专业技能，掌握本专业相关学科的基本理论及国内外发展动态，提高对本专业各种急、难、重症的独立诊断、治疗和抢救的综合能力；担任 6 个月至 1 年的总住院医师，总住院医师实行 24 小时负责制。住院医师在培训期间，必须参与肿瘤学的教学工作，参加本科生、七年制学生的见习、实习带教工作，在科内讲小课，读书汇报，病历讨论等；培养严谨的科研态度，掌握临床科研方法，参加科研工作，结合临床实践，撰写学术论文。

中心培训管理部门强化课程考核、轮科考核、年度考核、阶段考核四个方面的管理，严格制定考核标准，考核内容力求定性与定量相结合、理论与实际相结合。轮科考核由所在轮转科室科主任与带教老师组成的考核小组负责进行，考核成绩和出科鉴定登记在培训手册中，住院医师在轮转结束时要进行自我鉴定并登记相关诊疗操作例数。外院轮科考核成绩及鉴定，均由外院培训主管部门加盖公章密封寄回中心管理部门。每一学年年度结束，科室要按照管理部门的部署组织考核小组对住院医师进行年度考核。第一阶段及第二阶段培训结束，由学校按学科统一组织阶段考核，第一阶段考核合格才能进入第二阶段培训，第二阶段考核合格可获得卫生部《住院医师规范化培训合格证书》。

实施了 10 多年的临床住院医师规范化培训工作，其培训对象为单位人，不同单位培训条件参差不一，培训质量存在良莠不齐的现象。针对这种情况，卫生部于 2003 年启动了“建立我国专科医师培养和准入制度”课题研究，提出了把住院医师规范化培训对象的身份由“单位人”向“社会人”进行转变。

2005 年，中心在此背景前提下，在国内率先启动了肿瘤学专科医师培训工作，首批面向社会招收了 15 名培训学员，2006—2009 年又分别招收了第二批（18 名）、第三批（23 名）、第四批（10 名）及第五批（6 名）培训学员，以期通过发挥医院资源优势，建立我国首个肿瘤学专科医师培训基地，承担为社会培养合格的肿瘤专科医师的责任。目前五批肿瘤专科医师培训均已完成，通过培训期满的临床能力考核及双向选择，留用在中心工作或分流至省内外医疗机构工作。

中心根据肿瘤学科的特点以及科室设置情况确定了三个肿瘤专科医师培训方向：肿瘤内科、肿瘤放射治疗以及肿瘤外科。肿瘤内科及肿瘤放射治疗按Ⅲ级专科培训，肿瘤外科按Ⅳ级专科培训为主，包括胸部肿瘤外科、腹部肿瘤外科、神经肿瘤外科、泌尿肿瘤外科、头颈肿瘤外科及妇科肿瘤学等。

肿瘤专科医师培训方案包括培训目标、培训内容、培训考核及培训管理共四部分内容。

培训总体目标是以期通过3年的肿瘤专科医师规范化培训，使之成为具有坚实的肿瘤学基础理论及系统的专业知识，具有独立处理肿瘤学科相关领域（肿瘤学Ⅲ级或Ⅳ级专科）常见病、多发病和某些急、难、重症的诊疗能力，具有高尚的医德以及精湛的医术，能够全心全意为患者服务，达到主治医师水平的临床肿瘤专科医师。

培训内容包括人文素养、肿瘤学基础理论及基本知识、临床技能训练、教学训练、科研训练五个部分，其中临床技能训练为最重要的组成部分。

临床专业技能考核由病例考核暨面试答辩以及诊疗技术操作考核两部分组成。前者客观评价其临床思维分析能力，后者判断其临床实际动手能力。

培训管理方面，明确了培训组织架构与职责；确定了培训医师人事合同管理办法；编制了“肿瘤专科医师培训情况记录本”，记录内容涵盖了培训方案的各项培训要求，包括培训计划、理论知识学习、主（经）管住院病例、手术或诊疗操作、门（急）诊、病例讨论、值班、教学、科研、社会实践、医疗缺陷等各方面。

随着国家对高层次临床应用型及学术型人才需求的不断增加，我国临床医学专业学位研究生教育体系逐渐暴露出与现实需求不适应的问题，突出表现为在培养过程中，未能真正形成针对提升临床实际应用能力的规范化临床能力培养体系，临床能力训练严重不足，而同时其学术研究能力亦未得到有效培养，出现临床诊疗能力和学术水平“两头不靠”的窘况，影响了我国高层次医学临床应用型人才和学术人才的培养质量。

针对该现状，本中心试行在肿瘤学临床医学专业博士研究生临床能力培养中，引入专科医师培训模式，严格按照肿瘤学专科医师培训标准进行规范化培训，培训结束后通过临床能力考核可获得肿瘤学专科医师培训合格证书，从而提高及保障肿瘤学临床医学专业博士研究生的临床能力培养质量，为社会培养肿瘤学高层次复合型人才，同时也避免博士毕业后再面临重复培训而导致资源浪费的现象产生。

从2009年开始，中心开展了“肿瘤学临床医学专业博士生临床能力培养引入专科医师培训模式的探索研究”，在本中心肿瘤学临床医学专业全日制非在职博士研究生中选择2009年级12名、2010级13名、2011级18名、2012级14名、2013级11名、2014级12名，试行专科医师培训与临床专业学位研究生教育接轨培训，培训过程需完成博士课程学习、专科医师临床能力训练以及博士研究生科研能力训练。完成住院医师及专科医师培训，可获得卫生部住院医师规范化合格证书和中山大学专科医师培训合格证书。2014年，国家全面启动全国统一的住院医师规范化培训工作后，此项目结束探索。

“肿瘤学临床医学专业博士生临床能力培养引入专科医师培训模式的探索研究”，获得2009年广东省学位与研究生教育改革研究项目（批准号：09JGXM－ZD01）重点项目课题资助和2009年中山大学研究生教育教学改革研究项目（批准号：ZGEI004）重点项目课题资助，获资助经费合计10万元。经过几年的实践探索并总结凝练，作为临床和科研能力高层次复合型人才培养类成果，2013 年获得“中山大学第七届校级教学成果奖一等奖”，并获学校推荐参评“第七届广东省高等教育省级教学成果奖”，荣获一等奖。

2010 年，广东省公布第一批专科医师培训基地（普通专科），我中心通过医学影像科、医学检验科、临床病理科、麻醉科（与中山大学附属第三医院联合申报）基地的重新认定。因国家层面及广东省层面没有设立“肿瘤学”专业培训及基地标准，因此国家及广东省没有组织认定“肿瘤学”培训基地。

2012 年，中山大学医学继续教育中心根据“全国医学教育改革工作会议”精神，出台了《关于界定住院医师规范化培训和专科医师培训的通知》，对所有需要纳入住院医师规范化培训和专科医师培训的人员进行了重新界定，并在完成住院医师规范化培训后颁发卫生部《住院医师规范化培训合格证书》，完成专科医师培训后颁发《中山大学专科医师培训合格证书》。在中山大学（原中山医科大学）的统一部署下，本中心于 1990 年开始住院医师规范化培训工作至今 20 多年，历经了三个时段的变迁：1990—2006 年，住院医师规范化培训分为第一阶段及第二阶段培训，培训合格后分别获得学校第一阶段合格证书及卫生部住院医师规范化培训合格证书；2006—2012 年，住院医师规范化培训分为普通专科培训及亚专科培训，培训合格后分别获得学校第一阶段合格证书及卫生部《住院医师规范化培训合格证书》；2012 年起，学校对住院医师规范化培训和专科医师培训重新界定，原来的“第一阶段培训”以及后来的“普通专科培训”统一界定为“住院医师规范化培训”，培训合格后获得《卫生部住院医师规范化培训合格证书》；原来的“第二阶段培训”以及后来的“亚专科培训”统一界定为“专科医师培训”，培训合格后获得《中山大学专科医师培训合格证书》。

2014 年，国家卫计委发布《关于建立住院医师规范化培训制度的指导意见》，正式全面启动全国统一的住院医师规范化培训工作，有赖于中心长期以来的住院医师培训工作所取得的成效及影响，中心于 2014 年 11 月获批国家第一批住院医师规范化培训基地，获批的首批专业基地有临床病理科、检验医学科、放射科、超声医学科、核医学科、放射肿瘤科、麻醉科（与中山三院协同）共 7 个，2016 年经申报获批新增内科、外科、妇产科专业基地，2017 年经申报获批新增麻醉科专业基地（原为协同专业基地），形成了 10 个专业基地的住院医师培训工作格局，每年招收住院医师规范化培训学员约 120 名，2015 年至今共培训学员 690 名。

（撰写：张晓薇　周敏敏　张庆龙）

1978—2023 年获批硕士及博士研究生导师数等见表 3 -2 -4 -1 至表 3 -2 -4 -3。

表 3 -2 -4 -1　1978—2023 年获批硕士及博士研究生导师数

年份	遴选/认定硕士研究生导师数	累计硕士研究生导师数	遴选/认定博士研究生导师数	累计博士研究生导师数
1978	4	4		
1984	1	5		
1985	6	11		

续上表

年份	遴选/认定硕士研究生导师数	累计硕士研究生导师数	遴选/认定博士研究生导师数	累计博士研究生导师数
1987	13	24		
1988	2	26		
1990	1	27		
1991	0	27	2	2
1992	11	38	0	2
1993	8	46	2	4
1995	4	50	0	4
1996	7	57	0	4
1997	3	60	2	6
1998	9	69	1	7
1999	6	75	0	7
2000	11	86	6	13
2002	27	113	0	13
2003	15	128	7	20
2004	5	133	3	23
2005	11	144	2	25
2006	22	166	17	42
2007	10	176	4	46
2008	14	190	15	61
2009	15	205	1	62
2010	10	215	4	66
2011	0	215	1	67
2012	1	216	10	77
2013	26	241	1	78
2014	0	242	7	85
2015	4	246	6	91
2016	91	337	34	125
2017	70	407	21	146
2018	50	457	34	180
2019	0	457	0	180
2020	55	512	13	193
2021	44	556	14	207
2022	34	590	20	227

续上表

年份	遴选/认定硕士研究生导师数	累计硕士研究生导师数	遴选/认定博士研究生导师数	累计博士研究生导师数
2023	22	612	13	240

表 3－2－4－2　1978 年—2023 年博士、硕士研究生招生及获得学位人数

年度	硕士招生数	授硕士学位数	博士招生数	授博士学位数	总招生数	在院学生总数
1978	6				6	6
1979	5				5	11
1980	2				2	13
1981	2	6			2	9
1982	3	5			3	7
1983	4	2			4	9
1984	3	2			3	10
1985	14	3			14	21
1986	14	4			14	31
1987	15	3			15	43
1988	11	14			11	40
1989	5	14			5	31
1990	5	15			5	21
1991	7	10	1		8	18
1992	9	5	4		13	26
1993	7	5	3		10	31
1994	13	7	4	1	17	40
1995	9	9	4	4	13	40
1996	9	7	2	3	11	41
1997	13	12	5	3	18	42
1998	15	8	8	3	23	52
1999	21	7	12	3	33	74
2000	23	11	16	4	39	95
2001	29	15	21	6	50	122
2002	39	16	25	10	64	153
2003	78	19	26	11	104	218
2004	83	25	34	17	117	285
2005	82	39	37	24	119	340

续上表

年度	硕士招生数	授硕士学位数	博士招生数	授博士学位数	总招生数	在院学生总数
2006	81	65	41	25	122	358
2007	71	80	46	25	117	349
2008	75	74	45	20	120	338
2009	100	75	60	28	160	397
2010	96	59	59	43	155	435
2011	94	57	60	50	154	469
2012	93	82	67	58	160	469
2013	91	73	86	57	177	491
2014	84	67	80	56	164	502
2015	86	70	97	65	183	521
2016	94	66	76	80	170	534
2017	111	67	90	83	201	582
2018	119	83	125	94	244	627
2019	127	67	168	67	295	780
2020	184	103	175	80	359	962
2021	179	112	164	104	343	1089
2022	179	121	163	158	342	1134
2023	185	166	173	156	358	1160
合计	2575	1750	1977	1338	4552	13026

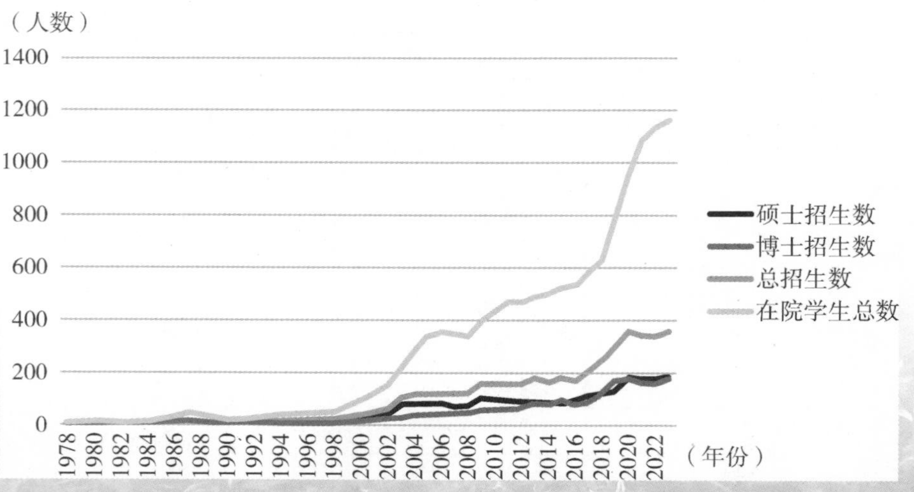

图3-2-4-1　历年研究生招生情况（1978—2022年）

表 3－2－4－3 中心历年举办的医学继续教育项目及参加人数统计表（1997—2022 年）

年份	国家级继教项目	省级继教项目	参加继续教育人数
1997 年	4 项	0 项	国家级 125 人
1998 年	6 项	0 项	国家级 200 人
1999 年	1 项	1 项	国家级 60 人 + 省级 33 人
2000 年	4 项	0 项	国家级 281 人
2001 年	5 项	4 项	国家级 395 人 + 省级 360 人
2002 年	11 项	6 项	国家级 1508 人 + 省级 335 人
2003 年	11 项	4 项	国家级 1524 人 + 省级 407 人
2004 年	10 项	2 项	国家级 4716 人 + 省级 350 人
2005 年	8 项	2 项	国家级 1668 人 + 省级 400 人
2006 年	8 项	6 项	国家级 1204 人 + 省级 986 人
2007 年	11 项	3 项	国家级 2851 人 + 省级 635 人
2008 年	20 项	6 项	国家级 3372 人 + 省级 506 人
2009 年	19 项	8 项	国家级 3871 人 + 省级 1346 人
2010 年	21 项	6 项	国家级 4148 人 + 省级 998 人
2011 年	24 项	2 项	国家级 6172 人 + 省级 206 人
2012 年	25 项	6 项	国家级 5946 人 + 省级 677 人
2013 年	26 项	6 项	国家级 7100 人 + 省级 781 人
2014 年	29 项	5 项	国家级 7194 人 + 省级 1800 人
2015 年	32 项	9 项	国家级 9301 人 + 省级 2279 人
2016 年	41 项	8 项	国家级 10302 人 + 省级 410 人
2017 年	45 项	8 项	国家级 11432 人 + 省级 425 人
2018 年	45 项	17 项	国家级 7711 人 + 省级 1677 人
2019 年	46 项	16 项	国家级 8172 人 + 省级 1922 人
2020 年	28 项	17 项	国家级 32168 人 + 省级 1599 人
2021 年	40 项	15 项	国家级 8129 人 + 省级 1053 人
2022 年	43 项	22 项	国家级 4416 人 + 省级 1543 人
合计	563 项次	179 项次	国家级 143966 人 + 省级 20728 人

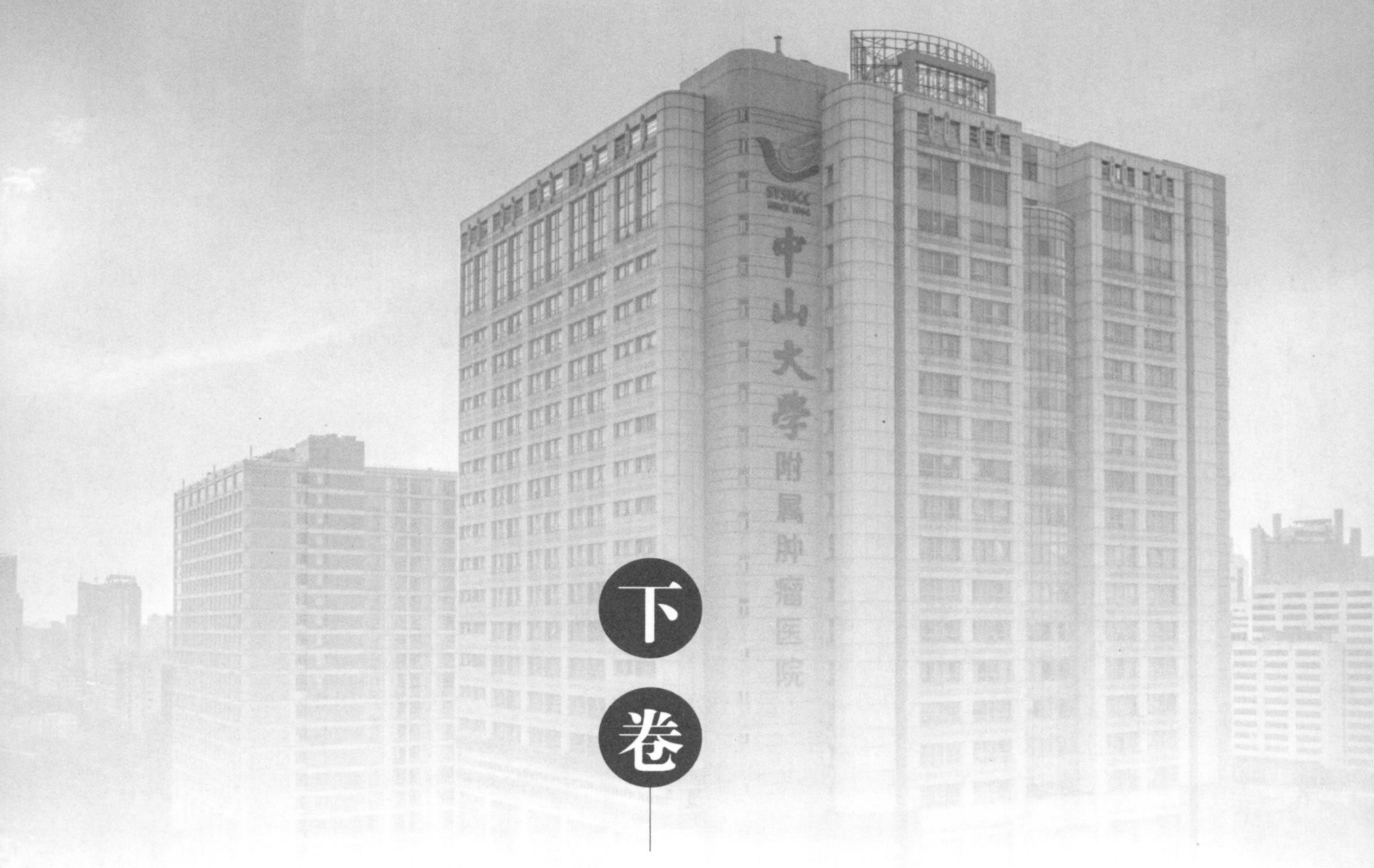

下卷

第四编

科研与学科建设

第一章　科研成就

第一节　概　　述

华南肿瘤医院成立后，设立了医务部，主任为林剑鹏，副主任为李国材，谭道彩担任学术秘书。同年，肿瘤研究所成立，学术秘书由陈剑经、钟国华、李振权等组成。“文革”期间，原有体制被打破。1980 年 10 月，医院实行专家治院的体制改革，建立“院长直接领导下的不脱产秘书制”，即由院长挑选一批中青年业务骨干分别担负医疗、教学、科研及行政后勤秘书。1986 年“不脱产秘书制”撤销，医教科承担起科研管理任务。1992 年，中心成立科研科，首任科长闵华庆，副科长朱锦柳。学科建设办公室于 2002 年挂牌。

在平台建设方面，中心建设了包括华南肿瘤学国家重点实验室（2005 年，2023 年重组更名为“华南恶性肿瘤防治全国重点实验室”）、国家新药（抗肿瘤药物）临床试验研究中心（2001 年）、广东省鼻咽癌诊治研究重点实验室（1999 年）、肿瘤相关基因与抗肿瘤药物研究教育部重点实验室（2002 年）、广东省国际科技合作基地（2009 年）、广东省食管癌研究所（2012 年）、广东省鼻咽癌临床研究中心（2014 年）、肿瘤医学省部共建协同创新中心（2018 年）、广东省肿瘤免疫与疫苗工程技术研究中心（2018 年）、广东省恶性肿瘤临床医学研究中心（2019 年）、广东省科普教育基地（2023 年）等在内的高水平研究平台。

在人才建设方面，中心培育引进了包括 3 名两院院士、2 名“973”首席科学家、16 名国家重点研发计划项目负责人、3 名国家科技重大专项（四大慢病）项目负责人、7 名万人计划科技创新“领军人才”、9 名“长江学者”、12 名国家杰出青年科学基金获得者、11 名“千人计划”人才、3 名海外优青、10 名国家优秀青年科学基金获得者、4 名万人计划青年拔尖人才、4 名青年“长江学者”在内的一大批青年科技人才和杰出人才。

在制度改革方面，1998 年中心在国内率先推出恶性肿瘤单病种首席专家制，促进了基础与临床的紧密结合，2002 年中心率先实行了以课题负责人制度为主体的实验室运行模式，取消了沿袭 30 多年的肿瘤研究所以固定科室为基本单位的架构，科研工作的机制体制与国际接轨。

根据医院的功能定位和科技发展规划，建立完善的医院科研工作体系，科研科出台了一系列管理制度，以下为近几年出台的管理制度：《中山大学肿瘤防治中心学术交流活动管理办法》《中山大学肿瘤防治中心学风建设委员会议事规则》《中山大学肿瘤防治中心人类遗传资源管理办法》《华南肿瘤学国家重点实验室专项经费管理办法》《中山大学肿瘤防治中心科技成果转移转化实施办法》《中山大学肿瘤防治中心科研经费管理办法》《中山大学肿瘤防治中心科技奖励规定》《中山大学肿瘤防治中心科技成果转移转化试行办法》《中山大学肿瘤防治中心科技经费管理办法》。

第二节　科研绩效

十一届三中全会以后，科研工作受到进一步重视，科技人员的积极性得到充分调动，基础研究与临床研究齐头并进，通过各种渠道获得的科研课题资助越来越多。在教育部、科技部、卫生部、国家自然科学基金委员会、广东省科技厅、广州市科技局的大力支持下，经过全体临床与研究人员的努力，中心科研工作取得了一系列成绩，发表了一大批在国内外有影响力的高水平论文，获得了多项包括国家级科技奖励在内的各级各类科技奖励。中心在全国肿瘤学界中建立了一支拥有国内一流研究实力并具有国际影响力的科研队伍。

（一）科研项目

中心始终坚持“四个面向”，围绕国家和医疗行业高质量发展重大科技需求，强化国家战略科技力量使命担当，科技创新实力和支撑保障能力持续增强，不断助推中心科研事业高质量发展。2014 年以来，中心共获资助纵向科研项目 1288 项，资助总经费达到 45714 万元。

近年来，中心科研发展迅速，承担重大科研任务的能力不断提升，科学研究整体水平和国际影响力大幅跃升。其中，国家自然科学基金项目中标数连续三年破百项，位列全国肿瘤专科医院第一。中心承担的国家重大科技创新项目也呈现逐年增长态势，2019—2023 年共获得 48 项国家级重大重点项目支持，包括国家重点研发计划项目 9 项、国家重点研发计划课题 12 项、国家自然科学基金重大重点项目 27 项，涉及重大慢性非传染性疾病防控研究、前沿生物技术、常见多发病防治研究、生物大分子与微生物组、诊疗装备与生物医用材料等多个领域，资助金额达 18658 万元。

一直以来中心高度重视科技创新体系建设和人才引育工作，多措并举营造浓厚学术氛围，搭建基础与临床交叉融合平台。建院以来，马骏院士、谢丹研究员、贾卫华研究员、麦海强教授、陈明远教授、高嵩研究员、周鹏辉研究员获得“万人计划”科技创新领军人才资助，曾益新院士、关新元教授、郑利民教授、刘强教授、曾木圣研究员、康铁邦研究员、谢丹研究员、贾卫华研究员、麦海强教授、石明教授、郑健研究员、王峰教授获得国家自然科学基金杰出青年科学基金项目资助，贝锦新研究员、高嵩研究员、冯琳研究员、柳娜教授、鞠怀强研究员、徐淼研究员、唐林泉研究员、廖丹副研究员、张媛副主任医师、田小朋副主任医师获得国家自然科学基金优秀青年科学基金项目资助。

中心不但获批资助纵向科研项目数和科研经费大幅增加，牵头承担的国家级项目也呈现稳步增长趋势，在 2023 年达到了历史新高，获资助项目数为 141 项，比 2022 年增长 21%，中心科研实力得到了快速提升，科技创新能力不断提升，为中心科研高质量发展积累澎湃动能，为全面建成世界顶尖肿瘤中心提供强有力的支撑。此外，中心还承担了大量由企业、事业单位委托的横向科研项目。

（二）科技奖励

科技奖励作为我国科技政策、人才政策的重要组成部分，在激励科技人员创新热情、助力科技强国建设等方面，发挥着不可或缺的作用。中心一直积极动员和鼓励科研人员申报科技奖励，充分发挥科技奖励对打造科技成果转化高地的重要作用，中心聚焦华南特色和高发的鼻咽癌、消化系统肿瘤、肺癌、肝癌、乳腺癌等癌种，从基础到临床进行了广泛而深入的系列研究。建院以来，中心以第一完成单位获得 15 项国家级科技奖励，包括“全国科学大会奖”4 项、“国家科技进步奖二等奖”6 项、“国家自然科学奖二等奖”2 项、“国际科学技术合作奖”1 项、“全国创新争先奖”2 项等；90 项省部级科技奖励，包括“广东省科学技术奖突出贡献奖”2 项、“南粤创新奖”1 项、“广东省科学技术奖一等奖”17 项、“高等学校科学研究优秀成果奖一等奖”7 项等；其他社会重要奖项 34 项，包括“何梁何利基金科学与技术进步奖”3 项、“全国优秀科技图书一等奖”1 项、“谈家桢临床医学奖”2 项、“吴阶平医药创新奖”2 项、“中华医学科技奖一等奖”7 项等。

（三）学术著作及论文

中心编著的学术著作包括主编的国家卫健委“十二五”规划教材《肿瘤学》（第 4 版）、《分子病毒学》（第 3 版），“十二五”普通高等教育本科国家级规划教材《临床肿瘤学》（第 4 版）、《临床肿瘤学》（第 5 版），国家卫健委“十三五”规划教材《放射治疗技术学》、《肿瘤学》（第 5 版）。

中心在国际高水平期刊学术刊物上发表论文的数量和质量实现突破。中心在国际期刊上发表论文最早可追溯到 20 世纪 80 年代，随后论文数量逐年增加，2014 年淋巴瘤研究首次发表在国际顶级医学期刊 JAMA，2016 年鼻咽癌研究首次发表在国际顶级医学期刊 *Lancet*，2018 年鼻咽癌研究首次发表于国际顶级医学期刊 BMJ，2019 年鼻咽癌研究首次发表于 *New Engl J Med*，实现四大顶级医学期刊发表大满贯。截至 2023 年底，中心以第一单位发表在四大顶级医学期刊上的学术论文已达到 12 篇。

（四）学术会议

21 世纪以来，中心成功举办了多届中澳纽、中美、中法、中瑞、中日肿瘤学学术会议；从 2002 年开始，举办第一届广州国际肿瘤学会议，至今已成功举办十届；2008 年，举办第十三届国际 EB 病毒会议；近 20 年，举办第一至第七届国际头颈肿瘤研讨会，以及全国肿瘤化疗学术会议、全国鼻咽癌学术会议、全国淋巴瘤学术大会、全国生物治疗学术大会、中国肿瘤微创治疗研讨会、中国癌症康复与姑息医学大会、血癌与血管国际研讨会、教育部科技委生物与医学学部工作会议、国际儿科肿瘤学会（SIOP）亚洲会议、公立医院学科建设与科研转化高峰论坛等一系列国际和国内的学术会议，其中举办的 2020 年中国肿瘤学大会，大会云集近 2800 位知名专家学者，25921 人注册参会，传播流量逾 1 亿人次。高频度的国际交流与合作，提高了中心在肿瘤领域的知名度，使其成为我国肿瘤发病机制与靶向药物治疗领域国际合作与学术交流的重要基地和窗口之一。

（撰写：孟祥伟　冼秀梅　审核：周昕熙　王红梅）

第二章　重点学科与重点实验室建设

前　言

肿瘤学学科点始建于 1964 年，1983 年成为 WHO 癌症研究合作中心，1986 年被批准为博士学位授予点。为了促进和完善肿瘤学科发展，1998 年实现了肿瘤医院与肿瘤研究所的院所合一，2011 年 6 月预防医学部正式成立，进一步完善了肿瘤学学科布局。

1997 年，由时任肿瘤研究所所长的曾益新教授牵头申请并获得中山医科大学校级重点学科——肿瘤学学科，1998 年被学校推荐申请广东省重点学科，1999 年被评为省级重点学科。随着教育部“211”工程的启动，广东省实行省部共建，中山医科大学的国家重点学科和省级重点学科获得重点支持，大大促进了肿瘤学学科发展。2001 年，教育部启动新一轮重点学科遴选，通过与全国多所知名高校的激烈竞争，中心最终获得“肿瘤学”国家重点学科，四年间实现了中山大学肿瘤学从普通学科进入国家队行列的升级转变。2006 年，教育部开展国家重点学科评估与新一轮国家重点学科申请，中心的肿瘤学国家重点学科顺利通过评估，继续参与国家重点学科的建设行列。

学科建设重点之一是平台建设，1999 年中心申报广东省鼻咽癌诊治重点实验室，并获得通过。2002 年，中心筹建肿瘤相关基因与抗肿瘤药物研究教育部重点实验室，2003 年 1 月通过验收。2003 年 5 月开始在中心主任曾益新教授的领导下，各科室密切配合、共同努力，在教育部和广东省重点实验室建设的基础上，进一步凝练科学问题和确定研究方向，向科技部提出立项建议并获立项，2004 年积极申报国家重点实验室，最终于 2005 年 3 月获得科技部批准建设华南肿瘤学国家重点实验室。2009 年 1 月顺利通过科技部组织的专家组验收，正式进入国家重点实验室行列。2023 年，华南肿瘤学国家重点实验室完成重组，更名为华南恶性肿瘤防治全国重点实验室，重组后的全国重点实验室将围绕华南高发肿瘤精准防诊治策略的理论基础和关键技术，以鼻咽癌、肠癌、乳腺癌等为主要研究对象，重点开展肿瘤生态演进基础理论、肿瘤预防策略基础及关键技术、肿瘤早期诊断与智慧医疗关键技术、肿瘤新药创制与关键技术等方面的基础和临床转化研究，聚焦防、诊、治领域的关键核心技术，解决疫苗、筛查、诊断及新药等“卡脖子”问题，降低肿瘤的发病率和死亡率，提高肿瘤的早诊率和生存率。见图 4 –2 –0 –1。

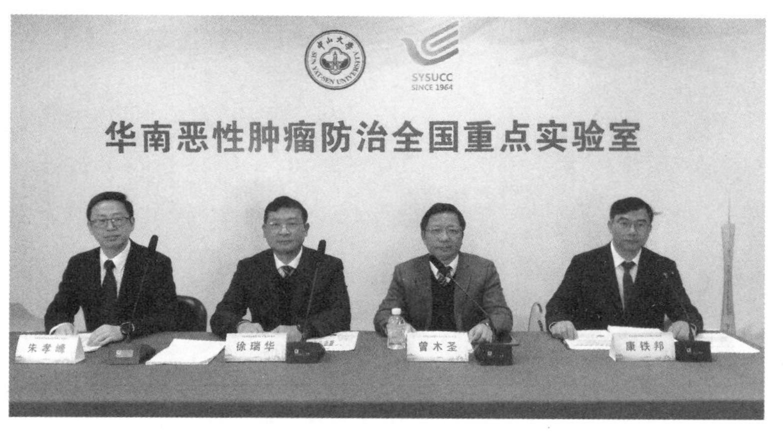

图4-2-0-1 2023年3月，华南恶性肿瘤防治全国重点实验室顺利通过重组，图为实验室主任、院长徐瑞华教授带领专家团队参加答辩

临床研究平台建设方面，1983年中心被卫生部确立为临床药理基地，1999年被国家药品监督局确认为国家药品临床研究基地。2001年1月经国家科技部评审成为国内首家国家新药（抗肿瘤药）临床试验研究（GCP）中心；2008年获得SFDA药物临床试验机构资质。2012年通过CFDA机构资格认定复核检查。

其他科研平台建设方面，2009年中心被首次认定为广东省肿瘤防治国际科技合作基地，2015年再次获批广东省肿瘤诊治创新技术国际科技合作基地，2012年获批准设立广东省食管癌研究所，2014年3月由本中心牵头组建的肿瘤医学协同创新中心被认定为首批广东省协同创新平台，并于2018年12月通过国家认定，获批建设肿瘤医学省部共建协同创新中心。工程技术平台方面，2015年获批建设广东省肿瘤精准治疗分子靶点检测工程技术研究中心，2016年获批建设广东省肿瘤精准医学工程技术研究中心，2018年获批建设广东省肿瘤免疫与疫苗工程技术研究中心，2023年通过广东省科普教育基地认定。

2009年开始，中心每年召开一次学科建设研讨会，邀请国内知名专家出谋划策，共同分析中心各专科的特色和优势，制定切实可行的专科发展目标和措施。2011年中心制定了《2011—2020十年发展战略规划》，提出了成为国内综合实力最强、国际一流的肿瘤学医教研基地的总体目标。2021年中心制定了《中心“十四五”发展规划》，以习近平新时代中国特色社会主义思想为指导，坚持党的全面领导，坚持新发展理念，坚决执行党的卫生工作方针和政策，适应经济社会发展变化和人民群众的健康需求，不断提高医疗服务质量，提出在初步建成“三最一流”肿瘤中心的基础上，建设世界顶尖肿瘤中心，激活“改革、创新”活力，在基础原创、临床创新、疑难病诊治、人才培养四方面实现突破，建设世界级肿瘤医学重大创新基地、疑难肿瘤诊疗中心、国际肿瘤医学人才培养摇篮以及国家创新药物/技术/装备的研发与转化基地。见图4-2-0-2。

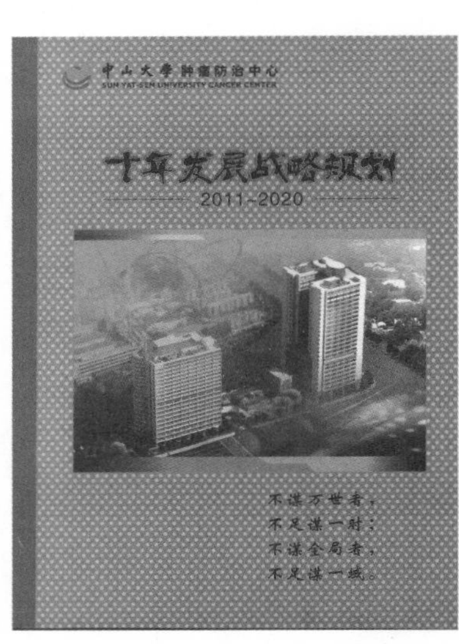

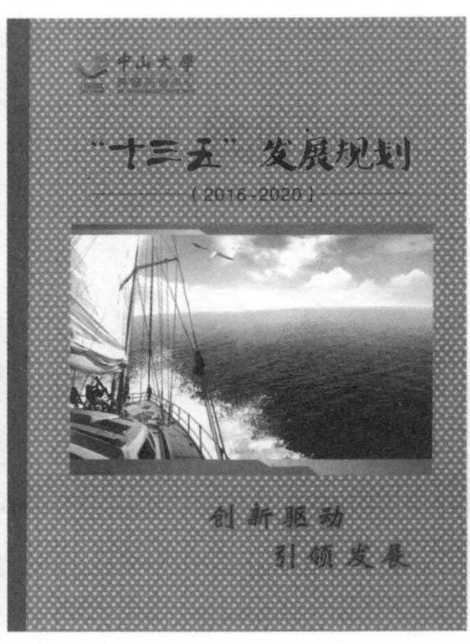

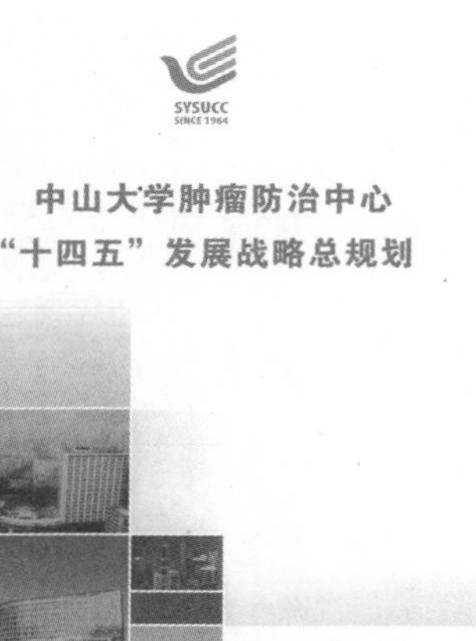

图4－2－0－2 《中心十年发展战略规划》《中心“十三五”发展规划》《中心“十四五”发展规划》书籍封面

随着学科发展与实验室建设的加强，中心充分发挥临床与基础紧密结合的优势，承担国家重大课题的能力明显增强，主持多项“973 计划”首席科学家项目、“863 计划”项目、国家科技支撑计划项目、国家重点研发计划项目、国家自然科学基金重大重点项目、国家自然科学基金创新群体项目。2021 年以来，国家自然科学基金获批数量连续超过 100 项，多年位居全国专科医院首位。

中心在科学研究方面取得一系列突破性成果，大幅延长患者生存时间，成果也发表于国际权威杂志，于 2019 年实现四大顶尖医学期刊发表“大满贯”（NEJM、*Lancet*、JAMA、BMJ）。科研成果呈现出百花齐放的景象，鼻咽癌研究实现了“基础—转化—临床”全链条重大原始创新和关键技术突破，消化系统肿瘤研究创新消化肿瘤免疫治疗体系引领国际消化肿瘤免疫治疗发展，肺癌、淋巴瘤、肝癌等优势病种诊疗方案实现新突破。中心牵头开展创新药物（适应证）的全球/全国多中心研究，推动新药（适应证）上市，并推动中国原创生物药品在美国、欧洲上市。突破医药产业“最后一公里”，推动科技成果转化，2022 年、2023 年成果转化合约金额突破 1 亿元。

中心主办高水平肿瘤学国际期刊 *Cancer Communications*，2023 年影响因子 20.1，在亚洲综合肿瘤学领域的学术期刊排名第一。中心主编了人民卫生出版社和科技出版社出版的《肿瘤学》《分子病毒学》《临床肿瘤学》等教材，在科技奖励方面也取得了显著进展与突破。中心成立至今共有 90 个项目获得省部级以上重大科技成果奖励，包括“国家自然科学奖二等奖”2 项、“国家科技进步奖二等奖”6 项、“全国创新争先奖”2 项、“广东省科学技术奖突出贡献奖”2 项、“高等学校科学研究优秀成果奖一等奖”7 项、“广东省科学技术奖一等奖”17 项、“中华医学科技奖一等奖”7 项。

第一节　科学研究

在全体职工的共同努力下，中心在科学研究方面取得了众多具有国际影响的科研成果。

20个世纪80年代初期开始在SCI收录期刊上发表研究论文，90年代末，中心大力发展科学研究，近5年来瞄准国际顶尖期刊与肿瘤学领域权威期刊，发表了众多具有重要国际影响力的科研成果，引领肿瘤学研究，提升中国及全球肿瘤防治水平。截至2023年底，中心以第一完成单位发表SCI论文（Article）6089篇，其中在影响因子10.0以上的期刊上发表论文658篇，在影响因子20.0以上的期刊发表论文143篇，包括*Nature*、*Cell*、*New Engl J Med*、*Ancet*、JAMA、BMJ、*Nature Medicine*等国际顶级学术期刊。论文质量持续提升，高水平成果涌现，标志着中心科技成果得到了国际权威期刊和同行的高度认可，中心在肿瘤领域的研究水平走在世界前列。

通过学科发展和实验室建设，中心在肿瘤学多项领域取得显著突破，取得的代表性成果如下。

（一）鼻咽癌发病机制及筛查关键技术创新

鼻咽癌在我国华南地区高发，新发病例约占全球的50%，并呈现显著的地域及家族聚集性分布。遗传、EB病毒感染和环境因素共同组成了鼻咽癌复杂的病因网络，但关键分子事件不明确，难以开展预防和有效的人群筛查。围绕上述关键科学问题开展系列研究，取得了以下突出成果。

1．遗传易感性研究

明确了家族性鼻咽癌的遗传模式。将鼻咽癌的遗传易感区定位在4号染色体上，相关工作发表在*Nature Genetics*上，并被自然出版集团称之为“鼻咽癌研究的突破性进展”，被评为我国2002年医药卫生十大科技新闻和中国高校十大科技进展。该研究成果先后获得“2005年度国家自然科学奖二等奖”“广东省科技进步奖一等奖”“中华医学科技奖一等奖”“广东省科学技术突出贡献奖”。

2．开发鼻咽癌风险预警芯片

鉴定了HLA、TNFRSF19等十余个散发鼻咽癌的易感基因/位点，明确了鼻咽癌发病的遗传模式及其机制，基于鼻咽癌遗传学及流行病学研究成果，开发了可同时对11个鼻咽癌易感位点和EB病毒亚型进行检测的鼻咽癌风险预警芯片，以唾液作为分型检测的样本，受检者可自主采集，具有无创和简便的优点。该成果可帮助预警和识别鼻咽癌高危人群，并对鼻咽癌高危人群进行科学管理，以降低发病率，提高早期发现和治愈率。

3．首次鉴定出鼻咽癌相关EB病毒感染上皮细胞受体及高危亚型

阐明了遗传背景和EB病毒高危亚型是鼻咽癌在华南地区高发的主要分子基础；首次鉴定了EB病毒感染宿主上皮细胞的关键受体EphA2、NRP1和NMHC－ⅡA，阐明其介导病毒入侵细胞的机制；解析了EB病毒衣壳蛋白、Portal及CATCs的结构并分析了其相互作用，为EB病毒疫苗的研发和干预药物的筛选提供了重要靶点；建立高发区鼻咽癌筛查现场和30年、10万人的人群队列；建立了基于遗传易感基因和EB病毒高危亚型交互作用的鼻咽癌风险评分体系，在筛查队列中将筛查的阳性预测值从4.7%提升至43.2%，筛查效率提高近10倍；提出的筛查方案被卫健委纳入全国性筛查规范推广应用，将鼻咽癌早诊率由20.6%提高至79%。相关研究成果发表在*Nature Genetics*、*Nature Microbiology*、*Cell Research*等高水平期刊上，成果转化2项，获得“2023年国家自然科学奖二等奖”“2023年广东省自然科学奖一等奖”“2022 年高等学校科学研究优秀成果奖自然科学奖一等奖”，入选“2019 年度中国医药生物技术十大进展”。鼻咽癌筛查新方案在全国的推广应用为提高早诊率、降低死亡率做出了卓越的贡献。

（二）鼻咽癌精准诊疗关键策略研究与临床应用

鼻咽癌分化程度低、恶性程度高、发病隐匿，患者就诊时 75% 以上为中晚期，临床治疗决策主要依据解剖学分期，采用放射治疗联合化疗模式。由于预后预测系统确性低、放射治疗模式固定公式化、化疗的时间顺序及方案不明确，5 年生存率仅为 60%，后遗症发生率高达 70%。围绕鼻咽癌诊疗关键环节，取得拥有独立知识产权的技术突破：①构建了器官和分子层面的鼻咽癌精准预后预测新体系，将转移预测准确性从 0. 62 提高到 0. 80，指导了临床治疗决策；②创新了“人工智能 + 精准定位”的鼻咽癌精准放射治疗模式，将严重后遗症发生率从 70% 减少到 46%，推动了鼻咽癌放疗技术进步；③明确了中晚期鼻咽癌精准化疗的最佳时机和药物，将 5 年生存率从 60% 提高到 87%，成为全球的治疗标准；④明确了复发转移鼻咽癌的手术、化疗和免疫治疗的作用，建立了一线治疗方案，将肿瘤完全缓解率从 11% 提高到 19%，整体疗效水平国际领先；⑤进行了基于现代影像技术的鼻咽癌临床分期、放射治疗技术及综合治疗研究，将中晚期鼻咽癌患者远期生存率提高了 12%，明显地改善了患者的生存质量，取得了明显的社会效益和经济效益；⑥通过准确预测远处转移、创建个体化调强放射治疗方法和优化综合治疗策略，将鼻咽癌的生存率由 73. 3% 提高到 84. 0%，严重放疗后遗症发生率由 66. 1% 降低到 42. 0%，取得了重大的社会效益。

上述成果获 2009 年、2015 年和 2023 年“国家科技进步奖二等奖”“2020 年教育部高等学校科学技术进步一等奖”“2019 年中国高等学校科技十大进展”。共有 17 项研究成果被国际诊治指南引用，美国 NCCN 指南在鼻咽癌治疗方面近 20 年来有 6 项调整，其中 4 项基于本实验室的研究成果。基于上述在鼻咽癌治疗史上做出的里程碑式的贡献，牵头制定了首部国内国际通用的鼻咽癌临床诊治指南，实现了从“跟跑”到“领跑”的跨越，在国际权威机构 Expertscape 排名中，中山大学鼻咽癌研究位列全球第一。

（三）肿瘤诊断和智慧医疗新技术研发及临床应用

我国肿瘤早期诊断率低，患者多数在就诊时已处于中晚期，经过临床治疗后常出现远处转移及耐药，整体疗效欠佳。目前缺乏简便、无创的早诊方法和疗效预测手段，以及分子标志物指导下的个体化精准治疗方案，亟须开展肿瘤诊断新技术并开展临床应用。

针对上述临床困境，中心：①鉴定出了结直肠癌新的易感基因位点，为结直肠癌的预防和早诊提供了科学依据；②创新循环肿瘤 DNA（ctDNA）甲基化和 piRNA 检测技术，建立了肿瘤早诊和疗效预测的特异性分子标签，其中肠癌的诊断敏感性高达 90%，开发了诊断试剂盒；③创建了内镜辅助的人工智能早期诊断系统及云平台，癌的识别率达 96%，使初级医生的诊断准确率提高 24%，提升了基层医院同质化水平；④开发了基于病理图像的人工智能诊断系统，将 EB 病毒相关性肿瘤的诊断准确度提高了 15%，促进了肿瘤精准化分型；⑤鉴定了可预测肿瘤免疫治疗疗效的 YTHDF1、POLE 等分子标签，并开展分子标志物指导下的

PD –1 抗体治疗转化研究，创新了免疫精准治疗；⑥拓展了基于 UGT1A1 基因和肿瘤突变负荷（TMB）指导下的肿瘤靶向治疗及免疫治疗新策略，免疫治疗有效率从 7% 提高至 33%，改变了国际临床实践。

系列研究推动了 26 项分子标志物检测技术的临床应用，研发了 2 个 ctDNA 甲基化检测试剂盒、2 个 piRNA 检测试剂盒、4 个人工智能辅助诊断系统，进行成果转化 2 项。肠癌诊断敏感性高达 90%，预后预测准确率提高了 10% ～ 20%，晚期肠癌 5 年生存率达 35%，达国际先进水平。相关成果发表在 *Nat Mater*、*Lancet Oncol*、*JAMA Oncol*、*Sci Transl Med* 等高水平期刊上，并获得 2016 年和 2019 年“国家科技进步奖二等奖”。

（四）抗肿瘤新型靶向药物研究

（1）进行重组腺病毒（E10A）注射液研究，建立了一套腺病毒载体基因治疗药物研制开发平台。已完成了近 20 种重组腺病毒载体。重组人干扰素腺病毒注射液已完成临床前药理学、药效学、毒理学及中试生产研究，已向国家食品药品监督管理局申报生物制品 Ⅰ 类新药进行临床试验。

（2）进行抗肿瘤新靶点药物候选物研究，发现部分双苄基异喹啉生物碱具有极强逆转 MDR 作用如 tetrandrine 等；从多芳基取代咪唑类化合物中筛选出具有知识产权、高效、低毒、对抗癌药物血药动力学无影响的第三代 MDR 逆转剂 FGO20326，已转让威尔曼药业开发；发现靶向 VEGFR 的水翁花蕾有效单体查尔酮衍生物 ON – Ⅲ，靶向 VEGFR、EGFR 的 CH331，靶向 HER2 的中药单体 Houttuyninum、合成化合物 SUCIO2、ST2325，靶向 G – 四链体的白叶藤碱类似物。

（3）发现线粒体外膜融合、代谢酶调控、铁死亡等代谢关键事件对肿瘤发生、发展具有重要影响，MFN、PKCβⅡ、MP31 等分子可作为潜在的干预靶标；阐明了融合蛋白 Rab22a –NeoFs，ECSIT 突变体、IDH2、Aurora – A、FLT3 – ITD 等分子和代谢异常等促进肿瘤发生、发展的机制，针对这些新靶标，开发了小分子或多肽抑制剂、PROTAC 降解剂以及免疫治疗增效活菌生物制剂，研发了 7 个药物候选物。

（五）抗肿瘤新药临床研究新体系创建及应用

1983 年，中心的国家临床药理基地由卫生部批准建立，后续得到国家科技部“1035 工程”重点科技项目资助建设，2001 年经国家科技部评审成为全国首家抗肿瘤新药临床试验研究中心，2008 年获得 SFDA 药物临床试验机构资质，2012 年通过 CFDA 机构资格认定复核检查。

2008 年 12 月，为“规范药物临床试验，推动临床研究”，中心将原内科 GCP 中心（含 Ⅰ 期实验室）、临床流行病/DME 教研室，以及肿瘤流行病研究室进行了人员和职能的重组，组建了独立运作、具有一定管理职能的业务科室——临床试验研究中心，与国家药物临床试验机构、国家新药（抗肿瘤药物）临床试验研究中心、临床流行病学/DME 教研室一套人马，合署办公。

2008 年中心获得国家科技部重大新药创制“新药临床评价研究技术平台”“十一五”重

大科技专项的支持，通过加强平台建设，已建立一个与国际接轨的抗肿瘤药物综合性的研究平台，并获得“十二五”专项的滚动支持。

（1）负责或参与了多项抗肿瘤药物的临床试验：2019—2023 年，全院各类临床研究立项数共计 4202 项。其中注册类临床试验 1023 项（含新药 959 项、生物制剂类 544 项）、诊断试剂 39 项、医疗器械 21 项；研究者发起的临床研究 3179 项（含中山大学“5010”项目 21 项）。

新药临床试验中，Ⅰ期临床试验 372 项，国际多中心临床试验组长单位项目 42 项，国内多中心临床试验组长单位项目 245 项。截至 2023 年 12 月，在研新药临床试验项目 484 项。

（2）制度建设：建立、健全临床研究相关制度，提高临床试验运行的规范性；2019 年以来，机构层面新订和修订制度、SOP、指引、设计规范等 174 项次，其中制度 56 项次、SOP 57 项次、指引 52 项次、设计规范 9 项次。2012 年正式出版《中山大学肿瘤防治中心药物临床试验常用制度/SOP 汇编》供申办者、研究者查阅。推动了各类临床研究的开展，注册临床试验的数量与质量有明显提高，研究者发起的临床研究得到很大发展，所有临床/医技科室均承担了临床试验项目。

（3）质量管理：机构于 2009 年 3 月开始对试验项目进行质量检查。2019—2023 年，共进行了 470 项次质量检查，召开质量分析会 25 次，接受药物管理监督 189 项次；对于存在严重质量问题的项目，不予通过结题审核。自 2009 年起，对全院新药临床试验 SAE 的处理与报告进行专项管理。2019—2023 年底共登记上报 8401 例次 SAE。

（4）培训：每年举办两期国家级继续教育项目“临床试验法规、技术与实战操作（GCP）培训班”；2019—2023 年共计培训学员 3760 人次。临床研究部/临床试验机构办公室坚持每月主办“临床研究沙龙”，自 2009 年 6 月至 2024 年 5 月已举办 162 期。

（5）中心正在筹建高效的信息管理系统，利用系统进行临床试验全过程的监管，包括立项审核、报送伦理、方案组织实施、监察、稽查、记录、分析总结和报告，使整个临床试验规范、科学和严谨，符合 GCP 标准。目前，已部署完成临床研究立项管理、受试者智能招募、随机化、伦理申报审查、生物样本管理、科研数据备案等信息化系统并投入使用。

（6）通过优化管理制度、创新临床研究方案，建立了国家创新药临床研究新体系，引领国家原始创新药物临床研究，打破进口药物垄断，显著提升了国产原创新药上市效率，节省了医疗费用，惠及广大患者，推动多个瘤种临床治疗新方案改善优化，被国际临床指南采纳，指导全球临床实践。

（撰写：王红梅　彭敏　李济宾　孟祥伟　审核：周昕熙　朱孝峰　李苏）

第二节　人才队伍建设

（一）人才队伍建设总况

中心现有教授、主任医师、研究员等正高级职称 279 名，副教授副主任医师、副研究员等副高级职称438名，博士研究生导师195名，硕士研究生导师293名，中国科学科院院士2名，中国工程院院士1名，中国医学科学院学部委员1名，“长江学者”特聘教授、国家杰出青年基金获得者、“万人计划”科技创新领军人才等国家高层次人才20名，青年“长江学者”、青年“千人”和海外“优青”、国家优秀青年基金获得者、“万人计划”青年拔尖人才等国家高层次青年人才22名，广东省“特支计划”杰出人才（南粤百杰）5名，广东省“特支计划”领军人才13名，中山大学“百人计划”引进人才63名，中心拥有一支在长期实验与临床研究中建立起来的多学科的老、中、青相结合的学术队伍。队伍中既有两院院士、中国医学科学院学部委员等战略科学家，也有承担重大国家项目的资深科学家和临床专家，亦有科研思路开阔、开拓创新的高水平青年人才，更有一批由老教授“传、帮、带”出来的朝气蓬勃的青年学术骨干，还有综合素质优秀、专业基础扎实、奋发向上的博士后人才队伍。

人才是中心发展的根本，中心一直以来高度重视人才引进和培养，充分激发人才第一资源巨大潜力，肿瘤防治中心人才培养和引进以“四个面向”为指引，坚持“临床导向”和“疾病导向”，围绕肿瘤学临床及基础研究领域重大科学问题，打造人才培养、人才提升和人才支持计划有机衔接的“三层八级”人才培育体系，建立人才队伍持续投入机制，创新人才评价方式，依托大团队，重点培养和引进青年科技人才和杰出人才。学校对中心人才引进和培养给予了极大的支持，通过加强对外宣传、接续平台支持、优化人才服务等方式吸引人才，协助扩大中心人才吸引力。

（二）研究生培养

中心注重研究生的科研创新能力及临床实践能力的培养。在重视学生思政教育的基本前提下，除要求研究生具有临床专业知识结构全面性外，同时也强调学生需具备纯熟精湛的临床专业技能，更要注重培养他们尊重知识、锐意创新的科研思维，以及尊师敬业、仁善博爱的思想品德。导师以渊博的学识、精湛的诊疗技术、严谨的科研精神、高尚的医德医风，对研究生言传身教。导师教学队伍不断壮大，现具有招生资格的硕士研究生导师293名、博士研究生导师195名。学生培养工作成果喜人，近10年来，研究生规模突破性增长，培养机制不断深化，2023年招生体量达2013年的2倍，2023年中心招收硕士研究生超180名，博士研究生超160名。2023年在院研究生规模已达到1160人，其中博士研究生618名（含八年制15名、工程博士17名），硕士研究生542名。博士生曹雨露的论文2017年发表于*Nature*主刊，张媛的论文2019年发表于《新英格兰医学杂志》，获得业界高度认可。

（三）稳定和吸引优秀高水平人才

1．稳定人才投入，加快培养高层次人才

在高层次人才培养上，中心实施高层次人才特殊支持计划，下大力气培育战略科学家和杰出医学人才，打造人才高地和高峰。鼓励中心特殊支持计划“五个五”“三个三”大团队积极育才，凸显临床问题导向并给予人才持续性支持，近5年新增“长江学者”特聘教授及“万人计划”科技创新领军人才5名、广东省“特支计划”杰出人才（“南粤百杰”）2名，新增青年“长江学者”、“万人计划”青年拔尖人才、国家“优青”11名，临床型人才占国家级高层次人才比例由20%提升至33%。

在青年人才培养上，实行博士后全覆盖，对临床医师采取临床和基础交叉融合式培养，拓宽科研博士后发展通道。近5年，新入站博士后人才385位，21名博士后入选“国家博士后创新人才支持计划”，2021年、2022年、2023年连续3年入选人数位列全国医院第一名，28位博士后（含特聘研究人员）转聘为中山大学副研究员。为了培养未来医学领军人才，中心实施以开院元勋谢志光教授命名的“志光计划”杰出青年医师－科学家遴选工作，首批和第二批共遴选17名优秀博士毕业生。见图4－2－2－1。

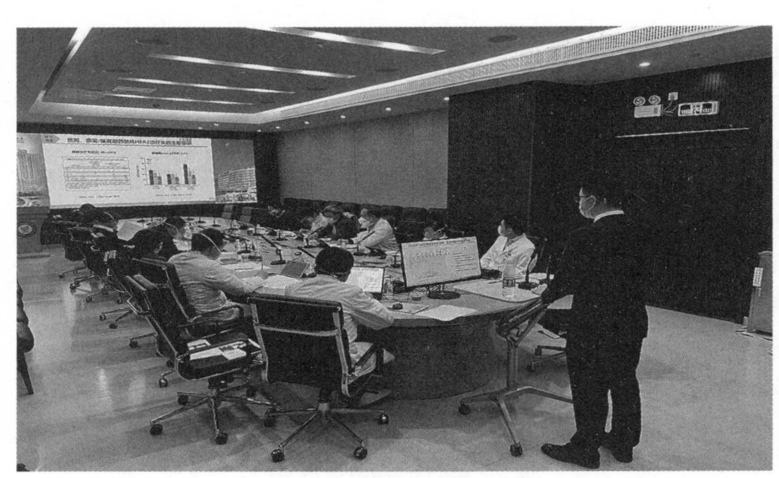

图4－2－2－1 “志光计划”评审现场

2．提升引进人才待遇，内外融合促发展

在引进高层次人才方面，中心充分发挥院所合一的优势，以华南恶性肿瘤防治全国重点实验室为依托，以全职引进海外高层次杰出青年人才和高端研究团队为重点，积极引进与肿瘤防诊治相关的基础研究、转化研究、生物信息和大数据等专业的急需紧缺人才，形成肿瘤防诊治“大人才”的团队合力，将肿瘤学科整体做大、做强、做优。院领导带队主动赴哈佛大学、斯坦福大学、荷兰癌症研究所、莱顿大学等高水平科研院校进行宣传引才，扩大中心知名度和影响力。近5年，中心高层次人才引进成效显著，从耶鲁大学、美国希望之城研究所、Dana-Farber癌症中心、法国衰老研究所、海德堡大学、荷兰癌症研究所等海外院校引进“青年千人”和海外“优青”8名、中山大学“百人计划”人才19名。通过“百人计划”引进的青年人才已成长为国家杰出青年基金获得者、“万人计划”科技创新领军人才等国家级高层次人才，极大地提升了学科的整体创新能力。

3．鼓励员工赴海外学习，加强对外开放和国际交流

为鼓励员工赴海外高水平科研院所学习，中心修订出国（境）研修管理暂行规定，大幅提升出国（境）研修资助力度，扩大了资助范围，鼓励优秀青年人才根据医院学科发展需要和自身学术成长规划，主动前往国际高水平科研院所访学和交流，拓宽学术视野，夯实发展基础。近10年，中心先后选送139名职工赴美国MD安德森癌症中心、美国哈佛Danna-Faber癌症中心、约翰·霍普金斯大学、荷兰癌症研究所等院所学习提升，着力培养临床、科研两栖人才。

中心先后与美国 MD 安德森癌症中心、英国华威大学、瑞典 Karolinska 医学院、香港中文大学、Fred Hutchinson 癌症研究所、荷兰癌症研究所等签订友好协议，共同培养肿瘤学高水平人才，中心也与美国哈佛 Dana-Farber 癌症中心、美国国立癌症研究所、美国 Lambodi 癌症中心、法国 WHO 癌症研究机构（IARC）、法国巴黎癌症免疫研究所、澳大利亚皇家外科学院、瑞典 Karolinska 医学院、荷兰癌症研究所、香港大学等院所开展广泛的项目合作，共同开展科学研究。

4．提高实验室管理服务水平、优化创新环境

华南恶性肿瘤防治全国重点实验室全面实行课题负责人制度，充分发挥临床与基础科研紧密结合的特点和优势，充分调动研究人员的主动性和创造性，营造良好的学术环境。积极吸收引进人才和临床医学科学家，完善以课题为基础的运行机制和管理条例，建立分类分层的课题组负责人资助体系。以全国重点实验室重组为契机，汇集中山大学肿瘤学相关研究高水平人才，重组后的华南恶性肿瘤防治全国重点实验室现有课题组负责人（PI）122 名，明确定位为以临床问题为导向的应用基础研究类实验室，努力建成世界级肿瘤医学重大创新基地、国家创新药物和技术研发转化基地。

5．积极破“五唯”立“六维”，完善评价机制和激励机制

持续推进人才评价机制，在中山大学“代表性成果”评价制度的基础之上，中心在“破五唯”的同时建立以“代表性成果、医疗工作能力、医疗创新、教学贡献、科研产出、创新转化”为特点的六维评价，初步确立以“临床”“疾病”为导向的，注重创新价值、能力、贡献的人才评价体系。制定科技创新奖励条例，改进绩效管理制度，对完成成果转化者给予70%个人提成，对发表高水平论文和科技成果者给予奖励，鼓励及推广科学技术及成果转化为生产力，充分激发创新潜能与积极性，创造良好科研生态，为促进中心科研工作进一步发展提供了动力。

6．打造高水平学术交流平台，提升中心影响力

中心致力打造高水平学术交流平台，主办英文学术期刊 *Cancer Communications*（《癌症通讯》），多次入选“百种中国杰出学术期刊”和“中国最具国际影响力学术期刊”；2014 年该刊被 SCI 收录，目前影响因子 20. 1 （JCR 2023），在 JCR 肿瘤学分类中位于 Q1 区，在亚洲综合肿瘤学领域学术期刊中排名第一。这一高水平学科交流平台，有效地提升了中心学术影响力和声誉度。

（撰写：胡献之　张庆龙　王红梅　审核：陈秋燕　周昕熙）

第三章 肿瘤研究所/实验研究部

概 况

中山医学院肿瘤研究所成立于1964年3月，首任所长是病理学家梁伯强教授（中科院学部委员），研究所人员分散于中山医学院基础部有关教研室。1977年，所长由基础部宗永生教授兼任，副所长为陈华燮主任，将分散在中山医学院各教研室的研究人员集中在肿瘤医院门诊部楼内工作。1980年10月，李振权教授任肿瘤医院院长和肿瘤研究所所长，副所长为潘启超教授。1985年6月，经卫生部发文批准中山医学院改名为中山医科大学。1986年9月，由中山医科大学副校长朱家恺教授兼任肿瘤医院院长，副校长祝家镇教授兼任肿瘤研究所所长。1987年7月，中山医科大学肿瘤防治中心成立，由朱家恺副校长兼任中心主任，管忠震教授为中心副主任、医院院长，区宝祥教授为中心副主任、肿瘤研究所所长，潘启超为副所长。

1988年10月，严瑞琪教授任肿瘤防治中心副主任、肿瘤研究所副所长。1990年9月，任命严瑞琪教授为所长、吴荫棠教授为副所长。吴荫棠移居美国后，1992年任命汪慧民教授为副所长。1993年，万德森教授任肿瘤防治中心主任、肿瘤医院院长、肿瘤研究所所长，汪慧民任副所长。

1993年，实行相关研究室合并和“双向选择”的办法进行体制调整。

1997年3月，中山医科大学从美国召回并引进曾益新教授，担任肿瘤防治中心副主任、肿瘤研究所所长。同年10月，曾益新任肿瘤防治中心主任、肿瘤医院院长、肿瘤研究所所长。

2001年10月，中山医科大学与中山大学合并，组建新中山大学。曾益新任中山大学肿瘤防治中心主任、肿瘤医院院长、肿瘤研究所所长。

2002年，将原来的研究所改为实验研究部，实现PI制，曾益新任实验研究部主任，张玲任副主任。搬进1号楼6楼。

2006年，符立梧任实验研究部主任，张玲、朱孝峰任副主任。2009年张玲退休，刘强任副主任。2013年9月搬进2号楼7—9楼。2014年，康铁邦任副主任，刘强退任，同年部分课题组进驻中山大学东校区南实验室。

2020年，朱孝峰任实验研究部主任，康铁邦、高嵩、贝锦新任副主任。同年3月，部分课题组陆续进驻黄埔中新知识城腾飞园。

第一节 肿瘤研究所创建、发展和体制改革

(一) 创所史和早期重大事件

中山医学院肿瘤研究所组建工作始于1962年，当时由中山医学院副院长梁伯强教授提呈建所计划，经中山医学院党委第一书记兼院长柯麟批示，呈报中华人民共和国卫生部。1964年3月，经卫生部部长钱信忠批示正式成立。这是全国在医学院校中第一个科研编制的肿瘤所，首任所长为中国科学院学部委员梁伯强教授。见图4-3-1-1。人员编制为48人，4个研究室，每室12人。

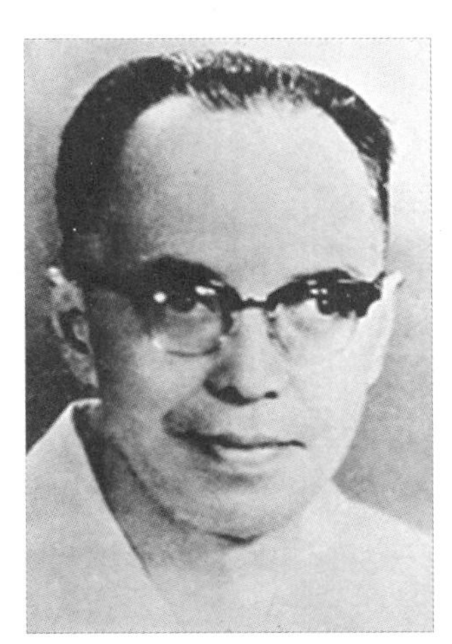

图4-3-1-1 中山医学院肿瘤研究所首任所长梁伯强教授

1965年底，国家科委召开关于"加强科学基础理论研究，加速我国高科技发展"的全国科技会议（由于光远教授主持、卫生部科教司司长田野具体组织进行）。区宝祥、陈剑经参加了该次重大的科技决策性会议。根据这次会议精神，确定了肿瘤所的研究以鼻咽癌基础理论为主导的研究方向。

1972年，卫生部全国肿瘤防治办公室批示，由中山医学院肿瘤研究所、肿瘤医院和中山县人民医院成立肿瘤防治研究基地，作为当时全国四大肿瘤防治研究基地之一而享誉海内外。

1978年，肿瘤研究所和肿瘤医院总结院所成立以来的鼻咽癌防治研究成果，包括研究成果撰写的论文《鼻咽癌的防治研究》获"全国科学大会奖"，这是开国以来首次获得的全国性科技奖项，也是中山医学院首次获得的全国性科技奖（该成果全文发表在《肿瘤防治研究》1977全国性刊物）。

1980年，经卫生部申报，世界卫生组织（World Health Organization，WHO）指定中山医学院肿瘤研究所（后发展为肿瘤防治中心）为WHO癌症研究合作中心（WHO Collaborating Center for Research on Cancer）。见图4-3-1-2。

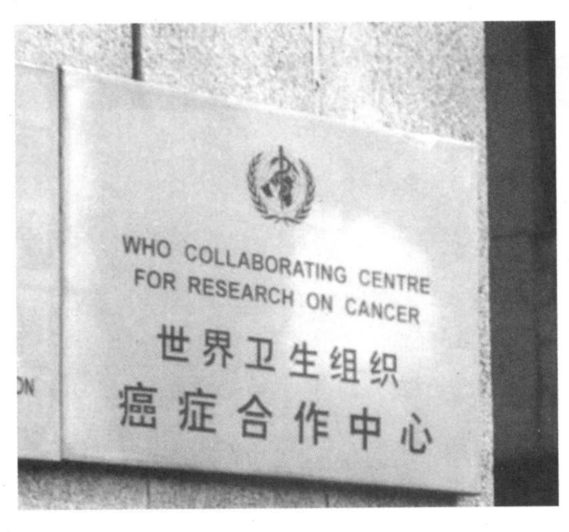

图4-3-1-2 WHO癌症研究合作中心

（二）肿瘤研究所科研体制改革

1964 年至今，肿瘤研究所经历了 5 次研究机构的体制变动和改革。1964 年，研究室的设置为一所四室，下设肿瘤形态研究室（主任梁伯强）、肿瘤病因研究室（主任区宝祥）、肿瘤药物研究室（主任潘启超）、临床流行病学室（谢志光教授兼主任）。

1980 年，为加强基础研究和学科建设，设立一所十室，下设遗传研究室、药物研究室、肿瘤生物学研究室、病毒研究室、化学致癌研究室、实验肿瘤研究室、临床流行病学研究室、生化研究室、肿瘤免疫研究室、肿瘤病理研究室。

1993 年，在中央精简优化结构原则的指导下，采用科室主任与科技人员双向选择的原则实行人员流动和科室组合，体制调整后肿瘤研究所为一所五室，设有肿瘤病因研究室、肿瘤病理研究室、肿瘤治疗基础研究室、临床流行病学室、实用技术研究室。

1997 年，曾益新教授任肿瘤研究所所长后，逐步推进院所合一工作，1998 年由当时中山医科大学发文，正式实行院所合一，从人事、财务、管理各方面与肿瘤医院完全合并，实行“三块牌子、一套人马”（肿瘤防治中心、肿瘤医院、肿瘤研究所）。

2002 年 4 月，肿瘤防治中心新医疗科研大楼建成，由肿瘤研究所和肿瘤医院科研力量组成的实验研究部成立。正、副主任分别由曾益新教授、张玲副研究员担任。

实验研究部全面实行课题负责人制度，下设课题组，以课题组负责人命名实验室。首批进驻实验室的基础课题负责人有：曾益新、汪慧民、陈剑经、冼励坚、黄文林、刘宗潮、朱孝峰、杨小平、符立梧、方嫦和关新元等。临床课题组有万德森和戎铁华、姜文奇、李锦清和元云飞、夏云飞和陈忠平等。另设公共实验室、公共仪器室、肿瘤资源库、科技开发室、电镜室和洗涤室。

随着新中标的课题不断增加，规模不断扩大，当前课题组设置见第二节。2006 年 11 月，肿瘤防治中心中层干部换届，实验研究部主任为符立梧研究员，副主任为张玲副研究员和朱孝峰研究员。2009 年，张玲退休，刘强任副主任，2014 年康铁邦任副主任，刘强退任。2020 年 7 月，肿瘤防治中心中层干部换届，实验研究部主任为朱孝峰研究员，副主任为康铁邦研究员、高嵩研究员和贝锦新研究员。见表 4 –3 –1 –1、表 4 –3 –1 –2。

表 4 –3 –1 –1　肿瘤研究所历届科室正副主任名录

科室	主任	任职时间	副主任	任职时间
肿瘤形态研究室	梁伯强	1964—1968 年	—	—
抗癌药物研究室	潘启超	1964—1980 年	—	—
抗癌药物研究室	潘启超	1980—1984 年	黄迪	1980—1984 年
抗癌药物生化研究室	潘启超	1984—1987 年	黄迪	1984—1987 年
抗癌药物研究室	潘启超	1987—1993 年	刘宗潮	1987—1993 年
肿瘤治疗基础研究室	刘宗潮	1993—1997 年	杨小平	1993—1997 年
肿瘤治疗基础研究室	杨小平	1997—2002 年	符立梧	1997—2002 年

续上表

科室	主任	任职时间	副主任	任职时间
临床流行病学室	谢志光	1964—1968 年	—	—
临床流行病学室	李振权	1980—1987 年	闵华庆	1980—1987 年
临床流行病学室	闵华庆	1987—1993 年	黄腾波	1987—1993 年
临床流行病学室	黄腾波	1993—2002 年	洪明晃	1993—2002 年
肿瘤病因研究室	区宝祥	1980—1984 年	黄家琛 吴荫棠	1980—1984 年 1981—1984 年
肿瘤病因研究室	吴荫棠	1984—1988 年	姚庆云 杨容甫	1984—1988 年 1984—1987 年
肿瘤病毒研究室	汪慧民	1988—1993 年	—	—
肿瘤遗传研究室	区宝祥	1987—1993 年	方嬿	1987—1993 年
肿瘤病因研究室	汪慧民	1993—1997 年	方嬿 简少文	1993—1997 年
肿瘤病因研究室	曾益新	1997—2002 年	方嬿 简少文	1997—2002 年
肿瘤病理免疫研究室	宗永生	1980—1984 年	陈剑经	1980—1984 年
肿瘤病理免疫研究室	陈剑经	1984—1987 年	—	—
肿瘤免疫研究室	—	—	蔡体育	1987—1993 年
肿瘤病理研究室	张汝逢	1986—1988 年	—	—
肿瘤病理研究室	冯本澄	1988—1993 年	罗天锡	1987—1993 年
肿瘤病理研究室	罗天锡	1993—1997 年	陈旦洋	1993—1997 年
肿瘤病理研究室	陈旦洋	1997—1998 年	王辉云	1997—2002 年
实验生物学研究室	陈剑经	1987—1993 年	陈小君	1987—1993 年
化学致癌研究室	黄家琛	1987—1993 年	杨容甫	1980—1991 年
实验肿瘤研究室	蔡海英	1987—1993 年	—	—
生化研究室	黄迪	1987—1993 年	—	—
肝癌研究室	朱少立	1987—1993 年	—	—
实用技术研究室	冼励坚	1993—2002 年	李亮平 潘伟光	1993—1997 年 1993—2002 年
动物实验中心	陈旦洋	1990—1997 年	—	—
	符立梧	1997—2020 年	—	—
	朱孝峰	2020 年至今	—	—

表4－3－1－2　实验研究部历届科室主任名录

姓名	职务	任职时间
曾益新	实验研究部主任	2002—2006年
符立梧	实验研究部主任	2006—2020年
朱孝峰	实验研究部主任	2020年至今

第二节　课题组建制及科室文化建设

（一）申报、建立省、部、国家级重点实验室

1998年，院所合一后，中心引入开放、联合、流动的管理机制，在机构、分配制度、资源利用等方面进行了全方位的融合，真正形成了一个基础和临床优势互补、相互促进、共同发展的大环境。中心先后于1999年获广东省科技厅批准设立广东省鼻咽癌诊治研究重点实验室；于2002年获教育部批准设立肿瘤相关基因与抗肿瘤药物研究教育部重点实验室；于2005年获国家科技部批准设立华南肿瘤学国家重点实验室，成立了国家重点实验室学术委员会，2006年通过科技部评估，并于2008年通过验收。

广东省鼻咽癌诊治重点实验室于2003—2019年连续六次被评为“广东省优秀重点实验室”。

华南肿瘤学国家重点实验室2006年、2011年、2016年三次参加国家重点实验室评估，均被评为良好类实验室。2023年，实验室顺利通过优化重组为“华南恶性肿瘤防治全国重点实验室”。见图4－3－2－1。

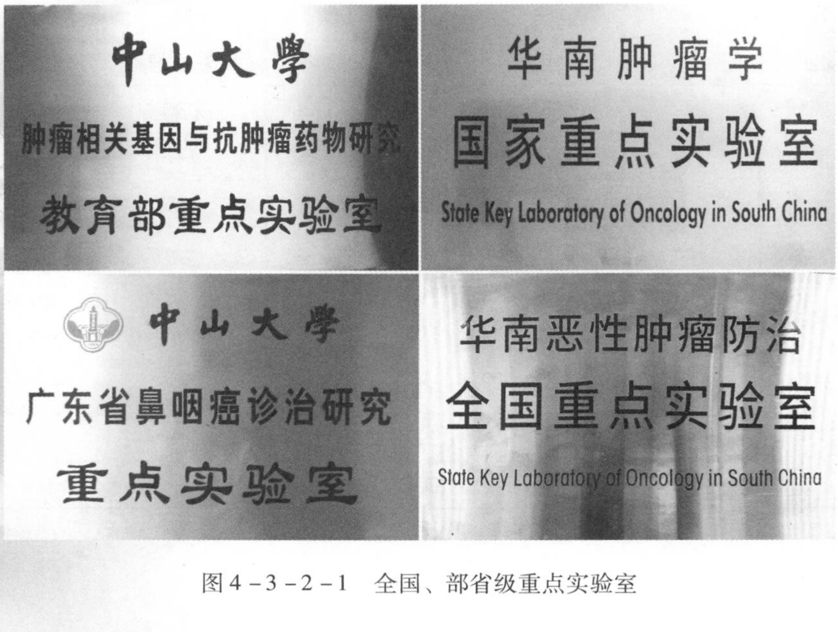

图4－3－2－1　全国、部省级重点实验室

（二）组建实验研究部，实行课题负责人制

2002 年，中心在肿瘤研究所的基础上进行体制改革，成立了实验研究部。同年 8 月，实验研究部搬入新落成的医疗科研大楼 6 楼，总面积 3360 平方米。2013 年中山大学肿瘤防治中心 2 号楼落成，实验研究部搬入 2 号楼 7—9 楼，总面积扩大到 7932 平方米，2014 年 7 个课题组进驻中山大学东校区南实验楼（总面积 2346 平方米），2020 年部分课题组进驻中新知识城腾飞园 7—9 楼（总面积 12170 平方米），实验室的总面积扩大至 25507 平方米。目前有标准化独立实验室套间 32 间、55 条独立实验台（双向 10 米）、暗房 7 间、冷库 9 间、公共实验室 8 间、公共仪器室 20 间、超低温冰箱室 14 间、会议室 12 间。实验研究部的组织架构见图 4 –3 –2 –2。

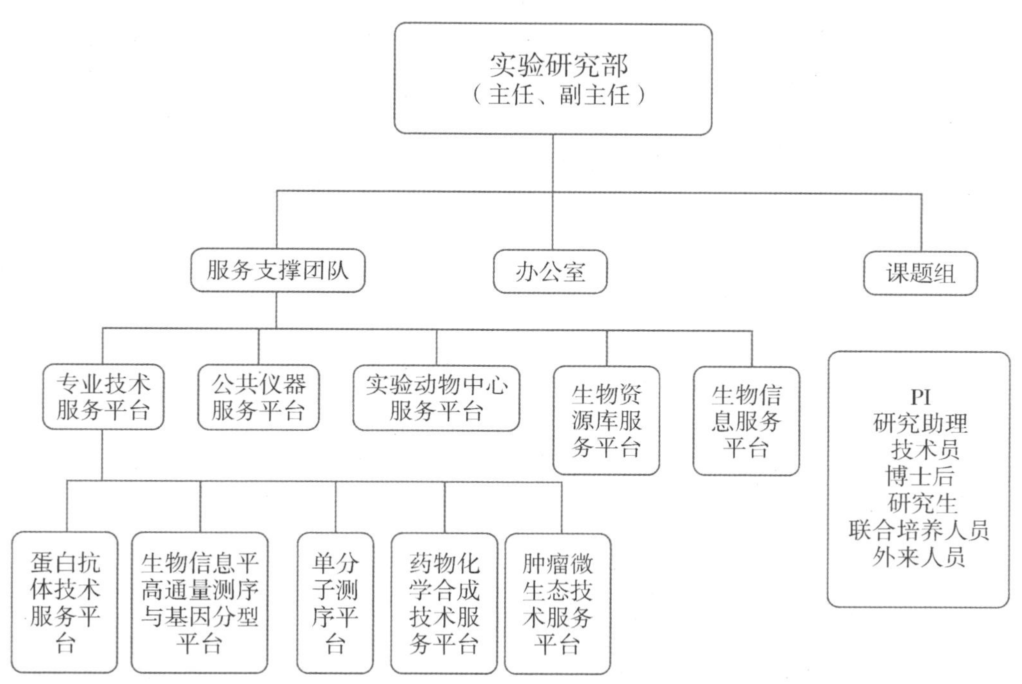

图 4 –3 –2 –2　实验研究部的组织架构

实验研究部设主任、副主任及办公室，管理研究部日常事务，负责制定和执行实验研究部管理规范、分配实验室、协调工作安排、管理科研档案、组织学术活动、保障后勤等事务。主任负责考核实验研究部行政管理人员、公共服务区工作人员。至 2023 年 12 月，实验研究部共有工作人员 392 人，其中研究人员 77 名、特聘研究助理 18 名、技术人员 52 名、管理人员 3 名、博士后 89 名、院聘劳务派遣人员 5 名、课题组自聘人员 147 名。硕士研究生导师 24 名、博士研究生导师 47 名。

实验研究部于 2002 年开始实行课题负责人 principal investigator 制度（以下简称 PI 制度），通过建立以课题组为基本活动单位的课题组织，营造公平的科研工作环境，充分调动科研人员的积极性。

实验室课题组由最初的12个（基础课题组8个、临床课题组4个）发展为目前的78个（35个基础课题组、43个临床课题组）。科室先后引进多名海内外高层次人才，详情见表4-3-2-1。

表4-3-2-1　实验研究部人才引进情况

序号	姓名	引进前工作国家/机构	序号	姓名	引进前工作国家/机构
1	曾益新	美国宾夕法尼亚大学医学院休斯医学研究所	23	冯琳	美国MD安德森癌症中心
2	郑利民	中山大学生命科学院	24	夏小俊	美国休斯顿卫理会医院
3	关新元	香港大学	25	郑健	中国医学科学院肿瘤医院
4	刘强	美国哈佛	26	左志向	美国辛辛那提大学
5	孔祥复	香港大学	27	谭静	新加坡国立癌症研究院
6	谢丹	中山医学院	28	刘泽先	华中科技大学
7	钱朝南	美国	29	林楚勇	中山大学肿瘤防治中心
8	王辉云	美国	30	林东昕	中国医学科学院肿瘤医院
9	曾木圣	美国新英格兰医学中心	31	鞠怀强	中山大学肿瘤防治中心
10	康铁邦	美国	32	杨江	美国纪念斯隆凯特琳癌症中心
11	邓务国	美国	33	岳家兴	法国国家研究中心
12	黄蓬	美国MD安德森癌症中心	34	李婧	法国国家研究中心
13	郑晓峰	美国	35	廖雯婷	香港大学
14	高嵩	德国	36	黄慧琳	美国希望之城可曼研究所
15	杨大俊	美国	37	周平	北京生命科学研究所
16	胡寓旻	美国MD安德森癌症中心	38	田麟	美国纪念斯隆凯特琳癌症中心
17	贝锦新	中山大学	39	李良季	美国纪念斯隆凯特琳癌症中心
18	文石军	剑桥大学	40	高益军	美国纪念斯隆凯特琳癌症中心
19	王自峰	香港中文大学	41	吴文超	美国哈佛大学丹娜法伯癌症研究院
20	柳娜	美国MD安德森癌症中心	42	王力勤	荷兰癌症研究所
21	陈帅	中国科学院微生物研究所	43	刘金平	美国宾州大学医学院
22	周鹏辉	美国哈佛大学医学院	44	许沙	复旦大学

1. 实验研究部主要研究方向

（1）肿瘤生态演进基础理论。

（2）肿瘤预防策略基础及关键技术。

（3）肿瘤早期诊断与智慧医疗关键技术。

（4）肿瘤新药创制与关键技术。

（5）肿瘤精准诊治。

2．科研成果

1988 年以来，实验研究部共获得了 1012 项各级科研基金项目（包括国家“863 计划”重大项目、“973 计划”项目、国家重点研发计划、国家自然科学基金创新群体、重大重点项目等），总科研经费 82582.2 万元；2012—2023 年发表论文 1110 篇，其中影响因子在 20.0 以上的论文有 48 篇，发表在 *Nature*、*Nat Med*、*Nat Genet*、*Nat Cell Biol*、*Nat Microbiol*、*Lancet Oncol*、*Ann Oncol* 等国际顶级医学期刊上；2013—2023 年获得专利 116 项，其中 2019—2023 年科技成果转化了 8 项，涉及 16 项专利，转化合同金额 16300 万元；1980—2023 年获得省部级以上的科研成果奖有 59 项，其中利用和发挥我国特有的遗传资源优势（包括地区优势），对鼻咽癌的系列研究先后获得了 19 个省部级的奖项；1995—2016 年主编学术专著 15 部，其中曾益新教授主编的面向 21 世纪全国研究生规划教材《肿瘤学》（人民卫生出版社）获“2002 年全国普通高等学校优秀教材二等奖”，并于 2007 年被纳入卫生部“十一五”规划教材。2002 年，黄文林教授主编全国研究生规划教材《分子病毒学》，2014 年曾益新教授主编科普书籍《肿瘤 360》。

3．教学与人才培养

1978 年，肿瘤研究所潘启超、区宝祥二人开始招收硕士研究生，1991 年开始招收博士研究生，1997 年实验研究部开始招收博士后。研究生招生规模逐年扩大，至今已培养硕士研究生 274 人、博士研究生 457 人。目前在读研究生 242 人，其中博士研究生 192 人、硕士研究生 50 人、在站博士后 89 人。注重研究生的培养过程，每年定期组织开展集中开题、中期考核、预答辩等评审活动，设立奖励制度，对优秀者给予资助参加国际大型会议等，成效显著。近年来，实验研究部获得优秀论文奖的学生 8 人、省级优秀学生 3 人。同时，每年承担本科生、研究生、进修生教学任务。

实验研究部还设立开放课题、主任基金等，吸引国内外优秀科技人才，开展国际和国内合作与学术交流，支持具有创新思想的课题、新研究方向的启动和优秀年轻人才的培养。

4．公共仪器服务平台

实验研究部购置了部分大型仪器设备及贵重仪器，包括超高分辨显微镜、转盘共聚焦活细胞工作站、小动物活体成像系统、高端流式细胞分选系统、蛋白质结晶自动化工作站、全景病理切片扫描分析系统、高性能计算集群、测序系统等，覆盖肿瘤学、肿瘤免疫学、病理学，以及药理、分子医学等课题研究，更好地支撑中心科研的开展。

同时，实验室建立了大型仪器共享平台，实验室仪器设备面向校内外开放，具有数字化和智能化的预约管理系统和专业的培训管理团队，绝大部分设备目前已经实现网络化管理。

5．生物资源库服务平台

生物资源库服务平台（原称：肿瘤资源库）成立于 2002 年，是国内最早开始采集、处理、存储、分发使用重大疾病样本的资源平台之一。现存储的样本类型包括血清、骨髓细胞、冰冻组织、核酸及组织芯片等，总存储规模达 400 多万份，是国内规模最大、癌种最全、信息化程度最高、样本使用最活跃的肿瘤生物样本资源平台之一。

建库以来为“973 计划”项目、“863 计划”重大专项、国家自然科学基金等千余项科研项目提供样本支撑，建有全球最大的鼻咽癌样本库，支撑中心鼻咽癌的研究囊括该领域所有国家级奖励。现嵌入医院信息管理系统（HIS），使生物样本与临床数据相联通，充分挖掘样本潜在的巨大价值，参与鼻咽癌、食管癌、结直肠癌等多项大型国际多中心研究，多篇论文发表在 *Lancet Oncology*、*Nature Genetics*、*Nature Materials*、*Hepatology* 等国际顶尖杂志上，多项研究成果被国际指南采纳，对中心科学研究起到了极大的带动和促进作用，为肿瘤的发病机制探索以及转化医学研究提供不可或缺的资源保证。

6．实验动物中心服务平台

1995 年，中心成立了实验动物委员会，设立了动物实验室，先后取得了动物环境设施合格证，包括普通级、清洁级和 SPF（special pathogen free，无特定病原体）级。配合临床、科研和研究生培养开展了多种动物实验，提供了大量合格实验动物。2011 年建立新的动物实验平台（北校区实验动物中心），2012 年通过论证，取得批文。黄埔小动物中心于 2021 年 6 月获得广东省实验动物监测所发放的《实验动物使用许可证》和《实验动物生产许可证》并投入使用。

北校区动物实验中心有 1200 笼位，黄埔实验动物中心设有 5500 笼位，可以饲养 SPF 级大鼠、小鼠及豚鼠和基因工程鼠，黄埔实验动物中心可自繁多个小鼠品系。在 2012—2022 年这 10 年里，累计使用实验动物超过 25 万只，开展各类实验项目超过 1700 项，支撑百余篇 SCI 文章发表。

7．其他公共专业技术服务平台

为科研活动提供规范化、专业化的公共技术服务，搭建具有世界一流水平的公共实验研究平台，主要包括生物信息平台、蛋白抗体技术服务平台、高通量测序与基因分型平台、肿瘤微生态技术服务平台、药物化学合成技术服务平台、单分子测序平台等。

（三）科室文化建设

科室每月定期召开 PI 会议，了解各课题进展、课题组需求，进行大型仪器论证等；在实验室外张贴课题组研究进展墙报，包括最新发表的论文、专著，新近获得的基金专利、研究生和人才培养、国内外学术交流等，定期更新。

各课题组每周举办形式多样的 Lab Meeting，及时交流课题和实验的进展及存在问题。

科室与党总支部、党支部、团支部、工会、“青年文明号”密切配合，开展形式多样的活动，如评选“最美”科研图片、实验室开放日等。

（撰写：毛嘉莹　审核：朱孝峰）

第三节　实验室建设

1998 年，中心实行院所合一，在研究所的基础上建立实验研究基地，再结合临床研究，1999 年，申报广东省鼻咽癌诊治重点实验室，并获得立项，2003—2019 年连续 6 次被评为“广东省优秀重点实验室”。2002 年初，筹建肿瘤相关基因与抗肿瘤药物研究教育部重点实验室，2003 年 1 月通过验收。2003 年 5 月，向科技部提出新建肿瘤生物学国家重点实验室立项建议书，2004 年科技部立项向全国招标，在教育部和广东省重点实验室的基础上，申报并于2005年3月获得科技部批准建立华南肿瘤学国家重点实验室，聘任曾益新为华南肿瘤学国家重点实验室主任。2008年11月，顺利通过科技部组织专家组验收。2006年，国家重点实验室生命科学领域5年一次的评估开始，作为新建的国家重点实验室同样被纳入国家重点实验室评估名单中，最后被评为“良好类实验室”。2011年、2016年分别参加第二、第三次国家重点实验室评估，均被评为“良好类实验室”。2016年10月，聘任徐瑞华为华南肿瘤学国家重点实验室常务副主任、朱孝峰为华南肿瘤学国家重点实验室副主任。2017年8月，聘任徐瑞华为华南肿瘤学国家重点实验室主任，2020年11月，增聘康铁邦为华南肿瘤学国家重点实验室副主任。2023年围绕服务“健康中国”国家战略目标，以国家重大任务和原始创新、关键技术为牵引，实验室优化重组为“华南恶性肿瘤防治全国重点实验室”。

目前实验室面积25507平方米（其中越秀院区7932平方米、中山大学东校区2346平方米、黄埔院区12170平方米），设有全封闭式中央空调和智能化管理系统，实验室由公共服务区、独立实验套间、独立实验台组成。其中，越秀院区有32个独立实验套间，中山大学东校区和黄埔腾飞园分别设有13、42条独立实验台（双向10米宽）。公共服务区包括超低温冰箱室、冷房、纯化水供应室、洗涤房、暗房、公共仪器平台。建有多个公共服务平台，包括生物资源库服务平台、实验动物中心服务平台、公共仪器服务平台、生物信息服务平台、蛋白抗体技术服务平台、高通量测序与基因分型平台、肿瘤微生态技术服务平台、药物化学合成技术服务平台、单分子测序平台。独立实验套间由细胞培养室、通风柜、实验操作室组成。

实验室科研设备先进，拥有一批高值的实验仪器及设备，主要设备有高端流式细胞分选系统、分析型流式细胞仪、微滴式数字PCR仪、荧光定量PCR仪、生物分子相互作用仪、全景病理切片扫描分析系统、激光显微切割仪、高内涵细胞成像分析系统、X射线辐照仪、全自动细胞分析仪、组织芯片扫描仪、生物芯片系统、荧光凝胶分析系统；离心机系列有超速冷冻离心机、落地式高速冷冻离心机、高速大容量冷冻离心机、台式超速冷冻离心机、冷冻离心浓缩仪、各型台式离心机等；显微镜系列包括超高分辨显微镜、高分辨激光共聚焦扫描显微镜、激光片层扫描显微镜、转盘共聚焦活细胞工作站、各型研究级正置/倒置荧光显微镜等；其他还有高效液相色谱仪、Beckman DU800紫外分光光度计、Leica冰冻切片机、药物浓度检测仪、图像分析仪、双向电泳系统、蛋白质谱系统、等温滴定量热仪、蛋白层析纯化仪、蛋白质结晶自动化工作站、高通量哺乳动物细胞表型芯片系统、Illumina HiSeq测序系统、细胞能量代谢实时检测仪、全自动微生物鉴定分析系统以及多种规格进口电泳仪等。现有仪器设备管理电脑化、网络化，使用率高。所有设备均制定操作规程及日常保养制度，由专业人员操作。拥有技术力量较强的管理团队，设备完好率在98%以上。

公共服务区配有冷房、暗房、纯化水供应室及洗涤房等配套设施。此外，公共服务区提供多种公共实验技术服务如超高分辨显微成像、免疫荧光细胞成像、病理切片制作、基因测序、比较基因组杂交、细胞分选等。动物实验中心服务平台分别设于中山大学北校区及黄埔院区，主要进行研究用实验动物的饲养（包括SPF级小动物大鼠、小鼠、豚鼠，以及普通级大动物猪、兔、豚鼠和羊等）、常规品系小鼠的繁育（C57和NSG）、基因工程鼠的扩增等工作，并提供相关动物实验所需的仪器、设备等，对本院和校内外师生提供实验动物、动物实验场所和结果分析服务。生物资源库服务平台（原称：肿瘤资源库）成立于2002年，包括肿瘤资源实验室和标本库，主要协助临床和科研部门管好、用好重要的肿瘤资源，加速医疗和科研发展的步伐。中心拥有 2218 张病床（越秀院区 1571 张、黄埔院区 647 张）、52 间先进手术室，年门、急诊量 153 万人次，年住院病例 18 万多人次，医疗技术水平领先，学科配套齐全，为学科的研究提供了丰富的临床研究资源。

实验室以华南高发的鼻咽癌、肠癌和乳腺癌等为主要研究对象，利用粤港澳大湾区的区位优势，在病因预防、早期诊断、精准治疗新药创制和基础理论方面开展了系列研究，建立了大规模人群队列，已取得了一系列原始理论创新，临床诊治达到国际先进水平，对我国鼻咽癌和肠癌等肿瘤的防、诊、治做出了重要贡献。重组后实验室的主要研究方向为：①肿瘤生态演进基础理论；②肿瘤预防策略基础及关键技术；③肿瘤早期诊断与智慧医疗关键技术；④肿瘤新药创制与关键技术；⑤肿瘤精准诊治。目前实验室以重点任务为牵引，形成五大任务主攻团队，每个团队设学术带头人 1 人、学术骨干若干，并设置科研、教学、人事、对外联络和财务等独立的管理办公室。

（撰写：毛嘉莹　审核：朱孝峰）

第四章 科技期刊

第一节 《癌症》、*Cancer Communications*

《癌症》杂志的前身是《广东肿瘤防治》。1972 年 10 月由广东省肿瘤防治办公室编辑内部发行资料《肿瘤防治资料》，当年出版 2 期，1974 年后转为季刊，1975 年更名为《广东肿瘤防治》。1982 年转由中山医科大学肿瘤医院、肿瘤研究所、广东省抗癌协会联合主办，并更名为《癌症》，原卫生部部长钱信忠为此发来贺信。1999 年，改由中山医科大学肿瘤防治中心、世界卫生组织癌症研究合作中心联合主办。2003—2005 年，由中华人民共和国卫生部主管，中山大学肿瘤防治中心、世界卫生组织癌症研究合作中心联合主办。2006 年至今，由中华人民共和国教育部主管、中山大学肿瘤防治中心主办。见表 4 –4 –1 –1。

表 4 –4 –1 –1 历届主编及编辑部主任名录

	任职时间	主编	编辑部主任
第一届	1982—1986 年	李振权	林秀健
第二届	1986—1995 年	管忠震	潘国英（兼）
第三届	1995—1998 年	万德森	钟均行
第四届	1998—2003 年	曾益新	钟均行
第五届	2003—2009 年	曾益新	钟均行
第六届	2009—2015 年	曾益新	阮继
第七届	2015 年至今	徐瑞华	阮继

1982 年 2 月 15 日，《癌症》第 1 卷第 1 期正式公开发行，杂志定为季刊，每期 16 开、80 页。办刊方针确立为：坚持基础研究与临床研究相结合、“百家争鸣”、共同探讨。读者对象主要为从事肿瘤防治研究的广大科研人员、医务工作者以及广大群众，发行量为 8000～10000 册。

1986 年，第二届编委会成立。杂志由季刊转为双月刊。1989 年开辟“化学治疗专辑”。1992 年《癌症》入选“中国科技核心期刊”和北京大学《中文核心期刊要目总览》。

第四届编委会成立后，乘“科教振国”之势，走自生创新之道，确立了“让《癌症》走向世界”的目标。《癌症》编委会实施了增加刊发篇幅、缩短发表周期、提高出版质量等措施，包括：从 1999 年起将《癌症》从 80 页增加到 112 页，并于 2000 年改为月刊，在国内率先开辟《快速报道》专栏，抢先发表院士、国内外知名专家的“高、尖、新”学术论文，并实行即审即发，突破时间限制，对优秀稿承诺在 3 个月内发表。《癌症》编委会组建了专业齐全、结构合理、知名度高的编委队伍，审稿实行“编委责任制”，由常务编委集体审读定稿。同时，逐步实行稿件处理流程电脑化、网络化。在版式上，《癌症》从 1999 年起按国际惯例进行了彻底改版，全刊改用进口铜版纸印刷，并随文排印彩图。这些举措使得《癌症》成为我国肿瘤学界的重要学术平台，继 1992 年成为首批中国科技核心期刊并入选北京大学《中文核心期刊要目总览》后，《癌症》相继被选入“中国生物医学核心期刊”和“中国肿瘤学核心期刊”；被“中国科学引文数据库”选为首批收录源期刊，被《中国期刊网》《中国学术期刊（光盘版）》选为首批全文收录来源期刊；被《中国核心期刊（遴选）数据库》收录；选入“中国学术期刊综合评价数据来源期刊”和国家科技组织实施的“万方数据库——数字化期刊群”全文上网期刊。根据中国科学引文数据统计，《癌症》的被引频次和影响因子排位逐年上升，稳居国内同类杂志前列。

2003 年召开全体编委会，200 多人参会，共商《癌症》杂志发展目标和措施，并成立了第五届编委会。

2009 年召开第六届编委会，70 多位编委到会，确立了杂志国际化发展的战略目标。

2012 年 6 月 7—13 日，编辑部主任阮继应邀参加了由新闻出版总署在国家行政学院举办的“全国部分学术期刊社长总编辑（主编）岗位调训班”。《癌症》杂志是广东省唯一受邀参加本次国家科技期刊第一方阵调训的期刊，也是唯一受邀的肿瘤学期刊。

《癌症》杂志连续入选《科技期刊世界影响力指数（WJCI）报告》、“中国科技核心期刊”。截至目前，《癌症》已刊发 8902 篇文章，在中国知网总被下载 102.6 万次、总被引 8.2 万次，在万方数据知识服务平台下载量为 33.2 万次、被引量为 6.2 万次。见图 4－4－1－1。

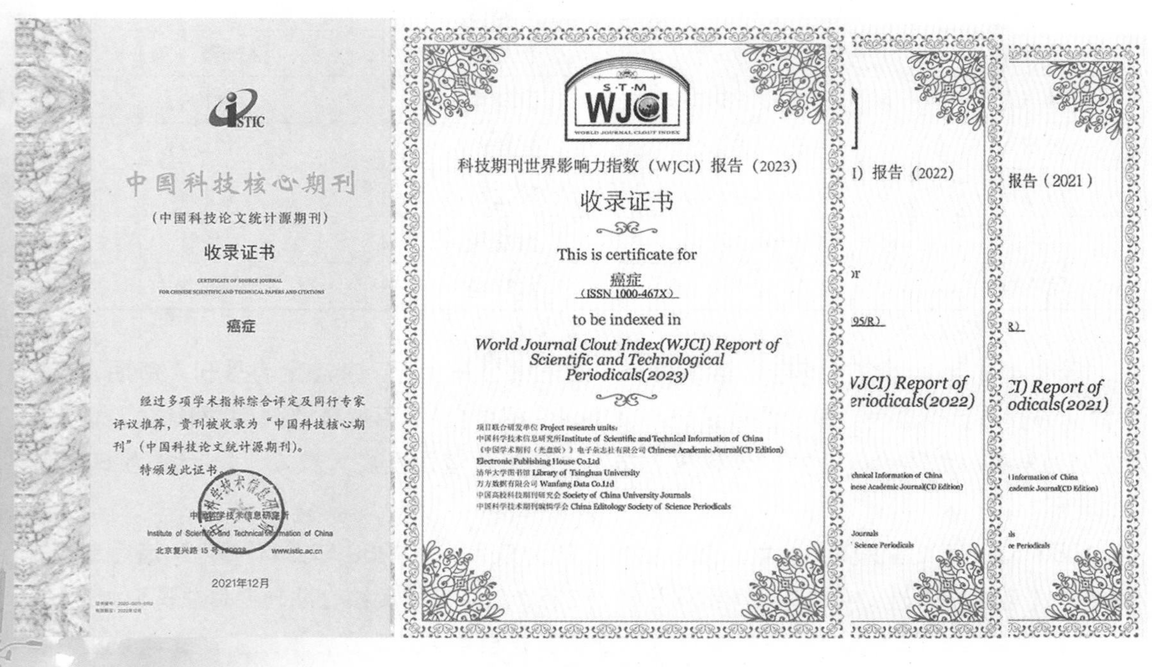

中国科技核心期刊
（中国科技论文统计源期刊）
收录证书
癌症
经过多项学术指标综合评定及同行专家评议推荐，贵刊被收录为“中国科技核心期刊”（中国科技论文统计源期刊）。
特颁发此证书。
中国科学技术信息研究所
2021年12月

WJCI
科技期刊世界影响力指数（WJCI）报告（2023）
收录证书
This is certificate for
癌症
（ISSN 1000-467X）
to be indexed in
World Journal Clout Index(WJCI) Report of Scientific and Technological Periodicals(2023)

图 4－4－1－1　重要数据库收录证书

在 2009 年 11 月召开的编委会上，时任主编曾益新院士和编委们共同确定了中心主办杂志高标准国际化刊物定位。2010 年，依托主办单位中山大学肿瘤防治中心的国际影响力及《癌症》杂志优质的国际化稿源，孵化出了肿瘤学国际化英文期刊 *Cancer Communications*（以下简称 CC），创刊主编曾益新院士，阮继任编辑部主任。

创刊以来，编辑部全力以赴，开展了大量工作：一是分流重组，实现平稳过渡，为编辑部下一步发展做好准备；二是按编委会部署安排，确保英文刊在规定时间内首发出版；三是全方位组稿、约稿，不遗余力地提高刊物质量；四是开通英文网站，为杂志走向世界搭建桥梁；五是扩大编委会的国际化程度；六是设计全新版面，提升杂志层次；七是作为重要主办方主办广州国际肿瘤学会议，约请高质量国内外稿件。见图 4－4－1－2。

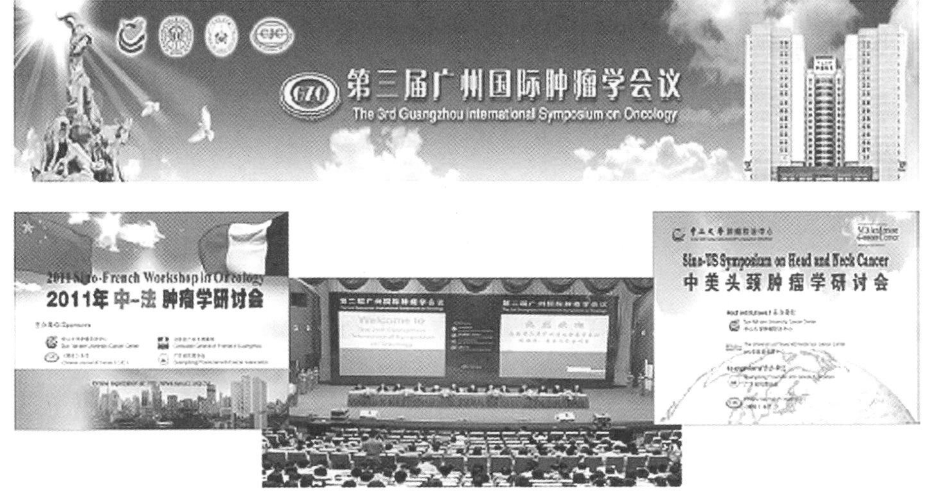

图 4－4－1－2　参与主办肿瘤学会议

2014 年 6 月，杂志被 SCI 数据库收录，收录论文回溯至 2012 年，标志着杂志国际化发展踏上了新台阶。见图 4－4－1－3。

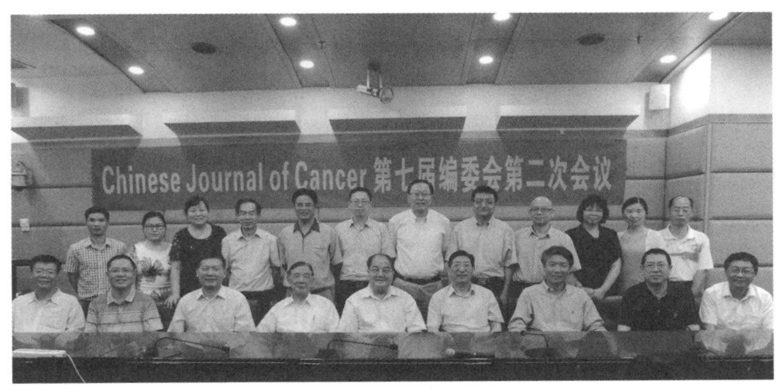

图 4－4－1－3　首个影响因子公布后召开杂志发展研讨会

2015 年，徐瑞华教授接任主编，编辑部抓住杂志被重要数据库收录的重要窗口期，全方位努力进一步提升杂志的国内外影响力。见图 4 –4 –1 –4。

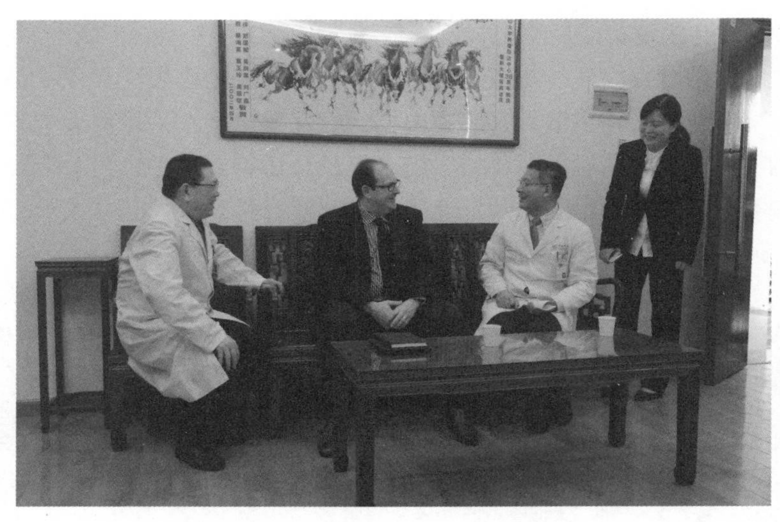

图 4 –4 –1 –4　徐瑞华主编与 *Lancet Oncology* 主编 Dr. David Collingridge 进行学术交流

目前，CC 已完全实现 Open Access，通过自己的独立网站和 PubMed/Medline、PubMed Central、DOAJ 等国内外重要展示窗口进行国际交流，国际影响力不断提升。CC 的全文下载量显著提高；据 Google 统计，CC 刊发文章被 119 个国家的学者关注。CC 在 Web of Science 数据库中有着良好的发展态势，影响因子稳步提升。CC 已成为亚洲影响因子最高的综合肿瘤学期刊，进入肿瘤学高影响力期刊行列。见图 4 –4 –1 –5。

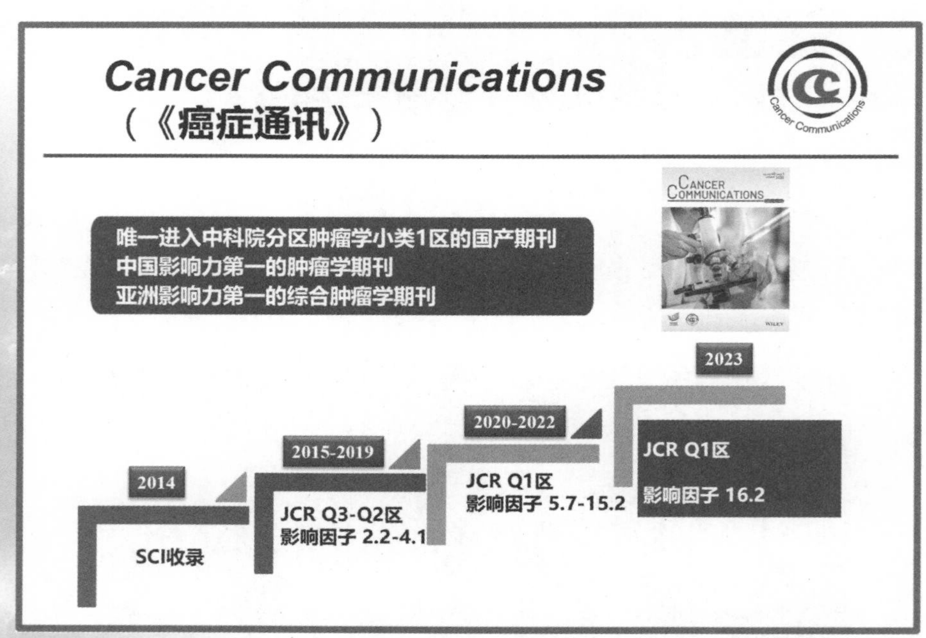

图 4 –4 –1 –5　*Cancer Communications* 发展态势

此外，CC 在 Scopus 数据库的期刊评价指标 Scopus CiteScore 上的表现也展现良好态势，2020 年获 9.8 分，2021 年获 14.3 分，2022 年获 19.9 分，位于 Q1 区。

CC 在国内的评价体系中也位列前茅。2021 年、2022 年 CC 在中科院期刊分区表中位列医学 1 区和肿瘤学 1 区，也是唯一进入肿瘤学小类 1 区的国内期刊。2021 年，CC 入选中国科协发布的高质量肿瘤学科技期刊 T1 分级目录。

获奖情况：

1992 年获“广东省优秀期刊鼓励奖”，2001 年获“广东省优秀期刊三等奖”，2002 年获首届“*CAJ－CD* 规范优秀奖”，2006 年获“中国肿瘤学优秀期刊奖”，2007 年获“广东省科技期刊优秀编辑部奖”。

多次入选“中国百种杰出学术期刊”“中国最具国际影响力学术期刊”“中国精品科技期刊”。获“中国抗癌协会系列期刊优秀期刊”“广东省优秀科技期刊一等奖”“第五届广东省优秀期刊奖”“第六届广东省优秀期刊奖”和“第六届广东省优秀期刊特别奖”（2023 年 12 月）等多个奖项。见图 4－4－1－6。

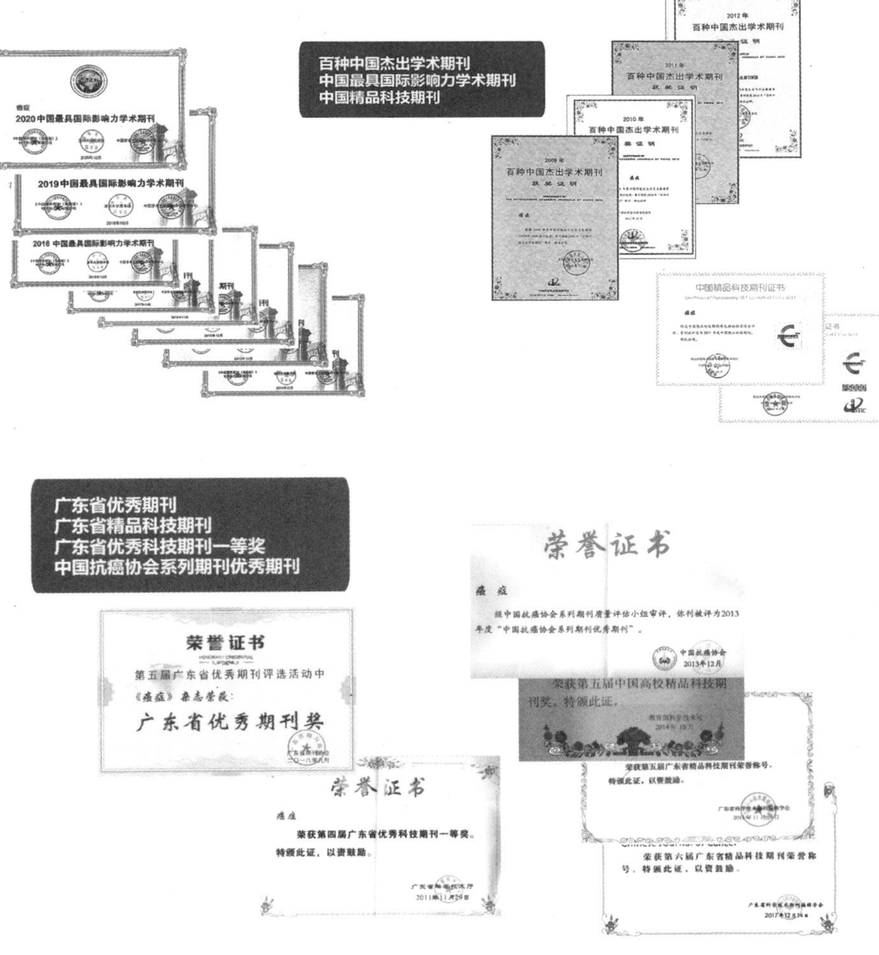

图 4－4－1－6　获奖证书

（撰写：阮继　审核：阮继）

第二节　防癌报

《防癌报》于1983年8月30日创刊，由原中山医学院院长柯麟为本报题“创刊词”，为月刊，四开四版，公开发行。现由中山大学肿瘤防治中心与广东省抗癌协会共同主办，是全国首创、目前国内唯一有正式刊号（CN44－0082）的肿瘤科普类报纸，入选“中国抗癌协会系列期刊”，是广东省报业协会会员单位。

《防癌报》自创刊以来，一直坚持关注癌症患者的生活现状，推动我国癌症患者教育的进展；着眼于专家团队的学术支持，及时报道学科前沿信息；立足实用，并给予患者全面的人文关怀。《防癌报》由中心主任、院长徐瑞华教授担任主编，配备有专职责任编辑、发行人员，以及由中心专家、教授20多人组成的高水平审稿专家团队，审稿坚持科学性、知识性，坚持“以人为本、预防为主”的办报方向。报纸从创刊至2023年12月止，共编辑、出版、发行557期，平均每期出版6000份，在广泛普及宣传肿瘤防治“三早”知识（早发现、早诊断、早治疗）、增强人们防癌意识、提高人民健康水平等方面，发挥着积极的作用，受到了广大读者、病友及其家属的好评。

1997年4月，《防癌报》发表的《恶性肿瘤防治抓好‘三早’的研究》一文（作者：万德森），获得“广东省新闻奖三等奖”，广东省新闻工作者协会和新闻学会颁发了证书。1998年5月，主编万德森被评为“广东省报业先进经营管理工作（生产）者”，由广东省新闻出版局和广东省报业协会颁发证书。2004年，在广东省新闻工作者协会年会暨全省新闻工作经验交流会上，《防癌报》与会人员书面介绍了20多年来的办报经验和体会，题目是：《坚持“以人为本，预防为主”的办报方向》（作者：周玉仁、万德森），文章入选广东省新闻工作者协会主编论文集《新世纪的脚步声》。

《防癌报》历任主编：李振权、潘国英、万德森；现任主编：徐瑞华。历任副主编：潘启超、万德森、陈剑经、李国辉、李孟达、何友兼、黄植凡、王尚德。

（撰写：余广彪）

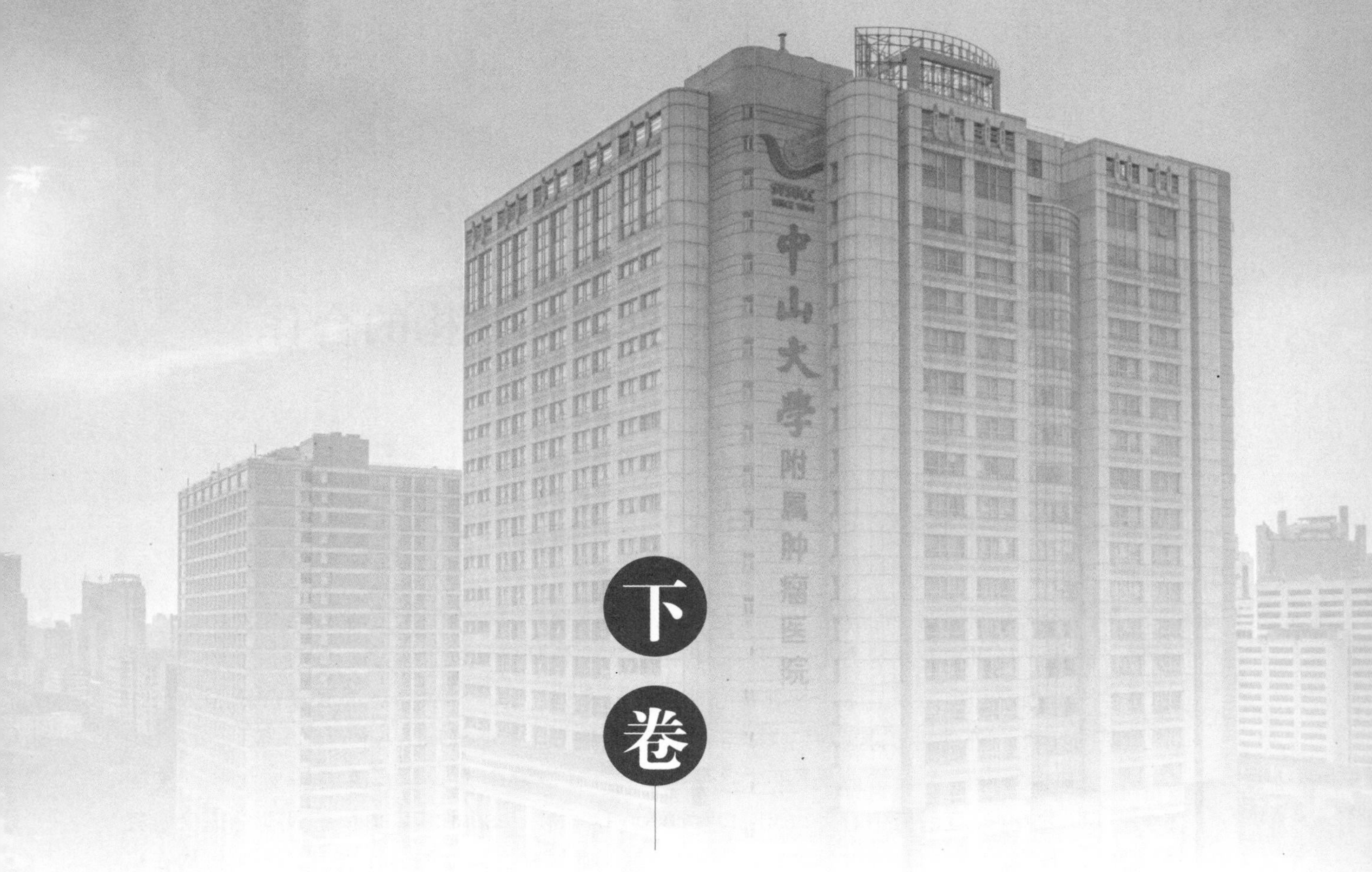

下卷

第五编

对外合作与交流

第一章　与国（境）外机构的合作

第一节　合作概况

中山大学肿瘤防治中心建立了一个拥有众多国（境）外合作伙伴的全球合作网络，广泛开展了医疗、科研和教学等方面的合作。我中心的合作伙伴遍布北美洲、亚洲、欧洲、大洋洲等数十个国家和地区。其中，和我中心建立长期友好合作伙伴关系，并开展广泛深入合作的重要国（境）外伙伴机构包括：美国 MD 安德森癌症中心（MD Anderson Cancer Center）、瑞典卡罗琳斯卡医学院（Karolinska Institut）、香港中文大学、英国华威大学、美国 Fred Hutchison 癌症研究中心（Fred Hutchinson Center Research Center）及荷兰癌症研究所（The Netherlands Cancer Institute，NKI）等。通过建立丰富的合作项目，上述机构在机构层面和我中心形成了良好稳定的合作伙伴关系：我们与美国 MD 安德森癌症中心结为姐妹医院，与瑞典卡罗琳斯卡医学院建立联合实验室，与香港中文大学的实验室结成姐妹国家重点实验室。

合作机构如下：

美国

MD 安德森癌症中心

Fred Hutchison 癌症研究中心

美国内布拉斯加大学医学中心

约翰·霍普金斯大学公共卫生学院流行病学系

哈佛大学医学院 Dana-Farber 癌症研究所

文安德研究所（Van Andel Research Institute）

美国国立癌症研究院（NCI）

美国国立卫生研究院（NIH）

美国国立心理健康研究院（NIMH）

罗斯威尔·帕克癌症研究所

北卡罗莱纳肿瘤研究所

乔治城大学 Lombardi 癌症中心

加州大学圣地亚哥分校（UCSD）

中华医学基金会（CMB）

瑞典

卡罗琳斯卡医学院

法国

古斯塔夫·鲁西研究所

法国 WHO 癌症研究机构（IARC）

法国国立卫生与健康研究院（INSERM）

法国巴黎癌症免疫研究所

让·佩林癌症中心

法国玛丽·拉纳隆格外科中心

英国

英国华威大学

伯明翰大学

德国

埃森大学医院

荷兰

荷兰癌症研究所

鹿特丹伊拉斯姆斯大学医学中心（Eramsmus MC）

波兰

波兰科学院—华沙

澳大利亚

皇家外科医生学院

伊丽莎白女王医院

韩国

延世大学

日本

庆应义塾大学

尼泊尔

柯依拉拉肿瘤医院

新加坡

新加坡国立癌症中心

新加坡基因组研究院

中国

香港中文大学

香港大学

中国医药大学

东区尤德夫人那打素医院

第二节　早期国际科研协作

1979 年，国家高等教育部派吴荫棠教授前往瑞典卡罗琳斯卡医学院肿瘤生物学研究所进修两年多，师从 Dr. George Klein。

20 世纪 80 年代，经卫生部审批，肿瘤防治中心开展了多项国际科研合作项目。1979 年，英国著名肿瘤学家、EB 病毒（Epstein Barr virus，以下简称 EBV）发现者 Epstein 教授访华，主动提出与我肿瘤研究所合作鼻咽癌病毒病因学研究项目（图 5 –1 –2 –1）。1980 年初，院所指派陈剑经赴英国参加 EB 病毒与鼻咽癌病因学国际合作课题，先后在 *Journal of Virology* 等杂志发表 2 篇论文。第二批派出姚庆云赴英国学习，合作研究鼻咽癌病因学。

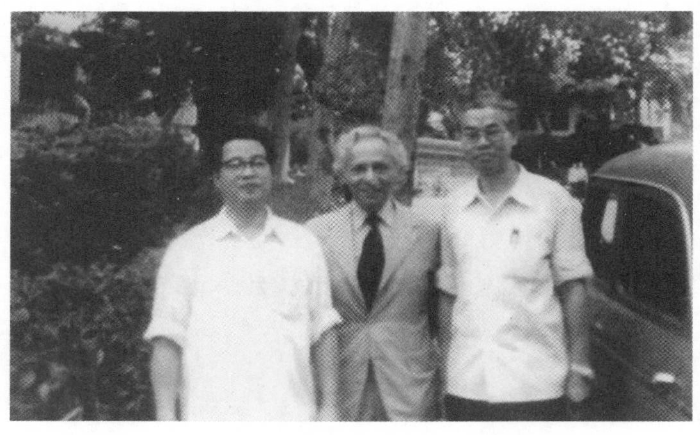

图 5 – 1 – 2 – 1　左起：吴荫棠、MA. Epstein、潘启超

1980 年，澳大利亚著名 HLA 研究专家 Simons 3 次来广州与肿瘤研究所区宝祥等调查人类白细胞抗原遗传类型与鼻咽癌发病关系；肿瘤研究所与英国 Bristol 大学联合开展鼻咽癌家属胚胎鼻咽上皮细胞的培养工作，对方派员来肿瘤研究所给实验室人员讲授关于上皮细胞培养的技术；美国 North Carolina 大学郑永齐教授来广州，共同建立 EB 病毒瘤株 DNA 酶检测方法，院所由黄迪等协作，此后该方法及改进方法一直被肿瘤医院列入协助早诊鼻咽癌常用血清学检查项目之一。见图 5 –1 –2 –2。

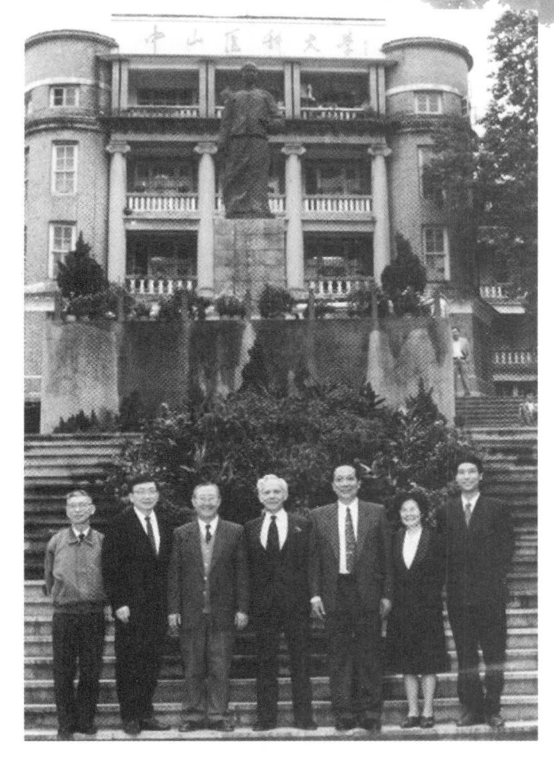

图 5－1－2－2　1994 年英国著名肿瘤学家 Epstein 教授（中）第四次访问学校。右二为区宝祥教授，左二为陈剑经教授，左一为郭辉玉教授，其余为校级领导

1984 年，刘宗潮赴美国北卡大学药物学院参加抗癌药物与 DNA 拓扑异构酶研究。

1987 年，美国 North Carolina 肿瘤研究所邀请陈剑经赴美共同申请美国 NCI 国家级项目，获批“EBV 与鼻咽癌”项目（1987—1992 年）后，组织国际上法、加、中东和东南亚等多个国家共同协作，首次发现高发区 EBV 基因序列变异株（Virology，190：168，1992）。后期，陈小君参加了该项国际协作。

第三节　我中心重要合作伙伴

1．美国 MD 安德森癌症中心

长期以来，美国 MD 安德森癌症中心与我中心保持了良好的合作关系，是我中心十分重要的合作伙伴之一。2003 年，我中心正式成为了 MD 安德森癌症中心的姐妹医院，这意味着我们加入了一个全球性的合作网络，有机会得到更多的联合科研项目、基金支持、员工培训和患者转诊机会。

（1）员工培训。20 世纪 80 年代，我中心内科创始人、前任院长管忠震教授获得世界卫生组织提供的奖学金赴 MD 安德森癌症中心学习进修，他是我中心历史上首位到 MD 安德森癌症中心进行学习和培训的员工。

回国后，管忠震教授在我中心创办了全国首个抗癌药物临床试验基地。自此之后，许多我院员工纷纷前往 MD 安德森癌症中心进修培训。自管教授起，我中心共有 52 位员工先后前往 MD 安德森癌症中心接受培训。见图 5－1－3－1、图 5－1－3－2。

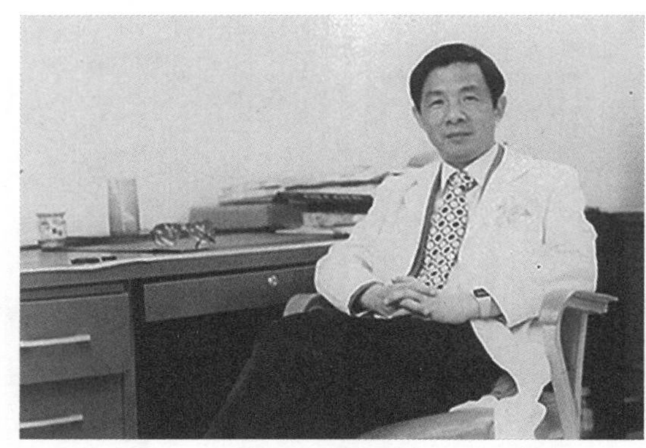

图5－1－3－1　管忠震教授在他MD安德森癌症中心的办公室内

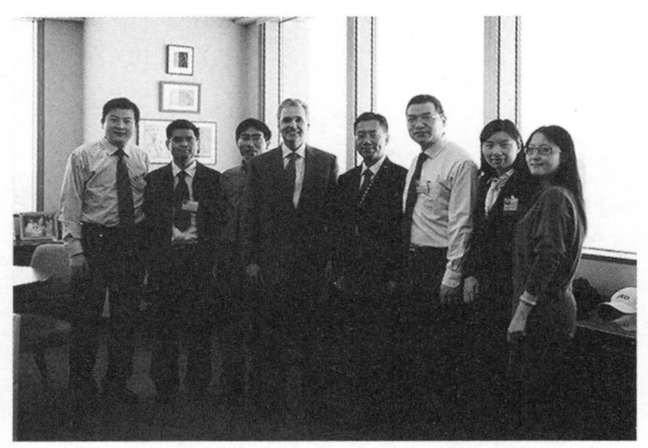

图5－1－3－2　2012年MD安德森癌症中心主任DePinho教授与我中心前往MDACC学习的学员合影留念

（2）《癌症》杂志。病理学教授、MD安德森癌症中心癌症基因组核心实验室主任Wei Zhang（张微）教授担任我中心《癌症》杂志（*Chinese Journal of Cancer*）高级副主编。张教授以其优异的科研背景和创造力，为推动该杂志的国际化发展做出了重要的贡献。见图5－1－3－3。

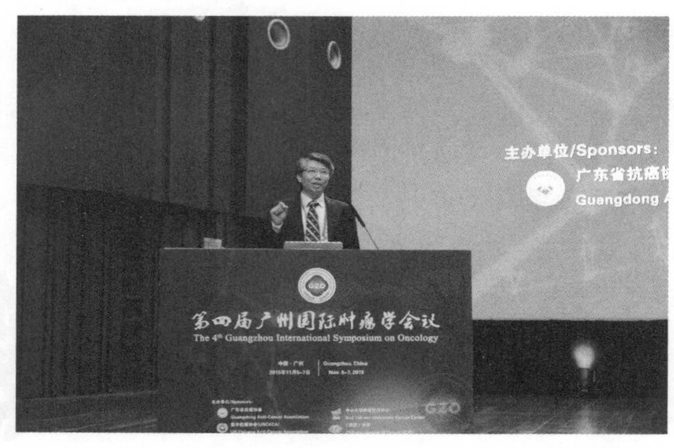

图5－1－3－3　Wei Zhang教授在第四届广州国际肿瘤学研讨会上发言

（3）联合研讨会。2012年1月，我中心与MD安德森癌症中心共同举行了中美头颈肿瘤学研讨会，同时进行了姐妹医院协议续签仪式。时任广东省卫生厅耿庆山副厅长、中山大学颜光美副校长及美国驻广州领事馆总领事Brian L. Goldbeck先生均出席了会议的开幕式并致辞，同时参加会议的还有来自MD安德森癌症中心的3位著名头颈科专家：Scott M. Lippman教授、Randal S. Weber教授和Jeffrey N. Myers教授，及负责MD安德森癌症中心在中国所有姐妹医院的项目主任Ta－Jen Liu博士。

双方的院长，曾益新院士和Ronald DePinho教授共同出席了此次会议并做了重要发言。曾院长介绍了他在鼻咽癌领域的重要研究工作，DePinho教授则向大家介绍了他对MD安德森癌症中心未来的战略规划。他希望能够动员学术界、制药领域和科技领域的所有力量共同分享知识，努力攻克癌症。

MD 安德森癌症中心每年都召开一次 GAP 年会，召集全球姐妹机构网络成员参加并交流肿瘤学领域的最新进展。历年来，我中心派出多名代表参加 GAP 年会，共同开展学术交流。见图 5 –1 –3 –4。

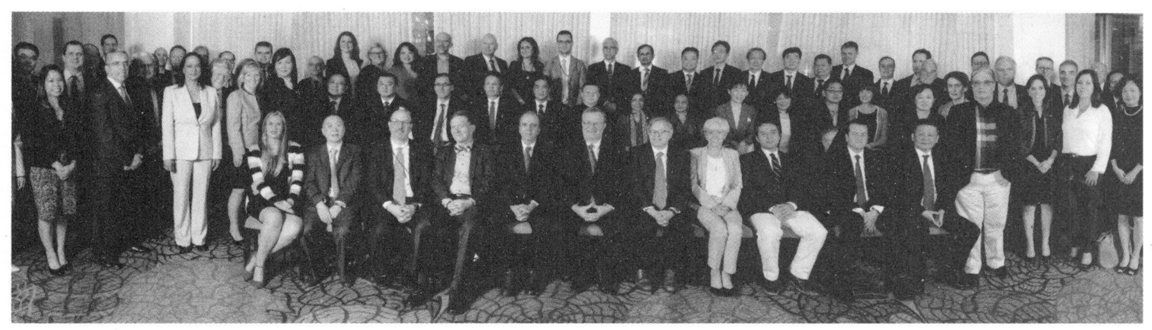

图 5 –1 –3 –4 MD 安德森癌症中心全球学术计划（Global Academic Program，GAP）成员合影（MD 安德森癌症中心主席 John Mendelsohn 博士和武少新书记、钱朝南教授等各姐妹医院领导在 GAP 年会主任会议中）

2013 年 4 月 1 –6 日，我中心李建超书记带领代表团出席了 GAP 年会，并与 MD 安德森癌症中心院长 Ronald A. DePinho 教授、副院长 Kian Ang 教授等多位领导和专家进行了会谈和交流。代表团成员为李建超书记、妇科刘继红主任、乳腺科谢小明主任、血液肿瘤科吕跃主任、营养科叶文峰主任、泌尿科董培博士和护理部李佳硕士。代表团重点考察了 MD 安德森癌症中心的管理体系、制度建设、科室运行管理、硬件建设以及文化建设等方面的情况。双方还就下一步的合作进行了深入的交流讨论。见图 5 –1 –3 –5。

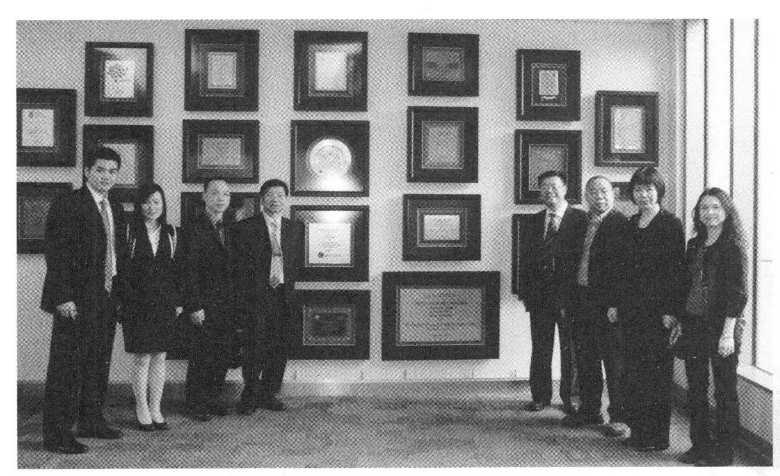

图 5 –1 –3 –5 中心代表在我中心与 MD 安德森癌症中心姐妹医院证书前合影

（4）荣获“中华人民共和国国际科技合作奖”。2015 年，基于我中心与姐妹医院 MD 安德森癌症中心多年来的深入合作并取得丰硕成果，我中心为 MD 安德森癌症中心申报并获得了国务院颁发的“中华人民共和国国际科技合作奖”，MD 安德森癌症中心也成为有史以来第二个获此殊荣的国际机构。2015 年1 月9 日，钱朝南副院长陪同该中心 Oliver Bogler 副院长出席了在北京人民大会堂举行的“国家科学技术奖励大会”并领奖。见图 5 –1 –3 –6。

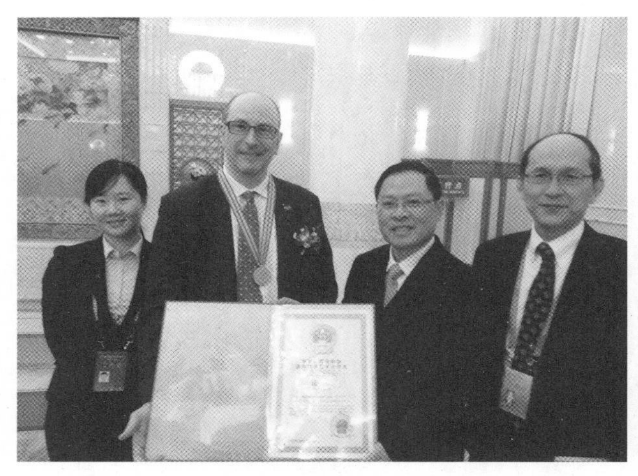

图5-1-3-6　2015年1月，MD安德森癌症中心及中山大学肿瘤防治中心出席奖励大会，从左到右依次为：中山大学肿瘤防治中心国际办廖爽副主任、MD安德森癌症中心Oliver Bogler资深副院长、中山大学肿瘤防治中心钱朝南副院长、MD安德森癌症中心国际学术项目刘达仁主任

（5）SINF（姐妹机构网络基金）。姐妹机构网络基金（Sister Institution Network Fund，SINF）是一项由MD安德森癌症中心国际部—全球学术计划（GAP）管理的、面对肿瘤学科研项目的基金，旨在促进其姐妹机构网络间的科研合作。该项目于2010年启动，获得立项后，相关研究者的项目经费由其所在的机构分别提供。SINF竞争激烈，每个项目申请都需要通过同行评审和由姐妹机构代表组成的战略委员会的讨论。入选的项目需要同时具备可行性、原创性、重要性及强大的科研团队和与姐妹机构工作之间的密切合作。自2012年起，我中心及MD安德森癌症中心科研专家共同申请并获得了17项姐妹机构网络基金项目。

（6）SIRAC姐妹医院转诊协助中心。2011年起，MD安德森癌症中心建立了姐妹医院转诊协助中心，旨在协助姐妹医院和医院的患者转诊。MD安德森癌症中心全球学术计划项目主任周琦负责协调双方的患者转诊工作，我中心国际合作与公共关系办公室负责对此提供协助。我中心多位患者通过姐妹医院转诊协助中心成功转诊至MD安德森癌症中心。见图5-1-3-7。

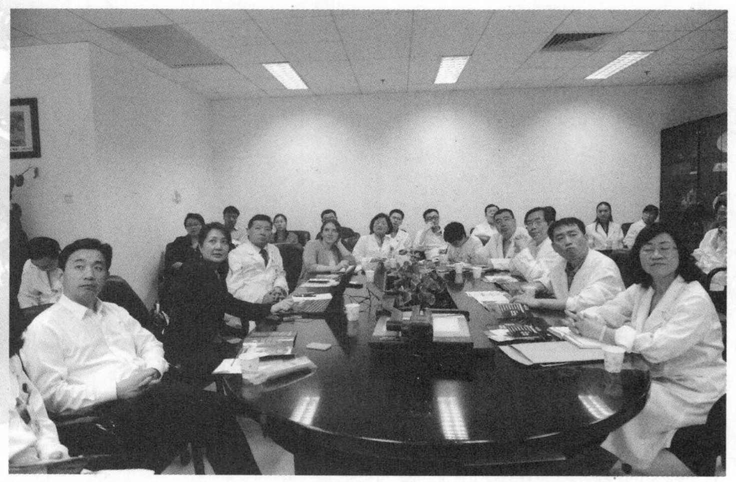

图5-1-3-7　周琦女士为我中心医生介绍姐妹医院转诊协助中心

（7）与美国MD安德森癌症中心Peng Huang教授的合作。徐瑞华教授课题组和美国MD安德森癌症中心分子病理系的Peng Huang（黄蓬）教授达成长期、密切的合作关系，

并于2007年筹建了联合实验室，Peng Huang教授也被聘为中山大学的客座教授和“长江学者”特聘教授。Peng Huang教授主要从事的是肿瘤细胞能量代谢和线粒体功能缺陷方面的研究。双方在肿瘤细胞能量代谢机制、克服耐药性的研究及抗肿瘤药物的开发上进行了长期深入的合作。合作期间，Peng Huang教授分别于2007年、2008年多次来中心实验室指导，通过举行研讨会、学术讲座进行学术交流，徐瑞华教授等也多次到美国MD安德森癌症中心进修、学习，王峰博士作为中山大学和美国MD安德森癌症中心联合培养的博士赴美攻读并获得博士学位。双方合作建立了抗癌药物开发、肿瘤细胞线粒体功能与肿瘤治疗的研究队伍和实验平台。通过共同合作研究，双方课题组先后在*Cancer Research*、*Leukemia*、*J Cell Biol*等国际期刊上发表学术论文。在长期深入科研合作的基础上，Peng Huang教授作为国家高层次人才引进我中心，在实验研究部担任研究员。见图5－1－3－8。

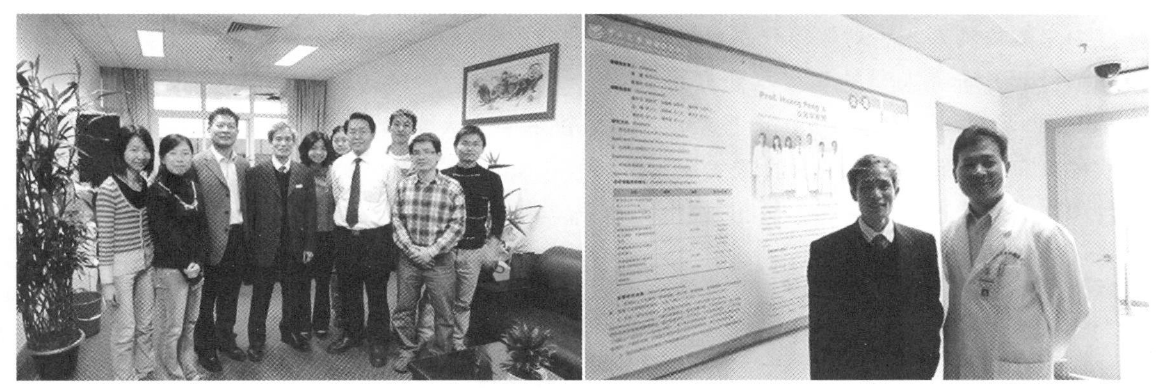

图5－1－3－8　与美国MD安德森癌症中心Peng Huang教授的合作

2．卡罗琳斯卡医学院

中山大学肿瘤防治中心于2004年与瑞典Karolinska医学院合作建立了“中瑞合作实验室”，在EBV与鼻咽癌的发病机理及鼻咽癌免疫治疗等方面展开合作研究，其中包括Karolinska医学院微生物与肿瘤生物学中心Ingemar Ernberg教授研究小组和Maria GMasucci教授研究小组，合作期间双方研究人员多次互访，并于2003年、2006年、2008年分别在Karolinska医学院和中山大学肿瘤防治中心举行“中瑞双方研究论坛”等学术活动。瑞典皇后及公主都曾亲临本中心参观“中瑞合作实验室”。双方在EB病毒及鼻咽癌免疫治疗研究领域的长期合作取得了重大硕果。

Maria G. Masucci教授，瑞典皇家科学院院士，诺贝尔医学奖评审人（2004年至今），曾任Karolinska大学副校长，主要从事病毒学及免疫学的研究，主要研究方向是EBV相关恶性肿瘤的感染及免疫调控机理；EBV感染与去泛素化酶的调控机理；去泛素化酶与恶性肿瘤的发病机理。从2004年起中心就与Masucci教授研究小组在“鼻咽癌EBV特异性CTL细胞继发性免疫治疗”研究课题方面展开合作，该研究课题获得瑞典癌症协会国际合作基金（STINT）和广东省科技计划项目国际合作基金（2005）资助。在合作期间中心多次派研究人员去瑞典进修、学习，Masucci教授于2005年、2006年及2007年也多次亲临中心实验室指导工作，双方的初步合作研究结果已于2007年在*PLoS One*及*Cancer Biology & Therapy*等国际期刊上发表，目前双方正在前期工作的基础上进一步加深对鼻咽癌免疫逃避机理的研究，希望在鼻咽癌免疫逃避机理及免疫治疗领域取得突破性的研究成果。

曾益新院士与哈佛公共卫生学院（Harvard School of Public Health，HSPH）流行病学系主任 Hans-Olov Adami 教授，卡罗琳斯卡医学院 Emeritus 教授及 Yi Zeng 教授以共同研究员身份申请了名为“Gene-environment EBV Interactions in the Etiology of Nasopharyngeal Carcinoma”的 NIH R01 项目基金，该基金持续 5 年，共提供 250 万美元资助。

3．香港中文大学

2005 年，中国科技部授予中山大学肿瘤防治中心“华南肿瘤学国家重点实验室”称号。次年，授予香港中文大学“华南肿瘤学国家重点实验室伙伴实验室”称号（现“转化肿瘤学国家重点实验室”），从而建立了一个跨越粤港两地的华南肿瘤学国家重点实验室。自此，双方共同建立了良好的合作契机和沟通渠道。接下来的十几年中，双方的深入科技合作和交流创新得以顺利开展。在中山大学和香港中文大学双方校领导的指导下，我中心与包玉刚爵士癌症中心的负责人，针对如何开展更加深入的合作举行了数次会谈，达成了许多共识，包括定期举行双方研究人员的年度科研汇报会议（Scientific Retreat Meeting）或发展策略峰会（Strategic Summit）。自 2009 年起，我中心与香港中文大学共同举办了共 10 届华南肿瘤学国家重点实验室联合学术汇报会或发展策略峰会，会上双方专家共同交流了许多重要的科研项目和联合研究项目的进展。见图 5－1－3－9。

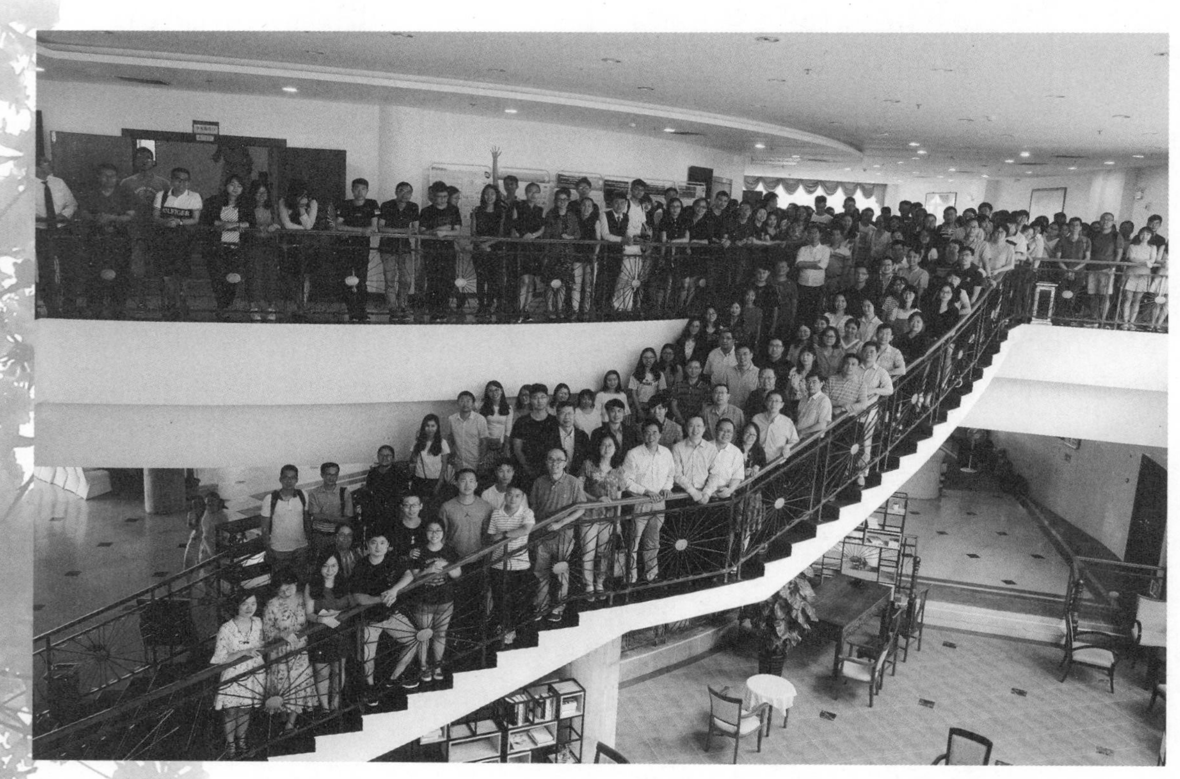

图 5－1－3－9　2018 年联合举办的学术会议

2015 年初，双方共同签订了“中山大学肿瘤防治中心与香港中文大学香港癌症研究所暨包玉刚爵士癌症中心华南肿瘤学国家重点实验室合作框架协议”，在科研合作、人才培养、学术交流及平台共享等领域进一步深化合作。

我中心与香港中文大学的研究人员之间已经开展了许多合作研究课题，例如：鼻咽癌早期诊断蛋白标记物的研发（我中心谢丹研究员与香港中文大学医学院卢益明教授合作课题）；肝癌基因组计划——从基因研究到临床应用（我中心元云飞教授与香港中文大学 Nathalie Wong 教授合作课题）；大肠癌不同发展阶段的“组学”比较研究（黄文林研究员与香港中文大学 Jun Yu 教授的合作课题）；CFTR 与鼻咽癌生物学行为的研究（夏云飞教授与香港中文大学陈小章教授合作课题）；胃癌转移相关 lncRNA 的筛选与鉴定（廖雯婷教授与香港中文大学王鑫教授合作课题）等。我中心内科张力教授与香港中文大学 Tony Mok 教授合作共同开展了多项肺癌的临床试验研究，如著名的 IPASS 研究以及 TITAN 研究。

近年来，双方专家基于广泛深入的合作基础，共同申报多项科技合作专项。我中心朱孝峰教授课题组与香港中文大学 Qian Tao（陶谦）教授课题组在肿瘤表观遗传学、新抑癌基因和肿瘤发生方面合作多年，共同获得“粤港肿瘤发病机制与靶向治疗创新平台”项目，相关成果在 *Nature Communications* 等高水平国际学术期刊上发表。我中心符立梧教授与香港中文大学 Kenneth Kin Wah To 教授团队在克服 ABC 药物转运泵介导肿瘤细胞多药抗药性等方面开展深入科研合作，获“国家自然科学基金与香港 RGC 合作基金”项目，共同发表 20 多篇科研论文。我中心陈明远教授课题组与香港中文大学林伟棋教授团队共同合作，围绕“基于血浆 EBV DNA 和 EBV 抗体的鼻咽癌早期筛查及策略优化”开展深入科研合作，获得国家自然科学基金项目资助。

自 2010 年起，香港中文大学已资助我中心员工及学生免费参加在香港举行的各类国际生物医学国际会议超过 200 人次，如乳腺癌会议、香港肿瘤免疫会议、肿瘤学年会、香港国际肿瘤学代表大会等。

4. 英国华威大学

2014 年 5 月 27 日，中山大学肿瘤防治中心与英国华威大学签署合作备忘录，正式建立长期的战略合作伙伴关系。中山大学肿瘤防治中心徐瑞华院长、钱朝南副院长与华威大学副校长劳伦斯·杨（Lawrence Young）教授出席了本次签署仪式。英国商务大臣文斯·凯布尔（Vince Cable）先生、中山大学许宁生校长与朱熹平副校长一同见证了本次备忘录的签署。通过本次备忘录的签署，双方计划在系统生物学培训、护理人员培训、医院管理人员培训以及病理数字化等领域展开合作。见图 5 -1 -3 -10。

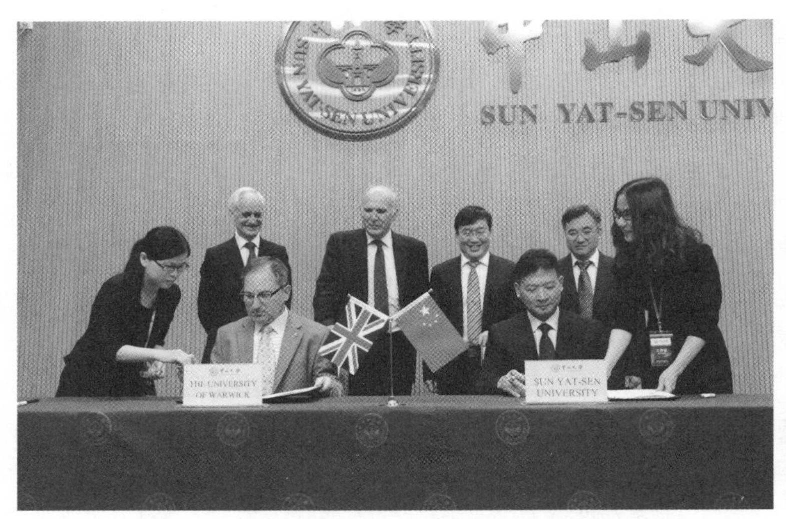

图 5-1-3-10　徐瑞华院长与 Lawrence Young 副校长在合作备忘录签署仪式上

2014 年 3 月 26—28 日，由钱朝南副院长、李升平副院长、曾木圣副院长及病理科、医务处、中心办和信息科相关专家组成的代表团访问了英国华威大学、考文垂大学医院以及伯明翰大学伊丽莎白女王医院。此次出访确立了我中心与英国华威大学的友好合作伙伴关系，并为今后双方在科学研究、人才培养和信息化平台建设等方面的国际化实质性合作奠定了坚实的基础。见图 5-1-3-11。

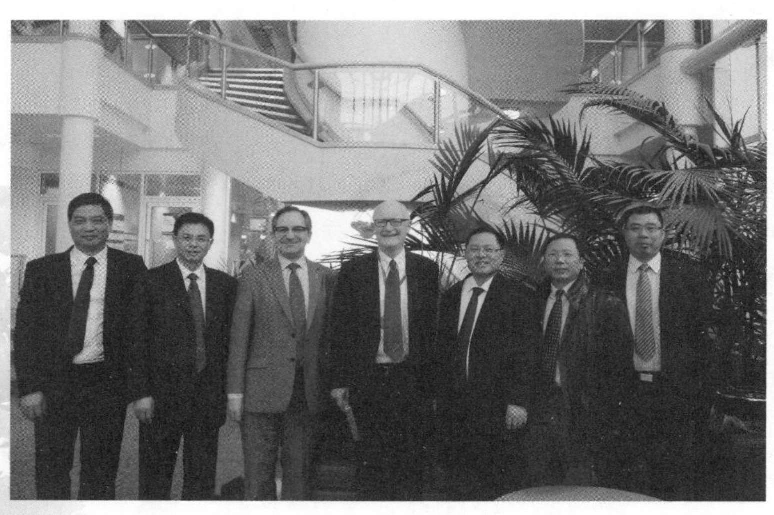

图 5-1-3-11　华威大学校长奈杰尔·斯里夫特（Nigel Thrift）教授与中心代表团成员会晤

2015 年 10 月 21 日下午，中国国家主席习近平对英国进行国事访问期间，在伦敦市长官邸（Mansion House）举行了“生命科学和医疗卫生行业论坛”，对 12 项逾 20 亿英镑中英医疗卫生领域的重要合作协议进行了签署。中山大学肿瘤防治中心副院长钱朝南教授出席了此次论坛，并代表我中心与英国华威大学签订了为期两年的合作协议，为深化双方在癌症治疗和科研、护理人员培训及病理数字化建设等领域的深层次合作奠定了基础。见图 5-1-3-12。

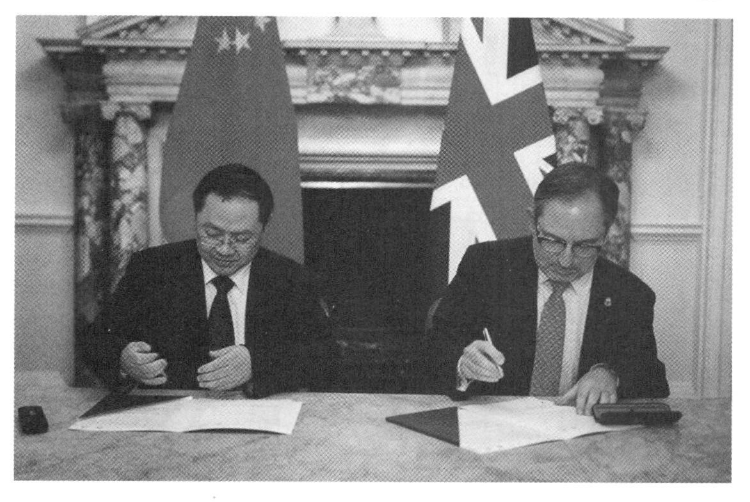

图 5-1-3-12 2015 年 10 月，我中心钱朝南副校长与华威大学 Lawrence Young 副校长在伦敦市长官邸签署合作备忘录

2015 年，在 Lawrence Young 教授的大力支持下，我中心病理科金杰钿医生前往华威大学 University Hospital Coventry and Warwickshire 进行了短期数字化病理培训。

2016 年，曾木圣教授课题组与华威大学 Peter J. Sadler 教授研究组围绕鼻咽癌抗癌药物研发开展科研合作。2016 年 6 月，Sadler 教授课题组 Canelon 博士及研究生 James Coverdale 来到曾木圣教授课题组开展项目相关的科研工作。

2017 年，在华威大学 Annie Young 教授的支持和协调下，我中心派出周志欢及刘玉护士前往华威大学进行了肿瘤临床护理课程学习，并赴其附属医院进行了临床观摩。

双方各领域合作工作的广泛开展，加快了我中心数字化病理建设的工作进程，有效提升了我中心在抗癌药物研发和护理领域的综合实力。

5. 荷兰癌症研究所

2019 年 9 月，我中心曾木圣副院长带领代表团访问荷兰癌症研究所，与该所临床主任 Emile Voest 教授、运营总监 Henri van Luenen 先生、René Bernards 院士和王力勤博士等代表展开会谈。双方达成合作共识并签署了合作备忘录，在学术交流、人才培养和科研合作等领域开展合作工作。见图 5-1-3-13。

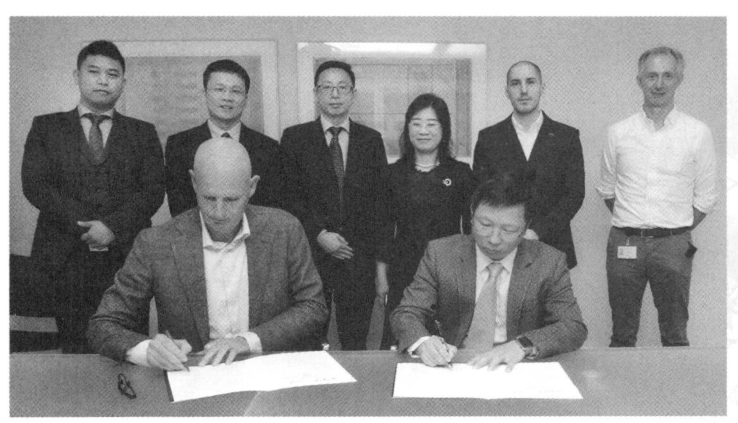

图 5-1-3-13 2019 年 9 月，曾木圣副院长率我中心代表团访问荷兰癌症研究所并签署 MoU

2021 年，在 Henri van Luenen 等专家的大力支持下，我中心人员获得两项国家留学基金委（CSC）项目资助，先后赴 NKI 进修：放疗科研究生郑子奇前往 Reuven Agami 教授实验室，围绕“增强子 RNA 在肿瘤中的功能、作用机制和治疗价值研究”开展研究生联合培养项目；病理科晁雪前往 Jos Jonkers 教授实验室，围绕“乳腺导管原位癌肿瘤模型的构建及侵袭性相关驱动基因功能验证”进行科研培训。2022 年，实验研究部许静成功获得 CSC 奖学金项目，前往 Leila Akkari 教授研究组，围绕“基于小鼠模型研究肝癌细胞与巨噬细胞的相互作用”进行科研进修。

2022 年 8 月，在双方长期友好交流合作的基础上，NKI Rene Bernards 院士研究组王力勤教授通过高层次人才引进项目正式入职我中心，任实验研究部研究员。

第四节　其他国（境）外合作机构

1. 美国

（1）美国约翰·霍普金斯大学公共卫生学院流行病学系。

实验研究部曾益新院士、贾卫华教授课题组与美国 Johns Hopkins 大学流行病学系 Yao Yin 教授达成了长期、密切的合作关系，并取得了诸多卓有成效的研究成果。YaoYin 教授主要从事的是多种多基因遗传疾病及肿瘤的分子遗传学及遗传统计学研究。

从 2000 年开始，双方达成了密切的合作关系，在曾益新院士领导的鼻咽癌易感基因的定位和克隆的研究项目上，双方合作攻关，2002 年，他们把鼻咽癌易感基因定位在 4 号染色体短臂上，研究成果发表在国际著名杂志 *Nature Genetics* 上。此外，双方还在 *Cancer Res* 等多个国际专业杂志上合作发表文章 10 多篇，成功申请多项美国国家卫生研究院（National Institution of Health，以下简称 NIH）基金。2012 年，贾卫华教授与 Yao Yin 教授合作成功申请了国家自然科学基金“国际合作重大项目”，这是中山大学医科首次获批该项目。

（2）美国哈佛大学医学院 Dana-Farber 肿瘤研究所。

夏建川课题组与哈佛大学医学院 Dana-Farber 肿瘤研究所成年肿瘤研究部合作开展自体树突状细胞（dendritic cell，DC）/肿瘤融合细胞疫苗的研究。经过双方的共同努力，在 DC 与肿瘤细胞融合技术方面有了新的进展，DC 与肿瘤细胞的融合率大大提高（融合率可达 25% 以上），并向国家食品和药品监督管理局申请自体 DC/肾癌融合细胞疫苗治疗肾癌的Ⅰ、Ⅱ期临床试验，将为肾癌的治疗提供新的免疫治疗方法。另外，该课题组与美国阿肯色州大学医学院生物治疗中心合作开展 AAV（adeno-associated virus，腺相关病毒）介导 AFP（alpha fetal protein，甲种胎儿蛋白，以下简称“甲胎蛋白或胎甲球”）转染树突状细胞疫苗治疗原发肝癌的临床应用研究和 AAV 介导 PSA（prostate specific antigen，前列腺特异性抗原）转染树突状细胞疫苗治疗前列腺癌的临床应用研究。见图 5－1－4－1。

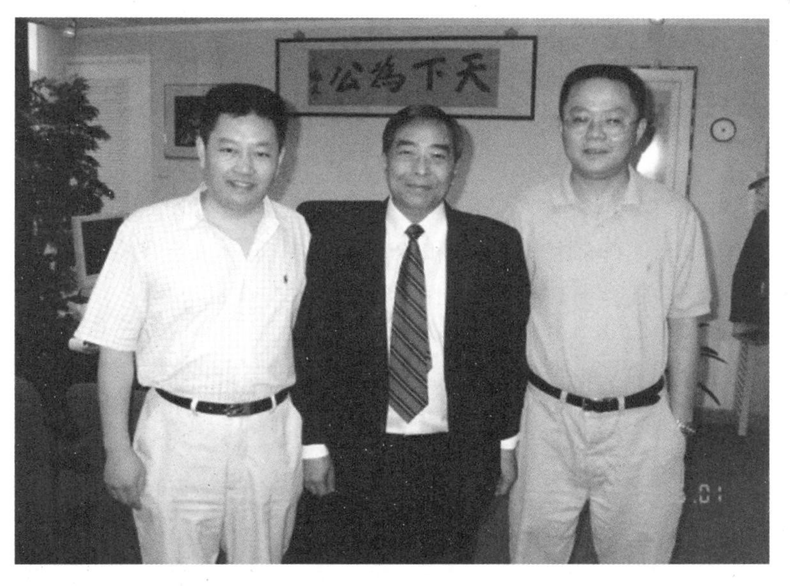

图5-1-4-1 夏建川（左）与美国阿肯色州大学医学院生物治疗中心主任刘勇（右）

（3）美国中华医学基金会。

美国中华医学基金会（简称CMB）始创于1914年（美国洛克菲勒基金会分支）。1928年，纽约中华医学基金会正式成为独立机构，在1928—1951年，为中国协和医学院的建立和中国西方近代医学的发展做出了积极贡献。1951—1980年间其中断与中国的交往，1980年恢复对中国医学教育的资助，先后资助了中国13所医学院校，资助项目涵盖了医学教育、科学研究、人员培训、重大疾病诊治等领域。我中心于1990年以来共获得美国纽约中华医学基金会的资助项目基金和学者基金9项，经费138.5万美元，受助人员有吴荫棠、闵华庆、黄腾波、区宝祥、汪慧民、曾益新、黄文林、陈忠平、曾木圣、元云飞、张玲、马骏、宋立兵等。图5-1-4-2为2006年CMB主席Dr. Roy M. Schuarz来我中心访问。

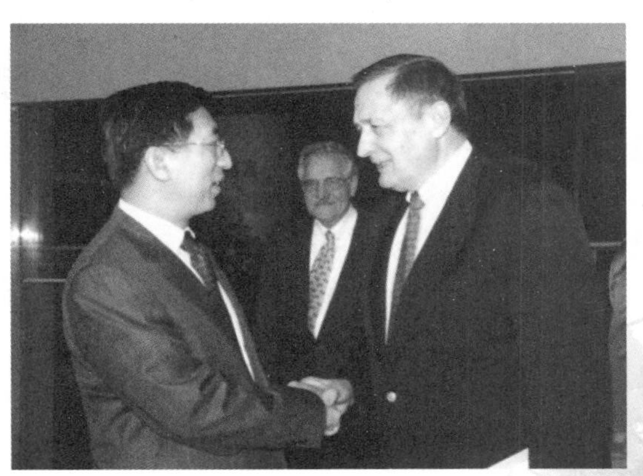

图5-1-4-2 2006年CMB主席Dr. Roy M. Schwarz来我中心访问

（4）文安德研究所（Van Andel Institute）。

我中心多名科研人员在Van Andel Institute接受博士后培训或开展短期研究项目，包括郭翔、钱朝南、宋立兵、孙蕊、罗东华、彭丽霞，以及4位在读研究生。Van Andel Research Institute也先后派出了5位科研人员前来我中心讲学。钱朝南教授于2010—2012年在该研究所获得了独立的实验室空间和研究经费，先后带去了6位年轻医生和研究生，开展了不少前沿的肿瘤学研究。截至2012年底，双方研究人员在SCI收录的杂志上共同发表的论文已经超过了20篇。2011年，Van Andel Institute与中山大学正式签署了一个有关研究生培训认证的协议，即中山大学派往该机构开展医学研究的研究生，将获得Van Andel Institute

的正式评估，评估合格者将获得官方的培训证书。截至 2012 年底，我中心已有 3 位在读研究生获得了 Van Andel Institute 颁发的证书。

（5）Fred Hutchinson 癌症研究中心。

2017 年 9 月 27 日，Fred Hutchinson 癌症研究中心（Fred Hutchinson Cancer Research Center，FHCRC）院长 Gary Gilliland 教授、常务副院长 Steve Stadum 教授等专家组成的代表团来访我中心，与我中心领导和专家会谈并签署了合作备忘录，为双方在科研、教学和人才培养等领域开展合作奠定了基础。见图 5－1－4－3。

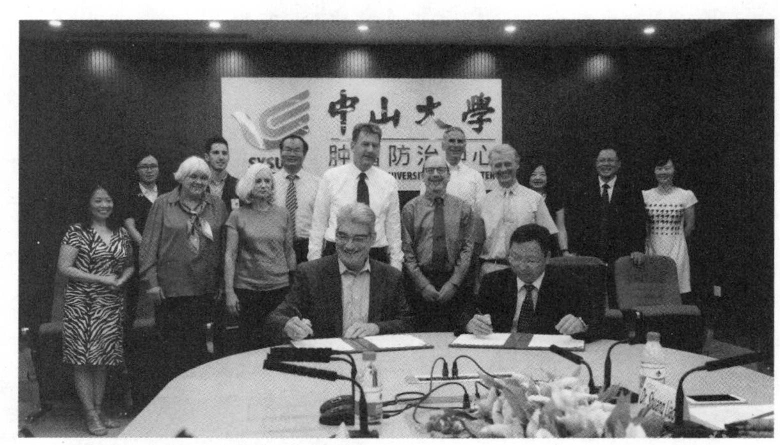

图 5－1－4－3　2017 年 9 月，Fred Hutchinson 癌症研究中心与我中心签署合作备忘录

双方科研团队在 EB 病毒（Epstein Barr virus，EBV）和鼻咽癌免疫治疗等领域开展了深入的科研合作。Fred Hutchinson 癌症研究中心 Hootie Warren 教授与我中心李疆教授、麦海强教授合作围绕“鼻咽癌 TIL 免疫治疗临床试验中 TCR 分析”开展科研合作；Andy McGuire 教授与曾木圣教授合作围绕“EBV 表面抗体中和 EBV 感染上皮细胞效果评估”开展了联合科研项目。

2．法国

（1）法国国立卫生和健康研究院。

冼励坚教授和国际著名时间医学专家 Francis Lévi 教授（法国 Villejuif INSERMU776 实验室主任，Paul Brousse 医院肿瘤科主任）从 1997 年起开始合作，2001 年在中法先进研究计划项目（PRA B00－07）和中山医科大学“211”重点学科建设基金的支持下，他们在小鼠动物模型中进行鼻咽癌的时间治疗学的研究。通过该计划的实施，生物节律理论首次引进了中国肿瘤治疗的基础研究和临床应用。中法双方在广州和 Villejuif 多次举行研讨会和讲座，开展学术交流。近几年来，双方通过共同合作研究，先后在国内外发表 10 篇学术论文（大部分为 SCI 收录）、7 篇会议论文，合作编写学术专著《生物节律和时间医学》，2003 年该书获“河南省优秀图书二等奖”。

2001 年、2007 年，双方先后在中国广州和珠海共同主办了“全国肿瘤时间治疗学和时间医学学术研讨会”和“2007 年中－法暨中－欧时间医学论坛”。Levi 教授被聘为中山大学名誉教授。

2000 年以来，冼励坚教授先后 4 次赴法考察和进修时间医学，并先后派遣两位学生赴法留学。中方姜文奇教授（时任中山大学肿瘤防治中心副主任）和冼励坚教授、郭灵医生于2001年10月和2002年10月先后参加欧共体肿瘤研究和治疗协作组织（EORTC）时间治疗小组的学术会议。法方刘旭辉博士、李晓梅博士和Francis Lévi博士先后在2001—2002年访问中山大学肿瘤防治中心，双方共举行了6次学术研讨会。见图5－1－4－4。

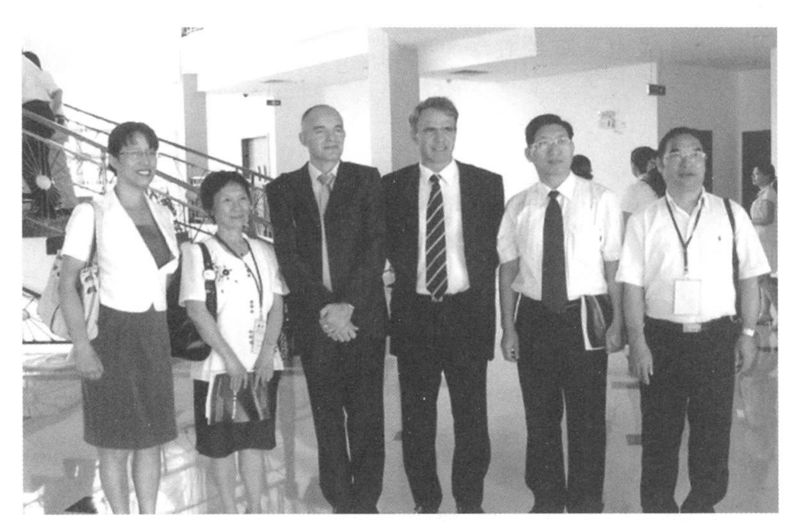

图5－1－4－4　2007年9月，“2007年中－法暨中－欧时间医学论坛”在珠海召开。［左起：赵壮志（中山大学科技处科技合作项目主管）、冼励坚教授、Didier MARTY-DESSUS（科技领事）、Jean Raphael PEYTREGNET（总领事）、曾益新院士、黄文林教授］

2002年4月，Francis Lévi博士作为欧洲唯一特邀嘉宾应邀参加在中国广州举行的第一届中国（广州）国际肿瘤会议，并做了有关肿瘤时间生物学和时间治疗学的大会专题学术报告（受邀的20位嘉宾中多数来自美国和澳大利亚）。

建立中－法合作以来，课题组先后获得卫生部临床重点学科基金（2002—2004年）、国家自然科学基金（2004—2006年）的资助，建立了肿瘤时间化疗的研究队伍和实验平台。

（2）法国Med China联盟。

Med China联盟是一个由5个成员机构组成的法国联盟组织。其成员包括奥弗涅大学（Auvergne Unversity）、克莱蒙－费朗大学医院中心（University Hospital Centre of Clermont-Ferrand）、让·佩林癌症中心（Jean Perrin Cancer Center）、Soluscience以及Fidal律师事务所。2009年，中山大学肿瘤防治中心与Med China联盟共同签署了有关两个合作项目的协议：一是该联盟在广州为我中心员工提供有关临床标准和章程的培训，提供赴法国进行博士后训练的机会和为我中心临床试验研究中心发展新的信息系统。二是围绕肿瘤遗传学（oncogenetic）在中国的发展开展合作。通过肿瘤遗传学可为有遗传性癌症风险的个人和家庭进行诊断和治疗。来自法国让·佩林癌症中心的肿瘤遗传学权威教授Bignon于1988年建立了专门的门诊和分子生物学实验室，为有乳腺癌遗传倾向的患者提供预防和治疗服务。1991年，他还为法国肿瘤遗传学合作网络提供经费支持，为肿瘤遗传学在法国的发展做出了突出的贡献。此外，Bignon教授还帮助许多其他国家发展了肿瘤遗传学，如黎巴嫩、摩洛哥、突尼斯和罗马尼亚等，此前，他为我中心数名员工提供了赴法参加肿瘤遗传学培训的机会。

3. 荷兰

荷兰 Erasmus MC：2015 年 10 月 30—31 日，荷兰 Erasmus 大学医学中心（Erasmus University Medical Center，Erasmus MC）代表团一行 10 人在 Jacob Verweij 副院长的带领下来访我中心。在荷兰驻广州总领事 Marjo Crompvoets 女士、荷兰驻华大使馆卫生、福利和体育参赞 Peter Boostma 先生、荷兰驻华大使馆助理科技参赞 Jingmin Kan 先生、中山大学徐瑶副处长的共同见证下，双方签署了合作备忘录，计划在学生交换、员工交换以及科学研究方面开展合作。见图 5 –1 –4 –5。

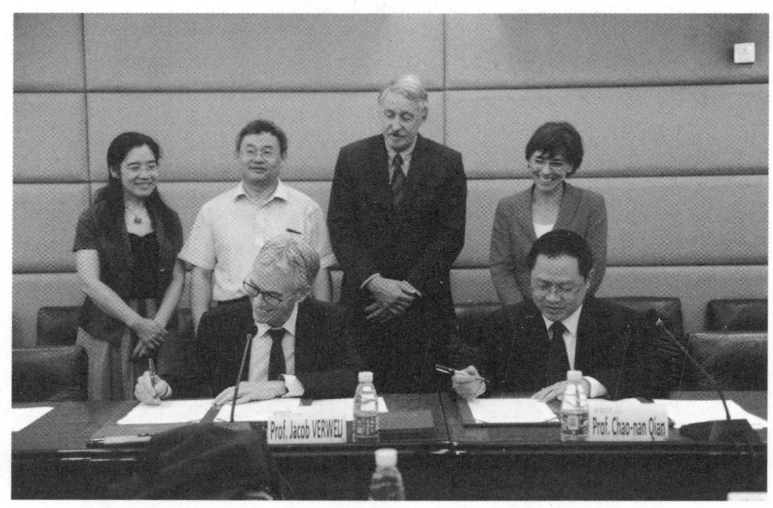

图 5 –1 –4 –5　2015 年 10 月，荷兰 Erasmus MC 与我中心共同签署合作备忘录

2015 年 10 月 31 日，由中山大学肿瘤防治中心与 Erasmus MC 联合举办的“中荷肿瘤学论坛”在我中心国际会议厅举办。论坛上双方专家共同探讨了肿瘤学最前沿的话题，话题内容涉及胸部肿瘤、头颈肿瘤、脑部肿瘤等疾病以及影像学诊断，生物治疗、放射治疗等癌症治疗相关的基础及临床研究。

4. 澳大利亚

澳大利亚皇家外科医生学院：20 世纪 90 年代，在澳大利亚墨尔本外科医师罗安鼎（Gordon Low）医生的协调下，借助澳大利亚皇家外科医生学院“中国项目”（Project China）的资助，中国与澳大利亚医学界开始了互访。中山医科大学肿瘤医院时任院长万德森教授带领团队于 1996 年访问澳大利亚，并与时任“中国项目”主席的 Jamieson 教授建立了良好的友谊及合作关系。多名中澳肿瘤外科医生之间通过互访，一起讨论病例，共同手术，分享了彼此的专业经验。见图 5 –1 –4 –6、图 5 –1 –4 –7。

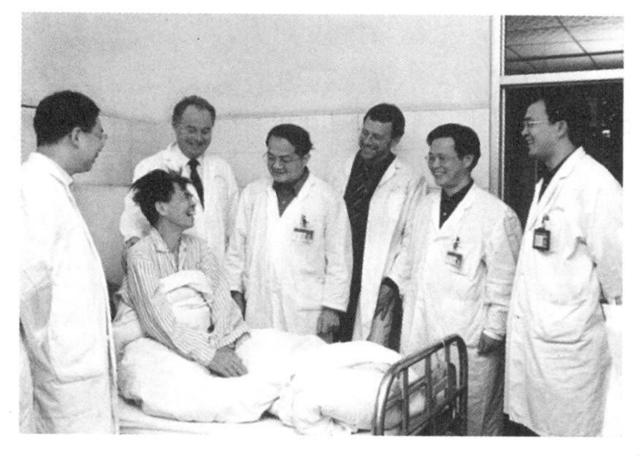

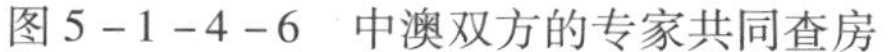
图 5－1－4－6　中澳双方的专家共同查房

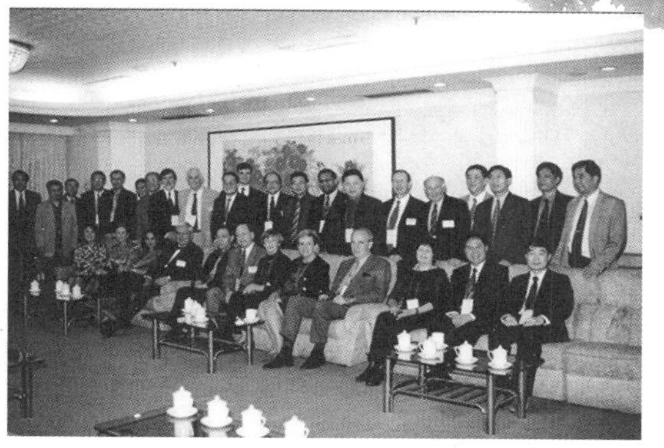
图 5－1－4－7　第一届中澳纽肿瘤外科学术会议

在万德森教授和 Jamieson 教授发起和罗安鼎（Gordon Low）医生的大力协调下，双方决定共同创办“中澳纽肿瘤外科学术会议”（The Sino-RACS Conference on Surgical Oncology），由中山（医科）大学肿瘤医院和澳大利亚皇家外科医生学院“中国项目”共同主办。第一届会议于 2000 年 3 月 15—17 日在广州成功召开，万德森教授和 Jamieson 教授共同担任大会主席，来自中国内地的 200 多名代表，以及来自澳大利亚、新加坡和中国香港地区的 20 多名代表参加了会议。此后，该会议每两年举行一次，在中国广州和澳大利亚的一个城市之间轮流举行。历届会议的成功召开，为促进中澳双方在肿瘤外科的学术交流、经验分享、友谊增进等方面做出了突出的贡献。

5．尼泊尔

柯依拉拉肿瘤医院：2010 年，来自尼泊尔柯伊拉拉肿瘤医院的代表团访问我中心，并受到了中心领导曾益新院长、廖振尔副院长、马骏副院长和钱朝南教授的热情接待。见图 5－1－4－8。代表团领队为尊敬的 Chitra Bahadur Shrestha 先生，他是尼泊尔议会成员之一。来访的代表团其他成员来自柯依拉拉肿瘤医院管理委员会，包括其政府代表、临床专家和社工等。双方代表共同签署了以合作为目的的谅解备忘录，其内容包括开展教育交流、信息共享等。2013 年初，柯依拉拉肿瘤医院再次派代表团来访我中心，并就其员工来我中心培训、科研合作、组织标本库建设支持，以及我中心派专人赴尼泊尔提供培训等合作意向进行了探讨。同年，我中心接收了两名来自该院的医生进行为期一年的免费培训。

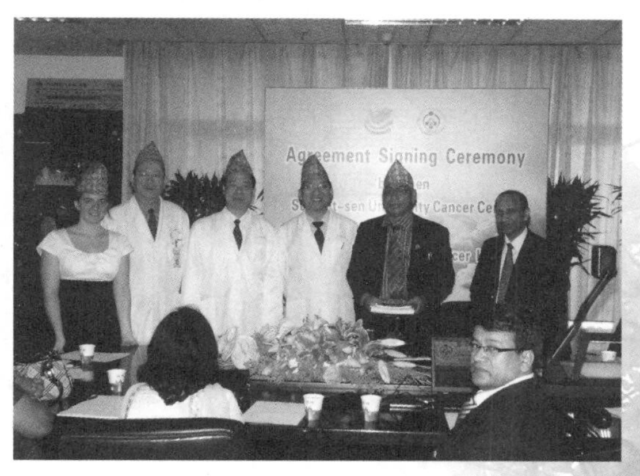

图 5－1－4－8　2010 年 10 月，我中心与柯伊拉拉肿瘤医院合作备忘录签字仪式

6．多机构合作

（1）中山大学造口治疗师学校。

20 世纪 90 年代中期，我国专业造口治疗师（enterostomal therapist，ET）的培养欠缺，急需培养高水平的 ET 队伍。在我中心万德森教授的倡导和积极推动下，获得世界造口治疗

师协会（WECT）教育委员会主任 Elizabeth English 女士及香港造瘘治疗师学会李伟娟女士的大力支持，借助 WCET 的"结对工程"，在广州创办了得到 WCET 认证的 ET 培训学校。2001 年 2 月，由中山医科大学肿瘤医院、中山医科大学护理学院、香港大学专业进修学院和香港造瘘治疗师学会联合创办的"中山医科大学造口治疗师学校（ET 学校）"在广州正式成立并招生（2002 年更名为"中山大学造口治疗师学校"）。这是中国第一所造口治疗师学校，开创了本土培养国际认证 ET 的历史里程碑。见图 5－1－4－9、图 5－1－4－10。

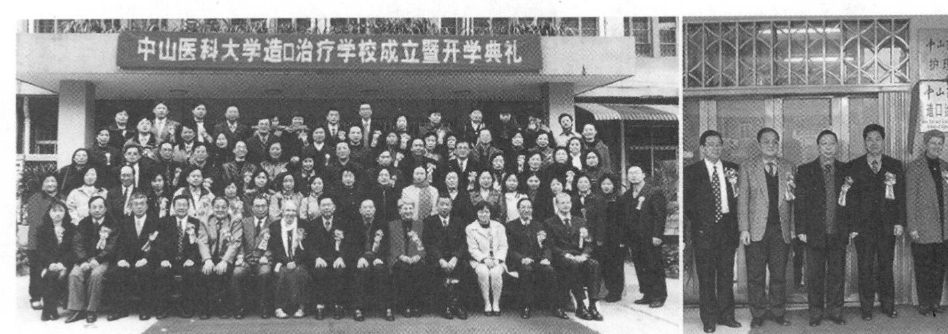

图 5－1－4－9　国内外领导莅临中山医科大学造口治疗师学校成立庆典大会

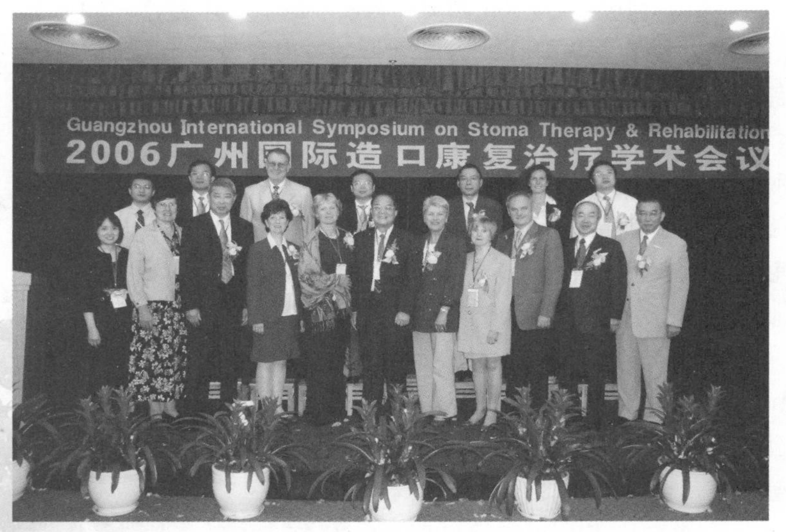

图 5－1－4－10　2006 年成功举办广州国际造口康复治疗学术会议

自建立以来，学校始终按照 WCET 的办学要求设置课程和安排教学实习，聘请国内外专家授课，教学质量高，教学模式丰富，临床实习资源充足。自 2001 年成立以来，除 2003 年因"非典"而停办一期外，每年都坚持办学一期。共培养了 163 名 ET，学员来自我国 29 个省（区、市）及香港、澳门和台湾地区，他们中间的许多人已经成为当地造口康复治疗发展的重要骨干，同时也是国内日后成立的其他 7 所 ET 学校的主要师资力量。他们的辛勤工作让越来越多的造口人、伤口和失禁患者得到了专业、优质的护理，回归正常的社会生活。见图 5－1－4－11。

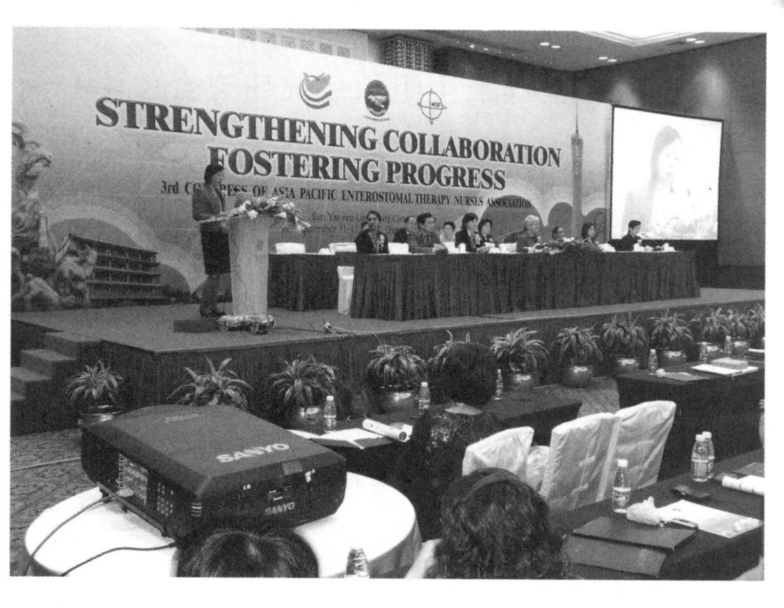

图 5-1-4-11　2009 年成功举办亚太地区造口治疗师学术会议

随着广州地区的造口治疗师群体的不断壮大，她们积极参加和组织交流活动。定期举办业务学习，踊跃参加国际会议，还主办了广州造口康复治疗学术会议，成功承办了“亚太造口康复论坛”和“第三届亚太地区造口治疗师会议”，为广州和中国赢得了业界的关注，提高了我国在该领域的国际影响力。

（2）鼻咽癌放射治疗正常危及器官的勾画。

放射治疗成功的关键是给靶区和正常危及器官精确的剂量，而这要以精确的勾画为基础。我中心放疗科马骏教授和余孝丽硕士与新加坡国立癌症中心的 Joseph Wee 博士、香港东区尤德夫人那打素医院的 Anne Lee 博士共同合作，开展了有关鼻咽癌患者调强放疗中正常组织的勾画方法的研究，以期能够为鼻咽癌患者的治疗提供统一的、可比较的剂量参数。

（3）鼻咽癌全基因组 meta 关联分析。

包括中山大学肿瘤防治中心、长庚大学、马来西亚大学和新加坡基因组研究院在内的多个亚洲研究机构陆续发表了鼻咽癌全基因组关联研究成果。我中心曾益新院士、贝锦新副教授研究组联合这些研究机构，通过综合分享统计量信息，开展基于全基因组的 meta 分析，以确定与鼻咽癌相关的单核苷酸多态性区域或者易感基因。这些研究数据涉及马来西亚大学的研究数据 400 人、长庚大学的数据 600 人、我中心和新加坡的研究数据 3500 人。参与该项研究的外方人员包括美国国家癌症中心癌症流行病学和遗传学部 Allan Hildesheim 博士、新加坡基因组研究院 Jianjun Liu 副院长、长庚大学 Yu-Sun Chang 教授、马来西亚大学 Chingching Ng 教授等。

（4）国际抗癌联盟。

国际抗癌联盟（Union for International Cancer Control，UICC）创立于 1933 年，它是拥有来自 80 个以上国家，超过 270 个会员组织的独立、非政府的、非营利性质协会。2012 年，中山大学肿瘤防治中心正式成为国际抗癌联盟的一员。

第五节　世界卫生组织癌症研究合作中心

中山大学肿瘤研究所是我国三个世界卫生组织癌症研究合作中心之一。该中心自 1980 年 5 月 23 日被确认。历任肿瘤研究所所长为合作中心主任，被世界卫生组织确认为癌症研究合作中心后，合作中心主任每年要编写年度工作报告（中英文），送多个指定的领导部门和世界卫生组织有关官员，包括卫生部科技司、外事司、世界卫生组织驻华代表处世界卫生组织西太区主任等。每次确认期满前，合作中心主任要编写该期的总结报告，并提出再次登记、重新制订工作计划，以便世界卫生组织及时进行新一期的登记工作。

1980 年 5 月，世界卫生组织癌症研究合作中心第一次被确认时，主任为李振权教授。当时合作中心的职能是：鼻咽癌流行病学特点及发病因素，鼻咽癌的癌变机制、早期诊断和应用中医中药治疗鼻咽癌等方面的研究。

1986 年 5 月，合作中心第二次被确认后，主任先后为祝家镇教授、区宝祥教授、严瑞琪教授，合作中心的职能是：①寻找早期发现鼻咽癌病例的简易、实用而有效的方法；②按病程发展探索治疗各期鼻咽癌的最有效方法；③寻找最早期发现鼻咽癌治疗后复发的随诊系统；④根据现代医学科学原则，发展治疗癌症有效的中国传统医药疗法；⑤拟定防癌工作的各级、各种类型的医疗人员的培训方案；⑥加强现有癌症登记系统。

1993 年 2 月，合作中心进行了第三次确认。1997 年 7 月，合作中心进行了第四次确认。2001 年 5 月，合作中心进行了第五次确认。2005 年 5 月，合作中心进行了第六次确认。合作中心主任均为万德森教授，合作中心职能与第三次确认的职能相同。

按规定，合作中心每年 2 月，向世界卫生组织提交上一年的工作报告和当年的工作计划。这些文件均有副本保存在中心办公室的综合档案室。

合作中心主任万德森教授，曾应世界卫生组织的邀请，于 1997 年 12 月赴日本神户市参加国际癌症防治专业会议，并在大会上做专题工作报告。

世界卫生组织曾于 1997 年派西太区官员 Dr. Han Tieru 前来中心指导和视察。1998 年 11 月，D. M. Parkin 博士应邀到中心指导肿瘤登记和社区肿瘤防治工作，对该项工作的开展起到了很好的促进作用。

（撰写：廖爽　Mathilde Guerin　张玲　骆卉妍　审核：陈剑经　马骏　钱朝南　曾木圣）

第二章　国际学术会议

1. 我中心主办的高水平国际学术会议

（1）20 世纪末。

20 世纪 90 年代，我中心共主办了四场重要国际学术会议：

1990 年 11 月 8—10 日，“第二届中美医学专题研讨会——临床肿瘤学新进展”，由中心主任朱家恺教授主持。

1993 年 11 月 22—25 日，协同中华医学会妇产科学会成功主办“第四届全国暨国际妇科肿瘤学术会议”，与会代表 400 人。

1994 年，我中心协同中山医科大学组织了“中美癌症学术交流会”，与会代表 100 多人，其中中美专家 30 多人。

1998 年，举办“第七届全国鼻咽癌学术会议及国际研讨会”。

这 4 次国际学术会议的成功主办，为我中心在 21 世纪全面开启国际学术交流奠定了良好的开端。

（2）21 世纪初。

2004 年 11 月 11—14 日，我中心成功举办“第三届中国肿瘤学大会”（Chinese Conference on Oncology，CCO），这也是我中心首次主办该肿瘤学年度学术盛会。2020 年 11 月 12—15 日，“2020 中国肿瘤学大会”再次在广州召开。大会由中国抗癌协会主办，中山大学肿瘤防治中心、广东省抗癌协会承办。本次大会是 2020 年我国肿瘤学领域规模最大、规格最高、覆盖学科最全、影响力最广的学术会议，也是继 2004 年后，我中心第二次承办这一顶级学术盛会。其中，7 个主题会场中的两个国际会场“东盟国际肿瘤整合医学论坛”和“中澳肿瘤双边学术会议”也由我中心承办。

2000 年，在万德森教授和 Jamieson 教授发起和罗安鼎（Gordon Low）医生的大力协调下，我中心和澳大利亚皇家外科医生学院“中国项目”共同创办“中澳纽肿瘤外科学术会议”（The Sino－RACS Conference on Surgical Oncology）。第一届会议于 2000 年 3 月 15—17 日在广州召开，来自澳大利亚、新加坡和中国香港地区的 20 多名代表参加了会议。该会议每两年举行一次，在中国广州和澳大利亚的一个城市之间轮流举行。2008 年 5 月15—19 日，中心主办“第五届中澳纽肿瘤外科学术会议”，大会主席傅剑华教授。2012 年 11 月 10 日，“第七届中澳纽肿瘤外科学术会议”在广州召开，大会执行主席潘志忠教授。历届会议的成功召开，为促进中澳双方在肿瘤外科的学术交流、经验分享、友谊增进等方面做出了突出的贡献。

2003 年 2 月 26 日—3 月 1 日，我中心主办“中瑞生命科学论坛学术会议”。2006 年 7 月 19—21 日，中山大学、瑞典卡罗琳斯卡医学院共同举办“中－瑞医学论坛”，大会主席曾益新院士，来自瑞典的20位专家和国内的200多位学者出席了本次大会。论坛上，中国科学院与卡罗琳斯卡医学院共同签署了合作意向书，卡罗琳斯卡医学院中国校友会也在当天举行了成立仪式。2008年3月17—18日，中心主办"第三届中瑞肿瘤学术会议"，会议由中山大学、瑞典卡罗琳斯卡医学院主办，大会主席为曾益新院士。历届中瑞会议见证了我中心与瑞典卡罗琳斯卡医学院多年来的深入交流与国际合作。

2002年，举办"第一届国际神经肿瘤会议"。

2003年11月7—11日，举办"国际暨第七届全国头颈肿瘤外科会议"。

2004年9月17—22日，举办"广州国际肿瘤微创治疗学术研讨会"。

2005年11月4—6日，承办"第二届中国国际淋巴瘤/白血病学术大会"，大会主席为管忠震教授。

2007年9月6—8日，举办"2007年中－法暨中－欧时间医学论坛"。由中山大学、法国国立卫生和健康研究院主办，大会主席为冼励坚、LEVI F教授。

2007年1月12—14日，中山大学肿瘤防治中心与美国MD安德森癌症中心联合举办"第三届中美临床肿瘤学学术会议——乳腺癌多学科综合治疗国际研讨会"，大会主席林桐榆教授。

2008年，我中心主办"中法医学应用基础研究研讨会""第十三届国际EB病毒双年会""第七届中日联合癌症研究专家会议"，曾益新院士担任这三场国际学术会议的会议主席。

2009年11月11—13日，首届"中山大学肿瘤防治中心－哈佛DFCI癌症中心分子肿瘤学前沿论坛"在我中心召开，曾益新院士、Ronald DePinho院士在该论坛上做了学术报告。

（3）2010年以后。

2002年，第一届"广州国际肿瘤学会议"（Guangzhou International Symposium on Oncology）成功召开。时隔多年后，2011年5月21—22日，"第二届广州国际肿瘤学会议"在广州召开。此后，该系列国际会议每两年召开一次，参会人数逐年递增，学术影响力也不断扩大。自2016年起，改为一年一度的国际学术盛会，历届会议的参会人数逾千人。因疫情影响，2021年停办一届，2022年以线上会议的形式举办。会议秉承"关注学科发展前沿，加强国内外学术交流"的宗旨，邀请多名中外院士、国内外肿瘤领域的顶级专家做专题学术报告，对肿瘤基础、临床及转化研究中的重大问题，包括最新研究方向、研究技术和研究成果进行深入交流探讨，成功搭建中外肿瘤学术交流高端平台。

2005年，科技部授予中山大学肿瘤防治中心"华南肿瘤学国家重点实验室"称号；次年，授予香港中文大学"华南肿瘤学国家重点实验室伙伴实验室"称号，从而建立了一个跨越粤港两地的国家重点实验室。2009—2018年，双方轮流主办一年一度的"中山大学－香港中文大学华南肿瘤学国家重点实验室联合汇报会"。自此，双方共同建立了良好的合作和沟通渠道，联合会议也成为双方早期开展学术交流和科研项目合作的基石。

2012年1月6—7日，我中心与美国MD安德森癌症中心共同举办"中美头颈肿瘤学研讨会"，MD安德森癌症中心新任院长DePinho先生和我中心曾益新院长共同出席了会议。会议就头颈肿瘤学的基础、临床和转化医学研究，尤其是鼻咽癌方向的研究进行了广泛的交流和探讨。会上，我中心与MD安德森癌症中心"姐妹医院协议"正式续签。协议的签署，为双方在学术交流、人才培养、临床诊治及科研合作等领域的一系列交流与合作奠定了良好的基础。此后，我中心多次派代表团出席MD安德森癌症中心主办的历届姐妹医院年会

(Global Academic Programs Meeting，GAP Meeting)，以及姐妹医院年会的主任会议，积极促进了双方的学术交流与深入合作。

2011 年 11 月 25—26 日，“2011 中法肿瘤学研讨会”在中山大学肿瘤防治中心成功举办。本次研讨会得到了法国古斯塔夫鲁西研究所及居里研究所的大力支持，邀请了多位来自法国的肿瘤学专家和教授参会，古斯塔夫鲁西研究所主席 Alexander Eggermont 教授为会议做主题报告。

2015 年 10 月 30—31 日，我中心与荷兰 Erasmus 大学医学中心共同举办了“第一届中荷肿瘤学论坛”，会议邀请了 10 位来自 Erasmus 大学医学中心的著名医疗专家与中山大学肿瘤防治中心的专家共同出席并进行会议报告。

2018 年 5 月 11—12 日，“第四届癌症与血管国际研讨会”在广州召开，钱朝南教授任会议主席，会议邀请了来自英国、法国、瑞典、加拿大、意大利和中国等国家和地区的 19 位学者进行学术报告。

科室层面主办的高水平国际学术会议

2012—2021 年，我中心神经外科主办共 10 届“中美神经肿瘤联合会议”，陈忠平教授任会议主席。

2012—2014 年，我中心胸科主办共 2 届“中法胸部肿瘤研讨会”，张兰军教授任会议主席。

2017—2023 年，我中心胸科主办共 4 届“中欧肺癌论坛”，张兰军教授任会议主席。

2011—2019 年，我中心胸科主办共 7 届“广州国际肺癌论坛”，龙浩教授任会议主席。

2018—2023 年，我中心放疗科主办共 7 届“国际头颈肿瘤研讨会”，马骏院士任会议主席。

此外，2022 年，我中心儿童肿瘤科承办了“第十四届国际儿科肿瘤学会（SIOP）亚洲会议”（线上）。SIOP-ASIA 主席 Hiroki Hori 教授、我中心徐瑞华院长担任大会主席，张翼鷟教授担任执行主席。

2．我中心专家出席国际顶级学术会议做报告

2019—2023 年，我中心共 28 项研究入选国际顶级肿瘤学会议美国临床肿瘤学会年会（ASCO Annual Meeting）的口头报告。其中，2021 年 6 月 7 日，徐瑞华教授应邀在 ASCO 年会的全体大会做报告，题为“JUPITER -02：一项比较特瑞普利单抗或安慰剂联合吉西他滨和顺铂一线治疗复发或转移性鼻咽癌的随机、双盲、Ⅲ期临床研究”，这也是首次中国学者在 ASCO 全体大会进行的主题发言。

2019—2023 年，我中心共 16 项研究成果入选欧洲肿瘤内科学会（ESMO）大会口头报告。2023 年，我中心 11 项研究入选 ESMO 大会口头报告，入选数量为历年之最，备受肿瘤学界瞩目。见表 5 -2 -0 -1。

表 5 -2 -0 -1　我中心专家出席国际顶级学术会议做报告情况

年度	入选项目数	我中心口头报告专家
2019 ASCO	3	徐瑞华、马骏、陈明远
2020 ASCO	4	马骏、袁中玉 & 王曦、刘继红 & 黄鹤、陈丽昆

续上表

年度	入选项目数	我中心口头报告专家
2021 ASCO	9	徐瑞华（全体大会 & 消化道肿瘤专场）、马骏、麦海强、张力、袁中玉、郭荣平 & 李少华、赵明、赵充 & 苗菁菁
2022 ASCO	5	马骏、麦海强、张力、黄慧强、张星
2023 ASCO	7	徐瑞华、马骏、张力、陈明远、唐林泉、蔡清清、袁庶强
2019 ESMO	1	陈明远
2020 ESMO	2	张力、石明
2021 ESMO	1	丁培荣
2022 ESMO	1	张力
2023 ESMO	11	徐瑞华（2 项）、王峰（2 项）、张力（2 项）、丁培荣、赵泽锐、陈功、韩非、骆卉妍

（撰写：廖爽　陈鋆　审核：朱锦柳　彭望清　周昕熙　黄金娟）

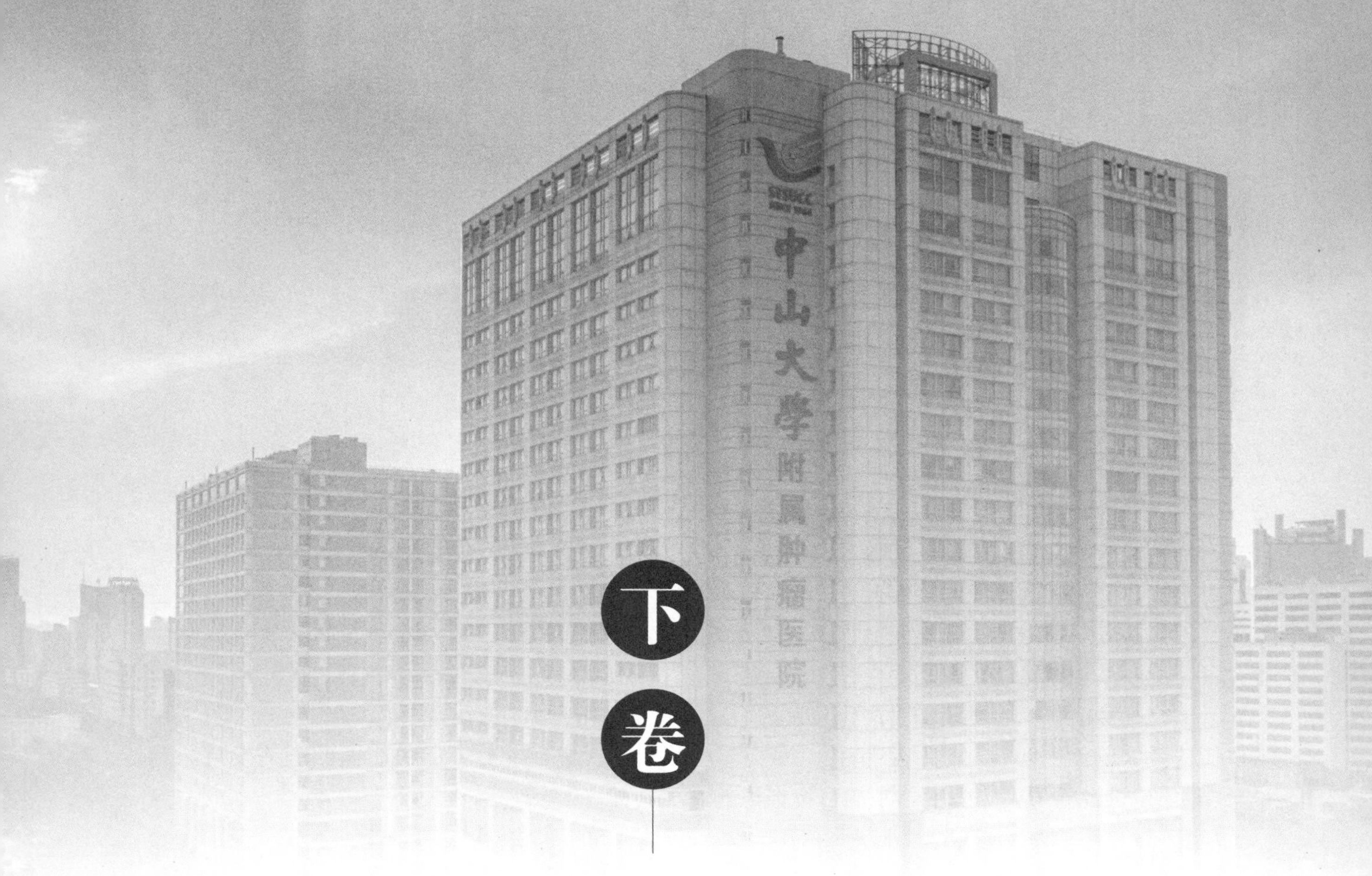

下卷

第六编

中心文化建设

第一章　概　　述

多年来，中心以“征服癌症，造福人类”为己任，坚持“以患者为中心”，坚持物质文明和精神文明一起抓，把精神文明建设摆在重要的位置上，全方位地开展精神文明建设工作，促进了中心的改革与发展，于 2000 年初被评为广东省“百家文明医院”。2012 年，在卫生部医管司、健康报社组织的以“创新医院文化、构建和谐医患关系、建设平安医院”为主题的改革创新医院评选活动中，中心荣获“2012 医院改革创新奖”。

目前，中心继续加强文化建设，通过中心文化精神素质的培养和塑造，传承“诚实、友爱、敬业、创新”的中心精神，发扬同心、幸福、奋斗文化，促进职工的全面发展，朝着“建设世界顶尖癌症中心”的目标奋勇前进。

第二章 文化建设

第一节 概 述

从建院以来，中心医务工作者就秉承“医病医身医心、救人救国救世”的中山医训。经过60年的沉淀，中心文化建设逐步从无形变为有形，通过树立品牌以及软件和硬件的建设，培育浓厚的文化氛围，使全体员工感受到文化的熏陶。

第二节 软件建设

早在1994年，中心就以“创三甲”活动和庆祝肿瘤院所成立三十周年为契机，通过办“成就展览”、出版“肿瘤院所30周年”画册，编印《肿瘤防治中心简讯》等，营造良好的“创三甲”文化氛围。同时，设立精神文明建设基金，大力加强职工的职业道德教育和医德医风建设。更在1995年成立了以党委书记和业务副院长为主要领导的精神文明领导小组。

2002年搬进1号楼后，中心更注重发掘文化内涵，从“核心”问题上入手，从“形象”上着力，从“素质”上提高。通过征集中心徽标、中心之歌、中心精神等活动，进一步加强文化建设，以崭新的精神来塑造中心的良好形象，提高人员的整体素质。

1. 中心徽标、中心之歌、中心定位、使命、目标和精神、中心简报

(1) 中心徽标。

中心于成立50周年之际设计了新的中心徽标，新的徽标传承了原徽标的视觉造型表现，既似向上张开的手掌，又似展翅飞翔的和平鸽。手掌象征温暖与关爱，和平鸽寓意幸福与希望，传递出使命、责任以及对于生命和健康的追求与向往。

在传承原徽标双“C”的视觉造型上增加了简洁大气的英文缩写。取自“Cancer Center”两个单词首字母的双“C”加以“SYSUCC”，突出肿瘤防治中心的专属性及品牌核心价值，凸显业界影响力及国际化趋势。

两种色彩的组合运用搭配些许渐变，不仅从理性层面传达出我们的专业、专注精神，更从感性层面诠释了我们的人本关怀与医学热忱，整体和谐自然。

徽标整体呈现向上的微笑态势，突出温馨、健康、亲切、友爱的品牌调性，传递中心全体医护人员积极向上的正能量。展示出今天的肿瘤防治中心朝着梦想进发，一路前行、拾级而上的态势，展现了肿瘤防治中心不断超越、不断创新的毅力与决心。见图6-2-2-1。

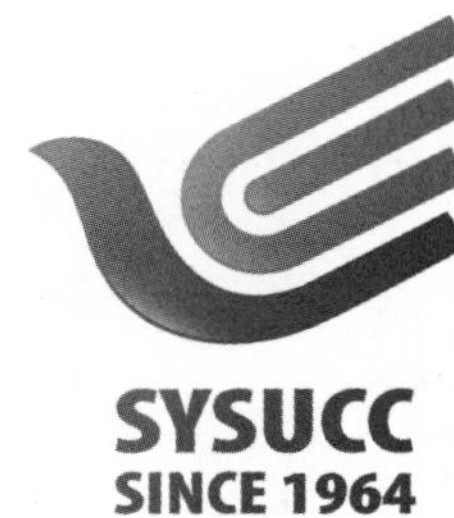

图 6－2－2－1　中心徽标

（2）中心之歌。

2002 年底，中心邀请著名的郑秋枫和郑南为《中心之歌》作曲作词。歌曲旋律高昂，充满激情，充分体现了中心员工的精神面貌。

中心之歌

白云山下，珠江之滨，荟萃着防癌治癌的精英，
医学进步，我们开创，中山之路步步踏出新里程。
啊！诚实、友爱、敬业、创新！
与时俱进，天下为公，天下为公！
攻克癌症是我们的使命，我们伴随珠江向前，向前奔腾！
妙手仁术，剑胆琴心，传承着贡献社会的传统，
笑暖天下，情系四海，医院是病友温馨的大家庭。
啊！诚实、友爱、敬业、创新！
与时俱进，天下为公，天下为公！
攻克癌症是我们的使命，我们伴随珠江向前，向前奔腾！

（3）中心定位、使命、目标和精神。

中心的定位：集医教研于一体的国家级肿瘤防治中心。

中心的使命：征服癌症，造福人类。

中心的目标：建设世界顶尖肿瘤中心。

中心的精神："诚实、友爱、敬业、创新"。中心主任曾益新院士曾详细解读了中心精神内涵：

"诚实、友爱"重在"做人"，"敬业、创新"重在"做事"。其实，不论是做官、经商、做大夫，还是做科学家，"做人"永远是第一位的。"待人以诚，与人为善"一直是我们中华民族的传统美德。在以经济建设为重点的今天，党和政府反复强调稳定是压倒一切的任务，稳定是发展的基础，但稳定绝不是铁蹄下的恐怖，或者死水一潭，而应当是基于对共同目标的认同和相互间的理解、信任、支持与友爱，这种稳定体现出的是一种协调与活力。

更具体地讲，"诚实"要求我们作为中心或科室领导，必须以诚信来树立自己的形象，不允许说一套，做一套，当面一套，背后一套，不允许搞暗箱操作或欺骗行为；你可以不说话，但是不要说假话。作为医生护士，则应强调忠实于医学科学、忠实于我们的每一个患者，

不该做的检查不要做，不该用的药也不要用，更不能为了获取药品回扣而昧着良心滥用药品。作为基础和临床研究人员，我们务必要理解“真实是科研的生命，创新是科研的灵魂”所蕴含的深刻道理，绝不能有半点的含糊与虚假，每一个实验都要准确可靠，对一些重要的实验应当多次重复确保无误，科研道德远比我们的成就、荣誉，乃至生命都更为重要。

如果说“诚实”是做人的基本要求，那么“友爱”就具有了一定的高度。宇宙空间无限，地球的历史即使以千年作为单位也太小了，我们能在同一个时间段里聚集在地球上这么一个微小的局部，不能不说是一种缘分，大家应当友好相处。除去参加工作前和退休后的时间，能工作的时间十分有限，我们实在没有理由去为一些鸡毛蒜皮的小事而伤心动气，更没有必要去挑起别人的不和。愉愉快快地工作，同事间相互关心、友爱和帮助，这种局面值得我们无比珍惜。在对待患者上，我们尤其值得提倡“友爱”二字。“患者是上帝”似乎意味着我们是仆人，干什么都得唯命是从，这并不能准确地反映出医患关系；“医生是白衣天使”也未免把医生神化了，医生护士也是人，也有自己的物质需要，我们只不过是通过自己的劳动对社会做出贡献来换取社会对我们的回报。所以，把患者作为朋友，作为我们的劳动（医疗服务）的接受者，似乎更为客观和准确。对于朋友，我们自然应该关怀和爱护，时时考虑到他们的利益，始终把他们的利益摆在第一位，但绝不是唯命是从，我们有我们的医疗原则和做人的尊严，我们的劳动也应当得到合理的报酬。在这种理念的指导下，我们也就必须花最大力气去提高我们的劳动质量和服务水平，来赢得更多的服务对象，占领更大的服务市场，也换取社会对我们劳动的更大程度上的认可。

“敬业”可以说是任何一个有所作为的人所必须具备的基本素质。没有一项工作可以一蹴而就，没有一项成果不是凝聚着智慧和汗水，只有我们全身心地投入，认认真真地了解我们工作的性质、现状、存在的困难，努力去增长自己的知识、去探索解决的办法，才有可能把本职工作做好。尤其我们医疗行业具有很大的特殊性，我们的工作对象就是患者的生命，“性命相托”，一点点差错就可能危及患者的生命安全，必须要有高度的责任感和对工作兢兢业业、一丝不苟的态度。

“敬业”是做好每一项工作的基础，也是我们对每一个员工在工作上的基本要求，而作为一个国家重点学科、国家重点实验室的员工，我们对自己还应有更高的要求，要勇于开拓，勇于创新。江泽民主席说过，“创新是一个民族的灵魂”，没有创新就没有前进。任何一个病种5年生存率的提高都是依赖于新的检验指标的发现、新的诊断技术的成熟，或新的手术方式、化疗药物的出现，而这些应用技术的进步又很大程度上来源于基础理论和基础研究的创新，正是这种基础与临床的密切配合和不断创新在推动着医学的进步。我们作为国家重点大学的教学科研型医院，应当责无旁贷地承担起探索新理论和新技术、发现新药物和新方法、提高各种肿瘤的诊断及治疗水平的责任，这就要求我们不论是从事基础研究还是临床医疗，都不能因循守旧，不能为了应付升职称或年度考评而去做一些低水平重复性的所谓“科研”，而是应着眼于医学水平的进步，以创新为己任，敢于提出创新性思维。

其实，除了临床和基础研究人员应强调创新之外，作为行政后勤工作人员，也有一个创新的问题。我们的行政后勤工作理论上是围绕着医疗、教学和科研，为一线工作服务的，这种服务的效率是不是高、质量是不是好，会影响很多环节，如科室设置、人员搭配、内部分工、奖惩机制等。我们在做好日常工作的同时应当不断地反思以发现现有系统中的不足之处，也应当具有开拓性思维，开创新的服务功能和服务领域，来不断地强化行政后勤系统对医、教、研的支撑能力。党中央提出的“知识创新、体制创新”的口号是很有针对性的，管理制度、管理机制方面也必须要不断更新、与时俱进，才能起到推动科技进步的作用。

2．肿瘤防治中心简报

1998 年以前，《肿瘤中心简报》不定期出版。1998 年 2 月正式以 16 开本月刊形式在内部发行，中共广东省委常委、宣传部部长于幼军同志为第一期撰写了贺信。2000 年起，《肿瘤中心简报》改版成为《肿瘤防治中心简报》，采用对开四版报纸的形式，每月发行 1 ～ 2 期，先后由陈平定、张菊、陈鋈担任责任编辑。2010 年，取得广东省连续性内部资料出版物登记证；根据广东省新闻出版局要求，2011 年 16 期起，更名为《中山大学肿瘤防治中心简讯》。

《肿瘤防治中心简报》是中心文化建设的重要组成部分，是反映中心医、教、研、管理动态及后勤保障工作的一个窗口。

3．文明优质服务月

1983 年 2 月，中共中央和国务院提出开展“全民文明礼貌月”活动，中心从 1984 年开始，在每年 3 月份举行全员参与的“文明礼貌月”活动，后改称“文明优质服务月”，活动延续至今。

从 2007 年起，中心党委将“文明优质服务月”活动当作中心文化建设的重点工程来打造。该活动经过全面编排和重新设计，确立一个永恒的主题，就是“以患者为中心，文明行医，不断提高医疗质量，全面优化医院的管理”。活动紧紧围绕医院的中心工作展开，或结合卫生部“医院管理年”活动，或结合省卫生厅“行风政风评议”工作，或结合卫生部“百日医疗安全检查”工作，等等，每年突出一个重点。该活动要求全员参与，针对存在的问题进行整改，讲求实效，注重创新。同时，推出特色服务，开展岗位技能竞赛，形式活泼，丰富多彩，使整个中心的面貌异彩纷呈，群情踊跃，场面相当热烈，犹如一个盛大的节日。随着活动的逐年开展，主题不断深化，形式不断创新。全中心各科室在活动中抓住患者反映的“热点”“难点”问题，并进行深入整改，同时，通过内部挖掘潜力，突出强调医疗护理基础质量，优化服务流程，改进服务态度，收效相当明显。

在各党支部积极推动、各科室领导直接组织策划，以及团委、工会的积极配合下，全体人员的积极性和创造性得到了充分的调动，各种形式新颖的服务项目层出不穷，让患者直接从活动中得到更多温馨、细致、周到的服务。同时，活动还推出了各种恪守职业道德的演讲、征文比赛、摄影、音像作品制作竞赛、宣传板报评比等，极大地强化和推动了中心的文化建设。中心党委从宣传发动、组织引导、检查督促到总结表彰，统一部署，全程规范操作。评选出来的“文明优质服务岗”“文明窗口单位”以及活动中涌现出来的先进科室、个人由中心进行表彰奖励，有效地调动了员工的工作积极性，为全年度工作的开展起到凝聚人心、团结鼓劲、鼓舞士气，起好头、开好局的作用。“文明优质服务月”活动已经成为中心文化建设的品牌之一。近几年来，妇科、乳腺科专家在每年“三八”妇女节为广州下岗女工进行妇科、乳腺筛查的义诊活动已坚持了多年。上述两项工作已成为“文明优质服务月”活动的传统保留项目。

4．科技进步月

从 2001 年开始，中心在每年的 4 月举办“科技进步月”活动。活动的目的是活跃科研气氛，拓宽科研思想，弘扬科学精神，推动科技进步。中心在 2006 年 12 月的南海管理工作会议上确立了中心的定位，并提出了奋斗目标：把中心建设成为国内综合实力最强、具有国际影响力的肿瘤学医、教、研基地。围绕这个战略目标，每年的“科技进步月”活动有了更加明确的方向和丰富的内涵。以学科建设和科技进步为主题，开展各种形式新颖独特的科技活动，比如邀请国内外著名的专家来做“名家论坛”，使员工有机会聆听高水平的学术讲座；举行激烈精彩的中英文演讲比赛、“唇枪舌战”的科技辩论比赛和优秀科研论文评比活动、科技成果图片展等。这些活动的开展为临床医生和科研人员的相互合作、增进了解提供了一个更大的平台，大大加强了学科建设，促进了临床和基础的密切结合，为实现中心战略性的跨越起到了极大的推动作用。

5．文体活动

中心重视发挥工会、共青团在文化建设中的积极作用，组织了由相对固定人员组成的业余舞蹈队、排球队、足球队、游泳队、篮球队、羽毛球队、乒乓球队、田径队等，多次在中山大学及社区文体比赛中荣获一等奖，体现了中心职工团结奋进的集体主义精神。

1993 年，中心改建了当时规模较大、设备先进的“教工俱乐部”，促进了职工对“工会是职工之家”的感情。2003 年 3 月，中心将近 1100 m^2 的西楼四楼（原手术室）一层扩建为“中心教职工俱乐部”，受到广大职工的欢迎，每天到此活动的职工络绎不绝。2013 年，中心建成一体两翼的现代化肿瘤防治中心后，在院区内西侧运动场设置职工文体俱乐部。

自 2002 年搬迁新大楼后，每年最后一个休息日组织职工进行“迎新年登楼比赛”。

工会组织全体职工分批分次外出旅游，使职工们在领略祖国大好河山的同时，又能接受爱国主义教育。

每年春节前组织的大型“迎春联欢会”，由职工们自导自演，全体职工积极参与，已经成为中心文化建设的一个重要品牌。

2006 年，中心成立摄影协会，不定期进行交流、学习、展览活动，选送作品参加中山大学和全省举办的展览活动。

中心团委从 2005 年底起，每月最后一个周五的晚上开办《青春剧场》栏目，坚持为大家奉献一场丰富的文化晚宴。

中心团委开展以“把爱传出去”为主题的心理健康教育系列活动，通过活动加强青年团员对和谐身心健康的认识和维护，提供一个获取心理健康知识的平台，促进医院的和谐发展。中心团委开展青年团员“健康直通车”和“三下乡”活动，坚持为贫困地区送医送药送技术。

中心团委着力为青年成长和发展搭建舞台，不断提高业务能力和服务意识。中心重症医学科（ICU）荣获国家级卫生系统“青年文明号”和“广东青年五四奖章”，放疗科模拟定位机组荣获省级卫生系统“青年文明号”，团建工作不断推进。

第三节　文明成果

1994 年 3 月，医院被广东省教工委授予“党风廉政制度建设先进单位”称号。

1998 年，为加强中层管理干部的管理知识、学习先进管理模式，中心举办第一届管理干部培训班。

2000 年 5 月，中心举行李振权、李国材、区宝祥、潘启超、黄家琛、黄迪，陆猷瑜教授从医、从教 50 周年庆祝大会。2008 年 10 月，为李国材教授举行 90 岁生日庆祝活动。这些活动既是对老教授们为中心的医、教、研所做的贡献的肯定，也有助于为传承教授们对科学孜孜以求、努力攀登高峰的无私奉献的精神。

2001 年，中心被评为广东省“百家文明医院”。

2002 年，谱写中心之歌，设立中心徽标，确定了“诚实、友爱、敬业、创新”的中心精神，进一步加强中心文化建设。

2003 年，中心荣获“广东省抗非典嘉奖集体”称号。

2007 年 1 月，中心举行开院元勋及名专家肖像揭幕仪式。2020 年 12 月，中心举行开院元勋浮雕揭幕仪式，谢志光、梁伯强、廖月琴、林剑鹏、李国材、李振权、区宝祥、管忠震、潘启超、闵华庆、潘国英 11 位院所元勋的高远追求和为民情怀，将一直激励着后辈学人、医道同仁，矢志不移永攀医学高峰、努力不懈造福人类健康。

从 2003 年开始，中心每年召开隆重的表彰大会，对在医教研和管理工作中取得了优异成绩的职工进行表彰并给予奖励，成为激励全体职工奋勇争先的一个契机。

2008 年 5 月，汶川大地震发生后，中心第一时间组建医疗队，全体员工筹集爱心捐款总额达 33 万元，党员缴纳特殊党费 19 万元，捐赠总价值约 32 万元的救灾物资和急救药品。

2010 年 2 月，完整记录我中心发展历程的志书——《征程》面世。全书清晰地梳理出了院所发展的历史脉络，勾勒出不同历史时期院所呈现的历史面貌，多角度、多侧面呈现了中心各个领域的发展历程。

2011 年 5 月，以“给力青春让幸福飞”为主题的第一届青年文化节召开。

2012 年，在卫生部医管司、健康报社组织的评选活动中，中心荣获“2012 医院改革创新奖”。

2013 年，重症医学科荣获“全国青年文明号”。2023 年，鼻咽科荣获“全国青年文明号”。

2015 年，中心管理团队荣膺首届“中国最佳医院管理团队奖”，并在“中国最佳医院管理团队五星单项奖”（共 8 项）中揽获“医院人力资源管理”“医疗质量与安全”“医院学科建设”3 个奖项。

2016 年 11 月 21 日，中心首部原创微电影《初心》上映。《初心》由我中心根据真实医患故事倾情打造，历时两年制作，荣获“广东省卫计委第二届‘广东医生’微电影大赛一等奖”。

2017 年，中心喜获全国五一劳动奖状，中心党委武少新书记代表中心上台领奖。

2019 年 4 月，中心主任、院长徐瑞华教授荣获全国五一劳动奖章。

2019 年 12 月 27 日，我国化疗界奠基人之一、我院内科创始人、原院长管忠震教授被评为“中国好医生”。

2020 年，中心党委获中山大学“优秀基层党组织”称号，入选“广东省党建工作标杆院系”培育创建单位。

2020 年 3 月 5 日，中肿医疗队所在的广东支援武汉协和西院 ICU 医疗队获评“全国卫生健康系统新冠疫情防控工作先进集体”。

2021 年，吴秋良教授从医 40 多年的故事《在平凡的岗位，做不平凡的事》入选 2021 年“读懂中国”活动。

2021 年，纪念开院元勋、一代医学攀登者——首任副院长廖月琴女士的纪录片《提灯四十载》，被广东省档案馆收藏。

2023 年 2 月，万德森教授从医 60 载的故事《顶天立地为人民》入选 2023 年“读懂中国”活动。

2023 年 10 月，中国教育工会中山大学肿瘤医院委员会被授予全国教科文卫体系统“模范职工之家”荣誉称号，是中山大学唯一入选的单位。

（整理：陈鋆　赵现廷）

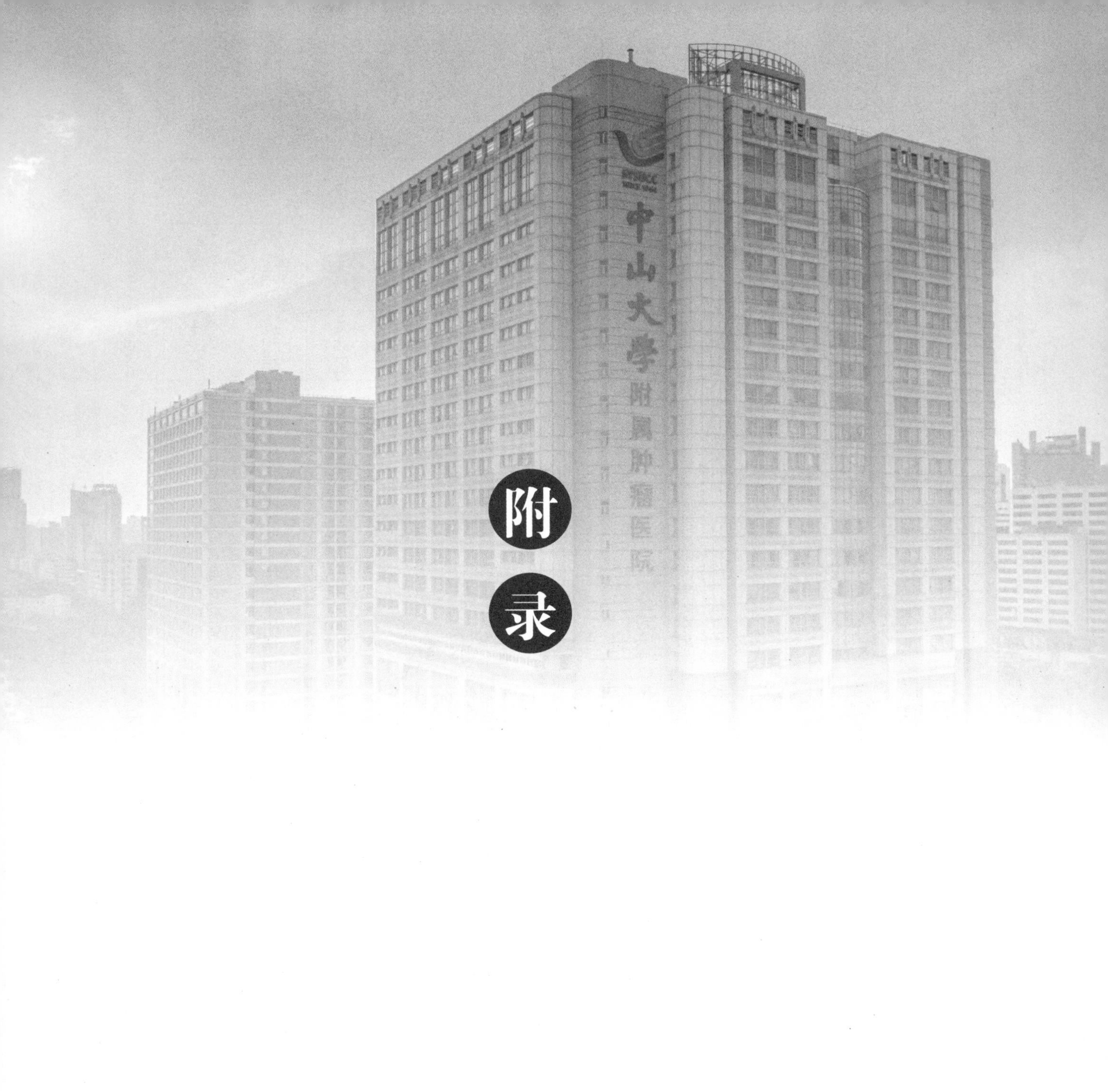

附录

附表 1　国家级重大重点项目

资助类别	批准号	项目名称	负责人	项目经费（万元）	立项年度
国家科技支撑计划“65”攻关		鼻咽癌早期诊断、癌前病变与癌变预测	李振权	42	1982
国家科技支撑计划其他（科研基金）		鼻咽癌与 EB 病毒相关的前瞻性观察、癌前阶段的确立和有效防治途径的研究	区宝祥	50	1986
国家科技支撑计划“85”攻关		鼻咽癌综合最优方案的研究	闵华庆	32	1991
国家科技支撑计划“95”攻关		鼻咽癌高危人群筛查优化方案与癌前病变及阻断研究	吴荫棠	90	1991
国家科技支撑计划“95”攻关	96 -906 -01 -03	鼻咽癌高发现场的综合防治研究	黄腾波	100	1996
国家科技支撑计划“95”攻关	96 -906 -01 -09	广州越秀区（社区）常见恶性肿瘤的早期发现及早期诊断的研究	万德森	60	1996
国家科技支撑计划“95”攻关	96 -901 -04 -02	国家新药（抗肿瘤药物）临床试验研究中心	管忠震	100	1997
国家科技支撑计划“95”攻关	96 -907 -03 -02	肝癌手术及介入治疗对比研究	李锦清	50	1997
国家自然科学基金国家杰出青年科学基金	39825125	鼻咽癌易感基因的定位与克隆	曾益新	80	1998
国家自然科学基金国家杰出青年科学基金	39825511	寻找与鼻咽癌、肝癌发病相关的基因及测定癌基因扩增与肿瘤预后关系	关新元	30	1998
“973 计划”（国家重点基础研究发展规划项目）“973 计划”课题	G1998051201	鼻咽癌易感与相关基因的定位与克隆	曾益新	240	1999
“973 计划”（国家重点基础研究发展规划项目）“973 计划”课题	G1998051202	鼻咽癌发生、发展多阶段的分子生物学特点	邵建永	160	1999
国家医药技术创新项目	96 -901 -06 -73	筛选逆转肿瘤细胞对顺氯氨铂（DDP）的抗药性逆转剂	徐瑞华	10	2000

续上表

资助类别	批准号	项目名称	负责人	项目经费（万元）	立项年度
“863 计划”（国家高技术研究发展计划）“863”专题	2001AA221171	鼻咽癌易感基因的定位侯选克隆及功能分析	曾益新	45	2001
国家科技支撑计划“十五”攻关	2001BA703BO7	鼻咽癌高发现场、高危人群优化筛检方案研究	洪明晃	155	2001
“863 计划”（国家高技术研究发展计划）“863”专题	2001AA217081	新型基因治疗药物——重组人内皮抑素腺病毒的研制	黄文林	66	2001
国家科技支撑计划“十五”攻关	2001BA703BO5	肝癌、乳腺癌复发转移标志物的研究 1	李锦清	10	2001
国家科技支撑计划“十五”攻关	2001BA703BO5	肝癌、乳腺癌复发转移标志物的研究	杨名添	10	2001
国家科技重大专项	2002BA711A03	鼻咽癌相关基因的研究	曾益新	1000	2002
“863 计划”（国家高技术研究发展计划）“863”专题	2002AA2Z34IC	临床试验关键技术及平台研究	姜文奇	150	2002
“863 计划”（国家高技术研究发展计划）“863”专题	2003AA216061	新型基因治疗药物——重组人内皮抑素腺病毒的研制	黄文林	110	2003
国家科技支撑计划“十五”攻关	2003BA310A24	一种新型靶向载体——碳包铁纳米晶磁性药物载体在癌症介入治疗中的研究	李锦清	110	2003
国家科技合作项目	2004DFA05700	EB 病毒、环境及遗传因素在鼻咽癌发病中的交互作用	曾益新	69	2004
国家自然科学基金重点项目	30630068	鼻咽癌早期诊断的基础研究	曾木圣	140	2006
“973 计划”（国家重点基础研究发展规划项目）“973 计划”课题	2006CB910104	肿瘤相关组织和血清的蛋白质组学研究	曾益新	225. 79	2006
“863 计划”（国家高技术研究发展计划）“863”专题	2006AA09Z419	海洋微生物新结构化合物的抗肿瘤活性筛选与开发	符立梧	97	2006

续上表

资助类别	批准号	项目名称	负责人	项目经费（万元）	立项年度
“863 计划”（国家高技术研究发展计划）“863”专题	2006AA02Z4B4	以生物学行为及分子特征为基础的鼻咽癌个性化治疗新方案的研究	夏云飞	260	2006
“863 计划”（国家高技术研究发展计划）“863”专题	2007AA02Z477	鼻咽癌早期诊断新方法研究	曾木圣	230	2007
国家自然科学基金联合基金项目重点项目	u0732005	鼻咽癌发病风险预测的分子基础	曾益新	170	2007
“863 计划”（国家高技术研究发展计划）“863”专题	2006AA02A404	鼻咽癌的分子分型和个体化诊疗	曾益新	1602	2007
“863 计划”（国家高技术研究发展计划）“863”专题	2007AA021203	非病毒载体的规模化生产关键技术研究	吴江雪	118	2007
国家科技支撑计划“十一五”国家支撑计划	2006BAI02A11	鼻咽癌筛查及早诊早治方案的评价	洪明晃	395	2008
国家科技重大专项	2008ZX09312 -002	新药临床评价研究技术平台	姜文奇	1256	2008
国家自然科学基金国家杰出青年科学基金	30888003	肿瘤学（肿瘤分子靶向治疗）	刘强	200	2008
公益性行业科研专项	200902002 -2	免疫治疗与体细胞治疗相关技术标准研究	曾益新	265	2009
国家自然科学基金重点项目	30930045	Cdh1（FZR1）磷酸化新位点被调控的机理、对功能的影响及其意义	康铁邦	174	2009
“863 计划”（国家高技术研究发展计划）“863”专题	2009AA02Z105	EBV 全蛋白组芯片筛选鼻咽癌血清免疫学标志的研究	王辉云	147	2009
国家自然科学基金国家杰出青年科学基金	81025014	肿瘤学（头颈肿瘤）	曾木圣	200	2010

续上表

资助类别	批准号	项目名称	负责人	项目经费（万元）	立项年度
“973 计划”（国家重点基础研究发展规划项目）973 首席项目	2011CB504300	病毒致癌机制与干预的基础研究	曾益新	3057	2010
“973 计划”（国家重点基础研究发展规划项目）“973 计划”课题	2010CB912201	真核细胞 DNA 复制机理及细胞周期检验点在维持遗传物质稳定性中的作用	康铁邦	670	2010
国家自然科学基金重点项目	81030043	Serglycin 调控鼻咽癌细胞迁移、侵袭和转移的分子机理	钱朝南	200	2010
国家自然科学基金重点项目	31030061	EZC－乳腺癌干细胞转基因小鼠模型的建立及其应用	谢小明	200	2010
“973 计划”（国家重点基础研究发展规划项目）“973 计划”课题	2011CB504304	致瘤病毒感染和转化上皮细胞的机制研究	曾木圣	531	2011
“973 计划”（国家重点基础研究发展规划项目）“973 计划”课题	2011CB504302	EBV、环境和遗传的交互作用在鼻咽癌发病中的研究	曾益新	615	2011
国家自然科学基金国家杰出青年科学基金	81125015	肿瘤学（肿瘤病因）	康铁邦	240	2011
国家自然科学基金重点项目	81130040	肿瘤分子靶向治疗产生多倍体的耐药机制	刘强	260	2011
“973 计划”（国家重点基础研究发展规划项目）973 首席项目	2012CB967000	肿瘤干细胞的动态演进及干预研究	刘强	2170	2011
“973 计划”（国家重点基础研究发展规划项目）“973 计划”课题	2012CB967002	肿瘤干细胞“干性”的分子调控及临床意义	刘强	719	2011
“973 计划”（国家重点基础研究发展规划项目）“973 计划”课题	2012CB967004	肿瘤干细胞的特异性干预靶点研究	朱孝峰	466	2011
国家自然科学基金优秀青年科学基金项目	81222035	肿瘤遗传学	贝锦新	100	2012

续上表

资助类别	批准号	项目名称	负责人	项目经费（万元）	立项年度
“863 计划”（国家高技术研究发展计划）“863”专题	2012AA02A206	与 EB 病毒相关的鼻咽癌的“组学”研究	贝锦新	1344	2012
国家自然科学基金重点项目	81230045	融合基因 AARS－MADx 诱导基因组不稳定性及参与鼻咽癌发生的机制	曾木圣	280	2012
“863 计划”（国家高技术研究发展计划）“863”专题	2012AA020803	抗肿瘤血管生成的基因治疗临床试验方案研究	邓务国	458	2012
国家自然科学基金重点国际（地区）合作研究项目	81220108022	基于高发家系的新一代全基因组测序技术精确鉴定鼻咽癌致病基因及其功能研究	贾卫华	280	2012
国家科技重大专项子课题	2012ZX09303012－002	新药临床评价研究技术平台	姜文奇	456. 25	2012
“863 计划”（国家高技术研究发展计划）“863”专题	2012AA02A204	大肠癌不同发展阶段的“组学”比较研究	刘然义	1300	2012
国家自然科学基金重点项目	81230056	癌基因 KIT、KRAS 突变在鼻咽癌预后中的作用及干预措施	马骏	270	2012
“863 计划”（国家高技术研究发展计划）“863”专题	2012AA02A501	鼻咽癌分子分型和个体化诊疗技术	邵建永	1170	2012
国家自然科学基金国家杰出青年科学基金	81225018	肿瘤学（消化系统肿瘤）	谢丹	280	2012
国家科技重大专项子课题	2012ZX10002011－003	肿瘤局部免疫应答状态对肝癌转移、生存和血管生成的影响、机制及应用研究	郑利民	466. 19	2012
“973 计划”（国家重点基础研究发展规划项目）“973 计划”课题	2013CB910503	肿瘤侵袭转移关键蛋白的修饰与结构解析	高嵩	530	2013

续上表

资助类别	批准号	项目名称	负责人	项目经费（万元）	立项年度
国家科技重大专项子课题	2013ZX10002011 -005	肝癌耐药靶向治疗新方案、新策略临床前研究	关新元	575	2013
国家自然科学基金国家杰出青年科学基金	81325018	流行病学	贾卫华	320	2013
国家科技重大专项子课题	2013ZX10002008005	Chk1 在 HBV 诱导性肝癌中的作用及其临床价值	康铁邦	195.04	2013
“973 计划”（国家重点基础研究发展规划项目）“973 计划”课题	2013CB910304	TPD52 等肿瘤相关蛋白调控细胞代谢及肿瘤发生发展的分子机制研究	李升平	666	2013
国家科技重大专项子课题	2013ZX09401003 -002	分子靶点抗肿瘤新药临床研究	张力	120.66	2013
国家自然科学基金重点项目	81430059	鼻咽癌特异 EB 病毒全序列鉴定及其致癌机制研究	曾益新	320	2014
国家自然科学基金重点项目	81430060	肿瘤细胞氧化还原代谢异常的机制研究和干预策略	黄蓬	320	2014
国家科技支撑计划其他（科研基金）	2014BAI09B10	鼻咽癌综合防治研究（3）	马骏	320	2014
国家自然科学基金国家杰出青年科学基金	81425018	肿瘤学（头颈部肿瘤）	麦海强	400	2014
“973 计划”（国家重点基础研究发展规划项目）“973 计划”课题	2014CB910604	利用肿瘤特征性的代谢异常及其分子调控网络靶向治疗肿瘤	宋立兵	424	2014
国家自然科学基金重大研究计划重点支持项目	91442205	MDSC 在肝脏与肠道肿瘤中聚集和功能的差异及其调控机制	郑利民	300	2014
国家自然科学基金重点国际（地区）合作研究项目	81520108022	EB 病毒进入鼻咽上皮细胞受体鉴定及感染机制	曾木圣	235	2015
“973 计划”（国家重点基础研究发展规划项目）“973 计划”课题	2015CB755505	脑胶质瘤治疗后的分子影像评估	陈忠平	190	2015
国家自然科学基金重点项目	81530081	骨肉瘤中一个新 Fusion 蛋白分泌到 exosome 中的机制、功能及其临床意义	康铁邦	273	2015
国家自然科学基金重点项目	81530082	癌基因 TBL1XR1 调控外泌体促食管癌转移的分子机制	宋立兵	274	2015

续上表

资助类别	批准号	项目名称	负责人	项目经费（万元）	立项年度
“863计划”（国家高技术研究发展计划）“863”专题	2015AA020103	常见恶性肿瘤大数据处理分析与应用研究	徐瑞华	761	2015
“863计划”（国家高技术研究发展计划）“863”专题	2015AA020931	鼻咽癌靶向多肽在分子影像和靶向治疗中的应用	钟茜	126	2015
国家重点研发计划项目	2016YFC0902000	基于组学特征谱的鼻咽癌分子分型研究与精准治疗	曾益新	320	2016
国家重点研发计划项目	2016YFC1302700	恶性肿瘤高危人群识别及预防策略的研究	贾卫华	985	2016
国家重点研发计划项目	2016YFC0905500	肺癌的诊疗规范及应用方案的精准化研究	张力	670	2016
国家重点研发计划课题	2016YFC0902001	基于组学谱特征的鼻咽癌筛查、早期诊断研究	曾益新	128	2016
国家重点研发计划课题	2016YFC1201704	华南地区样本库集群建设	曾昭蕾	510	2016
国家重点研发计划课题	2016YFC1302704	常见肿瘤高危人群的筛查、干预措施及效果评价	贾卫华	276	2016
国家重点研发计划课题	2016YFA0500304	肿瘤与其微环境的相互作用、分子分型及干预	康铁邦	760	2016
国家自然科学基金联合基金项目重点支持项目	U1601229	基于组学的食管癌异质性与个体化治疗分子基础研究	林东昕	240	2016
国家重点研发计划课题	2016YFC0902003	基于组学谱的鼻咽癌精准治疗的临床试验研究	麦海强	96	2016
国家重点研发计划课题	2016YFC0902002	不同鼻咽癌病理亚型、放化疗敏感/耐受及不同预后的组学特征谱研究	邵建永	96	2016
国家自然科学基金国家杰出青年科学基金	81625017	肿瘤学（消化系统肿瘤）	石明	350	2016
国家自然科学基金联合基金项目重点支持项目	U1601224	基于多位点微克隆和单细胞多组学的乳腺癌异质性与个体化治疗研究	王树森	240	2016
国家重点研发计划课题	2016YFC0905503	晚期肺癌精准内科治疗研究	张力	351.75	2016

续上表

资助类别	批准号	项目名称	负责人	项目经费（万元）	立项年度
国家自然科学基金重点项目	81630079	线粒体自噬缺陷诱导乳腺癌骨转移前微环境的形成及其分子机制	朱孝峰	277	2016
国家重点研发计划课题	2017YFA0505604	基因组不稳定性相关的新型蛋白质机器与肿瘤微环境的关系	曾木圣	456	2017
国家自然科学基金重点项目	81730081	mTOR 在肿瘤中对染色质重塑的调控机制及其意义	陈敏山	290	2017
国家重点研发计划项目	2017YFA0505600	基于基因组不稳定性的新型蛋白质机器在肿瘤发生发展中的作用、机制及干预	曾木圣	1883	2017
国家重点研发计划课题	2017YFC0113205	远程放疗服务模式的研究与示范应用	邓小武	117	2017
国家重点研发计划项目	2017YFC1309000	常见恶性肿瘤分子病理和分子细胞学技术研发	谢丹	1159	2017
国家自然科学基金优秀青年科学基金项目	31722016	线粒体融合的机制	高嵩	130	2017
国家重点研发计划课题	2017YFC0907102	广东和福建农村居民慢性病前瞻性队列研究	洪明晃	383	2017
国家重点研发计划课题	2017YFC0107303	诊断超声联合微泡增强临床胰腺癌化疗的安全性和有效性研究	李安华	185	2017
国家重点研发计划课题	2017YFC0908202	结直肠癌遗传性家系队列研究	潘志忠	192	2017
国家重点研发计划课题	2017YFA0505803	组织免疫（炎性）微环境调控肿瘤发生和发展的机制	石明	693	2017
国家重点研发计划课题	2017YFC0112605	CBBCT 在乳腺癌疗效评价中的应用价值及临床应用规范	伍尧泮	192	2017
国家重点研发计划课题	2017YFC0109304	大规模筛查临床试验	谢传淼	107	2017
国家自然科学基金重点项目	81730072	Exosomal miRNA –21 –5p 通过骨髓前体细胞诱导结直肠癌细胞 MET 促进肝转移的机制研究	谢丹	290	2017

续上表

资助类别	批准号	项目名称	负责人	项目经费（万元）	立项年度
国家重点研发计划课题	2017YFC1309001	肿瘤早期诊断分子标志物及相关技术研发	谢丹	320	2017
国家自然科学基金重点项目	81830090	鼻咽癌中 YTHDF1 复合体降解病毒 m6A 修饰 RNA 调控 EBV 感染状态及肿瘤进展	曾木圣	295	2018
国家科技重大专项子课题	2018ZX10723 –204 –005	复杂肝癌外科治疗安全性和有效性的个体化方案建立	陈敏山	332. 11	2018
国家重点研发计划青年科学家项目	2018YFA0508300	线粒体融合的机理及其在 T 细胞肿瘤免疫治疗中的应用	高嵩	468	2018
国家重点研发计划课题	2018YFC0910203	靶标肿瘤代谢组学数据质量控制关键技术研发与应用示范	胡寓旻	405	2018
国家科技重大专项子课题	2017ZX09304021 –003	实体肿瘤包含同位素特色技术的临床评价技术体系	黄慧强	152. 56	2018
国家重点研发计划项目	2018YFC1313400	靶向恶性实体肿瘤免疫细胞治疗新技术的研发及其临床转化路径的规范化建立	夏建川	1513	2018
国家自然科学基金国际（地区）合作与交流项目	81861138006	中瑞合作华南鼻咽癌高发原因的流行病学研究	贾卫华	300	2018
国家重点研发计划项目	2018YFC1313300	胃癌免疫治疗方案的优化研究	徐瑞华	1559	2018
国家重点研发计划课题	2018YFC1313401	靶向恶性实体瘤微环境的功能增强型免疫细胞治疗新技术的研发	夏建川	327	2018
国家重点研发计划课题	2018YFC1313304	整合多组学大数据研究胃癌免疫响应和逃逸的机制，探索疗效预测标志物	夏小俊	305	2018
国家重点研发计划课题	2018YFC1313303	免疫检查点抑制剂在胃癌中的多中心、大样本前瞻性临床研究	徐瑞华	622	2018

续上表

资助类别	批准号	项目名称	负责人	项目经费（万元）	立项年度
国家自然科学基金重大研究计划集成项目	91842308	脾脏微环境对肿瘤诱导髓系细胞生成和免疫特性的调控与机制	郑利民	300	2018
国家自然科学基金优秀青年科学基金项目	81922049	肿瘤学－头颈部肿瘤	冯琳	120	2019
国家科技重大专项	2018ZX09734－003	建立示范性抗肿瘤新药临床评价技术平台	姜文奇	522.92	2019
国家重点研发计划课题	2019YFA0110303	免疫分子及细胞对神经干细胞增殖与分化的调控机制	刘强	847	2019
国家自然科学基金优秀青年科学基金项目	81922057	头颈肿瘤（鼻咽癌）	柳娜	120	2019
国家自然科学基金重点项目	81930072	PRCR 协助转移起始细胞免疫逃逸促进鼻咽癌转移的机制研究	马骏	297	2019
国家自然科学基金重点项目	81930065	基于 cfDNA 甲基化的肠癌早筛和预后分子标志物筛选与应用	徐瑞华	297	2019
国家重点研发计划课题	2019YFC0118303	智能乳腺超声临床应用研究与推广	周建华	40	2019
国家重点研发计划课题	2020YFC1316905	开展随机对照筛查试验，优化与评价筛查新方案	曹素梅	373	2020
国家自然科学基金重点项目	82030046	基于 pre-gB 结构及其受体互作的 EB 病毒新型疫苗设计	曾木圣	297	2020
国家自然科学基金联合基金项目重点支持项目	U20A20370	MDSC 在肝癌热消融后复发中的关键作用及其机制	黄金华	260	2020
国家自然科学基金优秀青年科学基金项目	82022052	肿瘤代谢重塑与靶向治疗策略	鞠怀强	120	2020
国家自然科学基金重点项目	82030090	KLF16－Myc 互相正向调控促进膀胱癌增殖生长的作用、机制及临床意义	康铁邦	298	2020
国家自然科学基金数学天元基金项目	12026601	基于多组学大数据的鼻咽癌个体化临床智能决策算法与支持系统	孙颖	100	2020

续上表

资助类别	批准号	项目名称	负责人	项目经费（万元）	立项年度
国家重点研发计划项目	2020YFC1316900	高发区鼻咽癌筛查新技术研发及方案优化的研究	孙颖	912	2020
国家重点研发计划课题	2020YFC1316904	推广高发区筛查，建设大规模筛查队列	孙颖	105	2020
国家自然科学基金国际（地区）合作与交流项目	82061160373	染色体 11q13 区段扩增介导食道鳞癌对 PD－1 抗体耐药的机制研究	王峰	150	2020
国家自然科学基金重点项目	82130078	NK/T 细胞淋巴瘤肿瘤微环境解析及其精准治疗分子基础	贝锦新	290	2021
国家重点研发计划课题	2021YFA1300201	消化系统肿瘤中泛素化修饰新型蛋白质机器的鉴定	贝锦新	702	2021
国家自然科学基金联合基金项目重点支持项目	U21A20421	循环肿瘤细胞的类器官培养实现常见实体肿瘤化疗药物个体化的研究	符立梧	260	2021
国家重点研发计划课题	2021YFC2500405	常见恶性肿瘤联合早筛模式的建立及卫生经济学评价	贾卫华	1250	2021
国家重点研发计划项目	2021YFE0206300	通过抑制蛋白酶体活性增强蛋白质损伤来克服乳腺癌耐药性的转化研究	史艳侠	160	2021
国家重点研发计划青年科学家项目	2021YFA1302100	LncRNA 及其甲基化修饰介导的新型蛋白质泛素化机器调控胃胰肿瘤发生发展的功能机制	郑健	500	2021
国家自然科学基金优秀青年科学基金项目	82122050	鼻咽癌与 EB 病毒	徐淼	200	2021
国家重点研发计划课题	2021YFC2400601	术后免疫微环境影响肿瘤复发的关键机制	张星	255	2021
国家自然科学基金重点项目	82130086	SERPINE1 介导肿瘤细胞免疫逃逸的机制及其在免疫治疗中的应用	周鹏辉	290	2021
国家自然科学基金重点项目	82130079	溶酶体胞吐介导铁死亡耐受促进乳腺癌脑转移及其分子机制	朱孝峰	290	2021

续上表

资助类别	批准号	项目名称	负责人	项目经费（万元）	立项年度
国家自然科学基金重点项目	82230001	治疗选择下 NK/T 细胞淋巴瘤演进重塑免疫微环境的作用机制与靶向干预	蔡清清	263	2022
国家重点研发计划课题	2022YFC2502602	T 细胞淋巴瘤/白血病精准分子分型和创新靶点探索	蔡清清	149	2022
国家重点研发计划课题	2022YFC3400903	病毒与肿瘤的交互作用	曾木圣	500	2022
国家自然科学基金重点项目	82230034	PALD1 基因多态性调控血管内皮损伤促进放射性鼻咽坏死的作用及其机制研究	陈明远	262	2022
国家重点研发计划课题	2022YFC2402304	X 射线 FLASH 效应关键影响因素与机制研究	邓小武	111	2022
国家重点研发计划课题	2022YFC2404604	MR－LINAC 自适应治疗流程应用研究	黄晓延	280	2022
国家重点研发计划课题	2022YFC2705005	儿童肿瘤与血液性疾病耐药复发机制及治疗新靶点和新方案研究	麦海强	167. 79	2022
国家自然科学基金重大研究计划重点支持项目	92259202	基于多模态数据融合的化疗诱导鼻咽癌肿瘤演进预测及个体化治疗新策略	孙颖	260	2022
国家自然科学基金优秀青年科学基金项目	82222050	鼻咽癌远处转移的分子机制及其精准诊疗	唐林泉	200	2022
国家重点研发计划项目	2022YFC3400900	中国高发肿瘤单细胞多组学整合分析及转化研究	曾木圣	1920	2022
国家重点研发计划青年科学家项目	2022YFC2505800	恶性肿瘤大分割精准放疗（HFRT）关键技术研究及体系建立	唐林泉	300	2022
国家重点研发计划青年科学家项目	2022YFC2305400	EBV 持续性感染的免疫调控机制及靶向干预策略	徐淼	300	2022
国家自然科学基金专项项目	82241232	EGFR 突变阳性肺癌细胞靶向治疗耐受和逃逸免疫的机制与干预策略（联合申请 B）	张力	200	2022

续上表

资助类别	批准号	项目名称	负责人	项目经费（万元）	立项年度
国家自然科学基金重点项目	32230034	整合应激反应调控肿瘤相关脾脏髓系细胞生成的机制研究	郑利民	276	2022
国家重点研发计划课题	2023YFC2413901	国产创新放疗信息化、智能化和远程化技术应用研究及中南地区综合示范	陈利	330	2023
国家重点研发计划课题	2023YFC2414002	肝脏乳腺肿瘤复合式冷热消融应用评价与示范研究	范卫君	315	2023
国家自然科学基金重点国际（地区）合作研究项目	32320103002	利用冷冻电镜断层扫描技术对线粒体融合过程的研究	高嵩	205	2023
国家自然科学基金专项项目	82341010	转移性结直肠癌在肝脏微环境中免疫逃逸的作用机制及干预策略	鞠怀强	162	2023
国家自然科学基金专项项目	82341015	L3MBTL2 在骨肉瘤生长中的作用、机制及临床意义	康铁邦	150	2023
国家自然科学基金优秀青年科学基金项目	82322053	骨肉瘤肺转移的调控与干预	廖丹	200	2023
国家自然科学基金专项项目	82341020	个体精神压力重塑肿瘤干细胞微环境结构的跨层次信号模式调控机制	刘强	150	2023
国家自然科学基金创新研究群体项目	82321003	肿瘤干性靶标发现及其干预	刘强	1000	2023
国家自然科学基金重点国际（地区）合作研究项目	82320108015	基于胆管癌基因组表观遗传特征的临床转化研究	谭静	210	2023
国家重点研发计划课题	2023YFF1204303	多中心体系化应用测试	谢传淼	135	2023
国家重点研发计划项目	2023YFC2413900	基于国产创新放疗设备的肿瘤放疗应用示范	陈明	1000	2023
国家重点研发计划项目	2023YFC2414000	国产创新肿瘤复合式冷热消融系统应用示范研究	范卫君	1000	2023
国家自然科学基金国家杰出青年科学基金	82325037	RNA 结合蛋白与消化系统肿瘤表观调控	郑健	400	2023
国家自然科学基金重点国际（地区）合作研究项目	82320108011	基于三维定量超声参数成像和三维灌注参数成像的影像组学预测肝转移瘤组织病理生长模式	周建华	210	2023

续上表

资助类别	批准号	项目名称	负责人	项目经费（万元）	立项年度
国家自然科学基金专项项目	82341029	肝母细胞瘤发生的关键致癌基因鉴定及其致癌机制研究	朱孝峰	150	2023
国家重点研发计划项目“战略性科技创新合作”项目	2023YFE0205900	重编程逆转T细胞耗竭以建立肿瘤浸润淋巴细胞（TIL）制备新技术	周鹏辉	200	2023
国家重点研发计划课题	2023YFA0915703	工程化改造细胞的安全性、有效性及机理验证	石明	816	2023
国家重点研发计划课题	2023YFC3402103	蛋白质动态修饰调控网络	鞠怀强	429	2023
国家自然科学基金联合基金项目	U23A20455	lncRNA DGCR5－S糖基化修饰重塑肿瘤微环境促进食管癌淋巴结转移的机制	宋立兵	260	2023

（整理：冼秀梅）

附表 2　省部级一等奖及以上和其他重要科技奖励

序号	年度	科室	奖项名称	项目名称	获奖人	级别
1	1978		全国科学大会奖	鼻咽癌的防治研究	中山医学院肿瘤医院	国家级
2	1978		全国科学大会奖	中国南方五省鼻咽癌流行病学的初步调查研究	闵华庆	国家级
3	1978		全国科学大会奖	抗肿瘤药 N－甲酰溶肉瘤素的药理及临床研究	肿瘤研究所	国家级
4	1978		全国科学大会奖	人体鼻咽上皮癌上皮样细胞株和梭形细胞的建立	肿瘤研究所	国家级
5	1978		全国医药卫生科学大会奖	从鼻咽癌组织培养建立淋巴母细胞株和分离巨细胞病毒	肿瘤研究所，基础学院	省部级
6	1978		全国医药卫生科学大会奖	宫颈癌的防治	谭道彩	省部级
7	1978		全国医药卫生科学大会奖	鼻咽癌的放射治疗——分段与连续分次治疗的比较	潘国英、曾其祥、毛志达、张恩罴、梁培根	省部级
8	1978		全国医药卫生科学大会奖	鼻咽癌钡胶浆 X 线造影研究	林浩皋、曾其祥	省部级
9	1978		全国医药卫生科学大会奖	根治颈部淋巴结转移癌的研究	中山医学院肿瘤医院	省部级
10	1978		全国医药卫生科学大会奖	秋水仙制剂抗肿瘤的临床及实验研究：抗肿瘤药秋水仙酰胺	中山医学院肿瘤医院	省部级
11	1978		广东省科学大会奖	鼻咽癌病毒遗传环境因素等病因调查研究	肿瘤研究所、肿瘤医院	省部级
12	1978		广东省科学大会奖	鼻咽癌脱落细胞学诊断、鼻咽癌组织结构与某些生物学特性研究	肿瘤研究所	省部级
13	1978		广东省科学大会奖	鼻咽癌钡胶浆 X 线造影研究	放射科	省部级

续上表

序号	年度	科室	奖项名称	项目名称	获奖人	级别
14	1978		广东省科学大会奖	鼻咽癌放射治疗——分段与连续分次治疗比较	放射科	省部级
15	1978		广东省科学大会奖	根治颈部淋巴结转移癌的研究	头颈科	省部级
16	1978		广东省科学大会奖	舌癌的防治	头颈科	省部级
17	1978		广东省科学大会奖	宫颈癌的防治	妇科	省部级
18	1978		广东省科学大会奖	顺氯氨铂	中山医学院肿瘤医院	省部级
19	1983		全国优秀科技图书一等奖	鼻咽癌的临床与实验研究	李振权、潘启超、陈剑经	国家级
20	1984		国家科技进步三等奖	家畜家禽肿瘤调查研究	陈灼怀、肖振德等	国家级
21	1988		全国优秀科技图书二等奖	家畜家禽肿瘤学	陈灼怀、肖振德	国家级
22	1999	鼻咽科	广东省科学技术奖一等奖	鼻咽癌“92 分期”和治疗研究	闵华庆、洪明晃、郭翔、张恩罴、马骏、罗伟、张万团、钱朝南	省部级
23	2000	鼻咽科	国家科技进步奖二等奖	鼻咽癌防治系列研究	闵华庆、洪明晃、黄腾波、汪慧民、张恩罴、郭翔、马骏、钱朝南、罗伟、钱剑扬、钟强荣、邓满泉、张万团	国家级
24	2002	实验研究部	全国普通高等学校优秀教材二等奖	肿瘤学	曾益新	国家级
25	2003	实验研究部	中华医学科技奖一等奖	鼻咽癌分子遗传学研究	曾益新、方媺、邵建永、冯炳健、贾卫华、黄薇、鄢践、郭颖、黄必军、梁启万、吴秋良、张林杰、马英红、黄贻学	其他重要奖项
26	2003	实验研究部	广东省科学技术奖一等奖	鼻咽癌分子遗传学研究	曾益新、方媺、邵建永、冯炳健、贾卫华、黄薇、鄢践、郭颖、黄必军、梁启万、吴秋良、张林杰、马英红、黄贻学	省部级

续上表

序号	年度	科室	奖项名称	项目名称	获奖人	级别
27	2005	实验研究部	国家自然科学奖二等奖	鼻咽癌分子遗传学研究	曾益新、方嫌、邵建永、冯炳健、贾卫华	国家级
28	2007	放疗科	中华医学科技奖一等奖	基于现代影像技术的鼻咽癌综合治疗研究	马骏、罗伟、孙颖、麦海强、唐玲珑、毛燕萍、刘立志、李立、郭颖、洪明晃、刘孟忠、崔念基、闵华庆	其他重要奖项
29	2007	放疗科	广东省科学技术奖一等奖	基于现代影像技术的鼻咽癌综合治疗研究	马骏、罗伟、孙颖、麦海强、唐玲珑、毛燕萍、刘立志、李立、郭颖、洪明晃、刘孟忠、崔念基、闵华庆	省部级
30	2007	实验研究部	何梁何利基金科学与技术进步奖	鼻咽癌分子遗传学研究	曾益新	其他重要奖项
31	2008	放疗科	高等学校科学研究优秀成果奖科技进步奖一等奖	基于现代放疗技术综合治疗肺癌的系列临床研究	陈明、邓小武、曹卡加、包勇、王卫华、陈媛媛、何瀚、黄晓延、张黎、黄劭敏、刘慧、高剑铭、孙宗文、胡晓、李凯新	省部级
32	2009	放疗科	国家科技进步奖二等奖	基于现代影像技术的鼻咽癌综合治疗研究	马骏、罗伟、孙颖、麦海强、唐玲珑、毛燕萍、刘立志、李立、郭颖、洪明晃	国家级
33	2010	实验研究部	广东省科学技术奖一等奖	肿瘤基因治疗的基础和关键技术研究	黄文林、刘然义、吴江雪、姜文奇、林旭滨、管忠震、吕跃、黄必军、李立、黄嘉凌、李焱、李苏、邵建永、陈洁敏、周玲	省部级
34	2010	实验研究部	高等学校科学研究优秀成果奖自然科学奖一等奖	肿瘤基因治疗的基础研究	黄文林、吴江雪、刘然义、黄嘉凌、姜文奇、管忠震、林旭滨、李立、吕跃、吴沛宏、黄必军、李焱、李苏、邵建永	省部级
35	2011	结直肠科	中华医学科技奖医学科普奖	中华人民共和国卫生部中国抗癌协会科普宣传系列（十册）	万德森、潘志忠、李力人、伍小军、卢震海、柳青、陈功、丁培荣、孔令亨、郑美春、方渝靖、林俊忠、彭志恒、朱亚萍、徐卫文	其他重要奖项

续上表

序号	年度	科室	奖项名称	项目名称	获奖人	级别
36	2011	实验研究部	广东省科学技术奖突出贡献奖	鼻咽癌发病机制与靶向治疗研究	曾益新	省部级
37	2012	实验研究部	广东省科学技术奖一等奖	克服 ABC 转运泵介导的肿瘤多药抗药性研究	符立梧、梁永钜、石智、戴春岭、闫燕艳	省部级
38	2014		国际科学技术合作奖		MD 安德森癌症中心	国家级
39	2014	放疗科	高等学校科学研究优秀成果奖科技进步奖一等奖	鼻咽癌个体化治疗研究与应用	马骏、赵充、麦海强、张力、卢泰祥、李宇红、谢方云、胡伟汉、刘孟忠、孙颖	省部级
40	2014	放疗科	中华医学科技奖一等奖	鼻咽癌个体化治疗研究与应用	马骏、赵充、麦海强、张力、卢泰祥、李宇红、谢方云、胡伟汉、刘孟忠、孙颖、柳娜、陈磊、唐玲珑、毛燕萍、周冠群	其他重要奖项
41	2014	放疗科	广东省科技进步奖一等奖	鼻咽癌个体化治疗研究与应用	马骏、赵充、麦海强、张力、卢泰祥、李宇红、谢方云、胡伟汉、刘孟忠、孙颖、柳娜、陈磊、唐玲珑、毛燕萍、周冠群	省部级
42	2015	放疗科	国家科技进步奖二等奖	鼻咽癌诊疗关键策略研究与应用	马骏、赵充、麦海强、张力、卢泰祥、李宇红、谢方云、胡伟汉、刘孟忠、孙颖	国家级
43	2015	内科	中华医学科技奖一等奖	结直肠癌的个体化治疗研究和应用	徐瑞华、万德森、黄文林、贾卫华、谢丹、罗俊航（外）、陈功、李宇红、张晓实、潘志忠、管忠震、骆卉妍、王风华、陈冬良	其他重要奖项
44	2015	内科	广东省科学技术奖一等奖	结直肠癌的个体化治疗研究和应用	徐瑞华、万德森、黄文林、罗俊航（外）、贾卫华、谢丹、陈功、高远红、李宇红、潘志忠、丁培荣、张晓实、骆卉妍、陈冬良	省部级

续上表

序号	年度	科室	奖项名称	项目名称	获奖人	级别
45	2015	内科	高等学校科学研究优秀成果奖科技进步奖一等奖	结直肠癌的个体化治疗研究和应用	徐瑞华、万德森、黄文林、罗俊航（外）、贾卫华、谢丹、陈功、李宇红、潘志忠、张晓实、管忠震、王风华、骆卉妍、陈冬良	省部级
46	2016	肝脏外科	广东省科学技术奖一等奖	肝癌多学科治疗策略优化的研究与应用	陈敏山、徐立、石明、郭荣平、李升平、王辉云、张耀军、林小军、劳向明	省部级
47	2016	放疗科	南粤创新奖	鼻咽癌研究诊治团队	马骏	省部级
48	2016	内科	国家科技进步奖二等奖	结直肠癌个体化治疗策略创新与应用	徐瑞华、万德森、李进（外）、罗俊航（外）、贾卫华、谢丹、黄文林、陈功、李宇红、管忠震	国家级
49	2017	内科	广东省科学技术奖一等奖	非霍奇金淋巴瘤的个体化诊治策略的创新和应用	林桐榆、黄河、李志铭、蔡清清、贝锦新、彭柔君、黄嘉佳、张玉晶、林素暇、樊卫、王钊、方小洁、田莹、管忠震	省部级
50	2017	内科	中华医学科技奖一等奖	非霍奇金淋巴瘤的个体化诊治策略的创新和应用	林桐榆、黄河、李志铭、蔡清清、贝锦新、彭柔君、张玉晶、吴秋良、樊卫、王钊、田莹、管忠震	其他重要奖项
51	2017	放疗科	第一届全国创新争先奖	鼻咽癌诊治研究	马骏	国家级
52	2017	实验研究部	广东省科学技术奖一等奖	食管癌肿瘤微环境的调控机制及其功能	宋立兵、李隽（外）、关新元、谢丹、曾木圣、林楚勇、李焱	省部级
53	2018	实验研究部	广东省自然科学奖一等奖	EB 病毒相关鼻咽癌病因、发病机制及分子标志的研究	曾木圣、曾益新、宋立兵、谢丹、麦海强、钱朝南、曹素梅、薛文琼	省部级
54	2018	放疗科	广东省科学技术奖突出贡献奖	鼻咽癌个体化治疗研究与应用	马骏	省部级

续上表

序号	年度	科室	奖项名称	项目名称	获奖人	级别
55	2018	内科	中华医学科技奖一等奖	消化系统肿瘤分子标志物的发现及临床应用研究	徐瑞华、关新元、王峰、骆卉妍、康铁邦、周志伟、贾卫华、鞠怀强、邱妙珍、邵建永、元云飞、张东生、王志强、王德深、鲁运新	其他重要奖项
56	2018	内科	高等学校科学研究优秀成果奖科技进步奖一等奖	分子标志物在消化系统肿瘤个体化诊疗中的应用研究	徐瑞华、元云飞、韦玮、王峰、关新元、鞠怀强、贾卫华、康铁邦、赵明、邵建永、张东生、邱妙珍、金颖、王德深、鲁运新	省部级
57	2018	内科	广东省科技进步奖一等奖	分子标志物在消化系统肿瘤个体化诊疗中的应用研究	徐瑞华、元云飞、韦玮、王峰、关新元、鞠怀强、贾卫华、康铁邦、赵明、邵建永、张东生、邱妙珍、金颖、王德深、鲁运新	省部级
58	2019	内科	国家科技进步奖二等奖	消化系统肿瘤分子标志物的发现及临床应用	徐瑞华、王峰、骆卉妍、关新元、元云飞、云径平、康铁邦、邵建永、鞠怀强	国家级
59	2019	内科	中国抗癌协会科技奖一等奖	晚期鼻咽癌规范化治疗的建立、推广和应用	张力、黄岩、胡超苏（外）、黄培钰、洪少东、彭培建（外）、林勤（外）、方文峰、杨云鹏、赵媛媛	其他重要奖项
60	2020	内科	中国抗癌协会科技奖一等奖	中国恶性淋巴瘤创新基础与临床应用系列研究	黄慧强、姜文奇、贝锦新、李志铭、张玉晶、蔡清清、夏忠军、高岩、管忠震	其他重要奖项
61	2020	放疗科	高等学校科学研究优秀成果奖科技进步奖一等奖	鼻咽癌精准诊疗方案的建立与应用	马骏、孙颖、柳娜、曹素梅、谢方云、张媛、李文斐、陈磊、黎映琴、唐玲珑、季明芳、莫浩元、毛燕萍、刘需、陈雨沛	省部级
62	2021	放疗科	广东省科技进步奖一等奖	鼻咽癌综合诊疗方案的创立与临床应用	马骏、孙颖、柳娜、张媛、陈雨沛、刘需、唐玲珑、李文斐、黎映琴、陈磊、谢方云、莫浩元、郭蕊、周冠群、杜晓京	省部级
63	2021	内科	中国抗癌协会科技奖一等奖	晚期肺癌精准化治疗的创新与策略	张力、周彩存、杨云鹏、方文峰、黎孟枫、赵洪云、黄岩、马宇翔、洪少东、周婷	其他重要奖项

续上表

序号	年度	科室	奖项名称	项目名称	获奖人	级别
64	2022	实验研究部	高等学校科学研究优秀成果奖自然科学奖一等奖	鼻咽癌 EB 病毒高危亚型的鉴定、感染及其致癌机制	曾木圣、徐淼、冯琳、张华、曾益新、向橦、钟茜	省部级
65	2022	放疗科	中华医学科技奖一等奖	鼻咽癌个体化诊疗方案的创立与推广应用	马骏、孙颖、唐玲珑、柳娜、张媛、陈雨沛、李文斐、毛燕萍、刘需、陈磊、梁晓雨、莫浩元、徐骋、林丽、吕佳蔚	其他重要奖项
66	2022	内科	广东省科技进步奖一等奖	晚期肺癌精准化治疗的创新与策略	张力、杨云鹏、方文峰、周彩存、赵洪云、黄岩、马宇翔、洪少东、周婷、张亚雄、赵媛媛、赵珅、陈丽昆、侯雪、周华强	省部级
67	2022	放疗科	何梁何利基金科学与技术进步奖	鼻咽癌诊疗研究	马骏	其他重要奖项
68	2023	鼻咽科	中国抗癌协会科技奖一等奖	复发鼻咽癌的微创外科体系建立及分层治疗策略创新	陈明远、文卫平、游瑞、刘友平、黄培钰、华贻军、文译辉、邹雄、杨琦、洪明晃	其他重要奖项
69	2023	内科	第三届全国创新争先奖	消化系统肿瘤研究	徐瑞华	国家级
70	2023	内科	何梁何利基金科学与技术进步奖	消化系统肿瘤研究	徐瑞华	其他重要奖项
71	2023	放疗科	国家科学技术进步奖二等奖	鼻咽癌精准防治策略的创立及推广应用	马骏、孙颖、葛胜祥、唐玲珑、季明芳、柳娜、张媛、陈雨沛、毛燕萍、曹素梅	国家级
72	2023	实验研究部	国家自然科学奖二等奖	EB 病毒致癌分子机制与靶向干预	曾木圣、刘强、贝锦新、徐淼、白凡	国家级
73	2023	实验研究部	广东省自然科学奖一等奖	高危 EB 病毒亚型鉴定、致癌机制与靶向干预	曾木圣、徐淼、白凡、冯琳、张华、向橦、钟茜、李燕、夏天亮	省部级
74	2023	内科	广东省科技进步奖一等奖	T 细胞淋巴瘤精准诊疗策略创新与临床应用	蔡清清、田小朋、王亮、张玉晶、陶荣、夏奕、黄雨华、景红梅、高岩、蔡君、张宇辰、马淑云、刘盼盼	省部级

续上表

序号	年度	科室	奖项名称	项目名称	获奖人	级别
75	2023	鼻咽科	广东省科技进步奖一等奖	复发鼻咽癌微创外科体系建立及其分层综合治疗策略创新	陈明远、文卫平、刘友平、华贻军、邹雄、黄培钰、游瑞、文译辉、唐隽、洪明晃	省部级
76	2023	实验研究部	广东省青年科技创新奖		郑健	省部级
77	2023	实验研究部	广东省青年科技创新奖		高嵩	省部级
78	2023	放疗科	中国抗癌协会科技奖一等奖	胸部肿瘤放疗技术研发和模式	陈明、习勉、季永领、周清、吴一龙、金莹、徐裕金、胡晓、王益锋、李强	其他重要奖项

（整理：孟祥伟）

附表3　主编教材、著作

出版年份	书名	主编	版次	出版社	科室
1985	《家畜家禽肿瘤学》	陈灼怀	第一版	广东科技出版社	病理科
1985	《鱼类肿瘤》	陈灼怀	第一版	广东科技出版社	病理科
2006	《病理组织制片不良溯源》	陈倪勇	第一版	广东科技出版社	病理科
2008	《鼻、鼻咽疾病病理图谱》	陆献瑜	第一版	人民卫生出版社	病理科
2023	《自动乳腺容积超声临床应用图谱》	李安华、林僖	第一版	科学技术文献出版社	超声心电科
2019	《腹部超声诊断临床图解》	李安华	第一版	化学工业出版社	超声心电科
2023	《中国肿瘤整合诊治技术指南：超声显像》	李安华	第一版	天津科学技术出版社	超声心电科
2016	《儿童淋巴瘤诊断与治疗》	孙晓非	第一版	广东科技出版社	儿童肿瘤科
2020	《中国临床肿瘤学会（CSCO）儿童及青少年淋巴瘤诊疗指南2020》（诊疗指南）	张翼鷟	第一版	人民卫生出版社	儿童肿瘤科
2023	《中国临床肿瘤学会（CSCO）儿童及青少年淋巴瘤诊疗指南2023》（诊疗指南）	张翼鷟	第一版	人民卫生出版社	儿童肿瘤科
2005	《实用临床放射肿瘤学》	崔念基、卢泰祥、邓小武	第一版	中山大学出版社	放疗科
2010	《常见恶性肿瘤放射治疗手册》	刘孟忠	第一版	北京大学医学出版社	放疗科
2003	《实用鼻咽癌放射治疗学》	夏云飞	第一版	北京大学医学出版社	放疗科
2014	《实用肿瘤诊断与治疗学》	叶伟军	第一版	西安交通大学出版社	放疗科
2014	《肿瘤患者教育手册》	马骏		中国临床肿瘤学会（CSCO）、中国医学论坛报社、临床肿瘤学杂志社联合出版	放疗科
2016	《鼻咽癌放射治疗临床参考指南》	夏云飞、孙颖、陈晨		北京大学医学出版社	放疗科
2016	《放射治疗技术学》	林承光		北京大学医学出版社	放疗科
2017	《鼻咽癌放射治疗计划设计与方法》	杨鑫、胡江、康德华、黄劭敏	第一版	北京大学医学出版社	放疗科
2017	《鼻咽癌放射治疗护理常规》	冯惠霞	第一版	北京大学医学出版社	放疗科

续上表

出版年份	书名	主编	版次	出版社	科室
2017	*SYSUCC Handbook of Radiotion Therapy for Nasopharyngeal Carcinoma*	夏云飞、常晖、陈晨	第一版	北京大学医学出版社	放疗科
2019	《肿瘤放射治疗技术操作规范》	林承光	第一版	人民卫生出版社	放疗科
2020	《鼻咽癌：基础与临床的转化》	卢泰祥	第一版	上海交通大学出版社	放疗科
2020	《协和听课笔记－诊断学》	祝喻甲	第一版	中国协和医科大学出版社	放疗科
2020	《中国肺癌放射治疗临床指南》	陈明	第一版	人民卫生出版社	放疗科
2021	*Nasopharyngeal Cancer*	马骏		Springer Nature	放疗科
2021	《放射治疗设备与放射治疗技术学》	林承光		科学出版社	放疗科
2022	《胸部肿瘤放射治疗典型病例》	陈明	第一版	上海科学技术文献出版社	放疗科
2023	《中国肿瘤整合诊治技术指南（CACA)》	陈明		天津科学技术出版社	放疗科
1999	《妇产科新手术学》	李孟达	第一版	中国协和医科大学出版社	妇科
1997	《卵巢恶性肿瘤的诊断和治疗》	李孟达	第一版	中国协和医科大学出版社	妇科
1995	《外阴阴道肿瘤的诊断与治疗》	李孟达	第一版	辽宁科技出版社	妇科
1993	《子宫颈癌的诊断和治疗》	李孟达	第一版	广东教育出版社	妇科
2010	《宫颈癌发生危险因素的分子流行病学研究》	刘继红	第一版	广东人民出版社	妇科
2008	《抗癌科普丛书——远离宫颈癌》	刘继红	第一版	人民卫生出版社	妇科
2010	《中山大学肿瘤防治中心妇科恶性肿瘤诊治指南》	刘继红	第一版	人民军医出版社	妇科
2022	《卵巢癌百问百答》	刘继红	第一版	人民卫生出版社	妇科
2000	《妇科肿瘤学》	谭道彩	第一版	广东人民出版社	妇科
1998	《现代妇科肿痛治疗学》	谭道彩	第一版	湖北科学技术出版社	妇科

续上表

出版年份	书名	主编	版次	出版社	科室
1992	《癌王克星——战胜肝癌的人们》	李国材	第一版	科学普及出版社	腹科
2000	《肝胆肿瘤学》	万德森	第一版	天津科学技术出版社	腹科
2008	《结直肠癌》	万德森	第一版	北京大学医学出版社	腹科
1999	《临床肿瘤学》	万德森	第一版	科学出版社	腹科
2005	《临床肿瘤学》	万德森	第二版	科学出版社	腹科
2000	《社区肿瘤学》	万德森	第一版	科学出版社	腹科
2008	《社区肿瘤学》	万德森	第二版	科学出版社	腹科
2008	《漫话大肠癌》	万德森	第一版	人民卫生出版社	腹科
2004	《大肠癌》	万德森、潘志忠	第一版	中国医药科技出版社	腹科
2006	《造口康复治疗——理论与实践》	万德森、朱建华 周志伟、潘志忠	第一版	中国医药科技出版社	腹科
2004	《实用中西医结合肿瘤学》	周志伟、张蓓	第一版	广东人民出版社	腹科
2015	*Radiofrequency Ablation for Small Hepatocellular Carcinoma*	陈敏山	第一版	Springer 出版社	肝脏外科
2017	《小肝癌的多学科治疗》	陈敏山	第一版	人民卫生出版社	肝脏外科
2019	《肝癌多学科治疗陈敏山2019 观点》	陈敏山	第一版	科学技术文献出版社	肝脏外科
2022	《肝癌多学科治疗陈敏山2022 观点》	陈敏山	第一版	科学技术文献出版社	肝脏外科
2022	《中国肿瘤整合诊治指南(CACA)》——肝癌	陈敏山	第一版	天津科学技术出版社	肝脏外科
2021	《区域临床检验与病理规范教程·软组织与骨疾病》	韩安家、王晋	第一版	人民卫生出版社	骨与软组织科
2021	《中国肿瘤整合诊治技术指南（CACA)》丛书/核素治疗分册	樊卫	第一版	天津科学技术出版社	核医学科
2021	《中国肿瘤整合诊治技术指南（CACA)》丛书/PET 显像分册	樊卫	第一版	天津科学技术出版社	核医学科
2015	广东省护士规范化培训教材——《肿瘤护理》	辛明珠	第一版	中国医药科技出版社	护理部
2021	《肿瘤专科护理技术手册》	覃惠英	第一版	人民卫生出版社	护理部
1994	《激光临床治疗学》	孙振权	第一版	科学出版社	激光科

续上表

出版年份	书名	主编	版次	出版社	科室
2009	《社区肿瘤防治丛书——社区防癌健康教育》	周志伟、陈功	第一版	广东科技出版社	结直肠科
2009	《社区肿瘤防治丛书——吸烟与癌症》	戎铁华、温浙盛	第一版	广东科技出版社	结直肠科
2009	《社区肿瘤防治丛书——饮食与癌症》	伍小军、万德森	第一版	广东科技出版社	结直肠科
2009	《社区肿瘤防治丛书——环境与癌症》	方淯靖、万德森	第一版	广东科技出版社	结直肠科
2009	《社区肿瘤防治丛书——社区癌症康复治疗》	卢震海、覃惠英	第一版	广东科技出版社	结直肠科
2009	《社区肿瘤防治丛书》	万德森（总主编）	第一版	广东科技出版社	结直肠科
2009	《社区肿瘤防治丛书——癌症筛查与早期发现》	潘志忠、孔令亨	第一版	广东科技出版社	结直肠科
2009	《社区肿瘤防治丛书——社区癌症登记与统计》	曹卡加、柳青	第一版	广东科技出版社	结直肠科
2010	《现代伤口与肠造口临床护理实践》	胡爱玲、郑美春、李伟娟	第一版	中国协和医科大学出版社	结直肠科
2010	《结直肠癌诊疗纲要》	万德森	第一版	北京大学医学出版社	结直肠科
2010	《临床肿瘤学》	万德森	第三版	科学出版社	结直肠科
2011	《内科疑难病例——肿瘤分册》	陈东、卢震海	第一版	人民卫生出版社	结直肠科
2015	《临床肿瘤学》	万德森	第四版	科学出版社	结直肠科
2015	《结直肠癌规范化诊疗：国际进展与中国实践荟萃》	陈功、邱萌、张俊	第一版	中南大学出版社	结直肠科
2016	《中国结直肠癌肝转移 MDT 临床实践共识》	潘志忠、万德森、徐瑞华、张苏展等	第一版	人民卫生出版社	结直肠科
2017	《伤口造口失禁患者个案护理》	张惠芹、黄漫容、郑美春	第一版	中国医药科技出版社	结直肠科
2017	肠造口护理与康复指南丛书——《回肠造口护理及康复指南》	张俊娥、郑美春、胡爱玲（总主编）	第一版	人民卫生出版社	结直肠科
2017	肠造口护理与康复指南丛书——《小儿肠造口护理与康复指南》	张俊娥、郑美春、胡爱玲（总主编）	第一版	人民卫生出版社	结直肠科

续上表

出版年份	书名	主编	版次	出版社	科室
2017	肠造口护理与康复指南丛书——《泌尿造口护理与康复指南》	张俊娥、郑美春、胡爱玲（总主编）	第一版	人民卫生出版社	结直肠科
2017	肠造口护理与康复指南丛书——《结肠造口护理与康复指南》	张俊娥、郑美春、胡爱玲（总主编）	第一版	人民卫生出版社	结直肠科
2018	《结直肠癌标准数据集（2018版）》	管忠震、万德森、郑树、徐瑞华	第一版	人民卫生出版社	结直肠科
2018	《现代伤口与肠造口临床护理实践》	胡爱玲、郑美春、李伟娟	第二版	中国协和医科大学出版社	结直肠科
2020	《临床肿瘤学》	徐瑞华、万德森	第五版	科学出版社	结直肠科
2020	《肿瘤靶向治疗及免疫治疗进展》	吴小亮、梁文华、张荣欣	第一版	科学出版社	结直肠科
2021	《中国结直肠癌肝转移MDT临床实践共识》（2021版）	徐瑞华、潘志忠、唐卫中、许剑民	第一版	人民卫生出版社	结直肠科
2022	《癌症那些事》	万德森	第一版	广东科技出版社	结直肠科
2007	《膀胱癌》	周芳坚、秦自科	第一版	广东科技出版社	泌尿外科
2012	《泌尿生殖系肿瘤外科手术图谱》	周芳坚、韩辉	第一版	人民卫生出版社	泌尿外科
2023	《肿瘤免疫治疗思路及用药安全》	张力	第一版	人民卫生出版社	内科
2023	《抗HER2 ADC新进展》	王树森	第一版	中南大学出版社	内科
2023	《内分泌保护》	王树森	第一版	天津科学技术出版社	内科
2022	《恶性淋巴瘤诊断治疗学》	林桐榆	第二版	人民卫生出版社	内科
2021	*Clinical Onocology*《临床肿瘤学》	王树森	第一版	郑州大学出版社	内科
2020	《肿瘤学》	徐瑞华	第五版	人民卫生出版社	内科
2020	《临床肿瘤学》	徐瑞华、万德森	第五版	科学出版社	内科
2017	《淋巴瘤诊疗学》	姜文奇、黄慧强	第一版	人民卫生出版社	内科
2016	《姑息医学的艺术与科学》	张力	第一版	中南大学出版社	内科
2016	《恶性肿瘤靶向治疗》	林桐榆	第一版	人民卫生出版社	内科
2014	《临床肿瘤内科学》	徐瑞华、姜文奇、管忠震	第一版	人民卫生出版社	内科

续上表

出版年份	书名	主编	版次	出版社	科室
2013	《恶性淋巴瘤诊断治疗学》	林桐榆	第一版	人民卫生出版社	内科
2011	《肺癌》	张力	第一版	中国出版集团	内科
2009	《实用肿瘤内科处方手册》	姜文奇、孙晓非、张力、黄慧强	第二版	广东科技出版社	内科
2006	《肿瘤生物治疗》	姜文奇	第一版	广东科技出版社	内科
2005	《肿瘤化疗处方手册》	张力	第二版	广东科技出版社	内科
2003	《实用肿瘤内科处方手册》	姜文奇、孙晓非、张力、黄慧强	第一版	广东科技出版社	内科
2010	《中枢神经系统常见肿瘤诊疗纲要》	陈忠平	第一版	北京大学医学出版社	神经外科
2012	《神经系统肿瘤化疗手册》	陈忠平、杨群英	第一版	北京大学医学出版社	神经外科
2023	《中枢神经系统常见肿瘤诊疗纲要》	陈忠平	第二版	北京大学医学出版社	神经外科
2023	《脑胶质瘤科普教育手册》	牟永告	第一版	人民卫生出版社	神经外科
2002	《分子病毒学》	黄文林	第一版	人民卫生出版社	生物治疗中心
2005	《信号转导》	黄文林、朱孝峰	第一版	人民卫生出版社	生物治疗中心
2006	《分子病毒学》	黄文林	第二版	人民卫生出版社	生物治疗中心
2006	《肿瘤生物治疗学》	姜文奇、张晓实	第一版	广东科技出版社	生物治疗中心
2006	《中山大学附属肿瘤医院肿瘤学专题讲座》	曾益新、戎铁华	第一版	郑州大学出版社	生物治疗中心
2010	《黑色素瘤基础与临床》	张晓实、陈映波、黄文林	第一版	人民卫生出版社	生物治疗中心
2011	《肿瘤生物治疗基础与临床应用》	夏建川	第一版	科学出版社	生物治疗中心
2014	《肿瘤生物治疗学》	夏建川	第一版	江苏凤凰科学技术出版社	生物治疗中心
2014	《黑色素瘤》	张晓实、陈映波、黄文林	第一版	江苏凤凰科学技术出版社	生物治疗中心
2018	《肿瘤生物治疗基础与临床应用》	夏建川	修订版	科学出版社	生物治疗中心
2018	《肿瘤放射性粒子植入治疗的护理规范》	严朝娴	第一版	人民卫生出版社	生物治疗中心
2020	《肿瘤药物治疗方案及综合评价》	李秋、张晓实	第一版	人民卫生出版社	生物治疗中心

续上表

出版年份	书名	主编	版次	出版社	科室
1995	《广东生物工程研究》	陈剑经	第一版	暨南大学出版社	实验研究部
1999	《肿瘤学》	曾益新	第一版	人民卫生出版社	实验研究部
2003	《肿瘤学》	曾益新	第二版	人民卫生出版社	实验研究部
2013	《肿瘤学》	曾益新	第三版	人民卫生出版社	实验研究部
2014	《肿瘤学》	曾益新	第四版	人民卫生出版社	实验研究部
1999	《现代细胞与分子免疫学》	张玲	第一版	科学出版社	实验研究部
2000	《肿瘤药理学与化学治疗学》	潘启超	第一版	河南医科大学出版社	实验研究部
2003	《生物节律与时间医学》	冼励坚	第一版	郑州大学出版社	实验研究部
2005	《信号转导》	黄文林、朱孝峰	第一版	人民卫生出版社	实验研究部
2005	《肿瘤生物治疗学》	姜文奇、张晓实、朱孝峰、李志铭	第一版	广东科技出版社	实验研究部
2009	《肿瘤分子靶向治疗》	黄文林	第一版	人民卫生出版社	实验研究部
2010	《黑色素瘤基础与临床》	黄文林	第一版	人民卫生出版社	实验研究部
2010	《医学科研导论》	刘强	第一版	人民卫生出版社	实验研究部
2010	*Cancer Stem Cell*	关新元	第一版	Transworld Research Network	实验研究部
2012	《信号转导与疾病》	黄文林、朱孝峰	第二版	人民卫生出版社	实验研究部
2012	《个体化医学原则》	黄文林	第二版	人民卫生出版社	实验研究部
2014	《肿瘤 360》	曾益新	第一版	江苏凤凰科学技术出版社	实验研究部
2016	《分子病毒学》	黄文林	第三版	人民卫生出版社	实验研究部
2002	《胸外科肿瘤麻醉学》	许梅曦、李伟	第一版	郑州大学出版社	手术麻醉科
1983	《鼻咽癌临床与实验研究》	李振权、潘启超、陈剑经	第一版	广东科技出版社	头颈科
1993	《李振权氏颈淋巴结清除术》	李振权、区深明	第一版	广东科技出版社	头颈科
1996	《实用头颈肿瘤学》	曾宗渊	第一版	华南理工大学出版社	头颈科
2003	《头颈肿瘤外科手术术式与技巧》	伍国号	第一版	人民军医出版社	头颈科
2008	《头颈肿瘤修复与重建手术学》	伍国号、刘均墀、丁学强	第一版	人民卫生出版社	头颈科
2020	《头颈肿瘤外科临床实践与技巧》	杨安奎、张诠、宋明	第一版	广东科技出版社	头颈科

续上表

出版年份	书名	主编	版次	出版社	科室
2000	《螺旋 CT 诊断学》	吴沛宏	第一版	广东科技出版社	微创介入治疗科
2003	《MRI. 临床医师必读》	吴沛宏	第一版	科学出版社	微创介入治疗科
2003	《肝癌微创治疗与多学科综合治疗》	吴沛宏、张福君	第一版	军事医学科学出版社	微创介入治疗科
2005	《肿瘤介入诊疗学》	吴沛宏、黄金华	第一版	科学出版社	微创介入治疗科
2007	《放射性粒子组织间近距离治疗前列腺癌》	张福君	第一版	北京大学医学出版社	微创介入治疗科
2012	《肿瘤微波消融治疗学》	范卫君、叶欣	第一版	人民卫生出版社	微创介入治疗科
2015	《不可逆电穿孔消融技术的应用原理与实践》	吴沛宏	第一版	人民卫生出版社	微创介入治疗科
2016	《肿瘤放射性粒子治疗规范》	张福君		人民卫生出版社	微创介入治疗科
2017	《介入科护理》	何晶晶、邵红岩	第一版	科学出版社	微创介入治疗科
2020	《肝脏肿瘤消融治疗》	范卫君	第一版	人民卫生出版社	微创介入治疗科
2020	《CT 介入治疗学》	张福君	第三版	人民卫生出版社	微创介入治疗科
2021	《肿瘤科诊治要点与处置策略》	袁庶强	第一版	上海科学普及出版社	胃外科
2010	《黑色素瘤基础与临床》	陈映波	第一版	人民卫生出版社	胃外科
2009	《纵隔镜技术》	王欣	第一版	上海科学技术出版社	胸科
2010	*Lung Cancer*	张兰军	第三版（中译版）	世界图书出版社	胸科
2015	《乳腺癌内乳淋巴结研究》	龙浩	第一版	广东科技出版社	胸科
2017	《现代肺癌诊断与治疗——临床实践与临床研究》	龙浩	第一版	广东科技出版社	胸科
2018	《心胸外科护理健康教育》	刘莉	第一版	科学出版社	胸科
2020	《现代肺癌诊断与治疗》	龙浩	第一版	广东科技出版社	胸科

续上表

出版年份	书名	主编	版次	出版社	科室
2022	《机器人胸部肿瘤微创外科手术》	杨浩贤	第一版	广东科技出版社	胸科
2023	《健康中国“我”行动癌症防治科普丛书——肺癌》	张兰军	第一版	人民卫生出版社	胸科
2007	《抗肿瘤及相关药物新编》	黄红兵	第一版	广东科技出版社	药学部
2008	《抗肿瘤中药临床应用与图谱》	黄红兵	第一版	广东科技出版社	药学部
2017	《临床药物治疗学》肿瘤分册	黄红兵	第一版	人民卫生出版社	药学部
2021	《防癌抗癌药知道》	刘韬、陈卓佳、潘莹	第一版	中国健康传媒集团	药学部
2021	《认识药物不良反应——教您远离药物伤害》	陈卓佳	第一版	人民卫生出版社	药学部
2022	《外科临床药师肿瘤精准用药速览》	刘韬	第一版	中国医药科技出版社	药学部
2015	《头颈部疑难病例影像诊断》	谢传淼	第一版	人民卫生出版社	影像科
2023	《现代中西医结合临床肿瘤学》	张蓓	第一版	广东科技出版社	综合科、中医科
2006	《癌症患者护理》	黎燕芳	第一版	广东科技出版社	综合科、中医科
2002	《癌症患者的护理与康复》	黎燕芳	第一版	海天出版社	综合科、中医科
2000	《中西医结合治疗肿瘤病》	黄火文、张蓓	第一版	广东人民出版社	综合科、中医科
1995	《常见眼部肿瘤与眼眶病》	庞友鑑、李佩莲	第一版	北京医科大学/中国协和医科大学联合出版社	综合科、中医科
2004	《实用中西医结合肿瘤学》	张蓓、周志伟	第一版	广东人民出版社	综合科、中医科、胃外科

（整理：余广彪）

附表 4　各级学术团体、学会任职

姓名	学会名称	职务	任职时间	科室
洪明晃	中国抗癌协会鼻咽癌专委会	主委	2006—2011 年	鼻咽科
陈明远	中国健康促进基金会头颈肿瘤专业委员会	副主任委员	2022—2027 年	鼻咽科
陈明远	中国人体健康科技促进会鼻咽癌专业委员会	副主任委员	2020—2023 年	鼻咽科
陈明远	中国医疗保健国际交流促进会鼻咽癌防治分会	副主任委员	2021—2025 年	鼻咽科
华贻军	中德医学协会询证医学专委会	副主任委员	2022—2027 年	鼻咽科
麦海强	国家癌症中心鼻咽癌质控专家委员会	副主任委员	2021—2024 年	鼻咽科
麦海强	中国抗癌协会鼻咽癌整合康复专委会	主任委员	2023—2026 年	鼻咽科
唐林泉	中国抗癌协会中西结合鼻咽癌专业委员会	副主任委员	2023—2027 年	鼻咽科
向燕群	中国抗癌协会鼻咽癌专家委员会青委会	副主任委员	2019—2022 年	鼻咽科
赵充	中国医师协会放射肿瘤治疗医师分会第一届营养治疗专业委员会（学组）	副主任委员	2016—2019 年	鼻咽科
云径平	中国抗癌协会第六届肿瘤病理专委会	副主任委员	2020—2023 年	病理科
云径平	中国抗癌协会第七届肿瘤病理专委会	副主任委员	2023—2026 年	病理科
云径平	中国临床肿瘤学会（CSCO）肿瘤病理专家委员会	副主任委员	2018—2020 年	病理科
云径平	中国临床肿瘤学会（CSCO）肿瘤病理专家委员会	副主任委员	2020—2022 年	病理科
韩峰	中国超声医学工程学会仪器工程开发专委会	副主任委员	2021—2023 年	超声心电科
李安华	广东省超声医学工程学会	会长	2007—2023 年	超声心电科
李安华	中国超声医学工程学会	副会长	2017—2023 年	超声心电科
李安华	中国超声医学工程学会仪器工程开发专委会	主任委员	2021—2023 年	超声心电科
李安华	中国抗癌协会肿瘤影像专委会	副主任委员	2017—2023 年	超声心电科
李安华	中国医药教育协会超声医学专委会	副主任委员	2019—2023 年	超声心电科
林僖	中国超声医学工程学会浅表器官与外周血管专委会	副主任委员	2022—2026 年	超声心电科
裴小青	广东省超声医学工程学会	副会长	2021—2025 年	超声心电科
张翼鷟	国家卫健委儿童血液病、恶性肿瘤专家委员会	副主任委员	2023—2026 年	儿童肿瘤科
张翼鷟	国家卫健委儿童血液病、恶性肿瘤专家委员会恶性实体肿瘤内科专业委员会	主任委员	2023—2026 年	儿童肿瘤科

续上表

姓名	学会名称	职务	任职时间	科室
张翼鷟	中国抗癌协会血液病转化研究专业委员会	候任主委	2021—2024 年	儿童肿瘤科
张翼鷟	中国研究型医院协会儿童肿瘤专业委员会	副主任委员	2024—2028 年	儿童肿瘤科
张翼鷟	中国医药教育协会转化医学专业委员会	副主任委员	2021—2026 年	儿童肿瘤科
朱佳	中国研究型医院学会儿童肿瘤专业委员会青年委员会	副主任委员	2020—2025 年	儿童肿瘤科
廖振尔	广东省健康管理学会	副会长	2012 年至今	防癌体检健康管理中心
卢泰祥	泛珠江区域（南中国 11 省＋港澳台）放射肿瘤学协会	主席	2006—2024 年	放疗科
卢泰祥	广东省南方临床研究协会	理事长	2021—2024 年	放疗科
卢泰祥	中国抗癌协会鼻咽癌专业委员会	副主任委员	2006—2017 年	放疗科
卢泰祥	中国鼻咽癌临床分期工作委员会	主任委员	2008—2016 年	放疗科
卢泰祥	中国抗癌协会鼻咽癌专业委员会	名誉副主任委员	2017—2021 年	放疗科
卢泰祥	中国抗癌协会放射肿瘤学专业委员会	副主任委员（后任主任委员）	2007—2016 年	放疗科
卢泰祥	中国抗癌协会放射治疗专业委员会	主任委员	2008—2012 年	放疗科
卢泰祥	中国抗癌协会放射治疗专业委员会	名誉主任委员	2016 年至今	放疗科
卢泰祥	中美放射肿瘤协会（SANTRO）临床试验委员会	主任	2008 年至今	放疗科
刘孟忠	广东省放疗质控中心	主任	2012—2022 年	放疗科
马骏	中国抗癌协会鼻咽癌专业委员会	主任委员	2022 年至今	放疗科
马骏	中国临床肿瘤学会鼻咽癌专业委员会	主任委员	2019 年至今	放疗科
孙颖	中国临床肿瘤学会（CSCO）鼻咽癌专委会	第一届副主任委员	2019—2025 年	放疗科
孙颖	中国医疗保健国际交流促进会鼻咽癌防治分会	第一届副主任委员	2021—2025 年	放疗科
孙颖	中国医师协会放射肿瘤治疗医师分会	第三届委员会副会长	2023—2026 年	放疗科
孙颖	中国抗癌协会肿瘤大数据与真实世界研究专业委员会	第二届副主任委员	2022—2025 年	放疗科
邓小武	国家肿瘤质控中心肿瘤放射治疗质控专家委员会	副主任委员	2016 年至今	放疗科
邓小武	广东省放疗质控中心	副主任	2012—2022 年	放疗科

续上表

姓名	学会名称	职务	任职时间	科室
邓小武	中国生物医学工程学会医学物理分会放射物理专委会	副主任委员	2004—2022 年	放疗科
邓小武	中美放射肿瘤学协作组织（SANTRO）教育委员会	主任	2006 年至今	放疗科
陈明	中国医学装备协会离子放疗分会	首任会长	2022 年至今	放疗科
陈明	广东省放疗质控中心	主任委员	2022 年至今	放疗科
陈明	中国临床肿瘤学会放疗专业委员会	候任主任委员	2021 年至今	放疗科
陈明	中国医学装备协会放疗装备与技术分会	副会长	2022 年至今	放疗科
陈明	中国抗癌协会粒子放射治疗专业委员会	副主任委员	2022 年至今	放疗科
陈明	中华医学会放射肿瘤治疗学分会	副主任委员	2020 年至今	放疗科
陈明	中国抗癌协会人工智能委员会	副主任委员	2023 年至今	放疗科
陈明	中国抗癌协会放射防护专业委员会	副主任委员	2019 年至今	放疗科
曹新平	中国抗癌协会近距离放疗专委会	主任委员	2022 至今	放疗科
曹新平	中国抗癌协会近距离放疗专委会	副主任委员	2019—2022 年	放疗科
陈磊	中国医药教育协会肿瘤放射治疗专业委员会	副主任委员	2019 年至今	放疗科
冯惠霞	中国抗癌协会鼻咽癌整合护理专委会	主任委员	2023—2026 年	放疗科
高远红	中国临床肿瘤学会（CSCO）第二届放射治疗专家委员会	副主任委员	2021 年至今	放疗科
高远红	华人肿瘤放射治疗协作组（CRTOG）放射免疫工作委员会广东分会	副主任委员	2021 年至今	放疗科
韩非	国家肿瘤质控中心喉癌单病种专家委员会	副主任委员	2021—2024 年	放疗科
韩非	中国抗癌协会鼻咽癌专业委员会青年委员会	副主任委员	2013—2015 年	放疗科
何立儒	中国抗癌协会第一届中西整合前列腺癌专业委员会	主任委员	2023 年至今	放疗科
黄晓延	中国生物医学工程学会精确放疗分会	副主任委员	2019 年至今	放疗科
林承光	中国医师协会医学技师专业委员会	副主任委员	2023—2026 年	放疗科
刘慧	中国抗癌协会食管癌专业委员会青委会	副主任委员	2015—2017 年	放疗科
夏云飞	中国研究型医院学会放射肿瘤专业委员会	副主任委员	2021—2026 年	放疗科
夏云飞	中国医疗保健国际交流促进会放疗肿瘤学分会第一届委员会	副主任委员	2017—2023 年	放疗科

续上表

姓名	学会名称	职务	任职时间	科室
夏云飞	中国医学装备协会放疗装备与技术分会	第二届副会长	2018—2022 年	放疗科
夏云飞	中国医师协会毕业后医学教育放射肿瘤科专业委员会	副主任委员	2019—2022 年	放疗科
邵建永	第一届全国卫生产业企业管理协作实验医学专家委员会病理专业委员会	副主任委员	2016—2020 年	分子诊断科
邵建永	中国生物物理学会临床分子诊断分会	副会长	2018—2021 年	分子诊断科
李俊东	中国抗癌协会第一届卵巢癌专业委员会	副主任委员	2023 年至今	妇科
李孟达	中华医学会妇科肿痛学分会华南学术培训中心	主任	2005 年*	妇科
刘继红	妇女保健专家委员会	副主任委员	2007 年*	妇科
刘继红	国家癌症中心国家肿瘤质控中心宫颈癌质控专家委员会	副主任委员	2021—2024 年	妇科
刘继红	首届中国研究型医院学会妇科肿瘤专业委员会	副主任委员	2018—2023 年	妇科
刘继红	中国抗癌协会第一届子宫体肿瘤专业委员会	主任委员	2023 年至今	妇科
刘继红	中国抗癌协会妇科肿瘤专业委员会第二届青年委员会	主任委员	2017—2020 年	妇科
刘继红	中国抗癌协会妇科肿瘤专业委员会第六届委员会	候任主任委员	2020—2023 年	妇科
刘继红	中国抗癌协会妇科肿瘤专业委员会第五届委员会	副主任委员	2016—2020 年	妇科
刘继红	中国抗癌协会家族遗传性肿瘤协作组	副主任委员	2017—2021 年	妇科
刘继红	中国医师协会妇产科医师分会肿瘤专业委员会第一届委员会	副主任委员	2017—2020 年	妇科
刘继红	中国优生科学协会阴道镜和宫颈病理学分会（CSCCP）第一届委员会	副主任委员	2015—2020 年	妇科
刘继红	中华医学会妇科肿瘤学分会第四、五届委员会	副主任委员	2015—2021 年	妇科
刘继红	中华医学会妇科肿瘤学分会华南学术培训中心	副主任	2005 年*	妇科

* 任职终止时间不详

续上表

姓名	学会名称	职务	任职时间	科室
李国材	广东省肝癌防治研究会	会长	*	腹科
李国材	广东省肿瘤防治研究协作组	主任	1984 年*	腹科
万德森	广东省抗癌协会	副理事长、秘书长	1993 年*	腹科
万德森	广东省控制吸烟协会第一届理事会	副会长	1994 年*	腹科
万德森	中国抗癌协会大肠癌专业委员会	第一、二届副主任，第三届主任	2005 年*	腹科
万德森	中华医学会肿瘤学分会	副主任	2004—2007 年	腹科
周志伟	广州造口联谊会	副会长	2004 年至今	腹科
周志伟	中山大学造口治疗师学校	副校长、学术咨询委员会副主任	2006—2018 年	腹科
陈敏山	肝胆疾病标准数据库——肝癌专家委员会	副主任委员	2020—2023 年	肝脏外科
陈敏山	原吴阶平医学基金会微创介入医学专家委员会	副主任委员	2011—2015 年	肝脏外科
陈敏山	中国抗癌协会肝癌专业委员会	主任委员	2020—2023 年	肝脏外科
陈敏山	中国临床肿瘤学会（CSCO）肝癌工作委员会	副主任委员	2020—2022 年	肝脏外科
陈敏山	中国微循环学会肝脏微循环专业委员会	副主任委员	2020—2022 年	肝脏外科
陈敏山	中国医疗保健国际交流促进会结直肠癌肝转移治疗专业委员会	副主任委员	2014—2017 年	肝脏外科
陈敏山	中国医师协会肝癌专业委员会	副主任委员	2020—2023 年	肝脏外科
徐立	中国抗癌协会肝癌专业委员会青年委员会	副主任委员	2017—2023 年	肝脏外科
徐立	中国医师协会肝癌专业委员会门静脉癌栓多学科诊治专委会	副主任委员	2018 年至今	肝脏外科
张耀军	中国老年保健协会肝癌综合治疗专业委员会	主任委员	2023 年至今	肝脏外科
张耀军	中国医促会免疫治疗专业委员会	副主任委员	2022 年至今	肝脏外科
王晋	中国医药教育协会骨与软组织肿瘤专业委员会	副主任委员	2018—2023 年	骨与软组织科
樊卫	中国抗癌协会核医学专业委员会	主任委员	2019—2022 年	核医学科
黄中英	中国抗癌协会肝胆肿瘤整合护理专委会	主任委员	2023—2026 年	护理部
李 佳	中国抗癌协会老年整合护理专业委员会	副主任委员	2023—2026 年	护理部
刘 莉	中国抗癌协会食管癌整合护理专业委员会	副主任委员	2023—2026 年	护理部

续上表

姓名	学会名称	职务	任职时间	科室
覃惠英	广东省护理学会	副理事长	2018—2025 年	护理部
覃惠英	广东省护士协会	副会长	2018—2025 年	护理部
覃惠英	中国抗癌协会肿瘤护理专委会	主任委员	2018—2025 年	护理部
覃惠英	中华护理学会肿瘤护理专业委员会	副主任委员	2018—2025 年	护理部
辛明珠	中国抗癌协会肿瘤内镜分会护理学组	副主任委员	2009—2014 年	护理部
辛明珠	中国抗癌协会肿瘤营养与支持治疗分会护理学组	副主任委员	2014—2017 年	护理部
辛明珠	中华医学会肠内肠外营养分会护理学组	副主任委员	2009—2012 年	护理部
刘万里	中国抗癌协会肿瘤临床检验与伴随诊断专委会	主任委员	2022—2025 年	检验科
陈功	CSCO 青年专家委员会	主任委员	2012 年至今	结直肠科
陈功	中国临床肿瘤学会（CSCO）	副秘书长、常务理事	2018—2023 年	结直肠科
陈功	中国临床肿瘤学会（CSCO）肿瘤微创外科专家委员会	副主任委员	2021—2023 年	结直肠科
陈功	中国医药教育协会腹部肿瘤结直肠癌分会	副主任委员	2018—2023 年	结直肠科
丁培荣	中国抗癌协会家族遗传肿瘤专业委员会	副主任委员	2022—2024 年	结直肠科
丁培荣	中国临床肿瘤学会（CSCO）青年专家委员会	副主任委员	2022—2024 年	结直肠科
李力人	广东省肿瘤康复学会	副会长	2021—2025 年	结直肠科
罗宝嘉	广东省护士协会肛肠外科护士分会	副会长	2022—2026 年	结直肠科
潘志忠	第二届中国研究型医院学会肿瘤外科专业委员会	副主任委员	2022—2027 年	结直肠科
潘志忠	中国抗癌协会大肠癌专业委员会	副主任委员	2009 —2018 年	结直肠科
潘志忠	中国医疗保健国际交流促进会消化肿瘤综合诊疗学分会第二届委员会	副主任委员	2022—2026 年	结直肠科
潘志忠	中国医师协会腹腔镜外科医师培训基地	主任	2018—2021 年	结直肠科
潘志忠	中国医师学会肛肠医师分会第一届肿瘤转移专业委员会	副主任委员	2016—2019 年	结直肠科
潘志忠	中山大学造口治疗师学校	副校长	2009 年至今	结直肠科
万德森	中国抗癌协会大肠癌专业委员会	名誉主委	2009 年至今	结直肠科
万德森	中山大学造口治疗师学校	名誉校长	2001 年至今	结直肠科
吴晓丹	广东省护士协会慢病管理与照护分会	副会长	2022—2026 年	结直肠科
郑美春	中国抗癌协会造口伤口整合护理专业委员会	副主任委员	2023—2027 年	结直肠科

续上表

姓名	学会名称	职务	任职时间	科室
郑美春	中山大学造口治疗师学校	副校长	2006 年至今	结直肠科
洪明晃	中国抗癌协会医学伦理学专业委员会	主任委员	2019—2022 年	临床研究部
赵洪云	中国抗癌协会肿瘤药物临床研究专业委员会青年委员会	副主任委员	2018 年至今	临床研究部
刘卓炜	中国抗癌协会第一届肿瘤多学科诊疗（MDT）专业委员会	副主任委员	2022 年至今	泌尿外科
刘卓炜	广东省健康管理学会	第二届副会长	2020—2023 年	泌尿外科
刘卓炜	广东临床医学学会	第二届副会长	2022—2026 年	泌尿外科
尧凯	中国抗癌协会泌尿生殖肿瘤整合康复专业委员会	副主任委员	2023 年至今	泌尿外科
郑霞	中国抗癌协会肾癌整合护理专业委员会	副主任委员	2023 年至今	泌尿外科
周芳坚	中国临床肿瘤学会（CSCO）尿路上皮癌专家委员会	副主任委员	2019 年至今	泌尿外科
周芳坚	中国临床肿瘤学会（CSCO）前列腺癌专家委员会	副主任委员	2019 年至今	泌尿外科
周芳坚	中国临床肿瘤学会（CSCO）肾癌专家委员会	主任委员	2022 年至今	泌尿外科
周芳坚	中国抗癌协会泌尿男性生殖系肿瘤专业委员会	副主任委员	2008 年至今	泌尿外科
徐国良	中国抗癌协会肿瘤内镜学专业委员会	主任委员	2018—2021 年	内镜科
徐国良	中国抗癌协会肿瘤内镜学专业委员会	副主任委员	2014—2018 年	内镜科
徐国良	中国抗癌协会肿瘤内镜学专业委员会	前任主任委员	2021 年至今	内镜科
徐国良	中国临床肿瘤学会肿瘤光动力治疗专家委员会	副主任委员	2015—2018 年	内镜科
蔡清清	中国抗癌协会中西整合淋巴瘤专委会	主任委员	2023 年至今	内科
蔡清清	中国老年保健协会淋巴瘤专委会	副主任委员	2023 年至今	内科
蔡清清	中国医药教育协会淋巴瘤专业委员会	副主任委员	2019 年至今	内科
陈丽昆	中国医药教育协会肿瘤转移专业委员会	副主任委员	2019 年至今	内科
管忠震	广东省抗癌协会	理事长	1998—2009 年	内科
管忠震	中国抗癌协会肿瘤临床化疗专业委员会	主任委员	2003 年*	内科
黄慧强	中国初级卫生保健基金会粤港澳大湾区淋巴瘤专业委员会	主任委员	2023—2026 年	内科

续上表

姓名	学会名称	职务	任职时间	科室
黄慧强	中国抗癌协会淋巴瘤专业委员会	副主任委员	2019 至今	内科
黄慧强	中国抗癌协会血液肿瘤整合康复专业委员会	副主任委员	2023 年至今	内科
黄慧强	中国老年保健协会淋巴瘤专业委员会	主任委员	2018 年至今	内科
黄慧强	中国临床肿瘤学会甲状腺癌专家委员会	主任委员	2020—2022 年	内科
黄慧强	中国临床肿瘤学会甲状腺癌专家委员会	名誉主任委员	2022 年至今	内科
黄慧强	中国临床肿瘤学会抗淋巴瘤联盟	副主席	2013—2018 年	内科
黄慧强	中国临床肿瘤学会淋巴瘤专家委员会	副主任委员	2018 年至今	内科
黄岩	中国抗癌协会癌症康复与姑息治疗专业委员会	副主任委员	2018—2024 年	内科
姜文奇	港澳抗癌协会	副理事长	2019 年至今	内科
姜文奇	中国抗癌协会淋巴瘤专业委员会	主任委员	2010—2015 年	内科
姜文奇	中国抗癌协会淋巴瘤专业委员会	名誉主任委员	2015 年至今	内科
姜文奇	中国抗癌协会肿瘤临床化疗专业委员会	主任委员	2016—2020 年	内科
姜文奇	中国抗癌协会肿瘤临床化疗专业委员会	候任主任委员	2013—2016 年	内科
姜文奇	中国抗癌协会肿瘤临床化疗专业委员会	副主任委员	2008—2016 年	内科
姜文奇	中国医师协会肿瘤学分会	副会长	2013—2017 年	内科
林桐榆	国家淋巴瘤质控专家委员会	主任委员	2021 年至今	内科
林桐榆	四川省医学会	副会长	2020 年至今	内科
林桐榆	中国老年肿瘤专业委员会	副主任委员	2006 年*	内科
林桐榆	中国临床肿瘤学会罕见肿瘤专家委员会	主任委员	2019 年至今	内科
林桐榆	中国临床肿瘤学会黑色素瘤专家委员会	副主任委员	2006 年*	内科
林桐榆	中国临床肿瘤学会抗肿瘤药物安全管理专家委员会	副主任委员	2020 年至今	内科
林桐榆	中国临床肿瘤学会淋巴瘤联盟	副主席	2013 年*	内科
林桐榆	中华医学会肿瘤学分会	主任委员	2021 年至今	内科
林桐榆	中华医学会肿瘤学分会	候任主任委员	2017—2021 年	内科
林桐榆	中华医学会肿瘤学分会	副主任委员	2010—2017 年	内科
骆卉妍	中国抗癌协会胃癌专业委员会青年委员会	副主任委员	2018 年至今	内科
史艳侠	中国抗癌协会多原发和不明原发肿瘤专业委员会	副主任委员	2018 年至今	内科
王峰	中国抗癌协会青年理事会	副理事长	2023 年至今	内科
王峰	中国抗癌协会肿瘤靶向治疗专业委员会青委会	副主任委员	2018 年至今	内科

续上表

姓名	学会名称	职务	任职时间	科室
王树森	中国抗癌协会肿瘤内分泌专业委员会	副主任委员	2020—2024 年	内科
王树森	中国临床肿瘤协会乳腺癌专家委员会	副主任委员	2022—2025 年	内科
王树森	中国研究型医院学会乳腺专业委员会	副主任委员	2021—2026 年	内科
徐瑞华	广东省抗癌协会	副理事长	2009—2014 年	内科
徐瑞华	广东省抗癌协会	理事长	2014 年至今	内科
徐瑞华	中国抗癌协会	副理事长	2017 年至今	内科
徐瑞华	中国抗癌协会临床肿瘤学协作专业委员会执行委员会	副主任委员	2013 年至今	内科
徐瑞华	中国抗癌协会医院管理分会	主任委员	2022 年至今	内科
徐瑞华	中国抗癌协会肿瘤靶向治疗专业委员会	主任委员	2016—2023 年	内科
徐瑞华	中国抗癌协会肿瘤临床化疗专业委员会	候任主任委员	2021 年至今	内科
徐瑞华	中国临床肿瘤学会	副理事长	2015—2021 年	内科
徐瑞华	中国临床肿瘤学会	候任理事长	2020—2021 年	内科
徐瑞华	中国临床肿瘤学会	理事长	2021 年至今	内科
徐瑞华	中国临床肿瘤学会肠癌专家委员会	候任主任委员	2020—2021 年	内科
徐瑞华	中国临床肿瘤学会肠癌专家委员会	主任委员	2021 年至今	内科
徐瑞华	中国临床肿瘤学会胃癌专家委员会	主任委员	2017—2021 年	内科
徐瑞华	中国医药生物技术协会	副理事长	2014 年至今	内科
杨云鹏	中国临床肿瘤学会神经系统肿瘤专家委员会	副主任委员	2020 年至今	内科
张力	中国抗癌协会癌症康复与姑息治疗专业委员会	主任委员	2021—2024 年	内科
张力	中国抗癌协会癌症康复与姑息治疗专业委员会	候任主任委员	2017—2021 年	内科
张力	中国抗癌协会癌症康复与姑息治疗专业委员会	副主任委员	2010—2017 年	内科
张力	中国抗癌协会肿瘤防治科普专业委员会	副主任委员	2018 年至今	内科
张力	中国抗癌协会肿瘤药物临床研究专业委员会	候任主任委员	2023 年至今	内科
张力	中国抗癌协会肿瘤药物临床研究专业委员会	副主任委员	2016—2023 年	内科
张力	中国临床肿瘤学会免疫治疗专家委员会	候任主任委员	2017—2024 年	内科
张力	中国临床肿瘤学会肿瘤相关性贫血专家委员会	副主任委员	2010 年	内科

续上表

姓名	学会名称	职务	任职时间	科室
张力	中国临床肿瘤学会肿瘤支持与康复治疗专家委员会	副主任委员	2018 年至今	内科
张力	中国医药创新促进会抗肿瘤药物临床研究专业委员会	副主任委员	2022 年至今	内科
李志铭	中国老年保健协会肿瘤免疫治疗专业委员会	主任委员	2023 年至今	内科
李志铭	中国初级卫生保健基金会粤港澳大湾区淋巴瘤专业委员会	副主任委员	2023 年至今	内科
李志铭	中国抗癌协会淋巴瘤专业委员会第一届青年委员会	副主任委员	2012—2016 年	内科
周宁宁	中国老年学和老年医学学会精准医疗分会	副主任委员	2018 年至今	内科
陈银生	中国抗癌协会神经肿瘤青委会	副主任委员	2019 年至今	神经外科
陈银生	中国中青年 MTB 联盟	副理事长	2023 年至今	神经外科
陈忠平	中国抗癌协会神经肿瘤专业委员会	主任委员	2004—2012 年	神经外科
陈忠平	中国抗癌协会神经肿瘤专业委员会	常务副主任委员	2012—2015 年	神经外科
陈忠平	中国抗癌协会神经肿瘤专业委员会	荣誉主任委员	2015—2018 年	神经外科
陈忠平	中国抗癌协会神经肿瘤专业委员会	主任委员	2018—2021 年	神经外科
陈忠平	中国抗癌协会神经肿瘤专业委员会	前任主任委员	2021 年至今	神经外科
牟永告	欧美同学会医师协会神经肿瘤分会	副主任委员	2020 年至今	神经外科
牟永告	中国抗癌协会脑胶质瘤专业委员会	副主任委员	2019 年至今	神经外科
牟永告	中国临床肿瘤学会（CSCO）	理事	2019 年至今	神经外科
牟永告	中国临床肿瘤学会（CSCO）神经系统肿瘤专家委员会	主任委员	2019 年至今	神经外科
牟永告	中国脑胶质瘤医疗质量控制工作组学术委员会	主任委员	2022 年至今	神经外科
牟永告	中国神经科学学会神经肿瘤分会	副主任委员	2020 年至今	神经外科
周志欢	中国抗癌协会神经肿瘤整合护理专业委员会	副主任委员	2023—2026 年	神经外科
翁德胜	中国研究型医院学会生物治疗专业委员会青年委员会	副主任委员	2015—2020 年	生物治疗中心
夏建川	广东省细胞生物学学会	理事长	2013 年至今	生物治疗中心
夏建川	亚太医学生物免疫学会第二届学术委员会	主任委员	2017—2021 年	生物治疗中心
夏建川	中国研究型医院学会生物治疗学专业委员会	副主任委员	2015—2020 年	生物治疗中心

续上表

姓名	学会名称	职务	任职时间	科室
夏建川	中国医药生物技术协会医药生物技术临床应用专业委员会	副主任委员	2018—2022 年	生物治疗中心
夏建川	中国医药质量管理协会细胞治疗质量控制与研究专业委员会	主任委员	2015 年至今	生物治疗中心
夏建川	中华医学生物免疫学会首届学术委员会	主任委员	2013—2017 年	生物治疗中心
严朝娴	中国放射粒子植入治疗肿瘤护理学组	副主任委员	2013—2016 年	生物治疗中心
张晓实	国家癌症中心肿瘤质控中心黑色素瘤质控专委会	副主任委员	2021 年至今	生物治疗中心
张晓实	中国临床肿瘤学会恶性黑色素瘤专家委员会	副主任委员	2007 年至今	生物治疗中心
张星	广东省细胞生物学学会	副理事长	2019 年至今	生物治疗中心
张星	中国研究型医院学会腹膜后与盆底疾病专业委员会	副主任委员	2021 年至今	生物治疗中心
贝锦新	国际鼻咽癌遗传学研究协作组	创建者	2012 年至今	实验研究部
贝锦新	中国抗癌协会肿瘤病因学专业青年委员会	副主任委员	2016 年至今	实验研究部
曾木圣	中国抗癌协会	理事	2017—2027 年	实验研究部
曾木圣	中国抗癌协会肿瘤标志专业委员会	副主任委员	2016—2023 年	实验研究部
曾木圣	中国研究型医院学会病毒肿瘤学专业委员会	副主任委员	2019—2024 年	实验研究部
曾木圣	中国抗癌协会肿瘤微环境专业委员会	主任委员	2022—2025 年	实验研究部
曾木圣	广东省抗癌协会	副理事长	2022—2027 年	实验研究部
曾益新	世界卫生组织 IARC	主席	2004—2006 年	实验研究部
曾益新	广东省抗癌协会	理事长	2008—2014 年	实验研究部
曾益新	广东省科协	副主席	2007 年*	实验研究部
曾益新	广东省青联	副主席	2007 年*	实验研究部
曾益新	广东省青年科学家协会	会长	2006 年*	实验研究部
曾益新	广东省医学会	副理事长	2009 年至今	实验研究部
曾益新	国际 EB 病毒和相关疾病协会	会长	2006—2008 年	实验研究部
曾益新	卫生部“健康中国 2020”战略规划“医学模式转换与医疗体系完善”研究组	首席专家		实验研究部
曾益新	医改专家咨询委员会	副主任委员	2011 年*	实验研究部
曾益新	中国抗癌协会	副理事长	2012—2017 年	实验研究部
曾益新	中国青年科技工作者协会	副会长	2006 年*	实验研究部
曾益新	中国细胞生物协会	副理事长	2007 年*	实验研究部

续上表

姓名	学会名称	职务	任职时间	科室
曾益新	中国医药生物技术协会纳米技术分会	副主任委员	2008 年*	实验研究部
曾益新	中华医院管理学会肿瘤医院管理分会	副主任委员	2002 年*	实验研究部
符立梧	中国抗癌协会	理事	2012—2017 年	实验研究部
符立梧	中国抗癌协会抗癌药物委员会	副主任委员	2003—2017 年	实验研究部
符立梧	中国药理学会肿瘤药理与化疗专业委员会	副主任委员	2003—2017 年	实验研究部
高嵩	中国晶体学会	理事	2022—2026 年	实验研究部
黄文林	旅美科协生物制药协会（CAST）	会长	2001 年至今	实验研究部
黄文林	亚太基因治疗协会	执行主席	2015 年至今	实验研究部
黄文林	亚太细胞暨基因治疗协会	轮值主席	2017—2018 年	实验研究部
黄文林	中国生物技术协会基因治疗分会	副主任委员	2015 年至今	实验研究部
贾卫华	中国抗癌协会肿瘤流行病学专业委员会	副主任委员	2015—2023 年	实验研究部
贾卫华	中国抗癌协会肿瘤流行病学专业委员会第一届青年委员会	副主任委员	2014 年至今	实验研究部
贾卫华	中国抗癌协会肿瘤样本整合研究分会	主任委员	2022 年至今	实验研究部
贾卫华	中国医药生物技术协会组织生物标本库分会	副主任委员	2009 年至今	实验研究部
贾卫华	中华预防医学会肿瘤预防与控制专业委员会	副主任委员	2022—2027 年	实验研究部
康铁邦	中国抗癌协会肿瘤病因学专业委员会	副主任委员	2015 年至今	实验研究部
康铁邦	中国细胞生物学学会肿瘤细胞生物学分会	副会长	2017—2023 年	实验研究部
康铁邦	中国细胞生物学学会肿瘤细胞生物学分会	会长	2023 年至今	实验研究部
林东昕	中国病理生理学会肿瘤专业委员会	主任委员	2020 年至今	实验研究部
林东昕	中国实验动物学会	副理事长	2017—2022 年	实验研究部
刘强	中国病理生理学会免疫专业委员会	主任委员	2020—2025 年	实验研究部
刘强	中国抗癌协会血液病转化医学专业委员会	副主任委员	2018—2023 年	实验研究部
刘强	中国抗癌协会整合肿瘤分会	副主任委员	2017—2022 年	实验研究部
刘强	中国抗癌协会肿瘤精准治疗专业委员会	副主任委员	2017—2022 年	实验研究部
刘强	中国抗癌协会肿瘤转化医学专业委员会	副主任委员	2018—2021 年	实验研究部
刘强	中国细胞生物学会肿瘤细胞专业委员会	副主任委员	2020—2023 年	实验研究部
刘强	中华医学会	理事	2015—2020 年	实验研究部
谢丹	中国抗癌协会癌转移委员会青年委员会	副主任委员	2011—2018 年	实验研究部
杨大俊	中国生物医药产业链创新与转化联盟、新药研发专委会	副会长、主委	2022—2026 年	实验研究部
杨大俊	中国药促会研发专委会	副主任委员	2017—2022 年	实验研究部
郑健	中国病理生理学会肿瘤专业委员会青年委员会	副主任委员	2021—2026 年	实验研究部

续上表

姓名	学会名称	职务	任职时间	科室
郑健	中国抗癌协会青年理事会	理事	2019—2023 年	实验研究部
郑利民	中国抗癌协会肿瘤分子医学专业委员会	副主任委员	2022—2027 年	实验研究部
郑利民	中国免疫学会	常务理事	2020 年至今	实验研究部
朱孝峰	中国抗癌协会抗癌药物专业委员会	副主任委员	2020 年至今	实验研究部
朱孝峰	中国药理学会肿瘤药理专业委员会	副主任委员	2020 年至今	实验研究部
曾维安	中国抗癌协会肿瘤麻醉与镇痛分会	副主任委员	2011—2015 年	手术麻醉科
曾维安	中国心胸血管麻醉学会胸科麻醉分会	副主任委员	2015—2019 年	手术麻醉科
刘艳玲	中国抗癌协会肾肿瘤整合护理专业委员会	副主任委员	2023—2026 年	手术麻醉科
谢敬敦	中国抗癌协会肿瘤麻醉与镇痛青年委员会	副主任委员	2019 年至今	手术麻醉科
郭朱明	中国医师协会外科医师分会甲状腺外科医师委员会	副主任委员	2012 年至今	头颈科
宋明	中国医药教育协会头颈肿瘤专业委员会	副主任委员	2022—2027 年	头颈科
杨安奎	中国抗癌协会甲状腺癌专委会	副主任委员	2022—2026 年	头颈科
杨安奎	中国临床肿瘤学会（CSCO）头颈肿瘤专家委员会	副主任委员	2021—2023 年	头颈科
杨安奎	中国医疗保健国际交流促进会甲状腺疾病分会	副主任委员	2019—2023 年	头颈科
杨安奎	中华医学会肿瘤学分会第十一届委员会甲状腺肿瘤专业委员会	副主任委员	2019—2022 年	头颈科
吴沛宏	中国抗癌协会肿瘤微创治疗专业委员会第一届委员会	主任委员	2006—2014 年	微创介入治疗科
吴沛宏	世界华人肿瘤医师协会	副主任委员	2015—2017 年	微创介入治疗科
吴沛宏	世界华人肿瘤医师协会微创介入专委会	主任委员	2014 年至今	微创介入治疗科
吴沛宏	广州抗癌协会	副理事长	2010 至今	微创介入治疗科
吴沛宏	广东省老年保健协会第一届理事会	副理事长	2012—2022 年	微创介入治疗科
吴沛宏	广东省细胞治疗学会	副理事长	2006—2013 年	微创介入治疗科
黄金华	中国抗癌协会肿瘤超声治疗专业委员会	副主任委员	2019—2022 年	微创介入治疗科

续上表

姓名	学会名称	职务	任职时间	科室
黄金华	中国抗癌协会超声治疗专业委员会	主任委员	2022—2025 年	微创介入治疗科
黄金华	中国研究型医院学会介入医学专业委员会	副主任委员	2020—2025 年	微创介入治疗科
黄金华	广东省抗癌协会	副理事长	2022—2027 年	微创介入治疗科
范卫君	中国抗癌协会肿瘤消融治疗专业委员会	副主任委员	2019—2022 年	微创介入治疗科
范卫君	中国抗癌协会肿瘤消融治疗专业委员会	主任委员	2022—2025 年	微创介入治疗科
范卫君	中国临床肿瘤学会（CSCO）肿瘤消融治疗专家委员会	副主任委员	2018—2020 年	微创介入治疗科
范卫君	中国临床肿瘤学会（CSCO）肿瘤消融治疗专家委员会	主任委员	2020—2023 年	微创介入治疗科
范卫君	中国临床肿瘤学会（CSCO）放射介入治疗专家委员会	候任主任委员	2023 年至今	微创介入治疗科
张福君	中国抗癌协会肿瘤微创治疗专业委员会第三届委员会	候任主任委员	2014—2018 年	微创介入治疗科
张福君	中国抗癌协会肿瘤微创治疗专业委员会第四届委员会	主任委员	2018—2021 年	微创介入治疗科
赵明	国家肿瘤微创治疗产业技术创新战略联盟肝癌免疫专业委员会	副主任委员	2019—2022 年	微创介入治疗科
高飞	中国医师协会介入医师分会青年委员会	副主任委员	2018—2020 年	微创介入治疗科
高飞	中国抗癌协会肿瘤介入学专业委员会青年委员会	副主任委员	2019—2021 年	微创介入治疗科
高飞	首届中国研究型医院学会出血专业委员会青年委员会	副主任委员	2018—2020 年	微创介入治疗科
高飞	亚太血管联盟出血防治专委会	副主任委员	2018—2020 年	微创介入治疗科
高飞	中国抗癌协会肿瘤微创治疗专业委员会青年委员会	副主任委员	2018—2020 年	微创介入治疗科
高飞	中国抗癌协会肿瘤介入学专业委员会青年委员会	副主任委员	2019—2021 年	微创介入治疗科

续上表

姓名	学会名称	职务	任职时间	科室
陈映波	中国研究型医院学会腹膜后盆底疾病专业委员会	副主任委员	2016—2021 年	胃外科
邱海波	中国抗癌协会胃肠间质瘤专业委员会青年委员会	副主任委员	2019—2023 年	胃外科
周志伟	中国临床肿瘤学会（CSCO）胃癌专家委员会	副主任委员	2021—2023 年	胃外科
周志伟	中国医师协会外科医师分会胃肠道间质瘤诊疗专业委员会	副主任委员	2017—2020 年	胃外科
傅剑华	中国临床肿瘤学会（CSCO）第四届理事会	常务理事	2022 年至今	胸科
傅剑华	中国抗癌协会食管癌专业委员会第七届委员会	副主任委员	2022—2026 年	胸科
傅剑华	中国抗癌协会纵隔肿瘤专业委员会第二届委员会	副主任委员	2023—2027 年	胸科
傅剑华	中国医师协会胸外科医师分会第四届委员会	副会长	2018 年至今	胸科
龙浩	中国吴阶平医学基金会模拟医学部胸外科专业委员会	主任委员	2018 年至今	胸科
龙浩	中国医药卫生事业发展基金会肿瘤数字治疗专家委员会	主任委员	2023—2026 年	胸科
龙浩	中国转化医学联盟胸部肿瘤外科专业委员会	副主任委员	2020 年至今	胸科
戎铁华	中国抗癌协会食管癌专业委员会	副主任委员	2004—2009 年	胸科
戎铁华	中国抗癌协会食管癌专业委员会	主任委员	2014—2019 年	胸科
戎铁华	中国医师协会胸外科医师分会	副会长	2006—2011 年	胸科
戎铁华	中华医师学会	副主席	2006—2011 年	胸科
戎铁华	中华医学会	副主委	2008—2012 年	胸科
戎铁华	中华医学会广东省肿瘤学会	主任委员	1997—2009 年	胸科
戎铁华	中华医学会肿瘤学分会	副主任委员	2008—2013 年	胸科
杨浩贤	中国抗癌协会康复分会胸外科学组肺结节专业	副主任委员	2022—2027 年	胸科
杨弘	中国抗癌协会食管肿瘤整合康复专委会	副主任委员	2023—2028 年	胸科
张兰军	第二届海峡两岸医药卫生交流协会胸外科专业委员会	副主任委员	2023—2026 年	胸科

续上表

姓名	学会名称	职务	任职时间	科室
张兰军	世界华人肿瘤医师协会胸部肿瘤专业委员会	副主任委员	2016—2019 年	胸科
张兰军	中国西部肺癌联盟外科专业委员会	副主席	2015 年至今	胸科
张兰军	中国医促会胸外科分会	副主任委员	2021—2025 年	胸科
张兰军	中国医疗保健国际交流促进会肺癌防治分会第二届委员会	副主任委员	2022—2026 年	胸科
张兰军	中国医疗保健国际交流促进会肺癌预防与控制吸烟委员会	副主任委员	2017—2020 年	胸科
张兰军	中国医疗保健国际交流促进会胸外科分会第二届委员会	副主任委员	2021—2025 年	胸科
张兰军	中国医师协会胸外科医师分会创伤外科专家委员会	副主任委员	2012—2015 年	胸科
张兰军	中国医师协会胸外科医师分会创伤外科专家委员会（第二届）	副主任委员	2015—2018 年	胸科
张兰军	中国医师协会整合医学会整合胸外科专业委员会第一届委员会	副主任委员	2017—2020 年	胸科
张兰军	中国医药教育协会肺癌医学教育委员会	副主任委员	2020—2025 年	胸科
张兰军	中国医药教育协会胸外科专业委员会	副主任委员	2017—2023 年	胸科
钟就娣	中国抗癌协会肿瘤康复整合护理专业委员会	副主任委员	2023—2028 年	胸科
梁洋	卫生部吴阶平医学基金会精准医学部	副主任委员	2017 年至今	血液肿瘤科
梁洋	亚太医学生物免疫学会血液学分会	候任主任委员	2019 年至今	血液肿瘤科
陈卓佳	中国抗癌协会肿瘤临床药学专业委员会第一届青年委员会	副主任委员	2019—2021 年	药学部
黄红兵	国家癌症中心药事质控专家委员会	副主任委员	2017—2025 年	药学部
黄红兵	中国抗癌协会肿瘤临床药学专业委员会	副主任委员	2018—2025 年	药学部
黄红兵	中国药理学会药源性疾病肿瘤分会	副主任委员	2018—2025 年	药学部
黄红兵	中国药师学会肿瘤专科药师专委会	副主任委员	2023—2025 年	药学部
刘韬	中国医药教育协会临床药物依赖性防治与评价分会	副主任委员	2019—2029 年	药学部
李升平	广东省肝脏病学会	副理事长	2016—2020 年	胰胆外科
李升平	广东省健康管理学会第一、二届	副会长	2016—2023 年	胰胆外科
李升平	海峡两岸医药卫生交流协会肿瘤防治专家委员会胰腺癌专业学组	副主任委员	2014—2017 年	胰胆外科

续上表

姓名	学会名称	职务	任职时间	科室
李升平	中国医疗保健国际交流促进会胰腺疾病分会	副主任委员	2016—2019 年	胰胆外科
李升平	中国医疗保健国际交流促进会中老年医疗保健分会	副主任委员	2016—2019 年	胰胆外科
谢传淼	中国抗癌协会肿瘤影像专委会	副主任委员	2023 年至今	影像科
谢传淼	中国抗癌协会肿瘤影像专委会第一届青年俱乐部	主任委员	2021 年至今	影像科
谢传淼	中国研究型医院学会肿瘤影像专业委员会	副主任委员	2017 年至今	影像科
曹素梅	中国健康促进与教育协会肿瘤筛查和预防专委会	副主任委员	2023 年至今	肿瘤预防研究科
马刚	中国抗癌协会肿瘤重症专业委员会	副主任委员	2017 年至今	重症医学科
马刚	中国抗癌协会肿瘤重症专业委员会	候任主任委员	2023 年至今	重症医学科
赵擎宇	广东省医疗安全协会	副主任委员	2017 年至今	重症医学科
张蓓	广东省中西医结合学会	副会长	2023—2028 年	综合科、中医科

（整理：余广彪）

附表 5　各级杂志主编、副主编

姓名	杂志名称	职务	任职时间	科室
阮继	《癌症》	执行主编	2020 年至今	编辑部
李安华	《中国超声医学杂志》	副主编	2018 年至今	超声心电科
邓小武	《中国医学物理学杂志》	常务副主编	2007 年至今	放疗科
卢泰祥	《中华放射肿瘤学杂志》	副总编辑	2005—2023 年	放疗科
夏云飞	*Chinese J Cancer*	副主编	2010—2011 年	放疗科
夏云飞	《中国神经肿瘤杂志》	副主编	2003—2018 年	放疗科
陈明	《肿瘤学杂志》	副主编	2015—2022 年	放疗科
陈明	*Cancer Pathogenesis and Therapy*	副主编	2022 年至今	放疗科
李孟达	《中国实用妇科与产科杂志》	副主编	1990 年至今	妇科
刘继红	《现代妇产科进展》	副主编	2022 年至今	妇科
李国材	《临床肝胆病杂志》	第一、二、三、四届副主编	1983 年*	腹科
万德森	《大肠肛门病外科杂志》	副主编	2000 年*	腹科
万德森	《中华肿瘤杂志》	副主编	2002 年至今	腹科
陈敏山	《临床肿瘤学杂志》（JCO－中文版）	主编	2022 年至今	肝脏外科
陈敏山	*HEPATOLOGY* 中文版	主编	2019 年至今	肝脏外科
陈敏山	《肝胆胰外科杂志》	副主编	2022—2027 年	肝脏外科
樊卫	《肿瘤影像学》	主编	2019 年至今	核医学科
万德森	*Clinical Colorectal Cancer*［中文版］	主编	2009 年至今	结直肠科
万德森	《结直肠肛门外科》杂志	副主编	2010 年*	结直肠科
万德森	《实用肿瘤学杂志》	副主编	2007—2016 年	结直肠科
潘志忠	《结直肠肛门外科》杂志	副主编	2019 年至今	结直肠科
潘志忠	《中华结直肠疾病电子杂志》	副总编辑	2012—2016 年	结直肠科
丁培荣	*Heliyon oncology section*	副主编	2023—2024 年	结直肠科
徐瑞华	*Cancer Communications*	主编	2015 年至今	内科
徐瑞华	《癌症》	主编	2018 年至今	内科
张力	《中国癌症杂志》	副主编	2021 年至今	内科
张力	*Clinical Lung Cancer*（中文版）	主编	2010 年至今	内科
姜文奇	《癌症》	副主编	1999—2010 年	内科
姜文奇	《中国肿瘤临床》	副主编	2012 年至今	内科
林桐榆	《肿瘤防治杂志》	副主编	2007 年至今	内科
林桐榆	《肿瘤预防和治疗》	副主编	2007 年至今	内科

* 备注：* 任职终止时间不详

续上表

姓名	杂志名称	职务	任职时间	科室
陈忠平	《中国神经肿瘤杂志》	主编	2003—2018 年	神经外科
陈忠平	*GLIOMA*	主编	2018 年至今	神经外科
曾益新	《癌症》	主编	1998—2010 年	实验研究部
曾益新	*Chinese J Cancer*	主编	2010—2015 年	实验研究部
曾益新	《中国医药生物技术》	副主编	2008 年至今	实验研究部
曾益新	《中国肿瘤生物治疗》	副主编	2006 年至今	实验研究部
符立梧	《肿瘤药学》	副主编	2013 年至今	实验研究部
符立梧	*Journal of Cancer Research Updates*	副主编	2012 年至今	实验研究部
符立梧	*Advances in Cancer Research and Therapy*	主编	2022 年至今	实验研究部
符立梧	*Frontiers in Oncology*	副主编	2022 年至今	实验研究部
关新元	*Cancer Reviews*（Asia－Pacific）	副主编	2003 年至今	实验研究部
黄蓬	*Molecular Cancer*	副主编	2002 年至今	实验研究部
黄蓬	*Cancer Communications*	副主编	2019 年至今	实验研究部
黄文林	*Cancer Biology*	主编	2010 年至今	实验研究部
向橦	*Frontiers in Immunology*	特邀副主编	2021 年至今	实验研究部
向橦	*Frontiers in Oncology*	特邀副主编	2021 年至今	实验研究部
范卫君	*Journal of Cancer Research and Therapeutics*	副主编	2018 年至今	微创介入治疗科
戎铁华	《癌症》	副主编	1994—1999 年	胸科
朱志华	*Annals of Palliative Medicine*	总编	2012—2015 年	胸科
戎铁华	《食管疾病》	副主编	2007 年至今	胸科
傅剑华	《胸腺肿瘤》	副主编	2018 年至今	胸科
刘韬	《自然综述：药物发现》（*Nature Reviews Drug Discovery* 中文版）	副主编	2021—2025 年	药学部

（整理：余广彪）